MOESCHLIN   Therapie-Fibel der inneren Medizin   4. Auflage

Therapie-Fibel der inneren Medizin

für Klinik und Praxis

Von Sven Moeschlin

4., neubearbeitete und erweiterte Auflage
152 Abbildungen, 18 Tabellen

Georg Thieme Verlag Stuttgart 1974

Prof. Dr. med., Dr. h. c. SVEN MOESCHLIN
Chefarzt Medizinische Klinik, Bürgerspital Solothurn
a. o. Prof. an der Medizin. Fakultät der Universität Basel

1. Auflage 1961
1. unveränderter Nachdruck 1961
2. unveränderter Nachdruck 1962
2. Auflage 1965

1. durchgesehener Nachdruck 1966
3. Auflage 1969
1. italienische Auflage 1973

Diejenigen Bezeichnungen, die eingetragene Warenzeichen sind, wurden durch Hinzufügen eines ® kenntlich gemacht, jedoch nur insoweit, als dem Verfasser das Bestehen eines Warenzeichenschutzes mitgeteilt worden ist. Aus der Bezeichnung einer Ware mit dem für sie eingetragenen Warenzeichen kann nicht geschlossen werden, daß diese Bezeichnung ein freier Warenname ist, auch wenn der Vermerk ® nicht angebracht worden ist.

Alle Rechte, insbesondere das Recht der Vervielfältigung und Verbreitung sowie der Übersetzung, vorbehalten. Kein Teil des Werkes darf in irgendeiner Form (durch Photokopie, Mikrofilm oder ein anderes Verfahren) ohne schriftliche Genehmigung des Verlages reproduziert oder unter Verwendung elektronischer Systeme verarbeitet, vervielfältigt oder verbreitet werden.

© Georg Thieme Verlag, Stuttgart 1961, 1974 – Printed in Germany – Satz: Fotosatz Tutte, Salzweg-Passau, Druck: Druckhaus Dörr, Ludwigsburg

ISBN 3 13 378504 4

1. und 2. Auflage

meinem klinischen Lehrer
WILHELM LÖFFLER †
in Dankbarkeit gewidmet

3. Auflage

den beiden großen Klinikern
JAN WALDENSTRÖM (Schweden)
und
CARL MOORE † (St. Louis USA

4. Auflage

meiner lieben Frau und Kameradin
YVONNE MOESCHLIN-SANDOZ
sowie
unserer unvergeßlichen Tochter, Frau
IRENE E. WAGNER-MOESCHLIN †1973

herzlich gewidmet

Vorwort zur 4. Auflage

Die vorliegende 4. Neuauflage der Therapie-Fibel (seit der letzten 3. Auflage sind 4 Jahre verstrichen), wurde neu überarbeitet. Wesentliche *Neufassungen* liegen vorallem über die Gebiete der *Diuretika*, der *Beta-Blocker* und ihrer Verwandten, der *Antihypertensiva*, ferner beim *Elektrolyt-Kapitel*, im Abschnitt über die *Antibiotika*, im *Leber- und Diabetes-Kapitel* vor. Auch die großen Fortschritte auf dem Gebiete der *Leukämien*, des *Morbus Hodgkin* und anderer Gebiete der Onkologie wurden durch Neufassungen dieser Abschnitte ersetzt. In allen übrigen Teilen wurde das Buch sorgfältig überarbeitet und dem heutigen Stand der medizinischen Therapie angepaßt. Dabei wurde besonderer Wert darauf gelegt, nur einigermaßen gesicherte therapeutische Fortschritte, die zum großen Teil auch in der eigenen Klinik getestet worden sind, aufzunehmen. Neu hinzugekommen sind rund 20 Abbildungen. Das *Sachverzeichnis* wurde erweitert und neu erstellt wurde ein separates Nachschlage-Verzeichnis über die aufgeführten *Arzneimittel*
So liegt wie früher eine einheitliche Fassung der therapeutischen Vorschläge in der internen Medizin vor, die sich neben der mitteleuropäischen auch auf die skandinavischen und anglo-amerikanischen Erfahrungen stützt. *Meinen Oberärzten Dr.* HEINRICH VON WESTPHALEN und Dr. HUGO STEINER möchte ich für ihre Mithilfe bei der Neubearbeitung einiger Spezialkapitel meinen ganz besonderen Dank aussprechen.
Meine Generation hat noch das Privileg, den Überblick über die ganze Innere Medizin, mitbekommen und auch weitergepflegt zu haben. Doch die weitere Spezialisierung läßt sich bei dem heutigen raschen Tempo der Entwicklung nicht aufhalten. – Es erscheint mir aber sehr wesentlich, daß man auch für die jungen internistischen Spezialisten zuerst eine breite allgemein-internistische Ausbildung fordert, bevor sie an die eigentliche Spezialisierung herantreten. Sonst führt die allzu frühe Spezialisierung, wie wir sie heute teilweise erleben, dazu, daß gerade unter den von den Spezialisten überwiesenen Krankenhauseinweisungen viel mehr Fehldiagnosen figurieren, als bei den von den Internisten oder praktischen Ärzten eingewiesenen Patienten. Denn oft ist aufgrund einer allzu frühzeitigen Spezialausbildung der Blick für das Ganze verlorengegangen.
Um den Umfang des Werkes nicht unnötig zu belasten, wurden die neuen Literaturangaben direkt in den Text eingefügt und die alten nur noch dann aufgeführt, wenn sie uns wesentlich erschienen. Damit entfallen auf Wunsch von vielen Lesern die früheren Literatur-Übersichten am Ende der einzelnen Kapitel. Meinen zahlreichen Lesern möchte ich für die freundliche Aufnahme der früheren Auflagen bestens danken. Ferner danke ich den vielen Kollegen, die mir durch Zusendung ihrer Sonderdrucke die Neubearbeitung erleichtert haben. Anfragen kann ich leider nicht mehr beantworten, was ich aus zeitlichen Gründen bei dem enormen Anwachsen der mir zugestellten Post zu entschuldigen bitte. *Meiner Sekretärin Frl.* DENISE KEUSCH danke ich herzlich für ihre große Hilfe und Geduld bei der Abfassung des Manuskriptes und beim Lesen der Korrekturen; Dank auch meinen Mitarbeitern für ihren Einsatz an der Klinik und für die zahlreichen Anregungen und Hinweise, insbesondere *Dr. Peter*

Vorwort

Ruefli und *Dr. Beat Selz* für ihre große Hilfe bei den Korrekturen. Mein ganz besonderer Dank gilt meinem Verleger Dr. med. h.c. GÜNTER HAUFF und den Mitarbeitern seines Verlages für die vorbildliche Gestaltung der vorliegenden Auflage. Möge das Buch in der erweiterten und neugefaßten Form möglichst vielen Ärzten bei der Behandlung ihrer Patienten noch besser zur Seite stehen können.

Solothurn, November 1973   SVEN MOESCHLIN

Einleitung

Die Therapie bleibt eines der Hauptziele jeder ärztlichen Tätigkeit. Die stürmische Entwicklung der pharmazeutischen Industrie in den letzten zwei Jahrzehnten und die planmäßige experimentelle und klinische Forschung auf allen Gebieten der Medizin hat uns mit einer derartigen Fülle von neuen Mitteln und therapeutischen Möglichkeiten überflutet, daß es dem Arzt heute oft schwer fällt, die geeignete Auswahl zu treffen.

Das vorliegende Buch versucht einen Querschnitt über den heutigen Stand der Therapie und derjenigen Behandlungsmethoden, die sich in der *inneren Medizin* bewährt haben, zu vermitteln und ist vor allem für den praktischen Arzt, den Spitalarzt und Studenten gedacht. Vielleicht vermag es auch dem Internisten da und dort einen brauchbaren Hinweis zu geben.

Selbst habe ich lange gezögert, das Buch herauszugeben. Meine Mitarbeiter und Hörer haben mich immer wieder gebeten, diesen Therapie-Leitfaden, der anfänglich 1946 erstmals in Form von Notizen für meine Vorlesungen über Therapie entstand, dann im Laufe der letzten 15 Jahre fortlaufend ergänzt wurde und später als allgemeine Richtlinie für die Therapie an unserer Klinik diente, in erweiterter und umgearbeiteter Form einem größeren Kreise zugänglich zu machen. Wenn ich mich doch dazu entschlossen habe, so geschah es vor allem deshalb, weil die bisher vorliegenden Therapiebücher der inneren Medizin den Praktiker nicht voll befriedigten. Zudem kommt die Therapie im klinischen Unterricht durch die Überfälle des gesamten medizinischen Stoffes, die heute dem Studenten der Medizin vermittelt werden muß, oft zu kurz.

Die Therapie bleibt trotz allen heutigen experimentellen und klinischen Überprüfungsmöglichkeiten wenigstens zu einem erheblichen Teil noch eine Sache der *persönlichen Überzeugung*. Ein Teil des evtl. therapeutischen Erfolges – und es ist dies in vielen Fällen je nach der Persönlichkeit und der Überzeugungsfähigkeit des betreffenden Arztes ein recht hoher Prozentsatz – geht ja nicht auf das Konto des verabreichten Mittels oder der durchgeführten therapeutischen Maßnahmen, sondern auf die mit jedem therapeutischen Handeln verbundene *psychotherapeutische Beeinflussung* des Patienten zurück. So wird allen therapeutischen Vorschlägen immer eine individuelle Note anhaften. Hierbei muß man sich aber von dem gefährlichen „monomanen Denken" (BLEULER) frei zu halten versuchen, das gewisse therapeutische Richtungen kennzeichnet. – Daneben zeigt die Therapie auch weitgehende Unterschiede von Schule zu Schule und von Land zu Land. In den hier vertretenen Auffassungen haben wir versucht, eine Synthese zwischen der Schule meines langjährigen verdienten Lehrmeisters der inneren Medizin, WILHELM LÖFFLER, und der heutigen Auffassung in den alemannischen und romanischen Ländern Mitteleuropas und der zum Teil andersartigen skandinavischen, angelsächsischen und nordamerikanischen Richtung, die ich durch längere Mitarbeit

Einleitung

an den dortigen Kliniken kennenlernte, zu treffen. Hierbei bin ich besonders der Mayo Clinic in Rochester (Minn.) und ihren Mitarbeitern, der Postgraduate School in London, dem Karolinska Institutet in Stockholm und der Med. Klinik (JAN WALDENSTRÖM) in Malmö für wertvolle Einblicke und Anregungen dankbar.

Es ist wesentlich, beim therapeutischen Handeln nach gewissen Grundsätzen vorzugehen. So sollte vor dem Beginn einer Behandlung immer versucht werden, mit allen heute zur Verfügung stehenden Mitteln die Diagnose zu klären, um eine wenn möglich gezielte Therapie einleiten zu können. Eine Diagnose „ex juvantibus" aus dem Ansprechen auf eine bestimmte eingeleitete Therapie zu stellen, sollte immer vermieden werden und die große Ausnahme darstellen. Ein wichtiger weiterer Grundsatz ist es, wenn immer möglich gleichzeitig nur *ein* therapeutisches Mittel einzusetzen oder nur *eine* Komponente einer laufenden Therapie zu ändern – damit man den evtl. therapeutischen Effekt auch richtig zu beurteilen vermag. Überhaupt hüte man sich vor einer Polypragmasie, wie sie heute leider von manchen Ärzten zu Unrecht oder aus dem Bedürfnis heraus, möglichst viel zu helfen, häufig ausgeübt wird. *Zwischen diesem „zu viel" und dem von gewissen Engländern empfohlenen „let well alone" liegt wohl die goldene Mittellinie.* –

Als Arzt und vor allem als Therapeut bleibe man Optimist, man ist es schon seinen Patienten gegenüber schuldig, denn nur so vermag man dem Kranken auch den Glauben in die getroffenen Maßnahmen mit auf den Weg zu seiner körperlichen und, was oft noch wichtiger ist, seelischen Gesundung zu geben. Und dieser Glaube an die getroffenen Maßnahmen bleibt trotz allen großen Fortschritten der Pharmakologie, zusammen mit der ganzen übrigen psychotherapeutischen Betreuung des Patienten, immer noch ein sehr wesentliches Moment in der modernen Therapie. –

Zum Glück hat sich gerade in den letzten 5 Jahren eine gewisse Standardisierung auf dem Gebiete der Antibiotika, der Kortikosteroide und in der Behandlung der Lungen-, Herz-, Gefäß- und Nierenkrankheiten herausgeschält. Weniger trifft dies heute noch für die Magen-Darm- und Leberkrankheiten zu. Wir haben versucht, wenn immer möglich allgemein anerkannte Behandlungsmethoden zu bringen, dort wo sich dies noch nicht durchführen ließ, fußen sie zum Teil auf persönlichen langjährigen Erfahrungen, oder es wurde auf Arbeiten gewisser Autoren speziell hingewiesen.

Gerade für die verschiedenen Pharmaka gilt der Grundsatz, daß man aus jeder Gruppe (z. B. den Analgetika, den Kardiaka) lieber einige wenige Mittel als eine Vielfalt in ihrer Wirkung und ihren evtl. Nebenerscheinungen gut kennen sollte, um sich nicht in der heutigen Überfülle zu verlieren. So haben wir auch in der vorliegenden Therapie-Fibel versucht, in bezug auf die Medikamente eine Auswahl zu treffen. Dies soll nicht heißen, daß nicht andere Mittel manchmal ebenso wirksam, ja vielleicht noch besser wirksam sein können.

In bezug auf die Nomenklatur haben wir im Prinzip zuerst immer die international gebräuchlichen Kurznamen der betreffenden Pharmaka aufgeführt und uns einheitlich an die Nomenklatur des ausgezeichneten Nachschlagewerkes von E. BERNOULLI und H. LEHMANN: „Übersicht der gebräuchlichen und neueren Arzneimittel", Verlag Benno Schwabe & Cie, Basel-Stuttgart, gehalten. Firmennamen konnten und wollten wir nur unvollständig berücksichtigen, doch sind in der Regel ein bis zwei Präparate erwähnt. Es wird aber jedem Arzt auch in anderen Ländern leicht fallen, weitere Firmenpräparate anhand des gebräuchlichen internationalen Kurznamens aufzufinden.

Einleitung

Diagnostische und differentialdiagnostische Erörterungen gehören eigentlich nicht in dieses Buch, doch haben wir uns einige Hinweise dort gestattet, wo es uns in bezug auf die zu treffenden therapeutischen Maßnahmen von besonderer Wichtigkeit erschien. Im Rahmen dieses Buches war es auch unmöglich, eine umfassende Literaturübersicht zu geben. Wir haben uns vor allem auf die Zitierung von größeren Übersichtsarbeiten und auf den Hinweis prinzipiell neuer Vorschläge beschränkt. Vieles fußt dabei auch auf eigener klinischer Beobachtung und Austestung zusammen mit meinen Mitarbeitern. Ihnen und insbesondere meinen Oberärzten, den Kollegen BUSER, CLEMENCON und ZBINDEN, möchte ich an dieser Stelle für manchen wertvollen Hinweis bestens danken. Dank schulde ich auch meinem Kollegen W. GLOOR (Zürich) für die Erlaubnis, einige seiner von ihm in Diätkursen vermittelten Diätschemata hier abdrucken zu dürfen. Meinen herzlichen Dank entbiete ich auch Frl. BALMER, Frl. KUNZ sowie meinen Assistenten, den Kollegen GLOOR, RUF und SCHÖNENBERGER, für die Mithilfe bei den Korrekturen und der Ausarbeitung des Sachverzeichnisses.

Mein besonderer Dank gilt meinem Verleger, der auch bei diesem Buch keine Mühe gescheut hat, es durch Druck, Gliederung und Ausstattung sowie durch die entgegenkommende Aufnahme zahlreicher Abbildungen in einer gefälligen Form und in einem handlichen Format herauszugeben, so daß es der Arzt evtl. auch in seinem Praxiskoffer mit sich führen kann.

Erst die Zukunft wird zeigen, ob das Buch eine Lücke ausfüllt und als therapeutischer Wegweiser einem größeren Leserkreis von Nutzen sein kann.

Solothurn, Mai 1961   SVEN MOESCHLIN

Inhaltsverzeichnis

Vorwort VII
Einleitung IX
Gebrauchte Abkürzungen und Textformen XXVII

Blutkrankheiten

Anämien 1

Anaemia sideropenica 1
Makrozytäre Anämien 2
   Genuine Perniziosa 2
   Schwangerschafts-Anämien 4
   Sprue, idiopathische 4
   Toxisch bedingte perniziöse Anämien 7
Sideroachrestische Anämie 8
Hämolytische Anämien 8
   Hereditäre Formen 9
      Kongenitale familiäre Form (Sphärozytose) 9; Hämoglobinopathien (Sichelzellanämie) 9; Thalassaemia major und minor (Morbus Cooley) 10; Paroxysmale nächtliche Hämoglobinurie (Marchiafava) 10
   Erworbene Formen 11
      Toxische hämolytische Anämien 11; Immunologisch bedingte hämolytische Anämien 11; Hypersequestrationsanämien bei Hypersplenismus 13
Hypothyreotische Anämie 13

Gerinnungsstörungen 13

Störungen der Thrombozyten 13
Purpura Schönlein-Henoch 18
Störungen der Gerinnungsfaktoren 18
   Hämophilie 18
   Verbrauchskoagulopathien und Fibrinogenopenien 20
   Hypoprothrombinämien 21

Leukopenien 21

Akute Leukopenien infolge Immunagranulozytose 21
Akute Leukopenien durch Zytostatika 22
Chronische Granulozytopenien 22

Chronische und akute Hämoblastosen 23

Chronisch myeloische Leukämie 23
Chronisch lymphatische Leukämie 26
Aleukämische lymphatische Leukosen und maligne chronische Retikulosen des KM („pseudoaplastische Anämie") 30
Leukämien und Schwangerschaft 32
Polycythaemia vera 33
Akute bis subakute Leukosen 34
   Zytostatikatabelle (Uebersicht) 37
   Akute myeloische Leukämie (AML) 39
   Akute lymphatische Leukämie (ALL) 41
   Monozyten-Leukämie 47

Akute Erythroblastose 48
Lymphogranuloma Hodgkin 48
Lymphosarkom und generalisierte maligne Retikulosen 54
Lymphoblastom Brill-Symmers 55
Makroglobulinämie Waldenström 55
Myelom 57
Extramedulläres Plasmozytom 60

Aplastische Anämie 62

Osteomyelosklerose, Myelofibrose 63

Mononucleosis-Syndrom 64

Lymphocytosis infectiosa 65

Splenektomie-Indikationen 65

Störungen des Elektrolyt- und Wasserhaushaltes

Richtlinien zur Infusionstherapie 66
Spezielle Formen von Elektrolytstörungen 67
Säure-Basen-Haushalt 70

Herz

Herzinsuffizienz 73
 Herzglykoside 78
  Leitsätze für die Auswahl der Glykoside 78
  Vorsichtsmaßnahmen 79
  Langsame oder rasche Sättigung, individuelle Dosierung, Verabreichungsart und Beurteilung des therapeutischen Effektes 80
  Nebenerscheinungen und Vergiftungserscheinungen 82
  Kurze Charakteristik der Herzglykoside 84
  Spezielle Formen der Herzinsuffizienz (Herzvitien, Cor pulmonale, Myodegeneratioherz, Hypertonieherz) 88
  Glukagon-Infusion für resistente Fälle 90
 Therapie der Oedeme 90
  Behandlung der kardialen Oedeme 90
  Wirkungsmechanismus der verschiedenen Diuretikagruppen 91
   Xanthinderivate 92
   Spezifische Karboanhydrasehemmer 93
   Saluretika 93
   Organische Hg-Diuretika 97
   Aldosteronantagonisten 98
  Therapierefraktäre kardiale Oedeme 100

Rhythmusstörungen 100
 Supraventrikuläre Störungen 100
  Sinusrhythmus 100
  Paroxysmale supraventrikuläre Tachykardie 101
  Vorhofflimmern und -flattern 102
  Supraventrikuläre Extrasystolen 104

Ventrikuläre Rhythmusstörungen 105
　Ventrikuläre Extrasystolen bei nicht digitalisierten Patienten 105
　Polytope ventrikuläre Extrasystolen oder Extrasystoliesalven und paroxysmale
　Kammertachykardien 106
　Ventrikuläre Extrasystolie (evtl. Bigeminie) unter oder nach Herzglykosiden 106
　Ueberleitungsstörungen inkl. Herzblock. 107
　　Verkürzte Ueberleitung 107
　　AV-Block 1. und 2. Grades 107
　　Adams-Stokes-Anfälle und intermittierender AV-Block 107
　　AV-Block 3. Grades: Totaler Herzblock 110
　Links- oder Rechtsschenkelblock 111
　Karotissinus-Syndrom 111
　Kammerflimmern und -flattern 111

Koronarsklerose, Stenokardie 111
　Therapie der Angina pectoris im Intervall 113
　Antianginöse Mittel 115
　Therapie im Anfall 117

Herzinfarkt 118
　Maßnahmen in der Praxis 119
　Klinische Behandlung 120
　Kardiogener Schock 120
　Rehabilitation 126

Plötzlicher Herzstillstand (Kreislaufstillstand) 128
　Kardio-respiratorische Wiederbelebung 129
　Herzmassage und künstliche Beatmung 129
　Wiederherstellung der spontanen Herztätigkeit und Atmung 131
　Behandlung der metabolischen Azidose 133
　Nachbehandlung 133

Lungenödem 134
　Versagen des linken Ventrikels (Asthma cardiale, Lungenödem) 134
　Zentralbedingte Lungenödeme (bei Apoplexie, Hirntumoren usw.) 136
　Toxisches Lungenödem 136

Rheumatische Perikarditis, Endokarditis, Myokarditis 137

Nicht rheumatische Pericarditis exsudativa 138

Pericarditis sicca 139
Syncretio pericardii (Pericarditis constrictiva) 139

Endocarditis septica (Sepsis lenta) 140
Lupus erythematodes disseminatus 143
Myokarditis 146
Herzneurose und nervöse Herzbeschwerden 147

Gefäße

Schock und Kollaps.................... 149
    Hypovolämischer Schock durch Blutung 150
    Hypovolämischer Schock durch Plasmaverlust......... 151
    Endotoxinschock und Verbrauchskoagulopathie 151
    Vasopressoren..................... 152
    Allgemeine Maßnahmen beim Schock 154
    Kardiogener Schock................... 155
    Orthostatischer Kollaps 155
    Anaphylaktischer Schock................. 155

Hibernation 155
Arteriosklerose, Hyperlipämien 157
    Allgemeine Grundsätze, Prophylaxe 157
    Hyperlipämietypen I-V.................. 158

Periphere Zirkulationsstörungen............... 161
Aneurysmen 162
Morbus Bürger (Endangiitis obliterans) 163
Morbus Raynaud 164
Hypotonie 164

Hypertonia essentialis 165
    Klinische Ursachen der Hypertonie............. 165
    Allgemeine Behandlungsgrundsätze 166
    Antihypertensive Mittel.................. 168
    Stadien der essentiellen Hypertonie............. 169
        Schweregrad I: Leichte, nicht fixierte Hypertonie...... 170
        Schweregrad II: Mittelschwere, nicht fixierte Hypertonie ... 173
        Schweregrad III: Schwere, zum Teil fixierte Hypertonie ... 174
        Schweregrad IV: Schwere, progressive maligne Hypertonie .. 174
    Hypertensive Krisen und andere Notfallsituationen 178
Pulmonale Hypertonie 181
Mesaortitis luica..................... 182

Thrombose und Thrombophlebitis.............. 182
    Allgemeine Thromboseprophylaxe 182
    Dauer-Thromboseprophylaxe 183
    Therapie bei manifester Venenthrombose 183
    Indirekte Antikoagulation (Dicumarole) 184
    Direkte Antikoagulation (Heparin)............. 190
    Thrombolyse (Streptokinase) 191
    Thrombozytenaggregationshemmer 192
Thrombophlebitis migrans 192
Phlegmasia caerulea dolens 192

Lungenembolie...................... 193
Arterielle Thrombosen und Embolien 193
Periarteriitis nodosa 195

Varizen . . . 195
Morbus Osler . . . 196

Nachträge (Herzkapitel) . . . 196

Respirationsorgane und Thorax

Pneumonien . . . 197
    Kruppöse Pneumonie und Bronchopneumonie . . . 197
    Pneumoniekomplikationen . . . 198
        Metapneumonische Pleuritis . . . 198
        Empyem . . . 199
        Lungenabszeß . . . 201
    Staphylokokkenpneumonien (und evtl. Streptokokken) . . . 203
    Mycoplasma pneumoniae . . . 204
    Viruspneumonien oder „atypische Pneumonien" . . . 204

Bronchitiden . . . 205
    Tracheobronchitis catarrhalis und mucopurulenta . . . 205
    Akute Bronchiolitis mit Zyanose . . . 206
    Chronische Bronchitis . . . 207
    Chronische Emphysembronchitis . . . 207
    Bronchitis fibrinosa . . . 208

Bronchiektasen . . . 208

Lungenemphysem . . . 209

Asthma bronchiale . . . 211
    Desensibilisierung . . . 211
    Asthmaanfall . . . 212
    Status asthmaticus . . . 213
    Chronisches Asthma . . . 214

Bronchuskarzinom und Lungentumoren . . . 216

Hämoptoe . . . 217

Morbus Boeck . . . 218

Goodpasture-Syndrom . . . 220
Lungenproteinose (alveoläre Proteinose) . . . 220
Flüchtiges eosinophiles Lungeninfiltrat (Löffler) . . . 220
Lungenchinokokkus . . . 221
Lungenaktinomykose . . . 221
Spontanpneumothorax . . . 221
Lungenfibrose . . . 221

Pleuritis carcinomatosa/Peritonitis carcinomatosa . . . 221
Mammakarzinom und -karzinose . . . 222
    Frühfälle . . . 222
    Fortgeschrittene Fälle mit Metastasen . . . 223
        Vor und bis 5 Jahre nach der Menopause . . . 223
        Ab 5 Jahre nach der Menopause . . . 226

Inhaltsverzeichnis

Verdauungstrakt

Mundhöhle 228
   Herpes labialis 228
   Stomatitis ulcerosa 228
   Stomatitis aphthosa recidivans 228
   Mundsoor 229
   Glossitis acuta 229
   Parotitis epidemica 230
   Marantische Parotitis 230

Oesophagus 230
   Oesophagusdivertikel 230
   Oesophaguskarzinom 230
   Achalasie (Kardiospasmus) 230
   Singultus 231
   Hiatushernie 231
   Oesophagus-Varizen 233

Magen-Darm 235
   Gastritis acuta 235
   Erosive Gastritis = hämorrhagische Gastritis 237
   Gastritis chronica 237
   Ulcus ventriculi et duodeni 240
      Indikationen für die operative Ulcusbehandlung 241
      Konservative Behandlung 241
   Ulkuskomplikationen 243
      Ulkusperforation 243
      Magenblutung 243
      Pylorusstenose 245
   Magenkarzinom 246
   Magenneurose 247
   Magensenkung 248
   Aerophagie 248
   Postgastrektomie-Syndrome 249
      Früh-Dumping 249
      Spät-Dumping 250
      Ulcus pepticum jejuni 250
   Gastroenteritis acuta 250
   Gastroenteritis chronica 252
      Chronisch infektiöse Formen 252
      Gärungsdyspepsie 252
      Fäulnisdyspepsie 253
      Seifendyspepsie 253
      Nahrungsmittelallergie 254
   Ileitis terminalis (Crohnsche Krankheit, Enterocolitis regionalis) 254
   Darmkarzinome 256
   Ileus 256
   Sprue, idiopathische 257
   Kohlehydrat-Resorptionsstörungen (Disaccharidase-Mangel) 257
   Irritables Kolon (Colica mucosa) 258
   Megakolon 258
   Colitis ulcerosa 259

Divertikulose und Divertikulitis 264
Mesenterialinfarkt (Darminfarkt) 264
Peritonitis 264
Appendicitis acuta 265
Darmaktinomykose 265
Rektumkarzinom 265
Hämorrhoiden 265
Fissura ani 266
Pruritus ani 266
Flatulenz (Meteorismus) 267
Chronische Obstipation 267
Intestinale Parasiten 270

Leber, Galle, Pankreas

Leber- und Galleerkrankungen 273
   Allgemeine Therapierichtlinien 273
   Virushepatitis A und B 275
   Schwere Hepatitis und schwere Leberzellschädigung durch Lebergifte 277
   Leberkoma 279
   Chronische Hepatitis 280
   Toxische Hepatose und cholostatische Hepatose 282
   Fettleber 283
   Zieve-Syndrom 284
   Leberzirrhosen 285
   Cholezystitis und Cholangitis 289
   Lambliasis 291
   Cholelithiasis 291
   Gallengangs-Dyskinesien 294
   Verschluß-Ikterus 294
   Choledochussteine und intrahepatische Steine 294
   Zystikusverschlußsteine 295
   Karzinom der Gallenblase und Leber 295
   Leberabszeß 295
   Subphrenischer Abszeß 296
   Pylephlebitis 296
   Pfortaderthrombose 296
   Budd-Chiari-Syndrom 296
   Milzvenenthrombose 297
   Hepatorenales Syndrom 297

Erkrankungen des Pankreas 297
   Akute Pankreatitis und Pankreasnekrose 297
   Chronische Pankreatitis und chronische Pankreasinsuffizienz 299
   Pankreaszyste 300
   Pankreasstein 300
   Pankreaskarzinom 300

Inhaltsverzeichnis

Urogenitalorgane

Akute diffuse Glomerulonephritis 302
Chronische Nephritis und chronische Niereninsuffizienz 306
Technik der Peritonealdialyse 308
Akute und chronische interstitielle Nephritis 314
Schockniere, toxische Nephrose, Zystenniere, Nephrosklerose 315
Herdnephritis 316
Nephrotisches Syndrom (akute membranöse Glomerulonephritis) . . 317
   Postakute Glomerulonephritis mit nephrotischem Syndrom . . . 320
Zystopyelitis 320
Akute Pyelonephritis 321
Chronisch rezidivierende Pyelonephritis 321
Nephrolithiasis 323
Blasenkarzinom 327
Hydronephrose 327
Hypernephrom 327
Prostatitis 328
Prostatahyperplasie 328
Prostatakarzinom 329
Priapismus 331
Induratio penis plastica 331
Enuresis 331
Kryptorchismus 331
Orchitis 332
Maligne Tumoren des Hodens 333
Epididymitis 334

Nervensystem

Zentrales Nervensystem 336
   Hirninsult 336
      Zerebromeningeale Blutungen 336
      Enzephalomalazien 337
      Subarachnoidal- und Aneurysmablutungen 341
   Enzephalitis 341
   Encephalitis epidemica 342
   Pseudoenzephalitis Wernicke 342
   Chorea minor 342
   Gehirnabszeß 342
   Arteriitis temporalis 344
   Neoplasma cerebri 344
   Gehirnmetastasen maligner Tumoren 345
   Parkinsonismus 345
   Morbus Wilson 347
   Seltene hereditäre Nervenerkrankungen 347
   Epilepsie 347
   Pyknolepsie, Petit Mal, Absenzen 350
   Menière 350
   Meningitis serosa 351
   Migräne 351
   Postpunktions-Syndrom 353

Erkrankungen des Rückenmarks 353
  Myelitis acuta 353
  Multiple Sklerose 353
  Paraplegie 355
  Lues cerebrospinalis (Neurolues, Taboparalyse) 356
  Funikuläre Myelose (Anaemia perniciosa) 357
  Syringomyelie 358
  Myatrophische Lateralsklerose (Charcot) 358
  Spastische Spinalparalyse 358
  Spinale progressive Muskelatrophie 358
  Rückenmarkstumoren 359
  Herpes Zoster 359
  Polyradiculitis Guillain-Barré 359

Peripheres Nervensystem 362
  Polyneuritis 362
  Neuralgien 363
    Trigeminusneuralgie 363
    Occipitalneuralgie 364
  Facialis-Neuritis 364
  Brachialgia paraesthetica nocturna (Karpaltunnelsyndrom) 365
  Neuritis ischiadica 365
    Diskushernie 365
    Spondylarthrotische Formen 366
    Toxische Formen 366
    Spondylitis-Tbc 367
  Tumor 367
  Kausalgie 367
  Wadenkrämpfe 367
  Neuroblastoma malignum 367
  Paraneoplastische Neuropathien 368

Bewegungsorgane

Polyarthritis rheumatica acuta (Rheumatisches Fieber) 369
Primär chronische Polyarthritis rheumatica (PCP) 374
  Medikamentöse Behandlung 375
  Allgemeine Maßnahmen 380
  Physikalische Therapie 380
  Orthopädische Maßnahmen 381
  Psychotherapie 381
Spondylarthritis ankylopoetica (Morbus Bechterew) 381
Arthritis gonorrhoica 382
Arthronosis deformans 383
Spondylarthrosis deformans 385
Morbus Scheuermann 386
Spondylolisthesis 386
Periarthritis humero-scapularis, Bursitis subdeltoidea, Tendinitis des Supraspinatus . . . 387
Schulter-Hand-Syndrom 388
Myalgia 389
  Lumbago 389
  Allgemeine Myalgien 390

Inhaltsverzeichnis

Tibialis anterior-Syndrom 391
Dermato-Myositis 391
Dystrophia musculorum progressiva (Typus Erb) 391
Myasthenia gravis 392
Myotonia congenita Thomsen 393
Osteoporose und Osteomalazie 393
Sudeck-Syndrom 394
Ostitis fibrosa Recklinghausen 395
Morbus Paget 395
Eosinophiles Granulom 395
Speicherkrankheiten 395
    Morbus Hand-Schüller-Christian 395
    Morbus Letterer-Siwe 396
Xanthomatosis tuberosa (essentielle Hyperlipoidämie) 396

Ektoderm

Metastasierendes Melanom 396

Endokrines System und Stoffwechsel

Morbus Sheehan und Morbus Simmonds 398
Akromegalie 400
Diabetes insipidus 400
Hyperthyreose 402
Hypothyreose, Myxödem 407
Myxödem-Koma 408
Thyreoiditis 408
Struma endemica 409
Struma maligna 409
Kretinismus 410
Tetanie und hypokalzämische Syndrome 410
    Parathyreoprive Form 410
    Übrige Tetanieformen 411
Hyperparathyreoidismus 413
Morbus Addison 414
    Chronischer Addisonismus 415
    Akute Addisonkrise 416
Morbus Cushing 417
Aldosteronismus (Conn-Syndrom) 417
Adrenogenitales Syndrom 418
Phäochromozytom 419
Klimakterium virile 419
Hypogonadismus und Kastration 419
Kryptorchismus 420
Hyperinsulinismus 420

Diabetes mellitus 420
    Diabetesformen 422
    Behandlungsprinzipien 423
    Altersdiabetes (Primär orale Behandlung) 426

Juveniler Diabetes (Primär Insulin-Behandlung) 431
Diabetes mellitus bei Kindern 435
Diabetes-Komplikationen. 436
Coma diabeticum (Ketoazidose) 439
Coma diabeticum hyperosmolare anacidoticum 442
Diabetes renalis 444

Adipositas 444
Präpubertäts-Adipositas (Pseudo-Fröhlich-Syndrom) 449
Magersucht, Asthenie 450
Anorexia mentalis 451
Gicht (Podagra) 452
Porphyria acuta intermittens und variegata 454
Porphyria cutanea tarda hereditaria 456
Hämochromatose 456
Diabetiker-Literatur 458

ACTH, Cortison und Cortisonderivate

Wirkungsmechanismus 459
Therapeutische Wirkungen 461
Nebenwirkungen und Komplikationen 462
Verabreichungsmodus und Dosierung 473
Besprechung der einzelnen Präparate 474
Klinische Indikationen für ACTH, Cortison und Derivate 477

Antibiotika und Chemotherapeutika

Voraussetzungen für die Wirksamkeit 481
Allgemeine Regeln 481
Antagonismus und Synergismus 482
Nebenwirkungen und toxische Erscheinungen 483
Prophylaktische Anwendung, sog. „Abschirmung" 485

Übersicht der gebräuchlichsten Mittel 486
    Sulfonamide 486
    Penicilline 488
    Streptomycin 494
    Tetrazykline 495
    Chloramphenicol 499
    Thiamphenicol 499
    Erythromycin 501
    Oleandomycin 501
    Cephalosporine 503
    Colistin, Colimycin, Fucidinsäure, Fumagillin 504
    Gentamicin 505

Weniger gebräuchliche Mittel 506
    Bacitracin 506; Clotrimazol 507; Kanamycin 507; 5-Fluorocytosin 507; Nalidixinsäure 508; Neomycin 508; Nitrofurantoin 509; Novobiocin 509; Nystatin 510; Paromomycin 510; Polymyxin B 510; Pristinamycin 511;

Inhaltsverzeichnis

    Rifamycin, Rifampicin 512; Ristocetin 512; Spiramycin 513; Staphylomycin 513; Tyrothricin 514; Vancomycin 514

Nachträge: Cefacetril, Carindacillin 515

Infektionskrankheiten

Allgemeine therapeutische Regeln bei infektiösen Erkrankungen 516

Protozoen und andere größere Erreger 519

    Malaria 519
    Leishmaniosen 521
    Trypanosomiasis 521
    Toxoplasmose 522
    Amöbiasis 523
    Lambliasis 525
    Trichomoniasis 525
    Filariosis 525
    Bilharziosis 526
    Trichinose 526

Mykosen 527

    Aktinomykose 529; Aspergillose 529; Blastomykose 529; Kokzidioidomykose 530; Histoplasmose 530; Moniliasis 530; Sporotrichose 530; Torulose (Cryptococcus neoformans) 531; Geotrichose 531; Dermatomykosen 531

Bakterielle Erkrankungen 531

    Typhus abdominalis 531
    Übrige Salmonellosen 534
    Botulismus 536
    Cholera asiatica 536
    Lepra 537
    Pertussis 537
    Dysenterie (Shigellosen) 538
    Listeriose 539
    Diphtherie 540
    Pyozyaneusinfektionen 542
    Bakterielle Meningitiden 542
        Meningokokken- und Pneumokokken-Meningitis 543
        Übrige eitrige Formen 546
    Lyssa (Tollwut) 549
    Pasteurellosis 549
    Pest 550
    Brucellosen 550
    Angina und Tonsillitis 552
    Scharlach 552
    Erysipel 553
    Grampositive Sepsis 554
    Gramnegative Sepsis 555
    Spirochätosen 556
        Lues (Syphilis) 556
        Leptospirosen 556

Milzbrand (Anthrax) 557
Rotz 558
Tularämie 558
Bartonellosis 558
Tetanus 558
Gasbrand 562

Kleinere Erreger und Viren und vermutliche Viruserkrankungen 563

Rickettsiosen 563
Ornithose (Psittakose) 565
Variola (Pocken) 567
Varizellen (Windpocken) 568
Herpes Zoster 570
Coxsackie-Virus 570
Viruspneumonien 571
Grippe (Influenza) 571
   Prophylaxe 572
   Therapie der unkomplizierten Grippe 573
   Therapie der Grippe-Komplikationen 573
Hepatitis A und B 577
Parotitis epidemica 578
Erythema exsudativum multiforme 578
Morbus Behçet 579
Reiter-Syndrom 581
Morbilli (Masern) 581
Mononucleosis (Drüsenfieber) 582
Rubeola (Röteln) 582
Poliomyelitis acuta epidemica 583

Impfkalender 585

Tuberkulostatika

Grundlagen der Therapie 586
Wichtigste Tuberkulostatika 590
  INH (Isoniazid) 591
  Streptomycin 592
  PAS (p-amino-salicylsäure) 593
  Ethambutol 595
  Rifampicin 595
  Ethionamid, Thionamid 596
  Viomycin 596
  Pyrazinamid 597
  Cycloserin 598
  Zyansäure-Essigsäure-Hydrazid (ZEH) 598
  Thiocarbanilid 598
Therapie-Schemata 599

Tuberkulöse Erkrankungen

Prophylaxe der Tbc 601
Spezielle Formen der Tuberkulose 602

    Lungen-Tbc 602; Tbc und Gravidität 609; Lymphknoten-Tbc 610; Spondylitis tuberculosa 610; Knochen- und Gelenktuberkulose 611; Nierentuberkulose 611; Genitaltuberkulose 613; Darmtuberkulose 613; Miliar-Tbc 613; Meningitis tuberculosa 613

Zytostatika oder tumorhemmende Substanzen

Wirkungsmechanismus 620
Wirkungsoptimum 621
Wahl des Mittels 622
Kombinations- und Stoßtherapie 622
Klinische Vorsichtsmaßnahmen 622
Indikationen der Zytostatikabehandlung 626
Übersicht über die heutigen tumorhemmenden Stoffe 627

Alkylierende Substanzen 627
    Nitrogen Mustard (Mustargen®) 627
    Tretamin (TEM®) 627
    Chlorambucil (Leukeran®) 628
    Cyclophosphamid (Endoxan®) 628
    Thiotepa (Thio-Tepa®) 628
    Procarbazin (Natulan®) 629
    Busulfan (Myleran®) 629
    Melphalan (Alkeran®) 629
    BCNU 630
    Triaziquon (Trenimon®) 630
    Mitobronitol (Myelobromol®) 630

Antimetaboliten 630
    Folsäureantagonisten 631
        Amethopterin (Methotrexat®) 631
    Purinantagonisten 631
        Mercaptopurin (Purinethol®) 631
        Azathioprin (Imurel®) 631
    Pyrimidinantagonisten 632
        5-Fluor-uracil (Fluoro-uracil®) 632
        Cytosinarabinosid (Alexan®) 633

Mitosegifte 633
    Alkaloide von vinca rosea 633
        Vinblastin (Velbe®) 633
        Vincristin (Oncovin®) 633
    Colchicin u. Derivate (Colcemid®) 634
    Podophyllin u. Derivate (Proresid®) 634

Hormone 634
    Androgene 634
    Oestrogene 634
    Progestativa 634
    Kortikosteroide 634
    Thyroxin 635

Antibiotika 635
    Mitomycin C 635
    Actinomycin C (Sanamycin®) 635
    Daunomycin (Daunoblastin®) 635
    Adriamycin (Adriblastin®) 635
    Nitrofurazon 635
    Mithramycin 635
    Bleomycin 635

Vitamine 635
    Vitamin B_{12} 635

Enzyme 636
    L-Asparaginase (Crasnitin®) 636

Radioaktive Isotope 636

Zytostatische Kombinationstherapie 636

Immunosuppressive Therapie

Grundlagen und Substanzen 638
Kombination mit Kortikosteroiden 640
Kontraindikationen der IST 642
Indikationen der IST 643
Schlußfolgerungen 646

Nachtrag: Ulkuskur (Sippy) 648

Arzneimittelverzeichnis 650

Sachverzeichnis 664

Gebrauchte Abkürzungen und Textformen

aa = ana = zu gleichen Teilen
AZ = Allgemeinzustand
Ca = Kalzium
E = Einheit
ED = Erhaltungsdosis
ES = Extrasystolen
g = Gramm
HCT = Hämatokrit

i.m. = intramuskulär
i.v. = intravenös
K = Kalium
KH = Kohlenhydrate
l = Liter
Lkz = Leukozyten
mg = Milligramm
Mio = Million

Ml = Millimeter = Kubikzentimeter
mval = Milliäquivalent
Pp. = Präparat
s.c. = subkutan
Spt. = Symptom
Supp. = Suppositorien
[Lederle] = Firmenname

Blutkrankheiten

Anämien

Anaemia sideropenica

Unter diesem Namen seien hier mehr in praktisch-therapeutischer Hinsicht alle Eisenmangelanämien zusammengefaßt. Sie sind durch ein deutlich *erniedrigtes Serumeisen* und ein mehr oder weniger ausgeprägtes Abfallen des Hämoglobins mit erniedrigtem Färbeindex gekennzeichnet. Als Ursachen kommen hierfür vor allem in Frage:

Blutungsanämie (akute oder chronische);
Achylie (achylische Anämie);
Alimentär, vor allem bei Kleinkindern;
Neoplasma.

Achylische oder hypazide Form: Diese ist praktisch am häufigsten, wobei es eigentlich nur bei Frauen zu einer Anämie kommt, indem das bei der Menstruation verlorene Hämoglobineisen zuweilen nicht mehr genügend ersetzt werden kann. In vielen Fällen kommt es auch *erst dann zu einer Anämie, wenn verstärkte oder verlängerte Mensesblutungen vorliegen*. Wichtig sind für eine kausale Therapie in allen Fällen klinisch die folgenden Untersuchungen:

Serumeisen,

Retikulozytenzählung,

Magensaft,

Stuhluntersuchung auf okkultes Blut, wenn positiv oder Verdacht: Röntgen-Abklärung,

evtl. gynäkologische Untersuchung,

evtl. Sternalpunktat (vermehrte Erythropoese bei Fe-Mangel durch Blutung mit Linksverschiebung und vermehrten Makroblasten).

Therapie der sideropenischen Anämie:

1. *Kausale Therapie*: Bekämpfung der Fe-Mangel-Ursache.
   Bekämpfung der evtl. Blutungsquelle: Ulkus- oder Hämorrhoidalblutung, gesteigerte oder verlängerte Mensesblutungen, evtl. Karzinom, Ösophagusvarizen.
2. *Orale Fe-Zufuhr (für die leichten Fälle)*: Am besten vertragen wird Ferrum gluconicum (Ferroglukonat): z.B. **Ferronicum®** [Sandoz], Dragée zu 0,2 g, **Ce-Ferro®** [Nordmark] usw. Dos.: 3× tägl. 2 Dragées während des Essens. Prophylaktisch bei Achylien evtl. nach Wiederansteigen des Hämoglobins als Dauertherapie nach jeder Menses weiterhin für je 1 Woche tägl. 3× 2 Dragées.

Bei Kindern: Am besten als Sirup, z. B. zu 0,1 g Ferrochlorid pro ml (**Ferrascorbin®** [Streuli] oder **Ferro 66®** [Promonta]).

Dosierung: Säuglinge und Kleinkinder 2× 5–10 Tropfen tägl. Größere Kinder: 3× 10–15 Tropfen tägl. Oder als Ferroglukonat (**Ferronicum-Sirup®** [Sandoz]), Dosierung: Säuglinge und Kleinkinder 1–3 Kaffeelöffel pro die.

3. *Parenterale Verabreichung*: Für die schweren Fälle und vor allem bei völliger Achylie sowie bei oral refraktären Fällen. Auch bei gutem Ansprechen sollte die Behandlung nach Erreichen der normalen Hb-Werte noch für 2 Wochen weitergeführt werden, um die stark erschöpften Eisenvorräte wieder aufzufüllen. Am besten vertragen wird nach unseren Erfahrungen das intravenöse Ferrioxydsaccharat als **Ferrum Hausmann®** (oder **Ferrocid®** [Hefa]), Ampulle zu 5 ml mit 0,02 g/ml, tägl. 1 Ampulle, in schweren Fällen evtl. 2 Ampullen i. v. langsam, nur 1 ml/Min.! und bei liegendem Patienten. Cave paravenös!! Nur spritzen, wenn man sicher in der Vene ist! Doch gibt es Patienten, die alle i. v. Präparate schlecht vertragen (Fieber, Kollaps, Wallungen, Nausea), man versucht dann das Präparat in der halben Dosis mit 10 ml 10%iger Lävulose zu verdünnen. Damit kann man auch die gelegentliche Phlebitis evtl. vermeiden, die aber selten ist. *Cave intramuskuläre Injektionen*: Gewisse Beobachtungen im Tierversuch über lokale Tumorbildungen zwingen zur Vorsicht. FIELDING konnte zeigen, daß experimentell hierfür vor allem Fe-dextranpräparate, die schlecht und vor allem lymphogen resorbiert werden, disponieren. Das rasch resorbierte Fe-Sorbitol = **Jectofer®** ([Astra], Södertälje, Schweden) erzeugt aber auch im Tierversuch keine Tumoren. Es zeigte bei unseren Patienten eine sehr gute Wirkung. Manchmal ist die Injektionsstelle leicht schmerzhaft.

Cave vor der i.m. Injektion zu hoher Dosen! 1,5 mg/kg und Tag darf nicht überschritten werden (WHO No. 101 [1972]). –

Anämien nach Gastroenterostomien oder Gastrektomien: Bei dieser sideropenischen Form handelt es sich meistens um enterale Resorptionsstörungen, die neben dem Fe-Mangel auch einen Folinsäure- und Vitamin-B-Komplex-Mangel aufweisen und die schwierig zu behandeln sind. Hier kombiniert man mit Vorteil das Eisen mit Leberpräparaten (z. B. **Campolon®**) und mit Vitamin B_{12} (100 γ pro Woche) und B_6 (**Benadon®**), 4 Ampullen zu 100 mg wöchentlich.

Makrozytäre Anämien

Praktisch liegt in allen diesen Fällen eine Anämie mit erhöhtem Färbeindex vor.

Genuine Perniziosa

Klinisch kann die Diagnose durch das Vorkommen der Megalozyten im Blut, bei gewöhnlich erhöhtem Serumeisen und leicht erhöhten Bilirubinwerten, aus der histaminrefraktären Achylie und dem Vorkommen typischer Megaloblasten im Sternalpunktat gestellt werden. Ätiologisch handelt es sich um einen Vitamin-B_{12}-Mangel, wodurch die Umwandlung der Folsäure zur Folinsäure und damit auch die Synthese der Pyrimidinbase der Thymonukleinsäure, d. h. des Thymins und des daraus entstehenden Thymidins, behindert wird. In Zweifelsfällen oder bei anbehandelten Patienten kann der Schilling-Test sehr wertvoll sein. Ursächlich kommen vor allem in Frage:

Mangelnder intrinsic factor (histaminrefraktäre Achylie): Sehr selten bei totaler Magenresektion. Diese Form ist durch die Zunahme der älteren Leute in den letzten Jahrzehnten häufiger geworden.

Nutritive Formen (Fehlen des extrinsic factor): Sehr selten und nur in den Tropen und bei uns während des Krieges häufiger, wenn praktisch nur Kohlenhydrate, aber kein tierisches Eiweiß und keine Fette eingenommen werden. Selten auch bei der *Ziegenmilch-Anämie*.

Bothriocephalus (vor allem in Finnland): Hier wird alles Vitamin B_{12} vom Wurm im oberen Darmabschnitt (Duodenum, Jejunum) an sich gerissen, wodurch die Resorption ausfällt.

Mangelnde Resorption: Sprue, „blind loop" im Dünndarm (Blindsack).

Mangelnde Speicherung: Leberzirrhose in den Spätstadien.

Aufbrauchperniziosa = Schwangerschaftsperniziosa: Sie ist vor allem durch einen Folsäuremangel bedingt. Am besten kombiniert man hier die Folsäure mit Vitamin B_{12}, d.h. die gleiche Dosis B_{12} wie unten plus tägl. 25 mg Folsäure i.m. (z.B. **Folvite**® [Lederle], **Folsan**® [Kalichemie]).

Toxisch bedingte perniziosiforme Anämien (*siehe unten*).

Vitamin B_6-Mangel (sehr selten).

Therapie:

1. *Stoßtherapie*: *Vitamin-B_{12}-Injektionen i.m.*: Erste Dosis 300 γ, dann 5× je 100 γ, d.h. im Abstand von je 2 Tagen. Kontrolle der Retikulozyten, die am 5. bis 7. Tag ihr Maximum erreichen. Tritt keine Krise auf, dann liegt keine echte Perniziosa vor. Größere Dosen haben keinen Sinn, da das Blutplasma nicht mehr als 40–60 γ B_{12} auf einmal binden kann und das Präparat i.m. relativ rasch zur Resorption kommt. (Tagesbedarf 1 γ, normale Leberreserve 2000 γ). Kontrolle des *Serum-Kaliums* (Hypokaliämie 48 Std. nach Injektion!).

2. *Erhaltungstherapie*: *Vitamin B_{12}* 200 γ alle 2 Monate i.m. genügen im allgemeinen nach unseren Erfahrungen, sollten aber nicht unterschritten werden. Auch wenn diese Dosis vielleicht für einige Patienten zu hoch ist, so ist es doch besser, sie etwas zu überschreiten, da ein latenter B_{12}-Mangel sich zuerst allgemein durch Müdigkeit, herabgesetzte Arbeitskraft usw. äußert und erst bei längerem Bestehen zum Wiederauftreten des perniziösen Blutbildes führt.

3. *Cave Folsäuretherapie*: Folsäure vermag eine Perniziosa zu einer hämatologischen Remission zu bringen, führt aber dann nach längerer Behandlung bei einer sicheren Perniziosa immer zum Auftreten einer *funikulären Myelose*, da der B_{12}-Mangel durch die Folsäure nicht behoben wird und die durch den B_{12}-Mangel bedingten degenerativen Veränderungen im Rückenmark nun weiterschreiten oder sogar erst auftreten.

4. *Cave orale Erhaltungstherapie*: Die oral verabreichbaren Präparate (*Bifacton*® [Organon]), die neben Vitamin B_{12} zur Verbesserung der Resorption heterologen intrinsic factor, d.h. Extrakte aus dem Schweinemagen, enthalten, *sollten heute*

allgemein nicht mehr gegeben werden. Verschiedene klinische Arbeiten der letzten Jahre haben einheitlich gezeigt, daß nach der anfänglich guten Resorption und Wirkung dieser Präparate mit der Zeit, d.h. nach 1–2 Jahren, bei den Patienten eine Resistenzentwicklung auftritt und die Kranken trotz der Weiterbehandlung rückfällig werden. Diese Tatsache beruht, wie verschiedene Autoren zeigen konnten, darauf, daß sich bei den Patienten allmählich ein Mechanismus entwickelt, der zu einem raschen Abbau der künstlich zugeführten Magenschleimhaut-Eiweißstoffe führt. Dadurch wird die Resorption des Vitamins B_{12} zum größten Teil wieder aufgehoben. Interessanterweise kann auch eine *tägliche orale Dosis* von 500 γ verwendet werden, doch raten wir ausdrücklich davon ab, da die Patienten zu wenig unter Kontrolle stehen. (Oral treatment of pernic. anemia: H. BERLIN und Mitarb.: Acta Med. Scand. 184, [1968] 247).

5. *Prophylaktische Kontrolle im Hinblick auf die evtl. Entwicklung eines Magenkarzinoms*: Dieses Moment ist in Anbetracht des hohen Prozentsatzes (bis zu 30%) dieser Spätkomplikation sehr wichtig! Alle Patienten sollten, wenn sie 50 Jahre oder älter sind, jährlich zu einer Magendurchleuchtung und Kontrollgastroskopie aufgeboten werden. So kann die maligne Entartung oft noch rechtzeitig erkannt und operativ erfolgreich behandelt werden, wie wir dies selbst in zwei Fällen erlebt haben.

Schwangerschafts-Anämien

Durch die Zunahme des Plasmavolumens kommt es in der Schwangerschaft schon normalerweise zu einem Pseudoabfall der Erythrozyten und des Hämoglobins um etwa 20% des Ausgangswertes.

Bei dieser Form handelt es sich meistens um einen kombinierten Folinsäure-, seltener B_{12}- und evtl. Vitamin-C- sowie Eisen-Mangel. Diese Anämie ist daher auch häufiger von mikrozytärem und nicht makrozytärem Typus. Bei solchen Mangelsyndromen bleibt die alleinige Verabreichung von Eisen unwirksam, da die jüngsten Vorstufen der Erythropoese (Proerythroblasten und basophile Erythroblasten) zu ihrem Wachstum unbedingt Folinsäure benötigen, wodurch die Hämoglobinsynthese überhaupt erst möglich wird. *Bei Schwangerschaftsanämien sollten daher immer Eisenpräparate gleichzeitig mit Folinsäure und Vitamin B_{12} kombiniert werden!*

Sprue, idiopathische

Hier liegt neben einem Vitamin-B_{12}-Mangel vor allem ein Folinsäure -und teilweise auch ein Eisenmangel vor. Das Blutbild ist gewöhnlich nicht typisch makrozytär, sondern zeigt meistens reichlich Howell-Jolly-Körperchen (Milzatrophie!) und typische „Target"-Zellen (Schießscheibenzellen) im Sinne des Folinsäuremangels, während Megalozyten eher selten sind. Das Mark kann typische Megaloblasten aufweisen, oft ist auch hier das Bild durch den Folinsäure- und Eisenmangel verwischt.

Mittlere und leichte Fälle

1. *Parenterale, hochdosierte Kortikosteroidtherapie*: z.B. täglich *Prednisolonazetat* (**Meticortelon®** [Schering] in Dtschl., **Scherisolon®** [Schering], **Ultracorten H®** [Ciba-

Makrozytäre Anämien

Geigy]), 75 mg, oder 15 mg Dexamethasonazetat (**Millicorten®** [Ciba-Geigy]). Dies bringt in den meisten Fällen ein promptes Ansprechen, ohne jede weitere Therapie, wobei die Retikulozytenkrise am 8. Tage gewöhnlich ihr Maximum erreicht und gleichzeitig auch die Durchfälle sistieren. Peroral ist das Präparat meistens unwirksam, da es durch die schlechte Dünndarmfunktion hier ungenügend resorbiert wird (s. Abb. 1 u. Abb. 109, S. 469).

Dieser therapeutische Cortison-Effekt weist auf eine evtl. allergische Genese gewisser Spruefälle hin.

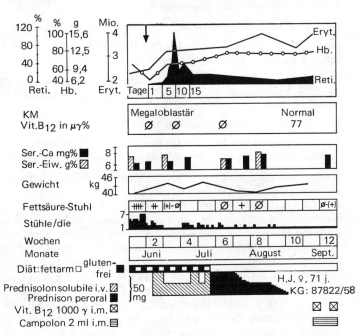

Abb. 1. *Idiopathische Sprue mit megaloblastärer Anämie* (71jähr. Frau): Retikulozytenkrise unter alleiniger parenteraler *Steroidtherapie* und Normalisierung des Knochenmarks, Zurückgehen der Durchfälle und Verschwinden der Fettsäureausscheidung schon nach den ersten zwei Wochen. Der Vitamin-B_{12}-Spiegel im Serum stieg in drei Monaten von 0 auf 77 μγ%. Die Patientin blieb seither (10 Jahre) ohne Rezidiv der Sprue und Perniziosa.

2. *Fettarme und eiweißreiche Sprue-Diät*: Im Prinzip fettlos kochen, Fleisch und Gemüse in pürierter Form verabreichen, Vorsicht mit Butter, nur als Butteraufstrich oder den fertigen Speisen beimengen. Jeden Tag wenn möglich eine kleine Portion Gemüsesaft, wie: Tomaten, Karotten, Sellerie, Spinat, Saft roter Rüben, oder dieselben Gemüse geraffelt mit einigen Tropfen Zitronensaft vermischt. Buttermilch, Eiweißmilch, Kefir, evtl. Yoghurt.

Suppen: Grieß-, Hafer-, Reis-, Mehl-Einlaufsuppen, entfettete Bouillon mit Teigwaren-Einlagen (Fadennudeln, Sternchen) und fein geschnittenem Gemüse.

Gemüse: Spinat, Karotten, Spargeln, Tomaten, Blumenkohl, feine Erbsen und Bohnen, Sellerie, Schwarzwurzeln, Artischocken, Lattich.

Makrozytäre Anämien

Verboten: Weißkohl, Kohl, Rotkraut, Sauerkraut, Lauch, alle Hülsenfrüchte.

Fleisch: Leber (wenn möglich 2- bis 3mal pro Woche), Fische (vor allem Seefisch). Poulet, Kalbfleisch, Rindsfilet, Bünderfleisch, Lachsschinken, magerer Schinken, Bratkugeln, Kalbsbratwürste, Kalbsnieren, Bries (Milken), Hirn.

Verboten: Alles gepökelte oder geräucherte Fleisch, fetter Schinken, Würste.

Kartoffeln und Teigwaren: Gekocht, evtl. mit etwas Streukäse serviert.

Käse: Quark, Schachtelkäse, Edamer, Rahmkäse.

Verboten: Die scharfen, gewürzten Käse.

Eier: Weich gekocht, Rühreier, verlorenes Ei, franz. Omelette.

Brot: Toast, Zwieback, nicht frisches Weißbrot, Grahambrot, Löffelbiskuits, Albertbiskuits, Petit-beurres, Magenstengel.

Obst: Roh geraffelt oder gekocht, Erdbeeren (in der Saison sehr zu empfehlen), Orangen, Mandarinen, Äpfel, Birnen, Pfirsiche, Himbeeren, Johannisbeeren, Brombeeren.

Vorsicht mit Steinobst wie Zwetschgen, Pflaumen, Kirschen. Keine Stachelbeeren.

Getränke: Heidelbeertee, Schwarztee (Ceylon), Lindenblütentee, Pfefferminztee, Eichel- oder Haferkakao mit Wasser gekocht, evtl. 1 Teelöffel Zucker beifügen.

3. *Glutenfreie Diät*: 1952 von DICKE und seinen Mitarbeitern in die Therapie der Zöliakie eingeführt. Gestützt auf ihre Untersuchungen sind sie der Ansicht, daß es vor allem die Gluten- und Gliadinfraktionen des Weizen-, des Roggen- sowie des Hafereiweißes sind, welche von diesen Patienten nicht vertragen werden, wogegen Reis und Mais gut toleriert werden. Letztere enthalten ebenfalls Gluten und Gliadin, aber in einem viel geringeren Ausmaß. Ursächlich wird ein allergisches Geschehen diskutiert. SLEISINGER u. a. sahen bei 8 von 10 Spruepatienten innerhalb weniger Tage bis Wochen nach Beginn der Therapie eine Remission, die durch Fortführung der Diät aufrechterhalten werden konnte. Zu den gleichen Schlüssen kamen KEEVER u. a. bei 7 Patienten. Neuere Untersuchungen von BORGSTROEM u. a. zeigen, daß durch Zusatz von Maisöl zu einer glutenarmen Diät die Erfolge derselben noch verbessert werden können, wobei noch nicht entschieden ist, ob dies auf dem hohen Gehalt des Maisöls an ungesättigten Fettsäuren oder auf der darin reichlich enthaltenen essentiellen Linolsäure beruht. Bei der Sprue des Erwachsenen ist nach unseren Erfahrungen die parenterale *Kortikosteroid*therapie vorzuziehen (raschere Wirkung). KIVEL et al. vermuten eine *primäre Durchlässigkeit der Darmwand*, da sie sekundär trotz gliadinfreier Diät auch eine Überempfindlichkeit für Milch und Eierweiß fanden. (Glutenfreies Mehl: Energen Food Co., Ashford, Kent, Engl.).

Fertiges glutenfreies Brot kann in der Schweiz von der Bäckerei Berner, Steinwiesplatz 24, Zürich, bezogen werden.

Schwere exsikkotische Fälle

In schweren Fällen sollte man sofort sehr *aktiv vorgehen*, da der Patient sonst eventuell an Sekundärinfekten zugrunde geht:

Bluttransfusionen, parenterale Flüssigkeitszufuhr und *Kontrolle der Elektrolyte*. Zu-

Makrozytäre Anämien

fuhr der nicht resorbierten öllöslichen Vitamine, d. h. A, D und K, wobei diese und auch die wasserlöslichen *parenteral* verabreicht werden:

Vitamin A: z. B. **Arovit**® [Roche], **Vogan**® [Bayer-Merck]: Dosierung: 300 000 E, 2×, im Abstand von einer Woche. Nicht mehr geben, da bei hoher Dosierung eventuell toxisch!

Vitamin D_3: z. B. **Vi-De**® [Wander], **D_3-Vigantol**® [Bayer], wobei 20 000 E pro kg Körpergewicht nicht überschritten werden sollten, z. B. bei 60 kg Total-Dosis 1,2 Millionen in 4 Injektionen zu 300 000 E im Abstand von 4–5 Tagen (0,5 mg = 20 000 E), Ampulle zu 15 mg in 1 ml.

Vitamin K: Am besten als rasch wirkendes, wasserlösliches Präparat, **Konakion**® [Roche], Ampulle zu 1 ml zu 10 mg.

Vitamin B_{12}: Gleiche Dosierung wie bei *Anaemia perniciosa*, siehe S. 9.

Vitamin C: Hier besteht anfänglich immer ein Defizit, so daß es sich empfiehlt, in schweren Fällen zu Beginn tägl. 500 mg i.v. zu verabreichen, z. B. *Redoxon* (**Redoxon**® [Roche], **Cebion**® [Merck], **Hybrin**® [Pharmacia]).

Vitamin-B-Komplex: Es besteht vor allem auch für Vitamin B_1 ein Defizit, deshalb am besten ein Mischpräparat, z. B. **Becozym**® [Roche] (in Dtschl. **BVK**® [Roche]), 2 Ampullen i. m. oder i. v. tägl., oder **Polybion**® [Merck], **Polyvital**® [Bayer], **Bephosan forte**® [Pharmacia], **Beviplex forte**® [Ferrosan].

Bei *schweren Hypoproteinämien*: Evtl. *Plasma-Infusion*.

Glutenfreie Diät: siehe oben (3.).

Toxisch bedingte perniziöse Anämien

In den letzten Jahren beobachtete man, daß auch gewisse chemische Substanzen durch toxische Einwirkung ein perniziöses Blutbild mit Megalozyten und Megaloblasten auslösen können:

Hydantoin, Primidone (**Mylepsinum**®) sowie seltener *Phenobarbital, Secobarbital* und *Amobarbital* (siehe Publ. meines Mitarbeiters ZBINDEN). Daneben vermögen aber auch strukturell ganz anders gebaute Stoffe, wie z. B. das *Lithiumkarbonat*, das heute zur Behandlung von Depressionen verwendet wird, ähnliche Veränderungen auszulösen. Es ist also anzunehmen, daß solche Stoffe den Nukleinsäurestoffwechsel irgendwie durch eine toxische Fermentblockade zu hemmen vermögen und nicht durch einen Interferenzmechanismus, wie dies für die Antikonvulsiva bisher meistens angenommen wurde. Im Gegensatz zur genuinen Perniziosa zeigen diese Formen die folgenden typischen Abweichungen:

1. Die Zeichen einer funikulären Myelose fehlen fast vollständig.

2. Die Huntersche Glossitis fehlt häufig, doch kann eine schwere Stomatitis, Gingivitis und Glossitis vorliegen.

3. Der Magensaft weist meistens freie Salzsäure auf.

4. Der Serum-Vitamin-B_{12}-Gehalt ist gewöhnlich normal, ebenso die Vitamin-B_{12}- und Folinsäureresorption.

5. Therapeutisch genügt oft schon das Absetzen der verantwortlichen Noxe, evtl. muß zusätzlich Folsäure verabreicht werden.

Wenn man bei Epileptikern gezwungen ist, die antikonvulsive Therapie weiterzuführen, so verabreicht man zusätzlich am besten tägl. 25 mg *Folsäure* peroral, um ein Rezidiv zu verhüten, z. B. **Folcidin**® [Bayer], **Folvite**® [Lederle], **Folacin**® [Astra]. In Dtschl. **Folsan**® [Kali-Chemie], **Cytofol**® [Lappe].

Sideroachrestische Anämie

Eine manchmal hereditäre oder spontan auftretende Erkrankung des erythropoetischen Systems, bei der es zu einer Einbaustörung des Eisens in das Hämoglobinmolekül kommt. Klinisch ist die Erkrankung neben der ausgesprochenen Anämie durch das Auftreten von *Sideroblasten*, einem hohen Serumeisen und häufig auch durch eine Hämosiderose der Leber sowie vermehrten Erythroblasten im Knochenmark gekennzeichnet. Es handelt sich hier um einen Enzymdefekt, der vorläufig therapeutisch nicht angegangen werden kann.

Das gleiche Bild kann aber auch durch einen Pyridoxinmangel ausgelöst werden, wobei dann Vitamin B$_6$ sich therapeutisch als wirksam erweist (Dosg.: 120 mg *Pyridoxin hydrochlorid* tägl. p.o.). Diese Behandlung sollte also zum mindesten immer versucht werden.

Hämolytische Anämien

Hier können wir vom praktisch therapeutischen Gesichtspunkt aus folgende Formen unterscheiden:

1. Hereditäre Formen:

Kongenitale familiäre Form (Sphärozyten-Anämie)

Hämoglobinopathien, d. h. hereditäre Formen mit einem pathologischen Hämoglobin: *Sichelzellanämie = Drepanozytose* und seltenere andere Formen.

Thalassaemia major und Thalassaemia minor: Eine vor allem im Mittelmeerbecken und in den USA verbreitete Form der hämolytischen Anämie.

Paroxysmale nächtliche Hämoglobinurie (Marchiafava).

2. Erworbene Formen:

Toxische hämolytische Anämien

Immunologisch bedingte erworbene hämolytische Anämien.

Hypersequestrationsanämien bei Splenomegalie (sogenannter „Hypersplenismus").

Hereditäre Formen

Kongenitale familiäre Form

Die Erkrankung verläuft hier sehr verschiedenartig. Liegt nur eine leichte Anämie mit mäßig erhöhten Retikulozyten- und gelegentlich etwas erhöhten indirekten Bilirubinwerten vor, und ist die Milz nur mäßig vergrößert, so kann man ruhig zuwarten. Wenn aber immer wieder *schwere hämolytische Krisen* oder eine *ausgeprägte Anämie* und starke Müdigkeit oder eine sehr wesentliche Milzvergrößerung in Erscheinung treten, dann sollte man mit der Splenektomie nicht zögern. Vor allem darf bei *Jugendlichen* mit sehr ausgeprägtem Krankheitsbild mit der Milzexstirpation nicht allzulange gewartet werden, da sonst eine *verspätete Pubertät* mit *verzögertem Längenwachstum* die häufige Folge ist.

Bei *Kleinkindern*, d. h. im 1.–3. Lebensjahr, muß man mit der Indikation zur Milzexstirpation sehr zurückhaltend sein. Hier kommt der Milz bei der Infektabwehr (Filterfunktion, Antikörperbildung) noch eine sehr bedeutende Rolle zu, die nicht sofort vom übrigen retikuloendothelialen System übernommen werden kann. So haben wir zusammen mit ROSSI ein 3jähriges Kind, das wegen einer schweren Thrombozytopenie ein halbes Jahr vorher splenektomiert werden mußte, an einer fulminanten toxischen Grippe verloren. Mehrere analoge Beobachtungen finden sich in der Literatur.

Sehr wichtig ist bei der Splenektomie die sorgfältige Entnahme des Organs, d. h. *ohne Verletzung der Kapsel*, da es in solchen Fällen evtl. zu einer generalisierten Aussaat und Implantation von aktivem Milzgewebe in Form kleiner Knötchen im ganzen Peritoneum kommen kann, wodurch es in einem unserer Fälle zu einer späteren enormen Hämolysesteigerung kam, die nach 2 Jahren zum Exitus führte. Wesentlich ist auch die *sorgfältige Entfernung aller Nebenmilzen*, da schon ein walnußgroßer Knoten zum Rezidiv führen kann. Die Prognose ist im allgemeinen nach der Splenektomie gut, und die Mehrzahl der Fälle zeigt eine sehr schöne Remission. Doch geht die Hämolyse manchmal in der Leber weiter, so daß es dann trotzdem zu Rezidiven kommen kann.

Hämoglobinopathien

(Sichelzellanämie = Drepanozytose und seltene andere Formen)

Diese Formen sind bei uns selten und kommen praktisch nur bei aus den Mittelmeergebieten oder Afrika eingewanderten Leuten vor. Neben den typischen Zeichen der gesteigerten Hämolyse (evtl. Anämie, erhöhte Retikulozyten-, Bilirubin- und Serumeisenwerte sowie einer stark gesteigerten Erythropoese im Knochenmark) lassen sich hier durch die *Papierelektrophorese* des Hämoglobins pathologische Fraktionen nachweisen, die für die verkürzte Lebensdauer der Erythrozyten verantwortlich sind.

Therapie:

Bei einer deutlich verkürzten Lebensdauer der Erythrozyten (Chrommarkierung) oder einer sehr großen Milz bringt evtl. die *Splenektomie* vorübergehenden Erfolg. Bewährt hat sich die *tägliche Gabe* von *2–2,5 g Urea/kg*, verteilt auf vier Dosen (in Sirup).

Hämolytische Anämien

Thalassaemia major und minor (Morbus Cooley)

Die heterozygote Form (minor) ist relativ harmlos und kann durch den erhöhten Gehalt (3,5–7%) des normalen HbE = HbA$_2$ bei normalem Serumeisen erkannt werden. Die homozygote Thalassaemia major, die keine Vermehrung des HbE = HbA$_2$ zeigt, weist schon im Kindesalter eine schwere Hämolyse mit Hepatosplenomegalie, Anämie von oft nur 3,5–6 g% Hämoglobin, schwerster Anisozytose, Targetzellen und Erythroblasten im peripheren Blut auf. Die Diagnose kann aus den basophil punktierten Erythroblasten im Sternalpunktat zusammen mit der *hypochromen mikrozytären Anämie*, der Hb-F-Vermehrung auf 50–90% und der meist süditalienischen Abstammung der Patienten gestellt werden. Die Hauptgefahr bildet bei der homozygoten Form die *schwere sekundäre Hämochromatose*, die unbehandelt oft schon im Alter von 17–23 Jahren durch die schwere Eisenvergiftung des Myokards ad exitum führt.

Therapie:

Die Thalassaemia minor ist gewöhnlich harmlos und bedarf keiner Behandlung. Cave Heirat mit einem anderen Teilträger. Bei der homozygoten Form *keine* Bluttransfusionen, oder nur dann, wenn das Hämoglobin unter 4 g% abfällt. Splenektomie nur bei sehr großer Milz. Das Hauptgewicht ist auf die Elimination des im Überschuß resorbierten und sich im Gewebe ablagernden Eisens zu legen. Dauertherapie mit *Desferrioxamin-B* (**Desferal**® [Ciba-Geigy]), tägl. i.m. 250–500 mg je nach Schwere des Falles. Günstig wirkt die hochdosierte *Dauerbehandlung mit Folinsäure*, da hier ein Defizit besteht; *Dosierung*: tägl. 50–60 mg p.o.

Paroxysmale nächtliche Hämoglobinurie (Marchiafava)

Diese Affektion kann jahrelang ohne schwere hämolytische Krisen verlaufen und sich klinisch nur in einem dunklen Morgenurin, einer leichten Anämie und einem eventuellen Subikterus äußern. Ganz plötzlich oder allmählich kann die Erkrankung dann in eine schwere Form umschlagen. Die Störung beruht auf einem Enzymdefekt, und eine kausale *Therapie* ist nicht bekannt:

1. *Vorsichtige Transfusionen mit gewaschenen Erythrozyten*: Gewöhnliche Transfusionen führen durch Zufuhr von Plasma sogar zu einer Steigerung der Hämolyse!

2. *Heparin zur Unterbrechung der akuten Krise*. Dauertropfinfusion während der akuten Phase (Dosierung siehe Thrombose-Kapitel, S. 191).

   Diese Feststellungen gehen auf eine Beobachtung von JORDAN zurück, daß ungerinnbar gemachtes Blut dieser Patienten keine Hämolyse zeigt. Der Mechanismus ist noch ungeklärt.

3. *Dicumarolpräparate im Intervall*: Nach den Erfahrungen von LASCH (3 Fälle) können damit die hämolytischen Krisen evtl. jahrelang verhindert werden: z.B. *Nitrophenyläthyloxycumarin* (**Sintrom**® [Ciba-Geigy]) oder *Phenylpropyloxycumarin* (**Marcoumar**® [Roche], in Dtschl. **Marcumar**® [Roche]), Dosierung siehe Thrombosekapitel, S. 187.

4. *Splenektomie*: Diese bringt im allgemeinen keine oder eine unwesentliche Besserung und ist nur dann indiziert, wenn ein Hyperspleniesyndrom mit Thrombozyto- und Leukopenie auftritt. Die Operation auch dann möglichst im hämolysefreien Intervall durchführen.

Hämolytische Anämien

5. *Desferrioxamin-B* (**Desferal**® [Ciba-Geigy]): Nur für sehr schwere Fälle mit bedrohlicher sek. Hämochromatose zur Eisenausschwemmung. Dosg. tägl. 500 mg i.m.

Erworbene Formen

Toxische hämolytische Anämien

Sehr zahlreiche Substanzen können durch Schädigung der Erythrozyten zum Auftreten hämolytischer Anämien führen. Bei einem Teil derselben kommt es zur Bildung von Heinzschen Innenkörpern. Für nähere Einzelheiten sei auf unsere Monographie über die Vergiftungen verwiesen [„Klinik u. Thp. der Vergiftungen", G. Thieme Vlg. 1972, 5. Auflg.].

Direkt hämolytisch wirkend: Am bekanntesten sind der Arsenwasserstoff (AsH_3) und die Phenole, ferner die Chlorate, Nitrite und Sulfite (hier durch Methämoglobinbildung).

Hämolytische Wirkung mit Bildung von Heinzschen Innenkörpern: Anilinderivate inkl. Phenacetin, Sulfone (Salazopyrin), Nitrobenzole und -phenole, Naphthalin (Mottenkugeln).

Überempfindlichkeit auf Anilinderivate (Chlorochin, Phenylhydrazin, Phenacetin usw.) *durch angeborenes Fehlen der Glukose-6-phosphatdehydrogenase*: Nur bei Negern und Mulatten vorkommend. Nachweis: In solchen Fällen führt schon die tägliche Verabreichung von 500 mg Chlorochin innerhalb 2–3 Tagen zu einer schweren Hämolyse mit Innenkörperbildung.

Akute Hämolyse durch Iso-Agglutinine, z.B. durch Transfusionen unverträglicher Erythrozyten (Transfusionszwischenfall), sollte heute durch genaueste Blutgruppenuntersuchung mit Testung aller Untergruppen und die vorausgehende Objektträgertestprobe mit Spender- und Empfängerblut vermieden werden.

Therapie:

1. *Sofortige Ausschaltung der Noxe*, in leichten Fällen, wie bei der Phenacetinanämie, genügt schon diese Maßnahme allein.
2. *Fälle mit schwerer akuter Hämolyse*:

   Evtl. *partielle Austauschtransfusionen*.

   Genügende Flüssigkeitszufuhr, um den Urin möglichst zu verdünnen und die Konzentration des freien Hämoglobins, das zu einer schweren Nierenschädigung führen kann, möglichst herabsetzen. Das Auftreten der Nierenschädigung kann bis heute auf chemische Wege nicht beeinflußt werden. Auch die Alkalisierung des Urins ist unwirksam.

   Bei Nierenschädigung eventuell *künstliche Niere*.

Immunologisch bedingte erworbene hämolytische Anämien

Hier kommt es durch das Vorhandensein eines Paraproteins oder eines Virus zu der Bildung von Autoantikörpern gegen die körpereigenen Erythrozyten und zu einer mäßigen bis schweren Hämolyse. Häufig findet man hier einen positiven direkten oder indirekten *Coombstest*. Die häufigsten Ursachen sind:

Hämolytische Anämien

Paraproteine: Chronische lymphatische Leukämie, Retikulosarkom, Morbus Hodgkin, Makroglobulinämie Waldenström, Myelom (selten).

Virusinfekte: Viruspneumonie (hier oft vom Typus der Kälteagglutinine), Mononucleosis, Rubeola, Varizellen, Pocken- oder andere Impfung.

Paroxysmale Kältehämoglobinurie (Donath-Landsteiner-Hämolysin).

Rhesus-Inkompatibilität (Morbus haemolyticus neonatorum): Beim Embryo oder Neugeborenen einer Rhesus-negativen Mutter und eines Rhesus-positiven Vaters infolge Sensibilisierung der Mutter durch die diaplazentar in den mütterlichen Kreislauf eindringenden Rh-positiven Erythrozyten der Frucht.

Prophylaxe: Hochgereinigtes *Anti-D-Gammaglobulin* 5 ml = 200 mg (Hersteller: Dr. Molter, Heidelberg; **Rhesogam**® [Behring]; Schweiz. Blutspendedienst Rotes Kreuz, Bern) 36 Std. nach Geburt bei Primipara verhindert die Entwicklung eines hohen Antikörper-Titers durch die vor allem während der Austreibungsperiode in den mütterlichen Organismus eindringenden foetalen Erythrozyten (Brit. Med. J. 1966/II, 907), so daß bei der zweiten Gravidität gewöhnlich kein Titeranstieg erfolgt. Unter 120 so behandelten Frauen zeigte von den total 16 Rh.-positiven Kindern keines einen Morbus haemolyticus neonatorum! Nach heutigen Ergebnissen sank bei 1534 behandelten Frauen die Inzidenz auf 0,15% (2 Fälle!).

Therapie: Bei starkem Titeranstieg der Mutter Einleitung einer Frühgeburt im 7. Monat und Exsanguino-Transfusion des Neugeborenen.

Therapie:

1. *Kortikosteroidtherapie*: *Prednison* oder *Prednisolon*, in schweren Fällen mit der höheren Dosierung beginnend mit 1 mg/kg, d. h. 60–80 mg tägl. p. o. (oder $^1/_5$ dieser Dosis als *Dexamethason* oder $^1/_3$ als *Triamcinolon*), dann allmählich abbauend auf eine Erhaltungsdosis von total 5–30 mg. Bei den durch ein Virus ausgelösten Formen (Viruspneumonie) kann diese Medikation oft schon nach 3–4 Wochen völlig abgebaut werden.

   Bei den auf eine *Hämoblastose (Paraprotein) zurückführenden Formen* kann man mit kleineren Dosen beginnen, *Prednison* $^1/_2$ mg/kg, und es genügt später oft eine Erhaltungsdosis von 5–15 mg tägl., um die Hämolyse in Schach zu halten (man richtet sich am besten nach den Retikulozytenwerten, die nur noch leicht erhöht sein sollten). Manchmal muß die Dosis während eines zusätzlichen Infektes vorsichtshalber erhöht werden.

2. *Antimetaboliten*: Bei *Cortison- und Splenektomie-refraktären Fällen* kann man die Antikörperbildung in etwa 50% der Fälle mit Erfolg durch Verabreichung von 6-Merkaptopurin (**Purinethol**®) oder **Imurel**® drosseln. Dosg. tägl. 2,5 mg/kg auf 3 Einzeldosen verteilt und je nach Leukozyten- und Thrombozyten-Werten eingestellt für etwa 3 Wochen, dann ED von etwa 1 mg pro kg für evtl. mehrere Monate. Näheres siehe im IST-Kapitel, S. 638.

3. *Vorsicht mit Transfusionen*, da dadurch u. U. schwere Hämolyseschübe ausgelöst werden können.

4. *Splenektomie*: Nur wenn die Hämolyse (Chrommarkierung!) nach 3–4 Monaten in starkem Maße weiter bestehen bleibt oder auf diese Therapie kaum anspricht, schreitet man nach einer längeren ACTH-Vorbehandlung (anfänglich 40 E ACTH

i.m. oder als Infusion, dann allmähliche Reduktion auf 20 und 10 E pro Tag) von mindestens 2–3 Wochen zur Milzexstirpation. Diese ergibt hier weniger gute Dauerresultate als bei den familiären Formen.

Hypersequestrationsanämien bei Hypersplenien verschiedener Genese
Unter dieser Form verstehen wir alle diejenigen hämolytischen Anämien, die sich sekundär bei einer auf eine andere Grundkrankheit zurückzuführende starke Milzvergrößerung entwickeln und ohne nachweisbare Antikörper (negativer Coombstest) verlaufen. Solche Formen kommen nicht selten bei splenomegaler Zirrhose, Milzvergrößerung nach Malaria oder bei Morbus Bang, Morbus Gaucher, Morbus Boeck usw. vor. Auch hier findet sich eine deutlich verkürzte Erythrozytenlebensdauer (Chrommarkierung), und häufig kombiniert sich die hämolytische Anämie mit einer Thrombo- und Leukopenie.

Therapie:

Die Behandlung mit *Kortikosteroiden* versagt meistens; in ausgesprochenen Fällen sollte die Splenektomie durchgeführt werden.

Hypothyreotische Anämie

Unter den angeblich hormonal bedingten Anämien ist dies die einzige Form, deren Genese uns gesichert erscheint. Die Patienten zeigen neben der Anämie evtl. noch ein Myxödem. Diese Form spricht auf L-Thyroxin (Dosierung siehe Hypothyreosekapitel, S. 407) gut an. Sie ist gewöhnlich normochrom, sekundär kann es auch zu einem Eisenmangel kommen (evtl. durch die Achylie). In diesen Fällen gibt man zusätzlich noch Eisen.

Gerinnungsstörungen

Störungen der Thrombozytenfunktion

Die seltenen hereditären funktionellen Störungen, wie die *Thrombopathia Willebrand-Jürgens* und die *konstitutionelle polyphile Reifungsstörung nach* HEGGLIN, werden hier nicht besprochen.

Praktisch wichtig sind vor allem die *Thrombozytopenien*, die zu einer hämorrhagischen Diathese führen können.

Toxisch bedingte Thrombozytopenien: Benzol und Benzolkörper, Zytostatika, Strahlenschädigungen (radioaktive Substanzen).

Allergische Thrombozytopenien: können durch sehr zahlreiche chemische Stoffe ausgelöst werden. Praktisch sind die folgenden Drogen am wichtigsten: Chinin und Chinidin, Chlorpromazin, Digitoxin, Gold, Sedormid. Hier kommt es durch Sensibilisierung auf ein bestimmtes Medikament zum Auftreten von Plättchenagglutininen oder Lysinen mit einer enormen peripheren Zerstörung der Thrombozyten mit allen

Thrombozytopenien

ihren Folgeerscheinungen. Ausführliche Liste siehe unsere Monographie über Vergiftungen, 5. Aufl., S. 507.

Durch Autoantikörper bedingte Thrombozytopenien (frühere „*idiopathische thrombopenische Purpura Werlhof*"). Evtl. durch einen vorbestehenden Virusinfekt oder durch unbekannte Ursachen.

Thrombozytopenien durch Hypersequestration bei Splenomegalien verschiedener Genese.

Hämorrhagische Thrombozythämie mit erhöhten Thrombozytenwerten von 600000 bis zu mehreren Millionen und Spontanblutungen. Dabei handelt es sich um pathologische Thrombozyten einer chronisch myeloischen Leukämie, Osteomyelofibrosklerose oder Polycythaemia vera. Hier muß neben der symptomatischen (s. u.) evtl. eine spezifische Behandlung durchgeführt werden.

Thrombotisch-thrombopenische Purpura (*Morbus Moschcowitz*): Dieses seltene, bisher immer letal verlaufene Krankheitsbild, bei dem es wahrscheinlich auf autoimmunologischer Basis zu einer intravasalen Thrombose in den kleinsten Gefäßen mit Ausfallen der Thrombozyten kommt, kann heute vielleicht mit Heparin kausal erfolgreich angegangen werden. So sahen einige Autoren in einem Fall durch 1000 E Heparin i.m. alle 4 Std., über mehrere Tage, bei zwei Schüben des Patienten eine völlige Remission.

Therapeutisch wichtig sind bei allen diesen Thrombozytopenien die folgenden Maßnahmen:

1. *Vollbluttransfusionen* von 500 ml 1–2 × tägl. unbedingt in Plastikbeutel und mit Plastikbesteck!
2. *Thrombozytenkonserven* (nur bei Fällen in denen 1 ungenügend).
3. *Weglassen evtl. Noxen* (*Medikamente*).
4. *Kortisonpräparate* oder ACTH.
5. Bei rezidivierenden Immunothrombozytopenien evtl. *Spätsplenektomie*. *Antimetaboliten* bringen hier in einzelnen Fällen Erfolg. Versuch bei *inoperablen Fällen*, ferner bei dauernder *Kortison-Abhängigkeit* oder bei *Rezidiven* nach anfänglichem Splenektomieerfolg (Dosierung der *Antimetaboliten* siehe S. 641).

Frische Plastik-Vollbluttransfusionen sind in erster Linie bei allen schweren Thrombozytopenien zu empfehlen und haben sich uns, seitdem wir ihre Herstellung in unserem Transfusionsdienst 1954 aufnahmen, sehr bewährt. (Das zu transfundierende Blut wird in silikonisierte Gefäße oder Plastikbeutel aufgefangen und durch Plastikschläuche und silikonisierte Nadeln wieder transfundiert.) Je kürzer das Intervall zwischen Blutentnahme und Transfusion ist, um so besser ist der Effekt. Es sollte 24 Std. nicht übersteigen. Solche Plastik-Vollblutkonserven und Bestecke können heute auch durch die meisten Blutspendezentralen* von den praktischen Ärzten nach telefonischer Vorbestellung und genauer Ermittlung der Blutgruppe bezogen werden. Bei diesen Transfusionen gehen die Plättchen durch die Unbenetzbarkeit der Wandungen nicht verloren und gelangen unbeschädigt und voll funktionsfähig in den Empfängerkreislauf, wo sie für 24–48 Std. wirksam bleiben. In normalen Blutkonserven gehen die Thrombozyten größtenteils zugrunde oder werden beschädigt. So-

---

* In der Schweiz: „Blutspendedienst des Schweizerischen Roten Kreuzes", Prof. Hässig, Bern.

wohl die Konserven als Konzentrate müssen möglichst frisch transportiert werden. Neue Untersuchungen zeigen, daß Transfusionen von splenektomierten Spendern viel mehr junge, aktive Thrombozyten enthalten, die eine deutlich bessere Blutstillung ergeben.

Thrombozytenkonserven: Speziell hergestellte Thrombozytenkonzentrate, wobei mehrere blutgruppengleiche Spender zusammengefaßt werden können, *stellen in schwersten Fällen die wirksamste Blutstillung dar*! Solche Konzentrate können von Blutspendezentren bestellt werden. Sowohl die Plastik-Blutkonserven als auch die frisch hergestellten Thrombozytenkonzentrate können bei schweren thrombozytopenischen Blutungen und bei Thrombopathien lebensrettend wirken!

Wichtig ist bei allen allergisch-toxischen Thrombozytopenien die Ausschaltung der Noxe: Abb. 2 gibt einen solchen Fall wieder. Hier war, wie die sorgfältig durchgeführte Testung bei der schwer tuberkulösen Patientin zeigte, sowohl das Dihydrostreptomycin als leider auch das PAS, nicht aber das Streptothenat die Ursache. Solche Austestungen müssen sehr vorsichtig nur mit einem Bruchteil der evtl. Noxe durchgeführt werden (im obigen Fall trat z. B. mit 50 mg *Dihydrostreptomycin* i. m. schon ein deutlicher Thrombozytenabfall auf).

Cortisonpräparate oder ACTH: Man beginnt in mittleren Fällen mit tägl. 1 mg Prednison/kg Körpergewicht p. o. In schwersten Fällen 2 mg/kg und geht auch hier nach dem Anstieg der Thrombozyten sukzessive auf eine Erhaltungsdosis von 30–20–15 mg total pro die herab (beim *Dexamethason* nur $1/5$, beim *Triamcinolon* $1/3$ der obigen Dosis). Vor allem bei den durch *Autoantikörper* bedingten sogenannten „*essentiellen Thrombozytopenien*" hat man damit fast immer Erfolg.

Oft kann man nach mehreren Wochen oder evtl. 2–3 Monaten auch die Erhaltungsdosis abbauen, ohne daß es zu einem Rezidiv kommt. In gewissen Fällen ist dies aber nicht möglich, und dann geht nach 4 Monaten unter allmählichem Ausschleichen der

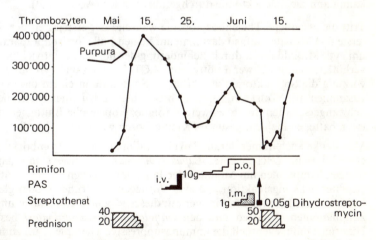

Abb. 2. *Allergische thrombozytopenische Purpura*. 63jähr. Frau, die wegen einer Tuberkulose unter Chemotherapie steht. Die Austestung mit kleinen Dosen zeigt, daß sie sowohl auf PAS wie auf *Dihydrostreptomycin* empfindlich ist. Deshalb Weiterbehandlung mit *Isoniazid* und *Viomycin*.

Thrombozytopenien

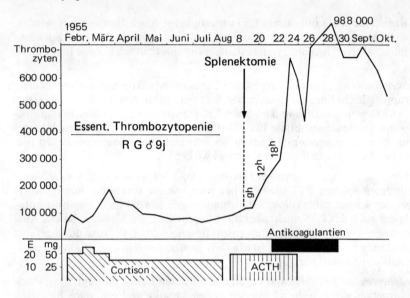

Abb. 3. *Essentielle Thrombozytopenie* (R. G., 9jähr. Knabe, KG 74 888/55): Schwere Immunothrombozytopenie bei 9jähr. Knaben. Die anfänglich gefährlichen Purpuranschübe konnten durch eine Dauertherapie mit *Cortison* und später *Prednison* gut zurückgehalten werden. Bei jedem Weglassen der Steroide aber deutliches Rezidiv, deshalb ACTH-Vorbereitung (Anregung der atrophischen Nebennieren) und Splenektomie. Seither symptomlos.

Cortisonpräparate auf ACTH (1. Woche tägl. 40 E i. v. oder i. m., dann 20 E) über, um die atrophischen Nebennieren wieder anzuregen. Nach 14–20 Tagen ACTH-Therapie kann dann die Splenektomie durchgeführt werden (Abb. 3 u. 4).

Tritt die essentielle Thrombozytopenie während der ersten Zeit der *Schwangerschaft* (erste 3–4 Monate) auf, so darf man auf keinen Fall Cortisonpräparate verabreichen, um evtl. Mißbildungen durch Behinderung der normalen Entwicklung des Kindes zu verhüten; man muß, wenn nötig, zum ACTH greifen und evtl. unter dessen Schutzwirkung die Splenektomie durchführen. So konnte in einem unserer Fälle, den wir zusammen mit VÖGELI in Langnau beobachteten, bei einer Frau, die vorher in drei Schwangerschaften durch schwere thrombozytopenische Blutungen ihre Frucht verloren hatte, endlich ein gesundes Kind geboren werden (s. Abb. 4).

Man denke auch immer daran, daß eine „idiopathische Thrombozytopenie" evtl. das erste klinische Zeichen eines *Lupus erythematodes disseminatus* darstellt, das den übrigen Symptomen um Monate oder Jahre vorausgehen kann! – Vor allem bei stark erhöhter Senkungsreaktion und evtl. Vorliegen von früheren oder gleichzeitigen Gelenkbeschwerden muß man immer mit dieser Möglichkeit rechnen und nach den LE-Zellphänomenen suchen und den *Antiglobulin-Konsumptiontest* bestimmen lassen. Hier führt dann eventuell die immunsuppressive Therapie (s. u.) zum Ziel.

Antimetaboliten: Die Immunosupressive Therapie (IST siehe S. 638) ist bei den immunologisch bedingten Fällen, sofern man mit den anderen Mitteln nicht zum Ziele kommt, die Therapie der Wahl.

Thrombozytopenien

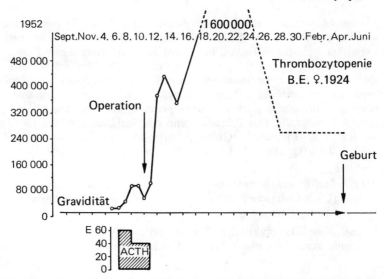

Abb. 4. Fall B.E., 28jähr. Frau. *Schwere essentielle Thrombozytopenie*, die immer während der *Gravidität* rezidivierte und 3mal zum Abort im 4. oder 5. Schwangerschaftsmonat führte. In der 4. Schwangerschaft ACTH-Behandlung vom 2. Monat an, worauf die niedrigen Thrombozytenwerte rasch auf 90000 anstiegen, so daß die Patientin gefahrlos splenektomiert werden konnte. Unter *Heparin* komplikationsloser Verlauf trotz dem Ansteigen der Thrombozyten auf 1,6 Mill. Normale Geburt eines lebenden Kindes.

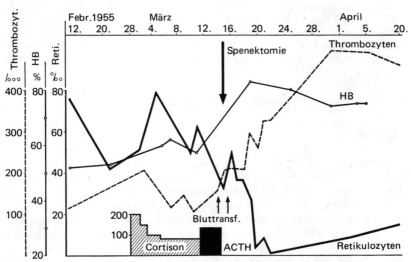

Abb. 5. *Splenektomie bei hereditärer hämolytischer Anämie mit gleichzeitiger Thrombozytopenie* (R.M., 69jähr. Frau, KG 72772/55): Die schwerkranke Patientin, die nur noch ein Hb von 42% aufwies, besserte sich auf *Cortison*- und ACTH-Behandlung nicht genügend, da die Retikulozyten nur von 80 auf 60$^0/_{00}$ abfielen und auch die Thrombozytenwerte ständig um 100000 blieben. Auf eine Splenektomie Verschwinden der hämolytischen Erscheinungen, Abfall der Retikulozyten auf normale Werte und Normalisierung der Hb- und Thrombozytenwerte nach einem vorübergehenden übermäßigen Anstieg der Plättchen.

ε-*Aminokapronsäure*: wurde anfänglich nur zur Therapie von fibrinolytischen Zuständen empfohlen. Nach den Untersuchungen von ANDERSSEN und NILSSON, die wir anhand einiger Fälle voll bestätigen können, wirkt dieses Präparat p. o. in der Dosis von 30 g tägl. (z. B. in der Suppe) oft auch verblüffend bei anderen und sogar thrombozytopenischen Blutungen, wie z. B. *akuten* und *chronischen Leukämien, Leberzirrhosen* und auch bei nicht thrombozytopenischen Formen wie *ungeklärten Blasenblutungen*, Blutungen nach *Prostata-Operation*, starken *Mensesblutungen* und sogar bei der *Hämophilie*. Das Präparat kann bei Notfällen auch i.v. (5–10 g) verabreicht werden, z. B. **Epsamon**® [Globopharm]; oder **Amikaprom**® [Kabi] (Stockholm) 0,015–0,020 g/kg alle 4 Std.; oder *Epsilon-Aminocapronsäure* [Behringwerke] und [Roche].

Bei gleichzeitigem Fibrinogenmangel: Fibrinogen 1–2 g i.v. (von Blutspendezentren zu beziehen), d. h. Cohnsche Fraktion I mit 50% Fibrinogen, z. B. **Fibrinogen SRK human**®, Schweiz. Rotes Kreuz, Bern.

Splenektomie: Das praktische Vorgehen bei der immunologisch bedingten Thrombozytopenie wurde im vorhergehenden Abschnitt besprochen.(s. auch Abb. 5)

Purpura Schönlein-Henoch

Die Purpura Schönlein-Henoch ist eine generalisierte Vaskulitis der kleinen Gefäße. *Typisch ist die Beteiligung der Haut, der Gelenke, des Darmes und der Nieren*. Im Gegensatz zu anderen Purpuraformen sind Blutgerinnung und Thrombozyten im allgemeinen intakt. Die Krankheit verläuft oft schubweise, protrahiert. Die Vaskulitis der Purpura Schönlein-Henoch stellt wahrscheinlich eine Immunreaktion vom Spättyp mit zellulär gebundenen Antikörpern dar. Als sensibilisierende Faktoren kommen bakterielle und virale Infekte (Streptokokken), Arzneimittel und selten auch Nahrungsmittel in Frage. **Therapeutisch** steht an erster Stelle die Eliminierung möglicher Allergene (Fokus-Sanierung, Absetzen fraglicher Medikamente). Kortikoide sollen versucht werden, bei schweren protrahierten Formen evtl. in Kombination mit **Imurel**®.

Störungen der Gerinnungsfaktoren

Hämophilie

Am häufigsten ist die *klassische Hämophilie A* mit dem Fehlen des antihämophilen Globulins (AHG = Faktor VIII). Daneben kommen, neben verschiedenen anderen Formen, hauptsächlich noch die *Hämophilie B* (Christmas disease = PTC-Deficiency) mit Abwesenheit des Plasmathromboplastins (Faktor IX) und außerdem noch ein Defekt, bei dem das Prothromboplastin fehlt (Antecedent = PTA-Deficiency), vor. Die PTC- und PTA-Deficiency können mit gewöhnlichem Spenderplasma oder -blut mit gutem Effekt behandelt werden, da sowohl der PTC- als auch der PTA-Faktor relativ stabil und im Überschuß (25–50fache Menge) vorhanden sind. Im Gegensatz dazu kann die *klassische Hämophilie nur mit frischem Blut oder Plasma und mit relativ großen Mengen (da das Plasma an Faktor VIII nur einen 2–3fachen Überschuß enthält) behandelt werden und nicht mit Blutkonserven oder Plasmakonserven, da das AHG sehr unstabil ist und rasch zerfällt!* Es ist auch wichtig, daß man, wenn der Hämophilietyp nicht sicher bekannt ist, dann immer frisches Vollblut oder noch besser frisches Plasma verwendet!

Hämophilie

Therapie der akuten Blutung

Lokale Maßnahme: Wunde bei der Reinigung so wenig wie möglich traumatisieren. Dann träufelt man direkt Thrombinlösung auf die Blutungsstelle, legt eine feuchte Kompresse auf die Wunde und bringt einen Kompressionsverband an. Bei Zahnextraktionsblutungen Austamponieren mit einem thrombinbefeuchteten Gazestreifen (**Topostasin®**).

Sofortige Plasmazufuhr: Am besten bewährt hat sich die Zufuhr von 20–30 ml des durch Kryopraezipitation konzentrierten Faktors. Im Notfall Plasma in möglichst frischem Plasmaplastik. Das antihämophile Globulin (AHG) fällt in oxaliertem Plasma innerhalb 24 Std. sehr stark ab, aber viel weniger in Zitratblutkonserven. Vom AHG werden im Körper schon innerhalb 12 Std. ca. 50% eliminiert; bei Blutungen ist dieser Abfall noch rascher (Näheres siehe *Panel of Haemophilia*). Ein 60 kg schwerer Patient *bedarf bei einer schweren Blutung ca. 1500 ml Plasma*, damit die Blutgerinnungszeit einigermaßen normalisiert wird, da das normale Plasma nur die 2–3fache Menge an AHG aufweist, die zur Normalisierung der Gerinnung genügt.

Als *Regel* darf gelten: Nach den ersten 10 Std. kann die Dosis auf 1 ml/kg pro Std. reduziert werden, bis die Blutung vollkommen zum Stillstand gekommen ist. Kontrolle der Faktor VIII-Aktivität im Patientenblut.

In Notfällen und draußen in der Praxis ist es oft einfacher, das teurere *antihämophile Globulin* d.h. Cohnsche Fraktion I, mit einer Aktivität von 100–200% Faktor VIII zu verabreichen (1 Jahr haltbar, aber die gelöste Substanz muß sofort injiziert werden!). Dosg. 2–3 E (à 150 ml), bis die Faktor VIII-Aktivität im Patientenblut von 15–30% erreicht ist. Das durch Kryopräzipitation gewonnene billige konzentrierte Plasma kann heute durch die meisten Blutspendezentren bezogen werden (Schweiz. Rotes Kreuz, Bern: Antihämophiles Globulin, Dosg. 3 ml/kg initial).

Evtl. Schock- und Anoxämiebekämpfung: Bei schwersten Blutungen, die mit Schock und Anoxämie einhergehen, können diese Erscheinungen am besten mit Frischbluttransfusionen bekämpft werden. Doch sollte, wenn möglich vor oder sofort anschließend daran, zur Bekämpfung der Gerinnungsstörung *Antihämophiles Globulin* verabreicht werden.

Bei Vorhandensein eines durch Autoimmunisierung entwickelten Antikörpers gegen das AHG: Hämophile Patienten, die schon mehrere Transfusionen oder sogar konzentriertes AHG erhalten haben, entwickeln u. U. allmählich einen Antikörper, der das mit dem Plasma zugeführte AHG neutralisiert. In solchen Fällen versucht man bei einer schweren Blutung die massive Infusion von 2000 ml Plasma, wodurch der vorhandene Antikoagulationsfaktor verdünnt und für einige Zeit neutralisiert wird. Später fährt man mit Transfusionen von gewaschenen Blutkörperchen fort, um das verlorene Blut zu ersetzen und um nicht durch weiteres Plasma die Antikörperbildung noch mehr anzuregen. Diese Autoimmunkörper gegen das AHG verschwinden gewöhnlich wieder nach Wochen oder Monaten aus dem Blut des Patienten, wenn nicht erneut Plasma verabreicht wird.

Behandlung bei operativen Eingriffen

Operationen sind, wenn möglich, zu vermeiden und nur bei vitaler Indikation durchzuführen. Die Mortalität beträgt auch heute noch ca. 35%. Man beginnt, wenn durchführbar, einige Std. vor der Operation mit Plasma oder AH-Globulin, *Dosg.*: siehe

Verbrauchskoagulopathien

oben, und kontrolliert die Gerinnungszeit. Sobald sich diese einigermaßen normalisiert hat, wird die Operation unter strengster Blutstillung und unter Weiterführung der Plasmatherapie durchgeführt. Plasma muß unter Kontrolle der Blutungs- und Gerinnungszeit mindestens 4 Tage weiter gegeben werden, um Nachblutungen zu verhüten. *Kleine Operationen*: 15%, *große*: 30% Faktor VIII-Aktivität!

Behandlung zwischen den Blutungsepisoden

Wichtig ist das Vermeiden jeglicher Traumen. Kein Sport. Cave Zahnextraktionen!

Behandlung eines akuten Hämarthros

Das Gelenk ist gewöhnlich sehr stark gespannt, u. U. bricht die Blutung sogar durch die Kapsel unter die Haut durch. Subjektiv bestehen starke Schmerzen, die sich im allgemeinen nach 4–6 Tagen deutlich bessern.

Therapie:

Zu Beginn *Ruhe und Eisblase*. Sobald die Resorptionszeichen einsetzen, beginnt man mit einer vorsichtigen *Bewegungstherapie*, aber nur bis zu jenem Winkel, an dem der Patient Schmerzen äußert, und steigert nur ganz allmählich. *Wärmebehandlung* in Form der Infrarotlampe oder als Heißluft sind in diesem Stadium sehr günstig, evtl. auch *warme Bäder* mit gleichzeitiger Bewegungstherapie.

Chronische hämophile Arthritis (Arthronose)

In Betracht kommen vor allem orthopädische Maßnahmen, evtl. auch eine ganz vorsichtige Extensionsbehandlung, doch läßt sich das Weiterschreiten des Prozesses meistens nicht verhindern.

Fibrinogenopenien und Verbrauchs-Koagulopathien

Kann selten angeboren als hereditäre Fibrinogenopenie auftreten, häufiger aber als Folge einer massiven Fibrinogenaktivierung durch in die Zirkulation eintretende zelluläre Aktivatoren (Thromboplastin), z. B. bei großen Lungenoperationen oder durch Einbrechen von Plazentabestandteilen im Anschluß an die Geburt. Seltener sind schwere Fibrinolysen bei metastasierenden Prostatakarzinomen. Weniger ausgesprochen ist die Fibrinogenopenie bei Leberaffektionen, akuten und chronischen Leukämien, Schock.

Sogenannte „Verbrauchs-Koagulopathien": In den letzten Jahren hat man erkannt, daß einige der akuten schweren „Gerinnungsstörungen" auf einer allzu raschen massiven Aktivierung der Gerinnungsfaktoren beruhen (z. B. bei gewissen Fällen von *Endotoxinschock* bei *gramnegativer Sepsis*; ferner bei *Lungenoperationen, Geburten Promyelozyten-Leukosen* usw.), wobei es dann peripher im Blut zu einem gemeinsamen Abfall aller Gerinnungsfaktoren (Thrombozyten und Fibrinogen sowie Faktor II, V, VII, VIII, X und XIII) kommt, im Gegensatz zum Abfall eines isolierten Gerinnungsfaktors. Paradoxerweise kann in solchen Fällen die *Heparininfusion* lebensrettend wirken!

Therapie: siehe Schockkapitel, S.151 und Kapitel gramnegative Sepsis, S.555.

Bei isolierter *hyperfibrinolytischer Blutung*, die ebenfalls einen Fibrinogenmangel bewirkt, aber auch einen Abfall der Faktoren V und VIII, ist ε-*Aminokapronsäure* indiziert.

Labor: Nachweis von Fibrinogenspaltprodukten, Abfall der genannten Faktoren, *keine Thrombozytopenie. Dosierung*: s. Seite 18.

Hypoprothrombinämien

Treten vor allem bei *Verschlußikterus* (mangelnde Resorption des öllöslichen Vitamin K) und dann bei *Leberzellschädigungen* wie Hepatitis oder durch toxische Substanzen, vor allem Lebergifte (Tetrachlorkohlenstoff, Amanita usw.), und durch *Überdosierung von* Dicumarol*präparaten auf*. (Behandlung siehe Thrombosekapitel, S. 186.)

Leukopenien

Kritische Granulozytenzahl: Diese liegt für die Granulozyten im Blut (also Lymphozyten, oder evtl. Blasten bei Leukosen abgezogen!) nach unseren Erfahrungen ungefähr bei 500–600 Granulozyten pro mm^3. Fallen die Werte unter diese Zahl, so muß unbedingt mit einer Abschirmung durch Antibiotika begonnen werden!

1. *Totale Granulozyten um 500–300*: Hier genügt gewöhnlich p.o. verabreichtes Penicillin tägl. 2 × 1 Tabl. zu 1 Mio E (z. B. **Stabicillin forte**® [Vifor], **Pluscillin**® [Bayropharm]).

2. *Granulozytenwerte unter 300*: Übergang auf parenteral verabreichtes Penicillin 6–10 Millionen E tägl. mit 1–2 g **Streptothenat**®. Mit den Breitspektrum-Antibiotika wartet man besser zu, bis tatsächlich Infekte auftreten, die ihren gezielten Einsatz nötig machen, da man gerade bei diesen Leukopenien durch ihre Anwendung häufig eine Pilzsuperinfektion (Moniliasis) provoziert.

Akute Leukopenien infolge Immunoagranulozytose

Treten z. B. durch *Pyramidon, Phenylbutazon, Gold, Sulfone* oder andere Medikamente durch die von uns erstmals beschriebene Sensibilisierung mit Entwicklung von *Leukozytenagglutininen* in Erscheinung. Solche Fälle müssen immer so rasch als möglich hospitalisiert werden.

Therapie:

1. Penicillin*abschirmung* mit hohen Dosen. 6–10 Millionen E tägl. i.v. als Tropfinfusion.

2. Kortikosteroidtherapie: Zur Herabsetzung des Antikörpertiters: Prednison 40 mg tägl. oder 8 mg Dexamethason. Höhere Dosen sind wegen der fast immer auftretenden Sekundärinfektion besser zu vermeiden.

3. *Bei Staphylokokkensepsiskomplikationen*: Siehe Staphylokokkensepsis S. 554. Am

Leukopenien

besten bewährt sich hier heute wohl das Methicillin (**Celbenin**® [Beecham], **Cinopenil**® [Hoechst] usw.).

4. *Bluttransfusionen zur Anregung des Knochenmarks*: Im Blut finden sich verschiedene die Leukopoese anregende Stoffe. Die transfundierten Leukozyten selbst sind wertlos, da sie sofort zerstört werden; deshalb haben auch Leukozytenkonzentrate nur eine beschränkte Wirkung.

5. *Sorgfältige Mundpflege* und regelmäßige Kontrolle von After und Vagina auf evtl. Ulzera.

6. *Darmsterilisation*: Bei völligem Fehlen der Granulozyten ist, um schwere enterale Infekte und u. U. Peritonitis zu vermeiden, die zusätzliche Verabreichung von *Neomycin* 4 g tägl. p.o. sehr wichtig!

7. *Bei Pilzinvasion*: Siehe Kap. Mykosen, S. 527.

Akute Leukopenien durch Zytostatika

Solche sind heute bei der immer mehr verbreiteten Anwendung dieser Mittel nicht mehr selten. Gleiche Therapie wie oben, aber *keine* Kortikosteroide!, da sie die Gefahr einer Pilzinvasion stark erhöhen. Siehe auch Zytostatika-Kap. S.624.

Chronische Granulozytopenien

Diese sind viel häufiger als die akuten und äußern sich beim Patienten vor allem in auffallender *Müdigkeit* und *Infektanfälligkeit*. Die Therapie soll wenn möglich kausal sein. In allen diesen Fällen ist deshalb eine genaue klinische Abklärung wichtig:

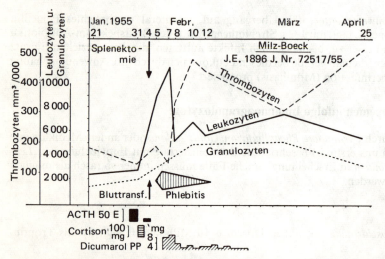

Abb. 6. *Schwere Hypersplenie mit Überwiegen der Leukopenie* seit mehreren Jahren (J.E., 59jähr. Frau, KG 72517/55): Im Milzpunktat massenhaft Epitheloidzellen. Mantouxreaktion negativ. Diagnose: *Morbus Boeck*. Die Splenektomie bestätigte die Diagnose. Der vorher positive Leukozytenagglutinationstest wird 3 Wochen nach der Splenektomie negativ. Seither normale Leukozytenwerte und keine Müdigkeit mehr.

1. *Einwirkung evtl. toxischer Noxen* (Medikamente, Benzol, Röntgen- oder Radiumstrahlen).
2. *Sternalpunktion und u. U. Knochenmarksbiopsie* (Ausschluß einer evtl. Leukose, malignen Knochenmark-Infiltrierung, Osteomyelofibrose usw.).
3. *Röntgenaufnahmen der Knochen*, um eine Osteosklerose zu erkennen.
4. *U. U. Splenektomie* bei deutlich vergrößerter Milz (z. B. Morbus Boeck usw., s. Abb. 6).

Läßt sich die Ursache nicht abklären, so kann ein Versuch mit *Kortikosteroiden* unternommen werden, z. B. tägl. 30 mg Prednison. Da wir unter der *Triamcinolonbehandlung* bei anderen Erkrankungen oft auffallende Leukozytosen feststellten (z. B. bei Polyarthritis rheumatica in 5 Fällen bis zu 25000–35000), die wir in diesem Ausmaß bei anderen Kortikosteroiden nicht beobachteten, so kommt diesem Derivat vielleicht die stärkste anregende Wirkung auf die Leukopoese zu.

Chronische und akute Hämoblastosen

(d. h. neoplastische Erkrankungen des hämopoetischen Systems)

a) Chronische myeloische Leukämie
b) Chronische lymphatische Leukämie
c) Aleukämische, lymphatische Leukosen und maligne chronische Retikulosen des Knochenmarks (= „Pseudoaplastische Anämie")
d) Polycythaemia vera
e) Akute bis subakute Leukosen
f) Akute Erythroblastosen
g) Lymphogranuloma Hodgkin
h) Lymphosarkom und maligne Retikulosen
i) Lymphoblastoma Brill-Symmers
k) Makroglobulinämie Waldenström
l) Myelom
m) Extramedulläres lymphatisches Plasmozytom.

Chronische myeloische Leukämie

Nach unserer Ansicht sollten heute diese Fälle nicht mehr mit Röntgenstrahlen behandelt werden, da die Überlebensdauer, soweit es unsere eigenen bisherigen Erfahrungen zeigen, bei der zytostatischen Behandlung länger ist als bei der Strahlentherapie. Typisch für diese Form ist die sehr lange Lebensdauer der leukämischen Zellen und nicht ihre gesteigerte Proliferation.

1. Busulfan (**Myleran**® [Wellcome]) = ein *Dimethylsulfonoxybutan*. Unter 8 mg tägl. p.o. fallen die Leukozyten in der Regel innerhalb 3 Wochen auf die Hälfte ab. Wenn die Werte noch 20000 betragen, geht man auf eine ED von 1–2 mg tägl. (oder alle 2–3 Tage) zurück. Evtl. kann man in Frühfällen eine längere Pause einschalten. Das Mittel wird sonst jahrelang weitergegeben. Als gelegentliche toxische Neben-

chron. myeloische Leukose

wirkung kommt es in *einzelnen Fällen* zu einem starken *Thrombozytenabfall*, sehr selten zu einer Lungenfibrose und Hauptpigmentierung. Bei solchen Patienten oder beim Vorhandensein einer evtl. **Myleran**®-Resistenz (s. Abb. 7) geht man besser auf das Dibrommannitol (s. u.) über. Eine dauernde Behandlung mit einer kleinen ED ist nach unseren Erfahrungen besser als eine intermittierende.

2. *Triäthyleniminobenzochinon* = **Trenimon**® [Bayer]: Ist vor allem von LINKE klinisch ausgetestet worden. Als *Dosierung* empfiehlt er tägl. 0,5 mg p.o. und dann 14 Tage lang jeden 2. Tag 0,5 mg (= 1 Kapsel), als Erhaltungsdosis schließlich 0,5–1,5 mg pro Woche. *Intravenös*: 0,2 mg tägl. oder jeden 2. Tag, Gesamtdosis i.v. 3–5 mg, ausnahmsweise bis 9 mg. Unsere Erfolge waren mit dem **Trenimon**® nicht so gut wie mit dem *Busulfan*. Doch kann dieses Präparat auf Grund der Erfahrungen von LINKE gerade bei auf die anderen Mittel resistenten Fällen sicher Gutes leisten.

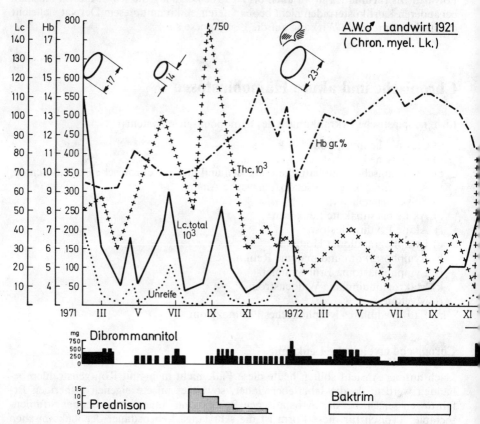

Abb. 7. *Chron. myel. Leukämie:* 51jähr. Landwirt, bei dem die Krankheit zufällig entdeckt wird. Seither steht der Patient unter einer oralen Dauer-Therapie mit *Dibrommannitol*, wobei die verabreichten täglichen Dosen zwischen 125 mg – 750 mg variieren. Man ersieht aus der Kurve, wie schwierig die Einstellung bei diesem Mittel ist und wie die Leukozytenwerte stark variieren. Ferner erkennt man auch den depressorischen Effekt auf die Thrombozyten. Der Patient war während der ganzen Behandlung immer voll arbeitsfähig. Im Januar 1973 starb er an einem terminalen Myeloblastenschub.

3. *6-Merkaptopurin* (**Purinethol**®): Dieses von verschiedenen Autoren als gleichwertig empfohlene Mittel sollte für die terminalen Blastenschübe reserviert bleiben, gibt es doch nach vergleichenden Untersuchungen nur in 33% gute Remissionen im Gegensatz zu 89% beim *Busulfan*.

4. *Dibrommannitol*: Im Handel **Myelobromol**® („Chinoin", Budapest, in der Schweiz [Labatec-Pharma S. A.], Genf). Von MATHE u. a. empfohlen, eignet sich vor allem für Myleran-resistente Fälle. Es ist nach unseren Erfahrungen schwieriger einzustellen, d. h. die Leukozytenwerte unterliegen größeren Schwankungen und es ist in dieser Hinsicht dem leider aus dem Handel zurückgezogenen **Colcemid**® (s. Abb. 8), sehr ähnlich. Manchmal führt es zu schweren *Thrombozytopenien* (eigene Beobachtungen), so daß die Therapie abgebrochen werden muß. *Dosierung*: Initialdosis 150 mg tägl. (in schweren Fällen evtl. 250 mg) und allmählich reduzieren. Die Einstellung erfordert mehrere Wochen und ist schwieriger zu lenken als beim Myleran (s. Abb. 7).

5. *Hydroxyurea*: **Litalir**®, **Hydrea**®, [Squibb], [Heyden], Kaps. à 500 mg, vor allem geeignet für die *Myleran®-resistenten Fälle* oder bei *Unverträglichkeit*. *Dosierung*: Initial als Einzeldosis jeden 3. Tag 80 mg/kg; täglich 20–30 mg/kg, welche nicht unterteilt zu geben sind. Weiter je nach Leukozytenwerten.

Welches Mittel man auch verwendet, wichtig ist, daß man auf keinen Fall die Leukozytenwerte allzu stark senkt; es genügt vollkommen, die Zahl derselben zwischen 10000–20000 zu halten. Durch diese unterschwellige Dosierung kann man vielleicht auch die sich nach 3–6 Jahren allmählich entwickelnde *Chemoresistenz* etwas ver-

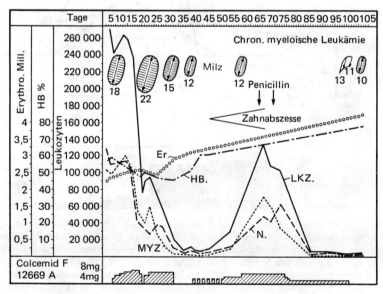

Abb. 8. Therapie der *chronisch myeloischen Leukämie mit Demecolcin* (**Colcemid**®). Der sehr gute Erfolg ist aus dem Abfall der Leukozytenkurve, dem Zurückgehen der Milz und dem gleichzeitigen Ansteigen der Erythrozyten und des Hämoglobins deutlich zu erkennen. Der interkurrente Leukozytenanstieg war durch einen Zahnabszeß bedingt. Pat. blieb unter einer Erhaltungsdosis von tägl. 3 mg **Colcemid**® weiterhin 3 Jahre voll arbeitsfähig, keine Nebenerscheinungen.

zögern und die Patienten länger am Leben erhalten. Die Überlebensdauer vom Zeitpunkt der klinischen Feststellung des Leidens bis zum Ableben schwankte in unseren Fällen zwischen $3^1/_3$ bis max. 9 Jahren.

Terminaler Myeloblastenschub:
Die chronisch myeloische Leukose geht terminal fast immer in einen akuten Promyeloblasten- oder Myeloblastenschub über, der eine ausgesprochene Resistenz für die Zytostatika zeigt.

Chronische lymphatische Leukämie

Hier hüte man sich speziell vor einer Überbehandlung. Diese Form verläuft in der Mehrzahl der Fälle relativ gutartig, so daß eine Dauer von 15–20 Jahren keine Seltenheit ist. Freilich kommen auch bösartige akute Formen vor, und es kann auch die gutartige jederzeit in eine akutere Verlaufsform umschlagen. *Behandeln sollte man diese Patienten nur dann, wenn der AZ deutlich reduziert ist, sich eine Anämie entwickelt* oder, wie dies häufig der Fall ist, *starke Schweiße* und ausgesprochene *Müdigkeit* in Erscheinung treten. Manchmal sind es auch kosmetische Gründe oder eine sehr große Milz, die eine aktive Behandlung trotz gutem AZ nötig machen. *Viele Patienten fühlen sich auch mit Leukozytenwerten von 30000–80000 noch auffallend wohl und bedürfen keiner Behandlung!*

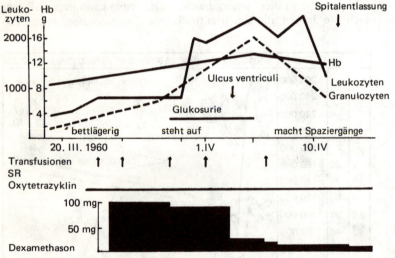

Abb. 9. *Chronisch lymphatische Leukämie mit akutem Schub* (M. H., 62jähr. Mann, KG 96645/60): Ausgesprochen leukopenischer Fall, mit vollständiger lymphozytärer Infiltration des Knochenmarks, was sich in der sehr schweren absoluten Granulozytopenie von nur 200 deutlich zeigt. Es lag hier ein akuter Schub mit vorwiegend jungen lymphatischen Elementen vor, bei einem vorher jahrelangen chronischen Verlauf. In Anbetracht der Granulozytopenie wurde eine *Cortisonstoßtherapie* von 10·Tagen Dauer (*Dexamethason* 100 mg entsprechend 500 mg *Predison* pro die) durchgeführt, dann weiter eine Erhaltungstherapie mit kleinen Dosen. Der schwerkranke bettlägerige Patient erholte sich hierauf sehr schön und konnte mit einem Hämoglobin von 12 g% und 700–1000 Granulozyten wieder entlassen werden. Eine sich entwickelnde Glukosurie sowie ein aufgetretenes kleines Ulcus ventriculi verhinderten eine längere Behandlung mit hohen Dosen, die vielleicht noch einen besseren Erfolg gebracht hätte.

chron. lymphatische Leukose

Kortikosteroide genügen in den leichteren Fällen oft, um das Allgemeinbefinden zu heben und manchmal auch, um die erhöhten Leukozytenwerte und Lymphknotenschwellungen zu reduzieren. Zu empfehlen sind kleinere Dosen von anfänglich 30 mg Prednison, später eine ED von 15–20 mg täglich. Kommt es zu einer allzu starken Gewichtszunahme, so geht man besser auf die entsprechende Dosis ($^1/_3$ des *Prednisons*) von *Fluorooxyprednisolon = Triamcinolon* (**Ledercort®, Kenacort®**, in Dtschl. **Delphicort®, Volon®**) 4–6 mg täglich über, bei dem diese Eigenschaft weniger ausgeprägt ist. Immer sollte diese Dauertherapie, um der Osteoporose entgegenzuwirken, mit *anabolen Hormonen*, z. B. **Dianabol®** 5 mg täglich, kombiniert werden.

Auch bei der Behandlung mit Zytostatika empfiehlt es sich, dieselben immer mit einer kleinen *Kortikosteroid-Dosis* (15–(30) mg Prednison) zu kombinieren, da man dadurch mit kleineren Dosen auskommen kann und sich der Patient leistungsfähiger fühlt.

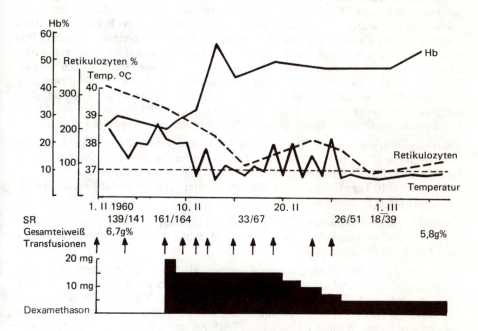

Abb. 10. *Hämolytische Anämie bei chron. lymphat. Leukämie* (mit nach Behandlung annähernd normalen Lkz-Werten) (B. E., 73jähr. Mann, KG 96087/60): Der Hausarzt setzte hier, als sich durch einen Infekt der Zustand des Patienten deutlich verschlimmerte, die Dauererhaltungsdosis des *Prednisons* (15 mg) ab. Unter diesem Einfluß kam es zu einer schweren akuten Exazerbation des hämolytischen Prozesses und zu einem relativen sekundären Addisonismus durch die atrophischen Nebennieren. Spitaleintritt mit über 300°/₀₀ Retikulozyten und einem Hämoglobin von nur 26%! Man beachte auch die sehr hohe SR von 139/141. Unter 20 mg *Dexamethason* (= 100 mg *Prednison*), später 15 mg/die, sowie Bluttransfusionen erholte sich der Patient rasch und konnte nach 3½ Wochen wieder in arbeitsfähigem Zustand nach Hause entlassen werden. Der Fall zeigt mit aller Deutlichkeit, wie gefährlich das plötzliche Absetzen der Kortikosteroid-Erhaltungsdosis bei erworbenen hämolytischen Anämien für den Patienten sein kann. Beim Hinzutreten eines Infektes dürfen das Prednison oder seine Derivate auf keinen Fall sistiert werden, sondern die Kortikosteroiddosis muß meistens sogar erhöht, und gleichzeitig sollte der Patient durch Antibiotika abgeschirmt werden.

Kortikoidstoß-Therapie bei akuten Schüben: In seltenen Fällen kann auch die chronisch lymphatische Leukämie in einen meist terminal auftretenden akuten Schub übergehen (siehe Abb. 9). In solchen Fällen versuche man eine Cortisonstoß-Therapie, Dosierung siehe akute Leukämien.

Komplikation mit einer erworbenen hämolytischen Anämie: Diese Komplikation ist in Spätphasen der chronisch lymphatischen Leukämie nicht selten. Man benötigt dann eventuell höhere Dosen, d. h. anfänglich bis zu 60–90 mg Prednison täglich. Auch hier kann man aber nach Durchführung einer *Chlorambucil-* oder *TEM-Behandlung* gewöhnlich die Dosis wieder auf eine kleinere ED reduzieren. Entscheidend für die ED sind in solchen Fällen die *Retikulozytenwerte*! Sie sollten auf 25–30$^0/_{00}$ abfallen, sonst muß die Cortison-Dosis erhöht werden Siehe auch Abb. 10.

Chlorambucil (**Leukeran**®): heute das bestverträgliche und gleichzeitig ein gut und schonend wirkendes Mittel. Allerdings gibt es primär resistente Fälle, die dann evtl. auch nicht auf andere alkylierende Substanzen ansprechen, doch kann man dann immer noch das *Tretamin* und später eventuell noch das *Phosphamid* versuchen. Viel häufiger ist eine sich allmählich im Verlaufe der Jahre entwickelnde Resistenz, wobei dann häufig ein Wechsel auf *Phosphamid* wieder eine Wirkung zeigt. So sahen wir zwei Fälle, die nach mehreren Jahren weder auf **Leukeran**® noch auf **TEM**® ansprachen und ante exitum standen und die sich beide wieder bis zur völligen Arbeitsfähigkeit erholten. – Die Wirkung setzt beim Chlorambucil allmählich ein, so daß vor Ablauf von 2 Monaten die Behandlung auf alle Fälle nicht gewechselt werden sollte.

Dosierung: morgens vor dem Essen tägl. 8–12 mg p.o., bis Leukozyten auf 15 000 abgefallen, dann ED von 4 mg tägl. oder Pause. Immer mit 20–30 mg Prednison tägl. kombinieren. Bei *aleukämischen Fällen* Vorsicht, tägl. 2–4 mg plus 40 mg Prednison; evtl. vorher 8–10 Tage Cortisonstoß-Therapie. Später versucht man die Prednison-ED auf 7,5–15 mg tägl. zu reduzieren.

Tretamin (*Triäthylenmelamin* = **TEM**® [Lederle], [Simes]): für die Stoßtherapie ausgeprägter oder eventuell dringlicher Fälle (z. B. schwere hämolytische Komponente oder Mediastinalkompression).

Dosierung: Als Anfangsdosis gibt man nicht mehr als 2,5–5 mg. Bei gutem Effekt nach 12–14 Tagen Wiederholung. Bei zu geringer Wirkung verabreicht man als 2. und 3. Dosis je 7,5–10 mg (2 Std. vor dem Essen mit 2 g Natr. bic.). Viele Fälle reagieren schon auf die kleine Dosis sehr eindrucksvoll. Doch soll man sich auch hier vor einer Überbehandlung hüten. Wichtig ist bei allen **TEM**®-Kuren eine reichliche Flüssigkeitszufuhr, da es sonst durch den starken Kernzerfall und dem daraus resultierenden hohen Harnsäureanfall zum Auftreten von Uratzylindern in den Nieren mit einer eventuellen Urämie kommen kann. Selten entwickelt sich eine vorübergehende Alopezie.

Cyclophosphamid (**Endoxan**®): Dieses wirkt manchmal bei aufgetretener Resistenz gegen **Leukeran**® und **TEM**® noch sehr gut. Dosierung je nach Leukozytenzahl 50–200 mg p.o. oder i.v. tägl. Sorgfältige Leukozyten- und evtl. auch Thrombozytenkontrolle! und entsprechende Anpassung der Dosis.

Röntgentherapie: Röntgenbestrahlungen sollten nur beim Auftreten von lokal entstellenden Lymphknotenschwellungen im Gesicht usw. angewendet werden oder wenn die Patienten auf das **TEM**® und **Leukeran**® refraktär werden. Es genügen zur Erzielung eines kosmetischen und auch therapeutischen Effektes oft schon sehr kleine Strahlenmengen von 150–300 R.

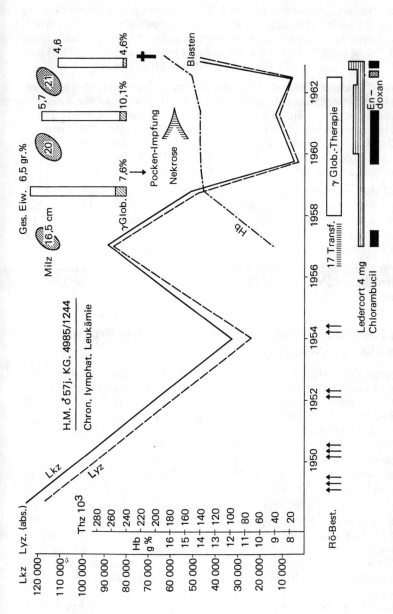

Abb. 11. *Chronisch lymphatische Leukämie mit schwerer Hypogammaglobulinämie* (H.M. 57jähr. Mann, KG 4985/1244): Erkrankung seit 1949 bekannt, kann während Jahren durch intermittierende Bestrahlungen der Milz unter Kontrolle gehalten werden. – Ab 1957 Dauerbehandlung mit *Kortikosteroiden (Triamcinolon)*, zeitweise kombiniert mit *Chlorambucil*. Brauchte in den Wintermonaten ständig Gammaglobuline und beim kleinsten Infekt Antibiotika, da dieser sich sonst wochenlang hinzog. Nach einer *Pockenschutzimpfung* kam es zu einer schwersten Impf-Dissemination mit lokaler tiefer Nekrose bis auf den Knochen und fast letalem Verlauf. – Ende 1962 bei ausgeprägter Hypoproteinämie terminaler Blastenschub, der auch durch Phosphamid nicht mehr aufzuhalten war.

Extrakorporale Bestrahlung: Bei dieser Methode wird, wie bei den Hämodialyse-Patienten, eine *Scribner-Kanüle* eingelegt und das durch die extrakorporal liegende Shunt-Schlinge zirkulierende Blut dauernd für 2–3 Wochen mit β- oder intermittierend mit γ-Strahlen (z. B. Caesium) bestrahlt. Es kommt zur Normalisierung der Blutwerte, der Hepatosplenomegalie und der Lymphknoten, die mehrere Monate anhält. Diese Methode hat vielleicht bei den *chronischen Formen* eine große Zukunft, bei den akuten Leukosen scheinen die bisherigen Erfolge weniger dauerhaft zu sein.

Gammaglobuline: In vielen Fällen kommt es zum Fehlen der normalen Gammaglobuline oder durch Veränderung derselben durch *Paraproteine* (symptomatische Agammaglobulinämie) zu der für diese Fälle so typischen Infektanfälligkeit, so daß sie oft mehrere Monate jährlich an chronischen katarrhalischen Infekten leiden. Therapeutisch gebe man alle 2–3 Wochen 20–30 ml Gammaglobulin i.m. Besonders wichtig ist diese Maßnahme während den gefährlichen Wintermonaten. Bei Auftreten von Infekten zusätzliche Abschirmung mit *Erythromycin* (1,5 g) oder **Pluscillin®** (2–3 g) p.o.

Auf keinen Fall darf man in solchen Fällen eine Pockenimpfung durchführen (siehe Abb. 11). Hier führte diese von einem Internisten empfohlene Maßnahme zum Auftreten einer schwersten Nekrose, die bis auf den Knochen reichte, und zu einer septischen Impfpocken-Dissemination mit Temperaturen bis zu 41 °C, so daß der Patient 3 Wochen lang in Lebensgefahr schwebte!

Androgen-Therapie: Kann bei nicht hämolytisch bedingten Anämien als zusätzliche Maßnahme versucht werden (Dosg. s. Osteomyelosklerose, S. 63), um die Erythropoese anzuregen, evtl. mit gutem Erfolg.

Aleukämische lymphatische Leukosen und maligne chronische Retikulosen des Knochenmarks (= „Pseudoaplastische Anämie")

Diese Untergruppe der malignen Hämoblastosen stellt differentialdiagnostisch und therapeutisch schwierige Probleme. Die Erkrankung wird häufig mit einer *aplastischen Anämie* oder *Osteomyelofibrose* verwechselt. *Es handelt sich um Fälle, bei denen die Wucherung der neoplastischen Zellen vorwiegend auf das Knochenmark selbst und evtl. die Milz beschränkt bleibt* und die Lymphknoten makroskopisch gewöhnlich nicht beteiligt sind. Die wuchernden, maligne entarteten Zellen entsprechen in der Mehrzahl der Fälle dem *retikulären, seltener dem lymphatischen Typus* und lassen sich bei der Sternalpunktion nur sehr schwer aus dem kompakten Mark gewinnen, so daß bei der gewöhnlichen Technik meistens nur Blut aspiriert wird und die Fälle dann oft als aplastische Anämien verkannt werden.

Die *Hauptsymptome* sind kurz die folgenden: Die Erkrankung beginnt schleichend mit auffälliger Müdigkeit und einer *therapieresistenten Anämie*, die einen normalen oder leicht *erhöhten Färbeindex* aufweist. Relativ frühzeitig kombiniert sich die Anämie mit einer *Leukopenie*, zu der sich gewöhnlich erst in den späteren Stadien eine *Thrombozytopenie* hinzugesellt. In der Mehrzahl der Fälle kommt es im Verlauf der Erkrankung auch zu den Zeichen einer *Dysproteinämie* (erhöhte SR, evtl. Hyperproteinämie und u. U. Vermehrung einer pathologischen Globulinfraktion). Ein weiteres charakteristisches Symptom sind *häufige Fieberschübe*, die u.U. rhythmisch alle 2–3 Wochen auftreten, und eine spezielle Anfälligkeit für Viren- und Kokkeninfekte. Meistens läßt sich die Diagnose durch die von uns erwähnte, speziell modifizierte Form der Sternalpunktion (Nadelbiopsie mit nur sehr kurzer Aspiration) stellen.

chron. Retikulosen des KM

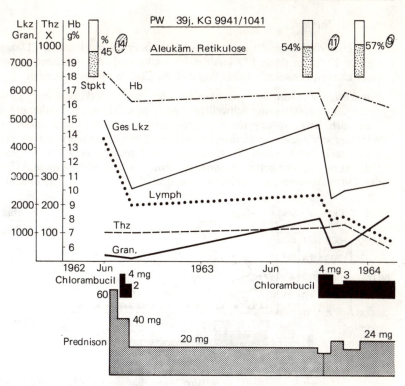

Abb. 12. *Aleukämische maligne Retikulose* (Pseudoaplastische Anämie) mit schwerer Granulozytopenie (P.W., 39jähr. Mann, KG 9941/1041): Entdeckung der Krankheit im Mai 1962. Auswärtige *Chlorambucil-* und *Prednison-Behandlung*. Mußte wegen beginnender Agranulozytose abgesetzt werden. Erhielt dann nur noch täglich 20 mg *Prednison*, wobei sich der Zustand nicht besserte. 1963 Wiederaufnahme einer vorsichtigen *Chlorambucil-*Behandlung, die nun zu einem deutlichen Abfall der lymphoiden Zellen im Mark und einem Anstieg der Granulozyten führte.

Therapie:

Wie bei allen *Hämoblastosen* ist auch hier keine Dauerheilung möglich, aber durch ein sehr vorsichtiges gezieltes Vorgehen läßt sich bei der Mehrzahl der Patienten eine *partielle Remission erzielen. Die niedrigen Leukozytenwerte schrecken oft den Arzt zu Unrecht von einem aktiven Vorgehen mit Zytostatika ab.* So kann man z. B. durch eine sich sehr vorsichtig vorwärts tastende Behandlung mit kleinsten *Chlorambucil-*Dosen hier erstaunliche Remissionen erzielen (s. Abb. 12 u. 13). Die normale Granulozytopoese vermag ja nur dann wieder einzuspringen, wenn durch eine weitgehende Vernichtung der gewöhnlich empfindlicheren Tumorzellen im Knochenmark genügend Platz geschaffen wird. Zum Teil spielt dabei wahrscheinlich auch die Rückbildung der durch die wuchernden Zellen pathologisch vergrößerten Milz eine Rolle. Wie die bei solchen Fällen evtl. erhöhten Retikulozytenwerte zeigen, kommt es dadurch häufig zu einer vermehrten Zellzerstörung (Hypersequestration) im Sinne einer „Hypersplenie". Im Prinzip gliedert sich die Behandlung in eine spezifische und symptomatische:

Leukämie und Schwangerschaft

Spezifische Therapie:

1. Kortikosteroidstöße: 10 mg Prednison/kg (oder $^1/_5$ der Dosis als Dexamethason) tägl. 8–10 Tage, dann ED von $^1/_2$–$^1/_3$ mg/kg tägl. Anschließend kann diese mit einer kleinen **Leukeran**®-Dosis von 2–3 mg tägl. kombiniert werden.

2. *Vorsichtige Zytostatikaanwendung für die weniger leukopenischen Fälle* (Leukozyten 2000–3000) (unterschwellige *Chlorambucil*-Dosen). **Leukeran**® anfänglich 3 mg, d.h. abwechslungsweise je 2 mg und 4 mg tägl., unter vorsichtiger Überwachung der Gesamtgranulozytenzahl im Blut, kombiniert mit 40–60 mg *Prednison*, nach 3–4 Wochen 30–40 mg tägl. Auf diese Weise kann, wie im folgenden Fall (Abb. 13), oft noch nach Monaten eine deutliche Besserung und ein Ansteigen der Thrombozyten-, Granulozyten- und auch der Hb-Werte beobachtet werden.

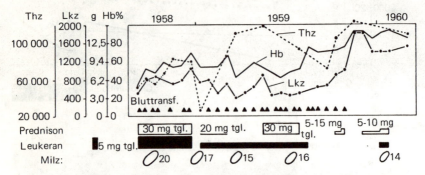

Abb. 13. *Maligne Retikulose* (F.E., 48jähr. Mann, Baumeister, KG 90238/58): Seit Frühjahr 1958 schwere Leukopenie (zwischen 500 und 800 Leukozyten). Temperaturschübe, Vergrößerung der Milz auf 20 cm. Sternalmarknadelbiopsie ergibt retikuläres Mark, gleiche Zellen in der Milz. Auf kombinierte *Chlorambucil-Prednison-Therapie* sehr schöne Remission. Damit 2 Jahre arbeitsfähig. Braucht keine Transfusionen mehr. Milz auf 14 cm zurückgegangen. Exitus an Herzinfarkt 1961, bei noch guter Remission der Hämoblastose.

Symptomatische Therapie:

1. *Substitutionstherapie* (Transfusionen, evtl. silikonisierte): Hb-Werte um 8–10 g% halten.

2. *Abschirmung gegen Superinfekte*: Bei Abfallen der Granulozyten unter 500: 2 × 1 Tabl. **Stabicillin forte**® zu 1 Mio E (**Pluscillin**® [Bayropharm]). Bei Werten unter 300 tägl. 6–10 Mio. E *Penicillin* i.m. plus 1 g **Streptothenat**®. Bei Superinfekten müssen evtl. auch *Tetracyclinpräparate* verabreicht werden, doch ist hier vor allem bei der gleichzeitigen Verabreichung von *Kortikosteroiden* Vorsicht am Platz, da dadurch die Superinfektion mit Pilzen (Soor) sehr begünstigt wird.

Leukämien und Schwangerschaft

Zytostatika und *Cortisonpräparate* sollten wenn möglich nicht in den ersten 3 Monaten angewandt werden, da sie zu schweren teratogenen Schädigungen und häufig auch zum Absterben der Frucht führen. Leider ist gerade deshalb das *Methotrexat* und

Aminopterin in den USA zu einem der häufigsten im Schwarzhandel vertriebenen Abortivum geworden. Wenn man bedenkt, daß dabei auch schwere Dauerstörungen der Gonaden mit bleibenden Mutationen für spätere Schwangerschaften entstehen können, so ist dies sehr bedauerlich. Bei *chronischen Leukosen* wird man also symptomatisch behandeln und zuwarten, bis das Kind geboren ist, oder nur vom 4. Monat an und dann unterschwellig behandeln. Bei *akuten Leukosen* wird man wenn möglich symptomatisch bis zum 4. Monat Transfusionen und evtl. Plättcheninfusionen verabreichen. Doch wird dies in den seltensten Fällen möglich sein, und man muß vor allem danach trachten, das mütterliche Leben zu erhalten und wird dabei ein Absterben der Frucht in Kauf nehmen müssen. Möglicherweise könnte es dabei, wenn das Kind lebensfähig bleibt, zu einer dauernden Aplasie der Gonaden des Kindes kommen, wie dies BOLLAG in sehr schönen Versuchen mit *Busulfan* an Ratten gezeigt hat.

Polycythaemia vera

Die *primäre* oder *genuine Polycythaemia vera* (bei der es sich um eine irreversible Wucherung des ganzen myeloischen Systems handelt) muß von den übrigen sekundären *Polyglobulien* streng abgegrenzt werden. Typisch für die *Polycythaemia vera* sind neben der Polyglobulie die Leukozytose, Thrombozytose und im Mark die Vermehrung der Vorstufen aller drei Zellsysteme. Charakteristisch ist ferner eine echte Zunahme des Blutvolumens, die bei den sekundären Formen fehlt. Häufig findet man eine Milzvergrößerung und fast regelmäßig eine erhöhte Leukozytenphosphatase.

Nicht so selten ist die *Polyglobulie* (Polyzythämie) auch ein initiales Zeichen einer beginnenden *chronischen myeloischen Leukämie* oder einer *Osteomyelofibrose*.

Bei den *sekundären Polyglobulien* muß man die *pulmonal* und *kardial* bedingten Formen mit kompensatorischer Vermehrung der Erythrozyten bei *verminderter arterieller Sauerstoffsättigung* von den übrigen sekundären Formen mit normaler O_2-Sättigung streng unterscheiden. Darunter fallen die *Polyglobulie* („Polyzythämie") bei *Nierentumoren* (DAMON: 31 Fälle), vor allem Hypernephromen, ferner seltener bei Leber-, Uterus-, Kleinhirn- und Hypophysentumoren und bei *Hydronephrosen*. Hier fehlen alle übrigen oben erwähnten Symptome der Polycythaemia vera, und die arterielle O_2-Sättigung ist normal. Das gleiche trifft für die seltenere sekundäre *Stress-Polyglobulie* und *Polyglobulie bei ausgeprägter Obesitas* zu („Pickwick-Syndrom"). Seltener ist eine Polyglobulie bei Hepatomen.

Bei jedem Polyzythämiepatienten muß ein Pyelogramm und eine zystoskopische Untersuchung durchgeführt werden, da die Polyglobulie eventuell durch die operative Behandlung der Nierenaffektion geheilt werden kann. Es ist dies ein interessanter Hinweis darauf, daß die Niere eine wichtige Rolle bei der Ausscheidung oder Produktion eines erythropoetisch aktiven Faktors spielt (Erythropoetin).

Therapie:

Die genuine Form stellt eine chronische Hämoblastose dar, bei der vor allem das erythropoetische System wuchert, aber häufig auch das leukozytäre und thrombopoetische System mitbeteiligt sind. Relativ oft geht die Erkrankung, wenn die Patienten dies noch erleben, und das ist heute unter der modernen Therapie mehr als früher der Fall, in den Spätstadien in eine myeloische Leukämie über. Bei der Behandlung richtet man sich nach den Hämatokritwerten und der Höhe der Thrombozyten.

Akute Leukosen

Bei jungen Patienten unter 40 Jahren, mit einem Hämatokrit unter 60% und fehlender Thrombozytose, genügt die Aderlaßbehandlung, d.h. ein alle 3–4 Wochen durchgeführter Aderlaß von 500 ml.

Ältere Patienten und Fälle mit einem hohen Hämatokrit und vor allem mit der gefährlichen Thrombozytose (Gefahr arterieller Thrombosen!) *sollten entweder mit ^{32}P oder Busulfan behandelt werden.* Die besten Resultate ergibt heute sicher die Behandlung mit ^{32}P (radioaktiver Phosphor), wobei man sich nach unseren Erfahrungen am besten an die von LAWRENCE ursprünglich für die erste Injektion gegebene Dosierung von 1 mCi pro 10 kg Körpergewicht hält, also z.B. 7 mCi für einen 70 kg schweren Patienten. Der intravenös gespritzte Phosphor setzt sich dabei elektiv in den stark wuchernden Erythroblasten fest, so daß andere Körperzellen nur sehr wenig geschädigt werden.

Man kann diese elektive Haftung noch dadurch verstärken, daß man bei dem betreffenden Patienten 24 und 48 Stunden vor der ^{32}P-Injektion einen größeren Aderlaß von 500 ml durchführt und so den Bedarf an Phosphor in den jungen Erythroblasten noch erhöht. Zur Erleichterung des sonst oft schwierigen Aderlasses spritzt man 10 Min. vorher 10000 E *Heparin* i.v.

Gebrauchte Instrumente und Urin sind wegen ihrer Radioaktivität für 14 Tage zu isolieren, dann ist diese praktisch erloschen. Durch die intrazelluläre kurzdauernde Bestrahlung im Knochenmark bildet sich das hypertrophische Mark in den nächsten 3–4 Monaten allmählich zurück, und die subjektiven und objektiven Krankheitserscheinungen bessern sich wesentlich. Bei hohen Thrombozytenwerten *Kombination mit Antikoagulantien!*

Ist nach einem halben Jahr die Remission noch ungenügend, so kann die Injektion je nach dem früheren Effekt mit einer eventuell gleichen oder kleineren Dosis wiederholt werden. Gewöhnlich hält die Wirkung 1–1$^1/_2$ Jahre an, dann muß die Injektion eventuell erneuert werden. Die orale ^{32}P-Verabreichung ist nicht so zuverlässig.

Busulfan: Man hat versucht, die Patienten mit **Myleran**® zu behandeln. Von 18 Patienten, die mit Initialdosen von 2–10 mg täglich und Erhaltungsdosen von 8 mg täglich bis zu nur 2 mg pro Woche variierten, zeigten 11 Patienten einen sehr guten, 7 Patienten einen unvollständigen Effekt. Aus den bisherigen Arbeiten scheint sich ein Versuch mit **Myleran**® bei Patienten, die schon häufig ^{32}P erhalten haben, oder bei Kranken, die sich gegen die Anwendung radioaktiver Mittel sträuben, zu rechtfertigen. *Als Initialdosis sollte man mit 5 mg **Myleran**® beginnen und dann nach 2–3 Monaten je nach dem Ansprechen die Dosis erhöhen oder senken.* Eine genaue wöchentliche Überwachung des Blutbildes ist anfänglich wichtig, um allzu schwere Leuko- und Thrombozytopenien zu vermeiden. Auch *Chlorambucil* (**Leukeran**®) 0,1–0,2 mg/kg p.o. tägl. kann versucht werden. Doch wirken alle Zytostatika weniger elektiv als ^{32}P.

Akute bis subakute Leukosen

Für die Tumornatur sprechen unter anderem die pathologisch veränderten Chromosomen und das evtl. Vorkommen eines Plus-Chromosoms. Die Fortschritte der letzten Jahre sind recht beachtlich, indem in gewissen Fällen eine mehr oder weniger lang dauernde Remission, die in vereinzelten Fällen sogar über Jahre dauert, erzielt werden kann. Diese Remissionen sind vor allem bei der akuten Leukämie der Kinder häufig, die fast immer dem *undifferenzierten retikulären* oder *lymphatischen Typus* entsprechen, und bei der lympho-retikulären Form des Erwachsenen, die aber viel seltener vorkommt. *Die promyelozytären oder myelozytären Formen*, die beim Erwachsenen häufiger sind, sowie die selteneren *monozytären Formen* zeigen aber ein selteneres Ansprechen auf die heute zur Verfügung stehenden Mittel.

Kombinationsbehandlung:

Eine genaue Abgrenzung der „lymphoid-retikulären" von der „myeloischen" Form ist vorläufig weder morphologisch noch chemisch-enzymatisch mit Sicherheit durchzuführen. In der Regel ist das *6-Merkaptopurin* hauptsächlich bei den granulierten myeloischen Blasten wirksam. Doch trifft dies, wie wir und TUNEYOSHI wiederholt feststellen konnten, nicht immer zu, indem auch Leukosen mit oxydase-negativen Blasten in Einzelfällen sehr gut auf dieses Mittel ansprechen. Deshalb ist man heute namentlich auf Grund großer Vergleichsstatistiken mehrheitlich *dazu übergegangen, alle Fälle von Anfang an kombiniert zu behandeln.* Damit wird auch die Frage, ob die Behandlung mit *Cortison* allein die akuten myeloischen Formen eventuell verschlimmern kann, hinfällig, da dies bei der Kombinationsbehandlung sicher nicht der Fall ist und bei dieser Behandlung gesamthaft eindeutig häufigere und raschere Remissionen (siehe auch unsere Resultate, Abb. 14) auftreten als bei der Behandlung mit einem Mittel allein. Man gewinnt mit dieser Kombinationsbehandlung ferner kostbare Zeit,

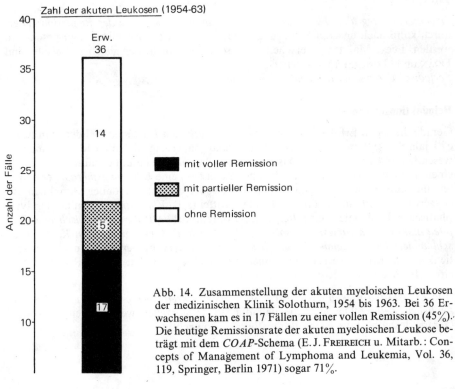

Abb. 14. Zusammenstellung der akuten myeloischen Leukosen der medizinischen Klinik Solothurn, 1954 bis 1963. Bei 36 Erwachsenen kam es in 17 Fällen zu einer vollen Remission (45%). Die heutige Remissionsrate der akuten myeloischen Leukose beträgt mit dem *COAP*-Schema (E. J. FREIREICH u. Mitarb.: Concepts of Management of Lymphoma and Leukemia, Vol. 36, 119, Springer, Berlin 1971) sogar 71%.

indem man zu Beginn nie sicher weiß, auf welches zytostatische Mittel der einzelne Fall ansprechen wird und man bei der erfolglosen Behandlung mit einem Mittel allein eventuell mit dem Wechseln des Präparates nachher zu spät kommt. Ferner *verzögert man dadurch die Entwicklung einer Resistenz* und erreicht eindeutig einen *additiven Effekt* der einzelnen Mittel.

Behandlungsprinzipien: *Konsequente Kombinationsbehandlung* (s.o.)

Sorgfältige Schutztherapie (Bekämpfung der Blutungs- und Infektionsgefahr) s.u. Es ist sehr wesentlich, daß man alles tut, um den Patienten über die sehr gefährlichen ersten 3–4 Wochen hinüber zu bringen. Die Latenzzeit bis zum Ansprechen auf die Behandlung beträgt in der Regel 2–4 Wochen.

Genügend hohe Dosierung und Behandlung auch der leukopenischen Fälle: Es gelingt vielfach nur, eine Remission zu erzielen, wenn man die wuchernden neoplastischen Zellen, d.h. die Blasten, durch extreme Senkung der Leukozytenwerte auf 600 und 800 zur Regression bringt und dadurch der normalen Zellreihe die Möglichkeit zur erneuten Besiedlung des Markraumes gibt. *Man darf in solchen Fällen nicht zu vorsichtig sein. Es ist oft durch eine etwas heroisch anmutende Therapie viel eher etwas zu erreichen als durch eine sich allzu zaghaft vortastende unterschwellige Behandlung.* Dies ist vor allem heute, wo wir über sehr wirksame Mittel zur Bekämpfung der Blutungsneigung und der Superinfektion verfügen, auch viel eher möglich geworden. *Vorsichtshalber reduziert man in solchen Fällen die Dosis der Zytostatika auf die Hälfte der normalen Dosis.*

Dauerbehandlung aller Fälle mit einer Erhaltungsdosis während der Remission: Hierdurch kann nach unseren Erfahrungen das Auftreten des Rezidivs hinausgeschoben werden. Diese Maßnahme erscheint uns sehr wesentlich; der gleichen Ansicht sind DOAN und GASSER, ferner ZUELZER.

Periodisch durchgeführte Reinduktionsstöße, s.u.

Reinduktionstherapie:

Gerade die guten Erfolge bei der *akuten lymphatischen Leukämie*, bei der man heute evtl. jahrelange Remissionen zu erzielen vermag, hat gezeigt, daß diese Maßnahme sehr wesentlich für den Erfolg ist. Das *Prinzip der Reinduktion* beruht darauf, daß man bei einem Patienten nach dem Erreichen der Remission eine *Erhaltungstherapie* einschaltet und nun in regelmäßigen Intervallen (wobei die Intervalldauer allmählich gesteigert wird) mit einem stark wirkenden Mittel (z.B. *Vincristin* bei den akuten lymphatischen Leukämien) eine *Reinduktion* durchführt. *Mit diesen dazwischengeschalteten massiven Therapiestößen soll erreicht werden, daß die irgendwo im Körper noch schlummernden Leukämie-Tumorzellen weitgehend zerstört werden.* Je nach Verträglichkeit und Erfolg wechselt man auch hier nach einiger Zeit für die Reinduktionsstöße die Zytostatika-Kombination.

Alle Zytostatika wirken nur auf die zur Teilung schreitenden oder sich in Teilung befindlichen Zellen! Die in Ruhe befindlichen Tumorzellen werden nicht betroffen. Gerade deshalb ist die Reinduktionstherapie so wichtig.

Übersicht über die heutigen bewährten Zytostatika bei akuten Leukosen

Kortikosteroide:

Vor allem für die *akuten lymphoiden* und *retikulären* Leukosen („Leukoblasten") und in Kombination mit andern Zytostatika auch für andere Leukosen.

Dosierung: Initialdosis (2)–3 mg/kg, ED in der Remission 1 mg–$^1/_2$ mg/kg tägl.

Kortisonstoßtherapie: Bei Rezidiven oder bei refraktärem Verhalten: 300 bis 400 mg *Prednison* oder besser 60–80 mg *Dexamethason* tägl. für 8–10 Tage, dann ED wie oben. Bei Kindern entsprechend Gewicht reduzieren.

Antimetaboliten:

1. *6-Merkaptopurin* (**Purinethol**®): (Purin- Antagonist) vor allem bei *akuten myeloischen* und *monozytoiden Leukosen* und in Kombination mit *Kortikosteroiden* für akute und lymphoide und retikuläre Leukosen.

   Dosierung: 150–200 mg tägl. p.o. je nach den Leukozyten, bei Abfall auf 2000 weiter ED von 25–50 mg tägl. Die Leukozyten sollten auf tiefen Werten von 1000 bis 2000 gehalten werden. *Bei Kindern*: 3 mg/kg tägl. je nach den Leukozyten. Bei Abfall der Leukozyten auf 2000 ED von $^1/_2$–1 mg/kg.

2. *Amethopterin* (**Methotrexat**®): (Folinsäure-Antagonist) als Ersatz für *6-Merkaptopurin* bei Auftreten einer Chemoresistenz. Das Präparat soll bei Leukosen immer parenteral (i.v. oder i.m.) verabreicht werden. Die i.m. Injektion kann von den Patienten evtl. selbst durchgeführt werden. *Wesentlich für den Erfolg ist die wöchentliche zweimalige Injektion zufolge seiner kurzen Wirkungsdauer.*
   Dosierung: Zu Beginn beim Erwachsenen 20–40 mg pro Woche verteilt auf 2 Dosen à 10–20 mg, z.B. Dienstag und Freitag. Der Erfolg ist oft verblüffend und zeigt sich klinisch vor allem im Ansteigen der Thrombozyten. Nach 2–4 Wochen, d.h. nach Erreichen der Remission, genügen als ED oft 10 mg wöchentlich. Bei Kindern $^1/_2$–$^1/_3$ der Dosis. *Die parenterale Methotrexat-Therapie ist ein großer Fortschritt in der Therapie der akuten myeloischen Form.*

3. *Cytosin-Arabinosid*: **Alexan**® [H.Mack] in der Schweiz Opopharma, Zürich), **Cytarabin**® = **Ara-C.** Amp. à 40 mg. Ein *Pyrimidin-Antagonist*, der bei akuten myeloblastären Leukosen (vorwiegend myelosupressive Wirkung) sehr gut wirkt, doch auch bei akuten lymphoblastären Formen zur Reinduktion sehr geeignet ist. Verabreichung streng i.v.

   Dosierung: 40 mg/m² i.v. alle 8 Std. während 4 Tagen pro Woche. Zur *Reinduktions-Therapie* genügen 1,5 mg/kg zweimal tägl. während 5 Tagen.

4. *L-Asparaginase*, **Crasnitin**® [Bayer, Leverkusen] Amp. à 2000 u. 10000 E zur Verabreichung in i.v. Tropfinfusion, ist ein großer Fortschritt für die Behandlung der akuten lymphoblastären Leukosen. Aber auch hier immer in Kombination mit anderen Mitteln (vor allem Vincristin u. Prednison). Es greift in den Lymphozyten das *L-Asparagin* an. Die normalen Zellen und evtl. gegen L-Asparagin-resistente Tumorzellen können L-Asparagin selbst synthetisieren. Die Zellen von Asparaginase-empfindlichen Tumoren haben aber diese Fähigkeit verloren und müssen das für ihren Zellstoffwechsel nötige L-Asparagin aus extrazellulärer Quelle beziehen (Fehlen der Asparaginsynthetase!). Durch die Zufuhr der *L-Asparaginase* entsteht somit ein L-Asparagin-Mangelsyndrom im extrazellulären Raum und in

gewissen Organen wie Leber, Nieren etc. Dadurch gehen die auf die Zufuhr dieses Aufbaustoffes empfindlichen Zellen der akuten lymphatischen Leukose zugrunde. Als empfindlich haben sich ungefähr 66% der Fälle erwiesen, während es bei akuten myeloischen Formen keine deutliche Wirkung zeigt.

Dosierung: 200 E/kg/Tag während *4 Wochen* tägl. i.v. in einer Kurzinfusion 20–30 Min. in physiol. NaCl-Lösung. Bei Erwachsenen genügen gewöhnlich 10000 E/Tag.

Kontraindikation: Schwangerschaft!

Nebenwirkungen: Evtl. Erbrechen, regelmäßig kommt es zum *Abfall des Fibrinogens* und des *Gesamteiweisses*. Auch die Transaminasen und die alkalische Phosphatase können ansteigen.

Intrakutaner Vortest mit 50 E **Crasnitin**® (= 0,25 ml phys. NaCl mit 50 E) an der Volarseite des Unterarmes, Hautstellen während 3 Std. beobachten. Bei starker Reaktion (Rötung, Quaddelbildung) soll keine Crasnitin-Therapie durchgeführt werden! *Crasnitin*® kann zu einer Sensibilisierung führen. Diese Gefahr erhöht sich vor allem bei einer Unterbrechung der Therapie! Also Behandlung kontinuierlich, *d.h.auch am Sa/So weiterführen!* Bei Schüttelfrost oder Auftreten von anaphylaktischen Erscheinungen (10.–12. Tag) vorsichtig versuchen, die Kur mit Kombination von Antihistaminika fortzusetzen. *Wird die Kur ein zweites Mal durchgeführt*, so muß zuerst wieder ein Hauttest vorgenommen werden. Dann beginnt man langsam ansteigend mit 10 E/kg und steigert allmählich innerhalb 5 Tagen wieder auf die volle Dosis. Im allgemeinen wird die Behandlung mit den heute vorliegenden hochgereinigten Präparaten sehr gut ertragen.

Kontrollen: Neben den Leukozytenwerten (das **Crasnitin**® beeinflußt die normalen Granulozyten u. Thrombozyten nicht!) müssen die Fibrinogenwerte und die Leberparameter überwacht werden. Solange keine Blutungen bestehen, darf das Fibrinogen ruhig auf 0 abfallen. Auch die Leberveränderungen bilden sich nach Absetzen der Therapie wieder zurück.

Spindelgifte: Vincristinsulfat (**Oncovin**®, **Vincristin**®) siehe S.633.

DNS-Inhibitoren:

Daunomycin, Rubidomycin, Daunorubicin, **Cerubidine**® (Specia), **Daunoblastin**® (Farmitalia), **Ondena**® (Bayer), im Zytostatika-Kapitel S.635, hat sich als weiteres Präparat bei der Entwicklung einer Chemoresistenz gegen die bereits erwähnten Mittel bei den *akuten Leukosen* bewährt. Man achte auf die starken toxischen Nebenwirkungen, *Myokardschaden*, Tachykardien, EKG-Veränderungen!

Dosierung: Für die Initialtherapie wegen seiner Toxizität weniger geeignet: 0,8–1 mg/kg tägl. i.v. für 3–(8) Tage, dann Pause. Für die Reinduktion nicht über 0,8 mg/kg als einmalige wöchentliche Dosis i.v. oder als 3 Stöße hintereinander alle Monate (s. Schema). Totaldosis in 3–6 Monaten darf 150 mg nicht überschreiten.

Adriamycin, Doxorubicin, **Adriblastin**® (Farmitalia): Ein neues *zytotoxisches* „Antibiotikum" der Anthrazyklinreihe (aus Streptom. peucetius var. caesius), das eng mit dem Daunorubicin verwandt ist, wurde erstmals 1969 von BONADONNA, G. u. Mitarb. (Brit. med. J. 1969/III, 503–506) in die Therapie eingeführt. Es scheint bei gewissen akuten Leukämien (vor allem den *lymphatischen*) und Lymphoblastomen einen günstigen Effekt zu haben, ferner beim malignen Haemangiom.

Nebenwirkungen: Diese sind auch hier KM's-Depression, gastroenterale Störung, während es im Gegensatz zum Daunorubicin für das Myokard nicht toxisch ist. Die Alopecie kann man auch hier durch den Stauungsschlauch vermeiden (s. bei Vincristin).

Dosierung: 0,3–0,5 mg/kg Adriamycin 1 × wöchentlich i.v. (Lit. s. STACHER, A. u. Mitarb.: Mediz. Klinik 67 (1972) 1018–1023).

Akute myeloische Leukosen (AML)

Sie treten vor allem bei Erwachsenen auf. Ihre Prognose ist auch heute noch deutlich schlechter als diejenige der akuten lymphatischen Form, die vor allem bei Kindern und Jugendlichen, seltener auch bei Erwachsenen auftreten. Seit Einführung der *Kombinationsbehandlung* ist aber auch bei der AML die Überlebensrate viel besser geworden. Während früher die meisten Kliniken nur eine Remissionsrate von 25% erreichten, gelang es uns durch die Kombinationstherapie bei Erwachsenen 1963 eine Remissionsrate von 45% zu erreichen (s. Abb. 14). FREIREICH u. Mitarb. kamen 1971 schon auf 71% (Lit. s. Abb. 14). In den letzten Jahren wurden speziell in den USA und England sehr verschiedene Kombinationsschemen ausprobiert. Aufgrund der heute vorliegenden Ergebnisse ergibt die besten Resultate (Abb. 15) das Freireich'sche

COAP-Schema:

Cyclophosphamid (**Endoxan®**): 40 mg/m² i.v. 4 Tage/Wo., alle 8 Std.

    zweite Wo.: Pause

Vincristin (**Oncovin®, Vincristin®**): 2 mg/Wo. i.v.

Ara-C: (= Cytosin-Arabinosid = **Alexan®**): 40 mg/m² i.v. 3–4 Tage/Wo., alle 8 Std.

    zweite Wo.: Pause

Prednison: 200 mg/Tag p.o.

Abb. 15. (Lit. Freireich, E.J. u. Mitarb.: Current Concepts of Management of Lymphoma and Leukemia, Vol. 36, 119, Springer, Berlin 1971).

Das *Daunorubicin* hat bis jetzt keine so guten Resultate ergeben und ist auch wesentlich toxischer.

Schwere leukopenische und thrombopenische Fälle sind trotzdem zu behandeln, denn die Zytopenie ist hier durch die Veränderung der normalen Zellen im KM durch die Tumorzellen bedingt und auch während der Therapie in der Regel weniger auf die Wirkung der Zytostatika zurückzuführen. *Doch reduziert man bei bedrohlichen Werten die Zytostatika auf die Hälfte der gewöhnlichen Dosis.* Evtl. kürzt man die Endoxan- und Ara-C-Verabreichung bei der ersten Phase auf 2 Tage. –

Wichtige Kontrollen: Tägliche Leukozyten- und Thrombozytenzählung, 3mal pro Woche die Retikulozyten. Eine beginnende Remission ist nicht vor 14 Tagen zu erwarten, manchmal erst nach 3–4 Wochen. *Sie äußert sich zuerst* in einem *Ansteigen*

Akute myeloische Leukose

der Thrombozyten und *erst nachher der Retikulozyten* und schließlich der Granulozyten. Außerdem sollte anfänglich alle 14 Tage das KM kontrolliert werden, später alle 2, dann alle 3 Monate. Für die *Behandlung evtl. Komplikationen s. S. 44*.

Dauer- u. Reinduktions-Behandlung: Nachdem eine Vollremission erzielt worden ist, fährt man mit einer Dauertherapie z. B. von **Purinethol**® tägl. (50)–100 mg weiter. Das Cortison stellt man ab. *Als Reinduktions-Behandlung* wiederholt man dann alle Monate, während der Dauer 1 Jahres, die obige Kombinations-Stoßtherapie (dabei wird das Purinethol für eine Woche abgesetzt).

Ein evtl. Rezidiv wird wieder wie die akute Form, kombiniert mit allen Mitteln, so lange behandelt, bis eine Remission auftritt. Hierbei kann dann bei *Resistenz-Entwicklung* an Stelle des **Vincristins**® und des **Ara-C: Methotrexat**®, sowie evtl. *Daunorubicin* oder *Adriamycin* eingeschaltet werden.

Bei der AML spricht das *2. Rezidiv* gewöhnlich schlechter auf die Behandlung an, als der 1. Schub. Das *3. Rezidiv* ist im allgemeinen chemoresistent.

Terminale Myeloblastenschübe der *chronisch-myeloischen Leukämie*, der *Osteomyelofibrosklerose*, und der *Polyzythämie* reagieren im allgemeinen viel schlechter auf die Behandlung als die genuine AML. Gelegentlich sahen wir einen Erfolg mit 6-Merkaptopurin (**Purinethol**®).

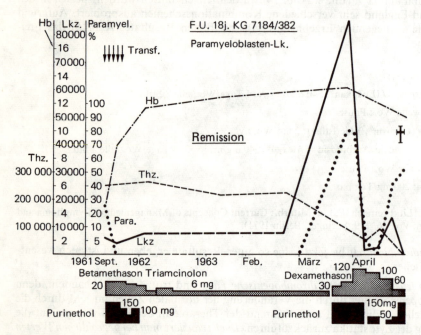

Abb. 16. *Akute Paraleukoblastenleukämie* (F.U., 18jähr. Frau KG 7184/382): Entdeckung der Krankheit 1961. Unter *6-Merkaptopurin* und *Betamethason* Normalisierung des peripheren Blutbildes und deutliche Besserung des KM-Befundes, die mit einer ED von 6 mg *Triamcinolon* täglich 16 Monate anhielt. Im März 1963 zweiter Schub, der mit den gleichen Mitteln wiederum gebessert werden konnte, aber schließlich rasch letal endete, als wegen der schweren Granulozytopenie das *6-Merkaptopurin* vorübergehend abgesetzt werden mußte.

Promyelozyten-Leukämie: Hier kann es durch Zerfallsprodukte der Promyelozyten zu einer *Verbrauchskoagulopathie* und zu einem völligen *Verschwinden des Fibrinogens* kommen. (Keine Fibrinolyse!).

Therapie: [dieser Verbrauchskoagulopathie]

Heparin-Dauerinfusion 0,5 mg/kg, evtl. um je 0,1 mg/kg erhöhen bis *Gerinnungszeit* 12–16 Minuten erreicht. Nötigenfalls über längere Zeit weiterführen, bis die zytostatische Wirkung der übrigen Therapie einsetzt. (R. HARVEY u. Mitarb.: Blood 40 (1972) 709–718).

Akute lymphatische Leukose (ALL)

Die ALL zeigt heute die höchste und am längsten anhaltende Remissionsrate aller akuten Formen. Dies gilt sowohl für die viel häufiger (1–18 Jahre 90%) betroffenen Kinder als für die seltener befallenen Erwachsenen (20%). Die großen Schritte bei der ALL zeigen mit aller Deutlichkeit, wie wichtig die *Initial-Kombinationsbehandlung* und deren anschließende Erhaltungstherapie, verbunden mit der *Reinduktionsbehandlung*, ist. Gelingt es doch heute, 92% der Fälle in diese *Initial-Remission* zu bringen und was noch wesentlicher ist, die mittlere Remissionsdauer hält 15 Monate an, wobei heute schon nach 5 Jahren noch 23% der Fälle überleben (Kinder).

Diese Rate erreichte man schon vor der Asparaginase-Aera (s. *Spiers, A.S.D.*: Chemotherapy of Acute Leukemia. Clinics in Hematology, Vol. 1, No. 1, 127–164, Saunders London 1972) mit einer Kombination von Vincristin + Prednison und einer Erhaltungstherapie mit Methotrexat, Phosphamid + Vincristin. Es ist zu hoffen, daß die neuen Kombinationen noch etwas bessere Dauerresultate ergeben. Zur Zeit wird aufgrund der bisher vorliegenden Mitteilungen verschiedener Autoren und persönlicher Mitteilungen von befreundeten Forschern folgendes Schema als wahrscheinlich bestes und gleichzeitig am wenigsten toxisches empfohlen

Abb. 17. **VAP-Schema** für Initialbehandlung

Vincristin (**Oncovin®**): 2 mg/Woche i.v. (Kinder 1 mg/m^2) [Kopfhaut abschnüren!, Technik s. S. 52]

Asparaginase (**Crasnitin®**): 10000 E tägl. für Erwachsene i.v. (Kinder 200 E/kg) [Vorsichtsmaßnahmen s. S. 38].

Prednison: 3 mg/kg tägl. (beim Erw. = 200 mg tägl.)

Diese Behandlung wird während 4 Wochen durchgeführt. Gewöhnlich beginnen nach 2 Wochen die Thrombozyten zu steigen. Nach 4 Wochen sollte das KM schon eine weitgehende Umstellung zeigen, sonst wird die Behandlung bis zum Auftreten der Remission weitergeführt.

Erhaltungs-Therapie:

MP (Purinethol, 6-Merkaptopurin): 100 mg tägl. (1^1/$_2$ mg/kg/Tag). Sofern nicht toleriert MT (Methotrexat) je nach Toleranz 2mal/Woche.

Prednison: abstellen.

Akute lymphatische Leukose

Reinduktions-Therapie: Diese ist sehr wesentlich. Im Prinzip verwendet man zuerst das Vincristin (**Oncovin®**):

1. *Dosis:* 4 Wochen nach der Vollremission 2 mg i.v. (3 mg sind zu toxisch!). Haare abbinden für $^1/_2$ Std. s. S. 52!
2. *Dosis:* 2 mg 6 Wochen nach der ersten Reinduktion.
3. *Dosis:* 2 Monate nach der 1. Reinduktion, dann weiter alle 3 Monate für 1 Jahr. Nach 1 Jahr wechselt man auf ein anderes Mittel.

Sofern das Vincristin nicht toleriert wird (zu starke neurotoxische Wirkung, was aber bei der Verwendung von 2 mg im allgemeinen nicht der Fall ist) geht man auf Ara-C (Cytosin-Arabinosid = **Cytarabin®**) über, d. h. während 5 Tagen 2mal tägl. 1,5 mg/kg i.v. und wiederholt die Behandlung in den gleichen Intervallen wie oben. An dessen Stelle kann auch Daunomycin verwendet werden, in einer Dosis von 0,8 mg/kg i.v. pro Einzelinjektion (höhere Dosen sind zu toxisch), in gleichen Intervallen wie für das Vincristin. Bei Rückfällen trotz der ED:

Abb. 18.
Therapieschema für Rückfälle der ALL (nach BERNARD, J., Paris 1973, persönliche Mitteilung)

L-Asparaginase	1000 E/kg	1., 2., 3., 4., 5. Tag, 6. u. 7. Tag Pause
Endoxan	600 mg/m²	8. Tag
Rubidomycin	2 mg/kg	8., 9., 10. Tag
Ara-C	100 mg/m²	8., 9., 10., 11., 12. Tag
Prednison	2 mg/kg	bis zur kompl. Remission

Reinduktions-Schema nach dem Rückfall (BERNARD)

Endoxan	400/ mg/m²	1. Tag
Rubidomycin	1 mg/kg	1., 2., 3. Tag
Ara-C	30 mg/m²	1., 2., 3., 4., 5. Tag
Asparaginase	1000 E/kg	1., 2., 3., 4., 5. Tag
Prednison	2 mg/kg	1.–5. Tag
		dann jeden Tag 50% reduzieren bis 0.

Je nach Verhalten der Lkz. und Thr. und der vorhergehenden Empfindlichkeit reduziert man von Fall zu Fall die Dauer der Stöße, z. B. nur 2 Tage Rubidomycin und nur 3 Tage Ara-C.

Die ideale Dauer- u. Reinduktions-Therapie ist sicher noch nicht gefunden. *Man soll aber die Patienten auch nicht überbehandeln,* wie dies in gewissen Kliniken geschieht und wobei die Patienten evtl. an der allzu intensiven Behandlung unter dem Bilde einer *KM's Aplasie* zugrunde gehen. *Man darf die menschlich-psychologische Seite nicht vernachlässigen und so ist der goldene Mittelweg, den wir aufgrund der bisher vorliegenden Ergebnisse und eigener Erfahrungen zu zeichnen versuchten, vorzuziehen.* Abb. 19 zeigt einen nach diesem VAP-Schema behandelten Fall eines 30jährigen Mannes der 16 Monate am Leben erhalten werden konnte, trotz einer sehr malignen Form (perineurale Infiltrate schon zu Anfang). Er war 14 Monate voll arbeitsfähig.

Dauer der Behandlung: Die Erhaltungs- u. Reinduktions-Behandlung wird, wenn der Patient überlebt, bis zum vollendeten 5. Jahr nach Beginn der Therapie fortgeführt. Dann darf damit gerechnet werden, daß der Patient wirklich geheilt ist. Wir wissen aber heute, daß das Herpes-Virus u. vielleicht auch das Epstein-Barr- u. Burkitt- und vielleicht noch andere Viren sehr wahrscheinlich für die Entstehung der akuten Leukosen verantwortlich sind. Diese Viren können wir aber mit den bisher bekannten Mitteln nicht zerstören und so ist leider damit zu rechnen (MOESCHLIN), daß auch ein

Akute lymphatische Leukose

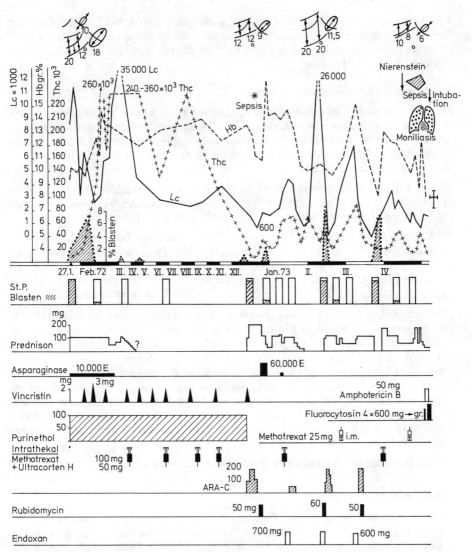

Abb. 19. *Akute ALL von insgesamt 16 Monaten Dauer* bei 30jähr. Mann. Die Kurve zeigt, was man heute bei dieser Form auch bei Erwachsenen erreichen kann. Der Patient war 14 Monate voll arbeitsfähig. Im Spital war er nur in der ersten Phase und während des schweren Rezidivs im Dezember 1972. In der Anfangsphase völlige Remission mit dem *VAP-Schema*. Dann Dauertherapie mit *Purinethol* und Reinduktionsstößen von *Vincristin*. Zur Prophylaxe intrathekal *Methotrexat* plus *Ultracorten*, wodurch eine Meningosis vermieden werden konnte. Im Rezidiv, das nach 9–10 Monaten auftrat, mußte leider die *Asparaginase* wegen Überempfindlichkeit abgestellt werden. Im übrigen Therapie nach Schema von Bernard, siehe Abb. 18. Die Dosis muß aber von Fall zu Fall wie hier genau abgestimmt werden. Wahrscheinlich hätte der Patient noch längere Zeit überlebt, wenn nicht ein eingeklemmter Harnsäurestein zur Urosepsis mit konsekutivem schwerem Soor und anschließender Lungen-Moniliasis, bei sich in Remission befindlichem Knochenmark, aufgetreten wäre.

Akute lymphatische Leukose

Teil der sogenannten „Dauer-Heilungen" nach vielen Jahren noch an einem neuen Rezidiv zugrunde gehen können. Siehe den in Abb. 21 dargestellten Fall, der $13^1/_2$ Jahre nach der ersten Erkrankung und nach 11 Jahren Symptomfreiheit! an einem tödlichen Rezidiv erkrankte!

Prophylaxe der Meningosis leucaemica:

Bei 50% aller akuten lymphoblastären Leukosen (ALL) kommt es bei fehlender Prophylaxe zum Auftreten einer Meningosis lc. Diese beruht darauf, daß die zytostatischen Mittel nur schlecht in den Liquor hinein diffundieren und sich hier einzelne überlebende Zellen ansiedeln können, wobei es zu tumorförmigen Infiltraten, vor allem an der Gehirnbasis kommt.

Alle ALL-Fälle sind daher unbedingt prophylaktisch zu behandeln! Bei der AML ist die Meningosis lc. viel seltener, hier hat die Prophylaxe keinen Sinn, man behandelt erst wenn die Meningosis auftritt.

1. LP: Nach Erreichen der Vollremission mit Auszählen der Zellzahl u. i. t. Injektion von **Methotrexat®** (6,25 mg/m²) plus **Ultracorten-H®** (*Prednisolon*) 25 mg beim Kind und 50 mg beim Erw. Es ist genau darauf zu achten, daß man, um Kopfschmerzen zu vermeiden, genau die gleichen Mengen (Liquor) abläßt, wie man injiziert. Dann 2 Stunden auf den Bauch lagern, um Nachfließen von Liquor zu verhindern!

LP-Wiederholung: Nach 1 Woche; ferner nach 1, 2, 6 (immer vom Tage der 1. Punktion an gerechnet!), 9 und 12 Monaten. Im 2. Jahre alle 2–3 Monate. Bei der i.t. Injektion wird die Verabreichung des Purinethols für 1 Woche unterbrochen, da das MT wohl aus dem Liquor heraus, aber nicht hinein diffundiert. Die meisten Autoren geben dazu noch eine *prophylaktische Bestrahlung* der ganzen *Zerebrospinal-Achse* von 1500 r (= Sitzungen à 150 r). Man wird aber noch genauere Vergleichsserien abwarten und v.a. auch evtl. Dauerschädigungen durch diese Bestrahlungen in Betracht ziehen müssen, bevor diese Frage eindeutig gelöst ist. Selbst haben wir seit dieser Prophylaxe mit Methotrexat und Cortison auch ohne Bestrahlung keine Meningosis mehr erlebt!

Für die **Behandlung** der **manifesten Meningosis leucaemica** s. S. 46.

Symptomatische Therapie

1. *Bekämpfung der Superinfekte*: Wichtig ist in allen Fällen die *Antibiotika-Abschirmung* gegen Infekte: Am einfachsten verwendet man solange als möglich orales *Penicillin* in der täglichen Dosis von 500000–1000000 E (**Stabicillin®**, **Pluscillin®**). Damit können die früher fast regelmäßig aufgetretenen schweren Superinfekte in Mund und Rachen verhindert werden. Treten trotzdem Infektionen auf, so geht man auf Injektionen über. Hierbei, und vor allem wenn die absolute Granulozytenzahl unter 500 abfällt, gibt man relativ hohe Dosen von 3–6 Mio. und kombiniert sie mit **Streptothenat®** 1 g tägl. Bei septischen Schüben verwendet man, da es sich häufig um Pseudomonas, Klebsiella, Escherichia und Proteus handelt (selten um Staphylokokken), eine Kombination von *Gentamycin* 140 mg/m²/Tag plus *Cephalotin* 4 g/m²/Tag und *Methicillin* 8 g/m²/Tag. Diese hohen Dosen und sofortiger Beginn sind unbedingt nötig (Gentamycin nur in den Schlauch einspritzen, nicht mit den andern Pp. mischen!). Lit. siehe: Clinics in Haematology *1*, No. 1 (1972) 157; Saunders, London 1972.

Akute lymphatische Leukose

2. *Bekämpfung der Blutungsgefahr*: Die Blutungen entstehen vor allem durch schwere Thrombozytopenien, seltener durch leukämische Infiltrate oder Fibrinogenmangel. Oft genügen Plastik-*Transfusionen*, die lebensrettend wirken können und uns bei täglicher Verabreichung helfen, den Patienten über die gefährliche thrombopenische initiale Phase zu bringen, bis die verabreichten Chemotherapeutika die Blastendurchwucherung im Mark wieder zurückdrängen und die Thrombozytopoese wieder einzuspringen vermag. Für sehr bedrohliche Fälle greift man zu den *Thrombozytenkonzentraten*, die frisch von mehreren Spendern zubereitet werden und genau auf die Blutgruppe des Empfängers abgestimmt sein müssen. Hierfür muß man aber ca. 3–4 Tage rechnen, so daß in der Zwischenzeit die Plastikbeutel-Transfusionen (nicht älter als 1–3 Stunden!) weitergegeben werden.

ε-*Aminokapronsäure*: Diese wurde anfänglich nur für die Behandlung fibrinolytischer Zustände empfohlen, sie hat sich aber auch bei thrombozytopenischen Blutungen bewährt. Dosierung s. Seite 18.

3. *Bekämpfung der Anämie*: Gehäufte Transfusionen, d.h. alle 2–3 Tage, sind in allen schweren Fällen zu empfehlen, bei gleichzeitiger Thrombozytopenie in *silikonisierter Form*, wie oben besprochen. Spender auf Australia-Antigen prüfen!

4. *Bekämpfung einer eventuellen Soor-Infektion*: Diese Komplikation tritt vor allem auf, wenn höhere Dosen von *Kortikosteroiden* verwendet werden und fast regelmäßig, wenn man zu den *Tetracyclinen* greifen muß. Die prophylaktischen Maßnahmen sind allgemein bekannt. Antimykotisch kann man das *Nystatin* versuchen, lokal Boraxglycerin. Günstig wirkt auch **Fluorocytosin**® [Roche], 1%ig. Aerosol, lokal mehrmals tägl. Selten kommt es zu anderen Pilzinfektionen und sogar zum Auftreten von dadurch bedingten kavernösen Einschmelzungen der Lunge. Hier greift man sofort zum *Amphotericin B*, siehe Pilzkapitel 527 und stellt das Cortison ab (Moniliasis).

5. *Cave Folinsäure, Leberpräparate und Vitamin B_{12}*: Alle diese für die DNA-Synthese so wichtigen Stoffe, welche wir ja durch die Antagonisten zu hemmen versuchen, sind streng verboten. Ja, es kann dadurch sogar zur Auslösung eines neuen Schubes kommen!

6. *Prophylaxe von Harnsäuresteinen*: Durch den therapiebedingten großen Zellzerfall kann es zu einem Harnsäureanstieg im Blut mit Gefahr der Harnsäuresteinbildung in den abführenden Harnwegen kommen. Zur Prophylaxe gibt man das mit der Harnsäurebildung durch Hemmung der Xanthinoxydase interferierende *Allopurinol* (**Zyloric**®, [Wellcome]) schon 3 Tage vor Beginn der Behandlung in einer Dosierung von 3×100 bis 3×200 mg/d. Kinder 8 mg/kg/d. Fortführung der Behandlung während der Dauer der zu erwartenden Hyperurikaemie. In besondern Fällen zusätzlich Alkalinisierung des Urins zur Verbesserung der Harnsäurelöslichkeit mit **Uralyt**®-U [Madaus]. Dosierung gemäß Harn-pH, im Mittel 10 g/d.

Meningosis leucaemica

Die typischen Zeichen sind: Stauungspapillen mit eventuell temporaler Gesichtsfeldeinschränkung, ferner ein erhöhter Liquordruck mit positiven Eiweißreaktionen, erhöhten Zellzahlen mit Leukoblasten im gefärbten Liquor-Sedimentausstrich!, erniedrigtem Liquorzucker, so daß häufig als *Fehldiagnose* an eine beginnende „Meningitis-Tbc." gedacht wird. Im folgenden Falle (Abb. 20) waren sowohl das Blutbild als auch das Sternalmark unter der ED mit *Aminopterin* völlig normalisiert.

Akute lymphatische Leukose

Wichtig ist in allen solchen Verdachtsfällen eine Liquorpunktion mit Anfertigung eines gefärbten Sedimentausstriches.

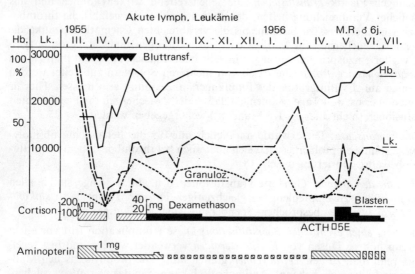

Abb. 20. *Akute lymphatische Leukämie und „Meningosis leucaemica"* (M. R., 6jähr. Knabe, KG 77864): Im März 1955 Entdeckung der Krankheit. Unter *Cortison* und *Aminopterin* völlige Remission, weitere Dauertherapie mit einer ED. Im Frühjahr 1956 bei normalem Blutbild Auftreten von Hirndrucksymptomen, Stauungspapillen, Nahtdehiszenz und epileptiformen Krämpfen. Verdacht auf Hypophysentumor, deshalb im Juli 1956 Einweisung in die Neurochirurgische Klinik Zürich. Ventrikeldrainage ohne großen Effekt. Im September 1956 Exitus an Atemlähmung.

Therapie:

Bei sicheren Fällen unbedingt Einlegen eines *Ommaya-Reservoirs* (Plastik-Beutelchen in Bohrloch des Schädels, eingenäht unter laterale Kopfhaut, mit radioopakem Katheter bis in Vorderhorn des Ventrikels auf der nichtdominanten Seite des Gehirns). So kann der subkutan liegende Beutel beliebig ohne Beschwerden für den Patienten punktiert werden (zit. nach SPIERS, A. S. D., siehe Clinics in Hematology 1, No. 1, S. 151 (1972). Beginn mit **Methotrexat**® 0,2–0,3 mg/kg i.l., d. h. 6,25 mg/m² plus **Ultracorten-H**® (*Prednisolon*) 50 mg (beim Kind 25 mg) alle 2 Tage bis zum Verschwinden der Blasten im Liquor und der meningealen Symptome, dann *weiter für 2 Wochen 1 mal/Woche und dann monatlich eine Injektion*. Diese Behandlung wird am besten mit einer Röntgenbestrahlung (2400 r (s. Prophylaxe der Meningosis lc.) kombiniert. Statt *Methotrexat* kann auch *Cytosin-Arabinosid* intrathekal verabreicht werden. *Dosierung*: 100 mg/m² tägl. i.v. während 5 Tagen, Wiederholung nach 14 Tagen und dann monatlich.

Knochenmarkstransfusionen nach vorheriger Röntgen-Totalbestrahlung: Diese heroische Behandlung hat als Dauererfolg bisher vollkommen versagt und ist auch für die übrigen Hämoblastosen (Hodgkin usw.) gegenwärtig noch sinnlos. Es ist dadurch bis heute noch kein einziger Patient dauernd geheilt worden.

Monozyten-Leukämie

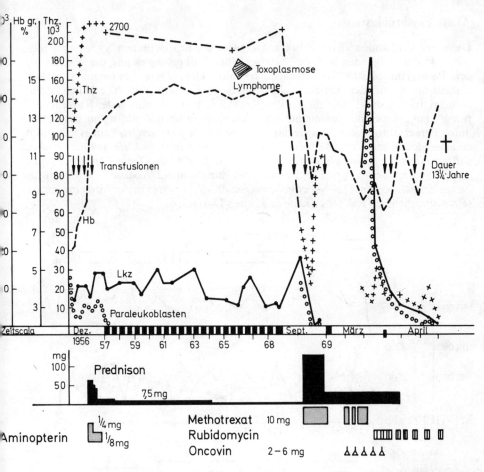

Abb. 21. *Akute schwere Leukoblastenleukämie (zwölfjährige, volle Remission)* (Schm. B., 15jähr.,♂, KG 80800/56): Beginn November 1956. Typisches Bild eines vollständig infiltrierten Markes mit 70% kleinen undifferenzierten Leukoblasten im peripheren Blut. Leukozyten 7600, Hb 36% (5,6 g%), Thrombozytopenie von anfänglich 30 000. Nach zweimonatiger auswärtiger *Kortison*behandlung (auf Kurve nicht aufgeführt) keine Besserung. Kombinationstherapie von Prednison mit *Aminopterin* (2 Monate) und dann weiter Dauertherapie tägl. 7,5 mg *Prednison* (= $^1/_3$ mg/kg). Blut- und Sternalmarksbefund o. B. Von 1965 an keine Therapie mehr. *August 1968, 12 Jahre nach Beginn, schweres Rezidiv,* d. h. Blastenschub bis 59%. Erneutes Ansprechen auf Methotrexat plus Prednison. Dann 3. Rezidiv im März 1969, das nicht mehr zu beherrschen ist, Exitus $13^1/_2$ Jahre nach den ersten Spt. und nach 12jähr. Voll-Remission. Der Fall zeigt, *daß wir es in solchen Fällen mit einem wieder Virulentwerden des Leukämie-Virus zu tun haben und nicht mit einem zellulärbedingten Überleben der Leukämie-Zellen.*

Monozyten-Leukämien

Gleiche Therapie wie für die akute myeloische Leukose, s. S. 39. Die Prognose ist im allgemeinen weniger gut als bei den übrigen Formen.

Akute Erythroblastose

Diese der Leukämien analoge Erkrankung des erythropoetischen Systems ist sehr selten. In dem folgenden in Abb. 22 dargestellten Fall gelang es uns, die Wucherung der „Paraerythroblasten" im Knochenmark durch kleine Dosen *Aminopterin* deutlich einzudämmen und den Patienten 22 Monate lang arbeitsfähig zu erhalten. Beim Klinikeintritt bestand ein sehr ernstes Krankheitsbild mit schwerster Thrombozypenie, Leukopenie und Anämie mit einer fast vollständigen Verdrängung des Marks durch Paraerythroblasten. Wurde das *Aminopterin* weggelassen, so kam es jedes Mal zu einer deutlichen Verschlechterung. *Die Dosis muß aber so klein gewählt werden, daß vor allem die pathologische Erythropoese, die Leuko- und Thrombopoese dagegen nur wenig gehemmt werden.* Die Erythrozyten müssen alle 2 Wochen durch Transfusionen ersetzt werden. Das bisherige Versagen dieser Therapie in der Literatur beruht sehr wahrscheinlich auf der zu hoch gewählten Dosierung.

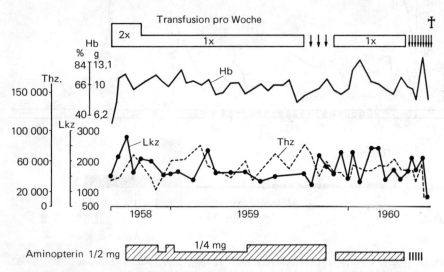

Abb. 22. *Akute Erythroblastose* (Ae. H., 30jähr. Mann, KG 97706/60): Einweisung in desolatem Zustand mit schwerer hämorrhagischer Diathese und einem Hb von 37%, Leukozyten 1500, Sternalmark 90% Paraerythroblasten. Vorsichtige *Aminopterintherapie*, $^1/_2$ mg tägl., führt zu einer Remission von 1 Jahr und 10 Monaten (arbeitsfähig). Thrombozyten steigen langsam auf maximal 65000. Als die Dosis auf $^1/_4$ mg reduziert wird, kommt es wieder zu einer deutlichen Verschlechterung mit Abfall der Thrombozyten (April 1959). Auf Erhöhung der Dosis steigen die Thrombozyten auf Werte um 60000. Parallel damit gehen die Paraerythroblasten im Mark zurück. Nach 22 Monaten Entwicklung einer völligen Chemoresistenz, Exitus.

Lymphogranuloma Hodgkin

Prognose: Die Malignität dieser Erkrankung ist von Fall zu Fall sehr verschieden. So haben wir einen histologisch gesicherten Fall, der volle 23 Jahre dauerte und der auf die Behandlung trotz schweren klinischen Erscheinungen immer wieder gut ansprach (s. Abb. 23). Daneben sieht man jedoch leider auch zahlreiche Fälle, in denen trotz aller klinischen Maßnahmen die Erkrankung schon innerhalb 3–4 Jahren zum Tode führt. Sicher können wir aber mit den uns heute zur Verfügung stehenden Mitteln die Patienten länger am Leben und vor allem auch besser arbeitsfähig und relativ beschwerdefrei erhalten als früher.

Diese maligne Hämoblastose hat in den letzten beiden Jahrzehnten sehr stark zugenommen: in der Schweiz etwa um das Doppelte, in einzelnen anderen Ländern, wie z.B. in den USA und England, sogar um das Drei- und Vierfache.

Ätiologie: Vielleicht handelt es sich doch um ein infektiöses Agens (siehe *Editorial*: Lancet (1972 II, 907–908). So fanden Vianna, N.J. u. Mitarbeiter (siehe: Ann. intern. Med. 77 [1972] 169) unter zusammen lebenden Studenten der Albany High School (1950–1970) 34 Fälle von malignem Lymphoma, davon 31 mit Morbus Hodgkin, 9 davon in engem Kontakt, 25 in „case-to-contact-to-case". Es könnte also sein, daß das infektiöse Agens von Kontaktpersonen übertragen wird, die selbst nicht manifest zu erkranken brauchen.

Viele der beim Morbus Hodgkin auftretenden Symptome (hohe SR, Eosinophilie, Fieber, Schweiße, Immunozytopenien, starke Vermehrung der Plasmazellen) sind nach unserer Auffassung auf eine Sensibilisierung gegen Tumorparaproteine aus den Hodgkinzellen zurückzuführen und werden vor allem durch die Verabreichung von *Kortikosteroiden* günstig beeinflußt.

Beurteilung der Aktivität:

Neben evtl. Organsymptomen (Lymphknoten, Milz Leber, Lungenveränderungen) ist der Allgemeinzustand sehr wesentlich. Vermehrte Müdigkeit, Appetitlosigkeit und Gewichtsabnahme sowie eventuelle Temperaturen sind oft die ersten Zeichen eines neuen Schubes. Weitere wertvolle Hinweise bilden eine schlechte oder ansteigende BSR, ein Abfall des Serumeisens, ein Ansteigen oder Hochbleiben der Leukozytenphosphatase und des Serumkupfers. Bei solchen Anzeichen muß die Behandlung unbedingt wieder aufgenommen (Bestrahlung oder Zytostatika) oder *im Falle einer fehlenden Normalisierung als zytostatische Dauer- und Reinduktions-Therapie* weitergeführt werden.

Die Diagnose sollte mit allen zur Verfügung stehenden Mitteln gesichert werden, bevor die Behandlung beginnt. Nach Sicherstellung der Diagnose durch Lymphknotenpunktat und -exzision, evtl. Milzpunktion und Mediastinoskopie, hält man sich nach unseren Erfahrungen am besten an folgende Therapieprinzipien:

Prinzipien der Behandlung:

In den letzten Jahren hat es sich deutlich gezeigt, daß die besten Resultate durch die folgende *kombinierte Behandlung* zu erzielen sind:

1. *Röntgenstrahlen.*
2. *Intermittierende Reinduktion mit Zytostatika = MOPP-Schema.*
3. *Dauererhaltungs-Therapie* nach Erreichen der Remission (Leukeran plus Velbe).

Dadurch haben sich vor allem die Resultate bei den Spätfällen (III und IV) verbessert.

Stadium I (= nur 1 Lymphknotenstation befallen): Versuch der operativen Totalausräumung und Röntgenbestrahlung mit 6000–8000 r. Wenn möglich, *Zytostatikastoß* vor und nach der Operation, um Streuungen zu verhüten, (je 3 Tage tägl. 200 mg *Phosphamid*). So gelingt es manchmal, in Frühfällen eine Dauerheilung zu erzielen.

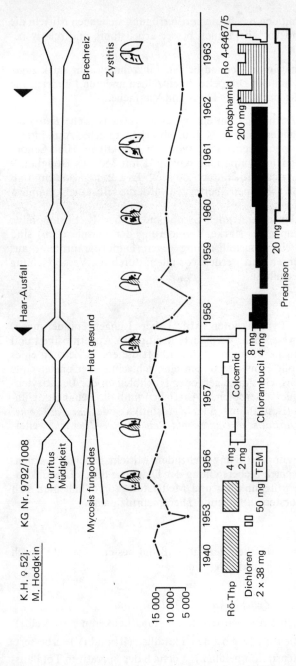

Abb. 23. K. H., weibl., geb. 1908 (KG 9792/1008). Beginn Oktober 1940. Bis 1955 wiederholt Röntgentherapie. 1956 sehr schlechter Zustand mit Anämie, Lungeninfiltraten, Mycosis fungoides und schwerstem Pruritus. Auf TEM keine wesentliche Besserung. Hingegen spektakuläre Remission auf **Demecolcin**-(**Colcemid**®)-Dauertherapie (4 mg/die). Nach 1³/₄ Jahren allmählich Resistenzentwicklung, so daß auf zu hohe Dosen gegangen werden mußte. Umstellung auf *Chlorambucil* (**Leukeran**®), 4–6 mg/die. Wiederum volle Remission über 3 Jahre. Wegen erneuter Resistenzentwicklung und Zunahme der Lungenherde Umstellung auf *Phosphamid* (**Endoxan**®), 150 mg/die. Seit Oktober 1963 erneute Fieberschübe, sehr schlechter AZ, Erbrechen und hartnäckige Zystitis. Klinische Umstellung auf das Zytostatikum **Natulan**® in steigender Dosis bis 300 mg/die, dann Erhaltungsdosis von 50 mg. Hierauf erneute Besserung. Exitus November 1963. Totale Überlebenszeit 23 Jahre!

Selbst haben wir acht solche histologisch gesicherte Fälle beobachtet (s. Abb. 24).
Meistens kommt man aber zu spät. Prophylaktische Bestrahlung der benachbarten
Lymphdrüsenstationen, Durchführung einer *Lymphographie*, um abzuklären, ob die
abdominalen und paraaortalen Lymphdrüsen frei sind. Nach Abklingen der Leukopenie *Reinduktionstherapie* (z. B. MOPP-Schema) mit Zytostatika.

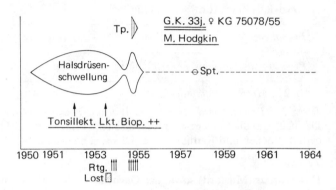

Abb. 24. G. K., weibl., geb. 1930 (KG 75078/55). 1950 erstmals Drüsenschwellungen am Hals,
diese werden zuerst als entzündlich angesehen. Tonsillektomie Januar 1952. Kein Rückgang der
Drüsenschwellung. August 1953: Drüsenbiopsie ergibt M. Hodgkin. Anschließende Behandlung
mit Senfgas und Röntgenbestrahlung von Ende 1953 bis anfangs 1954. Erneute Bestrahlungsserie August bis Dezember 1954. Seither völlig symptomfrei und in sehr gutem AZ (1972).

Stadium II (= 2 oder mehr Lymphknotenstationen befallen): Röntgenbestrahlung
mit 6000–8000 r. Prophylaktische Bestrahlung der Nebenfelder, dann MOPP-Stöße.
Auch hier unbedingt *Lymphographie*.

Stadium III (= Dissemination auf beide Seiten des Zwerchfells, aber Milz und Rachenring nicht überschreitend):

a) *Fälle mit äußeren (oder mediastinalen) Lymphknoten*: kombinierte Therapie: Röntgen 3000–4000 r, dann MOPP-Stöße.

b) *Fälle ohne äußere Lymphknoten; aber mit* vergr. paraaortalen, mediastinalen Drüsen
und evtl. Milzbeteiligung. *Bestrahlung mit Betatron*, dann nach Erholung der Lkz.
MOPP-Stöße.

Stadium IV (Mitbeteiligung eines andern Organs neben Milz und Lymphknoten):
MOPP, evtl. mit reduzierter Dosis für den 2.–6. Stoß.

MOPP-Schema: DeVita, V. T. u. Mitarb. (Ann. intern. Med. 73 (1970) 881–895)
haben gezeigt, daß durch eine kombinierte intensive Anwendung von 3 Zytostatika
zur gleichen Zeit, zusammen mit Cortison, viel bessere Resultate erzielt werden, als
durch die Anwendung eines Zytostatikums allein. Analoge Resultate sind von Nicholson, W. M. u. Mitarb. (Brit. Med. J. 1970/III, 7) und anderen Autoren erzielt worden.
Es gelingt so, selbst in Spätfällen, die sich auf die frühere Behandlungsmethode mit
nur einem Zytostatikum als resistent erwiesen, noch Remissionen zu erzielen. Diese
treten auch rascher auf und sind von längerer Dauer. (Siehe auch Sauter, Ch. u. Mitarb.: Schweiz. med. Wschr. 102, [1972] 1590–1592).

Medikation	Dosis	Applikation	Zeitpunkt
Mustard (**Mustargen**®) (Nitrogen must.)	6 mg/m^2	i.v.	1. u. 8. Tag
Oncovin® (Vincristin)	1,4 mg/m^2	i.v.	1. u. 8. Tag
Prednison	40 mg/m^2	oral	tägl. für 14 Tage
Procarbazin (**Natulan**®)	100 mg/m^2	oral	tägl. für 14 Tage

Abb. 25: *MOPP-Kombinations-Kur*:

Diese MOPP-Kur wird nach 2–(3) Wochen Pause wiederholt, total bis zu 6 Kuren. Das heißt auf die 14-Tage-Kur folgt also eine 14tägige Pause! Bei schwerer Leukopenie evtl. 3 Wochen und Reduktion der Dosis, s. nachstehendes Schema.

Technik:

Das *Senfgas* (Mustard) sowie das **Oncovin**® (= Vincristin) müssen immer streng i.v., d.h. *in den Gummischlauch einer laufenden Infusion* gespritzt werden, wobei man tüchtig nachspült, um endotheliale Schädigungen und damit Thrombosierungen der Venen zu vermeiden. Das Senfgas verabreicht man am besten am Abend und gibt vorher ein *Anti-Emetikum* und etwas *Phenobarbital*, damit der Patient die allfällige Übelkeit möglichst wenig verspürt.

Abbinden des Haarbodens: Bei der Applikation des Nitrogen must. u. des Vincristins muß immer für $^1/_2$ Std. der Haarboden mit einem **Gummistauband** fest abgebunden werden, wie wir das schon beim Leukämiekapitel aufgrund unserer eigenen Erfahrungen aufgeführt haben. Damit kann man die Alopezie völlig vermeiden, die sonst fast regelmäßig auftritt (Moeschlin 1970).

Die Tumorzellen und auch diejenigen des Hodgkin (siehe S. 36) *werden bekanntlich nur in der Teilungsphase geschädigt, deshalb erscheint es uns bei allfällig auftretenden Leukopenien besser, die verabreichte Zytostatika-Dosis zu reduzieren, als die Intervalle zu verlängern.* – Man verwendet dann z.B. nach einer 3wöchigen Pause nur die Hälfte der vorher verabfolgten Dosis. Siehe das folgende Schema, wie es von DeVita vorgeschlagen wurde:

Lkz.-Werte:	*Dosis:*
4000	100% aller Mittel
3000–3900	100% Vincristin
	25% Nitrogen mustard u.
	25% Procarbazin
2000–2900	100% Vincristin
	25% Nitrogen mustard
	25% Procarbazin
1000–1900	50% Vincristin u.
	25% Nitrogen must. u. Procarbazin
0–990	0 Mittel

Abb. 26: *Schema der Dosierung in Korrelation zu den Lkz.-Werten:*

Procarbazin hydrochlorid: Ein Zytostatikum der *Methylhydrazin-Reihe* ist im Handel als **Natulan**® [Hoffmann-La Roche], Kaps. a 50 mg.

DeVita gab ursprünglich nur zur 1. und 4. Kur *Prednison* dazu. Nach unseren Erfahrungen und denjenigen von Ziegler, J.L. (Lancet 1972/II, 679) ist es für den therapeutischen Effekt und vor allem in bezug auf die Toleranz des Knochenmarks besser, *jeden Stoß mit Prednison zu kombinieren.*

Nach Abschluß einer solchen Sechserserie von MOPP-Kuren wird der Patient genau im Hinblick auf allfällige *Rezidivsymptome* überwacht (s. S.49 *Aktivitätszeichen*). Treten solche trotz der Erhaltungstherapie auf, so wird die Kur wiederholt.

Erhaltungs- und Reinduktionstherapie: Wie bei der akuten lymphat. Leukämie (siehe dort) ist *nach Abschluß der MOPP-Kur* eine Erhaltungs-Thp. sehr wesentlich. Wahrscheinlich sollte auch diese mit wiederholten Reinduktionsstößen wie dort kombiniert werden. Vorläufig hat sich für die Erhaltungs-Thp. das **Leukeran**® (Chlorambucil) am besten bewährt. Je nach der Lkz.-Zahl 5–7,5 mg tägl. Dazu verabfolgt man alle Monate einen einmaligen i.v. Stoß mit **Velbe**® (= *Vinblastin*) in der Dosis von 0,2 mg/kg, d.h. je nach Lkz. 10–15 mg. Das **Velbe**® ist für diese Reinduktionsstöße weniger toxisch als das Vincristin (Neuritis!). Doch muß auch hier der *Haarboden abgebunden werden!*

Röntgenbestrahlung: In allen Fällen ist dort, wo sich eine Bestrahlung durchführen läßt, evtl. auch als Tiefenbestrahlung mit dem Betatron, eine solche vor der MOPP-Kur durchzuführen. Die Kombination beider Methoden ergibt die besten Resultate. In vielen Fällen der Stadien III u. IV sind aber die Patienten schon „*ausbestrahlt*", d.h. es lassen sich auf das betroffene Gebiet keine weiteren Dosen mehr applizieren. Man achte auch darauf, daß das *blutbildende Gewebe möglichst wenig bestrahlt wird* (*Rippen, Wirbel, Becken*), da sonst die Zytostatika-Therapie durch die resultierende Dauer-Leukopenie erschwert oder sogar unmöglich wird. Auch hier gilt es also vor allem bei fortgeschrittenen Fällen, wie bei den Leukosen, den *goldenen Mittelweg zu beschreiten. Man darf nicht überbehandeln und den Patienten in einen so schlechten physischen und psychischen Zustand versetzen, daß er nichts mehr vom Leben hat!* – Hier wird leider gerade von seiten der Röntgenologen oft überbehandelt. *Diese Patienten gehören in die Hände eines hämatologisch geschulten Internisten*, der den Patienten in jeder Hinsicht betreut und der eng mit dem Onkologen und Radiologen zusammenarbeitet.

Die Hodgkin-Patienten brauchen vor allem auch eine *psychische Betreuung* und Führung, die leider in den großen und überlasteten Röntgeninstituten oft zu kurz kommt.

Die *ideale Therapie* des Hodgkin ist sicher auch heute noch nicht gefunden. Alles ist noch stark im Fluß, die hier gegebenen Richtlinien zeigen nur den heutigen Stand (1973). Es ist aber schon erstaunlich, was für Fortschritte auf diesem Gebiet in den letzten 20 Jahren gemacht wurden.

Vorgehen bei terminalen leukopenischen Fällen:

Kortikosteroidstoßtherapie von 8–10 Tagen: *Prednison* 10 mg/kg oder besser *Dexamethason*, 2 mg/kg, dann erneut mit einer ED eines ungefährlichen Zytostatikums (4 mg *Chlorambucil*, 50 mg *Phosphamid* oder **Velbe**® [Dosg. s. oben]) weiterfahren, plus tägl. 30–40 mg Prednison.

Lymphosarkom

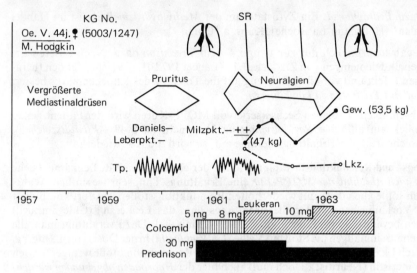

Abb. 27. (Oe. V., geb. 1919, Hausfrau, KG 5003/1247). Beginn 1957 mit vergrößerten zervikalen und hilären Lymphknoten. 1959 Abklärung in einer Universitätsklinik. Die Ldr.-biopsie ergibt unspezifische Adenitis. Auftreten von Fieber und starkem Pruritus. 1960 Leberbiopsie negativ. Probethorakotomie wird abgelehnt. Die Diagnose kann erst anfangs 61 durch die *Milzpunktion*, die typische, sehr maligne *Hodgkin-Zellen* ergibt, geklärt werden. Anfänglich gute Remission auf *Demecolcin* (**Colcemid**®), nach 9 Monaten Resistenzentwicklung. Schwere Neuralgien. Umstellung auf *Chlorambucil* (**Leukeran**®), seither sehr schöne Remission (Gewichtszunahme von 7 kg). Die ED wurde so eingestellt, daß die Patientin arbeitsfähig und subjektiv beschwerdefrei ist. Die sehr stark beschleunigt bleibende Senkung zeigt, daß der Prozeß unterschwellig weiter verläuft. Exitus 1964.

Symptomatische Therapie

Neben den schon erwähnten *Kortikosteroiden* sind es in den terminalen, anämischen Fällen vor allem *Bluttransfusionen* und bei Hypoproteinämien auch *Plasmainfusionen*, die das Allgemeinbefinden zu heben vermögen. *Cave Folinsäure, Vitamin B_{12} oder Leberextrakte!*, die das Wachstum aller dieser Hämoblastosen im Sinne spezifischer Wuchsstoffe zu intensivieren vermögen.

Gegen die oft hohe Temperatur gebe man – sofern sich eine mittlere *Kortikosteroiddosis* als ungenügend erweist – am besten Phenylbutazon als Supp. oder Dragées, und wenn dies ungenügend ist, das stärker wirkende, mit Amidopyrin kombinierte **Irgapyrin**®. Dadurch kann man den Patienten subjektiv oft auffallend helfen.

Lymphosarkom und generalisierte maligne Retikulosen

Diese Erkrankungen verlaufen meistens maligner als der Morbus Hodgkin, doch gibt es auch langsam progrediente Fälle, die sich über Jahre hinausziehen können. Nicht so selten sind auch hier evtl. periodische Fieberschübe, wodurch das Krankheitsbild, vor allem bei der malignen Retikulose, evtl. jahrelang verkannt werden kann, wie in dem in Abb. 28 wiedergegebenen Falle. Das echte Lymphosarkom verläuft dagegen recht bösartig und dauert nur in Ausnahmefällen über ein Jahr. Die Diagnose des Lymphosarkoms darf nur zytologisch gestellt werden, da sich histologisch die chronisch lymphatische Leukose und das Lymphosarkom nicht unterscheiden lassen.

Es ist in solchen Fällen immer besser, eine zytostatische Dauerbehandlung durchzuführen, und man muß dabei in Kauf nehmen, daß die Leukozyten ständig erniedrigt bleiben, z. B. 800–1000, während die vorher niedrigen Thrombozyten meistens eher ansteigen. *Niedrige Leukozytenwerte sollten auch hier wie bei der aleukämischen lymphatischen Leukämie nicht vor der Leukerantherapie abschrecken*, aber die Dosis ist dann sehr vorsichtig mit 3–4 mg tägl. zu wählen. Hätte man z. B. im Falle der Abb. 13 davon abgesehen, so wäre der Patient wahrscheinlich schon im ersten Jahre der Erkrankung erlegen (Granulozyten damals 300–500!).

Ein bei der Erkrankung 7jähr. *Knabe* mit *akutem abdominalem, histologisch gesichertem Lymphosarkom*, das unter dem Bilde eines akuten Ileus begann, befindet sich heute seit 15 Jahren in einer völligen Remission, wobei die Erhaltungsdosis seit Sept. 63 abgesetzt werden konnte.

Therapie:

1. *Frühfälle: Röntgenbestrahlung*, sofern möglich.
2. *Generalisierte Fälle: Zytostatika:* Man beginnt z. B. mit 1–2 Tretamin-Stößen, je 5–7,5 mg im Abstand von 14 Tagen, um Zeit zu gewinnen, und fährt mit einer kombinierten *Chlorambucil*-(4–10 mg tägl. je nach Leukozytenwerten) und *Prednisondosis* (30–40 mg tägl., oder 6–8 mg **Millicorten®**) fort. So kann man die malignen Retikulosen evtl. jahrelang (siehe auch Abb. 28) am Leben erhalten.
3. *Terminales Stadium:* Evtl. Versuch mit der *Kortikosteroidstoßtherapie* (siehe beim Lymphogranuloma Hodgkin, S. 53, ferner *Vinblastinsulfat* (**Velbe®**) oder **Natulan®**. Evtl. *MOPP-Schema*, siehe beim Hodgkin.

Lymphoblastoma Brill-Symmers

Eine seltenere Erkrankung des lymphatischen Systems im Sinne einer Hämoblastose der Keimzentrenzellen. Die Erkrankung geht klinisch mit generalisierten Lymphknotenschwellungen, sehr oft auch mit einer starken Vergrößerung der Milz einher. Der Verlauf ist ausgesprochen chronisch, doch kann diese relativ benigne Erkrankung akut in ein Lymphosarkom übergehen.

Therapie:

Primärherd und evtl. Sekundärherde immer zuerst bestrahlen. Bei Reaktivierung gleiche Therapie wie beim Lymphosarkom oder Hodgkin.

Makroglobulinämie Waldenström

1. *Zytostatische Therapie:* Die Krankheit verläuft ausgesprochen chronisch über viele Jahre, und die therapeutischen Erfolge sind deshalb schwierig zu beurteilen. Einen günstigen Effekt sahen wir vor allem bei Fällen mit gleichzeitiger Milz- und Lymphknotenbeteiligung.

Chlorambucil (**Leukeran®** [Wellcome]): Wir haben dieses Präparat seit 1954 bei allen progredienten Fällen angewandt; der Erfolg war in ca. 50% sehr gut. Unsere Resultate sind von verschiedenen Autoren bestätigt worden.

Waldenström

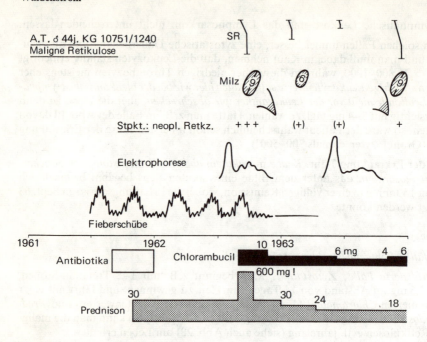

Abb. 28. *Maligne Retikulose*: Seit 1961 periodisch aufgetreten, hochfebrile Schübe von 2–4 Tagen Dauer und sehr stark erhöhter BSR von 70/80 mm. Das unklare Krankheitsbild bereitete zahlreichen Klinikern diagnostische Schwierigkeiten und konnte erst durch den Nachweis der typischen Zellen einer malignen Retikulose im Sternalpunktat endgültig erkannt werden. Auf Prednison allein keine Besserung. Auf Kombinationsbehandlung mit Chlorambucil (**Leukeran®**) schlagartige Besserung und seit über 7 Jahren unter einer ED von 6 mg voll arbeitsfähig. Beim Versuch, das Mittel wegzulassen, prompte erneute Fieberschübe mit Pleuraschmerzen und Milzschwellung. 1968, d. h. 7 Jahre nach Beginn der Erkrankung rasche Verschlimmerung, schwerer Blastenschub mit völliger Resistenz, Exitus.

Dosierung: je nach den Leukozyten. Beginn mit 5–7,5 mg tägl. (Tabl. à 5 mg). Vorsicht bei Leukopenie. ED je nach Fall 2,5–5 mg tägl.

Ein typisches Beispiel für den sehr guten Erfolg, den man mit **Leukeran®** erzielen kann, ist der folgende Fall (s. Abb. 29) einer schweren Makroglobulinämie Waldenström, den wir anderweitig ausführlich publizierten (Med. Klinik 50 [1964], 401).

Melphalan (**Alkeran®**) (siehe Zytostatika-Kap. S. 629):
Dosierung: siehe Myelom. Ergibt nach unseren Erfahrungen keine so guten Resultate.

2. *Bluttransfusionen* sind oft im Spätstadium wichtig zur Bekämpfung der Anämie und auch zur Besserung des schweren Koagulationsdefektes.

3. *Bei schweren Blutungen*: Die Patienten können aus kleinsten Rißwunden verbluten. *Cave Zahnextraktionen!* Bei Blutungen Tamponade mit Kompressionsverband und Auflegen von mit Thrombin getränkten Tampons.

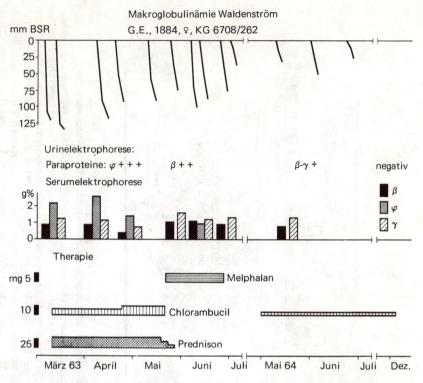

Abb. 29. *Makroglobulinaemia Waldenström mit miliaren Lungenherden.* (79jähr. Frau.) Unter der Behandlung mit *Chlorambucil* (**Leukeran**®) kommt es zum Verschwinden der Paraproteine und zur Normalisierung der BSR und der Elektrophorese. Bei einem Versuch mit *Melphalan* stieg die Senkung erneut an und die Betaglobuline nahmen wieder zu, weshalb *Chlorambucil* weitergegeben wurde. Die miliaren lymphoiden Lungeninfiltrate (Probeexzision) bildeten sich weitgehend zurück. Gewichtszunahme von 12,3 kg, Normalisierung des Knochenmarks, so daß seit Dezember 1964 das *Chlorambucil* vorübergehend unterbrochen wurde. Exitus 1967. (Einzelheiten s. SCHMID, J. R. u. S. MOESCHLIN: med. Klinik 50 [1964], 401).

Myelom

Indikation zur Behandlung: Wenn die Diagnose eines Myeloms gesichert ist, muß man vorerst entscheiden, ob der Patient überhaupt eine Therapie benötigt. Viele Fälle verlaufen jehrelang sehr gutartig und bedürfen keiner Behandlung. *Absolute Indikation zur Behandlung sind starke Knochenschmerzen, Gewichtsverlust, eine auffallende Verschlechterung des Allgemeinbefindens und zunehmende Anämie.*

Durchführung der Behandlung:

Lokalbehandlung:

In seltenen Fällen beginnt die Erkrankung lokal, am häufigsten in einem Wirbel, und führt evtl. zu Spontanfraktur oder Kompressionserscheinungen. Solche Fälle weisen häufig noch keine Dissemination auf. Hier ist die *Röntgenbestrahlung* (4000 bis 6000 r)

Myelom

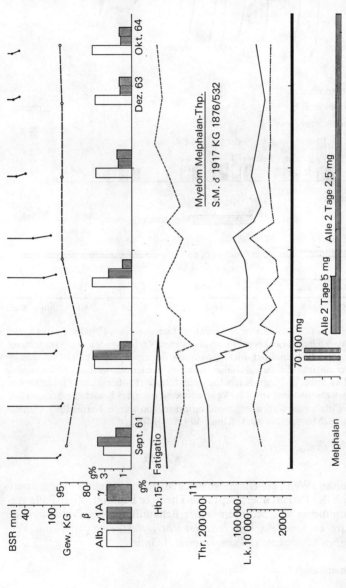

Abb. 30. *Melphalan-Erfolg bei Myelom:* 1950 wurde beim Patienten auf Höhe von Th 6 ein malignes medulläres Myelom exstirpiert und anschließend röntgenbestrahlt. Weitere Herde in beiden Hüftbeinschaufeln und im rechten oberen Schambeinast wurden ebenfalls bestrahlt. Damalige Elektrophorese und BSR normal. 1961 erneut beschwerdefrei. Dann 10 Jahre beschwerdefrei. 1961 erneut Müdigkeit und starke Rückenschmerzen. Objektiv: hohe BSR und pathologischer betaständiger M-Gradient in der Serumelektrophorese. Immunoelektrophorese: gamma-$_{1A}$-Globulin-Paraproteinämie. Sternalpunktion keine Myelomzellen. Osteolytische Herde röntgenologisch unverändert. Auf *Melphalantherapie* (siehe Kurve): Verschwinden der subjektiven Beschwerden, Rückgang der BSR von 124/128 mm auf 13/27 mm, Gewichtsanstieg von 82 auf 94 kg! Ansteigen des Hb. von 12,6 auf 14,6 g% ohne Transfusionen, *weitgehende Normalisierung der Serumelektrophorese* bei weniger ausgeprägter gamma-$_{1A}$-Globulin-Paraproteinämie in der Immunoelektrophorese. Patient nahm seit 10 Jahren weiterhin alle 3 Tage eine ED von 2,5 mg *Melphalan* und war dabei voll arbeitsfähig und beschwerdefrei. Er starb 1971 d.h. 21 Jahre nach Feststellung des Myeloms.

indiziert. Danach können häufig mehrjährige Remissionen beobachtet werden. Der in Abb. 30 dargestellte Fall wies nach der Bestrahlung eine 10-jährige Remission auf (4000 r), dann kam es zur Dissemination, er starb 1971 nach total 21 Jahren.

Allgemeine Therapie:

Melphalan (**Alkeran**® [Wellcome]): Versuch einer Dauertherapie über 3–4 Monate. Bringt diese eine deutliche Besserung, so wird sie als Dauerbehandlung weitergeführt.
Dosierung: Tägl. 5 mg p.o. Die Dosis wird so lange weiter verabreicht, als dies auf Grund der Leukozyten und Thrombozyten möglich ist (gewöhnlich 3 bis 4 Wochen). Alsdann geht man nach einer eventuell eingeschalteten Latenzzeit auf eine ED von 2,5–5 mg alle 3 Tage als Dauertherapie über.

Ein typisches Beispiel für einen sehr guten Erfolg bei einem Gamma$_{IA}$-Myelom ist in Abb. 30 (Fall S. M.) wiedergegeben. Über die *Sarkolysin*-Behandlung wurde erstmals von russischen Autoren berichtet, dann von VIDEBAEK.

Östradiol-Derivate: Wenn trotz der Durchführung mit der angegebenen normalen Dosierung von **Alkeran**® nach 4 Monaten noch keine Besserung eintritt, oder bei Auftreten einer Chemoresistenz nach 2–3 Jahren, geht man auf *Oestrogen-Derivate* über. Sie ergaben uns bei ausgesprochen schweren Fällen in 50% einen deutlichen Effekt. **Eticyclin Forte**® [Ciba-Geigy], Tabl. à 1 mg; Dosierung: tägl. 5 mg p.o., ED 3 mg tägl. p.o.

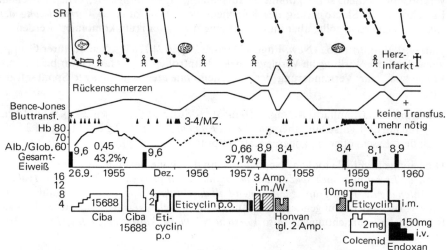

Abb. 31. *Myelom* (56jähr. Frau, KG 77652/56) (starke familiäre Belastung, ein Bruder starb an Leukämie, ein anderer an Hypernephrom): Knochenschmerzen seit einem Jahr. Bei der Spitaleinweisung schweres Krankheitsbild, bettlägrig, kann sich kaum im Bett herumdrehen. Anfänglich leichte Besserung auf ein Zytostatikum, dann wieder Verschlimmerung. Seither *Eticylintherapie*. Subjektiv sehr gute Remission für $3^{1}/_{2}$ Jahre. Konnte Haushalt und leichte Gartenarbeit wieder besorgen. Deutlicher Rückgang der BSR. Bei oraler Therapie zuweilen Verschlimmerung sowie leichte Nausea, deshalb 3mal wöchentlich 1 Ampulle zu 5 mg. Brauchte nur noch alle 3–4 Wochen eine Transfusion, vorher wöchentlich. Knochenarrosionen und Sternalpunktat nicht beeinflußt, Gewichtszunahme 4 kg. Nach $3^{1}/_{2}$ Jahren allmähliche Resistenz, aber leichte Besserung unter *Colcemidzugabe* und später auf *Honvan*. Exitus nach $4^{1}/_{2}$ Jahren.

Plasmozytom

Stilböstroldiphosphat (**Honvan**® [Asta]): Diese Phosphatverbindung, die beim Prostatakarzinom sehr gute Resultate gibt und von DRUCKREY entwickelt wurde, kann ebenfalls versucht werden.

Dosierung anfänglich 2 Amp. tägl. i.v., bei auftretender Besserung noch 2–3mal wöchentlich 2 Amp. i.v. und dann evtl. Übergang auf orale Therapie, tägl. 3 Kapseln.

Nebenerscheinungen: Bei Männern kommt es auch hier zu Feminisierung und bei Frauen beim Absetzen evtl. zu Metrorrhagien. Anfänglich häufig während der Injektion sehr unangenehmes Jucken und Beißen und Hitzegefühl in der Anal- und Genitalgegend. Diese Nebenerscheinungen sind aber harmlos.

Kombinations-Therapie von *Melphalan* plus *Prednison*: Hat sich für die fortgeschrittenen Fälle bewährt.

Dosierung: *Melphalan* (**Alkeran**®) gleiche Dosg. wie S. 59. Dazu verwenden wir folgende von uns modifizierte Prednison-Dosg.: Im Beginn 1,2 mg/kg/Tag für 2 Wochen, dann 2 Wochen 0,8 mg/kg/Tag, für 2 Wochen 0,4 mg/kg/Tag, dann 0,2 mg/kg/Tag für 1 Monat und dann Cortison-Pause für 8 Wochen. Dann erneut 2 Monate 0,2 mg/kg/Tag. Bei adipösen Leuten oder Cushing-Symptomen Ersatz durch *Triamcinolon* (**Delphicort**®, **Kenacort**®, **Ledercort**®) $1/3$ der Prednison-Dosis, oder **Celestone**® (**Celestan**®) $1/10$ der Prednison-Dosis.

Natriumfluorid: In vielen Fällen ein sehr gutes Mittel. Es muß in dragierter Form verabreicht werden, sonst kommt es zu Nausea, *Appetitlosigkeit!*, evtl. Erbrechen. Es führt durch Sklerosierung des Knochens vor allem zu einer *Verminderung der Knochenschmerzen*, sollte aber immer mit einem Zytostatikum kombiniert werden.

Harley, J. B. u. Mitarb., (New. Engl. J. Med. 286 [1972] 1283) sahen bei ihrer Gruppe keine deutliche Wirkung im Vergleich zu den Kontrollen. Selbst fanden wir bei unseren Fällen v. a. eine Verminderung der Knochenschmerzen und weniger Spontanfrakturen.

Dosierung: Natriumfluorid-Drag. à 50 mg!! $1/2$ Std. vor dem Essen 2–3 × tägl. (d. h. 100–150 mg tägl.) als Dauertherapie. Dazu *Kalziumlaktat*: 1–2 g 3 × tägl. p.o. 2 Std. nach dem Essen, oder ein anderes Kalziumpräparat.

Die häufige terminale tödliche Nephrose kann durch die Behandlung nicht verhindert werden. *Es sei hier noch speziell darauf aufmerksam gemacht, daß man bei Myelompatienten die i.v. Pyelographie auf keinen Fall durchführen darf*, da im Anschluß daran, trotz vorher noch genügender Nierenfunktion, *tödliche Nephrosen* auftreten können (zwei eigene Beobachtungen). *Also Vorsicht bei unabgeklärter hoher BSR!*

Lymphatisches extramedulläres Plasmozytom

Dieses seltene Krankheitsbild verläuft klinisch mit einer hohen SR, Dysproteinämie, Fieber und u. U. Eosinophilie sowie Lymphknoten- und Milzschwellung mit ausgedehnter Infiltration von Plasmazellen vom lymphatischen Typus. Im Blut kann es zu einer eigentlichen Plasmazellenleukämie kommen. Im Gegensatz zum medullären Myelom vom retikulären Typus sind aber hier die Plasmazellen in den Anfangsstadien im Knochenmark nicht vermehrt (siehe: Moeschlin, S. u. G. Forster: Schweiz. med. Wschr. 84 [1954], 1106).

Plasmozytom

Therapie:

Im Gegensatz zum medullären Myelom sieht man hier ganz eklatante Erfolge durch die *Kortikosteroidtherapie*. Als Dosierung genügte (4 eigene Fälle) eine Initialdosis von *Prednison* 2 mg/kg pro die, die nach Eintreten der Remission auf eine Erhaltungsdosis von $1/2$ mg/kg reduziert wurde. Ein späteres Rezidiv konnte durch eine erneute Stoßtherapie nur unvollständig beeinflußt werden (s. Abb. 32).

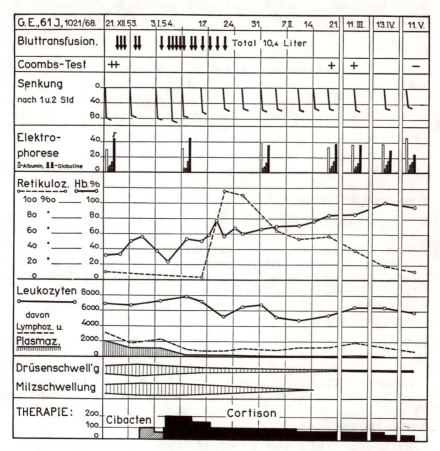

Abb. 32. *Extramedulläres lymphatisches Plasmozytom mit erworbener hämolytischer Anämie* (61jähr. Frau). Die Patientin zeigte alle typischen Befunde, nämlich generalisierte Lymphknotenschwellungen, Hiluslymphome, Milz- und Lebervergrößerung und 30% atypische Plasmazellen bei 6700 Lkz sowie massenhaft junge Plasmazellen im Lymphknotenpunktat, bei hoher SR (87/90), Serumeiweißerhöhung (8,4%) und einer Gammaglobulinvermehrung von 43,5%. Völlige Remission auf *Kortikosteroidtherapie*. Siehe Moeschlin, S. u. G. Forster: Schweiz. med. Wschr. 84 (1954), 1106.

Aplastische Anämie

Die aplastischen Anämien können durch verschiedene Ursachen ausgelöst werden:

Chemisch-toxisch: Benzol, Nitrobenzol, Chloramphenicol, Gold, Hydantoin, Arsenpräparate, *Ampicillin* und zahlreiche andere Stoffe (z. B. Chlorpromazin u. Hexachlorhexan).
Weitere Stoffe siehe Moeschlin, S.: „Klinik u. Therapie der Vergiftungen", 5. Aufl. Thieme, Stuttgart, 1972, S. 506.

Zytostatika.

Strahlenschädigungen: Röntgen und radioaktive Substanzen (Leuchtziffer-Arbeiter usw.).

Sensibilisierung: Bildung von Autoantikörpern analog den erworbenen hämolytischen Anämien, Thrombozytopenien, Immunozytopenien und Immunoagranulozytosen.

Unbekannte Ursachen.

Thymom: Obschon diese Fälle selten sind, so sollte doch immer danach gesucht werden (Röntgenbild), da die Anämie nach operativer Entfernung des Tumors ausheilt.

Symptomatische Therapie:

1. *Bluttransfusionen*, die neben dem Ersatz von Erythrozyten und bei Plastikbeutel-Transfusionen auch der Plättchen noch das KM anregende Substanzen vermitteln. Wenn die Transfusionen über 3–4 Jahre in Intervallen von 2–3 Wochen durchgeführt werden müssen, so kommt es zur Entwicklung einer sekundären Hämochromatose. Diese kann heute durch die Behandlung mit *Desferrioxamin-B* (**Desferal®**, [Ciba-Geigy]) vermieden werden. Mit der Behandlung sollte begonnen werden, sobald die durch die Transfusion zugeführte Eisenmenge 30 g überschreitet. Dosierung siehe *Hämochromatose* (S. 457).
2. *Aufbaustoffe*: Vitamin-B-Komplex-Therapie, z. B. als **Becozym®** [Roche], tägl. 2 Ampullen i.m. oder i.v. (in Dtschl. **BVK®** [Roche], **Polybion®** [Merck]). Auch Folsäure 20–25 mg tägl., z. B. **Folvite®** [Lederle], (in Dtschl. **Cytofol®** [Lappe] **Folsan®** [Kali-Chemie]). Vitamin B_{12} tägl. 100 γ i.m. Diese Mittel können nichts schaden, sind aber bei den aplastischen Anämien von sehr zweifelhaftem Wert.

Kausale Therapie:

3. *Weglassen aller evtl. in Frage kommenden Noxen!*
4. *Kortikosteroidtherapie* bringt nur bei der immunologischen Form, aber hier eine spektakuläre Besserung. *Dosierung*: 1 mg/kg und nach Eintreten der Remission Rückgang auf die ED von tägl. 20–30 mg. Manchmal kann das Mittel dann langsam ausgeschlichen werden. In einzelnen Fällen bedarf es aber einer Dauertherapie.
5. *Testosterontherapie*: Ausgehend von der Beobachtung eines deutlichen Anstieges der Erythrozyten und Retikulozyten bei mit *Testosteronpräparaten* behandelten Mammakarzinosen verwendet man heute allgemein diese relativ harmlose Therapie auch bei aplastischen Anämien und Ostemyelofibrosen. Von 66 Androgen-behandelten aplastischen Anaemien betrug die Überlebenszeit 26 Monate, von 46 symp-

tomatisch behandelten aplastischen Anämien ohne Androgen-Therapie dagegen nur 13 Monate [Perugini, S. und Mitarb.: Schweiz. med. Wschr.: 100, (1970, 1982 bis 1984]. Einen besonders guten Erfolg sahen wir mit **Adroyd**® (Parke-Davis), Dosierung etc. und andere Präparate siehe Osteomyelosklerose.

6. *Knochenmarktransfusionen*: Sie versprechen vor allem bei vorübergehenden, durch Strahlen oder toxische Substanzen bedingten Formen einen Erfolg, indem sie die kritische Phase bis zum Wiedereinspringen der eigenen Myelopoese überbrücken helfen.

Osteomyelosklerose – Myelofibrose

Dieses interessante Krankheitsbild ist differentialdiagnostisch schwierig von der genuinen myeloischen Leukämie abzugrenzen. Wir verfügen über mehrere Fälle, die im Laufe der Jahre in eine typische chronische oder akute Leukämie übergingen. Wir neigen daher heute eher dazu, auch diese Erkrankung als eine mit den Leukämien, d. h. den neoplastischen Erkrankungen, identische Gruppe aufzufassen, wobei die Entdifferenzierung hier wahrscheinlich bis zur Retikulumzelle hinunterreicht, so daß neben den myeloischen Zellen auch pathologische Fibrozyten und Osteozyten im Sinne der Myelosklerose auftreten können. Die Erkrankung verläuft aber ausgesprochen schleichender als die chronische myeloische Leukämie und kann sich über 15–20 Jahre erstrecken. Im Gegensatz zur chronischen myeloischen Leukämie sind die alkalischen Phosphatasewerte der Leukozyten hier in der Regel deutlich erhöht, selten normal. Das Milzpunktat ergibt eine noch unvollständige Durchsetzung der Milz mit myeloischen Zellen und die *Knochenmarksbiopsie* zeigt eine beginnde Myelofibrose, die u. U. mit einer Osteomyelosklerose kombiniert sein kann. Alle diese klinischen Kriterien sind aber nicht immer stichhaltig. So sahen wir sichere Fälle mit einer niedrigen Phosphatase. Bei ausgesprochener Osteosklerose denke man auch immer an die Möglichkeit einer *Fluorvergiftung!*

Therapie:

1. *Splenektomie*: In Frühfällen oder bei Hypersequestration evtl. indiziert. Bei Spätfällen sicher kontraindiziert, da hier die Blutbildung oft zu einem großen Teil noch speziell auf die Milz beschränkt ist und die Splenektomie durch eine schwere Granulozytopenie zum Tode führen kann (3 auswärtige eigene Beobachtungen).

2. *Testosteron*: Diese Behandlung wird von zahlreichen Autoren empfohlen. Selbst sahen wir keine eindeutigen Erfolge. Dosierung: 6 mg *Testosteron*/kg pro Woche i.m. (Pp. z. B. **Perandren**®). Noch stärker wirkt Oxymetholon, **Anadrol**® [Synthex Lab.], Palo Alto USA, oder **Adroyd**® [Parke-Davis] in Dosierung von 2 mg/kg/d; Wirkungseintritt nach 5–6 Monaten; leider noch etwas teuer. Bei Absetzen des Präparates voll reversible Nebenwirkungen: Virilisierung, Gewichtszunahme, Ödeme, Hepatotoxizität. (Siehe H. Berner und J. Öhme: Mschr. Kinderheilk. 120, 405–409, 1972).

3. *Bluttransfusionen*: Nur wenn wirklich nötig. Es genügt, wenn das Hb um 60–65% (9,4–10,0 g%) gehalten wird, da sonst als Folge der gehäuften Transfusionen sich eine frühzeitige Hämochromatose entwickeln kann.

4. *Zytostatika*: Sollten nicht kontinuierlich angewendet werden. Steigen aber die unreifen Zellen im Blut stark an, so kann ganz vorsichtig mit kleinen *Busulfan*-(**Myleran®**-) Dosen versucht werden, 2–4 mg tägl. für 3–4 Wochen, dann 2 mg 2–3mal wöchentlich. Wir sahen in mehreren Fällen eine vorübergehende deutliche Besserung. Genaue Thrombozytenkontrolle!

5. *Prednison*: 20–30 mg täglich, v. a. für die Spätfälle günstig.

6. *Thrombozytopenien mit Blutungen*: Treten in der terminalen Phase häufig auf. Versuch mit silikonisierten Transfusionen und kleinen Prednisondosen (20–30 mg tägl.).

Mononucleosis-Syndrom

Verläuft im allgemeinen gutartig. Meistens durch ein Virus (EB, Zytomegalie), Toxoplasmose bedingt, seltener Ausdruck einer Autoimmunisierung durch bestimmte Medikamente wie *Phenobarbital* (3 eigene Fälle), PAS (2 Beobachtungen sowie GAULHOFER, 1952, und LICHTENSTEIN, 1953), *Penicillin*. Die Angina Plaut-Vincent stellt eine Superinfektion auf den entzündeten geschwollenen Tonsillen dar und tritt nur in einem Teil der Fälle auf. Nur in sehr seltenen Fällen kommt es zu einem schweren letalen Verlauf. Man achte immer auf die Leber und bestimme die Transaminasen. Sind sie deutlich erhöht und die Leber vergrößert, so ist auch ohne Bilirubinerhöhung besser eine Leberschondiät zu verabreichen.

Therapie:

1. *Bettruhe*: Im fieberhaften Stadium und bis zur evtl. Abheilung der Leberkomplikation.

2. *Antibiotikaabschirmung*: Nur beim Hinzutreten einer Tonsillitis. Dann am besten Breitspektren, da Anaerobier, z. B. *Ampicillin* 1 g tägl. plus **Streptothenat®** 1 g bis zur völligen Entfieberung und Sanierung des Lokalbefundes.

3. *Bei sehr schwer verlaufenden Fällen*: Rekonvaleszentenserum 100–150 ml i.v. oder als Plasma von einem Patienten, der die Krankheit kürzlich überstanden hat. Nur in seltenen Fällen wird sich Rekonvaleszentenblut für eine Bluttransfusion finden. Hierdurch sahen wir bei 6 sehr schweren Fällen eine prompte Besserung. Zusätzlich ist in solchen bedrohlichen Fällen immer eine Abschirmung (siehe oben) durchzuführen und eine kleine *Prednisondosis* von 20–30 mg tägl. zu verabreichen.

4. *Bei Leberbeteiligung*: Kleine *Prednisondosen* von 20 mg tägl. p.o. plus Leberschondiät.

5. *Gefahr der Milzruptur*: Im Falle einer Ruptur sofortige *Operation*! Besonders gefährdet sind Patienten mit vorbestehenden Milzschmerzen, was eine Überdehnung der Kapsel anzeigt. Diese Gefahr tritt vor allem in der 3. Woche der Erkrankung auf. Patienten mit Mononucleosis infectiosa sollten deshalb mindestens 3 Wochen in der Rekonvaleszenz *keinen Sport treiben*, keinen Laufschritt unternehmen, da die noch lange Zeit vergrößerte Milz bei dieser Erkrankung leicht zerreißen kann. (Zahlreiche in der Lit. mitgeteilte Todesfälle.)

6. *Weitere Komplikationen*: Thrombozytopenische Purpura, erworbene hämolytische Anämie (hier *Kortikosteroidtherapie*, siehe unter diesen spez. Kapiteln).

7. *Chronisch rezidivierende Mononucleosis*: In ganz seltenen Fällen kann sich das Krankheitsbild über mehrere Jahre (1 eigener Fall mit $3^1/_2$ Jahren, weitere Fälle siehe ISAACS), hinausziehen, indem alle 2–3 Monate wieder Fieberschübe mit evtl. Milz- und leichten Drüsenschwellungen und gleichzeitig wieder typische Drüsenfieberzellen im Blut auftreten. In solchen Fällen könnte eine langdauernde *Prednisonbehandlung* versucht werden. Evtl. handelt es sich um eine *Toxoplasmose*, s. dort.

Lymphocytosis infectiosa

Eine wahrscheinlich durch eine Virusinfektion ausgelöste Erkrankung des lymphatischen Systems, die vorwiegend bei Kindern, seltener bei Erwachsenen auftritt. Neben einem eventuell starken Hustenreiz und leichten Temperaturen ist die Vermehrung von kleinzelligen Lymphozyten ohne Zunahme der jungen und basophilen Formen charakteristisch, wobei ausnahmsweise sogar Werte von 100 000 Leukozyten auftreten können. Analoge Bilder können durch *Antiepileptika* ausgelöst werden.

Die Erkrankung heilt immer spontan aus, und die Kenntnis derselben ist hauptsächlich bei der differentialdiagnostischen Abgrenzung gegenüber der chronischen lymphatischen Leukämie wichtig.

Splenektomie-Indikationen

Es wird hier nur eine kurze Übersicht der wichtigsten Indikationen aufgeführt. Für Einzelheiten verweisen wir auf die einzelnen Abschnitte und auf die spezielle Literatur.

Vorsicht bei Kleinkindern (1–3jährig), da es hier in den ersten drei Jahren nach der Splenektomie zu einer erhöhten Infektanfälligkeit kommen kann.

Absolute:

1. *Ausgesprochene Hypersplenien mit Zytopenie* (hier kann die Bestimmung der Erythrozyten-Überlebenszeit mit ^{51}Cr sehr wertvoll sein) = *Hypersequestration*.
2. *Milz-Venen-Thrombose*.
3. *Isolierte Milz-Tuberkulose* (sehr selten).
4. *Chirurgische Indikationen* (Milz-Aneurysma, Milzruptur).

Relative:

1. *Anaemia haemolytica cong. famil.*
2. *Thrombocytopenia essentialis Werlhof.*
3. *Speicher-Krankheiten* (M. Gaucher).
4. *Anaemia haemolytica bei homozygoter Thalassämie.*

5. Anaemia haemolytica bei *Drepanozytose*.
6. Anaemia haemolytica bei *Marchiafava*.
7. Anaemia haemolytica *acquisita* (Hämolysine).
8. *Osteomyelosklerose* (nur in Frühfällen mit guter Markfunktion, in Spätfällen mit atrophischem Mark kontraindiziert, siehe Spezialkapitel).
9. *Anaemia aplastica* beim Versagen aller anderen Maßnahmen.

Störungen des Elektrolyt- und Wasserhaushaltes*

Richtlinien der Infusionstherapie:

Ohne eingehende Kenntnis der Anamnese, des klinischen Bildes und wichtiger Laborbefunde ist keine sichere Diagnose und folgerichtige Therapie möglich. Da die Störungen meist komplexer Natur sind, lassen sie sich nicht nach einem einfachen Schema behandeln.

Der Organismus ist bestrebt, die Körperflüssigkeit in ihrer Zusammensetzung und Ausdehnung auf die Flüssigkeitsräume, sowie in bezug auf die Bilanz zwischen Zufuhr und Ausscheidung konstant zu halten. *Gesetz der Homöostase.*

Die häufigste Indikation für eine Infusionstherapie besteht bei Patienten, deren orale Nahrungsaufnahme gestört ist. Demzufolge steht die Basismedikation von Wasser und Elektrolyten im Vordergrund. Sie entsteht durch die physiologischen renalen und extrarenalen Verluste. Davon zu unterscheiden ist die angepaßte Substitutionstherapie bei aufgetretenen Verlusten.

Normaler Basisbedarf (TRUNIGER):

	Wasser	Natrium	Chlorid	Kalium	(mval)
Urin	1500 ml	50–80	90–120	40	
okkulte Verluste	1000 ml	–	90–120	–	
Total/24 Std.	2500 ml	50–80	–	40 mval	

Der Substitutionsbedarf errechnet sich aus der Analyse der zusätzlichen Verluste, z. B. Fieber erfordert pro Grad Temperaturerhöhung zusätzlich 500 ml Wasser; Verluste gastrointestinaler Sekrete, Ileus usw. erfordern eine Substitution, welche den Verlust in seiner chemischen Zusammensetzung exakt berücksichtigt. Dies erfordert entsprechende Zusätze zur Basistherapie.

---

* Meinem Mitarbeiter Dr. von WESTPHALEN, Oberarzt, danke ich herzlich für die Ausarbeitung dieses Kapitels.

Spezielle Formen

Störungen des Wasser- und Natriumbestandes

Diese beiden Größen sind innerhalb des extrazellulären Flüssigkeitsraumes über eine funktionierende Osmoregulation miteinander verbunden. Eine Verminderung des ECV führt zu einer entsprechenden Abnahme des intravaskulären Volumens und damit zu einer *vermehrten Reninausschüttung. Hierzu resultiert eine erhöhte Angiotensin- und Aldosteronaktivität.* Diese führt zu einer *vermehrten Natriumrückresorption* in den Nierentubuli. Die hierdurch gesteigerte Osmolarität des ECV bewirkt eine Adiuretinausschüttung mit der Folge einer vermehrten Wasserrückresorption in der Niere, welche so lange wirkt, bis sich die Serumosmolarität wiederum normalisiert hat.

Das Natrium ist nahezu ausschließlich auf den extrazellulären Raum beschränkt und ist das wichtigste Kation. *Bei intakter Osmoregulation bedeutet daher eine Störung des Natriumbestandes immer eine Veränderung des ECV.*

Natriumverluste

Diese Störung entsteht bei gastrointestinalen Verlusten wie Erbrechen, Diarrhöe, Darmfisteln, Magendrainage. Renal kommt es zu einem Natriumverlust bei der „salt-losing nephropathy", ferner in der diuretischen Phase der akuten Tubulonekrose, sowie durch Diuretika. Generell tritt sie bei Verbrennungen und Höhlenergüssen und Ileus auf. (Siehe Truniger, B.: Wasser- u. Elektrolythaushalt, 3. Aufl. Thieme, Stuttgart, 1971, 1–188).

Pathogonese: Der Organismus beantwortet diese Verluste primär mit einer isotonischen Kontraktion des ECV. Sekundär kommt es zu einer Aufgabe der Osmoregulation und einer vermehrten ADH-Aktivität mit Retention von freiem Wasser.

Diagnose: Verminderter ZVD, schlechte zentrale Venenfüllung, verminderte Urinvolumina, erhöhter Hk, erhöhte Plasmaproteine, erhöhter Serumharnstoff, anfangs normales Serumnatrium, danach erhöht. Im klinischen Bild: Müdigkeit, Durst, verminderter Hautturgor, weiche Bulbi, Schwäche, Apathie.

Therapie:

Volumenersatz mit Natriumsalzen in Form isotoner Lösungen. Die erforderliche Menge richtet sich nach ZVD, klinischen Zeichen und Körpergewicht.

Natriumüberschuß

Kommt kaum bei intakter Niere und normalen Kreislaufverhältnissen vor. Dagegen bei Störungen dieser Organe, wie Unmöglichkeit der adäquaten Ausscheidung oder Retention.

Diagnose: Gewichtszunahme, Großkreislaufödeme, feuchte Lungenbasen, erhöhter ZVD.

Therapie:

Natriumrestriktion, Saluretika, Aldosteron-Hemmer (Aldactone-A®).

Elektrolythaushalt

Wassermangel

Bedingt durch eine ungenügende Wasserzufuhr oder durch einen gesteigerten Wasserverlust. Dieser führt zu einem Anstieg des Serumnatriums und der Osmolarität, zu einer Wasserverschiebung aus dem intrazellulären in den extrazellulären Raum. Da $^2/_3$ des Gesamtwassers sich intrazellulär befindet, ist die Verschiebung in diesen Raum für den Organismus viel dramatischer. Dieser „Zelldurst" löst die folgenden klinischen Symptome aus:

Diagnose: Trockene Haut, Schleimhäute und Zunge, geringe hochgestellte Urinportionen, erhöhtes Serumnatrium, erhöhte Serumosmolarität, Hb und Gesamteiweiß ebenfalls erhöht. Hk nicht zu verwerten, da das Zellwasser ebenfalls vermindert ist.

Therapie:

Das Gesamtwasserdefizit läßt sich aus folgender Formel berechnen:

$$\frac{\text{Na-Ist} - 142}{142} \times 0{,}2 \times \text{Körpergew.-Soll (vor der Erkrankung)}$$

Hieraus ergibt sich das extrazelluläre Defizit. Multiplikation mit 3 zur Berechnung des Gesamtwasserdefizits. (Steinbruck, G. u. Mitarb.: Internist 10 [1969], 184).

Im allgemeinen genügt die Zufuhr von 3–4 l freiem Wasser als Glukose 5% z. B., kein sofortiger Ersatz, sondern innerhalb 48 Std.

Wasserüberschuß

Wird ausgelöst durch ein Mißverhältnis zwischen Zufuhr und Elimination des Wassers. Meistens handelt es sich um eine verminderte renale Ausscheidung durch eine Nierenfunktionsstörung oder eine inadäquate ADH-Stimulation, z.B. akutes Nierenversagen bei Anurie, chronische Niereninsuffizienz oder eine pathologische ADH-Aktivität, wie bei Leberinsuffizienz, schwerer Herzinsuffizienz, bei Bronchuskarzinom, organischen Hirnschädigungen.

Diagnose: Feuchtigkeit der Haut, Schwäche, zerebrale Krämpfe, Gewichtszunahme, Hirnödem, verminderte Serumosmolarität, erniedrigtes Serumnatrium.

Therapie:

Bei unkomplizierten Fällen strikter Wasserentzug, bei schweren Zuständen Testinfusion mit 300 ml 3%iger NaCl-Lösung zur rascheren Normalisierung der Serumosmolarität. Falls kein Erfolg, Peritoneal- oder Hämodialyse.

Kombinierte Störungen

Die bislang beschriebenen Störungen können auch kombiniert auftreten. Je nach Verhalten des ECV und der Serumosmolarität spricht man dann von *normo-, hyper-, hypotoner Dehydratation* und einer *normo-, hyper-, hypotonen Hyperhydratation*. Die Behandlung dieser komplexeren Störungen richtet sich nach den bisher beschriebenen Richtlinien, basierend auf den klinischen und laborchemischen Parametern.

Hypotone Dehydratation: Diese findet sich bei gesteigerten renalen und extrarenalen Verlusten an Natrium durch chronischen Diuretikagebrauch, Laxantienabusus, Durchfallserkrankungen und bei NNR-Insuffizienz.

Hypertone Dehydratation: Trifft man bei mangelhafter Wasserzufuhr bei Schwerkranken, gesteigertem Wasserverlust bei Fieber, Tracheotomie, Sondenernährung, Coma diabeticum, acidoticum u. hyperosmolare (siehe dort).

Hypotone Hyperhydratation: Findet sich bei schwerer Herzinsuffizienz, Leberzirrhose, nach zu hohen Zuckergaben, ferner bei Flüssigkeitsverlusten, die ausschließlich mit Zuckerlösungen substituiert wurden.

Hypertone Hyperhydratation: Diese ist meist iatrogen bedingt durch übermäßige Kochsalzzufuhr, Ersatz von Magensekretverlusten mit NaCl, zu starke Korrektur einer Azidose mit Bikarbonat-Na.

Normotone Hyperhydratation: Man begegnet ihr bei überhöhter Zufuhr von isotonischen Lösungen; auch die Ödeme der Herzinsuffizienz gehören hierher.

Kaliumstörungen

Kalium findet sich überwiegend im intrazellulären Raum. Das extrazelluläre Kalium stellt nur etwa 2% des Gesamtkaliumbestandes dar. So sind Analysen des extrazellulären Bestandes nur bedingt auf den intrazellulären übertragbar.

Hypokaliämie

Ursachen: Extrarenale Verluste bei Erbrechen, Diarrhöe, Sprue, Kolitis, Laxantienabusus, Leberzirrhosen, Leberfunktionsstörungen bei Vergiftungen (Amanita, Phosphor), Langzeitbehandlung mit Cortison-Derivaten. Renale Verluste bedingt durch: Saluretika, tubuläre Nierenschädigung, Polyurie nach Nierenversagen. Mangeldiät.
Klinische Symptome: Allgemeine Apathie, Muskelschwäche, Ameisenlaufen in den Extremitäten, Ileus, Atemstörungen, Digitalisüberempfindlichkeit.
Labor: Kalium erniedrigt. Bei einem Serum-Kalium von 3 mval/l beträgt das Defizit des Gesamtkaliums 100–200 mval, bei einem von 2–3 mval/l 200–400 mval.
EKG: Abgeflachte und negative T-Wellen, U-Wellen (TU-Verschmelzungswelle), Überleitungsstörungen, Extrasystolien.

Therapie:

Kaliumsubstitution mit 1-molarer Kaliumlösung, welche sich streng nach der Nierenfunktion richten muß. Substitution als Zusatz zur Basislösung sollte 40 mval/l nicht übersteigen*. Häufig kommt es zu Venenschmerzen. Korrektur des chronischen Kaliummangels mit KCL-Tabl. oder Kaliumbikarbonat-Tbl.

* (Ausnahmen bei schweren Hypokaliämien s. u.)

Schwere Hypokaliämie: Hier können nach Clementsen, H.J.: Lancet 1962/II, 175 bis 375 mval innert $5^1/_2$ Stunden gegeben werden. Als Trägersubstanz 5%ige Glukose mit 40 E Alt-Insulin/Liter. Genaueste Überwachung des Patienten erforderlich (EKG-monitoring!).

Hyperkaliämie

Entsteht vor allem bei Nierenversagen oder bei Kaliumvergiftungen.

Klinik: Im Vordergrund stehen kardiale Symptome wie Bradykardie und Arrhythmien, selten Paresen der Extremitätenmuskulatur.

EKG: Zeltförmige Zuspitzung der T-Welle, AV-Blockierungen, ventrikuläre Tachykardien, Kammerflimmern.

Die QRS-Verbreiterung ist ein unbedingtes Alarmzeichen und bedeutet unmittelbare Lebensgefahr!

Therapie:

1. *Kationenaustauscher*, z. B. **Resonium-A®** [Winthrop] per os als Tagesdosis 3×15 g durch Magensonde oder rektal).

2. *500 ml 20%ige Glukose* mit *40 E Alt-Insulin* und Injektion von 20% *Kalziumglukonat* (Vorsicht bei digitalisierten Patienten). (Steinbrück, G. u. Mitarb.: Internist 10 [1969] 184–189).

3. *Provokation von Durchfällen* mit *Sorbitlösung*. 40 ml 70% *Sorbitol* alle 2 Stunden oral oder durch Magensonde geben, bis Durchfälle auftreten, so lange wiederholen bis 1 Liter flüssiger Stuhl pro Tag ausgeschieden wird.

4. *Bei allen Fällen mit einem Kalium über 7 mval Indikation zur Dialyse gegeben. Alle Patienten, bei denen es sich um eine reversible Störung handeln könnte, sollten in eine Klinik zur Hämo- oder Peritonealdialyse* eingewiesen werden. (Reubi, F., P. Cottier: Praxis 47 [1958] 395).
(Maxwell, M.H., u.a.: J. Amer. med. Ass. 170 [1959] 917).

Säure-Basen-Haushalt

Es entstehen als Komplikation von diversen Grundleiden:

Metabolische Azidose

Grundsätzlich liegt ein Überangebot von Protonen vor. Ursache hierfür:

Verlust von körpereigenen Basen, z.B. Darmatonien, Erbrechen.

Überschwemmung des Organismus mit sauren Substanzen, z.B. Schock (Milchsäureazidose).

Unvermögen der Niere, H^+ – Ionen auszuscheiden.

Zu einer pH-Erniedrigung kommt es dann, wenn die intra- und extrazellulären Pufferkapazitäten erschöpft sind. Durch Hyperventilation versucht der Körper der Azidose entgegenzuwirken.

Klinik: Kußmaul-Atmung, sonst sind die Symptome spärlich.

Labor: *pH unter 7,35, Standardbikarbonat vermindert*, BE weniger -3, häufig Hyperkaliämie durch Verteilungsstörung zwischen intra- und extrazellulärem Raum (intrazellulär treten K-Ionen aus der Zelle und werden extrazellulär meßbar).

Therapie:

Sie richtet sich nach den Laborwerten und zwar nach dem BE, Formel: ml molares 8,4%iges Natriumbikarbonat = negativer Basenüberschuß $\times$ 0,3 $\times$ kg Körpergewicht.

Bei nicht lebensbedrohlichen Zuständen gibt man $^2/_3$ *der errechneten Bikarbonatlösungsmenge in 500 ml 5%iger Glukose.*

Bei bedrohlichen Zuständen: Sofort *100 ml 8,4%iges Natriumbikarbonat*. In beiden Fällen häufige Kontrollen des Säure-Basen-Haushaltes zur Kontrolle der Therapie.

Gabe von Trispuffer: Stellt eine weitere Behandlungsmöglichkeit dar. Dieser ist unbedingt der Vorzug zu geben, wenn Krankheitsbilder vorliegen, die eine *Hypernatriämie* aufweisen, wie z.B. *Herzinsuffizienz, Lungenödem*, so daß weitere Natriumgaben kontraindiziert sind. (Lawin, P.: Dtsch. med. Wschr. 93 [1968] 1664).

Formel: Bedarf an 0,3 molarem Trispuffer in ml = Basendefizit $\times$ kg Körpergewicht.

N.B.: Diese Infusionstherapie kann zu Atemdepression und Atemstillständen führen. Möglichkeit der Intubation und Beatmung muß gegeben sein.

Respiratorische Azidose

Ausdruck einer alveolären Hypoventilation mit Anstieg des CO_2, z.B. Cor pulmonale chronicum, Lungenemphysem usw.

Therapie:

1. *Leichtere Fälle*: Atemgymnastische Behandlung, Beatmungsinhalation im Sinne einer assistierten intermittierenden Beatmung.
2. *Schwere Fälle mit Anstieg des Kohlensäuredruckes über 70 mmHg*: Hier *Tracheotomie* zur Verbesserung der alveolären Ventilation durch Totraumverkleinerung. (Lawin, P.: Dtsch. med. Wschr. 93 [1968] 1664).

Metabolische Alkalose:

Nach ihrer Entstehung unterscheidet man:

Verlustalkalose durch Defizit an sauren Valenzen, z.B. Erbrechen bei Pylorusstenose.

Zufuhralkalose durch Überangebot alkalischer Substanzen, z.B. Leberkoma.

Verminderte Bikarbonatausscheidung: z.B. Pankreatitis.

Klinik: Durch den Verlust von H-Ionen oder starke Basenzufuhr kommt es beim Überspielen der Kompensationsmechanismen (Lunge und Niere) zu einer *Erhöhung des pH über 7,45, Anstieg der Alkali-Reserve*, immer *Hypokäliämie* und *Hypochlorämie*. Bei der Pankreatitis zusätzlich zur Hypokalzämie.

Säure-Basen-Haushalt

Therapie:

Substitution der verlorengegangenen H-Ionen und Salze. Als molares Kaliumchlorid 7,45%iges oder molares L-Lysinhydrochlorid 17,33%iges. Formel für die Dosierung der Elektrolytkonzentrate:

ml molares R-Cl = $0,2 \times$ kg Körpergewicht $\times$ (Sollwert mval/l − Istwert mval) $\times 2$

Verlaufskontrolle anhand der Laborwerte: pH, Standarbikarbonat und Serumionogramm.

N.B.: Niemals eine Alkalose mit HCl behandeln. Eine Ausnahme bilden schwerste Störungen, hier ist ein Versuch mit $^1/_{10}-^1/_5$ n HCl 100 ml in 900 ml NaCl erlaubt.

Respiratorische Alkalose

Entsteht durch alveoläre Hyperventilation.

Klinik: Häufig im Rahmen einer sog. *Hyperventilationstetanie*, aber auch im *Frühstadium einer gramnegativen Sepsis* mit begleitendem septischem Schock.

Therapie:

Sedierende Maßnahmen *Diazepam*, d.h. **Valium®** 10 mg i.m. Bei septischem Schock siehe *Gramnegative Sepsis* (S. 555 u. 151).

Hyperkalzämie

Tritt vor allem bei *Hyperparathyreoidismus*, bei der *Calcamin- und Vitamin-D-Überdosierung*, seltener bei *Morbus Boeck, Karzinosen* und der *Hyperthyreose* auf.

Therapie:

Infusion anorganischer Phosphatpufferlösung: 0,1 molare Lösung (0,081 mol Na_2HPO + 0,019 mol KH_2PO_4 = pH 7,4), $^1/_2$ Liter Infusion und $^1/_2$ Liter physiol. Glukose a.a. über 8 bis 12 Stunden. In leichteren Fällen per os als Na_2HPO_4 oder K_2HPO_4-Salz. Die Serumcalcitonin-Therapie befindet sich noch im Versuchsstadium.

Wirkung: Senkt den Ca-Spiegel wahrscheinlich durch vermehrte Einlagerungen in den Knochen. Wirkungseintritt nach beendigter Infusion, Wirkungsmaximum nach 1–5 Tagen. Keine Hyperphosphatämie, d.h. 50 Millimol Phosphat (und nicht 100 Millimol, wie ursprünglich von den Autoren empfohlen!), da sonst evtl. Hypokalzämien mit Kollaps auftreten können. Serumkalzium fortlaufend überwachen, wesentlich ist eine langsame Senkung.

Hyperelektrolytämie als Komplikation einer eiweißreichen Sondenernährung:

Es ist wichtig zu wissen, daß diese evtl. gefährliche Komplikation (ca. 50% Letalität) bei einer übermäßigen Eiweißzufuhr bei der Sondenernährung auftreten kann. Man gebe deshalb beim „Eiweiß-Drip" nie mehr als 1 g/kg und Tag.

Herz

Herzinsuffizienz

Die Behandlung der Herzinsuffizienz variiert von Fall zu Fall und muß sehr individuell je nach der vorliegenden Genese derselben und nach der Dringlichkeit des betreffenden Falles gehandhabt werden. Deshalb ist es auch schwierig, allgemeingültige Leitsätze zu geben.

Bevor man mit der Behandlung beginnt, soll man sich zuerst vor allem darüber klar sein, ob es sich um eine

1. *exzitomotorische Insuffizienz* oder um eine
2. *hämodynamische Insuffizienz* handelt.

Exzitomotorische Insuffizienz:

Hier kommt es bei einem an und für sich meistens noch recht gut erhaltenen Myokard mit noch guter Überleitung bei meistens supraventrikulären, sehr frequenten Impulsen *(Vorhofflimmern, -flattern,* evtl. *Sinustachykardie)* zu einer viel zu raschen Kammerkontraktion. Die hierdurch bedingte ungenügende Kammerfüllung, die sich oft durch eine ausgesprochene Unregelmäßigkeit der Herzkontraktion noch verschlechtert, führt zu einer allmählichen Überbeanspruchung und Erschöpfung des Myokards. Hier handelt es sich also häufig um eine für den Herzmuskel recht gefährliche Situation, die in der Regel ein rasches und energisches Eingreifen durch vagotrope und die Überleitungszeit möglichst verlängernde Herzglykoside (z. B. **Digilanid**®, *Azetyldigitoxin,* **Acylanid**®) oder durch Beta-Blocker und Analoge (**Eraldin**®, **Dalcin**®, *Practolol,* **Inderal**®, **Dociton**®, *Propranolol*), verlangt. Nähere Einzelheiten über das Vorgehen in solchen Fällen folgen.

Gelegentlich entwickeln sich solche *exzitomotorische Insuffizienzen* auch durch das Auftreten gehäufter und evtl. *polytoper Kammerextrasystolen.* In solchen Fällen müssen in allererster Linie die Kammerextrasystolen z. B. durch die Verabreichung von *Procainamid* (**Pronestyl**® [Squibb], **Novocamid**® [Hoechst]), ferner durch *Xylocain* (**Lidocain**®) oder auch durch *Chinidin* zum Verschwinden gebracht werden. Für Einzelheiten hierüber verweisen wir auf das Kapitel der Arrhythmien.

Hämodynamische Insuffizienz:

Zum Beispiel bei dekompensierten Vitien oder bei einer Myodegeneratio et insufficientia cordis. Diese hämodynamische Insuffizienz läßt sich bekanntlich noch unterteilen in die

a) *Linksinsuffizienz:* Bei einem vorwiegenden Versagen der linken Herzkammer, z. B.

Herzinsuffizienz

Hypertonieherz, Aorteninsuffizienz usw. Die Hauptsymptome sind hier im wesentlichen: *Arbeitsdyspnoe, Ruhedyspnoe,* Orthopnoe und u. U. Cheyne-Stokessche Atmung, *Stauungsbronchitis, Lungenödem.*

b) *Rechtsinsuffizienz:* Sie ist selten in reiner Form ausgeprägt, sondern *kombiniert sich häufig mit einer Linksinsuffizienz.* Schwellung der Halsvenen in halbsitzender Lage, *Leberstauung,* evtl. *Ödeme der unteren Extremitäten, evtl. Aszites* und Pleuraerguß.

Beim therapeutischen Angehen dieser beiden hämodynamischen Formen der Herzinsuffizienz sind die Hauptziele:

Schonung der Herzbeanspruchung;

Verbesserung der Herzkontraktion;

Erzielung einer besseren Diurese;

Langsames Herztraining.

Mit Ausnahme des akuten Lungenödems ist ein mehr schrittweises Vorgehen zu empfehlen, und die Herzglykoside können, im Gegensatz zur bedrohlichen exzitomotorischen Insuffizienz, allmählich und protrahiert verabreicht werden. Durch ein solches schrittweises Vorgehen kann man den Effekt der einzelnen Anordnungen und therapeutischen Mittel, die von Fall zu Fall individuell sehr stark variieren, weit besser beurteilen. So zeigen viele dieser Patienten schon eine deutliche Besserung, wenn man ihnen in der ersten Phase nur Bettruhe und Einschränkung der Flüssigkeit verordnet. Dadurch schafft man oft auch eine bessere Ausgangslage für die Wirkung der Herzglykoside in der zweiten Phase. In einer dritten Phase beginnt man mit der Verabreichung von *Diuretika.* Auch hier gibt es natürlich Ausnahmen, deren Dringlichkeit ein rasches und energisches Eingreifen erfordern. Für die Mehrzahl der nichtdringlichen Fälle empfiehlt sich aber das stufenweise Vorgehen. In der vierten Phase versucht man durch ein ganz allmähliches Training (es darf dabei keine Atemnot auftreten!), die Herzkraft wieder langsam bis zur evtl. Fähigkeit der Arbeitsaufnahme zu steigern.

Schonung:

In leichteren Fällen Reduktion oder Aussetzen der Arbeit. Bei ausgeprägten Insuffizienzerscheinungen *Bettruhe:* In schweren Fällen immer für 8–12 Tage, wobei man, sobald die Kreislaufverhältnisse dies erlauben, zur „erleichterten Bettruhe", d. h. Aufstehen zu den Mahlzeiten und zur Toilette, übergeht. Dies ist besonders bei älteren Patienten wichtig, um Komplikationen von seiten der Gefäße (Thromboembolien) und der Lungen vorzubeugen.

Schwer dyspnoische Patienten mit kombinierter Rechts- und Linksinsuffizienz fühlen sich oft anfänglich in einer halbsitzenden Stellung besser (Lehnstuhl). Hier muß man auch mit der Hochlagerung der unteren Extremitäten und der Hochstellung des Bettfußendes (durch spez. Klötze, im Haushalt z. B. durch zu $^3/_4$ mit Kies gefüllte Blechbüchsen [„Ovomaltine"], auf die man einen runden Pappdeckel legt) vorsichtig sein, da dadurch u. U. ein Lungenödem begünstigt werden kann.

In leichteren Fällen ohne Ruhedyspnoe sind aber diese Maßnahmen sehr zu empfehlen.

Herzinsuffizienz

Flüssigkeitseinschränkung:

Wir sind gerade heute, im Zeitalter der *Saliuretika*, grundsätzlich gegen die „freie Wasserzufuhr" zusammen mit strenger Na-Einschränkung, wie sie z. B. von *verschiedenen Autoren* empfohlen wird. In schweren Fällen reduzieren wir sie auf 800–900 ml, in der Regel auf 1000–1200 ml. Im Sommer kann man ruhig 300 ml höher gehen. In den leichteren und mittleren Fällen gibt man vorteilhaft für die ersten 3 Tage die NaCl-freie und kaliumreiche *Karellkur*:

400 g Schleim (salzfrei, z. B. mit salzfreiem Knorrextrakt)

400 g **Pennac®-Milch** [Guigoz]

400 g Obst

oder eine 3tägige **Pennac®-Obstkur**:

 8 Uhr 100 ml *Pennac®*

10 Uhr 200 ml *Pennac®* + 1 geraff. Apfel

12 Uhr 300 ml *Pennac®*

16 Uhr 200 ml *Pennac®* mit 1 Tasse Tee oder Kaffee

19 Uhr 300 ml *Pennac®* + 1 Zwieback, Fruchtsalat.

Verminderung der Na-Aufnahme oder Erhöhung der Na-Ausscheidung:

Dieses Moment ist therapeutisch sehr wichtig, um die H_2O-Retention im Plasma und Gewebe herabzusetzen. Früher galt es als Regel, beim Vorliegen von kardialen Ödemen eine „salzfreie" Kost zu verordnen. Als Geschmackskorrigens wurden dann Gewürze und möglichst Na-arme Diätsalze verabreicht, unter denen sich uns das *„salzfreie Knorrextrakt"* geschmacklich am besten bewährt hat. Ebenfalls praktisch Na-frei sind **Co-Salt®** [Funk], **Diasal®** [Nativelle], **Sina-Salz®** [Nordmark], **Xal®** [Vifor].

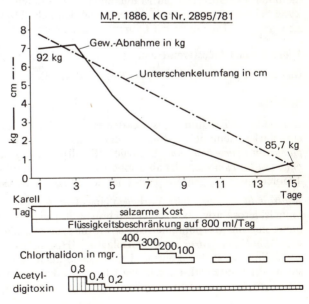

Abb. 33. *Schwere dekompensierte Hypertonie mit Anasarka* (76jähr. Frau): Bettruhe und 2 Karell-Tage erzeugen trotz Einschränkung der Flüssigkeitsaufnahme auf 800 ml keine Diurese. Auf rasche *Volldigitalisierung* deutliches Einsetzen der Ausscheidung (Gewichtsabfall), die dann durch zusätzliche Verabreichung eines *Saluretikums* (*Chlorthalidon*) weiter verstärkt wird.

Herzinsuffizienz

Heute ist die *streng* salzarme Diät seit Einführung der verschiedenen *Saliuretikapräparate* nicht mehr nötig, zur großen Erleichterung der Patienten. Der Appetit ist oft so viel besser, und bei dekompensierten Hypertonien erzielt man außerdem zusätzlich eine Blutdrucksenkung. Bei der Verabreichung der *Saliuretika* ist eine streng salzarme Kost, wegen der Gefahr der u. U. ausgelösten vermehrten K-Ausscheidung mit konsekutiver Hypokaliämie, sogar gefährlich. Näheres siehe Ödem- und Hypertoniekapitel, S. 90 u. 170.

Wir verordnen daher heute für die Mehrzahl der Herzpatienten mit Ausnahme der ersten 3–4 Tage eine normale Kost und geben dann, wenn nötig, in den mittleren bis leichteren Fällen bei ungenügender Diurese nach einigen Tagen Bettruhe und Digitalisierung zusätzlich ein *Chlorothiazidderivat*, siehe Ödemkapitel, S. 93. Selbstverständlich ist jedes Übermaß von NaCl zu meiden.

Cave zu viel Kohlehydrate!: Bei einem Überangebot an KH kommt es, wie neuere Untersuchungen klar zeigen, zu einer deutlichen Na-Retention. Also gemischte Diät.

Sauerstoffverabreichung

(Sauerstoffbrille mit Befeuchtungsaggregat): Diese bleibt für die schweren Fälle reserviert, dort leistet sie vor allem bei ausgesprochener Linksinsuffizienz, hochgradiger Zyanose und schwerem Myokardinfarkt sehr Gutes. Cave ein O_2-Überangebot, vor allem beim sehr O_2-*empfindlichen Säugling* (hier besser O_2-Zelt!), ferner beim *Lungenasthma und -emphysem* (siehe bei Emphysem, S. 210). da hier durch Störung der Atemregulation u. U. Koma und Exitus eintreten können.

Herzglykoside

(nähere Besprechung siehe Spez.-Kap., S. 78): In schweren, dringlichen Fällen beginnt man sofort mit ihrer Verabreichung, in leichteren Fällen ist es besser, 2–3 Tage die unter 1–3 aufgeführten Maßnahmen anzuwenden. Tritt unter der Glykosidwirkung bei ausgesprochenen Ödemen keine deutliche Diurese auf, so kombiniert man sie vom 3.–4. Tage noch mit Diuretika. Siehe Abb. 33.

Diuretika und Aldosteron-Hemmer

(nähere Besprechung siehe Spez.-Kap. S. 92 u. 98).

Sedativa:

Eine sedative Behandlung ist bei den meisten Herzpatienten sehr erwünscht. Besteht eine starke Atemnot, „Asthma cardiale", so verabreicht man am besten *Dihydromorphinonum hydrochloricum* (**Dilaudid**® [Knoll]) 1–2 mg, kombiniert mit $1/2$ mg *Atropinum sulfuricum* s.c., oder als Suppositorien. In leichteren Fällen genügen auch 20–30 Tropfen einer 1%igen *Morphin-* oder der 2%igen **Pantopon**®-[Roche]-Lösung.

Kontraindikationen: Beim Vorliegen eines Cor pulmonale (z. B. Emphysemherz, Pulmonalsklerose usw.) oder einer zerebralen Störung mit evtl. Cheyne-Stokesscher Atmung sind die Morphiumderivate sowie die synthetischen Morphiumersatzpräparate, wie *Pethidinum-hydrochloricum* **Dolantin**® [Hoechst] usw., wegen der Gefahr einer Atemlähmung strikte kontraindiziert (siehe auch Emphysemkapitel). Einen durch solche Präparate evtl. ausgelösten Cheyne-Stokes bekämpft man am besten mit der sofortigen Injektion von *Amiphenazol* = **Daptazole**®, **Daptazile**®, z. B. 15–40 mg i.m.

Herzinsuffizienz

Vorsicht ist auch bei älteren Herzpatienten am Platz. Hier kann man eine ungefährliche Beruhigung durch *Phenobarbital* (**Luminaletten**® [Bayer]), 3–4 × 0,015 g, oder durch *Chlordiazepoxyd* (**Librium**® oder **Valium**® [Roche], **Rilax**® [Hanover], usw.) 3 × 5–10 mg p.o. tägl., erreichen.

Schlafmittel sind in den meisten Fällen anfänglich nötig und erwünscht. Das *Phenobarbital* ist hier (0,1–0,2 g) in der Regel als langwirkendes Mittel vorzuziehen.

Diät:

Bezüglich Natrium siehe oben, im übrigen eine eiweißreiche, vitaminreiche Kost unter Vermeidung meteoristisch wirkender Substanzen (Vorsicht mit Bohnen, Erbsen, Kohl, Zwiebelgemüsen, Spargeln, roten Rüben usw.).

Regelmäßige Darmentleerung

(Näheres siehe Obstipation, S. 267): Wichtig wegen des Meteorismus und Zwerchfellhochstandes. Bei Meteorismus z. B. **Luizym**® [Luitpold-W] 3 × 2 Tabl. oder **Lactéol**® [Lab. Boucard, Paris] 3 × 2 Dragées.

Bekämpfung einer Hypertonie:

Sehr oft liegt anfänglich eine sogenannte „*geköpfte Hypertonie*" vor, d. h. die vorbestehende Blutdruckerhöhung ist wegen der auftretenden Herzinsuffizienz verschwunden. Seltener sind *Initialhypertonien*, vor allem bei schweren Anoxämien. Man wartet also zuerst immer etwas ab. Stellt sich aber eine vorbestehende Hypertonie wieder ein oder bleibt eine anfängliche Hypertonie auch nach Besserung der Stauungslage weiter deutlich ausgeprägt, so ist eine Blutdrucksenkung zur Entlastung der Herzarbeit unbedingt erwünscht.

Bei *schweren Dekompensationen* von Hypertonikern ist eine *frühzeitige Senkung des Blutdruckes* anzustreben. Bei einer vorliegenden Koronarinsuffizienz oder anderen arteriosklerotischen Durchblutungsstörungen darf der Druck nur vorsichtig gesenkt werden. Näheres siehe hierüber im Hypertoniekapitel.

Abmagerung:

Bei allen Herzpatienten muß eine Normalisierung des Körpergewichtes angestrebt werden, um dadurch sowohl die Herzarbeit wie die Arbeitsfähigkeit des Patienten zu verbessern.

Reduktion des Grundumsatzes:

In sehr schweren Fällen, bei denen trotz aller obigen Maßnahmen eine dauernde Insuffizienz bestehen bleibt, kann u. U. noch durch Reduktion des Grundumsatzes und die dadurch erreichte Verminderung der Herzarbeit eine weitere Verbesserung erzielt werden, wobei zwei Wege zur Verfügung stehen:

a) *Thiouracilpräparate*: Siehe bei Hyperthyreose.

b) *unblutige Strumektomie*: Durch Behandlung mit *Radiojod* und nachheriger Verabreichung von *Levothyroxin,* **Eltroxin**® in Dtschl. **Euthyrox**® [Merck], in kleinen Dosen (1–2–3 × 0,05 mg) zur Erhaltung der gerade noch lebensnotwendigen Schilddrüsenfunktion. In zahlreichen Fällen, bei denen man durch die übliche Herztherapie

Herzglykoside

mit Glykosiden nicht zum Ziele kommt, handelt es sich um primäre Hyperthyreosen, und dann ist immer eine Untersuchung des Plasmajods, T_4-Tests, T_3-Tests und des Jod-Tracers durchzuführen.

Bekämpfung eines Vitamin-B_1-Mangels:

Dieser ist ursächlich bei uns eigentlich nur beim Äthylikerherz von Bedeutung, und dort empfiehlt sich eine hochdosierte parenterale Verabreichung (tägl. 100–200 mg i.m.). Leichte B_1-Defizite treten durch Resorptionsstörungen bei chronischen Herzinsuffizienzen doch recht häufig auf, so daß es sich bei chronischen dekompensierten Fällen empfiehlt, anfänglich Vitamin B_1 i.m. oder i.v. zu verabreichen, z. B. tägl. 25 mg.

Punktion von Stauungsergüssen:

Bei größeren Ergüssen in Pleura und im Abdomen (siehe auch bei Leberzirrhose), die unter der übrigen Therapie nicht zurückgehen, kann die Entlastung mit einer Punktion durch Senkung des intrapleuralen Druckes und dadurch auch des zentralen Venendruckes sowie durch Verbesserung der Zwerchfellatmung und der Reservekapazität und damit der Sauerstoffsättigung des Blutes sehr günstig wirken. Beim Pleuraerguß sollten hierbei, um die Gefahr eines Lungenödems durch die plötzliche Dekompression der Lungenkapillaren zu vermeiden, pro Punktion nie mehr als 600 ml entnommen werden. Beim Aszites können mehrere Liter abgelassen werden. Doch ist auch hier, wenn immer möglich, besser eine Entlastung durch die Diurese anzustreben, da bei der Aszitespunktion immer größere Mengen Eiweiß entfernt werden und in vielen Fällen nicht selten noch eine Hypoproteinämie mit im Spiele ist.

Unterbindung der Vena cava inferior:

Diese Methode wird zur Senkung des Venendruckes heute praktisch nicht mehr angewendet, da man durch die neuen diuretischen Mittel in der Regel ohne diese nicht ungefährliche Operation zum Ziele kommt.

Herzglykoside

Bevor man Herzglykoside anwendet, muß man sich vor Augen halten, daß sie nur am insuffizienten Herzmuskel und ferner bei gewissen Störungen der Reizbildung wirksam sind (positiv inotrope Wirkung).

Für den Praktiker kann man für die Auswahl der Glykoside gewisse *Leitsätze* aufstellen, die aber keine feste Gültigkeit haben und die individuell variiert werden müssen, um so mehr, als oft auch die verschiedenen Insuffizienzformen sich kombinieren.

Leitsätze für die Auswahl der herzwirksamen Glykoside

Tachykarde Insuffizienz: z. B. exzitomotorische Insuffizienz wie tachykardes Vorhofflimmern. Ferner tachykarde dekompensierte Herzvitien. Hier im allgemeinen besser ausgesprochen bradykard wirkende Digitalispräparate wie *Digitoxin* oder *Azetyldigitoxin* sowie **Digilanid**® [Sandoz] und nicht *Lanatosid C* (**Cedilanid**®) oder *Strophanthin*.

Handelt es sich dabei um *Notfallsituationen*, bedingt durch tachykardes Vorhofflimmern (drohendes Lungenödem), so verwende man *Gesamt-Lanatosid-pp*. (**Digilanid®**), da sofortige Wirkung, und nicht ein *Digitoxinpräparat*, das durch seine Bindung an die Albuminfraktion des Plasmas erst nach Stunden voll wirksam wird. Gegenüber dem *Lanatosid C* hat es die größere therapeutische Breite. Muß die Wirkung schon innert Minuten eintreten, dann greift man zum *Lanatosid C* (**Cedilanid®**) i.v.

Bradykarde Herzinsuffizienz: Hier in der Regel besser *Strophanthinpräparate* oder *Lanatosid C* = **Cedilanid®**, evtl. **Talusin®**.

Bei vorwiegender Linksinsuffizienz: z.B. Aorteninsuffizienz, dekompensierte Mitralinsuffizienz, dekompensierte Hypertonie usw., hat im allgemeinen *Strophanthin* die bessere Wirkung, vor allem bei schweren Fällen. Einen guten Effekt zeigen in solchen Fällen auch die *Digitoxinpräparate* (z.B. *Azetyldigitoxin*, **Acylanid®** [Sandoz]).

Akutes Lungenödem durch hämodynamische Linksinsuffizienz: Hier ist wegen seiner sofortigen Wirkung das *Strophanthin* (z.B. als **Strophosid®**, **Kombetin®**) den übrigen Herzglykosiden unbedingt vorzuziehen.

Bei vorwiegender Rechtsinsuffizienz: (z.B. dekompensierter Mitralstenose, dekompensiertem Emphysemherz usw.): Bei diesen Fällen sind die langhaftenden *Digitalisglykoside* wie *Azetyldigitoxin* oder **Digilanid®** vorzuziehen.

Bei Wechsel von Digitalis auf Strophanthinpräparate: Wenn möglich 2×24 Std. warten oder, wenn dies wegen bedrohlichen Zuständen nicht möglich ist, dann nur 1 Tag. Im Notfalle vorsichtig am 1. Tag zuerst nur $1/16 - 1/8$ mg i.v. spritzen, am 2. Tag $1-2 \times 1/8$ mg usw. Die vom früheren Glykosid noch an den Herzmuskel gebundene Menge addiert sich mit der „Sofortwirkung" des *Strophanthins*; deshalb muß auf alle Fälle eine sehr niedrige Anfangsdosis gewählt werden, um eine Überdosierung (u.U. Kammerflimmern) zu vermeiden. Umgekehrt muß bei Wechsel von *Strophanthin* auf *Digitalis* die Anfangsdosis des neuen Präparates eher erhöht werden, um die Gefahr einer Dekompensation zu verhüten.

Vorsichtsmaßnahmen

Cave die gleichzeitige Kalziumverabreichung bei der Strophanthintherapie, da sonst evtl. Herztodesfälle auftreten können! Hat der Patient kurz vorher Kalzium i.v. erhalten, dann Vorsicht, erste Dosis nicht über $1/8$ mg.

Cave Kombination mit Rauwolfiapräparaten: Diese (**Reserpin®**, **Serpasil®**, **Gilurytmal®** usw.) erhöhen die Toxizität der *Digitalispräparate* und auch der *Strophanthusglykoside* und führen zu gehäuftem Auftreten von Arrhythmien.

Vorsicht bei Niereninsuffizienz: Durch die verzögerte Ausscheidung muß hier die Dosis reduziert werden, um eine Digitalis-Intoxikation zu verhüten. Untersuchungen mit tritiummarkiertem Digoxin zeigten, daß bei einem Harnstoff von über 50 mg% die Dosis auf $1/2$ und bei Werten über 100 mg% auf $1/3$ reduziert werden muß (Gefahr des Kammerflimmerns). Vorsicht bei *Peritoneadialyse*, wo durch den vermehrten Kalium-Verlust bei geringerer Digitalis-Ausscheidung auch eine erhöhte Empfindlichkeit besteht.

Spezielle Vorsicht und Gefahr bei Hypokaliämie: Die Erkenntnisse auf dem Gebiet der

Herzglykoside

Hypokaliämie der letzten Jahre haben gezeigt, daß der Herzmuskel beim Absinken des Kaliumspiegels für Digitaliskörper in gesteigertem Maße empfindlich wird. Hierbei handelt es sich vor allem um eine zelluläre Hypokaliämie, für die die Blutwerte nicht immer maßgebend sind. *In solchen Fällen können schon therapeutische Dosen eine toxische Wirkung entfalten.* Besondere Vorsicht ist deshalb in der Verabreichung der Herzglykoside bei allen u. U. mit einer Hypokaliämie einhergehenden Erkrankungen am Platz, z. B. bei schweren Durchfällen, nach Anwendung von *Saluretika*, z. B. Überdosierung von *Chlorothiazidpräparaten*, bei hohen ACTH- oder *Kortikosteroiddosen*, nach der Anwendung der künstlichen Niere, der Peritoneal- oder Darmdialyse, im Diabeteskoma, bei schweren Leberstörungen usw. Umgekehrt kann die Toxizität der Digitaliskörper bei Vergiftungen durch eine zusätzliche therapeutische Verabreichung von Kalium herabgesetzt werden.

Beim Auftreten von Intoxikationserscheinungen s. S. 82.

Frage der langsamen oder raschen Sättigung, der individuellen Dosierung, der Verabreichungsart und Beurteilung des therapeutischen Effektes

Langsame Sättigung: Handelt es sich nicht um dringliche Fälle und liegt evtl. eine bradykarde Herzinsuffizienz vor, so empfehlen wir mit ROTHLIN, SUTER u. a. im allgemeinen die Durchführung einer langsamen Sättigung im Verlauf von mehreren Tagen durch Verabreichung von mittleren Einzeldosen. Anschließend an diese Sättigungsphase wird nach erreichter Kompensation mit der individuell zu ermittelnden minimalen Erhaltungsdosis weitergefahren. Eine zu rasche Sättigung kann z. B. bei der Mitralstenose gefährlich sein, da durch eine allzu rasche Steigerung der Kontraktion der rechten Kammer und Ansteigen des Gefäßdruckes in der Lunge ein Lungenödem ausgelöst werden kann.

Rasche Sättigung: Diese Methode, die vor allem in den USA routinemäßig angewandt wird, ist nur dann zu empfehlen, wenn wirklich eine bedrohliche Dekompensation vorliegt, oder wenn eine schwere *exzitomotorische Insuffizienz*, z. B. paroxysmale Tachykardie bei Vorhofflimmern oder ein Flimmern mit ausgesprochenem Pulsdefizit, besteht. Hier kommt man mit der langsamen Digitalisierung zur Erhaltung der Herzkraft u. U. zu spät und gewinnt durch die rasche Sättigung kostbare Zeit. Doch darf dies auch hier keinesfalls durch eine einzige Injektion erzielt werden, da die Sättigungsdosis individuell sehr verschieden ist.

Individuelle Dosierung: Diese ist außerordentlich wichtig, da die Grenze zwischen der vollwirksamen therapeutischen Dosis und der bereits toxisch wirkenden Menge von Patient zu Patient sehr starken Schwankungen unterworfen ist. Hierbei muß man sich viel mehr auf die klinische Beurteilung des erzielten Effektes stützen als auf die bei den verschiedenen Präparaten angegebenen Mittelwerte. Durch Kombination der Herzglykoside mit den übrigen therapeutischen Maßnahmen (vor allem den *Diuretika*) vermag man heute auch bei schlechter Verträglichkeit die individuelle Dosis auf eine gut tolerierte Erhaltungsdosis einzustellen.

Verabreichungsart: Mit Ausnahme der *Strophanthuspräparate*, die *nur parenteral* verabreicht werden sollten, können die *übrigen Herzglykoside* sowohl *parenteral* wie *oral* oder *rektal* gegeben werden. Bei schwerer Stauung ist die orale Behandlung wegen der durch die Stauungsgastritis und Leberschwellung sehr unsicheren Resorption besser zu vermeiden. Dann ist die parenterale oder rektale Verabreichung vorzuziehen. Vor allem das *LanatosidC* (**Cedilanid**®) wird bei Stauungserscheinungen schlecht resorbiert, besser noch das *Azetyldigitoxin* oder *Digitoxin*. Bei mittleren und leichteren Fällen kann ohne weiteres auf die orale Behandlung umgestellt werden. Über die *enterale Resorption* gibt die folgende Tabelle (nach Schwiegk) Auskunft:

Enterale Resorption der Glykoside

Digitoxin	80–100%	*Digilanid*® (Mischung von Lanatosid A, B, C)	50–60%
Azetyldigitoxin und *Gitalin*	70– 80%	*Lanatosid C*	40%
		Scillaglykoside	10–20%
Digoxin	60– 70%	*Strophanthin*	1– 3%

Notfallinjektionen: In Notfällen versucht man zuerst die intravenöse oder, wenn diese wegen Kollaps der Venen nicht geht, die intraarterielle oder in der Praxis besser die *intraglossale Injektion* des Glykosids, welche für diese Fälle sehr zu empfehlen ist, da die Wirkung schon 45–90 Sek. nach der Injektion eintritt (z. B. **Strophosid**®, **Kombetin**®). Sie ist auch geeignet für: *Analgetika, Antidota, Corticosteroide* und z. B. für *Procainamid*, **Pronestyl**® [Squibb] (in Dtschl. **Novocamid**® [Hoechst]) bei Kammerflimmern und ventrikulären Tachykardien. Diese Technik ist heute allgemein noch viel zu wenig bekannt. Sie leistet vor allem draußen in der Praxis bei Notfällen und bei der Truppe (Gebirgsdienst, mehrere eigene Fälle) Hervorragendes.

Behandlungsdauer und Erhaltungsdosis: Schwere Fälle benötigen in Form einer Erhaltungsdosis (= ED) eine dauernde Digitalisierung! Diese ED muß von Fall zu Fall individuell ermittelt werden und soll nur die einmal erreichte Wirkung erhalten. Eine volle Sättigung ist dabei oft gar nicht nötig. Mindestens ebenso wichtig wie die ED ist bei solchen Patienten die Verminderung der Arbeitsbelastung des Herzens. In leichteren Fällen kann die Glykosidbehandlung für kürzere Perioden unterbrochen werden, doch ist im allgemeinen nach unseren Erfahrungen auch hier eine kontinuierlich verabreichte kleine ED besser als die intermittierende Behandlung. In der Regel dekompensiert ein einmal insuffizient gewesenes Herz später wieder, es sei denn, daß die hierfür verantwortliche Ursache anderweitig behoben werden konnte (z. B. Hypertonietherapie, Kommissurotomie bei Mitralstenosen, Strumektomie bei Basedow usw.).

Beurteilung der therapeutischen Wirksamkeit: Maßgebend hierfür sind die subjektive Besserung des Patienten und das objektive Verhalten von Puls, Atmung, Diurese, Körpergewicht, Blutdruck sowie das Verschwinden der Zyanose und der Stauungserscheinungen und der röntgenologische Rückgang der Herzgröße. Sehr wichtig ist bei den tachykarden Fällen das Verschwinden des Pulsdefizites!

Refraktäres Verhalten: Ein solches findet sich vor allem bei schweren, durch Stoffwechselstörungen bedingten Herzschädigungen *(Basedow, Urämie, schwere Infekte wie Diphtherie usw.)*, ferner terminal bei dekompensierten Vitien (vor allem bei *Aortenvitien*!) und bei völlig erschöpftem Myokard (*Cor pulmonale* usw.), typisch auch bei *Pericarditis adhaesiva!, Friedel-Pick* und *Leber-Zirrhose*.

Herzglykoside

Nebenerscheinungen und Vergiftungserscheinungen durch Herzglykoside

Nebenerscheinungen: Alle Herzglykoside können zu individuell sehr unterschiedlich ausgeprägten Nebenerscheinungen in Form von *Anorexie*, *Salivation*, *Nausea* und auch *Erbrechen* führen. Manchmal treten auch Magenbrennen und saures Aufstoßen hinzu. Vor allem sind einzelne vagotonische Frauen äußerst empfindlich, und bei solchen Patienten können diese Erscheinungen schon durch relativ kleine Dosen lange vor dem Erreichen der Sättigungsgrenze ausgelöst werden. In diesen Fällen versucht man mit Vorteil die Präparate rektal oder evtl. i.v. zu verabreichen, da sie so besser toleriert werden. Dämpfend auf die Nebenerscheinungen wirkt auch die gleichzeitige Verabreichung von etwas *Chlorpromazin* (**Largactil®**, **Megaphen®**) 1–2–3 × 25 mg tägl. oder bei Brechreiz besser das *Perphenazin* (**Trilafon®**, **Decentan®**) 5 mg sowie kleine Dosen *Atropin. sulfur.* 2–4 × $^1/_4$ mg oder **Bellafolin®** 3 × 10 Tropfen tägl. p.o.

Vergiftungserscheinungen: Man denke bei toxischen Erscheinungen durch relativ kleine Dosen auch immer an das mögliche Vorliegen einer *Hypokaliämie*! Anzeichen einer drohenden Überdosis oder einer beginnenden Intoxikation sind vor allem die folgenden Symptome:

Ausgesprochene Bradykardie (unter 60).

Bigeminie.

Im EKG evtl. verlängerte Überleitungszeit und das Auftreten vorher nicht vorhandener Kammerextrasystolen; besonders gefährlich ist das Auftreten polytoper Kammerextrasystolen.

Evtl. plus die oben erwähnten Nebenerscheinungen (die an und für sich noch keine Intoxikationserscheinungen darstellen).

Psychische Erregung, u.U. bis zum Auftreten von Wahnideen (relativ selten).

Vor allem beim Auftreten von Kammerextrasystolen oder einer Bigeminie, die vor Einleitung der Glykosidtherapie nicht vorhanden waren, ist große Vorsicht am Platz, das Medikament sollte dann besser sofort abgesetzt werden (Näheres über die Vergiftungserscheinungen siehe MOESCHLIN: Klinik und Therapie der Vergiftungen, 5. Aufl. Thieme, Stuttgart 1972, S. 411.

Therapeutische Maßnahmen *bei Zeichen einer manifesten Digitalisintoxikation:*

1. *Sofortiges Absetzen* des Glykosids.

2. *Atropinum sulfuricum*: In schweren Fällen 2–3 × 0,5 mg, um den Vaguseffekt zu blockieren.

3. Bei Aufregungszuständen *Sedativa*: Phenobarbital 0,1–0,2 g, *Chlorpromazin* (**Largactil®**, **Megaphen®**) 25 mg 3–4× tägl.

4. *Kaliumchlorid*: 3–7 g = 80–100 maeq p.o. tägl. z.B. als **Kaliglutol®** [Streuli], **Kalinor®** [Nordmark], Drag., oder *Kaliumzitrat*: **Kalium-Effervetten®** [Lab. Hausmann] (*Kalinor-Acid-Brausetabl.* [Nordmark]), Tabl. zu 1,6 g *Kaliumzitrat*, um die Toxizität der Digitalisglykoside auf den Herzmuskel herabzusetzen. In Notfällen als Tropfinfusion i.v. aber sehr vorsichtig, evtl. 3 g = 40 maeq innerhalb 4–8 Std.

5. *Procainamid* (**Pronestyl®** [Squibb], in Dtschl. **Novocamid®** [Hoechst]): In allen

Fällen von ausgesprochener Bigeminie oder bei Vorliegen von polytopen Kammerextrasystolen. Meistens genügt eine Dosis von 2–3 × und evtl. 4 × 0,25 g tägl. p.o. und muß dann als ED einige Zeit so weiter gegeben werden.

6. *Na₂-Versenat-Infusion*: Nur für die schwersten akzidentellen oder suizidalen Vergiftungen, um den Kalziumspiegel möglichst herabzusetzen und dadurch die Toxizität der Digitalis-Glukoside zu reduzieren (*Na₂-Versenat* 3 g/400 ml Infusion innerhalb 30 Minuten i.v.).

7. *Beta-Blocker*: Vermögen ebenfalls die ektopischen atrialen oder ventrikulären Extrasystolen und Arrhythmien aufzuheben. TAYLOR u. Mitarb. sahen gute Erfolge. Präparate: *Verapamil* [**Isoptin**®] (kein Beta-Blocker). Am verträglichsten ist vielleicht das *Propranolol* z. B. **Inderal**®, **Dociton**®, *Dosierung sehr vorsichtig*, 3 × 10 mg tägl. p.o. In Notfällen langsam i.v. (1 mg/Min.) 3–5–(10) mg. Bei Bronchospasmen (z. B. Asthma bronchiale) streng kontraindiziert.

Bei vielen dieser Patienten stößt jeder Versuch, die *Digitalis- oder Strophanthin-*

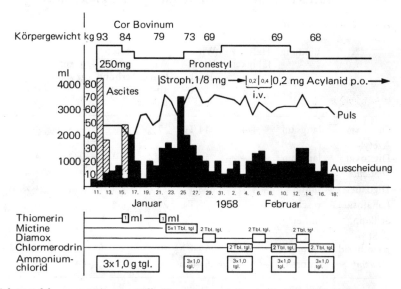

Abb. 34. *Schwere dekompensierte essentielle Hypertonie mit Cor bovinum bei Vorhofflimmern, Kammerextrasystolie und relativer Mitral- und Trikuspidalinsuffizienz* (S. E., 55jähr. Frau, KG 85638/58): Eintritt in sehr dekompensiertem Zustand mit Links- und schwerer Rechtsinsuffizienz. Aszites, Anasarka. Schwere Zyanose. Es besteht Vorhofflimmern mit zahlreichen *Extrasystolen* bei Rechtsschenkelblock und Zeichen von Überdigitalisierung. *Therapie*: Einschränkung der Flüssigkeit auf 1000 ml, zwei Karelltage pro Woche und täglich 1 g *Procainamid* (**Pronestyl**®). Bettruhe in sitzender Stellung. Hierauf Rückgang der Extrasystolie, so daß am 6. Tag mit *Strophanthin* begonnen werden kann. Später **Acylanid**® i.v. und schließlich oral. Aszitespunktion total 8 l. Die eigentliche Diurese setzt erst unter *Strophanthin* ein. *Das Wesentliche ist hier die Normalisierung der ventrikulären Extrasystolie unter Procainamid.* Unter Weiterführung dieser Behandlung ist es der Patientin gut gegangen. Die orale *Digitalistherapie* (*Azetyldigitoxin*, **Acylanid**®) darf aber auf keinen Fall vor Rückgang der schweren Leberstauung erfolgen, da das Medikament sonst zu wenig resorbiert wird und es u. U. rasch zu Rückfällen kommen kann.

Herzglykoside

therapie wieder aufzunehmen, auf Schwierigkeiten, weil sich sofort wieder eine Bigeminie oder Kammerextrasystolie einstellt. *In solchen Fällen*: kombinierte Behandlung mit einem Herzglykosid plus einer kleinen Dosis *Procainamid* (**Pronestyl**® [Squibb]), in Dtschl. **Novocamid**® [Hoechst]) 0,5 g 1–2× tägl. p.o. (s. Abb. 34) oder *Chinidin*, 0,4–0,6 g tägl., oder *Diphenyl-Hydantoin* (z.B. **Antisacer simplex**® 3–4× 0,1 g tägl. p.o.) plus erneute vorsichtige Gabe von *Digitalis* oder *Strophanthin*. Oder: *Chinidin* 2× 0,2 g tägl. p.o. plus ED des Glykosids.

8. Bei Auftreten eines *Gallavardin* (d.h. sich mehrfach aneinanderreihender ventrikulärer Extrasystolen): Sofort *Procainamid* (**Pronestyl**® [Squibb], **Novocamid**® [Hoechst]) i.m. 1,0 g (nur in lebensbedrohlichen Zuständen langsam i.v., da zu gefährlich!). Bei Nichtverschwinden Wiederholung bis zu einer Gesamtdosis von total 1,5–2,0 g i.m., dann weiter für die nächsten Tage ED 0,5–1,0–1,5 g p.o. In resistenten Fällen *Xylocain*, siehe Seite 106.

Kurze Charakteristik der wichtigsten Herzglykoside*

Kardinalwirkungen der Herzglykoside

	Bindung	Haftfähigkeit	Wirkungsdauer	Tägl. Wirkungsabnahme	Herzkraft erhöht	Frequenz gesenkt	Überl. verlangsamt	Herabsetzung der Myokardererregbarkeit
Digitoxin	langsam	++++	14 Tg.	7%	++	+++	++	++
Azetyl-Digitoxin	langsam	++++	14 Tg.	10%	++	+++	++	++
Digilanid®	rasch	+++	10 Tg.	15%	++	¦ ¦	++	++
Digoxin	mittel	++	6–8 Tg.	15%	++	++	+	+
Lanatosid C	rasch	++	5 Tg.	20%	++	+	+	+
Scillapp.	mittel	+	3–4 Tg.	30%	+	(+)	(+)	(+)
K-Strophanthosid	sofort	−	36–48 h	40%	+++	(+)	(+)	(+)
Talusin®	sofort	−	36–48 h	80%	++	(+)	(+)	(+)

Bei der *Durchführung der langsameren Sättigung* ist die tägliche Wirkungsabnahme (s. vorausgehende Übersichtstabelle) unbedingt zu berücksichtigen! *Die Gesamtsättigungsdosis entspricht dabei der für die rasche Sättigung angegebenen Menge, plus derjenigen der täglichen Wirkungsabnahme (s.o).*

Digitalisglykoside: *Lanatoside. Digitoxin* (Dig. purpurea): Es sind zahlreiche Pp. im Handel: **Digimerck**®, **Digitaline Nativelle**®. Sehr bewährt hat sich das *azetylierte Digitoxin* (Dig. lanata), *Azetyldigitoxin* = **Acylanid**® [Sandoz], 1 Tabl. zu 0,2 mg, 1 Suppositorium = 0,5 mg.

In weitaus den meisten Fällen beträgt die ED 0,2 mg und kann in leichteren Fällen auf 0,1 mg reduziert werden.

* Für das neue **Lanitop**® [Boehringer Mh.], ein *β-Methyl-Digoxin*, siehe Nachtrag S. 196.

Herzglykoside

Das **Acylanid**® besitzt eine größere therapeutische Breite, ist besser verträglich als das eigentliche *Digitoxin* und wird oral gut resorbiert. Die Hauptwirkung geht aus der obigen Tabelle hervor. *Wie alle Digitoxinpräparate wird es sehr stark an die Albuminfraktion des Blutes gebunden, und die Wirkung tritt deshalb verzögert nach mehreren Stunden ein.* Dagegen zeigt es eine sehr gute Haftfähigkeit, siehe oben. Ausgesprochen ist seine bradykarde Wirkung, und deshalb ist es für die Dauertherapie der *exzitomotorischen* Fälle das Mittel der Wahl geworden. Bei i.v. Medikation Digilanid, s.u.

Dosierung	oral	rektal
a) *Rasche Sättigung*	1,6–2,0 mg = 8–10 Tbl.	–
b) *Langsame Sättigung* (innerh. von 3–4 Tagen)	0,6–1,0 mg = 3–5 Tabl.	1,0–1,5 mg = 2–3 Suppositorien
c) *Erhaltungsdosis* (*pro die*)	0,1–0,3 mg = $^1/_2$–$1^1/_2$ Tabl. (in schweren Fällen evtl. bis 0,4 mg tägl.)	0,25–0,5 mg = $^1/_2$–1 Suppositorium

Gesamt-Lanatoside: **Digilanid**® [Sandoz]: Es enthält drei Lanatoside A, B, C aus Digitalis lanata. 1 Ampulle zu 2 ml = 0,4 mg (0,2 mg pro ml), Lösung 1 ml = 0,5 mg = = 30 Tropfen, Dragées zu 0,25 mg, Suppositorien zu 0,5 mg.

Dosierung	intravenös	oral	rektal
a) *Rasche Sättigung* (innerh. 24 Std.)	= 1,6–2,0 mg = 8–10 ml	1,6–2,0 mg = 6–8 Dragées = 90–120 Tropfen	–
b) *Langsame Sättigung* (3–5 Tg.)	0,6–0,8 mg = 3–4 ml	3–4 Dragées 30–60 Tropfen	0,5–1,5 mg = 1–3 Suppositorien
c) *Erhaltungsdosis*	0,2–0,4 mg = 1–2 ml	0,25–0,5 mg = 1–2 Dragées = 15–30 Tropfen	0,25–0,5 mg = $^1/_2$–1 Suppositorium

Das **Digilanid**® zeigt eine wesentlich *schnellere therapeutische Wirkung* als das *Digitoxin*, durch die fehlende Bindung an die Eiweißfraktion *wirkt es, i.v. gegeben, sehr rasch* und bedeutend schneller als das *Digitoxin*, es ist daher namentlich in der Praxis *für Notfälle mit schwerer bedrohlicher exzitomotorischer* Insuffizienz (z.B. paroxysmales Vorhofflimmern) das Mittel der Wahl. Man spritzt dann nach einer Initialdosis von 4 ml i.v. in Abständen von 15–30 Min. wiederholt 2 ml bis zum Eintreten der genügenden Wirkung. Die ED schwankt von Patient zu Patient bedeutend stärker als beim *Azetyldigitoxin*. Da das **Digilanid**® pro Tag um ca. 15% abgebaut wird, ist in denjenigen Fällen, die eine relativ hohe ED benötigen, z.B. bei Vorhofflattern und paroxysmalem Vorhofflimmern, das *Azetyldigitoxin* vorzuziehen. Man geht dann nach der anfänglichen Digitalisierung mit **Digilanid**® wenn nötig auf **Acylanid**® oder ein anderes *Digitoxinpräparat* über.

Digoxin: Das Aglukon des *Lanatosid-C* **Digoxin-Sandoz**®, **Lanicor**® [Boehringer],

Herzglykoside

Lanoxin® [Wellcome] usw. Es wird oral, vor allem auch bei Stauungszuständen, konstanter resorbiert als das *Lanatosid-C*, zeigt aber wie dieses nur eine mittlere Wirkungsdauer von 6–8 Tagen. Es eignet sich also vor allem für die Dauertherapie leichterer und mittlerer Fälle und für Patienten, die *Digitoxin* allzu rasch kumulieren. Für alle Fälle, die aber eine relativ hohe ED benötigen oder bei denen vor allem die Senkung der Frequenz oder Verlangsamung der UZ angestrebt wird (tachykardes Vorhofflimmern und -flattern), sind *Digitoxin-* oder *Gesamtlanatosidpp.* vorzuziehen. Amp. à 0,5 mg [Sandoz] und à 0,25 mg [Boehringer], Tabl. à 0,25 mg, Supp. à 0,5 mg. Rasche Sättigung: 1,0–(1,5) mg i.v. im Verlaufe von 24 Std. Langsame Sättigung: Erster Tag 0,5–0,75 mg, dann tägl. 0,2–0,5 mg. Die Nebenwirkungen sind nach unseren Erfahrungen nicht geringer als bei *Azetyldigitoxin*.

Lanatosid C = **Cedilanid®** [Sandoz]: Das isolierte *Lanatosid C* ist eines der ursprünglichen Glykoside der Digitalis lanata. 1 Suppositorium = 1 mg, 1 Ampulle = 2 ml = 0,4 mg.

Dosierung intravenös

a) Rasche Sättigung   1,5–2,0 mg = 7,5–10,0 ml
b) Langsame Sättigung 0,5–0,8 mg = 2,5– 4,0 ml
c) Erhaltungsdosis   0,2–0,4 mg = 1,0– 2,0 ml

Das *Lanatosid C* zeichnet sich durch seine große Verträglichkeit aus, wird aber bei Stauungsgastritis sehr schlecht resorbiert. *Oral sollte deshalb Lanatosid C nicht mehr verabreicht werden, sondern durch das viel besser resorbierte Digitoxin oder Digoxin (s. o.) ersetzt werden!* – Es besteht die Gefahr, daß bei anfänglich noch guter Resorption, später bei einer Verschlechterung der Herzkraft die Aufnahme sehr stark zurückgeht und sich nun in diesem circulus vitiosus die Herzkraft rasch weiter verschlechtert! Parenteral verabreicht besitzt es eine ausgesprochene große therapeutische Breite, die Steigerung der Kontraktilität und die diuretische Wirkung erfolgen schon bei Dosen, die die Reizleitung wenig beeinflussen. Die kumulierende Wirkung ist relativ gering.

Das *Lanatosid C* steht in seiner Wirkung dem *Strophanthin* näher und eignet sich deshalb vor allem für Fälle, bei denen man einen raschen Effekt, geringe bradykarde und wenig kumulierende Wirkung erzielen will. Daher eignet es sich *nicht* zur Dauerbehandlung der exzitomotorischen Insuffizienzen! Die benötigte ED zeigt große individuelle Schwankungen, d.h. sie schwankt i.v. zwischen 0,2–0,4 mg tägl.

Scillapräparate: Glykosidgemische aus der Meerzwiebel (Bulbus „scillae maritimae") wirken deutlich schwächer als die Digitalispräparate und kumulieren nur wenig bei guter diuretischer Wirkung.

Proscillaridin A: **Talusin®** [Knoll] Dragées à 0,25 mg und 0,5 mg. *Dosierung: Rasche Sättigung*: 3× tägl. 0,5 mg p.o. *Langsame Sättigung*: Tägl. 4× 0,25 mg während 4 Tagen und dann als ED 3× 0,25 mg weiter.

Die inotrope Wirkung des **Talusins®** entspricht ungefähr derjenigen des Digoxins, im Gegensatz zu diesem hat es aber praktisch keinen negativen chronotropen Effekt, d.h. es wirkt nicht frequenzsenkend und *eignet sich nicht zur Behandlung von tachykarden Herzinsuffizienzen*. Es hat auch eine sehr geringe Haftfestigkeit. Seine Wirkung gleicht also vielmehr derjenigen der Strophanthus-Pp. Die Verträglichkeit entspricht ungefähr dem Digoxin. Ein Nachteil für die Patienten bildet die dreimal täglich nötige Einnahme, ein Vorteil aber, daß evtl. Überdosierungserscheinungen sehr rasch, d.h. innerhalb 24 Std., abklingen.

Herzglykoside

Strophanthinpräparate: Strophosid® [Sandoz], das genuine kristallisierte *k-Strophanthosid*, oder *Strophanthinum-k* = **Kombetin**® [Boehringer] aus der Strophanthus Kombé. Packungen mit Ampullen zu 1 ml zu $^1/_4$ mg und zu $^1/_8$ mg.

Es hat den Vorteil der sehr exakten Dosierbarkeit. Im Gegensatz zu den *Digitalisglykosiden* zeigen die *Strophanthinpräparate* eine ausgesprochene rasche Wirkung, die schon während der i.v. Injektion einsetzt, und die Kontraktion des Herzmuskels wird sehr stark gesteigert. Dagegen ist der bradykarde Effekt nur wenig ausgesprochen, und auch die Haftfähigkeit dauert praktisch nur 24 bis 48 Std.!

Indikationen: Strophantinpräparate sind also überall dort indiziert, wo man eine rasche und sehr energische Wirkung („Peitschenschlag"!) erzielen will (*Lungenödem, Operationszwischenfälle*), ferner wirkt es sehr gut bei *linkshypertrophischen Herzen* (Hypertonie, Mitralinsuffizienz, Aortenvitien) und auch bei der Myodegeneratio cordis. Sichergestellt ist auch seine im Vergleich zum *Digitoxin* deutlich stärkere Wirkung, wovon wir uns in mehrfachen Fällen immer wieder überzeugen konnten.

Dosierung: Die Dosierung ist früher sicher viel zu hoch gewählt worden. Das ausgezeichnete Mittel ist deshalb vor allem in den USA und in Skandinavien zu Unrecht in Mißkredit geraten. – Wir spritzen prinzipiell nie mehr als $^1/_8$–$^1/_4$ mg pro dosi und haben damit keine Zwischenfälle mehr gesehen. Sind einmal höhere Dosen nötig, wie bei sehr großen Herzen, rezidivierendem Lungenödem, so kann man ruhig 2–3 × $^1/_8$ mg bis 2 × $^1/_4$ mg spritzen. Höher soll man aber auf keinen Fall gehen. In 90% der Fälle kommt man mit tägl. $^1/_8$ mg aus. Die *therapeutische Breite* ist bei den *Strophanthinpräparaten* außerordentlich schmal, und deshalb ist jede Menge, die man über die benötigte therapeutische Dosis hinaus verabreicht, ungünstig oder sogar gefährlich. Am besten werden die *Strophanthinpräparate* immer in Form einer Mischspritze gegeben, z.B. *Aminophyllin* (**Euphyllin**®) 0,24 g oder besser verträglich *Diprophyllin* (**Neophyllin**®) 0,30 g, **Labo-Phyllin**® (ein neutral reagierendes Präparat) [Labocentro AG, Zürich] oder **Theal**® [Boehringer], zusammen mit $^1/_8$ mg **Strophosid**® oder **Kombetin**® und 10 ml 20%iger Glukose oder Lävulose. *Kinder:* 0,003 mg/kg **Strophosid**® oder **Kombetin**® pro inject.

Langsame Injektion, unter Kontrolle der Uhr, mindestens 3–4 Min. lang injizieren! Die i.m. Applikation ist schmerzhaft und kann nur zusammen mit *Procain*, 3–4 ml einer 4%igen Lösung, angewendet werden. In solchen Fällen nimmt man besser **Myokombin**® [Boehringer] (Ampullen mit 0,5 mg *Strophanthin* und 0,070 g *Procain*). Da nicht alles resorbiert wird, muß hier die Dosis doppelt so hoch als bei der i.v. Verabreichung angesetzt werden.

Oral sollten Strophanthinpräparate überhaupt nicht verwendet werden, da sie nur sehr unvollkommen (1–3%) und vor allem sehr unterschiedlich resorbiert werden. Rektal erfolgt in den verwendeten therapeutischen Dosen praktisch keine Resorption. Man stellt in solchen Fällen besser auf *Lanatosid C* (**Cedilanid**®) oder ein anderes Digitalisglykosid um.

Ouabaine, **Arnaud**® [Nativelle]: Identisch mit *g-Strophanthin*, enthält den reinen, kristallisierten unveränderlichen Hauptwirkstoff aus „Strophanthus gratus". Ampullen zu 1 ml zu 0,25 mg und zu 2 ml = 0,5 mg. In Dtschl. **Purostrophan**® [Kali-Chemie].

Dosierung: i.v. als Mischspritze $^1/_4$ mg pro Injektion. Wird manchmal etwas besser vertragen.

Weitere herzwirksame Glykoside: Es liegen noch eine große Zahl weiterer Glykoside aus anderen Pflanzen (Adonis, Oleander, Convallaria usw.) vor, die eine deutliche Wirkung entfalten. Sie sind aber den oben angeführten Stoffen nicht überlegen und zeigten uns bei der klinischen Anwendung keine Vorteile. *Speziell für die Herztherapie gilt der Satz, daß man sich besser an einige wenige Präparate hält, deren Wirkung man dann auch sicher zu beurteilen vermag.*

Spezielle Formen der Herzinsuffizienz

Mitralinsuffizienz: In Notfällen oder bei schweren Dekompensationen ohne gleichzeitige exzitomotorische Insuffizienz am besten **Strophosid**® oder **Kombetin**® $2 \times {}^1/_8$ mg tägl. Wenn rasche Wirkung nicht so nötig, *Azetyldigitoxin* (**Acylanid**®). Wenn eine ausgeprägte Tachykardie und evtl. ein Pulsdefizit vorhanden sind, dann unbedingt i.v. Sättigungstherapie mit **Digilanid**® oder *Azetyldigitoxin*, für die Erhaltungstherapie ist in diesen Fällen später *Azetyldigitoxin* vorzuziehen.

Mitralstenose: Hier ist in den meisten Fällen ein stark bradykard wirkendes Mittel wie *Azetyldigitoxin* oder **Digilanid**® vorzuziehen. Wichtig ist eine relativ hohe ED, um Anfälle von tachykardem Flimmern zu vermeiden. Die Kammerfrequenz sollte bei Flimmern nicht über 80–90 liegen, und ein Pulsdefizit darf nicht mehr vorhanden sein. *Liegt kein tachykardes Flimmern vor, so sei man mit einer raschen Digitalisierung vorsichtig (Gefahr der Überlastung des Lungenkreislaufs und Provokation eines Lungenödems).* Bei Lungenödem hier lieber ein *Morphiumpräparat*. Bei Embolien *Antikoagulantien*, siehe S.183 und 193.

Aorteninsuffizienz und -stenose: Am besten wirken bei deutlichen Dekompensationserscheinungen die *Strophanthuspräparate*, nach wiedererreichter Kompensation für die Erhaltungstherapie *Lanatosid C* (**Cedilanid**®) oder, wenn nicht eine allzu starke Bradykardie auftritt, auch das *Azetyldigitoxin* (**Acylanid**®). Ausgesprochene Bradykardien sollten vermieden werden, da sonst ein wesentlicher Teil des Blutes während der Diastole aus der Aorta in die Kammer zurückströmt (Aorteninsuffizienz). Man kann versuchen, die Bradykardie durch die gleichzeitige Verabreichung von Atropin, z.B. tägl. $3-4 \times {}^1/_4$ mg *Atropinum sulfuricum* p.o., zu bekämpfen.

Cor Pulmonale (Pulmonale Hypertonie): entwickelt sich aufgrund eines erhöhten Gefäßwiderstandes im kleinen Kreislauf und führt zu einer ausgeprägten Rechtshypertrophie. Die häufigsten Ursachen sind Emphysem, Asthma bronchiale, Pulmonalstenosen, wiederholte Mikroembolien, Pneumokoniosen und die durch das früher verwendete **Menocil**® (Amphetaminderivat) ausgelöste Form, die sich auch experimentell hervorrufen läßt. (O. Bass und H. P. Gurtner, Schweiz. Kongress, Kardiologie, Davos, 28.6.1973, [Kard. Abtlg., Bern]).

Neben der Behandlung des Lungenleidens stehen für die Therapie nur zwei Mittel zur Verfügung:

a) Herzglykoside: Hier scheint das Digitoxin z.B. *Azetyldigitoxin* oder *Digoxin* nach unseren Erfahrungen im allgemeinen besser zu wirken als die Strophantinderivate.

b) Euphyllin-Präparate: Als einzige Mittel, die den pulmonalen Druck herabsetzen können, haben sich bisher aufgrund experimenteller Untersuchungen die Theophyllinderivate erwiesen. (M. Pantzer, Berner Höhenklinik Heiligenschwendi, Schweiz. Kongr. Kardiologie, Davos 1973, 28.6.) *Dosierung*: **Euphyllin**® 0,24–0,36 evtl. 0,48 g i.v. Der Pulmonaldruck sank bei den schweren Fällen nach 0,48 g um 11,2 mm Hg und nach 0,24 g um 8,8 m Hg.

c) Diuretika: Am besten Kombination der Saluretika **(Lasix®)** mit **Aldactone-A®** um eine Hypokaliaemie zu vermeiden, siehe unten.

d) Antikoagulation: Vor allem für die durch rezidivierende Embolien bedingten Formen (Adipositas).

Myodegeneratioherz: Gute Wirkung von *Strophanthinpräparaten*, *Digitoxinpräparaten* und *Lanatosid C* (**Cedilanid®**). Bei schweren Äthylikerherzen mit evtl. gleichzeitigem Vitamin-B₁-Mangel ergibt manchmal die zusätzliche Verabreichung von 3–4 × 20 mg i.v. *Aneurin* (z. B. **Benerva®**), während 2–4 Wochen, einen günstigen Effekt.

Dekompensiertes Hypertonieherz: Hier sind in akuten Fällen *Strophanthinpräparate* oder *Digitoxinpräparate (Azetyldigitoxin)* vorzuziehen. Gleichzeitige Behandlung des evtl. wieder ansteigenden Blutdruckes siehe Hypertoniebehandlung. Dies ist sehr wesentlich, damit das Herz nicht durch den ansteigenden Blutdruck erneut überlastet wird!

Operative Behandlung bestimmter Vitien: Diese hat in den letzten Jahren große Fortschritte zu verzeichnen, und es sei hier nur kursorisch auf die wichtigsten Indikationen hingewiesen. Alle diese Fälle sollten zur genauesten Abklärung auf eine hierfür spezialisierte Herzstation überwiesen werden, die eng mit einem Herzchirurgen zusammenarbeitet.

Unbedingte Indikationen beim Kind und Jugendlichen:

Pulmonalstenose (alle Fälle, bei denen das Druckgefälle zwischen rechtem Ventrikel und A. pulmonalis 600 mm Wasser übersteigt!).

Mitralstenose

Aortenstenose (Besserung in 80%)

Ductus Botalli

Isthmusstenose (alle Fälle, bei denen der Druckunterschied zwischen A. brachialis dextra und A. femoralis 40–30 mm Hg übersteigt!)

Tetralogie von Fallot

Vorhofseptumdefekt (häufigstes kongenitales Vitium)

Ventrikelseptumdefekt (nur die ausgesprochenen Fälle)

Indikationen beim Erwachsenen:

Mitralstenose. Alle Fälle ohne ausgesprochene Kombination mit einer Mitralinsuffizienz. Kontraindikationen sind auch schwere Dekompensationen und zu hohes Alter des Patienten. Hier muß von Fall zu Fall individuell entschieden werden.

Aortenstenose: Die besten Erfolge zeigen die angeborenen Formen.

Septumdefekte: Je nach den klin. Symptomen.

Oedeme

Andere Vitien: Die *Mitral- und Aorteninsuffizienz-Operationen* zeigen in den letzten Jahren beachtliche Fortschritte.

Glukagon-Infusion für resistente Fälle

Diese Therapie ist noch umstritten. Von 7 bisher vorliegenden klinischen Arbeiten äußern sich aber 3 günstig (s. Gerald C. Timmes u.a. J. Amer. med. Ass. 223 [1973] 293–296). Diese Autoren fanden in 9 von 10 Fällen eine Besserung der Herzinsuffizienz, die vorher auf andere Mittel nicht angesprochen hatte. Die meisten Patienten bekamen einen Harnstoffanstieg, der bisher nicht zu erklären ist. *Dosierung*: 12 × kontinuierliche Glukagon-Infusion von 0,5–16 mg/Std. Die Infusionsdauer dauerte je nach Fall 5–166 Std.

Therapie der Ödeme

Beim Vorliegen von Ödemen ist vorerst stets zu entscheiden, ob es sich um *kardiale*, *renale* oder durch *Hypoproteinämie* bedingte Ödeme handelt. Man beachte auch, daß ein *Myxödem* „kardiale" Ödeme vortäuschen kann.

Behandlung der kardialen Ödeme

1. *Prophylaxe*: NaCl-arme Kost oder Na-Verarmung durch kleine dauernde ED von *Saluretika* (*Thiazidderivate*) und Flüssigkeitseinschränkung, siehe Ausführungen bei Herzinsuffizienz, S.75.
2. *Vor-Digitalisierung*: Sollte wenn möglich immer durchgeführt werden, die Diuretika sprechen dann viel besser an, zudem wird dadurch auch das Herz geschont.
3. *Eigentliche Diuretika*: Es ist zu empfehlen, die heutigen sehr wirksamen *Diuretika* in leichteren und mittelschweren Fällen nicht gleich vom ersten Tage an zu verordnen. Vielfach erzielt man eine schonendere und ausgiebigere Entwässerung, wenn man zuerst für 8–12 Tage *Bettruhe* verschreibt, eine Karellkur von 2–3 Tagen einschaltet (s.o.) und den Patienten digitalisiert. Damit setzt die Diurese meistens schon prompt ein, und erst an letzter Stelle greift man nun, wenn sich dies noch als nötig erweist, zur zusätzlichen Verordnung der eigentlichen *Diuretika*. In mittelschweren Fällen werden die *Diuretika* so oft nur initial in der 1.–2.–3. Woche wirklich benötigt, und der Patient kommt nachher evtl. mit dem Herzglykosid allein aus. Doch wird man heute auch bei diesen Fällen häufig mit kleinen Dosen von *Chlorothiazidderivaten* (z.B. *Cyclopenthiazid*) weiterbehandeln, um die für den Patienten unangenehme Na-Einschränkung zu umgehen und durch die verminderte Wasserretention auch weniger Digitalis zu benötigen und bei *Glykosidüberempfindlichkeit* eine bessere Toleranz der Herztherapie zu erzielen. Oft ist die Weiterbehandlung mit *Saluretika* auch durch das Vorliegen einer Hypertonie indiziert, wo die *Chlorothiazidderivate* durch ihre Natriumelimination sowohl günstig auf den Blutdruck als auf die kardiale Komponente wirken. Das Gleiche gilt für die ausgezeichneten

Oedeme

Aldosteronhemmer (**Aldactone-A**®), die bei der Kombination K retinieren und durch die Na-Elimination die blutdrucksenkende Wirkung verstärken, bei *leichteren Fällen haben wir die Saluretika heute verdrängt*.

Bei bestimmten Insuffizienzformen tritt die Diuretikawirkung gegenüber den Herzglykosiden ganz in den Vordergrund, nämlich dort, wo mehr mechanische Momente für die Ödeme verantwortlich sind, wie bei der *Pericarditis adhaesiva*, dem *Friedel-Pick-Syndrom*, der *Leberzirrhose*, und ferner bei *Zuständen mit relativer Glykosidresistenz* des Myokards, dem *Cor pulmonale* und bei den *hochgradigen Mitralstenosen* und -insuffizienzen (s. Abb. 35).

Kontraindikationen: Diuretika sind bei schweren Nierenschädigungen mit deutlicher Azotämie kontraindiziert. Eine Ausnahme macht das *Furosemid* (**Lasix**®).

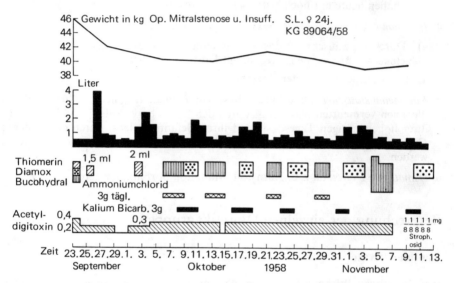

Abb. 35. *Op. Mitralstenose und Insuffizienz* (24jähr. Frau, KG 89064/58): Die Darstellung veranschaulicht die Kombinationsbehandlung einer schweren Herzinsuffizienz (kombiniertes Mitralvitium nach Kommissurotomie) mit **Acylanid**® i.v. und *Diuretika*. Es kommt vor allem mit **Thiomerin**® und mit einem *Karboanhydrasehemmer* (**Diamox**®) bei gleichzeitiger Alkalinisierung zur Ausschwemmung der Ödeme, so daß das Körpergewicht um mehr als 6 kg abnimmt.

Übersicht über den Wirkungsmechanismus der uns heute zur Verfügung stehenden verschiedenen Diuretikagruppen

Prinzipiell haben wir heute die fünf folgenden Möglichkeiten, um eine diuretische Wirkung auszulösen:

1. *Steigerung der Nierendurchblutung und des Glomerulusfiltrates*: *Xanthinderivate* (*Theophyllin* usw.) Sie werden heute weniger wegen ihrer diuretischen als zufolge ihrer koronarerweiternden Wirkung verabreicht.

2. *Spezifische Hemmung der Karboanhydrase*: Durch den *Sulfonamidabkömmling*

Diuretika

Azetazolamid (**Diamox**®). Hat heute gegenüber den *Saluretika* an Bedeutung verloren.

3. *Spezifische Hemmung der tubulären Na-Rückresorption und z.T. der Cl-Rückresorption.*

a) *Saluretika*:

α) *Sulfonamid-, d.h. Chlorothiazidderivate* und die analog wirkenden

β) *Benzophenonsäurederivate = Chlorthalidon.*

γ) *Furosemid* (**Lasix**®).

δ) *Ethacrinsäure* (**Edecrin**® in Dtschl. **Hydromedin**®).

b) *Organische Hg-Diuretika*: Die Na-Diurese wird hier von der Cl-Diurese oft übertroffen (haben heute nur noch historisches Interesse).

4. *Hemmung des Aldosteroneffektes*:

a) Durch spezifische Aldosteronantagonisten *(Spironolactonderivate)*, z. B. **Aldactone-A**®, *Metopiron* in Komb. mit Kortikosteroiden usw.

b) Durch unspezif. Aldosteronhemmer, z. B. *Triamteren.*

5. *Kationenaustauscher*: Diese auf der Basis von Kunstharzen hergestellten Präparate, die einen vermehrten Na-Verlust durch den Darm hervorrufen, sind heute wegen ihrer hohen nötigen Tagesdosis und ihrer Gefahren (Ileus) durch die modernen *Chlorothiazidderivate* völlig verdrängt worden und sollten nicht mehr verwendet werden.

6. *Osmotische Diuretika*, z. B. Harnstoff, Mannitol, Sorbitol, Glyzerol.

Besprechung der einzelnen Diuretikagruppen

Xanthinderivate

Ihre diuretische Wirkung tritt heute, da man über viel wirksamere Mittel verfügt, stark in den Hintergrund, sie werden aber auch jetzt noch zufolge ihrer koronarerweiternden Eigenschaft weiter verwendet und bei Herzpatienten mit den Herzglykosiden kombiniert verabreicht.

Theophyllinpräparate: Oral werden die Präparate schlecht resorbiert, gute Wirkung i.v., i.m. sowie rektal. Unter den zahlreichen übrigen, im Handel befindlichen Präparaten seien hier nur erwähnt: **Neophyllin**®, **Purophyllin**®, **Labophyllin**® (in Dtschl. **Euphyllin**®) usw.

Dosierung: i.v.: 1 Ampulle je nach Präparat zu 0,24–0,30 g 1–2 × tägl.
i.m.: je nach Präparat 1 Ampulle 1–3 × tägl.
rektal: Suppositorien zu 0,5–0,3 g (bei 0,5 g oft Reizerscheinungen) 1–2 × tägl. 1 Suppositorium.

Nebenwirkungen: Vor allem wenn i.v. gegeben, adrenalinähnliche Wirkung, Tachykardie, Tachypnoe, häufig auch Übelkeit, u. U. Erbrechen, seltener Durchfall oder Erytheme. Deshalb unbedingt *langsam injizieren*! Kontrolle mit Uhr, 3–5 Min. **Gefährlich bei Kleinkindern**!

Diuretika

Spezifische Karboanhydrasehemmer

Azetazolamid, **Diamox**® [Lederle], wirkt durch Hemmung der Karboanhydrase, steigert die Natrium- und Kaliumausscheidungen durch Hemmung der Rückresorption im distalen Tubulusanteil und löst dadurch bei vielen Patienten eine Diurese mit evtl. mäßiger Hypokaliämie aus. Durch den Natriumbikarbonatverlust kommt es u. U. zu einer hyperchlorämischen Azidose mit Sistieren der Karboanhydrasehemmung, die z. B. durch Alkalinisierung mit *Kaliumbicarbonicum* wieder behoben werden kann.

Dosierung und Anwendungsweise: Wichtig ist in allen diesen Fällen zur Erzielung einer deutlichen Diurese die vorausgehende Alkalinisierung am besten mit 1,5 g *Kalium bicarbonicum* am Vortage und am Tage ihrer Anwendung.

Anwendung: 1–(2) Tabl. zu 0,5 g total 2 Tage. Pro Woche nicht mehr als 2 × zu wiederholen, z. B. Mo./Di., Fr./Sa. Besser ist aber statt der 2 × wöchentlichen Verabreichung die abwechselnde Gabe von *Furosemid* und *Azetazolamid*, z. B. Mo./Di. **Diamox**®, Fr./Sa. *Furosemid* (**Lasix**®).

Indikationen: Es zeigt vor allem bei *hypoproteinämischen Ödemen einen guten Effekt* und wirkt entquellend bei *Glaukom* und *Gehirnödem*. Die Wirkung bei Herzpatienten ist individuell sehr unterschiedlich, und das Pp. ist heute in den meisten Fällen durch die *Saluretika* (siehe *Chlorothiazidderivate*) verdrängt worden. Siehe auch seine Verwendung beim *Lungenemphysem*.

Kontraindikationen: Analog dem *Chlorothiazid* ist seine Anwendung bei allen deutlich manifesten Leberinsuffizienzen gefährlich, indem es eine Ammoniakvergiftung auslösen kann und dadurch ein Leberkoma zu provozieren vermag! Kontraindiziert ist das *Azetazolamid* auch bei schweren Nierenschädigungen und bei Hypokaliämien.

Spezifische Hemmung der tubulären Na- und zum Teil der Cl-Rückresorption

Saluretika: *Sulfonamidabkömmlinge*, d. h. die

Chlorothiazidderivate: *Hydrochlorothiazid* (**Esidrex**® [Ciba-Geigy], in Dtschl. **Esidrix**®), *Benzthiazid* (**Fovane**® und **Diurese**®) und das *Cyclopenthiazid* (**Navidrex**® [Ciba-Geigy]).

Benzophenonsäurederivate: *Chlorthalidon* (= **Hygroton**® [Ciba-Geigy]).

Furosemid = **Lasix**® [Hoechst]: 4-Chlor-N-(2-furylmethyl)-5-sulfamoyl-anthranilsäure.

Diese Mittel haben heute eine sehr große praktische Bedeutung erlangt und stellen einen der größten therapeutischen Fortschritte der letzten Jahre in der Behandlung der Herzkrankheiten dar. Ihr großer Vorteil liegt unter anderem darin, daß sie oral verabreicht werden können (siehe auch Hypertoniekapitel, S. 170.)

Wirkungsmechanismus: Auf diesen kann hier nicht näher eingegangen werden, im wesentlichen kommt es zu einer Hemmung der tubulären Rückresorption des Natriums und mehr oder weniger auch des Kaliums. Gegenüber dem *Azetazolamid* haben sie den großen Vorteil, daß sie sowohl bei azidotischer als auch bei alkalotischer Stoffwechsellage voll wirksam sind.

Nebenwirkungen: Einzelne Patienten leiden auch ohne Hypokaliämie schon bei kleinen

Diuretika

Dosen (1 Tabl.) an Übelkeit. Als am besten verträglich erwies sich uns bis jetzt das *Cyclopenthiazid* (**Navidrex**®), ferner das stärker wirkende *Furosemid* (**Lasix**®).

Im Vordergrund steht aber die mögliche Gefahr einer *Hypokaliämie*! Diese droht vor allem bei Einschränkung der normalen NaCl-Zufuhr sowie bei kontinuierlicher Verabreichung von zu hohen Dosen, weil bei Fehlen von genügend Natrium vermehrt Kalium ausgeschieden wird (Abb. 36). Ferner bei allen zu einer Hypokaliämie prädisponierten Erkrankungen: Erbrechen, Durchfälle, parenterale Ernährung, Leberzirrhose, Steroidbehandlung. Eine weitere, aber *oft erwünschte Nebenwirkung ist die Blutdrucksenkung* durch die vermehrte Natriumausscheidung. So empfiehlt es sich, bei der Anwendung dieser Mittel in allen Fällen den Blutdruck von Zeit zu Zeit zu kontrollieren. (Näheres hierüber siehe im Hypertoniekapitel, S.170).

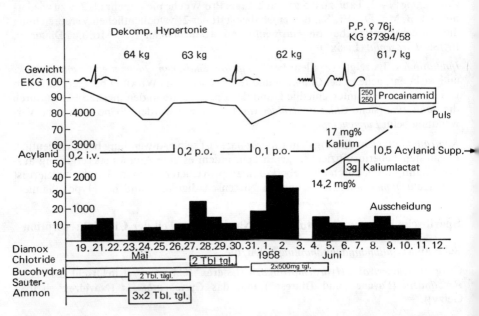

Abb. 36. *Typische Hypokaliämie* durch *Saluretika* (hier *Chlorothiazid*) bei der Behandlung einer schweren dekompensierten Hypertonie-Herzpatientin mit ausgesprochenen Ödemen. Die durch das **Chlotride**® ausgelöste Kaliurese, welche durch genügend NaCl und eine Kal.-zulage hätte vermieden werden können, führt zum Auftreten einer typischen Hypokaliämie und zur Digitalisüberempfindlichkeit. (Arrhythmie und Extrasystolie bei schweren Hypokaliämiezeichen des EKG). Durch entsprechende Kaliumzufuhr und *Procainamid* wiederum vollkommene Normalisierung. Entlassung aus der Spitalbehandlung in gut kompensiertem Zustand.

Vorsicht bei Gichtpatienten (Provokation eines Anfalles), *Zirrhosen* (Ammoniakanstieg) und *schwer hypotonen Patienten*. Bei schweren Ödemen durch eine *Niereninsuffizienz* darf ein Versuch mit 2–4 Amp. i.v. *Furosemid* (**Lasix**®) versucht werden. Hier die neuen *hochdosierten* Amp. à 250 mg! Vorsicht bei *Diabetikern* und älteren Leuten (diabetogener Effekt), *Kontrolle des Blutzuckers*.

Vorsicht bei Thromboseneigung: Jede starke Entwässerung erhöht die Gefahr einer Thrombose und evtl. Lungenembolie! Bei starker Diurese-Provokation (*Furosemid*,

Diuretika

Lasix®) und u. a. bei schon vorausgegangenen Thrombose-Episoden (Mitralstenose, pulmonaler Hochdruck etc.) *muß immer die Frage der eventuellen gleichzeitigen und manchmal dauernden Antikogulation genau überprüft werden! Bei Bettruhe obligat.*

Prophylaktische Maßnahmen:

Bei längerer Anwendung immer mit Aldosteronhemmern kombinieren, um die Hypokaliämie zu verhindern!
Kein kompletter oder strenger NaCl-Entzug, um dem Kaliumverlust vorzubeugen. Dazu prophylaktisch dreimal tägl. 1 Glas *Orangen- oder Tomaten-Saft*. Wenn nur wenig Flüssigkeit gestattet, dann getrocknete Früchte (Aprikosen).

Bei dauernd hohen Dosen in Fällen von schwerer Insuffizienz *Frage der Dauer-Antikoagulation genau überprüfen* (s.o.).

Periodische Kontrollen des Kaliumspiegels: Besonders empfindlich sind Frauen! Evtl. dauernde Substitution mit Kaliumdragées, 1–2(3) g tägl. Sehr gut verträglich z. B. **Kaliglutol**® [Streuli] Uznach (Schweiz) oder **Kalinor**® [Nordmark] Drag. und zahlreiche andere Präparate. Sehr *wesentlich beim Auftreten von Kammerextrasystolen*, s. Abb. 36. Heute kann man diese Komplikation durch die *Aldosteronhemmer* vermeiden.

1. *Intermittierende Anwendung bei Ödemen*: z. B. 2 × wöchentlich je 2 Tage: Mo., Di., und Do., Fr. Häufig genügt eine dreimalige intermittierende Anwendung wöchentlich, z. B. Mo., Mi., Fr., je 1–2 Tabl. Dazu täglich 2–3 × 1 Tbl. *Spironolacton*, **Aldactone-A**® [Searle], (Boehringer).

2. *Kontinuierliche Anwendung bei nicht manifest ödematösen Patienten*: Hier hat sich die kontinuierliche Anwendung bei Patienten, die sich an der Grenze der Dekompensation befinden, zusätzlich zur Herzglykosidtherapie sehr bewährt, um *dadurch eine NaCl-Normalkost zu ermöglichen und durch die vermehrte Na-Ausscheidung das Plasmavolumen und damit auch die zirkulierende Blutmenge herabzusetzen*. Hand in Hand geht damit auch eine *Herabsetzung eines u. U. erhöhten Blutdrucks*. Prophylaktisch muß aber hier von Zeit zu Zeit das *Serumkalium kontrolliert* werden. Wesentlich ist hier die *Kombination* mit *Spironolacton* (s.o.).

Chlorothiazid-Derivate: Hydrochlorothiazid = **Esidrex**®, in Dtschl. **Esidrix**® [Ciba-Geigy], **Ehydrid novum**® [Ferring], **Dichlotride**® [MSD], usw.

Stoßtherapie: 100 mg tägl. an zwei aufeinanderfolgenden Tagen. *Dauertherapie*: tägl. 25–37$^{1}/_{2}$ mg. Bei höheren Dosen (Hypertonie evtl. bis 60 bis 75 mg tägl.) kombiniert mit 2–3 Tbl. **Aldactone-A**®.

Cyclopenthiazid (**Navidrex**® [Ciba-Geigy]): Dieses Derivat, das sich auch vom *Hydrochlorothiazid* ableitet, aber noch einen zusätzlichen 5er Ring enthält, zeichnet sich durch eine sehr gute Verträglichkeit bei niedriger Dosierung aus und macht es daher zu einem der idealen *Saluretika* für die Dauertherapie bei chronischen Herzsuffizienzen und Hypertonien. Tabl. zu 0,5 mg.

Stoßtherapie: 0,5–2 mg an 2 sich folgenden Tagen. *Dauertherapie*: 0,25 bis 0,75 mg tägl., bei Hypertonien unter entsprechenden Vorsichtsmaßnahmen in Bezug auf den Kaliumspiegel u. U. bis 0,5–1,0 mg tägl.

Für die zahlreichen übrigen Präparate verweisen wir auf die entsprechenden Firmenprospekte.

Diuretika

Chlorthalidon (**Hygroton**® [Ciba-Geigy]) ein stark wirkendes Präparat (Tabl. zu 100 mg), das nach unseren Erfahrungen bei der Dauertherapie in vermehrtem Maße Hypokaliämien auslöst, sich aber vor allem durch seine noch stärkere Wirkung und seine gute Verträglichkeit für die damit vorzügliche *Stoßtherapie* eignet. *Dosierung der Stoßtherapie*: 1. Tag: 4× 1 Tabl. à 100 mg; 2. Tag: 3× 1 Tabl.; 3. Tag: 2 Tabl., dann 3–4 Tage Pause. Zusätzlich täglich je 2 g *Kalium*, z. B. in Form des sehr gut verträglichen **Kaliglutol**® (Dtschl. Präparat **Kalinor**®). *Bei Dauertherapie nie ohne Spironolacton* (s. o.).

Furosemid = **Lasix**® [Hoechst]: 4-Chlor-N-(2-furylmethyl)-5-sulfamoyl-anthranilsäure. Tabl. à 40 mg, Amp. à 20 mg. Eine hochaktive, chemisch von den *Thiaziden* differente Substanz, die sich von den Sulfonamiden ableitet und auch durch Hemmung der Rückresorption wirkt. Klinisch sahen wir damit in Übereinstimmung mit anderen Autoren sehr schöne Erfolge auch noch bei auf andere Mittel resistenten Fällen, siehe auch Abb. 37. Es ist wohl gegenwärtig das stärkste und beste Saluretikum und wird von den Patienten sehr gut vertragen. Für *Spezialfälle* heute auch Amp. à 250 mg und neuerdings auch Tbl. à 500 mg. Besonders wichtig ist hier *bei Dauertherapie die Kombination mit Spironolactonen, um der Hypokaliämie vorzubeugen.*

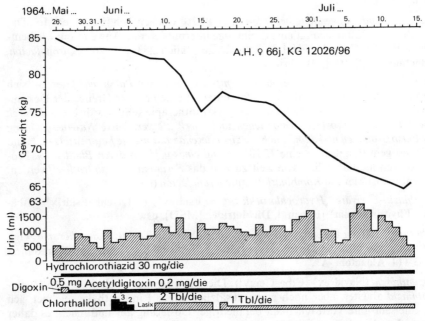

Abb. 37. *Globale schwere Herzinsuffizienz mit Anasarka.* A. H. (KG Nr. 12026/96, 66jähr. Frau). Diabetes, Hypertonie. – Unter konsequenter Digitalisierung mit *Azetyldigitoxin* und *Hypotensiva* (**Adelphan-Esidrex**® 3× 1 Tabl./die) Ausschwemmung von 2 kg in einer Woche. **Hygroton**®-Stoß von 4/3/2 Tabl. während 3 aufeinanderfolgenden Tagen wirkungslos. Am 15. Hospitalisationstag Beginn mit **Lasix**® 2 Tabl./die, später 1 Tabl./die. Darauf massive Ausschwemmung von 7 kg innerhalb der folgenden Woche, anschließend in 4 Wochen weitere 10 kg, total also 19 kg! Periphere Ödeme, Pleuraerguß, Aszites gänzlich verschwunden. Keine Elektrolytstörung.

Diuretika

Dosierung:

Schwere Fälle: 1× tägl. 2–3 Tabl. à 40 mg während 2–3 Tagen mit zusätzlicher Kaliumprophylaxe und evtl. Wiederholung.

Leichte Fälle: 1 Tabl. à 40 mg jeden 2. Tag, mittelschwere Fälle jeden 2. Tag 2 Tabl.

Portale Stauung mit evtl. gestörter Resorption: i.v. 1–2× 20 mg tägl. zur Einleitung der Behandlung.

Außer der evtl. Hypokaliämie sind bisher keine Nebenwirkungen bekannt geworden. Die Thrombosegefahr ist bei diesem intensiv wirkenden Mittel besonders zu beachten.

Ethacrinsäure (**Edecrin**®, in Dtschl. **Hydromedin**®, [Merck Sharp & Dohme]): Ebenfalls ein kräftiges Diuretikum. Wirkt wahrscheinlich durch Hemmung des Na-Transportes in der Henleschen Schleife. *Dosierung*: Tabl. à 50 mg 1–3 Tabl. tägl. n. d. E. Hat auch bei *nephrotischen Ödemen* eine gute Wirkung. *Vorsicht bei Leberkranken* (Zirrhosen)!, bei denen es zu einer metabolischen Alkalose und zu einem Anstieg des Ammoniaks (Enzephalopathie) kommen kann. Bei verzögerter Ausscheidung zeigt sich häufig eine *reversible Schwerhörigkeit*.

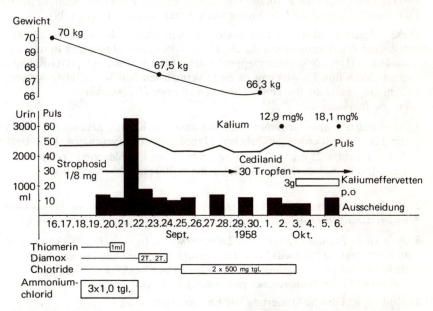

Abb. 38. *Dekompensierte Hypertonie* (61jähr. Frau, KG 88937/58): Auf Ansäuerung plus **Thiomerin**® (1 ml) Diurese von 3,3 Lit. in 24 Std. Die Diurese kann durch **Diamox**®, später **Chlotride**® und gleichzeitig *Strophanthinbehandlung* aufrechterhalten werden. Hypokaliämie durch das *Chlorothiazid*, die durch zusätzliche *Kaliumverabreichung* kompensiert werden kann.

Organische Quecksilberdiuretika

Diese erweisen sich bei vorangehender Ansäuerung (tägl. 3 g *Ammoniumchlorid*) auch heute noch für resistente Fälle als wirksame und zuverlässige Präparate. Sie haben aber nur dann einen Effekt, wenn der Serumchloridspiegel genügend hoch ist (über

Diuretika

100 mval/l!), was bei refraktärem Verhalten u. U. zu kontrollieren ist. *Im allgemeinen wird man heute zuerst immer die Gruppe der Saluretika versuchen* und die Hg-Präparate erst dann verwenden, wenn sich die ersteren als nicht genügend wirksam erweisen. Die früheren mehr toxischen Quecksilberpräparate sind heute durch das relativ ungiftige, eine SH-Gruppe enthaltende *Merkaptomerin* (**Thiomerin**®) ersetzt worden. Damit fällt die gefährliche Bindung des Hg an gewisse Enzymsysteme wahrscheinlich größtenteils fort. So sah man z. B. früher nach der Injektion der Hg-Präparate deutliche EKG-Veränderungen, die beim *Merkaptomerin* nicht mehr auftreten. *Dosierung*: 1–2 ml **Thiomerin**® [Wyeth] s.c. oder i.v. 2 × wöchentlich.

Beeinflussung des Aldosterons

Aldosteron-Antagonisten = *Spironolacton*, **Aldactone-A**® [Searle], [Boehringer] hemmt kompetitiv am distalen Tubulus die Wirkung des Aldosterons. Die Wirkung tritt daher verzögert ein (Maximum nach 5–6 Tagen). Durch die *zusätzliche Verabreichung eines Saluretikums* (Hemmung der Na-Rückresorption im proximalen Tubulusanteil!) wird die Na-Diurese noch weiter verstärkt (s. Abb. 39).

Diese Präparate haben nur eine begrenzte Indikation, d. h. besonders für alle Fälle mit starker Natriumretention durch *Aldosteronüberproduktion* und durch *Adiuretinproduktion* (Hypophysenhinterlappen) noch zusätzlich bedingte H_2O-Retention. Es kommt durch ihre Einwirkung zu einer vermehrten NaCl- und H_2O-Ausscheidung und im Gegensatz zu den *Thiazidderivaten* zu einer *Hyperkaliämie*.
Klinische Indikationen:

1. Als *Zusatztherapie zur Saluretikabehandlung* um Kalium „zurückzupumpen" und der für Herzpatienten gefährlichen Hypokaliämie entgegenzuwirken. *Dosierung*: 2–3 × 1 Tabl. à 25 mg tägl. In dringlichen Fällen i.v. **Aldactone**® pro inject. [Boehringer], oder **Soludactone**® [Searle], Amp. à 200 mg, übliche Dosierung 2–3 Amp./Tag.

2. *Bei Herzpatienten mit gleichzeitiger leichter Hypertonie* oder *zur Verstärkung einer anderen antihypertensiven Therapie*. *Dosierung*: 2–3 Tabl. tägl.

3. *Bei serösen Ergüssen (Aszites bei Leberzirrhose)*: (s. Abb. 39). Wirkt hier vor allem in Kombination mit **Lasix**® (20–100 mg tägl.) ausgezeichnet, sofern das Ammoniak nicht erhöht ist. *Dosierung*: 3 × 2 Tabl. **Aldactone-A**® à 25 mg/Tag. Hier besser **Aldactone**® oder **Soludactone**® pro inject. i.v. Amp. à 200 mg.

4. *Nephrosen*: Gleiche Dosierung wie bei Aszites.

Metyrapon = **Metopiron**® [Ciba-Geigy] wirkt durch Hemmung der 11β-Hydroxylierung, wodurch die Biosynthese des *Hydrocortisons* und *Aldosterons* auf biochemisch unvollendeten und unwirksamen Vorstufen stehen bleibt. Durch den Ausfall des *Cortisols* wird aber die *ACTH*-Produktion der Hypophyse angeregt und damit auch die Produktion von *Cortexon* (*Desoxycorticosteron*) und *Cortexolon* (beide stark mineralokortikoid).

Man muß also immer zusätzlich ein *Corticosteroid* verabreichen, wenn man **Metopiron**® klinisch als *Aldosteronhemmer* bei mit Hyperaldosteronismus einhergehenden Ödemen einsetzt. Eine weitere Verstärkung der Wirkung erhält man auch hier durch die Kombination mit *Saluretika* (Hemmung der Na-Rückresorption, s. o.).

Dosierung: pro die **Metopiron** 1,5 g tägl., immer in Kombination mit einem *Corticosteroid*, z. B. 3–4 mg *Dexamethason* (= **Millicorten**®, **Deronil**® usw.) oder *Prednison* 20 mg tägl. p.o. und

Diuretika

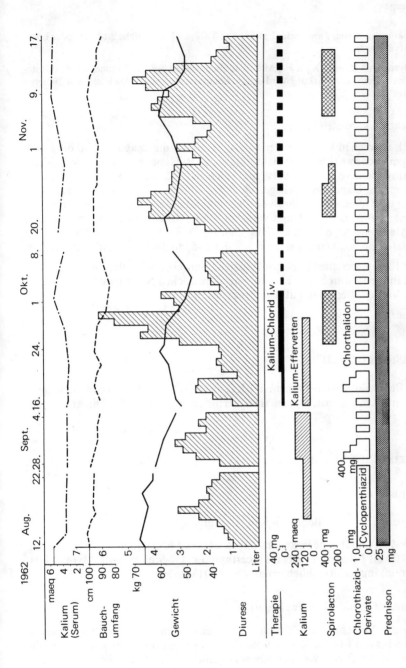

Abb. 39. *Aldacton-Erfolg* bei dekompensierter aethylischer Leberzirrhose mit Aszites (32jähr. Mann, KG 3440/899/62): Schwerer Aethyliker mit frühzeitiger Zirrhose und sehr therapieresistentem Aszites. Auf *Saluretika* nur unvollkommene Ausschwemmung und Auftreten einer sehr ausgeprägten Hypokaliämie trotz massiver Kaliumzufuhr. Auf *Spironolacton, Aldactone =* **Aldactone-A**® sehr ausgiebige Diurese mit maximalen Tagesspitzen von 5–6 Litern, wobei die Kaliumzufuhr reduziert werden konnte und keine schwere Hypokaliämie mehr auftrat. Wesentlich ist in allen diesen Fällen die Kombination mit einem *Saluretikum.*

einem *Saluretikum* am besten *Furosemid* (**Lasix**®) 1–2 Tabl. tägl. p.o., siehe Abb. 39, oder **Edecrin**® (Dtschl. **Hydromedin**®).

Triamteren, **Dyrenium**® [Smith, K. & F.] wirken ähnlich wie die Spironolactone, ohne Aldosteronantagonisten zu sein. Die Wirkung wird durch Aldactone verstärkt. Auch hier kombinieren mit Saluretikum!

Therapierefraktäre kardiale Ödeme

Man muß sich in solchen Fällen immer zuerst fragen, ob die Diagnose und die eingesetzten therapeutischen Mittel nicht richtig waren (z. B. Hypoproteinämie, Myxödem, Nephrose, Amyloidniere usw.). Zuerst muß eine ungenügende Digitalisierung ausgeschlossen werden. Dann das Vorliegen einer *Pericarditis adhaesiva*, ferner eine *Pulmonalsklerose* und *terminale Stadien* von dekompensierten Herzvitien (Aorteninsuffizienz!); ferner ein *Myxödem*. Dann versucht man aber ruhig einmal extrem hohe Dosen z. B. **Aldactone-A**® 6 Tabl. à 25 mg tägl. und vom 3.–4. Tage an tägl. 250 mg **Lasix**® (Spezial-Amp. s.o.) *intravenös*. Oft kommt es dann doch noch zu einer Diurese.

Bei schwerer therapieresistenter Herzinsuffizienz und eher sehr niedrigen Kammerfrequenzen kann evtl. durch den Einbau eines künstlichen Schrittmachers noch ein Erfolg erzielt werden. Beratung mit dem Spezialisten.

Rhythmusstörungen

Zur sicheren Beurteilung sollte immer ein EKG angefertigt werden. Zur raschen Diagnosestellung am Krankenbett eignen sich hierfür in der Praxis die Direktschreiber sehr gut.

Supraventrikuläre Störungen

Sinusrhythmus

Respiratorische Arrhythmie: Bedeutungslos. Beruhigung des Patienten.

Sinustachykardie: Allmähliche Frequenzzunahme bis zu 140–160 Schlägen pro Minute. Meistens reaktiv als Folge von Fieber, Hyperthyreose, O_2-Mangel, evtl. Myokarditis, Perikarditis, muß immer ursächlich genau abgeklärt werden.

Therapie: je nach Grundleiden plus Sedation.

Sinusbradykardie: Manchmal als Zeichen einer ausgeprägten Vagotonie, prämenstruell oder bei Gravidität, oft verbunden mit gleichzeitiger Hypotonie. Hier wirkt sich die Kombination kleiner Dosen von *Belladonnapräparaten*, z. B. **Bellafolin**® (Vagushemmung) 3× 10 Tropfen und eines sympathikotonen Analeptikums, z. B. **Micoren**® [Ciba-Geigy] (ein Kombinationspräparat), 3–4× 1 Perle tägl. p.o. günstig aus. Evtl. kleine Dosen von *Ephedrinum hydrochloricum* (**Ephetonin**® usw.) 4–6× tägl. 0,025 g (= ½ Tabl.).

Paroxysmale supraventrikuläre Tachykardie

Plötzlicher Umschlag aus dem Normalrhythmus in eine regelmäßige Tachykardie von 140–180 Schlägen pro Minute. Ursache sehr unterschiedlich, vegetativ oder innersekretorisch (Basedow), evtl. toxisch oder infektiös bedingt. Häufig beim WPW-Syndrom!

Therapie im Anfall:

1. *Maßnahmen des Patienten, (im Sinne einer Vagusreizung) wie:*

   Valsalva-Preßversuch: (Anhalten des Atems und Pressen bei geschlossener Nasen- und Mundöffnung, hilft in vielen Fällen).

   Karotisdruck: in der Gegend des Sinus caroticus, einseitig oder evtl. vorsichtig beidseitig.

   Starke Reizung des Rachens: durch Einführen des Fingers.

   Trinken von Eiswasser.

   Bulbusdruck auf beide Augäpfel (Vorsicht!).

2. *Ärztliche Maßnahmen:*

   Beruhigung: suggestives Zureden mit gleichzeitigem Karotisdruck, u. U. Druck auf beide Augen. Wenn erfolglos, dann:

   Digilanid® : 0,8 mg = 4 ml i.v. Gewöhnlich nach 10–20 Min. Umschlag in normalen Rhythmus, sonst nochmals 0,8 mg i.v.

β-Rezeptoren-Hemmer und Analoge

Siehe auch die weiteren Ausführungen Seite 116 im Kapitel über die *Angina pectoris*. Das ungefährlichste Präparat bei dieser Rhythmusstörung ist vielleicht das **Isoptin**® [Knoll]. Dosis: 1 Amp. à 5 mg langsam (1 Minute) i.v. Am besten und sichersten unter dauernder EKG-Kontrolle. Der bradykardisierende Effekt stellt sich meist innerhalb 3–5 Min. ein. Falls die erste Dosis keinen Erfolg gebracht hat, kann man die Injektion wiederholen bis zu einer Totaldosis von maximal 20 mg.

Propranolol ist der am besten untersuchte β-Rezeptoren-Hemmer. Der Einsatz dieses Pharmakons ist ebenfalls indiziert. Mit einer Dosis von 5–10 mg **Inderal**® [ICI], in Deutschland **Dociton**® [Rhein-Pharma] läßt sich eine Blockade der sympathischen Rezeptoren am Herzen erreichen. Die gesteigerte Aktivität des sympathiko-adrenalen Systems ist in einem großen Teil der Fälle von supraventrikulärer Tachykardie für die Entgleisung verantwortlich.

Falls die Tachykardie durch Digitalis provoziert ist und keine aktive Vorhofheterotopie mit einer Blockierung vorliegt, leistet *Propranolol* ausgezeichnete Dienste.

Alprenolol und *Oxprenolol*, sowie *Pindolol* und *Practolol* sind in ihrer Wirkung bei dieser Rhythmusstörung gleichwertig.

Practolol (= **Eraldin**® [ICI], in Deutschland **Dalzic**® [Rhein-Pharma]), scheint sich nach neuesten Untersuchungen aus der Gruppe der β-Rezeptoren-Hemmer mit dem geringsten negativ-inotropen Anteil herauszuschälen. So konnten JEWITT und CROXSON (Postgraduate Med. J., Suppl. 47 [1971] 25–29) nachweisen, daß *Practolol* auch

Rhythmusstörungen

bei supraventrikulären Tachykardien, die durch einen Infarkt ausgelöst sind, in einer Dosierung von 5 mg bis maximal 25 mg i.v. wirksam ist, und daß sich hierbei im Vergleich zum *Propranolol* die hämodynamischen Parameter kaum negativ verändern. Wichtig ist bei all diesen Präparaten, daß sie eine unterschiedliche negativ-inotrope Wirkung aufweisen, so daß dadurch eine Herzinsuffizienz ausgelöst werden kann, die eventuell durch die bestehende Tachykardie noch verstärkt zum Ausdruck kommt.

Als ultima ratio ist bei hochgradig refraktären Fällen die *Kardioversion* durchzuführen.

Therapie im Intervall:

Bei gehäuften Anfällen Intervallbehandlung.

Schwache Digitalisierung: am besten z. B. je 3 Tage pro Woche (z. B. Mo., Di., Mi.) je 1 Tabl. *Azetyldigitoxin* (**Acylanid**®) 0,2 mg oder alle Tage $^1/_2$ Tabl. = 0,1 mg.

Sedativa: Phenobarbital, d. h. 2–3 × 1 **Luminalette**® tägl. zu 0,015 g, wenn dies nicht genügt:

Chinidin: Tägl. 0,4 g.

β-Blocker: (s. o.) oder **Isoptin**® [Knoll] 3 × tägl. 1 Dragée à 50 mg p.o., welches sympathikolytisch und antifibrillatorisch wirkt.

Vorhofflimmern und -flattern

Es ergeben sich hier zwei Möglichkeiten, entweder die Beseitigung des Flimmerns oder Flatterns oder dann die teilweise Blockierung der Überleitung, wodurch die Kammerfrequenz auf eine physiologische Frequenz herabgedrückt wird. Bei schon lange bestehendem Flimmern oder Flattern ist die Umstellung zum Sinusrhythmus meist nicht mehr zu erreichen. Bei einer ungefähr normalen Ventrikelfrequenz von 70 90 und fehlendem Pulsdefizit ist das Flattern oder Flimmern relativ harmlos. Gefährlich wird es erst bei dem typischen Bild der schweren *exzitomotorischen Insuffizienz* bei noch relativ guter Überleitungsfähigkeit des Myokards und dem Auftreten einer sehr raschen Ventrikelfrequenz von 120–160 vor allem dann, wenn sich ein *Pulsdefizit* ausbildet, das auf eine schlechte Ventrikelfüllung hinweist.

Therapie:

Rasche Volldigitalisierung führt in der Mehrzahl der Fälle zum Ziel. Wie wir im Kapitel über die Herzglykoside ausführten (s. auch dort), verwendet man:

a) *Bei Notfallsituationen* das sich sehr rasch an den Herzmuskel bindende **Cedilanid**®, d. h. in der Regel 1,2–1,5 bis max. 2 mg total, wobei man sofort mit i. v. 2 ml = 0,4 mg beginnt und jede $^1/_2$ Stunde erneut 0,4 mg gibt, bis die Pulsfrequenz abgefallen und vor allem das Pulsdefizit verschwunden ist. Dann fährt man wegen der längeren Haftfähigkeit besser mit einer Erhaltungsdosis eines *Digitoxinpräparates,* z. B. **Acylanid**®, weiter, z. B. anfänglich 0,3 mg, dann später 0,2 mg tägl.

b) *Bei nicht dringlichen Situationen* beginnt man mit **Digilanid**® oder einem anderen *Lanatosid-Mischpp.* und gibt als erste Dosis i.v. 0,4 mg und dann alle 4–6 Std. weiter 0,4–0,2 mg bis total 1,2–1,8–2,0 mg und fährt mit einer tägl. ED weiter, die von Fall zu Fall schwankt (0,2 bis u. U. 0,4 mg). *Dieses Pp. hat die größte therapeutische Breite!* und ist deshalb am ungefährlichsten.

Chinidintherapie: Die Chinidintherapie ist beim Vorhofflimmern und -flattern nicht ganz ungefährlich, weil es hier noch häufiger als beim Digitalis zu einem Umschlag in den Sinusrhythmus kommen kann. Dadurch kann es bei schon längere Zeit vorbestehendem Flimmern oder Flattern zum Abreißen von evtl. Vorhofthromben und zu Embolien kommen. Wir ziehen daher in der Regel die Digitalisierung vor. Dazu kommt ferner der Umstand, daß Chinidinpräparate bei einem vorgeschädigten Myokard nicht ganz harmlos sind. Bei erst seit kürzerer Zeit bestehendem Flimmern oder Flattern kann man jedoch (s. Abb. 40) einen Versuch mit Chinidinpräparaten (Testdosis von 0,2 g, dann nach 2 Std. beginnen) durchführen:

Chinidinsulfat 0,4 g alle 2 Std. bis total 1,6–2,0 g und Übergang auf eine Erhaltungsdosis von 0,4 g alle 6–8 Std. Intravenös sollten Chinidinpräparate lediglich in Ausnahmefällen verabreicht werden. Die intramuskuläre *Chinidintherapie* wird von der französischen Schule relativ viel gebraucht. Man kann bei digitalisresistenten Fällen einen Versuch mit *Dihydrochinidinum hydrochloricum* (**Hydroquinidine**®]Houdé]), Ampullen zu 2 ml = 0,3 g durchführen.

Dosierung: 1 Ampulle i.m. und evtl. Wiederholung nach 4–6 Std. Totale Dosis nicht über 1,2 g in 24 Std., dann mit einer oralen Erhaltungsdosis weiterfahren. Wenn nötig (frühere Embolien, langes Flimmern) plus Antikoagulantien-Thp. In hartnäckigen Fällen evtl. als i.v. Tropfinfusion 1,2–2 g/24 Std.

Chinidinpräparate mit Depoteffekt: z. B. **Kinidin-Duriles**® [Astra Schweden]; in Deutschland durch [Pharma-Stern] Tabl. à 0,25 g Chinidinbisulfat.

Dosierung: a) *Bei ES*: 2–5 Tabl. zweimal tägl. (morgens und abends). b) *Bei Vorhofflimmern*: 1.–3. Tag 3× tägl. 1,0 g (Intervall je 6 Std.), 4.–5. Tag 3× tägl. 1,5 g; ab 6. Tag 3× tägl. 2,0 g. Es werden hier viel höhere Dosen ertragen und der Blutspiegel bleibt relativ konstant. c) Bei *paroxysmalem Vorhofflattern und paroxysmaler supraventrikulärer Tachykardie*: 2× tägl. 2–5 Tabl. zur Anfallsprophylaxe.

Wichtig ist es, daß gleichzeitig die Digitalisverabreichung kontinuierlich weitergeführt wird! Erfolg: Nach HOLZMANN in ca. 70% der Fälle.

β-Blocker: Sollten in diesen Fällen in Anbetracht der evtl. Zwischenfälle (Blutdruckabfall) und der Gefahr bei vorgeschädigtem Myokard (Herabsetzung der Kontraktilität) nur in streng ausgewählten Fällen in der Klinik und nicht in der Praxis angewendet werden. Die Kombination von **Isoptin**® und *Chinidin* hat eine *stark additive Wirkung* und empfiehlt sich für resistente nicht herzinsuffiziente Fälle.

Dosierung: **Isoptin**® [Knoll] 5 mg langsam innerhalb 1 Min. i.v., dann 2 Min. Pause und evtl. Wiederholung. Totaldosis nicht über 15–25 mg. Evtl. orale ED von 3 × 1 Dragée à 40 mg tägl. und Kombination mit Digitalis u. evtl. mit Chinidin. **Isoptin**® allein führt gewöhnlich zu Frequenzsenkung ohne Sinusrhythmus.

Gleichstrom-Elektro-Konversion: Ist vor allem für Frühfälle im Alter von 30–50 Jahren zu empfehlen, wenn die Digitalisierung plus Chinidin nicht zum Wiederauftreten eines Sinusrhythmus führen. Der Patient muß in allen Fällen vorher digitalisiert und unter Chinidin stehen. Vor Elektrokonversion 24–48 Std. Digitalispause! Dauererfolge bei jüngeren Patienten ca. 50–60%. Bei älteren Patienten sind die Dauererfolge schlechter und hier genügt es, die Frequenz durch Dauerdigitalisierung auf das nötige Maß zu senken. Nach der Elektrokonversion ist die *Weiterführung der Langzeit-Chinidinbehandlung sehr wesentlich*, da es sonst viel häufiger zu Rezidiven kommt

Rhythmusstörungen

(3 × 0,2 g Chinidin sulf. p.o.). Die Durchführung der Elektrokonversion sollte immer einem spezialisierten Team überlassen werden.

Indikationen: Sind nach GURTNER a) jüngere Patienten und solche mittleren Alters, b) ferner Hyperthyreosen und Mitralstenosen, wenn trotz Behandlung des Grundleidens das Vorhofflimmern weiter bestehen bleibt, c) Patienten, bei denen die Kammerfrequenz trotz Digitalisierung nicht gesenkt werden kann, d) bei Vorhofflimmern mit peripheren arteriellen Embolien (hier muß vor- und nachher eine Antikoagulation durchgeführt werden), e) Herzinfarkt (digitalisrefräktare Fälle).

Kontraindikationen: a) Ältere Patienten. b) Chinidinunverträglichkeit. c) Totaler Herzblock. d) Vorhofflimmern mit langsamer Kammerfrequenz.

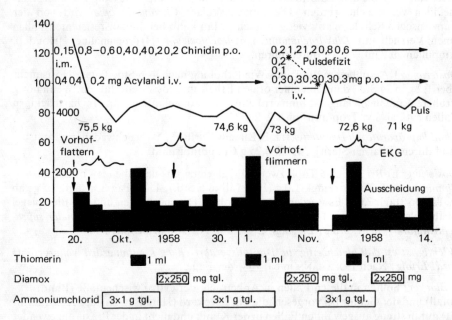

Abb. 40. *Vorhofflattern und -flimmern, Myodegeneratio und Schenkelblock* (72jähr. Frau, KG 89462/58): Ein tachykardes Vorhofflattern mit 2:1 Überleitung schlägt innerhalb 24 Std. auf 0,8 mg **Acylanid**® i.v. und 0,15 g *Chinidin* i.m. und 0,8 g *Chinidin* per os in einen Sinusrhythmus um. 14 Tage später stellt sich nach vermehrter körperlicher Belastung unter 0,2 mg **Acylanid**® i.v. ein Vorhofflimmern mit Pulsdefizit ein. Nach vorübergehender Erhöhung der Azetyldigitoxindosis auf 0,6 mg, verbunden mit der Chinidintherapie, verschwindet das Flimmern nach 3 Tagen.

Supraventrikuläre Extrasystolen

Können vom Sinusknoten oder von irgendeinem Teil des Vorhofes und auch vom Tawaraknoten ausgehen. Vereinzelte Schläge sind meistens bedeutungslos, erfordern aber eine genaue Herzabklärung mit EKG und Belastungsversuch.

Therapie:

Digitalisierung mit kleinen Dosen *Digitoxin*, z. B. *Azetyldigitoxin*, **Acylanid**® 3 Tage pro Woche je 1 Tabl. zu 0,2 mg (z. B. Mo., Di., Mi.) oder tägl. 20 Tropfen **Digilanid**®.

β-Blocker oder **Isoptin**® s. S. 101.

Chinidin sehr oft ebenfalls von guter Wirkung 0,2–0,4–(0,6) g tägl.

Ventrikuläre Rhythmusstörungen

Ventrikuläre Extrasystolen bei nichtdigitalisierten Patienten

Bei vielen vegetativ stigmatisierten Menschen treten sie häufig bei Übermüdung, bei vollem Magen, Hiatushernie, Cholelithiasis, Gravidität, Liegen auf der linken Körperseite sowie nach Nikotin- oder Koffeingenuß auf. Sie sind oft bedeutungslos, erfordern aber immer eine genaue Abklärung, da sie das erste Zeichen einer beginnenden Myokardschädigung sein können.

Therapie:

Sanierung aller möglichen Fokalherde: Chronische Tonsillitis, Granulome, Sinusitiden, Prostatitis usw. bei Verdacht auf Myokarditis.

Digitalisierung: Wenn die Extrasystolen sich stark häufen oder vom Patienten als unangenehm empfunden werden, und nur dann, wenn sie nicht während einer Digitalisierung aufgetreten sind. *Digitoxinpräparate*, z. B. **Acylanid**®, 3 Tage pro Woche (z. B. Mo., Di., Mi) je 0,2 mg p.o.

Diphenylhydantoin: Dieses bei der Epilepsie gebrauchte Mittel hat auch einen sehr guten depressorischen Effekt bei ventrikulären ES, und seine günstige Wirkung ist in der Praxis heute noch viel zu wenig bekannt. Klinisch konnten wir die guten Erfahrungen anderer Autoren voll bestätigen.

Präparate: **Antisacer**® *simplex* [Wander], Tabl. à 100 mg.

Dosierung: Tägl. 3–(4) × 1 Tabl. als Dauertherapie. Weitere Präparate: **Zentropil**® [Nordmark].

Chinidin: Wenn Digitalisierung allein nicht genügend, 0,4–0,6 g tägl.

Procainamid: **Pronestyl**® [Squibb], **Novocamid**® [Hoechst], **Procamide**® [Simes], sofern die beiden anderen Mittel nicht helfen. Kapseln (Tabl.) zu 250 mg.

Nötige Dosis: Gewöhnlich 0,5–0,75 g tägl., in schweren Fällen vorübergehend bis 1,5–2 g p.o., bei Resistenz evtl. i.v. als Dauertropfinfusion 2–(3) g/24 Std.!

Cave Rauwolfiapräparate! (wie *Reserpin*; *Ajmalin* = **Gilurytmal**®): Sie erhöhen nach den Untersuchungen von EHRLICH und LOWN *die Toxizität für Digitalis und Strophanthin*, und es kann zu gehäuften Auftreten von Arrhythmien kommen. HEGGLIN sah bei Kammertachykardien gute Erfolge.

Rhythmusstörungen

Polytope ventrikuläre Extrasystolen oder in Salven auftretende Extrasystolen und paroxysmale Kammertachykardien

Einzelne polytope Extrasystolen sind immer ein zu „*beherzigendes Warnungszeichen*", eigentliche Salven ventrikulärer Extrasystolen und vor allem paroxysmale Kammertachykardien sind lebensgefährlich. Ursächlich können sie medikamentös durch *Digitalispp.*, *Chinidin*, prolongierte Anwendung von *Salidiuretika* (Hypokaliämien) und durch Erkrankungen des Myokards (Herzinfarkt, Myokarditis) ausgelöst werden.

Cave Digitalispräparate. Die Extrasystolen sind hier das Zeichen einer Übererregbarkeit des Myokards, wobei diese Glykoside zur Auslösung eines unter Umständen tödlichen Kammerflimmerns oder Kammerflatterns führen können.

Procainamid (**Pronestyl**®, **Novocamid**®) ist dann das Mittel der Wahl. Man beginnt auch hier vorsichtig mit 0,5–0,75 g und steigert die Dosis auf die eben wirksame Menge. Meistens genügen 0,5–1,0 g, selten sind 1,5 bis 2,0 g nötig. Bei Überdosierung besteht Gefahr für das Auftreten eines Schenkel- oder AV-Blocks. In Notfällen kann 1 g i.m. oder intraglossal injiziert werden (intravenös nur vorsichtig! bei Kammerflattern und *fortlaufende intermittierende Verabreichung*, d.h. 100 mg i.v. alle 5 Minuten bis zum Verschwinden der ES. Im allgemeinen *benötigen schwere Fälle eine Totaldosis von bis zu 1 g* oder etwas weniger. Dann fährt man mit einer ED p.o. oder wenn nötig i.v. Kammerflimmern indiziert!). Bei hartnäckigen Fällen empfiehlt sich am besten die weiter. Tropfinfusion mit 2 g Procainamid in 500 ml phys. Glukose, 6–12 Tropfen pro Min. i.v. In lebensbedrohlichen Fällen geht man am besten auf Xylocain über. (Siehe E. Grace Giardina u. Mitarb.: Annales of intern. Med. 78 [1973] 83–193).

Lidocain: Vor allem für die lebensgefährlichen rezidivierenden Anfälle von Kammerflimmern oder die beim Herzinfarkt auftretenden Formen, heute *das beste Mittel*.

Dosierung: **Xylocain**® = *Lidocain hchl.* in 2%iger Lösung, 50 mg = 2,5 ml intravenös, evtl. Wiederholung nach 15 Minuten. Oder als *Tropfinfusion*: 20 bis 50 gamma/kg/Min. (= 4 mg/Min. bei einem 70 kg schweren Patienten). Man nimmt also z.B. eine Lösung, die pro 1 ml = (30 Tropfen) 4 mg enthält, d.h. also eine 0,4%ige Lösung und stellt je nach Ansprechen pro Min. auf 10–30 Tropfen ein. *Mexiletine* (**Kö 1173**) [Boehringer Ingelheim] s. Nachtrag S. 196, hat vielleicht eine noch bessere Wirkung.

Diazepam = **Valium**®: Oft gute Wirkung, vor allem parenteral 10–20 mg u. Wiederholung. Besonders für auf die anderen Pp. resistente Fälle und 1–2–3 stdl. Wiederholung.

Auftreten ventrikulärer Extrasystolen (evtl. Bigeminie) unter oder nach Herzglykosiden

Treten unter der Behandlung erstmals ventrikuläre Extrasystolen auf oder häufen sich vorher schon bestehende Extrasystolen, so sollten die Glykoside, wegen der möglichen Gefahr eines Kammerflatterns oder -flimmerns, immer sofort für 3–4 Tage sistiert werden.

Maßnahmen:

Absetzen der Glykoside.
Procainamid: **Pronestyl®**, **Novocamid®** 0,5–1,5 g p.o. tägl.
Nach 3 Tagen vorsichtiger Wiederbeginn mit *Strophanthus-* oder *Digitalispräparaten* unter *Fortführung des Pronestylschutzes* (meistens genügen 0,75 g tägl.).
Chinidin: Anstelle von *Procainamid* kann auch dieses Mittel versucht werden, 0,4–0,6 g tägl., doch ist das **Pronestyl®** meistens vorzuziehen, es kommen jedoch Fälle von *Procainamidunverträglichkeit* vor.
Diphenylhydantoin: In ca. 60% der Fälle wirksam, Dosierung s.o.

Überleitungsstörungen inkl. Herzblock

Verkürzte Überleitung

Wolff-Parkinson-White-(WPW)-Syndrom: Eine harmlose angeborene Anomalie (PQ 0,1 sec oder darunter), bei der es aber zu häufigen, schwer zu beeinflussenden Tachykardien kommen kann. Paradoxerweise wirken *Belladonnapp.* manchmal günstig. Sehr gut auch die *β-Blocker* (Dosg. s. dort).

AV-Block 1. und 2. Grades

Ist immer ein Hinweis für eine entzündliche, toxische oder durch schlechte Blutversorgung bedingte Myokardschädigung. Klinisch sieht man eine verlängerte UZ am häufigsten bei rheumatischen Myokarditiden oder bei Überdigitalisierung.

Therapie:

Körperliche und psychische Schonung.
Absetzen der Digitaliskörper. Bei Sinusbradykardie (P <60) $^1/_4$–$^1/_2$ mg *Atropin* i.v.
Sympathikotone Mittel: Die Behandlung mit den oral verabreichbaren *Adrenalin-Derivaten* (vor allem **Alupent®**, s. u.) gibt heute die besten Erfolge. *Dosierung*: 1–3–(5) × 1 Tabl. **Alupent®** à 10 mg tägl. Hierdurch kann häufig wieder eine normale Überleitung erzielt werden u. a. Weitere Präparate: **Saventrine®** [Pharmax], siehe bei *Adams-Stokes*, unten.
Bei Herzinsuffizienz: Hier sind ausnahmsweise kleine Dosen *Lanatosid C* = **Cedilanid®**, z. B. tägl. 30–50 Tropfen p.o. oder *Strophanthin* i.v. $^1/_8$ mg tägl. erlaubt, da durch die verbesserte Herzaktion und damit evtl. intensivere Koronardurchblutung auch eine Besserung der UZ erfolgt. Diese selbst wird ja durch Strophanthin und Lanatosid C nur wenig beeinflußt. Die gleiche Wirkung hat **Talusin®**, s. dort. Evtl. Pacemaker einbauen.

Adams-Stokessche Anfälle und intermittierender AV-Block

Elektrokardiographisch kann man eine Form mit Aussetzen der Sinusknotentätigkeit (totaler Herzstillstand) oder totalem atrioventrikulärem Block (isol. Kammerstill-

Rhythmusstörungen

stand), ferner eine „Reizungsform", bei der die Kammerfunktion infolge Kammerflattern oder Kammerflimmern ausfällt, unterscheiden. Die verschiedenen Formen können sich untereinander kombinieren. Die dabei evtl. *auftretenden Adams-Stokes-Anfälle sind immer lebensgefährlich!* Wird die AV-Leitung unterbrochen und springt der Ventrikel nicht sofort autonom mit einem sekundären Zentrum ein, so kommt es durch die zentrale Anoxämie zu Bewußtlosigkeit und Krämpfen. In schweren Fällen können dauernde Gehirnschädigungen zurückbleiben, und bei längerer Asystolie kann u. U. Exitus eintreten.

Prognose: Diese hat sich seit der Einführung des *Isopropylnoradrenalins*, sowie der Möglichkeit des operativen *Pacemaker-Einbaus* wesentlich verbessert.

Therapie:

Isopropylnoradrenalin = **Aludrin**® [Boehringer] oder **Isuprel**® [Winthrop-Stearns] Tabl. zu 20 mg sofort *sublingual*; bis 12 und evtl. ausnahmsweise sogar bis max. 24 × tägl. (bis zu 50 × in extremen Fällen erlaubt). In der Regel benötigen die Patienten je nach der Schwere des Falles zwischen 6 bis 16 Tabl. tägl., doch sahen wir auch einen Patienten, der anfänglich 40 Tabl. benötigte! In den folgenden Tagen stellt man den Patienten allmählich auf eine ED ein. Diese schwankt von Fall zu Fall von 2 × 1 Tabl. bis zu 6 oder 7 Tabl. tägl. (Abb. 41). Heute wird das **Aludrin**® mehr und mehr verdrängt durch sein Isomer:

Alupent® [Boehringer]: Tabl. à 10 mg; Amp. 1 ml à 0,5 mg für i.m. und i.v. Injektion, sowie für Dauertropfinfusion. Wird oral 50 × stärker resorbiert als **Aleudrin**® (in Dtschl. **Aludrin**®) und hat eine wesentlich längere Wirkungsdauer. Bewirkt weniger Extrasystolen.

Dosierung: 3–5 × 10 mg p.o. In Einzelfällen evtl. bis 20 Tabl. tägl. *Nebenwirkungen* sind evtl. Unruhe, Zittern, Schweiße, Herzklopfen. *Bei gehäuften Adams-Stokes-Anfällen* empfielt es sich, die Behandlung mit einer i.v. Dauertropfinfusion zu beginnen, wobei man die Dosis nach der bestehenden Herzfrequenz richtet. Je nach Fall 0,003 mg/Min. oder weniger. So gewinnt man evtl. noch kostbare Zeit, bis der Pacemaker bereitgestellt ist. Viel protrahierter als *Alupent* wirkt durch seine langsame Resorption das *Isoproterenol-Pp*. **Saventrine**® [Pharmax], Tabl. à 30 mg, Dosg. 3 × 1–(2) Tabl. tägl., **Proternol**® ([Key], Agpharm Luzern). Wiederholen sich die Anfälle trotz einer sehr intensiven Behandlung oder kommt es zum Auftreten von multiplen Extrasystolen, so muß operativ in einer Spezialklinik ein *Transistoren-Pacemaker* (künstlicher Schrittmacher) eingebaut werden. Das gleiche gilt für alle Fälle, in denen es trotz einer Dauertherapie nicht gelingt, die Frequenz über 30–36 zu steigern. *Alle diese Patienten gehören auf eine Intensiv-Station!* Doch ist es sehr wichtig, daß der *Hausarzt schon zuhause sofort mit der* **Alupent**®*-Therapie beginnt.* Sonst besteht die Gefahr, daß der Patient zuhause oder auf dem Transport stirbt. –

Bei Herzstillstand im Adams-Stokes:

a) *Sofortige Herzmassage* (s. S.129) *und künstliche Beatmung.*

b) **Alupent**® [Boehringer]: Gleichzeitig gebe man sofort 1 Ampulle zu 0,5 mg i.v., intraglossal oder im Notfall intrakardial zusammen mit 0,2 g *Koffein*!

c) Sofort *Oesophagusschrittmachersonde* (evtl. ext. Schrittmacher), um die ventrikulären Kontraktionen wieder in Gang zu bringen. Führt dies zu einem positiven Resul-

Rhythmusstörungen

tat, so muß nachher unbedingt mit **Alupent®** (s. o.) weitergefahren werden. Cave die Anwendung von *Chinidin, Procainamid* oder *Kaliumsalzen*, die beim Stillstand durch einen gesicherten Herzblock völlig kontraindiziert sind. Kommt es zum Auftreten von polytopen Extrasystolen, so sind diese besser durch eine Reduktion des verabreichten Sympathtotonikums oder durch β-Blocker (*Practolol*) zu bekämpfen.

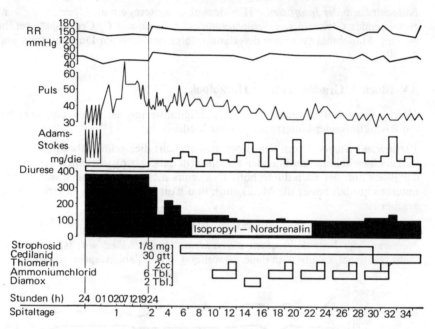

Abb. 41. *Herzpatient mit schweren Adams-Stokes-Anfällen* (B. K., 69jähr., Mann, KG 88299/58): Auf die sofortige Behandlung mit *Isoprenalin* (Tabl. zu 20 mg) verschwinden die lebensgefährlichen Adams-Stokes-Anfälle vollständig. Die hohe Dosis von 380 mg in den ersten 24 Std. kann später auf eine Tagesdosis von 100–140 mg reduziert werden. Die Herzdekompensation wird hierauf vorsichtig mit **Strophosid®** allmählich behoben und durch die erst am 12. Tage der Behandlung begonnene Diuretikamedikation wirksam unterstützt. Entlassung in arbeitsfähigem Zustand nach 5 Wochen.

Bei sich rasch wiederholenden und durch **Alupent®** *p.o. nicht beeinflußbaren Anfällen:*

a) Oesophagus-Pacemaker „on Demand" bis zum Einlegen einer provisorischen endovenösen Schrittmacher-Elektrode.

b) *Natriumlaktat* (molare Lösung = 11,2%ig) 100–200 ml plus 0,5–1,0 mg *Isoprenalin*, **Aludrin®** [Boehringer] = **Isuprel®** [Winthrop] oder *Orciprenalin* = **Alupent®** [Boehringer] langsam als i.v. Tropfinfusion, 5–30 Tropfen/Min.

c) *Atropin. sulfur.:* $4 \times \, ^1/_4$ mg tägl. zur *Vagusdämpfung*.

d) Definitiver Einbau eines künstlichen Schrittmachers: In allen Fällen, bei denen sich die Störung als irreversibel erweist, sollte ein definitiver Pacemaker implantiert werden.

Corticosteroidtherapie: Bringt in einigen Fällen schon innerhalb 24 Std. ein Ver-

Rhythmusstörungen

schwinden der Anfälle und der Blockierung. Selbst verfügen wir über einige Beobachtungen. Man beginnt, um Zwischenfälle zu verhüten, gleichzeitig mit **Alupent**® (s.o.) und *Prednison* kombiniert, d.h. anfänglich 60 mg Prednison. Dann baut man bei Anfallsfreiheit beide Präparate allmählich ab, wobei oft die alleinige ED von 30 mg *Prednison* genügt (s. Abb. 42).

Fälle mit kardialer Insuffizienz: Hier darf ohne weiteres ein die Überleitung wenig beeinflussendes Glykosid wie *Strophanthin* oder *Lanatosid C*, **Cedilanid**®, verabreicht werden. Manchmal verschwinden dann infolge der besseren Durchblutung auch die Anfälle.

AV-Block 3. Grades: Totaler Herzblock

Herzblock nach *Procainamid* oder Überdigitalisierung ist selten und verschwindet auf Reduktion oder Unterbrechung der Medikation.

Versuch mit **Alupent**®, um den Block zu beheben; dies gelingt aber nur in leichteren und noch nicht lange bestehenden Fällen. Tritt dabei aber wiederum ein intermittierender Block auf, der auch durch hohe Dosierung nicht mehr behoben werden kann, so unterbricht man besser die Medikation und baut operativ einen elektrischen Schrittmacher ein.

Dosierung: 4–12 × 1 Tabl. **Alupent**® zu 10 mg p.o.

Steigerung der Ventrikelfrequenz durch kleine Orciprenalindosen: Ist der Block nicht mehr reversibel, so gibt man dauernd weiter 4–6 × 1 Tabl. **Alupent**® zu 10 mg peroral,

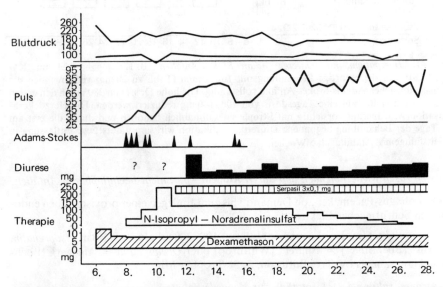

Abb. 42. *Corticosteroiderfolg bei schweren Adams-Stokes-Anfällen* (72jähr. Mann, KG 97991/60): Häufige Anfälle seit mehreren Monaten, zeitweise 3 bis 4 pro Tag. Kombinationstherapie mit *Cortisonpräparaten* (= *Dexamethason*) und *Isopropylnoradrenalinsulfat* (**Aleudrin**®); völliges Sistieren der Symptome nach 10 Tagen. Normale Überleitung im EKG. Seit einem halben Jahr völlige Beschwerdefreiheit ohne weitere Therapie.

um durch die sympathikotone Wirkung die Pulsfrequenz etwas zu erhöhen, dann evtl. operativer Einbau eines elektrischen Schrittmachers.

Operativer Einbau eines Transistoren-Pacemakers: Ist bei allen Fällen indiziert, die geistig und körperlich noch gut erhalten sind.

Bei Dekompensationserscheinungen: Lanatosid C **Cedilanid**®, in Notfällen **Strophosid**® oder **Kombetin**®.

Totaler Links- oder Rechtsschenkelblock

Geht im allgemeinen auf eine Unterbrechung des Schenkels durch einen myokarditischen oder gefäßbedingten Herd zurück und ist meistens irreversibel. Benötigt in der Regel keine Behandlung. Bei Herzinsuffizienzzeichen können ohne weiteres Digitaliskörper gegeben werden.

Karotissinus-Syndrom

Beruht meistens auf arteriosklerotischen Veränderungen des Karotissinus mit abnorm gesteigerter Empfindlichkeit und anfallförmigem Auftreten von reflektorischem Herzstillstand bzw. ausgesprochener Bradykardie.

Therapie:

Sympathikustonus steigern: Durch das *Adrenalinderivat* **Alupent**®. Beginn mit tägl. 3–6 × 1 Tabl. zu 10 mg peroral, später durch langsamen Abbau ED von tägl. 1–4 × $^{1}/_{2}$–1 Tabl. Oder das **Saventrin**® [Pharmax], ein Isoprenalin mit protrahierter Wirkung, 3–4 × 1 Tabl. à 30 mg tägl.

Vagustonus herabsetzen: Durch *Atropin sulfur.* tägl. 3–4 × 0,25 mg oder **Bellafolin**® [Sandoz] 3 × 10–15 Tropfen. Sehr oft genügt die **Alupent**®-Medikation für sich allein.

Kammerflimmern und -flattern

Siehe Kapitel *"Plötzlicher Herzstillstand"*, S.131.

Koronarsklerose und -arteriitis, Stenokardie

Die Zunahme der Erkrankungen der Koronargefäße und Hand in Hand damit auch der Herzinfarkte in den letzten beiden Jahrzehnten mahnt zum Aufsehen, und es soll hier nur ganz kurz auf die hauptsächlichsten Ursachen dieses Anstieges hingewiesen werden, um daraus die wichtigsten prophylaktischen Maßnahmen abzuleiten.

Die Hauptursachen sind nach Ansicht zahlreicher Autoren und nach meinen eigenen Erfahrungen an einem großen Patientengut die folgenden:

Psychische Veranlagung: *"Aktivisten"*, d.h. Leute, die sich nie richtig Ruhe gönnen, bei denen auch in Momenten der möglichen Ausspannung immer etwas geschehen

Koronarinsuffizienz

muß. Dieser Typus vermag oft auch nicht seinen Mitarbeitern genügend Verantwortung abzutreten. Meistens handelt es sich gleichzeitig um eher übersensible Typen, die affektive Belastungen zu schwer nehmen (Verantwortung im Geschäft, Schwierigkeiten in der Familie usw.) und die häufig auch an Schlaflosigkeit leiden oder sich zu wenig Schlaf gönnen.

Neben der körperlichen Bewegung (s. u.) ist bei diesen Patienten und ganz allgemein als Prophylaxe für alle beruflich stark angespannten Menschen die *Pflege einiger Hobbys*, welche die nötige Entspannung und ein inneres Glücksgefühl bringen, eine der besten Gegenmaßnahmen.

Übergewicht und evtl. gleichzeitig zu fettreiche Nahrung: Hier haben die letzten Jahre gezeigt, daß eine *strenge Einhaltung des Sollgewichtes und eine fettarme Diät* prophylaktisch sehr wesentlich sind. Besonders gefährlich werden diese Faktoren bei den konstitutionellen *Hypercholesterinämien* und *Hyperlipämien*.

Ungenügende körperliche Bewegung: In unserem heutigen motorisierten Zeitalter eine sehr wesentliche Mitursache. Leute, die regelmäßig und ohne Übertraining (und ohne starkes Rauchen) Sport treiben, erkranken nur sehr selten an Angina pectoris. Die *eindrücklichste Feststellung der letzten Jahre* ist aber, daß wenn diese körperlich trainierten Leute trotzdem einmal einen Herzinfarkt erleiden ($1^1/_2$mal seltener als die übrigen!), sie die *3mal größere Chance haben, diesen Infarkt zu überleben* als die körperlich Untätigen! – So muß man als Arzt und Erzieher immer wieder *mit allem Nachdruck darauf hinweisen, wie wichtig das tägliche körperliche Training, insbesondere im heutigen übermotorisierten Zeitalter, ist!* Für ältere Leute (über 60 J.) ist das tägliche Gehen von 1–2 Std. evtl. mit leichter Steigung eine der besten prophylaktischen Maßnahmen. Oft rate ich deshalb auch zum Kaufe eines Hundes. – Eine ausgezeichnete Betätigung und Entspannung bildet die Gartenarbeit.

Bei ,,jungen Leuten", d. h. 20–60jährige, ist das *tägliche regelmäßige Turnen* die beste Prophylaxe. Mir selbst und meinen Patienten hat sich hierfür das ausgezeichnet durchdachte *Turnprogramm der ,,Canadian Air Force"* am besten bewährt: ,,*Fit, elastisch und gesund*" (Hoffmann & Campe, Hamburg 1966). Es kann bei einmal erreichtem Trainingszustand täglich in 11–13 Minuten durchgeführt werden, und darf, sofern das Belastungs-EKG normal bleibt, auch noch nach Erreichen der Altersgrenze von 60 Jahren weitergeführt werden. Daneben sollte natürlich nach Möglichkeit auch ein anderer regelmäßiger Sport (Tennis, Reiten, Schwimmen, Skilaufen, Waldlauf etc.) betrieben werden. Ausgezeichnet für ältere Leute mit noch gutem Arbeits-EKG ist im Winter der Langlauf und im Sommer das Golfspiel und Schwimmen.

Nikotinabusus: Ein wesentlicher Faktor. Doch ist er in vielen Fällen wohl in direktem Zusammenhang mit der psychischen Veranlagung des Patienten. Raucher erkranken dreimal häufiger an Herzinfarkt als Nichtraucher.

Hypertonie, essentielle: Diese Patienten sind besonders gefährdet. Hier vermögen eine frühzeitige Behandlung mit den heutigen ausgezeichneten hypotensiven und sedativen Mitteln, sowie das Einhalten der prophylaktischen Maßnahmen eventuelle spätere Komplikationen von seiten des Herzens zu verhüten.

Der bekannte Schweizer Dichter und Humorist Fridolin Tschudi hat die Gestalt des ,,Manager-Typs" und des Herzinfarktkandidaten in treffenden Versen festgehalten, die wir hier mit Erlaubnis des Autors mit bestem Dank zur ,,Beherzigung" abdrucken:

Mr. Manager

Zirka fünfzig Jahre alt.
Einstmals sportliche Gestalt.
Heute Embonpoint bis Bauch.
Ständig in Zigarrenrauch.
Rast von Kon- zu Konferenz.
Resultat: Mercedes-Benz!

Tüchtig, laut und jovial.
Gut verzinstes Kapital.
Oft im Ausland. Fliegt dann meist.
Freundin, welche Sonja heißt.
Eheleben unter Null.
Resultat: not wonderful!

Gibt sich jugendlich und aus.
Börse, Grillroom, Schauspielhaus.
Villa außerhalb der Stadt.
Ferienchalet in Zermatt.
Selten dort. Beherrscht den Markt.
Resultat: ein Herzinfarkt!

Abgang in die Ewigkeit.
Imposantes Grabgeleit.
Witwe weint, ja eben, weil –
Nachruf im lokalen Teil.
Einer weniger am Stamm.
Resultat: mein Stenogramm!

FRIDOLIN TSCHUDI (*Weltwoche 1955*)

Therapie der Angina pectoris im Intervall

Selten treten anginöse Schmerzen auch als Ausdruck des O_2-Mangels bei Herzvitien, Tachykardien und Kollapszuständen auf. Dort ist die Verbesserung der koronaren Durchblutung und O_2-Zufuhr die wichtigste Maßnahme.

Der Anfall bei der *Koronarsklerose* wird häufig durch ein emotionelles Moment, manchmal aber auch durch körperliche Belastung oder durch Einnahme einer größeren Mahlzeit ausgelöst. Hat der Patient diesen Mechanismus einmal begriffen, so wird er durch ein adäquates Verhalten selbst in der Lage sein, das Auftreten der Anfälle weitgehend zu verhindern.

Von den im vorausgegangenen Abschnitt erwähnten Punkten, sowie aufgrund klinischer Erfahrungen leiten sich die folgenden prophylaktischen und therapeutischen Maßnahmen ab:

Psychische Hygiene: Arbeitsquantum und Verantwortung reduzieren! Evtl. Samstag/Sonntag völlige Arbeitsruhe! Werktagsarbeit nicht abbrechen, aber auf ein vernünftiges Maß reduzieren. Regelmäßige *Nachtruhe* von 8 Std. Mittag-Siesta von $1/2-3/4$ Std. Täglich regelmäßige *körperliche Bewegung*. *Ferien* von total mindestens 6 Wochen pro Jahr; wenn schon Anzeichen von Stenokardie aufgetreten sind, am besten auf $2-3 \times$ pro Jahr verteilt. Vermeidung und u. U. *Sanierung unnötiger psychischer Spannungsfaktoren* (Ehe, Beruf, Vorgesetzte).

Wenn nötig, *leichte Sedativa*: *Phenobarbital*, **Luminaletten**®, $2-3 \times 0{,}015$ g tägl. p.o. *Rauwolfiapräparate*, z. B. **Serpasil**®, $2-3 \times 0{,}1$ mg tägl. **Priscophen**® [Ciba-Geigy] (*Phenobarbital* 20 mg, Tolazolin 2,5 mg, Trasentin 10 mg). *Chlordiazepoxyd* (**Librium**® [Roche], **Rilax**® [Hanover], usw.) $3 \times$ tägl. 5 bis 10 mg p.o. *Diazepam* (**Valium**® [Roche] $3-4 \times$ tägl. 5 mg, abends 10 mg, *Oxazepam* (**Seresta**® [Wyeth]) $3 \times 1/2-1$ Tabl. à 15 mg tägl.

Diese sedativen Mittel bringen in Initialfällen mit noch rein nervöser Stenokardie, bei denen EKG- und auch organische Gefäßveränderungen völlig fehlen können, oft ein restloses Verschwinden der Beschwerden.

Abmagerungsdiät: Reduktion des Körpergewichtes auf Sollgewicht oder darunter. Bringt oft eine auffallende Besserung und ist auch prophylaktisch für den weiteren Verlauf sehr wesentlich. Wichtig sind auch kleinere häufigere Mahlzeiten, da Überlastungen des Magens oft Anfälle auslösen können.

Fettarme und cholesterinarme Kost mit viel freien Fettsäuren s. S. 157. Zahlreiche Studien der letzten Jahre zeigten, wie wichtig diese Maßnahme bezüglich Prognose ist, u. a. MORRISON, der bei 100 sicheren Koronarsklerosen 50 mit niederer Fettdiät (25 g tägl.) und 50 mit Normalkost behandelte; nach 12 Jahren lebten noch 19 der mit Diät behandelten Patienten, während in der Kontrollgruppe alle gestorben waren. Neueste Studien ergeben ein hochsignifikant geringeres Infarktrisiko bei *Langzeittherapie mit Clofibrat* (**Regelan®**), und zwar ungeachtet der initialen Lipaemie.*

Genügend körperliche Bewegung: Diese ist sehr wichtig und immer in dem Maße gestattet, als keine Schmerzen dadurch ausgelöst werden. In leichteren Fällen sind leichte Sportarten (Golf, lange Spaziergänge) und bei vor allem durch psychische Anspannung ausgelösten Angina-pectoris-Anfällen auch mäßiges Skifahren, Reiten usw. gestattet.

Bekämpfung der Hypertonie: Siehe Hypertoniekapitel, S. 170. Der Blutdruck darf dabei vor allem bei einem niedrigen diastolischen Druck (Zeichen der Gefäßsklerose) nicht zu tief gesenkt werden, da sonst infolge Durchblutungsstörungen sogar Infarkte auftreten können. Es genügt in solchen Fällen z. B. eine Senkung des systolischen Druckes von 200 auf 160 mm oder von 220 auf 180 mm.

Rauchverbot: Hier muß bei schon deutlichen klinischen Symptomen ein striktes Verbot eingehalten werden. Das plötzliche Absetzen ist im allgemeinen besser als das langsame Ausschleichen. Wenn man dem Patienten die drohende Lebensgefahr genügend eindrücklich schildert, so kann man fast in allen Fällen zum Ziel gelangen. Oft erfolgt dann ein unerwünschter Gewichtsanstieg, der entsprechend bekämpft werden muß.

Vermeidung von plötzlichen Koronarüberlastungen: Wenn möglich allen schweren psychischen Belastungen (z. B. Begräbnissen, Streitigkeiten usw.) aus dem Wege gehen, die einen schweren Anfall von Angina pectoris mit u. U. tödlichem Ausgang auslösen können. Alle plötzlichen schweren körperlichen Belastungen sind zu vermeiden, kein Rennen auf einen zur Abfahrt bereitstehenden Zug oder Bus (zwei meiner Patienten kamen so ums Leben), keine größeren sportlichen Parforceleistungen mehr, langsames Treppensteigen usw. Aber auch plötzliche Kälteeinwirkungen können einen schweren und evtl. tödlichen Spasmus auslösen, also keine kalten Duschen oder gar Wechselduschen bei manifesten Fällen! Laue und warme Duschen aber gestattet. Sorgfältiges Annetzen beim Baden, dann können die Patienten bei warmer Temperatur ohne weiteres etwas baden und vorsichtig schwimmen.

Koronarüberlastungen können auch durch Anfälle von paroxysmaler Tachykardie ausgelöst werden und sind in solchen Fällen durch die im betreffenden Spezialabschnitt besprochenen Mittel zu behandeln.

Koronarographie: Bei den *jungen Leuten* unbedingt durchzuführen. (P. C. Fournet und P. Bopp: Jahresverslg. Schweiz. Ges. Kardiologie, Davos 1973, 28. 6.). Bei *lokalisierter* und auf ein Gefäß beschränkter Stenose evtl. *operative Behandlung*.

Operative Behandlung: Die besten Resultate scheint gegenwärtig das Einsetzen eines

---

* KRASNO, R., G. KIDERA: Jama 219 [1972] 845–851.

aorto-koronaren Venenbypasses zu ergeben. So ergaben video-densimetrische Untersuchungen [M. Steiger und Mitarbeiter, (Med. Klinik und Rög. Institut, Zürich) Jahresverslg. Schweiz. Ges. Kardiologie, Davos, 1973, 28. 6.] eine deutliche Zunahme der Durchblutung im Bypassabschnitt.

Gegen die Anfälle wirkende Mittel:

a) *Nitrite und Nitroglyzerin*

b) *Präparate mit anderem Wirkungsmechanismus:*
Dipyridamol (**Persantin**®)
Efloxatum (**Recordil**®)
Carbochrom®, **Intensain**® [Casella Riedel].

c) *β-Blocker:* Verapamil (**Isoptin**®), *Propranolol* (**Inderal**®, **Dociton**®) sowie ein Derivat des *Isopropylpropranolols, Oxprenolol* (**Trasicor**®).

d) *MAO-Blocker (Monoaminooxydase-Blocker)*
Nialamid (**Niamid**®).

Praktisches Vorgehen bei der Auswahl der Mittel: In der Regel versucht man zuerst mit Nitritpräparaten auszukommen. Genügen diese nicht, so probiert man eines der andern harmlosen Präparate wie **Recordil**® oder **Persantin**®. Führen auch diese nicht zum Ziel, so versucht man einen der *β-Blocker,* wobei sich im Doppelblind-Versuch keine Unterschiede zwischen **Isoptin**® (tägl. 3 × 40 mg) oder **Inderal**® zeigte (B. Livesley u. Mitarb.: Brit. med. J. [1973] I, 375–378). Bei Resistenz ergibt evtl. die *Kombination von Beta-Blockern mit Nitriten* eine bessere Wirkung. (L. Kappenberg und Mitarb.: Med. Klinik Luzern, Jahresversammlung Schweiz. Ges. Kardiologie, Davos, 1973, 28. 6.). Die *MAO-Blocker* sollten nur verwendet werden, wenn man mit den andern Mitteln nicht zum Ziele kommt.

Besprechung der einzelnen „antianginösen" Mittel

Nitrite: Sie wirken gefäßerweiternd auf die kleinen Arteriolen (Steigerung der Herzmuskeldurchblutung ohne Änderung des Schlagvolumens) und dadurch auch leicht blutdrucksenkend. *Gegenüber den neueren Präparaten der MAO-Blockergruppe haben sie den großen Vorteil, daß der Warnungsschmerz (z. B. bei körperlicher Belastung) nicht fortfällt und damit die Gefahr einer evtl. akuten Anoxämie durch Überbelastung des Herzmuskels mit Auftreten eines u. U. tödlichen Infarktes kleiner ist.* Nitroglyzerin eignet sich besser für den akuten Anfall, siehe dort.

Nebenwirkungen: Einige der Patienten klagen unter der Nitrittherapie über das Auftreten von Kopfschmerzen. Meistens erfolgt aber eine allmähliche Gewöhnung, oder dann können durch Umstellung auf ein anderes Präparat die Beschwerden verschwinden. *Cave ihre Anwendung bei Glaukompatienten, da hier ein akuter Glaukomanfall provoziert werden kann.*

Präparate: Unter den zahlreichen im Handel befindlichen Präparaten sind vor allem die *Erythrol-Tetranitrat* enthaltenden Drogen, d. h. schwerlösliche Präparate mit verzögerter Wirkung, vorzuziehen. Im weiteren bewährt hat sich nach unseren Erfahrungen *Mannitolum hexanitricum = Nitromannit*: z. B. **Moloid**® [Südmedica], sehr gut als Kombinationspräparat **Nitrangin**® [Schweizerhall] zu 0,02 g mit *Phenobarbital*

Koronarinsuffizienz

0,01 g. *Dosierung*: 2–3, u. U. 4 × 1 Tabl. tägl. Bei Unverträglichkeit von *Phenobarbital* kann es auch ohne dieses verschrieben werden. Andere Präparate: **Angiospasmyl**® [Cophar], **Erythroltetranitrat**® [ACO], **Hexanitrine**® [Bellon], **Mannitol hexanitrate**® [Squibb], **Nitro Mack Retard**® = Depot-Nitroglyzerin, 2 × 1 Kaps. tägl.

Andere Präparate:

Dipyridamol, **Persantin**®, Näheres s. auch Therapie im Anfall: Für die Behandlung im Intervall ist es nach unseren persönlichen Erfahrungen für die leichteren Fälle von guter Wirkung, bei Patienten mit schweren und häufigen Anfällen sind aber an unserem Krankengut die Nitrite und β-Blocker überlegen. Ein Vorteil liegt in dem praktisch völligen Fehlen von Nebenerscheinungen sowie in der Potenzierung bei Kombination mit anderen „antianginösen" Mitteln. (Thc.-Aggreg.-Hemmung siehe S. 192)

Dosierung: 3 × 1–2 Dragées zu 12,5 mg.

Efloxatum = **Recordil**® [Lab. farm. Dr. Recordati, Milano]. Wirkt ähnlich wie die *Nitrite*, ebenfalls koronardilatierend, 3 × $^{1}/_{2}$–1 Tabl. à 30 mg tägl.

Beta-Rezeptoren-Blocker oder ähnlich wirkende Präparate:

Der sympathische Tonus wird postganglionär durch α- und β-Rezeptoren vermittelt. Die Erregung wird nervös oder humoral (*Adrenalin* oder *Noradrenalin*) übermittelt. Erregung der α-Rezeptoren bewirkt Vasokonstriktion, die der β-Rezeptoren ist je nach dem Organ unterschiedlich. Stimulation der β-*Rezeptoren am Herzen* bewirkt: eine *Steigerung der Frequenz*, der *Herzleistung* und der *Leitungsgeschwindigkeit*. Am *Gefäßsystem* kommt es zur *Vasodilatation*, an den *Bronchien* zu einer *Erschlaffung der Muskulatur*.

Die *β-Rezeptoren-Blocker*, oder besser gesagt *-Hemmer*, sind Pharmaka, welche spezifisch die *β-Rezeptoren der sympathisch innervierten Organe kompetitiv hemmen*. Neben dieser Wirkung haben einige dieser Substanzen selbst eine schwache „intrinsic-activity", d. h. sie erregen mäßig die β-Rezeptoren. Als unspezifische Wirkung zeigen sie eine *chinidinähnliche Wirkung* auf die Zellmembran, sowie eine *Kalziumantagonistische Wirkung*.

Indikationen: Behandlung der *Koronarinsuffizienz, Stenokardien, hyperkinetisches Herzsyndrom, idiopathische subvalvuläre hypertrophische Aortenstenose, thyreotoxische Krise, Herzrhythmusstörungen*.

Nebenwirkungen: *Auftreten einer Herzinsuffizienz*, deswegen immer gleichzeitig digitalisieren, falls eine latente Herzinsuffizienz vorliegt. AV-Überleitungsstörungen, Asthmaanfälle!!

Kontraindikationen ergeben sich hieraus: *Latentes Asthma bronchiale, Lungenemphysem*, ausgeprägte *Bradykardie, manifeste Herzinsuffizienz*.

Präparate: Propranolol (**Inderal**®) [Geistlich], **Dociton**® [Rhein-Pharmaka]; *Oxprenolol* (**Trasicor**®) [Ciba-Geigy]; *Pindolol* (**Visken**®) [Sandoz], *Practolol* (**Eraldin**®, **Dalzic**® [ICI] [Rhein-Pharma]. Analog wirkt ($\phi\beta$-Bl.) *Verapamil* (**Isoptin**® [Knoll]).

Dosierung: Immer einschleichend beginnen, z. B. *Propranolol* 40 mg 1 × 1 Tbl., *Pindolol* 5 mg 1–2 × 1 Tabl., *Practolol* 100 mg. Austesten der erforderlichen Gesamtdosis, die den gewünschten Therapieeffekt bringt.

Für Notfälle stehen diese Präparate als Injektionen zur Verfügung. Dabei aber unbedingt fortlaufende EKG-Überwachung am Monitor. (In letzter Zeit ist gezeigt worden, daß *Practolol* die geringste negativ-inotrope Wirkung hat. (Moccetti, T., J. Halter: Schw. med. Wschr. 102 [1972], 422–425).

MAO-Blocker: Praktisch ergeben sich in 50% der Fälle Schmerzfreiheit und in weiteren 30 bis 40% eine wesentliche Besserung. *Es ist wichtig, daß man alle mit MAO-Blockern behandelten Fälle darauf aufmerksam macht, ihr Herz nicht allzu plötzlichen Anstrengungen auszusetzen, da durch Fortfall des bei Anstrengungen auftretenden ,,Warnungsschmerzes'' eine gewisse Gefahr der Überbeanspruchung des Herzens besteht.* Der Wirkungseintritt zeigt sich gewöhnlich nach etwa 4 bis u. U. 20 Tagen, durchschnittlich nach 10 Tagen. Bei einschleichender Dosis etwas später als nach sofortiger Verabreichung der vollen Dosis. *Nebenwirkungen*:

Cave lebensgefährliche Kombination mit Adrenergica, z.B. *Isoprenalin* (Asthma!) sowie *Imipramin*. Vorsicht mit Käse (Camembert).

– Hypotensive Wirkung, evtl. mit orthostatischem Kollaps. (Fehlt beim *Nialamid* und *Pivaciden*, diese potenzieren aber die Wirkung anderer Hypotensiva.)
– Erethische Wirkung.
– Miktionsstörung (bei kleinen Dosen selten).
– Impotenz.

Nialamid (**Niamid**® [Pfizer]): Ein *Isoniazid*: zeigt wie das frühere *Iproniazid* eine deutlich anregende Wirkung und wird deshalb auch bei Depressionen verwendet. Gute Beeinflussung der anginösen Schmerzen bei koronaren Affektionen. Weist praktisch keine Nebenwirkungen auf (Blutdruck, Blasentätigkeit, Potenz usw.), ist daneben aber bei allzu ausgesprochenen ,,Aktivisten'' oder bei individuell zu starker Anregung kontraindiziert.

Dosierung: Tabl. zu 25 mg. Häufig genügen 3×25 mg tägl., selten sind 3×50 mg nötig. Auch hier tritt die Wirkung u. U. erst nach 4–14 Tagen auf.

Evtl. operative Behandlung: Es sind verschiedene operative Behandlungen empfohlen worden, um bei resistenten Angina-pectoris-Patienten die Durchblutung des Herzens zu verbessern. Bis jetzt hat sich keine der Methoden klinisch voll durchzusetzen vermocht. Der harmloseste Eingriff, die doppelseitige Ligatur der Arteriae mammariae internae, zeigte nach einem statistischen, klinisch durchgeführten Doppelblindversuch gar keine Wirkung (zit. nach Martz). Es bleibt abzuwarten, ob die mehrfach empfohlenen Lappenplastiken sich bewährten.

Prophylaktische Antikoagulantienbehandlung: Sie bleibt für die schweren Fälle mit drohendem Infarktereignis und für gewisse Fälle mit schon durchgemachtem Infarkt reserviert, kann aber hier das Auftreten von Neuinfarkten und von Embolien verhindern und damit auch die Mortalität um etwa 30% senken. Näheres siehe Herzinfarktkapitel.

Therapie im Anfall

a) *Leichte Anfälle*:
1. *Sofortige Ruhe oder Stillstehen beim Gehen.*

2. *Nitroglyzerin*: 1%ige Lösung, sofort 3–5 Tropfen auf die Zunge bringen und nicht schlucken. Dies ist für den akuten Anfall immer noch das Mittel der Wahl und absolut harmlos. Es schadet dem Patienten viel mehr, wenn er es im Anfall nicht gebraucht, was man den Patienten immer wieder einprägen muß! Sehr praktisch sind Gelatin-Nitroglyzerinkapseln [Wander] oder **Nitrolingual**®-Kaps. [Pohl-Boskamp]

zu 0,8 mg. Gewöhnlich genügen 0,8 mg, manchmal benötigt der Patient aber auch 2× 0,8 mg. Im Anfall 1 Kapsel, bei schweren Anfällen u. U. 2 Kapseln zerbeißen und unter der Zunge behalten.

Eine gute Wirkung zeigt auch *Amylnitrit*! 2–4 Tropfen, am besten als Brechampullen, die im Taschentuch zerdrückt und eingeatmet werden, z. B. als *Amylnitrit*-Brechampullen [Dr. Thilo], Mainz, Dtschl. Doch haben die Patienten bei häufigem Gebrauch oft einen Widerwillen gegen den süßlichen Geruch dieses Mittels. Weitere Präparate: **Nitrangin Express**® [Schweizerhall.] Tabl. mit *Nitromannit* 0,01 g und *Nitroglyzerin* 0,5 mg. Im Anfall 1–2 Tabl. zerkauen (über Nebenwirkungen der *Nitrite* s. o.). Dtsch. Präparat: **Moloid**® [Südmedica].

b) *Schwere Anfälle*: Wenn das *Nitroglyzerin* hier wirkungslos ist, so versucht man:

1. *Dipyridamol* = **Persantin**® [C. A. Boehringer]: Ein Präparat, das experimentell die koronare Durchblutung und die Sauerstoffversorgung des Herzmuskels verbessert, ohne daß es in den therapeutischen Dosen eine Blutdrucksenkung oder Erhöhung der Herzfrequenz bewirkt. Im Anfall langsam i.v. Injektion von 1 Ampulle zu 10 mg, bei Nichtansprechen Wiederholung nach 30 Min. Ein Teil der Fälle reagiert nach unseren Erfahrungen recht gut, in sehr schweren Fällen sahen wir aber häufig keine Beeinflussung der Schmerzen, und hier waren *Morphiate* nötig. Merkwürdigerweise sahen wir gelegentlich nach der **Persantin**®-Injektion eine Verschlechterung (Zunahme der T-Negativität und Senkung der S-T-Stecke) des EKG-Befundes.

2. *Morphinderivate und Morphium: Dihydromorphin* = **Dilaudid**® zeigt eine gute Wirkung und ist in besonders schweren Fällen angezeigt, 2 mg s.c. oder i.m. In ganz schweren Fällen (Status anginosus) kann auch 1 mg langsam i.v. verdünnt mit 10 ml physiol. NaCl verabreicht werden. Recht gut wirken auch die *Morphinersatzpräparate* wie *Pethidin* usw. sowie andere *Morphiumderivate* (z. B. **Eukodal**®). Noch besser wirkt *Morphin. hydrochloric.* 10–20 mg, u. U. zusammen mit $^1/_4$ mg *Atropin. sulfuric.* i.m. oder s.c. Doch Vorsicht wegen Atemzentrum bei Emphysematikern und alten Leuten.

Langdauernde anginöse Anfälle zusammen mit einer ungenügenden Wirkung des Nitroglyzerins sind immer sehr verdächtig auf einen akuten Herzinfarkt! Kontrolle von EKG und Serumfermenten!

3. *Verapamil* (**Isoptin**®) [Knoll]-*Injektion*: Beim Versagen des Nitroglyzerins oder Mo-Pp. langsam i.v. 1 Amp. à 5 mg. Hat oft eine ausgezeichnete Wirkung! Dabei sollte aber das EKG fortlaufend überwacht werden. Draußen in der Praxis ist im allgemeinen den obengenannten Mitteln der Vorzug zu geben.

Herzinfarkt

Jeder Angina-pectoris-Anfall, der länger dauert, d. h. über 20–30 Min. oder sogar Stunden, ist auf einen Herzinfarkt verdächtig (EKG und Fermente kontrollieren*)

* Diagnostisch wichtig ist neuerdings auch die Bestimmung der **GAPDH**, die noch vor der CPK und GOT ansteigt (G. Kleinberger, I. Med. Univ. Klinik, Wien, Thp.-Kong. Karlsruhe 1973).

und sollte im Zweifelsfalle bis zur Sicherstellung der Diagnose entsprechend behandelt werden. Nicht so selten verspürt der Patient gar keine Schmerzen, und es kommt nur zu einem plötzlichen schweren Kollaps. Ein Herzinfarkt sollte heute in der Ära der Dauerüberwachung und vor allem auch in Anbetracht der evtl. späteren Komplikationen von seiten des Reizleitungssystems (Kammerextrasystolen, Vorhofflattern usw.) *immer* in einer *Intensivstation* (Monitor) behandelt werden!

Eine schlechtere Prognose hat der Vorderwandinfarkt. Der größte Fortschritt der letzten Jahre ist die Erkenntnis, daß eine der Haupttodesursachen beim Herzinfarkt das Auftreten eines Kammerflimmerns darstellt. Ca. 15% aller Infarktpatienten sterben sofort oder ganz kurz nach Auftreten des Koronarverschlusses, diese Patienten wird man auch in Zukunft nicht retten können. Die totale Mortalität erreichte aber auch in klinischen Verhältnissen vor der Einführung der Überwachungsapparate 32–40%! Dabei starben die meisten dieser zusätzlichen 17–25% innerhalb der ersten 4–5 Tage. Seit *Einführung der Monitoren und der sogenannten Intensivpflegestationen konnte die totale Mortalität in den meisten Einheiten, sofern die Ärzte die sich nicht im Schock befindlichen Patienten sofort einweisen, auf 17–24%, d.h. also gegenüber früher fast um die Hälfte gesenkt werden!* Siehe die Publikation meiner Mitarb.: N. Zwicky, H. Hafner, M. Fey: Resultate der Herzinfarktbehandlung vor und nach Einführung der Intensivstation in einem Regionalspital (Praxis 61, Nr. 21, 706–709 [1972]).

Der praktische Arzt und auch der Internist sollten daher heute jeden Herzinfarktpatienten sofort in eine Klinik einweisen, die über eine solche Überwachungs- und Intensivpflegestation verfügt. Es ist ein Fehler, solche Patienten zu Hause behandeln zu wollen, da man nie voraussagen kann, welcher Herzinfarkt für ein Kammerflimmern disponiert ist. Dasselbe kann sich sowohl bei leichten als schweren Fällen einstellen! Das Auftreten ventrikulärer Extrasystolen, ist in dieser Hinsicht ein Alarmzeichen und verlangt ein sofortiges Eingreifen der hierfür bereitstehenden Equipe.

Kardiomobil: d.h. ambulante Sanitätswagen mit *Monitoren* und *Defibrillierungs-Ausrüstung* und einem *Spezial-Team* konnten nach den bisherigen Zürcher Erfahrungen die Mortalität nur um 2% herabsetzen. (Steinbrunn, W. u. Mitarb., Jahresverslg. Kardiol. Davos, 1973, 28.6.). Der große finanzielle Aufwand scheint sich bis jetzt nicht zu lohnen.

Maßnahmen in der Praxis

Den Patienten sofort niederlegen.

Bei starken Schmerzen: *Dihydromorphinon hydrochloric.* **Dilaudid**® [Knoll] sofort 2 mg plus ¼ mg *Atropin. sulfur.* s.c., evtl. auch i.m. Läßt der Schmerz nicht nach, so kann man auch langsam vorsichtig 1 mg *Dilaudid*® i.v. verabreichen.

Kleider sofort ausziehen, da in der Klinik infolge des späteren evtl. schweren Kollapses nicht mehr möglich, mit warmen Decken zudecken und sofortiger Transport in das Spital.

Prophylaktisch Lidocain: Draußen in allen Fällen (auch ohne Extrasystolen) **Xylocain**® 200 mg intramuskulär, d.h. 4 ml einer 5%igen Lösung i.m.

Bei schwerem Kollaps: Kein Transport, solange die Schocktherapie nicht eingeleitet und die Haemodynamik nicht gebessert ist. Maßnahmen s. S. 120 (kardiogener Schock).

Herzinfarkt

Sauerstoffzufuhr im Krankenwagen. *Solche O_2-Aggregate sollten heute in keinem modernen Krankenwagen fehlen!*, sie können auch in vielen anderen Situationen während des Transportes lebensrettend wirken.

Klinische Behandlung

Schmerzbekämpfung: Der Patient soll keine Schmerzen haben, man darf und muß hier in schweren Fällen mit den *Morphiaten* keineswegs zu sparsam sein. Beim Wiederauftreten der Schmerzen ist die Injektion zu wiederholen.

Dihydromorphinon hydrochloricum **Dilaudid**® [Knoll]: Im akuten Anfall 2 mg (= 1 Ampulle) zusammen mit $^1/_4$ mg *Atropin. sulfur.* i.m., später genügt oft 1 mg (= $^1/_2$ Ampulle s.c.). In sehr schweren Fällen kann man auch 1 mg *Dilaudid*® ($^1/_2$ Ampulle) verdünnt mit Traubenzucker langsam i.v. verabreichen. Bei *Unverträglichkeit von Morphiaten* gibt man *Pethidinum hydrochlor.* = z.B. **Dolantin**® [Hoechst], $^1/_2$–1 Ampulle, d.h. 50–100 mg s.c. oder i.v. **Fortalgesic**® (*Pentazocin*) [Winthrop], Basel (in Dtschl. **Fortral**®), Amp. u. Stech-Amp. Dosis 30 mg i.m., s.c. oder langsam i.v. bewirkt *im Gegensatz zum Morphium keinen Blutdruckabfall*. Deshalb vorzuziehen, doch *wirkt es oft nicht genügend analgetisch* und dann kann man immer noch **Dilaudid**® nachspritzen. Morphin versus Pentazocin (Haemodynamik) siehe E. L. ALDERMAN, New Engl. J. of M. 287 [1972] 623.

Kardiogener Schock:

Die Hauptursachen des kardiogenen Schocks sind: akuter Myokardinfarkt, Rhythmusstörungen, myogene Herzinsuffizienzen und das akute cor pulmonale. Im Vordergrund dieser Schockform steht die Verminderung des Schlagvolumens mit Reduktion des Herzzeitvolumens, dadurch Abfall des arteriellen Blutdrucks. Dieser kann durch Erhöhung des Sympathikustonus auch unterbleiben und es resultiert nur ein erhöhter peripherer Widerstand. Nachfolgend kommt es zu einer Vasokonstriktion mit Umverteilung des Blutvolumens, Acidose, Gewebshypoxydose mit arterieller Hypoxämie. Die Häufigkeit des kardiogenen Schocks wird mit ca. 30% angegeben. Die Letalität liegt um 80% (s. R. F. P. Cronin et al.: Canad. med. Ass. J. 93, [1965], 57–63). Klinische Symptome: der arterielle Blutdruck fällt systolisch gering ab, die Amplitude engt sich ein (Ausdruck des erhöhten peripheren Widerstandes), die Pulsfrequenz steigt an. Die Treffsicherheit dieser Trias wird von D. Haan und V. Dörner: Med. Welt 29/30 (1971), 1192 mit 94% aller Frühstadien eines kardiogenen Schocks angegeben. Der ZVD verhält sich unterschiedlich. Häufig ist er initial noch normal, steigt jedoch bei konsekutiver Rechtsinsuffizienz an. Andererseits kann er schon von Anfang an wegen des Myocardversagens hoch sein. Eine empfindliche Probe stellt das Verhalten des ZVD auf geringe Flüssigkeitszufuhr dar.

Patienten, die sich im *schweren* Schock befinden, sollen nicht transportiert werden, solange sich der Schock nicht gebessert hat.

Die wichtigsten Schritte sind draußen und auch in der Klinik die Maßnahmen a–d.

a) *Schmerzbekämpfung* (s.o.) und Einlegen einer *Kunststoff-Verweilkanüle*.

b) *Sauerstoff* (s.u.) (zu Hause evtl. mit der in jedes Arztauto gehörenden O_2-Flasche). Anlegen einer Dauerblutdruck-Manschette. Bessert sich der Zustand nicht, und sinkt der Blutdruck unter 80, dann

c) *Versuch mit* **Cedilanid**® i.v. 3–4 × 0,4 mg, verteilt auf 12 Std.

d) Hilft das Glykosid nicht, kommen *Sympathikomimetika* zum Einsatz. Vorsicht bei deren Anwendung, da evtl. Begünstigung eines Kammerflimmerns! Beim kardiogenen Schock sind α-adrenergische Vasopressoren wie *Adrenalin, Noradrenalin, Ephedrin, Norfenedrin, Metaraminol* usw. meist kontraindiziert, da durch die arterielle Widerstandserhöhung die Druckarbeit der Herzens noch zunimmt. In der Praxis darf **Akrinor**® (Treupha) = Norephedrinaethyltheophyllin 0,1 + Noradrenalinaethyltheophyllin 0,005/ml, ½–1 Amp. = 1–2 ml i.v. oder i.m. verabreicht werden, das keine Zunahme des peripheren Widerstandes bewirkt. In der Klinik unter Monitorüberwachung Versuch mit β-adrenergischen Stoffen (*Isoprenalin* s.u.), die die Widerstandsgefäße erweitern, pos. inotrop wirken und den venösen Schenkel tonisieren. Die Zunahme des HMV überwiegt dabei gegenüber der Vasodilatation, wodurch der Blutdruck ansteigt. Klinisch richtet man sich nach dem *Zentralvenendruck* (Cava-Katheter), der eine wesentliche Überwachungsgröße bei Infarktpatienten ist.

Zentraler Venendruck tief (unter 10 cm H_2O): **Rheomacrodex**®-Infusion (10%ig in 5% Glukose), 500 ml innerhalb 2–4 Std. Täglich 1000 bis 1500 ml.

Zentraler Venendruck hoch (über 15 cm H_2O): *Versuch mit β-Rezeptoren-Stimulation.* *Isoprenalin* **Isuprel**® (**Aludrin**®) 2,4 mg in 500 Glukose 5%. Zu Beginn 10–20 Tropfen pro Min., nachher je nach Blutdruck und Puls dosieren. Blutdruck soll nicht über 100 und Puls nicht über 100–120 ansteigen (Gefahr von ES und Kammerflimmern). Wenn erfolglos **Glukagon**®-Infusion (s. S. 90), oder:

Blockade der Alpha-Rezeptoren führt zu *Vasodilatation*, die Druckarbeit des Herzens nimmt ab: **Phentolamin**, **Regitin**® muß deshalb immer mit einer Volumen-Substitution entsprechend dem ZVD kombiniert werden. Dosierung: 12 Amp. **Regitin**® à 10 mg in 500 ml Infusions-Lösung. Tropfenzahl 5–20/Min. = 5–20 mg **Regitin**®/Std. Dauer der Infusion über 2–4 Std. (U. Allemann: Der kardiogene Schock nach Myokardinfarkt. Schweiz. med. Wschr. 28 [1972], 994).

Bekämpfung einer evtl. Herzarrhythmie (s. unten).

Evtl. Korrektur der metabolischen Azidose (s. S. 133).

Sauerstoffbehandlung: In schweren Fällen anfänglich (O_2-Brille) dauernd, später intermittierend, meistens kann sie nach 2–3 Tagen weggelassen werden. Sie ist vor allem bei denjenigen Patienten wichtig, die eine deutliche Lippenzyanose aufweisen. Hier führt die durch die darnieder liegende Herzkraft ungenügende Sauerstoffsättigung des Blutes im Sinne eines Circulus vitiosus zu einer weiteren Verschlechterung der Myokardleistung. *Kontrolle der Blutgase.*

Behandlung der Rhythmusstörungen: Provozierende Momente sind Angst, Schmerz, dann Hypotonie, Hypokaliämie und Bradykardie. Extrasystolen treten bei rund 80% der Infarktpatienten auf. Sie sind immer ein *Warnzeichen für das Auftreten eines evtl. Kammerflimmerns.* Besonders gefährlich sind ES, die in die T-Welle des vorangehenden Normalschlages oder davor fallen (R auf T-Phänomen). Immer dauernde Monitor-Überwachung in den ersten 4 Tagen in einer Intensivpflegestation.

Prophylaxe: Am besten ist die prophylaktische Verabreichung von **Xylocain**® (*Lidocain*) in allen Fällen (auch ohne ES), d. h. 2 mg/Min. über 48 Std. (Pitt, A. u. Mitarb.:

Herzinfarkt

Lancet 1971/I, 612). Arrhythmien waren in der Kontrollgruppe 3 × häufiger! Draußen in der Praxis immer sofort 200 mg = 4 ml 5%iges *Lidocain*® i.m. Wesentlich sind ferner die täglichen beruhigenden Aussprachen mit dem *Arzt* und die evtl. Sedation mit **Valium**® oder **Librium**®. *Korrektur einer evtl. Hypokaliämie oder Hypertonie.*

Ventrikuläre Extrasystolen: Treten sie vor dem Ende der T-Welle oder gehäuft auf und handelt es sich sogar um polytope ES, so gibt man *Lidocain* i.v. 50 mg, **Xylocain**® 2% (siehe S. 106). Bei positivem Effekt geht man auf die Infusion über, 1–4 mg/Min. oder weniger. Hat die i.v. Injektion von *Lidocain* keinen Erfolg, so fährt man mit *Procainamid* (**Pronestyl**®, **Novocamid**®) i.v. alle 2–3 Min. 50 mg (1 ml *Pronestyl*® = 100 mg) weiter, bis die Arrhythmie verschwindet, dann oral weiter tägl. 1–2 g (selten 3 g).

Diazepam, **Valium**® [Roche] hat ebenfalls einen günstigen und potenzierenden Effekt, 3–4 × 20 mg tägl. p.o. (siehe auch *Diphenylhydantoin* im Kapitel Ventrikuläre Rhythmusstörungen). *Mexiletine* (**Kö 1173**) [Boehringer Ingelheim] s. Nachtrag S. 196.

Ventrikuläre Tachykardien und Kammerflattern: Die Haupttodesursache in den ersten 24–36 Std. tritt bei ca. 30% aller Infarktpatienten auf und kann heute in vielen Fällen durch die Dauerüberwachung (Monitoren) und sofortiges Eingreifen erfolgreich bekämpft werden. Sofortiges Eingreifen mit **Xylocain**® (*Lidocain*) 50 mg i.v. und nachher weiter wie oben geschildert. Bildet sich der Anfall auf 50–100 mg nicht zurück, dann muß die *elektrische Kardioversion* vorgenommen werden.

Kammerflimmern: Hier ist das Mittel der Wahl die Defibrillation, siehe Kapitel Herzstillstand, S.131.

Bei tachykardem Vorhofflimmern: Digitalisierung, s. dort. Wenn erfolglos, elektrische Kardioversion versuchen plus anschließend Chinidin-Sulfat, siehe S.103. Bei *Vorhofflattern*, das über eine Stunde dauert und auf Digitalis nicht anspricht, Versuch mit **Isoptin**® s. S.103.

Bekämpfung einer Bradykardie: Sehr wesentlich für Prophylaxe des Kammerflimmerns! *Atropinum sulfuricum* 0,3–1,2 mg langsam i.v. (3 bis 4 Min.). Der Effekt hält gewöhnlich 2–3 Std. an, dann evtl. Wiederholung. Wenn erfolglos, geht man auf die *Isoprenalin-Infusion* über, siehe Kap. *Kardiogener Schock*, S.121.

AV-Block: *Isoprenalin* ist beim AV-Block 2.Grades das Mittel der Wahl, doch vorsichtige Dosierung, da es ES auslösen kann: *Isoprenalinium hydrochloricum* **Isuprel**® [Winthrop] (in Dtschl. **Aludrin**® [Boehringer] 2,4 mg in 500 ml Dextrose und Tropfenzahl so einstellen, daß sich die Herzfrequenz um 60 hält. Beim totalen *AV-Block*: transvenösen Pacemaker einsetzen.

Antikoagulantien: Heute eine sehr wichtige Maßnahme, da damit die Mortalität, durch Vermeidung von Embolie und Reinfarkt, ganz bedeutend herabgesetzt werden kann, übereinstimmend um ca. 30% und mehr. *Kontraindikationen* siehe S.184.

Dicumarolpräparate: Dosierung siehe Thrombosekapitel, S.186. Beginn am 1. oder 2. Krankheitstag nach vorheriger Prothrombinkontrolle. Der therapeutische Prothrombinspiegel sollte zwischen 15–25% gehalten werden.

Heparin oder Heparinoidpräparate: Sind wegen der dreimal tägl. nötigen Injektion umständlicher und schwieriger zu kontrollieren und bleiben unserer Auffassung nach deshalb für die Notfälle mit Thromboembolien reserviert. Ein typischer zu Hause nicht erkannter Vorderwandinfarkt, der zu einer *Gehirnembolie* führte, ist in Abb. 43 dargestellt.

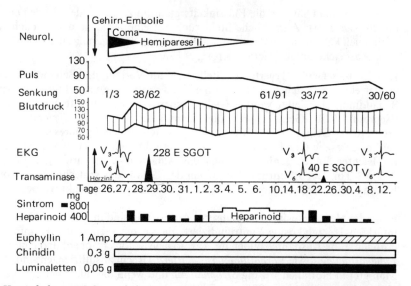

Abb. 43. *Herzinfarkt mit Gehirnembolie* (J.E., 72jähr. Mann, KG 88722/58): Stumme Voranamnese und plötzliche Gehirnembolie, im EKG typischer Vorderwandinfarkt. Deutlich erhöhte Transaminase (SGOT), initiale Hypotonie. Unter der mit *Dicumarol* (**Sintrom**®) abwechselnd mit *Heparinoid* geführten Antikoagulantientherapie bildet sich das Coma apoplecticum und die linksseitige Hemiparese zurück. Die infarktbedingte Tachykardie und Hypotonie korrigieren sich in den ersten Tagen ohne spezielle therapeutische Maßnahmen.

Fibrinolyse: Nicht ungefährlich und sehr teuer, kann höchstens die Durchblutung der Infarktrandgebiete verbessern. Generell noch nicht zu empfehlen.

Dauertherapie mit Antikoagulantien: Diese von verschiedenen Autoren empfohlene Dauerbehandlung hat bei fachgemäßer Kontrolle und disziplinierten Patienten *nur dann einen Sinn, wenn jüngere Patienten (unter 55 Jahren) schon einen schweren Infarkt durchgemacht haben oder auch nach einem Infarkt noch an anginösen Anfällen leiden, sowie bei Patienten mit ständigen schweren Anfällen, die einen evtl. drohenden Infarkt anzeigen, und bei Infarktpatienten mit Hypercholesterinämie.* Eine 1–2malige wöchentliche Kontrolle des *Quick* ist aber in solchen Fällen nicht zu umgehen. Die *Dauerresultate* bei den übrigen Fällen sind nicht besser als bei den unbehandelten Kontrollen. Wesentlich scheinen *die ersten 3 Monate nach dem Infarkt zu sein. Bei älteren Patienten* (über 55 J.) und *bei Diabetikern fand man bis jetzt keine Verlängerung der Lebensdauer.*

Sedativa: Neben den in den ersten Tagen nicht zu umgehenden *Morphiaten* ist es wichtig, den Patienten möglichst zu beruhigen und für genügend Schlaf zu sorgen.

Tagsüber: Diazepam, **Valium**® [Roche] 3 × 5–(10) mg tägl. das auch gegen allfällige ES günstig wirkt.

Herzinfarkt

Nachts: Valium® 10–20 mg, bei ungenügender Wirkung plus *Phenobarbital*, **Luminal**® [Bayer], [Merck] 0,1–0,2 g. Man beachte, daß *Phenobarbital* die Wirkung der Cumarol-Derivate abschwächt (Ansteigen des Quick!).

Diät: Salzarme Diät, um die Flüssigkeitsretention zu vermeiden. In den ersten Tagen nur flüssige Kost. Allmähliche Steigerung auf eine fettarme und je nach Körpergewicht auch kalorienarme Kost, um möglichst eine *Abmagerung* zu erzielen! *Cholesteriarme Kost* siehe unter Arteriosklerose, S. 157.

Evtl. vorbestehende Hypertonie: Stellt sich im Verlauf der Behandlung allmählich wieder eine vorbestehende Hypertonie ein, so muß eine vorsichtige antihypertensive Behandlung eingeleitet werden (siehe Hypertonie, S. 170), oft genügt *Dihydralazin* (**Nepresol**® [Ciba-Geigy], 1–3× tägl. 25 mg) zusammen mit *Cyclopenthiazid* (**Navidrex**® [Ciba-Geigy], 0,5 mg tägl.), in resistenten Fällen **Catapresan**®, doch Vorsicht bei ES, da es die Gefahr von Arrhythmien erhöht, indem es den Vagustonus steigert. Bei leichten Fällen genügt oft auch das **Aldactone-A**® [Searle], [Boehringer], tägl. 2–3 × 1 Tbl. Der Blutdruck darf wegen der Gefahr der schlechteren Koronardurchblutung bei Koronarsklerose auf keinen Fall allzu stark gesenkt werden.

Frage der Herzglykoside: Nach unserer Auffassung sind in der Regel bei akuten Herzinfarkten Herzglykoside kontraindiziert, da sie die Gefahr des Kammerflimmerns erhöhen. Eine Ausnahme bilden der kardiogene Schock (s. oben) und eine *zunehmende Lungenstauung* sowie *Vorhofflimmern, -flattern*. (Rechtsinsuffizienzen sind eher selten.) Man gibt in Notfällen $1/16$ mg *Strophanthin* und wenn dies nicht genügt, $1/8$ mg 1–2× tägl., oder *Cedilanid* mit 20%iger Glukose langsam i.v. In solchen dekompensierten Fällen kann es evtl. lebensrettend wirken. Eine in der 3. und 4. Woche einsetzende Dekompensation läßt sich im allgemeinen durch orale Verabreichung von kleinen Dosen *Cyclopenthiazid* plus *Digitalispräparate*, wie zum Beispiel *Lanatosid-C* (= **Cedilanid**® [Sandoz]), aber auch mit *Azetyldigitoxin* (**Acylanid**® [Sandoz]) in vorsichtiger Dosierung bekämpfen. Treten bei diesen vitalen Indikationen trotz niedriger Dosen Kammerextrasystolen auf, so gebe man zusätzlich kleine Dosen *Procainamid* (**Pronestyl**® [Squibb], in Dtschl. **Novocamid**® [Hoechst]) 0,5–1,5 g tägl. p.o.

Kortikosteroidtherapie: Neuerdings sind diese Steroide beim Myokardinfarkt empfohlen worden. Nach unseren Erfahrungen wirken sie vor allem im akuten Schockzustand günstiger, ferner bei Patienten mit sehr hartnäckigen Schmerzen und schlechtem AZ. Im schweren Schock am besten *Hydrocortison* 250 mg i.v. In den anderen Fällen nur in den ersten 5 Tagen *Prednison* 30 mg tägl. oder *Dexamethason* 5 mg tägl., dann in den nächsten 5 Tagen ausschleichen. Eine generelle Anwendung dieser Mittel scheint uns heute noch nicht indiziert, denn sicher bestehen auch gewisse Gefahren: Erhöhung der Thromboseneigung, verminderte Organisation des Infarktgebietes sowie evtl. vermehrte H_2O-Retention.

Bettruhe und Frühmobilisation

Von den Extremen ist man heute abgekommen. Wir empfahlen früher bei Fällen ohne manifeste Herzinsuffizienz 14 Tage. Dann zunächst Aufsitzen ohne eigene Anstrengung morgens und nachmittags; danach Lehnsessel neben dem Bett, ohne Gehen zu dürfen. Nach der 3. Woche Gehübungen, in der 5. Woche vorsichtiges Treppensteigen und Spaziergänge. Spitalentlassung nach 6 Wochen.

Neuere kontrollierte Studien zeigen, daß Patienten mit unkompliziertem Herzinfarkt auch schon nach 9 Tagen mobilisiert und nach 3 Wochen entlassen werden können (LAMERS, H. I. u. a.: Brit. med. J. 257–259, 1973, I). Hierbei kommt neben dem physischen auch dem psychologischen edukativen Effekt auf den Patienten eine bedeutende Rolle zu.

Eine noch weitergehende Differenzierung der Mobilisierungsfristen nimmt das Basler Kardiologie-Zentrum vor. Wir danken Herrn Prof. Schweizer, Basel, für die Überlassung seiner „Richtlinien für die Rehabilitation von Patienten mit akuter coronarer Herzkrankheit", die auch wir seit kurzem erfolgreich verwenden. Darin wird in Abhängigkeit vom Schweregrad des koronaren Ereignisses eine Mobilisation in 6 Stufen vorgeschlagen, mit je nach Infarktausdehnung unterschiedlicher Verweildauer auf der einzelnen Stufe (vgl. Abb. 44). Diese Stufen sind genau definiert nach Körperlage und auszuführenden Übungen (Atem- und Entspannungsübungen, Stoffwechselgymnastik, dynamische Übungen, Gehen, Treppensteigen, Ergometrie) und werden unter klinischer Kontrolle nach einem verbindlichen Kontrollblatt durchgeführt (vgl. Abb. 45).

Das schemagemäße Fortschreiten von einer Mobilisationsstufe zur nächsten hängt ab von diesem Kontrollergebnis. Auch ein eigenes Gymnastikprogramm wurde ausgearbeitet (vgl. Abb. 46). Vor Spitalaustritt bei Patienten unter 75 Jahren Ergometerprüfung der Physical-Work-Capacity (PWC). Gleichzeitig Instruktion mit schriftlicher Anleitung für das tägliche Leben (Ruhezeit, Essen, körperliche Aktivitäten, Rauchen, Geschlechtsleben, Autofahren, klinische Rezidivanzeichen), sowie für ein angemessenes Körpertraining (tägliche Spaziergänge und Gymnastikübungen). 3 Wochen nach Spitalentlassung erneute Bestimmung der PWC; Festlegung der Arbeitsaufnahme anhand dieses Vergleichsergebnisses. Näheres siehe F. BURKART, M. PFISTERER und W. SCHWEIZER: Rehabilitation nach Myokardinfarkt, Schweiz. med. Wschr. in Vorbereitung, 1973. Angaben über *Physical-Work-Capacity* bei E. M. PFISTERER; Körperliche Leistungsfähigkeit von Patienten nach Myokardinfarkt, Inauguraldissertation Basel 1972.

Kontraindikationen: Patienten, die im Schock eingewiesen wurden, ferner solche mit Herzinsuffizienz, Kollapsneigung, Hypotonie, Arrhythmien, persistierenden anginösen Anfällen, Temperaturerhöhung über 39 Grad. In all diesen Fällen Bettruhe von 3–4 Wochen.

Selbständiges Aufsitzen im Bett ist am Anfang streng zu verbieten, nachher sukzessive zu erlauben. Besuche möglichst einschränken, keine Telefone in den ersten zwei Wochen. Alle Geschäftsprobleme abstellen!

Man sorge durch milde Laxativa, evtl. durch Einläufe, für *mühelosen Stuhlgang*; jedes Pressen ist zu vermeiden.

Das Verlassen des Bettes für den „Nachtstuhl" ist u. U. erlaubt, die Defäkation im Bett ist oft anstrengender als auf dem Stuhl, doch muß der Patient vom Personal hinausgehoben werden.

Koronarerweiternde Mittel: *Nitritpräparate*: z. B. das oben erwähnte **Nitrangin**® [Schweizerhall] oder **Moloid**® [Südmedica] 3–4 × 1 Tabl. tägl. zu 0,02 *Nitromannit* mit 0,01 g *Phenobarbital*, oder andere Pp. mit analoger Zusammensetzung, siehe Seite 115.

Herzinfarkt

Wiederaufnahme und Reduktion der Arbeit: Arbeitsaufnahme erst drei Monate nach dem Infarktereignis und anfänglich nur zu 50% für 1–2–3 Monate je nach Schwere des Falles. *Dauernde Reduktion des Arbeitspensums und der Verantwortung ist für jeden Infarktpatienten oberstes Gebot, um Rückfälle zu vermeiden.* Wichtig sind auch jährliche *längere 2–3malige Ferien* und unbedingte Ruhe an Samstag/Sonntag. Frühe und mindestens 8 Std. dauernde Bettruhe. Genügende, aber vernünftig dosierte körperliche Bewegung. Verboten sind kalte Duschen und kalte Bäder, da sie einen Koronarkrampf provozieren können. Siehe im übrigen oben, Therapie der Koronarsklerose.

Kardiologische Abteilung
Bürgerspital Basel, 1973 [1]

Rehabilitation
(Phase I)

RICHTLINIEN FÜR DIE REHABILITATION VON PATIENTEN MIT AKUTER CORONARER HERZKRANKHEIT

	Akute coronare Herzkrankheit ohne sicheren Infarkt	Infarkt ohne behandlungsbedürftige Komplikationen	Infarkt ohne schwere Komplikationen	Infarkt, nach behobener schwerer Herzinsuffizienz u./o. schweren Rhythmusstörungen u./o. kardiog. Schock
Stufe 1	1. Tag	1. Tag	1. Tag	1. Tag
Stufe 2	—	4. Tag	4. Tag	4.–5. Tag
Stufe 3	3. Tag	6. Tag	8. Tag	8. Tag
Stufe 4	9. Tag	10. Tag	12. Tag	21. Tag
Stufe 5	9. Tag	14. Tag	17. Tag	28. Tag
Stufe 6	12. Tag	17. Tag	21. Tag	32. Tag

Kontraindikationen ab Stufe 3:
- anhaltender Schock
- anhaltende schwere Herzinsuffizienz
- anhaltende schwere Rhythmusstörungen (rezidiv. supraventrikuläre oder ventrikuläre Tachykardie, AV-Block höheren Grades)
- ischaemische Ruheschmerzen
- Temperatur über 39°C

[1] Mit herzlichem Dank an Prof. Schweizer

Abb. 44.

Abb. 44 und 45. Infarktmobilisation nach Basler Kardiologiezentrum. Mobilisierungsfristen bzw. Verweildauer auf den verschiedenen Stufen in Abhängigkeit vom Schweregrad des koronaren Ereignisses.

Konkretes Vorgehen: Die Ärzte der Intensivstation wählen vor dem Übertritt des Patienten auf die Abteilung die den morphologischen und funktionellen Gegebenheiten des Falles entsprechende Rubrik. Nun gibt es Fälle, die in keine der vier Rubriken (von Abb. 44) recht passen, z. B. beim Vorliegen wesentlich erschwerender, infarktfremder, anderer Grundleiden, oder bei starker Herzdekompensation oder erheblichen Rhythmusstörungen ohne Infarkt, und so fort. In solchen Situationen kann zusätzlich noch die Verweildauer pro Stufe individuell festgelegt werden, in Abweichung von der Zeitfolge des Schemas (vgl. Abb. 45 oben). Das Physiotherapie-Kontrollblatt (Abb. 45) ist Übungsvorschrift und Rapportblatt zugleich. Kontraindikation beachten!

Herzinfarkt

Bürgerspital Basel, 1973

Rehabilitation (Phase I)

PHYSIOTHERAPIE - KONTROLLE

Name:
Geburtsdatum:
Eintrittsdatum:

Stufen	1	2	3	4	5	6
Vorschlag Tage						
Verzögerung um ... Tage						
effektive Krankentage						
totale Übungszeit	4'-8'	6'-12'	10'-15'	15'-25'	20'-40'	
Zeit ausserhalb Bett	-	-	2 x 15' -2 x 1^h	2 x 2^h -2 x 3^h	2 x 4^h	
Übungsprogramm Körperlage	liegend	sitzend	sitzend (im Lehnstuhl)	stehend	stehend	
Atem-/Entspann.-Üb.	+	+	+	+		
Stoffwechsel-Gymn.	+	+	+	-		
dynamische Übungen			+	+	+	
Gehen				+	+	
Treppensteigen					+	
Ergometrie						+
Komplikationen während Übungen abnorm. Pulsanstieg/abfall						
unregelm. Puls						
Hypotonie						
Dyspnoe						
ischaem. Schmerz						
subj. Intoleranz						
andere med. Kompl.						
Puls vor Übung						
Puls nach Übung						

Abb. 45.

Kreislaufstillstand

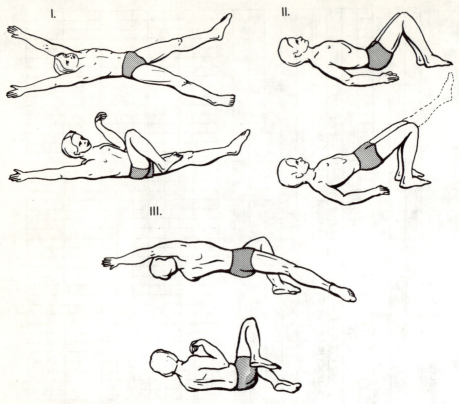

Abb. 46. Übung I:
Rückenlage: 1. Arme und Beine strecken und spreizen.
2. Im Wechsel linker (rechter) Ellbogen und rechtes (linkes) Knie diagonal gegeneinander ziehen und Kopf abheben – wieder zurück in die Streckung.

Übung II:
Rückenlage: 1. Beide Beine angestellt, die Arme liegen flach neben dem Körper.
2. Gesäß hochheben und abwechslungsweise linkes/rechtes Bein in die Luft strecken und wieder absetzen.

Übung III:
Seitenlage: 1. Linkes Bein angewinkelt, linker Arm nach vorne gestreckt. Rechter Arm über den Kopf und rechtes Bein nach hinten unten strecken.
2. Gegeneinander ziehen und wieder strecken.
3. Das Gleiche in rechter Seitenlage.

Plötzlicher Herzstillstand (Kreislaufstillstand)

Asystolie, Kammerflimmern, totaler AV-Block, extreme Tachy- oder Bradykardie und Kontraktionsschwäche des Myokards bei erhaltener Reizleitung („weak action") können zu plötzlichem Ausfall der Pumpfunktion des Herzens führen. Im allgemeinen ist *Asystolie die häufigste Ursache* des plötzlich eintretenden Kreislaufstillstandes. Bei

Kreislaufstillstand

Myokardinfarkt, nach Narkosezwischenfällen, Elektrounfällen und Anoxie scheint jedoch das *Kammerflimmern* ebenso häufig wie die Asystolie vorzukommen.

Diagnose: Fehlen des Karotispulses und der Herztöne (auch bei Blutdruck unter 50 verschwindend), Bewußtlosigkeit (nach 5-15 Sekunden eintretend), blaß zyanotische Hautfarbe (todesähnliches Aussehen), evtl. weite Pupillen und Atemstillstand (nach ca. einer Minute eintretend).

Die großen Fortschritte in der Behandlung des akuten Kreislaufstillstandes durch Herzmassage, Elektrotherapie, Azidosebehandlung und medikamentöse Therapie ergeben heute in Spitalverhältnissen in 15% der Fälle einen dauernden Erfolg. Besonders Kammerflimmern ist der Behandlung zugänglich, während plötzlicher Kreislaufstillstand bei Lungenembolien, kardiogenem Schock mit Lungenödem und „weak action" seltener auf die Therapie ansprechen.

Kardio-respiratorische Wiederbelebung

Die kardio-respiratorische Wiederbelebung hat zum Zweck, vorerst durch Herzmassage und künstliche Beatmung zu erreichen, daß das Gehirn innerhalb weniger als 3 Minuten wieder mit sauerstoffreichem Blut versorgt wird und anschließend spontane Herzaktion und Atmung wieder herbeizuführen.

Indikation:

In jedem Fall von plötzlichem Kreislaufstillstand, in dem das Myokard noch in der Lage wäre, nach Behebung dieser Komplikation weiter zu arbeiten. Keine Herzmassage bei terminaler Herzdekompensation und schweren chronischen terminalen Erkrankungen.
Wichtig: Auch bei Kammerflimmern massieren, da Elektroschock und Medikamente nur bei genügend arterialisiertem Blut wirksam sind.

Sie hat nur einen Sinn, wenn sie innerhalb von 3-5 Minuten nach Eintritt des Herzstillstandes einsetzt, da der Abbruch der Sauerstoffzufuhr zum Gehirn bereits nach 3 Minuten zu irreversiblen Schäden und Dezerebration führt. Sind bereits 5 Minuten oder mehr seit Einsetzen des Herzstillstandes verflossen, soll keine Herzmassage mehr durchgeführt werden.

Ausnahmen für eine Massage auch nach 3-4 Minuten: *Schwere Unterkühlung, Lawinenunfälle, Ertrinkungsunfälle.* So ist mir ein Fall von Kollege NEUHAUS in Berlin bekannt, wo ein Kind 2 Std. unter dem Eis lag und trotz einer 0-Linie im EEG rehabilitiert werden konnte! In Zweifelsfällen soll deshalb mit den Wiederbelebungsmaßnahmen begonnen werden. Lichtstarre, weite Pupillen sowie eine 0-Linie im EEG bedeuten keine Kontraindikation, da sie kein verläßliches Zeichen für den irreversiblen Hirnschaden sind. Das gilt auch für *Schlafmittelvergiftungen.*

Herzmassage und künstliche Beatmung

(Modifiziert nach KOUWENHOVEN u. Mitarbeiter):

Sofortmaßnahmen:

– *Zeitpunkt* des Eintritts des Kreislaufstillstandes festhalten.
– Patient in Rückenlage auf *harte Unterlage* bringen (Fußboden, evtl. Brett unter

Kreislaufstillstand

Patient [nicht unter Matratze!] Untere Extremitäten hochlagern [Stuhl], untere Bettstütze etc.).

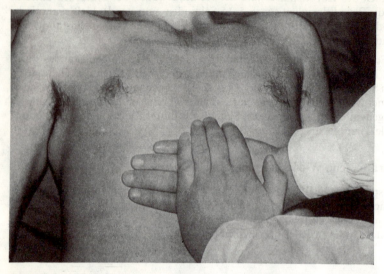

Abb. 47. *Unblutige Herzmassage*: Die 1960 von KOUWENHOVEN u. Mitarb. eingeführte neue Methode hat sich uns sehr bewährt. Diese sofort anwendbare einfache Technik sollte heute jedem Arzt bekannt sein und auch beim Pflegepersonal und den Sanitätsmannschaften instruiert werden. Die Aufnahme zeigt die richtige Position der Hände des Massierenden. Näheres siehe Text.

– Rasches *Freilegen* der *Atemwege* durch dorsale Hyperextension des Kopfes (diese Kopfhaltung muß während der ganzen Reanimationsdauer beibehalten werden). Unterkiefer nach oben und vorn drücken. Zuvor Blick in die Mundhöhle (evtl. rasches Ausräumen oder Absaugen von Fremdkörpern [Prothesen, Mageninhalt]).
– 3–5 Atemstöße mit Mund-zu-Nase-Beatmung. Dann Karotispuls fühlen, wenn kein Puls, sofortiger Beginn der
– *Externen Herzmassage*:
Druck mit übereinandergelegten Handwurzeln, gestreckten Armen, vertikal (Schultern direkt über Sternum) auf distale Hälfte des Sternums (s. Abb. 47). Xyphoid und Rippen nicht berühren. Druck sehr kräftig (bei Erwachsenen 40–60 kg) jedoch nicht brutal, regelmäßig. Das Sternum soll sich um 4–5 cm senken. Völlige Entlastung des Sternums nach jeder Kompression.

Frequenz: optimal 60–70 Stöße pro Minute (erlaubt gute diastolische Füllung und verhindert rasches Ermüden). Nie mehr als 5 Sekunden aussetzen für andere therapeutische Maßnahmen. Die suffiziente Herzmassage muß palpablen Karotispuls und Blutdruckwerte zwischen 70–100 mm Hg bewirken.

Bei Kindern:
Kompression nur mit einer Hand, über Sternummitte (Säuglinge: nur mit Zeigefinger- und Mittelfingerspitze, 2. Hand evtl. als Unterlage auf den Rücken legen). Frequenz: Bei Kleinkindern und Säuglingen 100 Stöße pro Minute.

Kreislaufstillstand

Kontrollen:
Pupillen: wenn während der Herzmassage die Reaktion auf Licht zurückkehrt, ist dies ein Zeichen adäquater Wiederbelebung. Mydriase ohne Lichtreaktion bedeutet Gefahr. Periodische Kontrolle des Karotis- oder Femoralispulses.

Komplikationen müssen in Kauf genommen werden: Rippenfrakturen häufig, Sternumfrakturen vor allem bei alten Leuten, Leber und Milzverletzungen (besonders bei Druck auf Xyphoid). Herzrupturen, Hämoperikard, vor allem bei Herzinfarktpatienten (wahrscheinlich häufiger bei antikoagulierten Patienten), Lungenblutungen.

– *Künstliche Beatmung*:
In jedem Fall gleichzeitig mit Herzmassage durchzuführen. Nach Freilegung der Atemwege (siehe oben) Mund-zu-Nase-Beatmung unter Sichtkontrolle der Thoraxexkursion. Während Exspiration Mund des Patienten öffnen. Die Mund-zu-Nase-Beatmung ist der Mund-zu-Mund-Beatmung wahrscheinlich vorzuziehen, da geringerer Druck im Rachen, geringere Aufblähung des Magens und dadurch wahrscheinlich weniger Regurgitation von Mageninhalt. (Physiologischer Weg, geringere Kontaminationsgefahr bei Intoxikationen).

a) *Herzmassage und Beatmung durch eine Person*:
15 Herzpressionen, dann zweimal Insufflieren (Herzmassage nie mehr als 5 Sekunden aussetzen).

b) *Durch 2 Personen*:
Nach jeder 5. Herzkompression einmal Insufflieren, wobei während der Inspiration des Patienten keine Herzkompression erfolgen sollte.

– wenn *Ambumaske* mit *Rubenbeutel* vorhanden, die Atmung damit weiterführen.

– *Intubation* und Beatmung mit reinem *Sauerstoff* möglichst frühzeitig.

Wiederherstellung der spontanen Herztätigkeit und Atmung

Sobald mit Herzmassage und künstlicher Beatmung die Sauerstoffversorgung des Organismus wieder in Gang gebracht ist, müssen so rasch wie möglich Maßnahmen ergriffen werden, um die spontane Herz- und Lungen-Funktion wieder herbeizuführen.

Sobald als möglich EKG ableiten, um die Ursache des Herzstillstandes nachzuweisen (Asystolie, Kammerflimmern, ventrikuläre Tachykardie oder Bradykardie, „weak action"). Eine Ableitung genügt! Kurz Massage unterbrechen, da sonst Störungen.

a) *Maßnahmen bei Kreislaufstillstand durch Kammerflimmern*:

Sobald die Diagnose Kammerflimmern feststeht, so früh wie möglich extern defibrillieren. Idealfall sofort nach Beginn des Herzstillstandes.

– Externe Defibrillation mit 100–400 Wattsekunden (kein Kontakt mit Drittpersonen!, kein Kontakt mit EKG-Apparat, die Herzkammern sollen im Stromfluß der beiden Elektrodenscheiben liegen, Elektrodenpaste). Wenn kein Erfolg, in einminütigen Abständen wiederholen nach medikamentöser Gabe von:

Lidocain 100 mg (5 ml 2%iges **Xylocain®**) intrakardial im 4. oder 5. Interkostalraum

Kreislaufstillstand

direkt parasternal links mit 8 cm langer dünner Nadel oder i.v., wenn Infusion angelegt, oder

Procainamid **Pronestyl**® [Squibb], in Dtschl. **Novocamid**® [Hoechst] bis 20 mg intrakardial oder i.v., evtl. bis 500 mg.

- Ein langsames Kammerflimmern, welches auf elektrische Defibrillation zuerst nicht anspricht, kann durch

Isopropyl-Noradrenalin **Aleudrin**®, in Dtschl. **Aludrin**® 0,4 mg in 10 ml phys. NaCl-Lösung intrakardial oder i.v. in rasches Kammerflimmern übergeführt werden, welches auf elektrische Defibrillation leichter anspricht.

Bei Kreislaufstillstand durch *Kammertachykardie* ist das Vorgehen identisch, nur muß hier der elektrische Defibrillationsschock auf die Zacke des QRS-Komplexes im EKG fixiert werden, um ein durch den therapeutischen Stromstoß, der in die vulnerable Phase der Kammer fällt, provoziertes Kammerflimmern zu verhüten. **Aleudrin**® (**Aludrin**®) ist hier nicht indiziert.

- *Wenn diese Maßnahmen in Spitalverhältnissen nicht zum Ziel führen*, wenn die Herzmassage keinen palpablen Puls und keinen meßbaren Blutdruckwert ergibt, die Pupillen auf Licht nicht reagieren und die Defibrillation ineffektiv bleibt, so schreitet man zur inneren Herzmassage durch Thorakotomie:

- *Thorakotomie im 5. ICR* parasternal bis axillär und innere Herzmassage mit einer Hand, nach Erweiterung des Schnittes und Eröffnung des Perikards mit Schere, evtl. mit 2 Händen bei angelegter Rippensperre. 200 mg **Pronestyl**® oder **Novocamid**® in die linke Kammer injizieren und *interne Defibrillation*. (Zwei eigene Fälle, die so trotz vorher negativem Resultat beim externen Vorgehen wieder reanimiert werden konnten). Sind diese Maßnahmen erfolgreich, erwacht der Patient evtl.: dann Morphium-HCl 1 ml 0,01% i.v. und Einleitung der Narkose.

b) *Maßnahmen bei Kreislaufstillstand durch Asystolie, „weak action", extreme Bradykardie:*

- Künstliche Beatmung und externe Herzmassage.

- *Isoprenalin* = **Isuprel**® 0,2 mg (1 ml) in 10 ml phys. NaCl-Lösung, wenn nicht vorhanden, **Aleudrin**® (in Dtschl. **Aludrin**®) 1 Amp. = 0,2 mg oder *Adrenalin* 0,5–2 ml einer 1:10 verdünnten einpromilligen Lösung *intrakardial* links parasternal oder substernal oder i.v., z.B. durch Cava-Katheter (nicht i.m.!) Die Verdünnung erfolgt rascher durch Aspiration von 10 ml Blut in die schon mit dem Medikament beschickte Spritze! $CaCl_2$ = 5–10 ml 10%ig intrakardial, sofern im EKG Herzerregungen zu erkennen sind, aber bei der Herzmassage kein Puls getastet werden kann,

- anschließend Infusion mit 5 mg **Aleudrin**® (**Aludrin**®) in 1000 ml 5%iger Glukose (20 Tropfen/Min.), um eine suffiziente Frequenz aufrechtzuerhalten. Strenge Kontrolle der Herzfrequenz. Bei zu großer Tropfenzahl Gefahr des Kammerflimmerns. *Ist eine Infusion nicht möglich, so können sowohl das Isoprenalin als das $CaCl_2$ alle 8–15 Min. injiziert werden.* Analoges Mittel für Infusion = **Suscardia**®, 1 Amp. à 1 mg/ml.

- Wenn kein Erfolg, Applikation einer Ösophagus-Pacemakersonde (75–100 m Amp. 45–100 Volt) und dann, sofern möglich, eine innere *Pacemaker-Elektrode* von einer peripheren Vene (z.B. Vena cubitalis), die auf die Dauer bessere Resultate ergibt.

Kreislaufstillstand

Behandlung der metabolischen Azidose

Bei jedem Herzstillstand, der nicht sofort behoben werden kann, bildet sich innerhalb weniger Minuten eine schwere metabolische Azidose, siehe Seite 70. Da auch eine optimale äußere Herzmassage kaum je 50% der normalen Herzleistung erbringt und AV-Shunts in der Lunge zu starker venöser Beimengung führen, schreiten die metabolischen Störungen auch unter optimaler kardiorespiratorischer Wiederbelebung fort.

Da Azidose und Hyperkaliämie die Defibrillation erschweren, evtl. verhindern, oder zu gehäuften Rückfällen führen, müssen möglichst früh rasch und energisch die metabolischen Störungen intravenös behandelt werden.

– so rasch wie möglich nach Herzstillstand Venenpunktion, besser Subklaviakatheter und sofort 1 Amp. Natriumbikarbonat 8,4%ig à 50 ml (= 50 mval) injizieren. Dann Tropfinfusion mit 2,74%iger (= 2× plasmolare) Lösung, diese Konzentration bekämpft auch die Hämokonzentration.

Erwachsene: 200 ml (67 mval) innerhalb 10 Minuten, total 500 ml (166 mval) während der ersten 30 Minuten. Wenn Infusion zu langsam tropfend, durch 8,4%iges Natriumbikarbonat ersetzen (hier 1 ml = 1 mval). Nach erfolgreicher Wiederbelebung 500 ml 2,74%iges Natriumbikarbonat pro die, während der nächsten 3 Tage als Faustregel. Minimal 50–100 mval Natriumbikarbonat bei jedem Herzstillstand, der mehr als 30 Sekunden gedauert hat.

– *bei Hyperkaliämie*: Kalziumglukonat 10%, 10 ml i.v. (oder Kalziumchlorid 10 ml 10%), kontraindiziert bei Digitalisintoxikation und Hypokaliämie (s. a. S. 70).

Nachbehandlung

– Konstante Überwachung.
– Assistierte Beatmung.
– Volumenersatz und evtl. Alkaliersatz.
– Kontinuierliche Elektrolyt-Kontrollen sowie p.H.
– Hämatokrit und Gesamteiweiß.
– Kontrolle der Diurese.
– Bei persistierender Bewußtlosigkeit evtl. Hypothermie.
– Ursache des Herzstillstandes abklären.
– Kontroll-Thoraxbild: Rippenfrakturen; Pneu, Hämatothorax, Hämoperikard, Sternumfrakturen?

Richtlinien für die kardiorespiratorische Wiederbelebung außerhalb des Spitals:

– Diagnose, genaue Zeit festhalten.
– Rückenlage, harte Unterlage.
– Beginn mit künstlicher Beatmung (Mund-zu-Nase, Mund-zu-Mund-Beatmung oder Ambumaske mit Rubenbeutel) 3 Atemstöße, dann Beginn mit externer Herzmassage.
– Wenn die Ursache des Kreislaufstillstandes mit EKG nicht festgestellt werden kann: **Aleudrin®** (**Aludrin®**) 0,2 bis 0,4 mg in 10 ml phys. NaCl intrakardial, direkt parasternal 4. oder 5. ICR mit 8 cm langer dünner Nadel. (Da Asystolie häufiger ist als Kammerflimmern und da *Isoprenalin* auch bei Kammerflimmern weniger gefährlich ist als Adrenalin). Vor Injektion Blut aspirieren. Wenn nicht vorhanden:

Alupent® [Ingelheim] 0,25–0,5 mg oder *Adrenalin* 0,5–2 ml einer 1:10 verdünnten einpromilligen Lösung.

- Wenn mit externer Herzmassage ein befriedigender Kreislauf in Gang gebracht werden kann, Hospitalisation mit ununterbrochener Weiterführung von Herzmassage und künstlicher Beatmung.

Wann kann die äußere Herzmassage abgebrochen werden?

Tiefe Bewußtlosigkeit, Absenz von Spontanatmung, fixierte dilatierte Pupillen während 15–30 Minuten weisen auf *zerebralen Tod* hin. Eine Ausnahme bilden Patienten mit Unterkühlungen (s. o.) und Patienten mit schweren Vergiftungen (Barbiturate), die sich trotz 0-Linie im EEG noch erholen können. *Kardialer Tod*: Wenn keine elektrokardiographischen Zeichen von Aktivität nach einer Stunde kontinueller Wiederbelebung. Bei Kindern länger.

Die Dauer kann nicht festgelegt werden. Bei zunehmender Dilatation des Herzens, maximaler Mydriase, fehlender Spontanatmung und Fehlen der Herzaktion unter Wiederbelebungsmaßnahmen (im EKG) kann im allgemeinen nach 40–60 Minuten abgebrochen werden. Wenn die Herzaktion nicht innerhalb von 15 Minuten eintritt, ist eine Erholung unwahrscheinlich. Nach 10 Minuten nehmen die Chancen einer Restitution stark ab, doch auch hier gibt es Ausnahmen. Alle Ärzte, ferner das medizinische Hilfspersonal, das Militär, die Polizei, die Sportlehrer und Badewärter sollten über die Herzmassage und Mund-Beatmung unterrichtet und trainiert werden, wobei jährliche Repetitionskurse wesentlich sind.

Lungenödem

Es bestehen drei Möglichkeiten der Pathogenese:

Versagen des linken Ventrikels bei erhaltener Herzkraft des rechten Ventrikels, z. B. Mitralinsuffizienz, Aortenvitien, dekompensierte Hypertonie usw. Hier kommt es zu einem sehr hohen Lungenkapillardruck (32–54 mm Hg).

Zentralbedingte Lungenödeme bei Apoplexie, Hirntumoren, Enzephalitis usw.

Toxisch oder entzündlich bedingte Lungenödeme, z. B. durch chemische Schädigungen (Chlor-, Nitrosegas-, Phosgen- usw. Vergiftungen) oder durch eine schwere entzündliche Schädigung der Lungenalveolen und -kapillaren, wie z. B. bei schweren Virusinfekten der Lungen (akute Grippe).

Versagen des linken Ventrikels (Asthma cardiale, Lungenödem)

Cave blutdrucksteigernde oder den Blutzufluß zum rechten Herzen fördernde Mittel wie *Ephedrin*, *Adrenalin*, **Cardiazol**®, **Coramin**® usw., die direkt ein Lungenödem verstärken können. Wichtig ist *absolute Ruhe*.

1. *Hochlagern des Oberkörpers*: Halbsitzende Stellung, Tieflagern der Beine; oder Herabhängen der Unterschenkel in sitzender Stellung plus:

2. *Heißes Fußbad* kann zusammen mit 1 und 3 in leichten Fällen schon genügen, um ein initiales Lungenödem zu unterbrechen.

3. *Preßdruckatmung*: Wirkt durch Erhöhung des Intrathorakaldruckes dem Ödem entgegen; z.B. Ausatmen mit zusammengepreßten Lippen durch ein Zigarettenmundstück oder gegen den Widerstand eines Spirometers.

4. *Absaugen des Sekretes.*

5. *Sauerstoffzufuhr*: Sehr wichtig, z.B. mit der O_2-Brille oder irgendeinem der gebräuchlichen Systeme. In der Praxis eignen sich hierfür die kleinen O_2-Bomben, die man leicht im Auto mitführen kann, ausgezeichnet. Hier darf bis zu 80% O_2 gegeben werden, nicht mehr als 6 Liter pro Minute. Dabei aber Absaugen der Ödemflüssigkeit nicht vergessen.

   Kombination von O_2 mit Helium (1:4) ist bei der Kombination eines Lungenödems mit *Bronchialasthma* indiziert, da das Helium den Atemwiderstand stark erniedrigt und ungiftig ist.

6. *Furosemid* (**Lasix**®) 3 Amp. à 20 mg i.v. Wenn nicht vorhanden Glukoselösung 40%, 60 ml i.v.

7. *Unblutiger Aderlaß* kann evtl. ebenfalls eine deutliche Besserung bringen. Man erzeugt durch Anlegen der Manschetten von 2 Blutdruckapparaten an beiden Oberarmen, möglichst proximal, und durch entsprechende Druckregulierung eine venöse Stase, doch keine völlige Ischämie, und bewirkt dadurch die Entziehung einer größeren Blutmenge aus dem Kreislauf. Die Wirkung kann durch Anlegen von Manschetten an den unteren Extremitäten noch verstärkt werden. Es werden auf diese Weise ca. 600–700 ml Blut dem zentralen Kreislauf entzogen.

8. *Aderlaß* von 300–400 ml. Wirkt in vielen Fällen ausgezeichnet, kann aber, sofern die obigen Maßnahmen schon genügen, weggelassen werden. Schon die Entnahme von 250 ml Blut bewirkt einen Abfall des Lungendrucks um 5 mm. Vorsicht bei schwerer zerebraler Sklerose, keine zu großen Aderlässe wegen der Gefahr einer Enzephalomalazie.

9. *Dihydromorphinon*, **Dilaudid**® 1–2 mg s.c.; aber cave: Hemmung des Atemzenzentrums. (Kontraindiziert bei alten Leuten, bei Lungen-Globalinsuffizienz und anderen Hypoxien sowie im terminalen Stadium des Lungenödems und bei zentralbedingten Lungenödemen!) Wirkt wahrscheinlich durch die zentrale Beruhigung und genügt z.B. bei Mitralstenosen häufig als einzige Maßnahme.

10. *Herzglykosid*: Wenn die obigen Anordnungen nicht schon eine deutliche Besserung brachten, injiziert man $1/8$ mg **Strophosid**® oder **Kombetin**® i.v. Ist der Patient schon digitalisiert, so ist die Injektion von 2–4 ml (= 0,4–0,8 mg) **Cedilanid**® vorzuziehen. Erweist sich die injizierte Dosis als ungenügend, so kann die Injektion nach 15–30 Min. evtl. wiederholt werden.

    Vorsicht bei Mitralstenosen! Hier kann das Herzglykosid direkt ein Lungenödem verschlimmern, da es durch die intensive Wirkung auf die hier kräftigere rechte Kammer evtl. zu einer akuten Steigerung des pulmonalen Druckes führt!

    Bei paroxysmalen Frequenzsteigerungen ist eine rasche Volldigitalisierung mit **Digilanid**® oder **Cedilanid**® am besten (siehe bei exzitomotorischer Insuffizienz, S.78).

Lungenoedem

11. *Bekämpfung eventueller Bronchialspasmen*: Gelegentlich kombiniert sich ein Asthma cardiale und Lungenödem mit einer asthmoiden Komponente. In solchen Fällen Versuch mit *Theophyllinpräparaten*, 0,25–0,5 g langsam i.v.

12. *Evtl. Blutdrucksenkung bei Hypertonien* durch Injektion von *Dihydralazin* (**Nepresol**® [Ciba-Geigy], 6,25–12,5 mg), wenn nötig wiederholen, langsam i.v. doch nur bei stark erhöhtem Druck. Die gleiche Wirkung hat eine halbe Ampulle **Catapresan**® [Boehringer] langsam i.v. Näheres siehe Hypertoniekapitel, S.179.

13. *Abschirmung mit Penicillin*: Im Anschluß an das Lungenödem empfiehlt es sich, prophylaktisch 3 Mio. E *Penicillin* plus 1 g *Streptomycin* i.m. zu injizieren, da gerade bei chronischer Lungenstauung im Anschluß an das akute Ereignis evtl. Bronchopneumonien auftreten.

14. *Herabsetzung der Schaumbildung*: Sehr günstig wirken Aerosol-Inhalationen mit **Alevaire**® [Winthrop], **Tacholiquin**® [Benend]. Alkohollösungen (30–40%) haben wahrscheinlich einen weniger guten Effekt und wirken mehr durch zentrale Dämpfung.

Zentralbedingte Lungenödeme (bei Apoplexie, Hirntumoren usw.)

Therapie

1. Siehe die oben unter 1–8 erwähnten Maßnahmen. Häufiges Absaugen der Ödemflüssigkeit.

2. *Theophyllinpräparate*: 10 ml i.v. (0,25–0,3 g) wirken hier evtl. günstig durch Verbesserung der Gehirndurchblutung (Spasmus).

3. **Hypophysin**® [Hoechst] oder **Pituitrin**® [P.D.] 3–4 IE langsam i.v.

4. *Ca-Glukonat* 20%, 20 ml langsam i.v., hat hier u.U. eine günstige Wirkung.

5. *Streng kontraindiziert sind hier alle Morphiumpräparate* wegen der Gefahr einer Lähmung des Atemzentrums (Cheyne-Stokessche Atmung).

Toxisches Lungenödem

Prophylaxe des Lungenödems

1. *Kortikosteroidinjektion*: Sofortige Injektion von 250–300 mg *Prednisolonsuccinat* oder *-phthalat* (**Meticortelon solubile**®, **Solu-Dacortin**®, in Dtschl. **Solu-Decortin**®, **Ultracorten**®**-H**) kann nach eigenen experimentellen Erfahrungen das Auftreten eines chemischen Lungenödems verhindern und stellt eine der besten heute bekannten Maßnahmen dar. Am 2. Tag gebe man noch 50–75 mg und baue dann langsam ab.

2. *Absolute Ruhe*, auch bei scheinbar leichteren Vergiftungen. Völliges Verbot von Weiterarbeiten, Gehen, Radfahren usw., da dadurch ein evtl. später auftretendes Lungenödem viel schwerer wird.

3. *Wärme*, aber keine Flüssigkeitszufuhr!

4. *Prophylaktische Injektionen von Ca-Glukonat* 20 ml einer 20%igen Lösung langsam i.v., in schweren Fällen alle 1–2 Std. zu wiederholen.

5. *Abschirmung gegen Superinfekte:* Penicillin 3 Mio. E i.m. plus **Streptothenat®** 2 g i.m.

Stadium des Lungenödems

1. Gleiche Maßnahmen wie oben unter 1–8 und unter 13–14.
2. O_2-*Zufuhr so dosieren, daß nach Möglichkeit die Zyanose des Patienten verschwindet.*
3. *Häufiges Absaugen der Ödemflüssigkeit.*

Perikarditis, Endokarditis, Myokarditis rheumatika

Diese Erkrankungen können sich einzeln oder kombiniert im Verlaufe einer *akuten Polyarthritis rheumatika* entwickeln. Jede akute Polyarthritis muß deshalb immer genau auf das evtl. Auftreten solcher Komplikationen untersucht werden (EKG, Herzauskultation, Röntgenkontrolle). Ein plötzlicher Anstieg der Pulsfrequenz ist immer ein verdächtiges Zeichen.

Therapie

Salizylate sind, mit Ausnahme einer sehr hohen Dosierung, die kaum mehr vertragen wird, hier praktisch unwirksam. Bei jedem Vorliegen oder begründeten Verdacht des Auftretens einer solchen Komplikation ist deshalb unbedingt die Behandlung mit *Kortikosteroiden die Therapie der Wahl.*

Dosierung: Für nähere Einzelheiten siehe Cortisonkapitel, S. 473, „Schema der dringlichen Indikationen". Als Präparate verwendet man heute am besten *Prednison, Prednisolon* oder *Dexamethason* ($^1/_5$ der *Prednisondosis*).

Initial nicht dringliche Fälle: orale Verabreichung

Beginn mit 60 mg p.o. bis zum Verschwinden der klinischen Symptome, dann allmählich Abbau bis zu einer Erhaltungsdosis von 25 mg, langsames Ausschleichen zwischen der 4. und 6. Woche. Auf keinen Fall völliges Absetzen der Behandlung vor der 6. Woche, damit nicht u. U. resistente Rezidive auftreten können. Nach Absetzen der *Kortikosteroide* weiter *Salizyltherapie* während 3–4 Wochen (siehe Polyarthritis rheumatika, S. 372).

Dringliche Fälle: initiale Injektionstherapie

Initial parenterale Verabreichung, z. B. bei schwerer Myokarditis und bei Perikarditis exsudativa: Parenteral am 1., 2., 3. Tag je 2 mg/kg *Prednison* i.v., verteilt auf 2 Injektionen innerhalb 24 Std. Dann Übergang auf Erhaltungsdosis wie oben. An Stelle des *Prednisolonsuccinats* kann auch mit Vorteil *Dexamethason* i.v. verabreicht werden (z. B. **Decadron®** [MSD] oder **Oradexon®** [Organon] 15 mg i.v. Im übrigen wie oben).

Eine Punktion des rheumatischen Perikardergusses bei Herztamponade ist heute bei der *Kortikosteroidtherapie* fast nie mehr nötig, da der Erguß meistens schon innerhalb 24 Std. verschwindet und sich die bedrohliche Herztamponade rasch bessert (s. Abb. 48).

Perikarditis

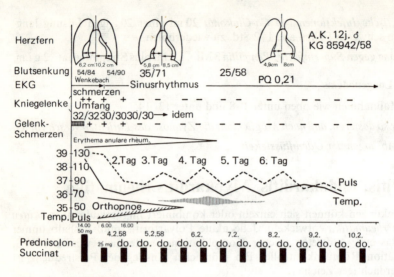

Abb. 48. *Polyarthritis rheumatica, Pancarditis rheumatica.* 7 Wochen vor Spitaleintritt grippaler Infekt. Bei Klinikeinweisung Vollbild einer Polyarthritis rheumatica inkl. rheumatischer Pankarditis. Auf *Prednisolonsuccinat* i.v. innerhalb 12 Std. afebril, Verschwinden der Wenckebachschen Periodik im EKG, Verschwinden beidseitiger Kniegelenkschwellungen. Nach 48 Std. keine Gelenkschmerzen mehr, nach 72 Std. Verschwinden der Orthopnoe, nach 96 Std. kein Perikarderguß mehr nachweisbar. Vom 3.–5. Tag nach Therapiebeginn ist ein perikarditisches Reibegeräusch zu hören. 2 Monate nach Eintritt Entlassung: subjektiv vollkommen beschwerdefrei, objektiv Zeichen von fixierten Mitralklappenveränderungen.

Die entzündlichen Veränderungen des Perikards und des Endokards bilden sich nur allmählich zurück und hinterlassen evtl. Dauerschädigungen. Eine Perikardverklebung ist, wie die Nachkontrolle unserer frühbehandelten Fälle ergibt, nicht mehr aufgetreten, dagegen ist sie bei spätbehandelten Fällen noch anzutreffen. Die *Steroidbehandlung* ist auch aus diesem Grunde heute für alle Fälle von rheumatischen Herzkomplikationen *die Therapie der Wahl*.

Nicht rheumatische Perikarditis exsudativa

Es gibt akute Formen, die spontan abheilen, sog. *„idiopathische Formen"*. Häufig handelt es sich um eine tuberkulöse Perikarditis oder eine durch andere Erreger (Viren, Kokken usw.) verursachte Form. Dabei kann es sich um eine *metastatische Form* bei Pyämie handeln oder um eine *Begleitpertikarditis* bei Pneumonie, Pleuraempyem usw., seltener um *Transsudate* bei allgemeinem Hydrops, oder Urämien. In solchen Fällen kann evtl. bei immer rezidivierenden Ergüssen die Einführung eines perkutan eingeführten, weitlumigen *Verweil-Kunststoffkatheters* nach der *„Seldinger Technik"* erwogen werden (H. U. Funk u. Mitarb., Kardiologie Bern, Jahresverslg. Kardiologie, Davos 1973, 28.6.).

Therapie

1. *Strenge Bettruhe* bis zum Abklingen aller Erscheinungen.

2. *Probepunktion* bei jedem größeren Erguß ohne Begleitpolyarthritis zur Abklärung der Ätiologie, um eine kausale Behandlung zu ermöglichen (Anlegen von Kulturen, Untersuchungen ob Transsudat oder Exsudat usw.).

3. *Entlastungspunktion* bei Herztamponade (Anschwellen der Halsvenen, Pulsus paradoxus, Blutdruckabfall usw.). Evtl. als vitale Indikation Ablassen von 300–700 ml Flüssigkeit und Einblasen von 100–200 ml Luft, um den friktionsbedingten Schmerzen entgegenzuwirken und zur besseren Röntgendarstellung. In einem sehr bedrohlichen Falle mußten wir total 1,2 Liter abpunktieren.

4. *Spülungen mit Antibiotika*: Bei begründetem Verdacht oder bakteriologisch sicherer Perikardinfektion Spülung mit *Penicillinlösung* (physiol. NaCl 500 ml, 5 Mio. E *Penicillin*, pro Spülung 150–300 ml). Sobald eine infektiöse purulente Form gesichert ist, Überweisung an Chirurgen zu operativer Perikarderöffnung und intensiver, gezielter Antibiotikabehandlung, lokal und allgemein.

5. *Schmerzbekämpfung*: Hier sind bei starken Schmerzen *Morphiumpräparate* nicht zu umgehen (**Dilaudid®** [Knoll] 1–2 mg s.c.) oder die *Morphiumersatzmittel* wie *Pethidin*, z. B. **Dolantin®** [Hoechst], oder *Cetobemidon* = **Cliradon®** [Ciba-Geigy] usw. In leichteren Fällen oder dazwischen kann auch ein Versuch mit *NovaRinsulfon* (**Novalgin®** [Hoechst]) i.v. gemacht werden.

6. *Vorsicht mit Herzglykosiden*, da Gefahr des Kammerflimmerns durch die bei solchen Perikarditiden fast regelmäßig vorliegende Schalenmyokarditis.

Perikarditis sicca

Kann das erste Zeichen einer beginnenden exsudativen Perikarditis, häufig auch das Zeichen einer Perikarditis-Tbc. oder einer Perikarditis rheumatika sein; dann als

Behandlung: Je nach Ursache.

Syncretio pericardii (Perikarditis constrictiva)

Die Verklebung der Perikardblätter ist meistens die Folge einer früheren rheumatischen oder tuberkulösen Perikarditis. Es kommt neben der Verklebung u. U. allmählich zur Ausbildung von Kalkschalen, d.h. zu einem *Panzerherz* mit entsprechend schwerer Einflußstauung. Die Entwicklung dieser schweren Spätkomplikationen kann heute bei der rheumatischen Form durch die *Kortikosteroidtherapie* meistens vermieden werden (s.o.).

Therapie

Möglichst frühzeitige operative *Perikardektomie*. Ein Venendruck von über 150 mm Wasser, der durch die Therapie mit *Diuretika* und *Glykosiden* nicht zu senken ist, stellt nach SCHÖLMERICH eine absolute Indikation zu operativem Vorgehen dar. Nach der Operation Digitalisierung, um der Dilatation des atrophischen Myokards vorzu-

Endokarditis

beugen. Wenn ein operativer Eingriff unmöglich ist, symptomatische Behandlung mit *Diuretika* (siehe Ödemkapitel, S. 90) und kleinen Dosen von *Herzglykosiden*.

Endocarditis septica (Sepsis lenta)

Die akuten septischen Formen sind selten, kommen aber bei Staphylo-, Strepto-, u. U. Gonokokken und anderen Erregern vor.

Die Behandlung ist die gleiche wie bei der Sepsis lenta. Die Heilung der Sepsis lenta kann heute in durchschnittlich 90% der Fälle erreicht werden. Bei Frühfällen ist die Heilquote nahezu 100%, bei Spätfällen ist die Prognose schlechter.

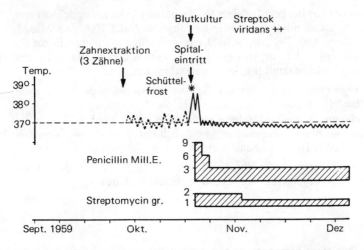

Abb. 49. *Sepsis lenta* (B. L., 58jähr. Mann, KG 94657/59): 1958 erstmals ein systolisches Geräusch auf dem Herzen festgestellt. Sept. 1959 *Extraktion mehrerer Zähne und Zahnstummeln mit Granulomen. Keine Abschirmung!* Nachträglich Auftreten von Fieber, Temperatur bis 39°, Puls 110, später auch Schüttelfröste. Spitaleintritt nach 2 Wochen, typische Sepsis lenta, Streptococcus viridans bei vorbestehender Mitralinsuffizienz. Komplikationslose Abheilung unter der typischen Kombinationstherapie mit *Penicillin* und *Streptomycin*.

Die Frühbehandlung ist auch wichtig, um spätere Defektheilungen (ausgedehnte Klappenfehler, Myokard- und renale Schädigungen) zu vermeiden. Eine ernste Prognose zeigen noch immer die *Enterokokkenfälle*. Hier muß sehr energisch behandelt werden, auch sind Rezidive häufig, zu einer Dauerheilung kommt es wahrscheinlich nur in ca. 50%. Eine Sepsis lenta entwickelt sich nur dann, wenn die Klappen durch eine frühere Endokarditis (meistens rheumatica) geschädigt worden sind und sich Bakterien hier festsetzen können.

Transitorische Bakteriämien auch mit anhämolytischen Streptokokken sind gar nicht so selten, z. B. nach Zahnextraktionen (s. Abb. 49), Tonsillektomien usw., wie wir durch Blutkulturen wiederholt feststellen konnten. Der Körper vermag aber normalerweise solche Invasionen abzuwehren. In diesem Zusammenhang ist es auch von besonderem Interesse, *daß in der Literatur kein einziger Fall von Sepsis lenta mit Strepto-*

Endokarditis

coccus viridans bei völlig zahnlosen Patienten bekannt ist, dies gilt aber für die anderen Erreger nicht. Daraus ergibt sich die wichtige Schlußfolgerung der prophylaktischen und therapeutischen Sanierung des Gebisses bei sämtlichen Patienten mit einer alten oder floriden Endokarditis.

Erreger	Heilungs-prognose	Verwendete Antibiotika
1. *Streptokokken-Endokarditis*: ca. 90% aller Fälle (Streptococcus viridans oder andere anhämolytische Streptokokken)	90% und mehr	*Penicillin* und *Streptothenat*®
2. *Enterokokken*	50%	*Ampicillin* 40 g plus **Streptothenat**® 1–2 g plus *Probenecid* 2 g täglich
3. *Staphylokokken* (selten)	50%	Heute die *halbsynthetischen Penicilline*, z. B. *Methicillin* (*Celbenin*®, *Cinopenil*® etc., s. Penicillin-Kapitel), alle 4 Std. 1 g i.m. Bei Penicillin-Überempfindlichkeit evtl. Wechsel auf andere spezifische Antibiotika, s. Staphylokokken-Meningitis, S. 546. Zum Beispiel *Cephalosporin*-Pp. (**Keflin**® etc.).
4. *Andere Erreger*: hämolytische Streptokokken, Pneumokokken, Gonokokken, Meningokokken und gramnegative Erreger (selten)		Je nach Resistenzprüfung

Diagnostisch ist in allen Verdachtsfällen das Anlegen von Blutkulturen äußerst wichtig! Direkte Kulturen am Krankenbett ergeben viel häufiger positive Resultate als eingesandte Blutproben. Drei bis vier Kulturen vor Beginn plus *Antibiogramm*!

Streptococcus viridans *oder andere, anhämolytische Streptokokken*: Wichtig ist es, mit einer hohen Dosis *Penicillin* und immer kombiniert mit *Streptomycin* zu beginnen, da durch zu kleine Dosen eine Penicillinresistenz auftreten kann.

Normale Standardbehandlung: Beginn mit 10 Mio. E kristallinem *Penicillin* plus 2 g **Steptothenat**® durch Tropfinfusion i.v. pro die, wobei die Infusion nachts entfernt werden darf. So kann man z. B. tagsüber 8 Millionen E kristallines *Penicillin* plus 1 g **Streptothenat**® i.v. und nachts ein *Procainpenicillin* von 2 Millionen E plus 1 g **Streptothenat**® i.m. verabreichen. Sofern Patient innerhalb ein paar Tagen entfiebert, beläßt man diese Dosierung während 14 Tagen weiter und reduziert dann auf 3 Millionen E *Penicillin* plus 1 g **Streptothenat**® tägl. für die 3. und 4. Woche. In der *5. Woche keine Therapie*, dann am Schluß derselben Anlegen von Blutkulturen zur Kontrolle. Auch wenn nun keine Keime mehr gewachsen sind, so erfolgt jetzt auf jeden Fall die „2. Naht", um evtl. noch in den Klappen vorhandene Erreger, die sich in der Zwischenzeit vielleicht wieder entwickeln konnten, zu vernichten. 6. *Woche*: „2. Naht" mit erneut tägl. 3 Millionen E *Penicillin* plus 1 g **Streptothenat**® und dann Abschluß der Behandlung. Bei Penicillin-Überempfindlichkeit *Erythromycin* tägl. 4 g.

Endokarditis

Seit der Einführung dieses von uns angewandten Therapieschemas haben wir kein einziges Rezidiv mehr erlebt und nur in zwei vorbehandelten Fällen eine *Penicillinresistenz* gefunden, so daß die Dosis erhöht werden mußte (s. Abb. 50).

Behandlung der resistenten Fälle: Zeigt die obige Standardbehandlung innerhalb 4 Tagen kein deutliches Ansprechen, so erhöht man sofort die *Penicillindosis* auf 15 Millionen pro die, und wenn auch diese sich als unwirksam erweist, auf evtl. 50 Millionen. Ein solches Vorgehen war in einem unserer anbehandelten Fälle nötig, bei dem sogar noch mit 15 Millionen E *Penicillin* tägl. positive Kulturen angingen (s. Abb. 50).

Gebißsanierung: Nach Abklingen der EL sind unter *Penicillinabschirmung* sämtliche toten Zähne zu extrahieren, bei schlechtem Gebiß besser Totalausräumung, um Granulome und spätere Streuungen zu vermeiden.

Enterokokken-Lenta: Hier müssen von Anfang an sehr hohe Dosen verabreicht werden, da eine sehr rasche Resistenzentwicklung mit schlechter Prognose vorliegt: *Ampicillin* (**Penbritin**®, **Amblosin**®, **Binotal**® etc.) 40 g plus 2 g *Streptomycin* (**Strepto-**

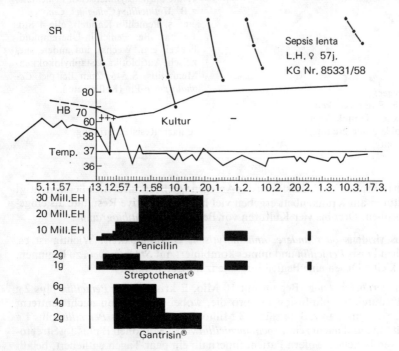

Abb. 50. *Sepsis lenta* (L.H., 57jähr. Frau, KG 85331/58): Erfolgreiche Behandlung einer Sepsis lenta (Erreger: Streptococcus viridans), die zu Hause verkannt worden war und bei der durch zu kleine Dosen *Penicillin* sich eine Resistenz entwickelt hatte. Es kommt innerhalb der ersten Wochen zu keinem Fieberabfall, und die Kulturen bleiben positiv, so daß die *Penicillindosis* sukzessive auf 12 Millionen E *Penicillin* tägl. erhöht werden muß. Später wird sogar eine Therapie mit 30 Millionen E *Penicillin* notwendig, damit die Temperaturen verschwinden. Gleichzeitige Applikation von *Streptomycin* und **Gantrisin**®. Nach einwöchiger Therapiepause wird ein zweiter Antibiotikastoß verabreicht und gleichzeitig die noch restierenden wenigen, z. T. granulomatösen Zähne extrahiert. Seither geheilt.

thenat®) in Tropfinfusion plus *Probenecid* 2 g tägl. p.o. Bei Resistenz evtl. Kombination mit *Tetracyclinpp.* in Maximaldosis (z.B. **Terravenös®** 4 × tägl. 500 mg oder ein orales Pp. **Minocin® (Klinomycin®)** 3 × 2 Tabl. tägl. à 100 mg). Es ist einer der wenigen Erreger, bei dem sich Penicillinderivate mit Tetracyclinpp. ohne Antagonismus kombinieren lassen. *Dauer* der Therapie 4–6 Wochen.

Langsames Ausschleichen, da Rezidive recht häufig sind. Eine Dauerheilung ist bis jetzt nur in ca. 50% der Fälle möglich.

Staphylokokken: Hier sind oft die Aortenklappen befallen und es muß rasch energisch gehandelt werden. Man gibt eines der spezifisch wirkenden *halbsynthetischen Penicilline*, z.B. *Methicillin* (**Celbenin®**, in Dtschl. **Cinopenil®**) 1 g alle 4 Std., später alle 6 Std. i.m. Je nach Antibiogramm kombiniert man mit *Cephalosporin* 1–1,5 g i.v. 4stdl. oder andern Antibiotika, siehe Staphylokokken-Meningitis, S. 546.

Andere Erreger: Je nach Ausfall der Resistenzprüfung durch Zweier- oder Dreierkombination der entsprechenden Antibiotika.

„**Endocarditis lenta**" *mit negativen Blutkulturen*: Bei nicht vorbehandelten Fällen und wiederholt negativen Blutkulturen liegt entweder eine *Endokarditis rheumatica* oder dann ein *Lupus erythematodes* vor, deshalb hier den LE-Zell-Test und *Antiglobulin-Konsumptions-Test* nicht vergessen!

Lupus erythematodes disseminatus

Gehört in die Gruppe der sogenannten Kollagen- und sehr wahrscheinlich auch der Autoimmunerkrankungen. Die eigentliche Ursache ist heute noch unbekannt, dürfte aber ähnlich wie bei der Polyarthritis rheumatica und der Nephritis in einem Teil der Fälle auf einer initialen Sensibilisierung durch Streptokokken beruhen. So sind uns zwei Fälle bekannt, in denen ein LE nach wiederholten Injektionen von Streptokokkentoxin ausgelöst wurde.

Haupterscheinung: Endokarditis Libman-Sacks, Myokarditis, Polyarthritis, Nephritis, Leukopenie, evtl. essentielle Thrombozytopenie, Lungenherde usw. *Diagnostisch* sind LE-Zellennachweis, Antiglobulin-Konsumptionstest und Anti-DNS sehr wichtig.

Prognose: Die Prognose ist immer sehr ernst, und trotz des Erfolges einer Dauertherapie mit *Kortikosteroiden* oder *Antimetaboliten* führt die Erkrankung häufig innerhalb von 2–3 Jahren zum Exitus. Nach neueren Arbeiten ist aber die Dauerprognose, wenn man alle leichten Fälle miteinbezieht, nicht so schlecht, wie man dies früher annahm, da einzelne Fälle doch evtl. jahrelang Remissionen aufweisen oder sogar ohne Rezidive bleiben können. *Cave Ultraviolettbestrahlungen* (intensive Sonne, Flash-Lampen bei Farbenphotos!), die *vielleicht Rezidive auslösen können*.

Therapie

Kortikosteroidtherapie: Nach Sicherstellung der Diagnose sofortiger Beginn z.B. mit *Prednison* oder *Prednisolon*. Initialdosis: 75 mg tägl. (bei Resistenzentwicklung bis 120 mg). Nach Abfall der Temperatur und Rückgang der SR langsamer Abbau auf eine ED von nicht unter 35 mg. Nun beginnt man gleichzeitig mit den *Antimetaboliten*.

Antimetaboliten plus Kortikosteroide *und evtl. langsames völliges Ausschleichen der Kortikosteroide*: Die Dauererfolge lassen sich heute noch nicht überblicken. Wichtig

Lupus erythematodes

ist die Frühbehandlung und die dauernde Kontrolle und Überwachung von Herz und Nieren und im Hinblick auf die Antimetaboliten der Leukozyten-und Thrombozytenwerte. Die Resultate sind aber sehr ermutigend, so haben wir eine Patientin, die nun schon seit 8 Jahren dauernd *Azathioprin* (**Imurel**® [Wellcome]) einnimmt und trotz vorher schwerer Myokarditis, Arthritis, Nephritis und Hauterscheinungen arbeitsfähig ist.

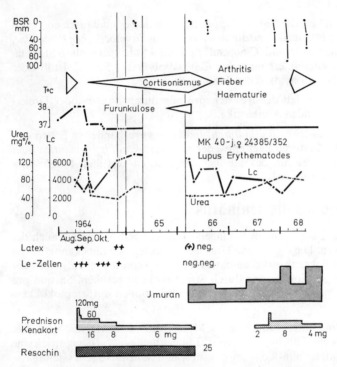

Abb. 51. *Lupus Erythematodes* (M. K., 40jähr. Frau) Patientin mit dem Vollbild eines LE (Polyarthritis, Nephritis mit Harnstoff- und Blutdrucksteigerung sowie Hauterscheinungen) spricht auf eine Cortison- und Resochin-Therapie recht gut an, entwickelt aber dann ein schweres Cushingoid und wird deshalb auf *Azathioprin* umgestellt. Sehr gutes Ansprechen, doch mußte die Dosis des Imurans zufolge einer stärkeren Leukopenie vorübergehend reduziert werden. Dabei kam es wieder zu einem leichten Rezidiv mit Gelenkschwellungen und Ansteigen der Senkung. Die Patientin ist jetzt mit 4 mg Triamcinolon plus 75 mg Imurel gut eingestellt. (Dauer 9 Jahre).

Die Wirkung beruht auf einer *Immundepression*, d. h. die AK-Bildung wird durch den zytostatischen Effekt auf das lymphoretikuläre Gewebe abgebremst. Die Nebengefahren sind dadurch evtl. *Resistenzlosigkeit bei Virusinfektionen* (z. B. Grippe, dann Abschirmung sehr wichtig!) und selteneren anderen Superinfektionen (Pilze etc.). Die *Leukozyten* sollten nicht unter 1500 abfallen. Eine Depression der Leukozyten auf nur 2000 erweist sich nach unseren Erfahrungen gelegentlich als ungenügend. Die *Thrombozyten* dürfen bei normalen Gerinnungsverhältnissen ruhig auf 30000 abfallen. Näheres siehe im IST-Kapitel, S. 640.

Lupus erythematodes

LUPUS ERYTHEMATODES

1969	1970	Januar-Mai	Juni 1971	Juli	August

```
━━ Furunkulose ━━━━━━━━━━━━━━━▶

                                              F.A. ♀ 20j. /1951 KG Nr 56213
    Arthritis ━━━━━━━━━━━━━━━━━▶

    Fieber      ─╱╲╱╲╲╱╲─╱╲╱╲╲╱╲─────────────────

    Senkung    122    146   113   74            42

    Retikulozyten 28‰         79‰ 33‰    2‰        3‰
    Haemoglobin   10.6        7.0  9.6   9.7
    Leukozyten    8700        1400 6100  4300
                                     Thiamphenicol 3g tgl. /16 Tage
    ──── Azathioprin 100 mg tgl. ────────┐
    ──── Triamcinolon 16 mg tgl. ─────────────────
```

Abb. 52. *Lupus erythematodes* (21jähr. Lehrerin, KG: 56213/632/71): Beginn des Leidens 1966. Sprach zuerst auf Cortison gut an und wurde dann allmählich resistent. 1969 ging man auf Azathioprin (**Imurel**®) über. Unter dieser Behandlung immer voll arbeitsfähig bis zum Mai 1971, als eine völlige Resistenz gegen dieses Mittel auftrat und die Patientin wieder mit starkem Ansteigen des antinukleären Faktors,+++LE-Phänomen, hoher BSR und Auftreten von schwerer Polyarthritis der größeren Gelenke und Fieber erkrankte. Auf eine einmalige Behandlung mit 16 g Thioamphenicol (**Urfamycin**®) innert 14 Tagen rascher Rückgang aller Symptome u. völlige Remission während 1 Jahr, so daß kleine Cortison-Dosen wieder genügten. *Das Thiamphenicol hemmt die Antikörperbildung durch Blockierung der Messenger-RNA an den Ribosomen.* (Vier weitere LE-Fälle sprechen ebenfalls auf Thioampenicol an).

Wird der Prozeß durch die eben noch tolerierte Dosis nicht genügend abgebremst, so kombiniert man mit der noch nötigen Dosis Kortikosteroide. Das gleiche gilt bei allzu starkem Abfall der Leukozyten und Thrombozyten.

Bei Unverträglichkeit der Antimetaboliten versucht man die früher verwendeten Chlorochinderivate und Salicyl kombiniert mit Kortikosteroiden, wie folgt:

Chlorochindiphosphat (*Chloroquin*): **Resochin**® [Bayer], Tabl. zu 0,25 g, ursprünglich nur als Antimalariamittel entwickelt. Beginn mit einer Initialdosis am 1. Tag von 1 Tabl., dann, wenn vertragen, 3 × 1 Tabl. tägl. und wenn eine positive Wirkung eintritt, die *Kortikosteroide* langsam nach 3–4 Wochen allmählich abbauen und wenn es geht allmählich ganz ausschleichen. Der Effekt tritt frühestens nach 10–14 Tagen, oft aber erst nach mehreren Monaten ein. ED nach Eintreten der Wirkung: 1–2 Tabl. tägl. *Nebenerscheinungen*: siehe Rheumakapitel,(S. 377).

Bei Unverträglichkeit *Hydroxychlorochinsulfat* (**Plaquenil**® [Winthrop], in Dtschl. **Quensyl**® Tabl. zu 200 mg). Ist deutlich weniger toxisch als *Chlorochindiphosphat*, aber auch weniger wirksam. Es kann bis zu tägl. max. 2 g dosiert werden, ED 2–3 Tabl. tägl.

Salizylpräparate: Als alleiniges Mittel unwirksam, erlaubt es aber als zusätzliches

Myokarditis

Präparat die ED der *Kortikosteroide* und der *Chlorochinpräparate* herabzusetzen. Nach Ansprechen auf diese beiden Mittel *Versuch mit* zusätzlich 3–4 g *Salizyl* tägl. (z. B. **Alcacyl**® [Wander], eine Ca-Salizylsäure.

Thiamphenicol (**Urfamycin**®, **Urfamicina**®, [Inpharzam] Milano): Im Gegensatz zum Chloramphenicol ungefährlich und mit deutlicher immunosuppressorischer Wirkung (s. IST-Kap.), ergab uns in Resistenzfällen einen verblüffenden Effekt. *Dosierung*: 3 g tägl. oral während 16 Tagen, dann Pause und evtl. spätere Wiederholung. Zusätzlich dauernd eine kleine Cortisondosis. Siehe Abb. 52, S.145. Bei vorbestehendem Nierenschaden Vorsicht, da dann der Blutspiegel zu hoch wird und Zytopenien auftreten können. Näheres s. S.321.

Myokarditis

Eine Myokarditis kann durch verschiedene Ursachen zustande kommen. Man kann eine *toxische* (z. B. Diphtherie, Typhus usw.), eine *metastatische* (z. B. Sepsis, Angina, zahlreiche Virusaffektionen) und die häufige *rheumatische Form* bei Polyarthritis rheumatica, die sich oft mit einer Endokarditis oder Perikarditis kombiniert und auch die durch eine Kollagenkrankheit (L. E., Periarteriitis nodosa usw.) bedingten Formen, unterscheiden.

Die rheumatischen Affektionen gehen von Jahr zu Jahr zurück und andererseits verbessern sich unsere diagnostischen Methoden, um viele Infekte zu erkennen. So sind heute die durch ein Virus (Coxsackie, Mononukleosis, Toxoplasmosis, „Mycoplasma" u. a.) ausgelösten Myokarditiden in der Klinik und Praxis häufiger als die rheumatischen. Prinzipiell kann jedes Virus eine Myokarditis auslösen. *Dieselben dauern oft auffallend lange* (evtl. viele Monate) und *rezidivieren häufig* nach dem Ausschleichen der Cortisontherapie. Zuerst müssen alle anderen Möglichkeiten (rheumatisch, Diphtherie; Herdinfekte wie Sinusitis, Wurzelgranulom, Prostatitis etc. und vor allem ein Lupus erythematodes) ausgeschlossen werden.

Klinisch sind vor allem polytope Extrasystolen, ungeklärte Tachykardien und auch das Bestehen von subjektiven Herzbeschwerden verdächtig. Es sollte in allen diesen Fällen vorsichtshalber eine EKG-Kontrolle (wenn es der Zustand des Patienten erlaubt mit Arbeitsversuch) durchgeführt werden. Wichtig sind vor allem die Brustwandableitungen.

Therapie

Strenge Bettruhe in sämtlichen Fällen für 2–3 Wochen, dann allmähliche Mobilisation.

Kausale Therapie:

a) *Cortison-Therapie*: Beginn mit 1 mg Prednison/kg für 1 Woche, dann weiter 40–30 mg tägl. Ganz allmähliche Reduktion in der 5. oder 6. Woche unter ständiger Kontrolle von SR, EKG und Lokalbefund. Bei Rezidiven empfiehlt sich nach unseren Erfahrungen eine mehrmonatige Behandlung und ganz allmählicher Abbau. In solchen Fällen Übergang auf *Triamcinolon* ($^1/_3$ der Prednisondosis) wie **Delphicort**® **Kenacort**®, **Ledercort**® oder *Betamethason* ($^1/_{10}$ der Prednisondosis) wie **Celestone**® [Schering USA], **Celestan**® [Byk-Essex].

Bei Verdacht auf evtl. ursächliche Herdinfekte zusätzliche Antibiotikatherapie (Breitspektrum-Antibiotika).

Bei Diphtherie zusätzliche Serumtherapie, siehe Spezialkapitel.

b) *Metastatische Form*: Antibiotische Therapie gegen die Grundkrankheit plus evtl. *Kortikosteroide* wie oben.

c) *Rheumatische Form: Kortikosteroidtherapie* wie bei Perikarditis und Pankarditis rheumatica (s. S. 137).

d) *Sanierung evtl. Herdinfekte*: Bei allen Fällen aber erst nach Abklingen der akuten Erscheinungen und immer unter *Penicillinabschirmung*. Tonsillen, Granulome, Sinus, Prostata, Adnexe u.a.

Bekämpfung von Extrasystolen und evtl. Vorhofs- oder Kammertachykardien: Bei Vorhof-ES kleine Dosen *Digitalis*, z.B. **Digilanid**® [Sandoz] 2× 15 Tropfen tägl., oder *Chinidin* 3–4× 0,1 g tägl., bei Kammerextrasystolen ebenfalls *Chinidin* oder *Procainamid*, **Pronestyl**® [Squibb], in Dtschl. **Novocamid**® [Hoechst] 0,25 bis 0,5 g tägl. Bei bedrohlichen Tachykardien evtl. höhere Dosierung, siehe Kapitel Extrasystolen, S. 106.

Bekämpfung eines Kollapses: Siehe Spezialkapitel. Aber *cave Adrenalin*, *Noradrenalin* oder *Metaraminol*, wenn hierfür nicht eine vitale Indikation besteht, da sie bei Myokarditis möglicherweise ein Kammerflimmern auslösen können!

Sedativa: Wirken immer günstig. Zu empfehlen sind vor allem *Chlordiazepoxyd* (**Librium**® [Roche], **Rilax**® [Hanover]) 3× tägl. 5–10 mg p.o.; *Phenobarbital* (**Luminaletten**® [Bayer], [Merck]) 3–4× 0,015 g tägl. Dagegen haben die *Chlorpromazinpräparate* (**Largactil**® [Specia], **Megaphen**® [Bayer]) eher eine tachykardieverstärkende Wirkung und sind deshalb kontraindiziert. In schweren Fällen evtl. *Morphiumpräparate* oder *-derivate*.

Leichte Diät: Keine blähenden Speisen. Verbot von Alkohol, Nikotin sowie von Koffein.

Verhaltungsmaßregeln für später: Nach Abheilung des akuten Schubes strenge Maßregeln in bezug auf Sport, Arbeit usw. Günstig sind Badekuren in Nauheim, Ragaz usw. mit ansteigenden *Kohlensäurebädern* und allmählich gesteigerter *Bewegungstherapie*. *Verbot von Sonnenbädern!* So sahen wir in zwei Fällen durch ein Erythema solare (Strandbad) ein schweres Rezidiv! Nach längerer Bettruhe und Schonung beginnt man nach Abklingen der frischen EKG-Veränderungen systematisch mit einem langsam aufgebauten Arbeitstraining. Nach Rückbildung des EKG-Befundes zeigen selbst anfänglich schwere Fälle eine gute Dauerprognose und können sich evtl. später sogar wieder mit Maß sportlich betätigen. Wichtig ist ein dauerndes striktes Nikotinverbot!

Herzneurose

Man muß mit dieser Diagnosestellung sehr vorsichtig sein und vorher jede Möglichkeit einer organischen Ursache durch genaueste Herzuntersuchung (Arbeits-EKG, Orthodiagramm, Herzfunktionsprüfung) sicher ausschließen können. Man denke auch immer an die folgenden Möglichkeiten: Hyperthyreose, Hiatushernie, Magen-Darmleiden, Gallen-Pankreas-Affektionen.

Typisch für die Herzneurose ist im allgemeinen, daß die Beschwerden in der Ruhe

Herzneurose

stärker in Erscheinung treten als bei der die Eigenbeobachtung ablenkenden körperlichen Belastung. Charakteristisch ist in der Regel auch das Gebaren des Patienten, indem ein organisch Herzkranker seine Symptome eher zurückhaltend und objektiv schildert, während der Neurotiker seine Beschwerden dramatisiert.

Nicht selten ist es der Arzt selbst, der beim neurotisch veranlagten und überängstlichen Patienten durch eine unvorsichtige Äußerung eine Herzneurose auslöst. Man sei deshalb in seinen Äußerungen, gerade über dieses Organ, sehr vorsichtig und vermeide, wenn möglich, von einem „Herzfehler" oder von „Herzgeräuschen" zu sprechen.

Therapie

Psychotherapie: Man versucht, dem Patienten wieder Vertrauen in die Leistungsfähigkeit seines Herzens zu vermitteln. Wesentlich ist es, ihm gegenüber zu betonen, daß der Herzmuskel gesund sei und daß es sich nur um eine Übererregbarkeit und Überbeanspruchung der „Herznerven" handle. Allmählich versucht man, durch Steigerung der Spaziergänge und schließlich durch Bäder und langsam gesteigerte körperliche Arbeit und sportliche Betätigung (Rudern, Schwimmen) dem Patienten wieder Zuversicht in bezug auf seine Herzkraft zu geben.

Sedativa: Evtl. leichte Schlafmittel, z. B. **Sanalepsi Russi**®, **Evipan**® [Bayer], **Persedon**® [Roche] u. a. Vor allem **Serpasil** [Ciba-Geigy] 3 × 0,1 mg tägl. vor dem Essen, **Belladenal retard** [Sandoz] morgens und abends je 1 Tabl. Sehr günstig wirkt auch **Priscophen**® [Ciba-Geigy] 3 × 1 Tabl. tägl., *Calciumbromidinjektionen* (**Calcibronat**® [Sandoz]) alle 2–3 Tage 10 ml 10% i.v. Bei ängstlichen Patienten ist ferner ein leichtes Neuroplegikum wie *Meprobamat* oder *Chlordiazepoxyd* = **Librium**® [Roche] (3 × tägl. 10 mg) oder *Diazepam* = **Valium**® [Roche] günstig.

Traubenzuckerinjektionen: 20 ml 20%ige Lösung i.v., evtl. zusammen mit **Calcibronat**® (als suggestives Mittel).

Bekämpfung des Meteorismus: Blähungen des Kolons können akute, aber auch falsche Koronarschmerzen bewirken. Sie können durch geeignete Kost, ferner durch Kohlepräparate, z. B. *Carbomedic*. 3 × 1 Tabl. tägl., evtl. auch durch **Pankrotanon**® [Hausmann], **Pancreon comp.**® [Kalichemie] 3 × 2 Tabl. tägl., sowie durch Vermeiden von blähenden Speisen (verboten: Hülsenfrüchte, Zwiebelgemüse, rote Rüben, Kohlgemüse usw.) günstig beeinflußt werden.

Bekämpfung evtl. hormonaler Störungen, z. B. im Klimakterium **Femandren**® [Ciba] 1 Linguette tägl. Man schließe auch immer eine evtl. Hyperthyreose aus. Grundumsatzkontrolle und vor allem Plasmajod-Bestimmung, T_3, T_4!

Bäderbehandlung, z. B. Kohlensäurebäder.

Kontraindiziert sind auf jeden Fall *Digitalispräparate*, weil der Patient sonst u. U. davon überzeugt wird, daß er tatsächlich an einer schweren Erkrankung des Herzens leide.

Gefäße

Schock und Kollaps

(Zusammen mit meinem Mitarbeiter Oberarzt Dr. Heinrich von Westphalen.)

Die beiden Zustände sind heute als synonyme Begriffe aufzufassen. Schock wird definiert als unzureichende Perfusion der terminalen Strombahn mit nachfolgender Hypoxydose und Azidose.

Auslösende Schockursachen:
>Schwere Verletzungen,
>Blutverluste,
>Operationen,
>Herzinfarkt,
>schwere allergische Reaktionen,
>Verbrennungen,
>Quetschungen,
>Lungenembolien,
>Ileus,
>lang dauernde Anoxämien,
>starke Abkühlungen usw,
>Intoxikationen (Schlafmittel, CO, Amanita, korrosive Gifte usw.)
>*Schwere akute Infekte* (gramnegative Sepsis! Di., Ty., Meningokokken usw.)
>Peritonitis,
>Pankreatitis, akute,

Schock bei unbekannten Ursachen (unklarer Schock): Man denke immer an die folgenden Möglichkeiten:

1. *unbekannte Blutungsquelle*, z.B. Ulcus duodeni, Ösophagusvarizen, extrauterine Gravidität usw.
2. „stiller" *Herzinfarkt*,
3. *akute Pankreatitis*,
4. *gramnegative Sepsis*! (siehe Spezialkapitel)

Durchzuführende Untersuchungen: fortlaufende Temperatur-, Puls-, Respirations- und Blutdruckkontrolle und Urinkontrolle. Wichtig sind *Hämatokrit*, Hämoglobin, Na, K und Alkalireservebestimmung oder Astrup, sowie eine EKG-Kontrolle und falls möglich Bestimmung der Sauerstoffsättigung. Messung des Zentralvenendruckes.

Die Bestimmung des *Hämatokritwertes* und des *Gesamteiweißes* ist vor allem für die differentialdiagnostisch wichtige Unterscheidung zwischen einem durch Blutverlust oder Plasmaverlust bedingten *hypovolämischen Schock*, einem Schock durch *Vaso-*

Schock

motorenkollaps oder einem *kardialen Kollaps* von erster Dringlichkeit. Hiervon hängt die Indikation oder Kontraindikation zur Flüssigkeitszufuhr weitgehend ab.

Schockformen

a) *Hypovolämischer Schock durch Blutung*

b) *Hypovolämischer Schock durch Plasma-Verlust*

c) *Endotoxin-Schock*

d) *Kardiogener Schock*

e) *Orthostatischer Kollaps*

f) *Anaphylaktischer Schock*

Therapie

Die verschiedenen Schockformen zeigen zum Teil untereinander fließende Übergänge. Deshalb richtet sich die Therapie nach dem Vorherrschen der Hauptmerkmale (siehe durchzuführende Untersuchungen). Die zu treffenden Maßnahmen sind jeweils dem vorherrschenden Bilde gemäß zu modifizieren oder zu kombinieren (siehe kardiogener Schock).

a) Hypovolämischer Schock durch größeren Blutverlust

Sofortige Einführung einer Infusionsnadel, evtl. Venenfreilegung, wenn anders nicht mehr möglich; am besten zentralvenöser Polyäthylen-Katheter (s. u.). Hier fallen die Hämatokrit- und Gesamteiweißwerte deutlich ab! *Auffüllen* des *Gefäßsystems* durch Blut- oder, wenn nicht bereit, Plasmazufuhr, im Notfalle Plasmaexpander (s. u.).

Bestimmung des zentralen Venendrucks: Einlegen eines Jugularis-, Subklavia- oder Basilica-Katheter, Katheterspitze herznah: Cava sup. (Der 0-Punkt soll bei flacher Rückenlage ca. auf $^3/_5$ Höhe des Abstandes zwischen der Unterlage und dem Sternum eingezeichnet werden.) Der zentrale Venendruck beträgt normal 5–10 cm Wasser. In allen Fällen, in denen er deutlich erniedrigt ist, kann und muß Flüssigkeit infundiert werden, bis er sich wieder normalisiert. Bei erhöhtem zentralem Venendruck ist die Flüssigkeitszufuhr streng kontraindiziert.

Bluttransfusion von 300–400 ml i.v., in schweren Fällen bei größerem Blutverlust evtl. bis zu 1500–2000 ml.

Bei größeren Blutersatzmengen ist ein Zitratzusatz besser zu vermeiden, da durch die Kalziumfällung sonst u. U. die Ansprechbarkeit auf vasokonstriktorische Mittel verloren geht. Hier bewähren sich zusätzlich Plasma oder silikonisierte Blutkonserven.

Plasma (2 Teile Trockenplasma gelöst in nur 1 Teil Wasser) oder PPL, oder frische Plasmakonserven. Ist kein Blut oder Plasma zur Hand, so gibt man im Notfall sofort **Dextran®**, **Macrodex®** (Pharmacia), max. 1,5 l/24 h; auch **Physiogel** [SRK].

Autotransfusion: Bei sterilen Blutungen in Körperhöhlen (Pleura, Peritoneum) kann evtl. abpunktiertes und gefiltertes Blut sofort wieder reinfundiert werden.

Einbinden der Extremitäten: Festes Umwickeln mit *elastischen Binden*, von peripher nach zentral fortschreitend, vermag bei schweren Schockzuständen vor der Durchführung der Tropfinfusion evtl. lebensrettend zu wirken. Es werden dem zentralen

Kreislauf so ca. 600–700 ml Blut zugeführt. Hierdurch konnten wir in 3 Fällen bei schwersten plötzlichen Blutungen die Patienten aus einem fast tödlichen Schock, bis zum Eintreffen der Blutkonserve, und in einem anderen Falle während eines schwierigen Transportes im Militärdienst, retten.

b) Hypovolämischer Schock durch schweren Plasmaverlust

Diese bei Vergiftungen und Verbrennungen so häufige Form ist dadurch gekennzeichnet, daß der *Hämatokrit ansteigt und gleichzeitig das Gesamteiweiß im Blut abfällt!* Er spricht auf die alleinige Zufuhr von Pressorsubstanzen wie *Noradrenalin* usw. nicht an, sondern es muß hier gleichzeitig unbedingt Plasma zugefügt werden! Dosis wie oben. Bei ausgedehnten Verbrennungen in sehr hohen Dosen, um den enormen Plasmaverlust zu decken. Kontrolle des zentralen Venendrucks. *Plasmaexpander* genügen anfänglich.

c) Endotoxinschock unter Berücksichtigung der Verbrauchskoagulopathie

Diese Schockform tritt als *Folge einer akuten bakteriellen Infektion* auf, wie *Waterhouse-Fridrichsen-Syndrom*, Infektionen mit *gramnegativer Sepsis* wie E. Coli, Pseudomonas, Proteus, Salmonellen, aber auch bei *grampositiven Erregern* wie Staphylokokken, Pneumokokken usw. In der Geburtshilfe beim *septischen Abort*, vorzeitiger Placentalösung, Fruchtwasserembolie usw. Der Ablauf des Schocks kann perakut oder auch protrahiert sein. Der Schock ist eines der Momente der **generalisierten intravasalen Gerinnung**, dazu kommt die *hämorrhagische Diathese* und als Folge dieser beiden entwickelt sich eine *Organschädigung*.

Die ersten Zeichen des Schocks sind meistens: eine nicht zu erklärende *Tachykardie, blasse zyanotische Schleimhäute*, manchmal Schüttelfrost, kann aber auch fehlen. Der Blutdruck kann initial noch normal sein, dann Einengung der Blutdruckamplitude, Tachypnoe, Unruhe, Bradykardie. Die Gerinnungsstörung ist gekennzeichnet durch eine Verbrauchskoagulopathie, d. h. einen Abfall der Thrombozyten, einen Verbrauch der Gerinnungsfaktoren II, V, VIII. Das Ausmaß der hämorrhagischen Diathese hängt ab von der Intaktheit des Gefäßsystems, der Intensität der sekundären Fibrinolyse, und der Schwere der Verbrauchsvorgänge. Die Hauptstörungen spielen sich in der Mikrozirkulation ab und hier kommt es zu einer Gewebshypoxie, Azidose, Sludgebildungen, Mikrothromben mit Beeinträchtigung der nutritiven Gewebeperfusion. Da sich in den verschiedensten Organen Fibrinthromben ausbilden, ist es verständlich, daß es in etlichen Organen zu Nekrosen und Infarkten kommt. *Schockniere* infolge Nierenrindennekrosen mit sekundärer Anurie, *Schocklunge* mit Ausbildung eines cor pulmonale, *Nebennierenapoplexie* usw. Gelingt es nun der körpereigenen Fibrinolyse, welche reaktiv einsetzt oder einer adäquaten Therapie die Fibrinthromben wieder aufzulösen, so sind die Chancen zum Überleben günstig.

Labor: Es ist zu unterscheiden zwischen einer Verbrauchskoagulopathie mit sekundärer Lyse, welche aber auch überschießend sein kann und zwischen einer primär hyperfibrinolytischen Blutung. Teste: Thrombelastogramm, Thrombozytenzahl (diese ist bei der letzteren normal), Quick, Fibrinogen, Fibrinogenspaltprodukte, evtl. Einzelfaktorenbestimmung s. o., anorganisches Phosphat (dieses ist bei der gramnegativen Sepsis häufig erniedrigt!).

Schock

Therapie: Unbedingt sofort Heparindauertropfinfusion mit 10000–20000 E/die. Hierdurch kommt es nicht zu einer Verlängerung der Gerinnungszeit, die Thrombinzeit braucht also nicht kontrolliert zu werden, der Verbrauch und die Hyper-Körperkoagulolabilität lassen sich unterbrechen. Unbedingt Blutkulturen unter entsprechenden Kautelen. Einsatz von Antibiotika, hochdosiert, die ein entsprechendes Wirkungsspektrum auf die zu erwartenden Keime haben. Zum Beispiel **Garamycin**® 240 mg/die, *Cortisonpräparate* hochdosiert 1,5–3 g/die. Näheres siehe Kapitel Gramnegative Sepsis, Seite 555.

Unter Kontrolle des ZVD: ev. Volumensubstitution mit Plasmaexpandern wie **Macrodex**®, falls ZVD tief. Kontrolle und Therapie des derangierten *Säure-Basen-Haushaltes*. Siehe Seite 70, Versuch mit **Alupent**®, **Aleudrin**® (beta-Rezeptorenstimulation) wegen der ev. bestehenden *Vasokonstriktion*: 5–10 Amp. **Alupent**® 0,5 mg auf 500 ml Glukose 5%. Tropfenzahl entsprechend der Herzfrequenz, welche nicht über 120/min. ansteigen soll. *Cave: Extrasystolie*.

Entsprechend der eingetroffenen Laborresultaten: Substitution der Gerinnungsfaktoren unter Heparinschutz. *Cave: Blutkonserven ohne Heparinschutz!* Dadurch unterhält man die Verbrauchskoagulopathie. *Gegen die ev. überschießende Fibrinolyse*: **Trasylol**® [Bayer], 1 Mio KIE initial, danach Dauerinfusion mit 1–3 Mio KIE/die.

Prognose: Das Krankheitsbild hängt ab, in wie weit es gelingt, den aufgezeigten Zirkel frühzeitig und zielgerecht zu durchbrechen. An Hand des Anstiegs der Thrombozyten, der Einzelfaktoren läßt sich der Therapieeffekt kontrollieren. Es ist noch nicht entschieden, ob eine Stimulation der körpereigenen Lyse mit Streptokinase im Stadium des dekompensierten Schocks einen wesentlichen Fortschritt bringt.

Stimulation der Vasomotoren

Bei allen Schockformen liegt im fortgeschrittenen Stadium eine maximale Vasokonstriktion vor. Diese wird durch die bestehende Gewebsazidose weiter unterhalten. Deswegen wirken diese Mittel nur nach Besserung oder medikamentösem Ausgleich der Azidose. Man achte streng darauf, daß die alleinige Blutdruckmessung kein verläßlicher Parameter für die bestehende Schocksituation, sondern daß nur die wiederholte Überprüfung etlicher Größen ein verläßliches Kriterium darstellt. Unbedingt eine Blutdruckkosmetik vermeiden.

A. Die Vasokonstriktion fördernde Mittel (bei warmer Peripherie)

a) *Leichtere Fälle*: Metaraminol = **Aramine**® [Merck-Sharp] (1 Amp. à 1 ml 1%ig = 10 mg, und Stechampullen à 10 ml). Kann i.m. und s.c. (10 mg) und in kleinerer Dosis: 2 mg–(5) mg auch i.v. und i.a. gegeben werden. Hat sich gerade für Fälle draußen in der Praxis sehr gut bewährt. In der Klinik evtl. als Tropfinfusion: 20–100 mg auf 500–1000 ml Lösung, in schweren Fällen bis 500/1000 ml.

b) *Schwere Fälle*: Hier immer *Noradrenalin-* oder *Angiotensin-Infusion*, evtl. auch diese beiden Mittel kombiniert.

Levarterenol: Noradrenalin = **Arterenol**® [Hoechst], **Novadral**® [Diwag], **Akrinor**® usw. ist dem *Adrenalin* deutlich überlegen, da es nur langsam abgebaut wird und so stärker wirkt. **Depot-Novadral**®, Amp. à 1 ml (10 mg) zur i.m. Injektion.

Dosierung: Am besten als Tropfinfusion, in leichten Fällen 5–10 mg/250 ml, in isotonischer Lävulose- oder physiol. Glukose- oder NaCl-Lösung. In schweren Fällen

20 mg, in extremen Fällen sogar bis 40 mg/250 ml. Es darf nicht zuviel Flüssigkeit zugeführt werden, und die Konzentration sollte so eingestellt werden, daß die Tropfenzahl nicht über 30–50 Tropfen/Min. beträgt. Dieser Lösung dürfen ohne weiteres *Antibiotika, Corticosteroide, Vitamine* und *Herzglykoside* beigefügt werden. Bei Verbrauchskoagulopathie (S. 151) empfiehlt es sich, pro 250 ml 5000 E *Heparin* zuzusetzen.

Die Infusion muß absolut sicher i.v. erfolgen, sonst kommt es zu schweren ischämisch bedingten Nekrosen! (Bei **Hypertensin**® besteht diese Gefahr der Nekrose nicht). *Sofortige Infiltration* der ischämischen Stellen mit **Regitin**® 5–10 mg plus 300 E *Hyaluronidase* in 5–10 ml physiol. NaCl, wodurch der Spasmus der Gefäße evtl. überwunden wird. Bei sehr unruhigen Patienten setzt man das **Regitin**® direkt der Infusionslösung bei, da dadurch der blutdrucksteigernde Effekt nicht beeinflußt wird.

Angiotensin = **Hypertensin**® [Ciba-Geigy], ein *Oktapeptid*, gleicht dem natürlichen Angiotensin: in Trockenampullen zu 0,5 mg und 2,5 mg erhältlich. Darf nur in physiologischer NaCl-, Glukose- oder Tyrodelösung gelöst werden, nie in Blut, Plasma oder Serum, da es darin zerstört wird. Soll manchmal noch stärker wirken als das *Noradrenalin*, nach unseren eigenen Erfahrungen ist aber das Noradrenalin bei sehr schweren Fällen wirksamer.

Es ist beim kardiogenen Schock (wie die α-Stimulatoren) meist kontraindiziert, da durch Konstriktion der Widerstandsgefäße die Druckarbeit des Herzens noch größer wird (s. S. 121).

Dosierung: Als *Dauertropfinfusion* z. B. 0,5–max. 5,0 mg/250 ml (d. h. 2–20 γ/ml). Im Durchschnitt benötigen Erwachsene zwischen 1–20 γ/Min. In der Regel 3–10 γ/Min., was man bei 15 Tropfen/Min. (= $^1/_2$ ml) also mit 3–10 Amp. à 0,5 mg pro 250 ml Infusionslösung erzielen kann! Die Wirkung des *Noradrenalins* kann in verzweifelten Fällen noch durch Zusatz von *Methylphenidat* (= **Ritalin**® [Ciba-Geigy]) 20 mg i.v. deutlich potenziert werden. Jede Behandlung mit Vasopressoren kann nur schrittweise, d. h. ganz langsam wieder abgebaut werden.

Kombinierte Verabreichung von Noradrenalin plus Angiotensin in der gleichen Tropfinfusion: Diese Methode hat sich uns klinisch am besten bewährt, wobei man z. B. auf je 10 mg *Noradrenalin* 2,5–5 mg *Angiotensin* gibt.
Regelmäßige Blutdruckkontrolle: Die Manschette bleibt am anderen Arm liegen, und der Druck wird anfänglich alle 3 Min., später alle 10–15 Min. gemessen und notiert.

Bei vorher normotonen Patienten ist der systolische Druck auf rund 100 zu halten, bei früher hypertonen Patienten um 120. Man vermeide auf jeden Fall eine Überstimulation; der Druck sollte aber auch auf keinen Fall unter 70 abfallen, da sonst die Nierendurchblutung sistiert und eine Schockniere (tubuläre Schädigung) mit all ihren Folgeerscheinungen auftritt. Bei eintretender Besserung darf die Infusion nur ganz allmählich abgebaut werden.

B) *Beeinflussung durch beta-Rezeptoren-Stimulation (bei kalter Peripherie)*

Im Schock besteht terminal häufig eine Vasokonstriktion. Gelingt es nicht, mit den aufgeführten Medikamenten eine Besserung zu erzielen, so ist es möglich, doch noch mit einer *Vasodilatation* zum Erfolg zu kommen. Durch die Gabe von **Alupent**®, **Aleudrin**® wird der periphere Widerstand gesenkt, die venösen Pools werden entleert, das Myokard wird stimuliert und zwar läßt sich das Herzzeitvolumen um 25–35% anheben. Hierbei muß allerdings der ZVD regelmäßig kontrolliert und bei einem evtl. einsetzenden stärkeren Abfall durch *Plasma-* oder **Makrodex®**-Zufuhr entsprechend bekämpft werden. Monitor-Überwachung auf ES! Bei Tachykardien über 120 sind diese beta-Rezeptor-Stimulatoren kontraindiziert. α-Blocker (*Phentolamin*) s. S. 121!

Dosierung: **Alupent®**: 5–10 mg, d. h. 10 Amp à 0,5 mg in 500 ml Infusionslösung. Tropfenzahl individuell je nach Fall 15–30 Tropfen = 7–15 γ/ml pro Min. **Aleudrin®**: Amp. à 0,2 mg in 1 ml, also hier entsprechend doppelte Dosierung von oben.

Allgemeine Maßnahmen beim Schock:

Bekämpfung des sekundären Addisonismus: Hydrocortison **Solucortef®** [Upjohn], in schweren Fällen direkt in die Infusionslösung 500–1000 mg, in leichten Fällen 200 bis 300 mg; um eine rasche Wirkung zu erzielen, gibt man davon die Hälfte sofort direkt i.v. Verwendbar ist auch *Prednisolonsuccinat* (**Solu-Dacortin®**, in Dtschl. **Solu-Decortin®**) oder *-phthalat* (**Ultracorten-H®**) total 75–maximal 125 mg, die rasch wirksam sind, nicht aber *Prednisolonacetat*, das nur allmählich innerhalb 24–48 Std. zur vollen Wirkung kommt. Näheres siehe Cortisonkapitel.

Richtige Lagerung: In der Regel flach mit Tieflagerung des Kopfes zur Verbesserung der Hirndurchblutung. Bei bewußtlosen Patienten die bekannte Seitenlage, um mögliche Aspirationen zu verhindern. *Kontrolle der Luftwege*: Evtl. Absaugen, Intubation.

Sauerstoff: Ist in kleinen Mengen bei fast allen Schockzuständen indiziert, mit O_2-Brille oder durch Nasenkatheter. Nicht Überdosieren, 3 Liter/Min. genügen meistens.

Schmerzbekämpfung: Bei starken Schmerzen, z. B. Verbrennungen, Vergiftungen, Unfällen usw. sehr wesentlich, da sonst der Schock verstärkt wird, z. B. mit *Pethidinum hydrochloricum* (**Dolantin®** usw.).

Flüssigkeitszufuhr: Hat sich streng nach dem ZVD zu richten. Je nach Verhalten der Erythrozyten oder besser der Hämatokritwerte sowie je nach dem Ausmaß evtl. vorausgegangener Blutverluste, 2–3 Liter in 24 Std. Von Vorteil ist es, eine 5%ige Glukose mit einer physiologischen NaCl-Lösung aa zu kombinieren. Bei Nachlassen des Schocks sollten wegen der Gefahr des Lungenödems nicht über 2 Liter in 24 Std. intravenös verabreicht werden, aber subkutan kann dazu noch 1 Liter zusätzlich infundiert werden, wenn die Diurese gut ist. Sobald der zentrale Venendruck normal ist, 500 ml **Macrodex®** zur Prophylaxe der Schockniere.

Cave zu große Flüssigkeitsmengen beim kardiogenen Schock (Lungenödem, zentraler Venendruck!).

Bekämpfung eines evtl. Lungenödems: Siehe Kapitel Herz, S. 134.

Kontrolle der Elektrolyte: Na, K und den Astrup bestimmen und evtl. Behandlung einer Azidose mit *Na-Laktatlösung* $^1/_6$ molar. Wichtig vor allem bei gleichzeitigem Bestehen von Verbrennung, Vergiftung, schweren Infekten usw.

Bekämpfung der Hypo- und Hyperthermie: Eine Hyperthermie ist meistens ein prognostisch schlechtes Zeichen und weist im allgemeinen auf eine schwere zentrale Schädigung hin. Die Behandlung ist nur selten erfolgreich. Näheres siehe im folgenden Abschnitt: *Hibernation*.

Apnoe: Wenn im Verlauf des Schocks die Atmung immer schlechter wird (vor allem bei Vergiftungen!), so versucht man zuerst eine Anregung durch Injektion von *Prethcamid* **Micoren®** [Ciba-Geigy], 1 Ampulle = 1,5 ml langsam i.v. Führt auch diese

Maßnahme nicht zum Ziel, so kann man noch das *Amiphenazol* **Daptazole**® [Nicholas] in der Dosis von 25 mg versuchen. Hilft auch dieses Mittel nicht, so geht man besser auf die künstliche Beatmung über.

Abschirmung durch Antibiotika: Für die hier erhöhte Infektionsgefahr genügt meistens *Penicillin* 2–3 Mio. E plus ein *Streptomycinpräparat* 1 g pro die.

Blasenkatheterismus: Bei bewußtlosen Patienten zwei- bis dreimaliger Katheterismus unter sterilen Kautelen innerhalb der ersten 24 Std. Dauert die Bewußtlosigkeit länger, so empfiehlt sich das Einlegen eines Dauerkatheters.

Bei Schockniere: Siehe Nierenkapitel, S.315.

Herzglykoside: Bei normalem Sinusrhythmus ist $1/8$ mg **Strophosid**® sicher nicht schädlich und kann einer beginnenden Herzdekompensation entgegenwirken; evtl. nach 12 Std. zu wiederholen.

Cave Dekubitus: Ein solcher tritt bei schweren Schockwirkungen sehr rasch auf. Man achte auf eine entsprechende Lagerung: Schaumgummimatratze, Luftringe, Fersenringe usw.

Rückgang der Schocksymptome äußert sich vor allem durch:

Bessere Durchblutung,
warme, trockene Haut,
sistierendes Durstgefühl, genügende Urinausscheidung, mehr als 40 ml/Std.
Rückgang der Pulsbeschleunigung.

d) **Kardiogener Schock:** Siehe Herzkapitel, S.120.

e) **Orthostatischer Kollaps:** Ein Frühsymptom des *Addison*. Kommt aber auch bei Vagotonikern vor (s. Hypotoniekapitel), ferner bei *Hypokaliämien* und bei der Behandlung mit *Antihypertensiva*.

f) **Anaphylaktischer Schock:** siehe Nahrungsmittelallergie S. 254

Hibernation

Indikationen
Schwere Hyperthermien mit Auftreten einer zentralen Regulationsstörung (Enzephalitis, Poliomyelitis, CO- und Schlafmittelvergiftung, Hirntumor usw.), ferner bei ausgesprochenen Krampfzuständen (Tetanus, Metaldehydvergiftung) durch die auftretende Wärmestauung; dann auch bei Hitzschlag durch die exzessive Temperatursteigerung, wenn bei Temperaturen von über 42° irreversible Hirnschädigungen auftreten; ferner schwerste Schock- und Kollapszustände. Bei diesen Fällen ist eine Hibernation indiziert.

Sie sollte immer in Zusammenarbeit mit dem Narkosearzt, der allein über die nötige Erfahrung verfügt, durchgeführt und überwacht werden.

Durchführung

Physikalische Maßnahmen
Entfernen aller wärmestauenden Bettstücke. Der Patient wird nur mit einem einfachen Leinentuch bedeckt.

Hibernation

In leichteren Fällen genügen *kalte Wickel*, um die unteren Extremitäten geschlagen und alle 5 Min. erneuert.

In schwereren Fällen *Eisgummibeutel*, paarweise links und rechts in die Leisten, Achselhöhlen und Ellbeugen aufgelegt, um die hier oberflächlich verlaufenden Arterien und Venen zu kühlen.

Die Unterkühlung soll bis auf 30°C und evtl. noch darunter erfolgen. Hierbei werden die gesamten Verbrennungsvorgänge im Organismus herabgesetzt und der Energie- und Sauerstoffverbrauch erheblich vermindert.

Schockbehandlung. Ausgleich des Mißverhältnisses zwischen dem zu großen Gefäßvolumen und dem relativ verminderten Gefäßinhalt durch *Blut-* und *Plasmaersatz* sowie durch peripher angreifende Vasokonstriktoren (wenn nötig *Noradrenalin, Angiotensin*), Näheres siehe vorhergehendes Kapitel **Schock**.

Technische Maßnahmen

Freihaltung der Atemwege durch Intubation (Tracheotomie) und genügende Sauerstoffzufuhr, häufiges Absaugen, um die tiefer gelegenen Atemwege freizuhalten.

Wenn nötig evtl. Beatmung mit dem Hand- oder Bird-Beatmungsapparat.

Anlegen einer zuverlässigen *Tropfinfusion* durch Venenfreilegung, Venenkatheter oder besser *zentralen Venenkatheter* zur Überwachung des zentralen Venendrucks.

Blasen-Katheter.

Rektalthermometer.

Pharm. Hibernation (Modifikation nach LABORIT). Damit bezweckt man, die Regulationsstörung durch peripherganglionär wirkende Medikamente zu blockieren, die vorwiegend am vegetativen System angreifen.

Am gebräuchlichsten ist heute der folgende „Cocktail":

1 Ampulle *Promethazin* (**Atosil®, Phenergan®**) = 2 ml = 50 mg
2 Ampullen *Chlorpromazin* (**Largactil®, Megaphen®**) = 4 ml = 100 mg
$^1/_2$ Ampulle *Pethidinum hydrochloricum* (**Dolantin®**) = 1 ml = 50 mg

In gewissen Fällen verwendet man an Stelle von Chlorpromazin das *Reserpin* (z. B. **Serpasil®**), das nicht zu Tachykardien führt, die beim Chlorpromazin recht häufig sind. Bei sehr unruhigen Patienten und beim gleichzeitigen Vorliegen von Krämpfen ist aber evtl. *Chlorpromazin* vorzuziehen.

1 Ampulle *Promethazin* (**Atosil®, Phenergan®**) = 2 ml = 50 mg
1 Ampulle *Reserpin* (**Serpasil®**) = 1 ml = 1 mg
$^1/_2$ Ampulle *Pethidinum hydrochloricum* (**Dolantin®**) = 1 ml = 50 mg.

Dieser Cocktail muß sehr individuell dosiert werden, je nach Verhalten von Temperatur, Atmung und Puls. Die meisten Fälle benötigen ca. alle 2–5 Std. 1 ml dieser Mischung i.v. in den Tropfer der Tropfinfusion. Zur Abschirmung gegen hypostatische Pneumonie tägl. 3 Mio. E *Penicillin* und 1 g *Streptomycin* i.m.

Prognose. Die Prognose dieser Fälle ist immer sehr ernst und die Mortalität sehr hoch.

Arteriosklerose, Hyperlipämien

Für das Zustandekommen der Arteriosklerose sind neben noch unbekannten Faktoren vor allem eine hereditäre Veranlagung (hier spielt wahrscheinlich das Fehlen eines bestimmten Clearing-Faktors für die Lipoide im Blut eine Rolle) und dann auch wesentlich die Ernährungsweise maßgebend. Besonders gefährdet sind Hypothyreosen und Diabetiker sowie Hypertoniker, wenn sie nicht oder ungenügend behandelt werden. Klinisch unterscheidet man mehr aus praktischen Gründen:

a) eine vorwiegend *zentrale Form* mit hauptsächlichem Befallensein der Gehirn- und Koronargefäße,

b) und eine vorwiegend *periphere Form* mit eventuellen Durchblutungsstörungen der Extremitäten.

Prophylaxe

Man unterscheidet heute klinisch aufgrund der Cholesterin-, Triglyzerid (TG) und Lipoproteinelektrophoresewerte (LPE) nach Fredrickson *5 Typen der Hyperlipämie*. Dies sollte vor Therapiebeginn immer abgeklärt werden, wobei für die Praxis die Bestimmung des Cholesterins und der Triglyzeride genügen. Sind die Triglyzeride erhöht, dann muß auch die LPE durchgeführt werden. Näheres siehe Hyperlipämie-Typen S. 158 ff.

Prophylaktisch ist nach den Untersuchungen der letzten Jahre folgendes zu beachten:
Möglichste Vermeidung einer Überernährung.
Fettarme und kohlehydratarme Diät, genügend ungesättigte Fettsäuren.
Genügend körperliche Bewegung.
Behandlung einer allfälligen Hypothyreose oder eines Diabetes mellitus.
Evtl. zusätzliche Verabreichung von Clofibrat (**Regelan®**), *s. auch S. 114!*

Allgemeine Grundsätze

Einschränkung der Totalkalorienzahl je nach Körpergewicht und Statur. Unbedingte Reduktion des Übergewichtes auf das Sollgewicht, besser noch darunter.

Diät bei Hyperlipämien (polyensäurereiche PS-Kost)

Grunddiät für alle Hyperlipämie-Typen, primär oder sekundär.

Prinzip: Diät mit definierten Nährstoffrelationen, cholesterinarm, Fettgehalt modifiziert: Verhältnis mehrfach ungesättigter Fettsäuren zu gesättigten Fettsäuren = 1,5, eiweißreich, Kohlenhydrate wie bei Diabetes berechnet.

Zusammensetzung: 40–43% KH
 37–40% Fett, vorwiegend ungesättigt
 20% Eiweiß

1500 bis 2100 Kal. bei niedrigerer Kalorienzahl Überwiegen der Polyensäuren nicht mehr gewährleistet, wenn die Diät ansprechend sein soll.

Hyperlipämien

Streng zu meiden: Tierische Fette und *Milchfett* (Butter, Sahne, Vollmilch, Yoghurt, fettes Fleisch, fette Wurstsorten).

Zucker, Süßigkeiten, Kuchen, Limonaden, cholesterinreiche Nahrungsmittel (Eier und Innereien).

Beispiel 1800 Kal.   = 100%
　　　　90 g Eiweiß   = 20%
　　　 185 g KH   = 42%
　　　　70 g Gesamtfett = 38%

Frühstück: 100 g Brot (= ca. 2 Brötchen)
　　　　　　20 g Pflanzenfettmargarine, Magerquark oder fettarmer Käse, Kaffee oder Tee (ohne Milch und Zucker).

Mittagessen: Fleisch- oder Fischgericht, Gemüse (ohne Mehl) oder Salat, 150 g Kartoffeln oder 40 g Nudeln, 15 g Öl zum Kochen.

Zwischenmahlzeit: 200 g Obst (Kompott).

Abendessen: 100 g Brot, kalter Braten, fettarmer Käse, Magerquark oder Geflügel, Gemüse oder Salat, 10 g Öl oder Mayonnaise (80%).

Polyensäurereiche Öle: Sojaöl, Sonnenblumenöl, Maisöl.

Differenzierung und Behandlung der Hyperlipämie-Formen I–V

Lipidstatus: zur genauen Diagnostik notwendig: Triglyzeride, Cholesterin, Lipoproteinelektrophorese.

Unbedingt *Nüchternserum* ohne Zusätze einschicken!

Für die erste Abklärung und für Kontrollen genügen die *Triglyzerid-* und *Cholesterinbestimmung*. Bestimmt man entweder *nur* das Cholesterin oder die Triglyzeride, entgehen einem etwa 75% der Hypertriglyzeridämien bzw. Hypercholesterinämien. *Sind die Triglyzeride hoch*, so muß noch eine *Lipoproteinelektrophorese* durchgeführt werden (Serum ohne Zusätze und nicht älter als 4 Tage!).

Nach *Herzinfarkt, akuten Erkrankungen* und allen *operativen Eingriffen* 3–5 Wochen warten, da Lipide sonst fälschlicherweise erniedrigt oder erhöht!

Hat ein Patient eine primäre Hyperlipämie, Familienuntersuchung veranlassen.

Primär kann eine Hyperlipämie erst dann genannt werden, wenn alle Ursachen von sekundären Hyperlipämien ausgeschlossen sind, dazu gehören vor allem:

diabetische Ketoazidose,
chron. Nierenleiden, besonders nephrotisches Syndrom,
Pankreatitis,
Leberkrankheiten,
Alkoholismus,
Hypothyreose,
Schwangerschaft, *Ovulationshemmer*!
Steroidtherapie.

Häufigkeit der einzelnen Hyperlipämietypen. Diese ist heute noch nicht sicher bekannt, man vermutet:

　Typ I: sehr selten

Typ II: *ca.7–10%*
Typ III: ca. 1–3%
Typ IV: *ca. 40–60%*
Typ V: ca. 3–5%

Hyperlipämie-Typen nach FREDRICKSON:

Typ I = *Hyperchylomikronämie: Defekt*: Mangel an Triglyzeridlipase, sehr selten!, autosomal rezessiv vererbt, bis jetzt nur bei Kindern und Jugendlichen beobachtet. Milchiges Serum, eruptive *Xanthome, Hepatosplenomegalie,* heftige *Oberbauchschmerzen.*

Therapie: fettarme Kost.

Typ II = *familiäre Hypercholesterinämie: Defekt:* nicht genau bekannt, wahrscheinlich mangelhafter Abbau der Beta-LP. Vererbung autosomal dominant mit variabler Erscheinung, homozygoter Typ II selten. Schon bei Kindern feststellbar, evtl. durch Bestimmung des Cholesteringehaltes (Beta-LP-Fraktion), auch bei Kindern schon Sehnen- und tuberöse Xanthome und Herzinfarkte! Immer die ganze Familie untersuchen! Klares Serum! *Hohes Risiko für Herzinfarkt.* Glukosetoleranz meist normal.

Therapie:

Cholesterinarme Kost, reich an ungesättigten Fettsäuren, Cholestyramin (**Cuemid**®, **Quantalan**®, **Questran**®) 16 g tägl., am besten, schmeckt nur sehr schlecht. Evtl. *Nikotinsäurepräparate, d-Thyroxin, Clofibrat* (**Regelan**®), *Neomycin.*

Typ III = *Broad Beta Disease* (Floating beta-LP). Breite Bande im Beta-Präbeta-Bereich, die nach UZ in den Präbeta-Bereich wandert, obwohl die Dichte den Beta-LP entspricht. *Defekt* nicht bekannt. Vorkommen relativ selten. TG und Cholesterin erhöht, meist zwischen 300 und 500 mg% beide, Serum klar bis trüb. Xanthome jeder Art. *Starke Arterioskleroseneigung. Häufige Kombination mit Diabetes*!

Therapie: KH-arme und cholesterinarme Kost, kalorienarm! *Clofibrat* (**Regelan**®) 1,5–2 g tägl.

Typ IV = *endogene Hypertriglyzeridämie* (evtl. KH-induzierte): *Defekt*: nicht bekannt; vermehrte Synthese? verzögerter Abbau? abnormales LP? Sehr häufig! Serum klar bis milchig, TG zwischen 200–15000, Cholesterin normal oder „begleitend" erhöht. LPE: *Präbeta-LP-Vermehrung* mit und ohne Trailing. Gelegentlich eruptive Xanthome, Lipaemia retinalis, Hepatosplenomegalie. *Hohe Arterioskleroseneigung.* Sehr häufige Kombination mit Diabetes (40–70%) und Hyperurikämie, sowie Adipositas. *Sekundär* bei entgleistem Diabetes, chron. Nierenleiden, Pankreatitis, Alkoholismus, Ovulationshemmer.

Therapie:

KH-arme und kalorienarme Kost! reich an ungesättigten Fettsäuren. *Clofibrat* (**Regelan**®) 1,5–2 g tägl., evtl. *Nikotinsäurepräparate, Phenformin* (**Silubin**®) als Antidiabetikum und Appetitzügler.

Typ V = *gemischt endogene-exogene Hypertriglyzeridämie* meist KH- aber auch fett- und alkoholinduziert. Defekt? Evtl. Kombination von Typ I und IV? Relativ selten,

Hyperlipämien

meist sekundär. Serum milchig, Chylomikronen auch nach längerem Fasten vermehrt. Xanthome, Hepatosplenomegalie, *abdominelle Koliken* (DD: Pankreatitis). Mäßige Arterioskleroseneigung, *häufige Kombination mit Diabetes* und Adipositas. *Sekundär* bei entgleistem Diabetes, Alkoholabusus, Pankreatitis, Hypothyreose, nephrot. Syndrom.

Therapie:

Nikotinsäurepräparate, *Clofibrat* (**Regelan®**), Diät KH- und fettarm!, eiweißreich.

Mischtyp II + IV: *Beta-Präbeta-Typ = mixed hyperlipemia.* Wahrscheinlich Mischung des jeweils heterozygoten Typs II und IV (Familienuntersuchungen von LOEPER u. Mitarb., Presse med. 1971). Beta- und Präbeta-LP vermehrt, unterscheidet sich aber vom Typ III in der LPE. Ebenso häufige Arteriosklerosegefährdung wie bei Typ II und IV, Kombination mit Diabetes zu 30–50%. *Sekundär* bei Leberkrankheiten, entgleistem Diabetes.

Therapie:

KH- und cholesterinarme Kost, *Nikotinsäurepräparate*, *Clofibrat* (**Regelan®**).

Behandlung der Begleitsymptome

Behandlung der Hypertonie, siehe Hypertoniekapitel, S. 170. Zu beachten ist, daß bei schon ausgesprochener Arteriosklerose und relativ niedrigen diastolischen Werten der systolische Druck keineswegs auf normale Werte zu senken ist. Im allgemeinen genügt es, bei nicht erhöhten diastolischen Werten den systolischen Druck nicht über 180 ansteigen zu lassen. Durch eine allzu starke Senkung des systolischen Blutdrucks kann es u. U. zu Durchblutungsstörungen kommen: Herz (anginöse Anfälle, Infarkt), Niere (Ansteigen des Harnstoffs), Gehirn (Enzephalomalazie).

Sedativa: Gegen die oft starken zentralen Erregungszustände *Chlorpromazin* (**Largactil®**, **Megaphen®**), *Dosierung:* tägl. 1–2–3× 1 Tabl. zu 25 mg oder *Promazin*, **Prazine®** [Wyeth], **Verophen®** [Bayer], Dragées zu 25 mg oder 50 mg. Kleine Dosen *Phenobarbital*, z. B. als **Luminaletten®** zu 0,015 g, 2–3 tägl. Günstig ist auch eine Kombination von Brom und Jod, z. B. als:

Rp. Kal. jodati
    Kal. bromati   aa   0,3
    Aquae font.   300,0
S. 3× tägl. 1 Teelöffel.

Bei sehr unruhigen Patienten empfiehlt sich die folgende stark sedative Kombination:

Rp. Chlorali hydrati   5,0
    Kal. jodat. et bromat. aa   0,1
    Mucilag. gummi arab.   30,0
    Sirup. cort. aurantii   300,0
S. 3× tägl. 1 Eßlöffel.

oder **Megaphen®** oder **Prazine®**, **Verophen®** i.m., 1 Ampulle zu 50 mg, evtl. sogar 100 mg. Sehr gut wirkt auch *Levopromazin*, **Nozinan®** Tabl. à 25 mg, *Dosierung:* 25–50–(100) mg langsam steigend. (In Dtschl. **Neurocil®** [Bayer].)

Periphere Zirkulationsstörungen

Zentralgefäßerweiternde Mittel: Eine deutliche Wirkung zeigt vor allem die Nikotinsäure: *Acidum nicotinicum*, z.B. **Niconacid**® [Wander], Tabl. zu 50 mg, *Dosierung*: 3 × 1 Tabl. nach dem Essen. Löst oft vorübergehende Rötung des Kopfes aus. Gut verträglich und deutlich gefäßerweiternd wirkt auch die oben erwähnte, weniger Nebenwirkungen zeigende *Nicofuranose* **Vasperdil**® [Tripharma], Dragées zu 250 mg. Dosis 1–2 g tägl.; oder **Ronicol**® retard [Roche], 2 × tägl. morgens und abends 1–2 Dragées. Auch **Vasoverin**® [Banyu], *Pyridinolcarbamat*, 3 × 250–500 mg tägl.

Euphyllinpräparate, als tägliche 2–3malige Injektion, 0,5 g (z.B. **Perphyllon**®, **Labophyllin**® usw.).

Die anderen gefäßerweiternden Mittel wirken mehr peripher, siehe unten. Koronarerweiternde Mittel siehe bei Angina pectoris.

Centrophenoxin **Lucidril**® [Ritter]: Aus pflanzl. Wuchsstoffen (*Dimethylaminoäthylester der p-Chlorphenoxyessigsäure*), Tabl. 0,1 u. 0,25 g, Amp. zur i.v. und i.m. Injektion à 250 mg. *Dosierung*: anfänglich i.v. tägl. 2–4 × 1 Amp. à 250 mg, dann nach Auftreten einer Besserung weiter oral tägl. 3–6 Tabl. à 100 mg als ED. Obschon wir dem Präparat anfänglich sehr skeptisch gegenüberstanden, sind wir heute von *seiner zentralen Wirkung bei arteriosklerotischer Demenz beeindruckt*. In Dtschl. **Helfergin**® [Helfenberg].

Höhenkur und Klimawechsel: Wirken oft günstig, vor allem durch die Ruhe und Schonung des Patienten.

Bekämpfung der häufigen Obstipation (siehe S. 267).

Arteriosklerotisch bedingte depressive Schübe: Häufig leiden Arteriosklerotiker unter depressiven Schüben, oder sie verfallen in eine gewisse Interesselosigkeit, manchmal sogar geradezu in einen deutlichen Stupor. Hier kann man oft die psychische Komponente durch die modernen Anregungsmittel sehr günstig beeinflussen, doch muß man sich immer vorsichtig zu der in jedem Fall individuell zu wählenden günstigen Dosis emportasten. Sehr bewährt hat sich uns das *Imipramin* **Tofranil**® [Ciba-Geigy].

Dosierung: 10 mg (Dragées zu 10 mg und 25 mg) morgens, 10 mg mittags und ggf. eine 3. Dosis um 16 Uhr, aber nicht später. Als Nebenerscheinung kommt es zu leichter Trockenheit des Mundes, evtl. zu leichter Tachykardie, Schwindel, Schwitzen und u. U. zu feinschlägigem Tremor, Obstipation. Man beginnt vorsichtig einschleichend mit 1 Drag. und steigert langsam bis auf 3 Drag. tägl., selten bei schweren Depressionen evtl. auch bis auf 2–3 × 2 Tabl. Weitere *Thymoleptika* mit analoger Wirkung sind *Opipramol*, **Insidon**® [Ciba-Geigy]; *Amitryptilin*, **Laroxyl**® [Roche]; *Nortryptilin*, **Aventyl**® [Lilly], in Dtschl. **Acetexa**®, ferner *Dibenzepin* **Noveril**® [Wander] langsam steigend von 2 × 1 bis 4 × 1 (evtl. bis 3 × 2) Dragées tägl. zu 80 mg. **Ludiomil**® [Ciba].

Periphere Zirkulationsstörungen

Gefäßerweiternde Mittel:

Akute Verschlüsse: Eupaverinumhydrochlor. **Eupaverin**® [Merck] Amp. à 0,03 mg i.a., i.v., i.m. 1–2stündlich 0,06 mg! *Antikoagulantien-Therapie* siehe S. 191, vor allem sofortige *Embolektomie* oder *Fibrinolyse*!

Intraarterielle Verabreichung: Hat oft einen guten Effekt (wichtig die kontinuierliche

Verabreichung über 1–2 Std. durch einstellbare Pumpe, z. B. = **Perpex®**, [H. J. Guldener, Zürich]). *Dosierung*: **Atriphos®** [Biochimica Zürich] 4 Amp. à 10 mg, eine Adenosintriphosphorsäure, kombiniert mit 2 Amp. **Ronicol®** à 100 mg [Roche] (und einem *Antibiotikum* bei Gangrän! z. B. *Ampicillin* = **Penbritin®**, **Amblosin®** etc.) in 250 ml Glukose 5% – bei Diabetes NaCl phys.

Chronische Fälle: **Complamin®** [Wülfing]: Eine Kombination von Nikotinsäure und eines Theophyllinpräparates. Tabl. à 150 mg, Amp. à 300 mg. *Dosierung*: 3× tägl. 1–2 Tabl., parenteral 2–4 Amp. pro Tag. Ebenfalls von guter Wirkung.

Kombination mit Blutstrommassage: „*Vasotron*"- oder „*Syncardon*"-Apparat, bis 2 Sitzungen tägl. von 20–30 Min., bewirken durch die deutliche Erhöhung der Pulswelle, vor allem in den Kollateralen, nach unseren Erfahrungen eine wesentliche Verbesserung der Zirkulation, wodurch oft die Amputation vermieden werden kann. *Ist außerhalb der Schweiz viel zu wenig bekannt!*

Bei beginnender Gangrän: Trockenhalten, desinfizierender Puder (**Vioform®** usw.) und Abschirmung durch *Antibiotika*, z. B. langdauernde *Depotpenicillinpräparate* (s. unter *Penicillin*): z. B. **Tardocillin®** [Leo], [Bayer], 1,2 Mio. alle 14 Tage i. m. oder *Penicillin-Tabl.* p. o. (z. B. **Stabicillin® forte** [Vifor], **Pluscillin®** [Bayropharm]), 2× 1 Tabl. zu 500 000 E in Kombination mit **Streptothenat®** i. m., 1 g tägl., oder *Sulfonamide* (z. B. **Orisul®** [Ciba-Geigy] zu 0,5 g oder **Dosulfin®** [Ciba-Geigy] zu 0,75 g) 1–2 Tabl. tägl. Bei schweren Infekten das Breitspektrumpenicillin *Ampicillin*, **Amblosin®**, **Binotal®**, **Penbritin®** 4 × 1 Tabl. à 500 mg tägl. siehe oben.

Operative Gefäßkorrektur oder Sympathektomie: In allen Fällen *Arteriographie* zur genaueren Abklärung der Gefäßverhältnisse, dann je nach dem Befund operative Endarterektomie oder „*By-pass*" durch erfahrenen Gefäßchirurgen. Eventuell *Sympathektomie*, sofern der Allgemeinzustand einen solchen Eingriff überhaupt erlaubt. Hier hat die Gefäßchirurgie erstaunliche Fortschritte gemacht.

Gegen die Schmerzen: Möglichst ohne Morphiumpräparate auskommen. Günstig wirkt **Baralgin®** i. v., 2–3× tägl. 1 Ampulle zu 5 ml (ein *Novaminsulfon* 2,5 g plus ein Spasmolytikum), ferner **Treupel®-Tabl.** und evtl. *Procaininjektionen* intraartiell in die betreffende Extremitäten-Arterie, langsam 20 ml zu $^1/_2$%, ergibt oft eine deutliche Besserung, die u. U. mehrere Stunden anhält. Nachts ist *Tieflagerung der Beine* sehr wesentlich!

Amputation: Siehe folgendes Kapitel, Morbus Bürger.

Dauer-Antikoagulation: Muß von Fall zu Fall entschieden werden, evtl. von sehr gutem Effekt.

Aneurysmen

Luische Aneurysmen sind heute selten, dagegen nehmen die arteriosklerotischen *Aneurysmen der Bauchaorta* sehr zu. Es sollte immer eine Aortographie durchgeführt und ein Gefäßchirurg zugezogen werden.

Aneurysma dissecans: kann, sofern das erste Schockstadium überwunden wird, ebenfalls evtl. erfolgreich innerhalb der ersten 48 Stunden operiert werden.

Gehirn-Aneurysmen siehe Kapitel Nervensystem, S. 341.

Morbus Bürger (Endangiitis obliterans)

Die eigentliche Ursache der Erkrankung ist auch heute noch unklar. Sicher kommt dem Nikotin eine stark verschlimmernde Wirkung zu (fast immer handelt es sich um starke Raucher!), und in der Genese spielen vielleicht auch allergische Reaktionen der Gefäßwand sowie eventuell Herdinfekte eine Rolle. Am häufigsten beginnt die Erkrankung mit Symptomen von seiten der unteren Extremitäten (intermittierendes Hinken, in Verdachtsfällen immer Arteriographie!), gelegentlich aber auch mit einem Herzinfarkt oder apoplektischen Insult.

Der M. Bürger befällt vor allem junge Leute zwischen 25 und 40 Jahren. Bei Fällen über 50 Jahre handelt es sich meistens nicht um einen M. Bürger, sondern um eine Arteriosklerose.

Blutstrommassage (*Synkardiale Massage*) *frühzeitig durch* „*Synkardon*"*- oder* „*Vasotron*"*-Apparat*: Anfänglich die ersten 2–3 Wochen tägl., später nach Eintreten einer Besserung alle 2–3 Tage. Bis zum Beginn eines eindeutigen Effektes braucht es meistens 24–50 und mehr Sitzungen. Nach unseren Erfahrungen und zahlreichen anderen Autoren sind durch diese Massagen gute Erfolge zu erzielen. Und diese Behandlung ist auch gegen die oft fast unerträglichen Schmerzen das beste Mittel! Sie sollte aber immer mit den übrigen Maßnahmen, vor allem den gefäßerweiternden Mitteln, kombiniert werden. Leider ist diese ausgezeichnete Methode im Ausland, namentlich in den angelsächsischen Ländern, noch viel zu wenig bekannt.

Unbedingt völlige **Nikotinabstinenz**! Bei weiterem Rauchen ist sicher mit einer raschen Verschlimmerung zu rechnen!

Sanierung von eventuellen Herdinfekten (Sinus, Zähne, Tonsillen, Prostata usw.).

Operativ:

a) *Endarteriektomie oder Bypass*. Alle Fälle müssen arteriographiert werden! Je nach den Veränderungen operative Korrektur oder:

b) *Gangliosympathektomie*: Vorerst *Procaininfiltration* der entsprechenden Ganglien. Die Sympathektomie ist nach unseren Erfahrungen nur dann indiziert, wenn eine kunstgerecht durchgeführte Anästhesie für einige Stunden eine deutliche Verbesserung der Zirkulation (Messung mit speziellen Hautthermometern!) ergibt. Am besten wird sie in diesen Fällen immer beidseitig durchgeführt, da später meistens auch die andere Seite erkrankt, evtl. in 2 Sitzungen.

Gefäßweiternde Mittel: Diese vermögen die obigen Maßnahmen zu unterstützen, siehe Seite 161.

Schmerzmittel: Siehe S. 162.

Antikoagulantien: Über ihren Wert beim M. Bürger sind die Meinungen noch geteilt. Unserer Auffassung nach sollten sie aber doch systematisch angewandt werden. Technik siehe Kapitel Thrombose, S. 186.

Amputation: Man versuche so lange als möglich eine beginnende Gangrän konservativ zu behandeln (Trockenhaltung, desinfizierende Puder, *Abschirmung mit Penicillin*, tägl. 3 Mio. E plus *Sulfonamid*). Zur genaueren Abklärung der Gefäßverhältnisse muß immer eine *Arteriographie* durchgeführt werden. Eine Amputation sollte erst nach längerer konservativer Vorbehandlung mit all den erwähnten Mitteln und vor allem *einer längeren Anwendung der synkardialen Massage* vorgenommen werden. Man ist immer wieder erstaunt, wieviel mit der konservativen Behandlung zu retten ist. Wenn aber schon eine Amputation vorgenommen werden muß, dann sollte man diese immer relativ hoch vornehmen, um eine gute Heilung des Stumpfes und einen guten Ansatz für die Prothese zu ermöglichen.

Morbus Raynaud

Eine in ihren Ursachen noch unklare, mit starker Vasokonstriktion der peripheren Gefäße einhergehende Krankheit, die wahrscheinlich durch eine Erkrankung des *Sympathikus* ausgelöst wird. Oft ist sie ein Frühsymptom einer beginnenden Sklerodermie.

Sedativa: Günstig z. B. *Chlorpromazin*, 3–4 × 25 mg tägl.

Vasodilatierende Mittel: Siehe Arteriosklerose S. 161.

Verbot von Nikotin!

Sympathikusblockade *mit Procain* (Ganglion stellatum) bringt manchmal nicht nur temporäre Besserung.

Chirurgische Behandlung, d. h. regionale *Sympathektomie*. Ist die wirksamste Behandlung und in allen schweren Fällen, die auf die symptomatische Behandlung nicht ansprechen, indiziert, besonders bei drohender Gangrän.

Bei gleichzeitiger Sklerodermie Kortikosteroid- oder evtl. Antimetabolittherapie, siehe Lupus erythematodes.

Hypotonie

Eine sehr verbreitete Anomalie gewisser Vagotoniker, die sich vor allem in Müdigkeit (Morgen!), Leistungsunfähigkeit, Neigung zu psychischer Labilität und evtl. Depressionen äußert. Differentialdiagnostisch müssen Erkrankungen von seiten des Stoffwechsels oder des Kreislaufs ausgeschlossen werden können.

Therapie

Psychotherapie, Bekämpfung der emotionellen Seite.

Genügende und regelmäßige körperliche Bewegung (Sport, Gartenarbeit).

Gegen die Vagotonie: Dihydroergotamin = **Dihydergot**® [Sandoz] 2promillige Lösung, Dosierung 3 × 15 Tropfen tägl., bringt manchmal eine deutliche Besserung.

Günstig wirkt evtl. auch **Bellafolin**® [Sandoz] 3 × 10–15 Tropfen tägl.

Bei Schwächeanfällen: Vor allem am Nachmittag und bei Föhn usw. auftretend; hier hat sich uns am besten das *Prethcamid* = **Micoren**® [Ciba-Geigy] (Perlen zu 0,025 g), *Dosierung*: 2–3–6 Perlen tägl. je nach Bedarf, bewährt. Günstig bei Kollapsneigung und Schwächeanfällen wirken auch *Nicaethamid-Glukose-Tabl.*, **Gly-Coramin**®.

Percorten®-Linguetten: Obschon in solchen Fällen keine Störung der Nebennierentätigkeit vorliegt, wirken doch gerade bei Frauen prämenstruell oder bei Hypotonien während der Schwangerschaft kleine orale Dosen evtl. günstig. Dosierung: tägl. 1–2 × 1 Linguette zu 5 mg.

Hypertonia essentialis

In den letzten 15 Jahren hat die Behandlung der Hypertonie große Fortschritte zu verzeichnen. Im folgenden wollen wir versuchen, dem praktischen Arzt, dem es heute nicht leicht fällt, aus der Fülle der ihm zur Verfügung stehenden Mittel die geeignete Auswahl zu treffen, einige Ratschläge und Leitsätze zu geben.

Klinische Ursachen der Hypertonie

Im Vordergrunde unserer Betrachtungen steht die *essentielle Hypertonie*, die weitaus die häufigste Form darstellt und deren eigentliche Grundursache auch heute noch nicht völlig geklärt ist. In der Regel handelt es sich bei diesen Hypertonikern um vegetativ labile Naturen, die sich ständig in einer gewissen inneren nervösen Spannung befinden und bei denen es allmählich auf neurovegetativem Wege zu einer vermehrten Konstriktion der Arteriolen und dadurch zu einem Ansteigen des Blutdruckes kommt. Die sich wahrscheinlich auf diesem Wege entwickelnde essentielle Hypertonie ist anfänglich auf Ruhe und Entspannung noch reversibel, geht aber schließlich in einen fixierten Hochdruck mit allen seinen u. U. malignen Folgen von seiten des Gefäßsystems in Gehirn, Herz, Augenhintergrund und Nieren über.

Stellt man bei einem Patienten das Vorliegen eines ausgeprägten Hochdruckes fest, so sollten immer zuerst die folgenden anderweitigen Hypertonieursachen ausgeschlossen werden:

1. Nephrogene Hypertonie durch *einseitige Nierenerkrankung*.
2. Nephrogene Hypertonie durch eine *chronische Nephritis*.
3. Kompensatorische Hypertonie bei *Aortenisthmusstenose*.
4. Inkretorische Hypertonie durch ein *Phäochromozytom*.
5. Hypertonie bei *Morbus Cushing*.
6. *Primärer Aldosteronismus*.
7. Hypertonie bei *Polycythaemia vera*: normalisiert sich oft nach Rückgang der Polyglobulie.

Nephrogene Form: Wichtig für die Abgrenzung einer evtl. durch eine *einseitige Nierenläsion* bedingten nephrogenen Form ist die Vornahme eines *i.v. Pyelogramms* und, sofern dies verdächtig ausfällt, unter Umständen auch eines *Nierenarteriogramms*. Es kann sich dabei sowohl um eine *einseitige Hydronephrose* (seltener Pyelonephritis) oder ein *aberrierendes Nierengefäß* mit Kompression des Ureters im Stehen als auch um eine *Thrombose der Arteria oder Vena renalis* handeln. In diesen Fällen kann die Nephrektomie oder die operative Korrektur der Ureterenkompression zu einer dauernden Heilung der Hypertonie führen. Die genauere Untersuchung des Urins sollte, um eine chronische *Nephritis* ausschließen zu können, nie unterlassen werden!

Hypertonie

Isthmusstenose: Die Diagnose ist, wenn man nur schon daran denkt (Puls- und Blutdruckdiskrepanz zwischen Arteria brachialis und femoralis), leicht, und das Leiden kann bei Jugendlichen heute mit Erfolg operiert werden.

Phäochromozytom: Nach Scheu und Landolt (Schweiz. med. Wschr. 87 [1957] 560) sind ca. 0,5% aller Hypertonien durch solche Tumoren des chromaffinen Systems bedingt. Bei gesicherter Diagnose und lokalisierbarem Tumor können diese Fälle operativ geheilt werden.

Wichtig ist im Verdachtsfall der Regitintest: 5 mg i.v. innerhalb 5–10 Sek. (bei Kindern 0,08 mg/kg Körpergewicht). Blutdruckbestimmungen sofort und dann jede Minute während $^1/_4$ Std. Kontrolle nach 30 Min. Der Versuch kann als positiv betrachtet werden, wenn ein sofortiger Blutdruckabfall eintritt, der einige Minuten bis Stunden anhält. Hierbei muß man Noradrenalin griffbereit halten. Wertvoll sind auch der „Cold pressure"- und Histamintest. In Verdachtsfällen:

Bestimmung der Vanillinmandelsäure: Ein Abbauprodukt des Adrenalins und Noradrenalins, d. h. der 3-Methoxy-4-Hydroxy-Mandelsäure, im Urin. Diese Methode gibt heute noch bessere Resultate. Beim Phäochromozytom findet man, wie erstmals Shaw u. a. (Biochim. biophys. Actà 25 [1957] 422) zeigen konnten, eine im Vergleich zu normalen Personen evtl. bis auf das 16–20fache erhöhte Ausscheidung. Eine zuverlässige kolorimetrische Methode ist von Gitlow (Amer. J. Med. 28 [1960] 921) ausgearbeitet worden. Ziegler (Helv. med. Acta 27 [1960] 647) hat über seine Erfahrungen in der Schweiz berichtet, seine Normalwerte betrugen 2–4 mg/24 Std.

Bestimmung des Adrenalin-Noradrenalin-Gehaltes im 24-Std.-Urin: normal 60–80 γ%, davon 85% Noradrenalin. Bei essentieller Hypertonie manchmal erhöht, beim Phäochromozytom aber in der Regel über 200 γ%.

Morbus Cushing: Das typische klinische Bild ist allgemein bekannt und dürfte keine diagnostischen Schwierigkeiten bieten.

Primärer Aldosteronismus: Das typische Conn-Syndrom mit seiner Hypokaliämie und Hyperkaliurie ist meist leicht zu erkennen. Schwieriger ist die Abgrenzung des primären Aldosteronismus mit Normokaliämie. Hier findet man neben dem erhöhten Aldosteronspiegel vor allem bei aufrechter Körperposition (Herumgehen) verminderte Plasma-Renin-Werte, wenn die Patienten eine niedrige NaCl-Diät erhalten.

Hyperparathyreoidismus: Bei jedem Hypertoniker ist eine *Serumkalziumbestimmung* durchzuführen. Auf 130 Hypertoniker entfällt 1 Fall von Hyperparathyreoidismus (F. D. Rosenthal und S. Roy: Brit. med. J. 4, (1972) 396–397). Die *Parathyreoidektomie* in diesen sonst asymptomatischen Fällen verhindert das Auftreten einer Nierenschädigung.

Allgemeine Behandlungsgrundsätze

Das Hauptziel jeder Hypertoniebehandlung ist es, durch Senkung des Blutdruckes auf ungefährliche Werte die späteren Komplikationen von seiten des Gefäßsystems und des Herzens zu vermeiden. Es gelingt dies heute eigentlich in allen Fällen, die in Dauerbehandlung bleiben, ausgenommen in einigen speziellen, schon zu weit fortgeschrittenen Hypertoniestadien, darunter diejenigen, bei denen die Nierengefäße schon zu weitgehend gelitten haben (deutlich erhöhter Harnstoff). Hier ist die Hypertonie schwieriger zu beeinflussen, und der Blutdruck darf auch nicht allzu stark gesenkt werden, da sonst die Niereninsuffizienz durch die Verminderung des Glomerulumfiltrats noch zunimmt. Ungünstig wirkt sich ferner eine allzu starke Senkung des Blutdruckes in allen Fällen mit schon ausgeprägter Gefäßsklerose aus. Es handelt

Hypertonie

sich dabei in der Regel um ältere Leute mit deutlich erhöhtem systolischem, aber meistens relativ niedrigem diastolischem Druck. Eine allzu starke Senkung des Druckes kann hier zu einer akuten Koronarinsuffizienz (evtl. mit Infarkt) oder zu einer zerebralen Durchblutungsstörung (evtl. Apoplexie) führen.

Im folgenden seien auf Grund der bisherigen Erfahrungen einige praktische Leitsätze für die Behandlung der Hypertoniepatienten aufgeführt, die nach Möglichkeit berücksichtigt werden sollten:

Dauerbehandlung und Mitarbeit des Patienten: Diese Erfordernisse können dem Hypertoniker nie genügend eingehämmert werden, denn er neigt dazu, sobald es ihm besser geht, die Einnahmen der Medikamente zu unterbrechen und sich der ärztlichen Kontrolle zu entziehen. Man muß ihm deshalb immer wieder die Notwendigkeit der Dauerbehandlung und der regelmäßigen Kontrolle einschärfen und ihm auch auseinandersetzen, daß eine einmal aufgetretene Hypertonie durch die betreffenden Mittel nicht geheilt, aber durch die dauernde Verabreichung der heutigen Hypotensiva in Schach gehalten werden kann. *Die Mitarbeit des Patienten ist also ein äußerst wichtiges Moment.*

Einnahme der Mittel nach den Mahlzeiten: Dies ist sehr wesentlich, um einen kontinuierlicheren Blutspiegel zu erreichen.

Intelligenten Patienten verschreibt man am besten *einen Blutdruckapparat* und lernt sie an, den Blut-D. regelmäßig selbst zu kontrollieren. Der Blutdruck ist oft in der Praxis des Arztes viel höher als zu Hause. Der Patient erkennt selbst den positiven Erfolg der Behandlung und kann sich viel individueller einstellen (z. B. bei zusätzlichen Streßsituationen oder umgekehrt, auch wenn er mehr Ruhe hat, wie z. B. in den Ferien). Dies gibt ihm ein vermehrtes Gefühl von Sicherheit.

Senkung vor allem des diastolischen Druckes: In der Diastole erholt sich normalerweise nicht nur das Herz, sondern auch das arterielle Gefäßsystem. Bleibt der Druck in der Diastole aber hoch, so führt diese Überdehnung der Wand allmählich zu degenerativen Gefäßveränderungen mit allen ihren Folgeerscheinungen, die vor allem in *Niere*, *Gehirn*, *Retina* und *Herz* zu Dauerschädigungen und unter Umständen zu letalen Komplikationen führen.

Jeder diastolische Druck über 100 mm Hg sollte behandelt werden!

Eine diastolische Druckerhöhung über 125 mm Hg muß energisch bekämpft werden, da sonst die Gefahr schwerer, irreversibler Gefäßschäden (Retinopathie, Gehirnblutung, Nierenschädigung usw.) droht.

Eine Erhöhung des diastolischen Druckes über 135–140 mm Hg ist u. U. lebensgefährlich und erfordert sofortiges Eingreifen!

Mäßige Senkung des Blutdruckes bei schon deutlich eingeschränkter Nierenfunktion: Hier darf der Blutdruck auf keinen Fall allzu stark gesenkt werden, da sonst das Glomerulumfiltrat abnimmt und der Harnstoff weiter ansteigt. Eine mäßige Blutdrucksenkung auf ungefährliche Werte ist aber in vielen Fällen erwünscht und wirkt sich meistens günstig aus. Auch bei einem Harnstoff von über 100 mg% darf die Hypertonie behandelt werden, man sollte aber hier darauf achten, daß der systolische Druck nicht unter 180 mm Hg gesenkt wird, damit noch eine genügende Nierendurchblutung (Glomerulumfiltrat) gewährleistet ist. Im übrigen richtet man sich nach dem

Hypertonie

Verhalten des Harnstoffs. Steigt er nach der Blutdrucksenkung an, so hat man den Druck meistens zu stark erniedrigt.

Vorsicht mit Saluretika bei schon eingeschränkter Nierenfunktion: Bei diesen Patienten muß man mit der Anwendung von solchen Präparaten vorsichtig sein, da es durch diese Mittel u. U. zu einem Ansteigen des Harnstoffs kommen kann. Besser vertragen wird nach unseren Erfahrungen in der Regel die Kombination von *Methyldopa* (**Aldomet**®, in Dtschl. **Aldometil**®, **Presinol**®) und *Phthalazinderivaten* (**Nepresol**®), wobei die beiden durch die verbesserte Nierendurchblutung das Glomerulumfiltrat steigern, dies gilt auch für **Catapresan**®.

Verhalten bei vorwiegender Erhöhung des systolischen Druckes und normalen diastolischen Werten (= ausgeprägte Gefäßsklerose): Hier ist eine stärkere Blutdrucksenkung zu vermeiden, um nicht Durchblutungsstörungen zu provozieren. So braucht z.B ein älterer Patient mit einem Druck von 180–190 im allgemeinen nicht behandelt zu werden, liegt der systolische Druck höher, so senkt man denselben nur vorsichtig und nicht unter 160–180.

Senkung des Körpergewichtes auf den Sollwert oder darunter, um die arteriosklerotischen Spätkomplikationen herabsetzen (siehe Kapitel Arteriosklerose, S.157).

Potenzstörungen: Zahlreiche Pp. führen zu Erektionsschwäche und zu Störungen der Ejakulation. Diese Nebenwirkungen fehlen bei den *Saluretika* und *Spironolactonen*. Bei ausgeprägten Hypertonien muß diese Nebenerscheinung der Pp. in Kauf genommen werden.

Gefahr des akuten Blutdruckabfalles (Kollaps) bei der Operation von unter Antihypertensiva stehenden Patienten: Diese Gefahr besteht in einem gewissen Grade bei allen Antihypertensiva, vor allem bei der Narkose mit Barbituraten. Lokalanästhesien sind dagegen harmlos. Steht genügend Zeit zur Verfügung, so schleicht man die Mittel vor einer größeren Operation aus und operiert nicht vor einer Pause von 8 Tagen. Beim Schweregrad III und IV dürfen die Mittel nur reduziert werden. Bei Notfalloperationen genaueste Blutdrucküberwachung während und nach der Operation und hier vermeide man auf alle Fälle eine Narkoseeinleitung mit *Thiopental* usw. Bei Nichtansprechen auf *Noradrenalin* im Kollaps versuche man *Angiotensin* (= **Hypertensin**®).

Zur Verfügung stehende Mittel und ihre Angriffspunkte

Die intensive Forschung der pharmazeutischen Industrie auf diesem Gebiet hat uns in den letzten Jahren eine ganze Reihe von neuen und sehr wirksamen Mitteln in die Hand gegeben, die sich nach ihrem Wirkungsmechanismus in sieben verschiedene Gruppen unterteilen lassen:

Rauwolfiaderivate = *Katecholaminverarmung*: Vorwiegend zentral sedative (Hypothalamus), aber auch periphere Wirkung in den Sympathikusendigungen durch Senkung des Katecholamingehaltes, wodurch dieselben auf pressorische Stimuli weniger ansprechen. (Präparate: *Reserpin* [z. B. **Serpasil**®].)

Salidiuretika, z.B. *Chlorothiazidderivate*: Steigerung der Natriumausscheidung. Bewirken durch die Na-Verminderung einen Blutdruckabfall und potenzieren dadurch den Effekt aller anderen Antihypertensiva. (Präparate: *Hydrochlorothiazid* = **Esidrex**® = **Esidrix**® [Ciba-Geigy], *Chlorthalidon* = **Hygroton**® [Ciba-Geigy] und *Cyclopen-*

Hypertonie

thiazid = **Navidrex**® [Ciba-Geigy], *Furosemid* = **Lasix**® [Hoechst]). *Nachteil*: Kaliumverlust, der aber durch *Spironolacton*-Kombination verhindert werden kann.

Spironolactone: Sie wirken durch Blockierung des Aldosterons auf die Nierentubuli ähnlich wie die Salidiuretika. *Sie potenzieren, zusammen mit den Saluretika verabreicht, die Wirkung aller übrigen Antihypertensiva sehr deutlich.* Sie können bei Unverträglichkeit der Saluretika auch allein verabreicht werden. Günstig wirken sie vor allem beim gleichzeitigen Vorliegen einer hepatischen Insuffizienz (Alkoholiker etc.) mit Tendenz zur Hypokaliämie durch das Fehlen der Kaliurese. Da sie das Kalium im Gegensatz zu den *Saluretika* zurückpumpen, verhindern sie bei kombinierter Anwendung auch das Auftreten einer Hypokaliämie.

Dosierung: Spironolactone (**Aldactone-A**® [Searle, Boehringer]) Tabl. à 25 mg, 50–100 mg tägl. Der hohe Preis schränkt leider die allgemeine praktische Anwendung noch ein. Kombinationspräparat: **Aldozone**® [Searle], Tabl. à 25 mg Spironolactone und 2,5 mg Hydrochlorothiazid, Dosg. 3–4 × 1 Tabl./tägl. od. **Aldactone-Saltucin**® [Boehringer].

Elektive Sympathikusblocker: wirken durch Blockierung der Katecholaminabgabe elektiv auf die postganglionären Sympathikusendigungen. (Präparate: *Guanethidin* = **Ismelin**® [Ciba-Geigy].) *Nachteil*: Stark orthostatische Wirkung.
Catapresan® [Boehringer], *Clonidin* (*Imidazol-Abkömmling*). Hat eine blutdrucksenkende und beruhigende Wirkung. Die Sedation macht sich bei Intellektuellen, ferner beim Autofahren etc. (Reaktionsfähigkeit) evtl. unangenehm bemerkbar, so daß man dann besser mit anderen Mitteln kombiniert.

Phthalazinderivate: Bewirken wahrscheinlich durch Neutralisation pressorischer Substanzen und durch eine zentrale sedative Wirkung eine Erschlaffung der kontrahierten glatten Gefäßmuskulatur. Der nähere Mechanismus ist aber noch nicht ganz geklärt. (Präparate: z. B. **Nepresol**®, [Ciba-Geigy]).

DOPA = α-Methyl-DOPA: Hemmt die Dekarboxylierung und damit die Noradrenalinbildung (Präparat: **Aldomet**® [Merck-Sharp], in Dtschl. **Aldometil**®, **Presinol**®.

Monoaminooxydase(MAO)-Blocker: Der eigentliche Wirkungsmechanismus ist noch nicht geklärt. Sie wirken ebenfalls blutdrucksenkend mit einer deutlichen orthostatischen Komponente. Dieser Effekt wird namentlich durch die *Chlorothiazidderivate* stark potenziert. (Präparate: *Nialamid*, **Niamid**®). Sie haben sich vor allem bei Hypertoniepatienten mit Angina pectoris bewährt, da sie hier sowohl die stenokardischen Beschwerden als auch die Hypertonie günstig beeinflussen. Ferner als zusätzliches Kombinationsmittel bei sehr malignen Hypertonien.

β-Blocker und Analoge: Wirken v.a. in Kombination mit den übrigen Antihypertensiva günstig bei Patienten mit hypertonischen Krisen oder hoher Ruhe-Reninaemie.

Einteilung der essentiellen Hypertonie in verschiedene Stadien (Schweregrad)

Vom praktischen therapeutischen Standpunkt aus kann man die Hypertonien je nach ihrem Schweregrad in Untergruppen einteilen. Die Erkrankung beginnt in der Regel langsam und schreitet ohne Behandlung allmählich bis zu den mehr malignen Formen fort. Durch die heutige Behandlung läßt sich aber diese stufenweise Entwicklung von den mehr benignen bis zu den maligneren Formen weitgehend aufhalten. Wir folgen hier vorwiegend der Gruppeneinteilung von DUNCAN.

Hypertonie

Schweregrad I = *Leichte, nicht fixierte essentielle Hypertonie.*
Schweregrad II = *Mäßig schwere, nicht fixierte Hypertonie* (*Fundus hyperton. I–II*).
Schweregrad III = *Schwere, z.T. schon fixierte Hypertonie, mit Fundus-Veränderungen vom Typ III.*
Schweregrad IV = *Schwere, progressive maligne Hypertonie,* (*evtl. mit Papillenödem*).

Bei Grad IV kann man vom therapeutischen Gesichtspunkt noch folgende Untergruppen aufstellen:

a) *Fälle ohne ausgesprochene Niereninsuffizienz* (einschl. nephrogene Formen!). Harnstoffwerte normal oder nur leicht erhöht (40–70 mg%).
b) *Fälle mit ausgesprochener Niereninsuffizienz:* Harnstoff 100 mg% oder darüber.
c) *Fälle mit paroxysmalen Hypertoniekrisen.*

Außerdem sollten heutzutage die essentiellen Hypertonien noch unterteilt werden in solche mit **hoher Ruhe-Reninaemie** und andere ohne Reninerhöhung, da die ersteren nach amerikanischen Arbeiten gut auf *Beta-Blocker* ansprechen.

Die heutige Behandlung der einzelnen Hypertoniestadien

In den letzten Jahren haben sich gewisse Kombinationsgruppen der einzelnen Mittel für die praktische Behandlung der verschiedenen Stadien herauskristallisiert, die nachstehend in einem Übersichtsschema zusammengestellt sind (siehe S. 171).

Schweregrad I: leichte, nicht fixierte essentielle Hypertonie

Hier fällt der mäßig erhöhte Druck auf Ruhe und Entspannung deutlich ab. Der diastolische Blutdruck ist noch nicht erhöht. In den Anfangsstadien sind folgende therapeutische Maßnahmen zu empfehlen:

Psychische Hygiene: Ausschaltung von Konfliktsituationen, Verminderung der psychischen Belastung in Beruf und Familie. Genügende Nachtruhe, richtiges Ausspannen am Sonntag. Reichliche Ferien, am besten 2–3 × jährlich, total 6 Wochen oder mehr.

Salzarme Kost: Die früher verschriebene „salzfreie" Kost mit nur 200–300 mg NaCl tägl. ist heute verlassen. Es ist auch bei Verwendung der viel angenehmeren Na-ausschwemmenden Salidiuretika die NaCl-Menge pro Tag auf 5–6 g zu reduzieren, d.h. nur schwaches Salzen der Speisen, doch ist das normale gesalzene Brot gestattet. Bei vorübergehender salzreicher Kost (Hotel, Militärdienst) steigt auch bei gut eingestellten Patienten der Blutdruck an und die Salidiuretikadosis muß eventuell erhöht werden.

Saluretika: Wirken durch die *gesteigerte Na-Ausschwemmung* blutdrucksenkend. Dem gleichzeitigen Kaliumverlust kann man heute durch die *simultane Verabreichung* von *Spironolacton-Pp.*, **Aldactone-A**®, tägl. 3–4 × 1 Tabl., *entgegenwirken, das gleichzeitig die hypotone Wirkung potenziert!*

Cyclopenthiazid = **Navidrex**® [Ciba-Geigy], Tabl. zu 0,5 mg. *Dosierung:* Tägl. 0,5 bis 0,75–1,0 mg, d.h. 1–1$^{1}/_{2}$–2 Tabl. Dieses Präparat wird sehr gut vertragen.

Hydrochlorothiazid = **Esidrex**® (**Esidrix**®) [Ciba-Geigy], Tabl. zu 25 mg. *Dosierung:* Gewöhnlich genügen hier 25–37,5 mg tägl. (= 2–3 × $^{1}/_{2}$ Tabl.). Bei guter Verträglichkeit kann das Medikament in einer Dosis am Morgen genommen werden, sonst besser auf 3 Dosen verteilt.

Hypertonie-Schweregrad	Zu empfehlende Kombination	
	gutes Ansprechen Zweier-Kombination	mangelndes Ansprechen Dreier-evtl. Vierer-Kombination
I leichte nicht fixierte	a — Psychohygiene Saluretika + Aldactone-A (Na-Ausschwemmung)	a b — + Rauwolfia- Sedation oder + Catapresan
II mässig schwere nicht fixierte	a — Catapresan Dihydralazin	b — Catapresan + Dihydralazin + Aldactone - A oder + DOPA + Aldactone - A
III schwere teilweise fixierte	Dreier-Kombination a — Saluretika Catapresan Dihydralazin	Vierer - Kombination a b + DOPA oder evtl. Beta-Blocker (z.B. Eraldin® u.a.)
IV schwere progressive (Urea normal oder nicht über 70 mg%)	Vierer-Kombination Saluretika a — Dihydralazin Catapresan DOPA	Fünfer- Kombination (Ismelin®) a + MAO-Blocker oder Sympathikusblocker oder b Beta-Blocker (Eraldin®, Isoptin®, Inderal®) c ultimum refugium: Sympathektomie

Abb. 53 Hypertonie-Therapieschema

Chlorthalidon = **Hygroton**® [Ciba-Geigy], Tabl. zu 100 mg. *Dosierung*: Hier müssen kleinere Dosen gewählt werden, d. h. tägl. 25–50 mg, es genügt also jeden 2.–3. Tag 1 Tabl., ebenso beim *Furosemid* = **Lasix**® [Hoechst], Tabl. à 40 mg. Hier immer mit **Aldactone-A**® 3× 1–2 Tabl. tägl. (K-Pumpe!) kombinieren!

Gefahr des Auftretens einer Hypokaliämie

Bei verminderter K-Aufnahme: Zu wenig Früchte, Kartoffeln und Gemüse oder evtl. Resorptionsstörungen (Leberzirrhose).

Bei zusätzlichem K-Verlust: Erbrechen, Durchfälle, Operation, Gallenfistel.

Bei Überdosierung der Saluretika.

Es sollten daher bei Dauertherapie mit Saluretika immer die folgenden Vorsichtsmaßnahmen zur Prophylaxe der Hypokaliämie berücksichtigt werden:

Hypertonie

Tägl. 3× 1 Glas Orangen- oder Tomatensaft. Sehr kaliumreich sind getrocknete Aprikosen und gedörrte Apfelschnitze.

Evtl. zusätzliche Kaliumverabreichung: Bei überempfindlichen Patienten, wie besonders Frauen sowie Leberzirrhotikern und in allen Fällen von höherer Dosierung, und besonders bei Anwendung von Präparaten mit starker Wirkung (*Chlorthalidon*, **Hygroton**® und *Furosemid*, **Lasix**®) gibt man prophylaktisch zusätzlich tägl. 1–3 g Kalium, z.B. in Form des sehr gut vertragenen **Kaliglutol**® [Streuli] oder **Kalinor**® [Nordmark]. Durch Kombination mit **Aldactone-A**® 3× 1–2 Tabl. tägl. s.o. kann heute auf die Kaliumzugabe verzichtet werden, ferner kann man durch die potenzierende Wirkung die Saluretikadosis vermindern.

Gelegentliche Serum-Kalium-Kontrollen, vor allem beim Auftreten von Schwächegefühl und Erbrechen. (Vorsicht mit Digitalispräparaten bei evtl. Hypokaliämie!) Wird die Therapie über 2–3 Wochen gut vertragen und sorgt der Patient weiterhin für eine genügende Kaliumeinnahme, so sind spätere K-Kontrollen im allgemeinen nicht mehr nötig!

Fällt der Blutdruck trotz genügender Ruhe und Na-Verarmung durch die Saluretika nicht genügend ab, oder handelt es sich um ausgesprochen erethische Patienten, so gibt man zusätzlich als Sedativum noch Rauwolfiapräparate, d.h. Reserpin. Wird dies nicht ertragen, dann **Catapresan**®, 2–3× $^1/_2$ Tabl. tägl.

Rauwolfiapräparate: Sie wirken über eine Katecholaminverarmung der hypothalamischen Zentren und der peripheren Sympathikusendigungen, (s. o.).

Reserpin = **Serpasil**® [Ciba-Geigy], Tabl. zu 0,1 mg und 0,25 mg, Ampulle zu 1 ml mit 2,5 mg und 1 mg. **Sedaraupin**® [Boehringer], Tabl. à 0,2 mg, Amp. à 0,25, 1 und 2,5 mg; und zahlreiche andere Pp. **Rautrin**® [Astra] usw.

Dosierung: In leichten Fällen 3× 0,1 mg tägl. bis evtl. 3× 0,25 mg p.o. Bei noch höheren Dosen, wie sie häufig in der älteren Literatur angegeben werden, kann es zu stärkeren Nebenwirkungen kommen, vor allem zu Schwindel und Schläfrigkeit, so daß man besser mit anderen Antihypertensiva kombiniert. Die Dosis des *Reserpins* soll nur langsam gesteigert werden.

Nebenwirkungen: Durch Reizwirkung auf den Parasympathikus kann es zu den folgenden Nebenerscheinungen kommen: Müdigkeit, Bradykardie, Hyperazidität, gastrointestinale Hypermotilität, ausgesprochene Trockenheit der Nasenschleimhaut, unruhige Träume, depressive Schübe.

Intellektuelle ertragen die Rauwolfiapräparate oft nicht gut, d. h. sie werden allzusehr sediert und haben dann Mühe, ihre geistige Arbeit zu vollbringen. Zeigt sich eine allzu starke Sedation, so greift man besser zum DOPA (s. u.), das man mit einem Saluretikum kombiniert. Bei erethischen Patienten zum **Catapresan**®.

Die *Hauptgefahr besteht in der Auslösung depressiver Schübe*, die evtl. bis zu Suizidgefahr gehen können. Paradoxerweise kann das *Reserpin* bei schweren primären Depressionen sehr günstig wirken; es wird in der Psychiatrie ausgedehnt verwendet.

Kontraindikationen: Bei depressiv veranlagten Patienten oder bei solchen, die früher depressive Schübe durchgemacht haben, sind die *Rauwolfiapräparate* unbedingt zu vermeiden!

Hypertonie

Schweregrad II: mäßig schwere, nicht fixierte Hypertonie

In vielen Fällen kommt man mit dem **Catapresan®** allein aus. *Dosierung*: Langsam einschleichen mit $3\times$ $^1/_2$ Tabl. und dann allmählich steigern auf $3\times$ 1 Tabl. *Höhere Dosen* nur bei guter Verträglichkeit und sofern diese Patienten nicht einen Beruf ausüben, der eine rasche Reaktionsfähigkeit verlangt (Cave hohe Dosen bei Kraftfahrern, Bauarbeitern etc.!). Dann geht man besser auf eine *Zweier- oder Dreierkombination* von kleinen Dosen **Catapresan®** mit *Saluretika* und **Aldactone-A®** über, oder man wechselt auf die sehr gute Dreierkombination **Adelphan-Esidrex®** [Ciba-Geigy], (Dtschl. **A-Esidrix®**), s. unten. Mittel immer nach dem Essen einnehmen, da längere Wirkungsdauer.

Phthalazinderivate: Sie bewirken eine Erschlaffung der glatten Muskulatur der Gefäße und potenzieren durch diesen anderen Wirkungsmechanismus den Effekt der übrigen Hypotensiva. Sie erweitern dabei, im Gegensatz zu den anderen Pp., auch die Nieren- und Koronargefäße.

Dihydralazin = **Nepresol®** [Ciba-Geigy], Tabl. zu 25 mg, Ampulle zu 1 ml = 25 mg. *Dosierung*: $3\times$ $^1/_2$ Tabl. und langsam steigend auf evtl. $3\times$ $1^1/_2$ Tabl. Viele Leute vertragen nicht mehr als $3\times$ 1 Tabl. = 75 mg tägl. Bei den schweren Hypertoniestadien III und IV muß man aber gelegentlich bei langsamer Dosissteigerung bis auf $3\times$ 2 Tabl. (= 150 mg) tägl. gehen und dem Patienten dann zumuten, auch allfällige Nebenerscheinungen zu ertragen, da dieses Präparat gerade bei einer schon geschädigten Nierenfunktion für ihn von vitaler Bedeutung ist. Sie senken auch den Cholesterinspiegel um ca. 25%.

Nebenerscheinungen der Phthalazinderivate (z.B. **Nepresol®**, **Apresolin®** vor allem in Amerika): Sie rufen bei vielen Patienten leichte Nausea und Schwindel hervor. Oft tritt aber allmählich eine Gewöhnung ein. Durch Blockierung der Histaminase kann es zu Wallungen, Hautödemen und zu Behinderung der Nasenatmung kommen. In ganz seltenen Fällen kommt es zu einer Sensibilisierung mit Antikörperproduktion, wobei klinisch ein richtiges Lupus-erythematodes-Syndrom mit L.E.-Zellen im Blut ausgelöst wird. Solche Fälle werden aber eigentlich nur bei größeren Dosen beobachtet, d.h. bei tägl. über 400 mg. Bei Absetzen des Medikamentes bilden sich jedoch im Gegensatz zum echten L.E.-Syndrom alle Erscheinungen wieder vollkommen zurück. Selten führt es zu *Potenzstörungen* (Erektion) oder zur Verzögerung oder Fehlen der Ejakulation.

Kontraindikationen: Organische Pylorusstenose, frischer Myokardinfarkt.

Bei der organischen Pylorusstenose wirkt sich die Stenose durch die Herabsetzung der Magenmotilität stärker aus.

Recht geeignet für die Praxis ist beim Schweregrad II die Dreierkombination eines *Saluretikums* mit *Reserpin* und *Dihydralazin*, z.B. **Adelphan-Esidrex®** (in Dtschl. **A.-Esidrix®**) [Ciba-Geigy]. Es enthält **Adelphan®** (= 0,1 mg *Reserpin* plus 10 mg *Dihydralazin*) und 10 mg *Hydrochlorothiazid*. *Dosierung*: $3\times$ $1-1^1/_2$ bis evtl. 2 Tabl. tägl.

Kommt man mit dieser Dreierkombination nicht zum Ziel, dann liegt gewöhnlich schon eine Übergangsform zum Stadium III vor. Oft führt aber die zusätzliche Verabreichung von **Aldactone-A®** (s.o.), z.B. $3\times$ 1 Tabl. tägl. doch noch zum Ziel.

Wird das *Phthalazinpräparat* nicht gut ertragen oder erweist es sich als zu wenig wirksam, so versucht man eine Kombination mit DOPA.

Hypertonie

DOPA = α-*L-methyl-DOPA*: Im Handel als **Aldomet**® [Merck-Sharp] in Dtschl. **Aldometil**®, **Presinol**®, Tabl. à 250 mg. *Dosierung*: DOPA sollte immer zusammen mit *Chlorothiazidpräparaten* verabreicht werden, da es dann niedriger dosiert werden kann und zu weniger Nebenerscheinungen führt! Beginn mit 3× 1 Tabl. tägl. und je nach dem Verhalten des Blutdruckes nach 3–4 Tagen Reduktion oder langsame Erhöhung der Dosis auf tägl. 1,5 g bis maximal 3 g. Gewöhnlich kommt man bei der Kombination mit 1–2 g aus und kann so die Nebenerscheinungen weitgehend vermeiden. DOPA hat eine typische Latenzwirkung, und der maximale Effekt wird erst 8–12 Tage nach Beginn der Medikation erreicht!

Wirkungsmechanismus: Das Methyl-DOPA hemmt die Dekarboxylierung sowohl des *Dihydroxyphenylalanins* als auch des *5-Hydroxytryptophans* und somit die Bildung von *Noradrenalin* und *Serotonin*. Durch die verminderte Bildung von Noradrenalin kommt es zu einem Blutdruckabfall. Die orthostatische Wirkung ist geringer als bei den Sympathikus- und MAO-Blockern, so daß der Blutdruck auch im Liegen gut beeinflußt wird. Analog dem *Dihydralazin* verbessert es die Nierenclearance.

Nebenerscheinungen: Solche treten zu Beginn ungefähr bei 50% der Patienten auf, bilden sich dann aber durch Gewöhnung oft weitgehend zurück. Im Vordergrund stehen *Benommenheit* und *Schwindel*, Trockenheit der Schleimhäute (Mund, Nase), Flatulenz und evtl. leichte Durchfälle. Seltener sind *Drugfever*, *Gelenkschmerzen* oder *depressive Schübe*, evtl. auch *Granulozytopenien*, wobei das Medikament in allen diesen Fällen abgesetzt werden muß. Harmlos ist ein Nachdunkeln des Urins an der Luft. Analog dem Dihydralazin und Guanethidin bewirkt das DOPA beim Manne bei höheren Dosen gelegentlich eine Herabsetzung der Potenz oder eine Verzögerung oder Fehlen der Ejakulation. Das Mittel kann dann, wenn nötig, vor der Kohabitation für einen halben Tag abgesetzt werden. In einem Teil der Fälle kommt es zu einer belanglosen leichten Form von hämolytischer Anämie (pos. Coombs, mäßiger Anstieg der Retikulozyten, kein Hb-Abfall). Das Präparat hat sich seit mehreren Jahren ausgezeichnet bewährt. Es empfiehlt sich auch hier eine *Kombination mit einem Saluretikum*, z.B. **Aldactone-Saltucin**® [Boehringer], Tabl. à 50 mg. (Amp. für Notfälle i.v. à 200 mg), oder **Aldozone**® [Searle].

Schweregrad III: schwere zum Teil fixierte Hypertonie

Hier muß man von Anfang an eine Dreier- oder evtl. Vierer-Kombination verabreichen. Man beginnt vorteilhaft mit **Catapresan**® 3× 1 Tabl. u. steigert evtl. auf 3× 2 Tabl. und kombiniert nun z.B. mit **Adelphan-Esidrex**® (in Dtschl. **Adelphan-Esidrix**®) 3× 1–2 Tabl. Kommt man auch damit nicht zum Ziel, so verabreicht man zusätzlich DOPA (**Aldomet**®, **Aldometil**®, **Presinol**®) 2–3× 1 Tabl. tägl., dessen Wirkung sich aber erst verspätet (6–8 Tage) maximal auswirkt (s.o.). *Mittel auch hier immer nach dem Essen verabreichen!*, man erzielt so einen kontinuierlichen Spiegel.

Schweregrad IV: schwere, progressive maligne Hypertonie

Beim Stadium IV liegt fast regelmäßig schon eine gewisse Nierenschädigung vor, und die therapeutischen Maßnahmen sind deshalb je nach dem Ausmaß derselben verschieden. Betrachten wir zuerst die am wenigsten geschädigten Fälle.

Fälle ohne ausgesprochene Niereninsuffizienz

Harnstoff noch nicht oder nur wenig erhöht (Urea max. 70 mg%)

Dreier- bis Sechserkombination: Man kommt, wie das auf Seite 171 dargestellte Therapieschema zeigt, gewöhnlich mit einer der schon oben beim Stadium III besprochenen Kombinationen aus. Man ist gezwungen, mit den Medikamenten vorsichtig und allmählich bis auf die Maximaldosis zu gehen, wenn kleinere Dosen nicht genügen. Dies gilt für das **Catapresan®** und *Dihydralazin* (**Nepresol®**) das gerade für diese Fälle durch seine *erweiternde Wirkung auf die Nieren- und Koronargefäße eine Sonderstellung einnimmt.* Man muß deshalb in diesen Fällen evtl. versuchen, beide Mittel bis auf evtl. 3 × 2 Tabl. zu steigern, wobei es dann meistens zu gewissen Nebenerscheinungen wie Schwindel und manchmal etwas Übelkeit kommt. *In solchen Fällen ist die kooperative Einstellung des Patienten außerordentlich wichtig, und man muß ihm erklären, daß er diese allfälligen Nebenwirkungen unbedingt in Kauf nehmen muß,* da bei ihm sonst mit der Zeit evtl. lebensgefährliche Komplikationen des malignen Hochdruckes entstehen können. Gelangt man mit dieser Dreierkombination nicht zum Ziele, so versucht man die Vierer- bis Sechserkombination (**Catapresan®**, **Aldactone-Saltucin®**, **Nepresol®** plus **Aldomet®**), die für die Mehrzahl der Fälle genügt. Hier bewährt sich dann vor allem die erwähnte *Kombination der Saluretika mit Spironolacton* (Aldosteronblockierung), indem diese erstens die Wirkung der übrigen Antihypertensiva deutlich potenzieren und zweitens die Anwendung höherer Saluretikadosen erlauben, da dann keine Kaliurese auftritt!

Dosierung: Spironolactone = **Aldactone-A®** [Searle], [Boeheringer], Tabl. à 25 mg, 2–4 Tabl. tägl., oder das Kombinationspp. **Aldactone-Saltucin®** oder **Aldozone®**.

Bei frühzeitigem Einsetzen der Behandlung ist es oft erstaunlich, wie sich auch bei der malignen Hypertonie mit der Zeit die Nierenfunktion deutlich bessern kann. COTTIER und ROBERT (Internist 9 [1968] 119) haben darauf hingewiesen, und auch wir selbst haben dies bei zahlreichen Fällen beobachten können.

Catapresan® [Boehringer]: Ein Imidazolin-Derivat, das sich sehr bewährt hat. Tabl. à 0,150 mg. Packg. à 30, 75 u. 375 Tabl. *Clonidin.*

Wirkungsmechanismus: Noch nicht völlig geklärt; wahrscheinlich zentraler Angriffspunkt. Erweitert wie Dihydralazin die Nierengefäße. Praktisch keine orthostatische Wirkung.

Nebenwirkungen: Trockenheit von Nase und Mund. Daneben beruhigend, bei empfindlichen Patienten sogar einschläfernd. Für viele Hypertoniker ist diese sedative Wirkung erwünscht. Bei gewissen Berufen aber wird dadurch die Reaktionsfähigkeit allzu sehr verlangsamt (Kraftfahrer, Bauarbeiter) oder die intellektuelle Leistungsfähigkeit herabgesetzt (Architekten etc.). Es ist aber weitgehend eine individuelle Dosisfrage und z. T. auch Frage der Gewöhnung. Durch Kombination mit anderen Mitteln kann die nötige Dosis stark vermindert werden. Alkohol und Sedativa potenzieren die einschläfernde Wirkung!

Dosierung: Langsam mit 2–3mal $^1/_2$ Tabl. tägl. beginnen und die Dosis steigern bis zum gewünschten Effekt, Tagesdosen von 3 × 1 Tabl. werden meist noch gut toleriert. In schweren Fällen (Stadium III u. IV) evtl. langsam bis max. 3 × 2–(4!) steigern. Im allgemeinen dann aber lieber mit andern Mitteln kombinieren, da weniger Nebenwirkungen. – *Vorsicht beim frischen Herzinfarkt,* begünstigt durch den bradykarden Effekt das Auftreten von ES.

Hypertonie

Beta-Blocker und Analoge: Auf Grund der neuen klinischen Erfahrungen zeigt sich, daß diese Stoffe bei resistenten Fällen oder hoher Ruhe-Reninaemie oft ausgezeichnet wirken. So gibt man in solchen Fällen zusätzlich z. B. **Eraldin**® (ICI) 2–3mal tägl. 100 mg; oder das *Propranolol*, **Inderal**® (ICI) 3× 10 mg tägl. und steigert nötigenfalls bis auf 40–120 mg tägl.; oder das **Isoptin**® [Knoll] Tabl. à 40 und 80 mg, Amp. à 5 mg. Man kann diese Mittel auch für die Krisen langsam i.v. verabreichen (s.u.). Sie eignen sich also v.a. als Kombinationsmittel für die schwierig einzustellenden und evtl. zum Auftreten von Blutdruck-Krisen neigenden Patienten. (Siehe auch: G. N. AAGAARD: J. med. assoc. 224 (1973) 329–332). Damit treten heute die eigentlichen Ganglienblocker ganz in den Hintergrund.

Elektive Sympathikusblocker: *Werden heute wegen der orthostatischen Nebenwirkung nur noch selten verwendet. Wirkung*: Blockierung des Sympathikusreizes an Endplatte. Es fehlen also die unangenehmen Nebenerscheinungen der Ganglienblocker, die dort durch die gleichzeitige Hemmung der parasympathischen (cholinergischen) Impulse zustande kommen (Obstipation, Ileus, Sehstörungen, evtl. Impotenz). Am bekanntesten und allgemein verwendet ist heute das *Guanethidin*. Bei Überempfindlichkeit kann man auch das etwas weniger intensiv wirkende *Bretylium tosylat* = **Darenthin**® [Wellcome], in Dtschl. **Bretylan**®, das ebenfalls als Sympathikusblocker entwickelt wurde, verwenden. *Guanethidin* = **Ismelin**® [Ciba].

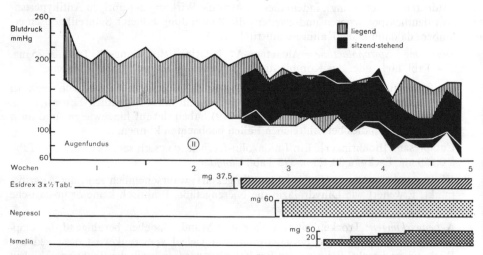

Abb. 54 *Essentielle Hypertonie, Schweregrad III* (H. E., 50jähr. Mann, KG 96588/60): Unter Behandlung mit Bettruhe und der sukzessive einsetzenden Kombination von **Esidrex**® 37,5 mg, **Nepresol**® 60 mg und **Ismelin**® in langsam ansteigender Dosierung bis 50 mg Abfallen des systolischen und diastolischen Blutdrucks auf normale Werte. Verschwinden der Angina pectoris.

Sechserkombination durch Zusatz eines MAO-Blockers: Die Verabreichung eines MAO-Blockers, z. B. *Nialamid* (**Niamid**® [Pfizer], 3× 25–[50] mg tägl.) vermag häufig die Wirkung der übrigen vier Mittel so zu potenzieren, daß der Blutdruck nun genügend gesenkt werden kann. Analog wirkt auch *Tranylcypromin, Parnat-Sulfat* (**Pargylin**® [Smith Kline]). Man beachte, daß bei jeder Verabreichung von MAO-Blockern *Käse unbedingt zu verbieten ist*. Durch seinen Gehalt an *Pressoraminen* (z. B. *Tyramin*), die normalerweise durch die MAO abgebaut werden, kann es bei den mit den MAO-Inhibitoren behandelten Patienten zum Auftreten schwerer Blutdruckkrisen kommen. Die gleichen Zwischenfälle durch Käse können auch bei der Verabreichung von

Hypertonie

Iproniazid, Phenelzin-Sulfat (**Nardil®**) auftreten. Ist auch diese Kombination ungenügend wirksam, so versucht man als letztes noch:

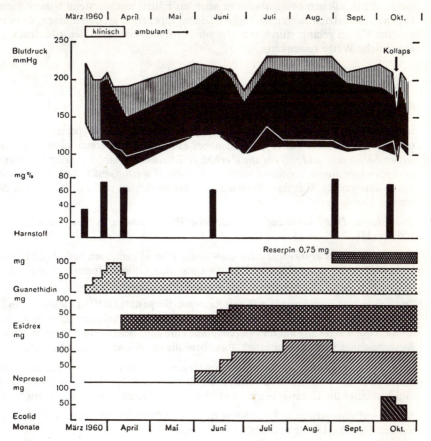

Abb. 55 *Maligne Hypertonie, Schweregrad IV, mit bereits leicht gestörter Nierenfunktion*. Urea um 70 mg% (v. B. O., 62jähr. Mann KG 96794/60): Reagiert anfänglich gut auf eine Zweierkombination von **Ismelin®** und **Esidrex®** tägl. 50 mg, nach 3 Monaten zusätzlich **Nepresol®**, Erhöhung auf schließlich $3 \times 1^1/_2$ Tabl. u. der **Ismelin-Esidrex®** - Dosis auf je 80 mg. Allmählich wird der Patient auch gegen diese Kombination resistent und reagiert nun auf eine Fünferkombination (d. h. auf **Reserpin®** 0,75 mg nur wenig, aber auf eine zusätzliche Gabe einer kleinen Dosis eines Ganglienblockers, d. h. *Chlorisondamin*, **Ecolid®** $3 \times 12,5$ mg tägl.) wieder mit Abfall des Blutdrucks auf ungefährliche Werte. Eine allzu starke Senkung mußte hier unbedingt vermieden werden, um bei der schon deutlich herabgesetzten Clearance ein Ansteigen des Harnstoffes zu vermeiden. Der Fall zeigt, daß auch in solchen fortgeschrittenen Fällen der prognostisch viel wesentlichere diastolische Blutdruck gut gesenkt werden kann (von 140 auf 100–110) und wie hierbei der erhöhte systolische Druck im Stehen genügend abfällt.

Kombination mit einem Ganglien-Blocker: So können manchmal noch sehr resistente Fälle beeinflußt werden (s. Abb. 55). Gewöhnlich genügen als Erhaltungsdosis neben den anderen Präparaten, z. B. $3 \times 0,125$ *Hexamethon-bromid* $= 3 \times \ ^1/_2$ Tabl. **Hexamethon®** [DCI] oder maximal $3 \times 0,25$ ($= 3 \times 1$ Tabl.) tägl.

Hypertonie

Sympathektomie: Führt auch eine dieser Sechserkombinationen mit einem Ganglien- oder MAO-Blocker nicht zum Ziel, so bleibt als letzter Ausweg noch die *Sympathektomie*, die in solchen heute aber sehr seltenen Fällen lebensrettend wirken kann. Wir haben in den letzten Jahren nie mehr zu dieser Operation greifen müssen, da es in allen unseren Fällen gelang, durch eine der obigen Kombinationen den Blutdruck auf ungefährliche Werte zu senken.

Fälle mit ausgesprochener Niereninsuffizienz

(Urea zwischen 70 und 100 mg% oder darüber)

Es handelt sich größtenteils um Spätstadien der malignen Hypertonie, gelegentlich um nephrogen bedingte Hypertonien bei chronischen Nierenaffektionen. *Auch bei diesen Fällen darf und soll ein stark erhöhter Blutdruck prinzipiell gesenkt werden, man muß aber hier immer vorsichtig vorgehen und die Harnstoff- oder Rest-N-Werte im Blut genau überwachen.* Für das praktische Vorgehen richten wir uns dabei nach den folgenden Leitsätzen:

Diastolische Druckwerte auf ungefährliche Werte senken, d.h. wenn möglich unter 120 mm Hg.

Systolische Druckwerte nicht allzu stark senken, im allgemeinen bei erhöht bleibendem Harnstoff nicht unter 180 mm Hg, da sonst das Glomerulumfiltrat evtl. stark abnimmt und damit der Harnstoff ansteigen kann.

Dreierkombinationstherapie, z. B. mit *Reserpin* (**Serpasil®**), DOPA (**Aldomet®**; in Dtschl. **Aldometil®**, **Presinol®**) und *Dihydralazin* (**Nepresol®**), wobei den letzteren wegen ihrer dilatierenden Wirkung auf die Nierengefäße eine ganz besondere Bedeutung zukommt. Ausgezeichnet wirkt **Catapresan®**, das ebenfalls die Nierengefäße erweitert.

Vorsicht mit Saluretika, da sie unter Umständen ein Ansteigen der Urea auslösen, d.h. nicht über 25–37,5 mg *Hydrochlorothiazid* ($= 2-3 \times \ ^1/_2$ Tabl. **Esidrex®** [**Esidrix®**] tägl.), solange die Ureawerte um 70–100 mg% oder sogar noch stärker erhöht bleiben.

NaCl im allgemeinen nicht reduzieren, doch muß man sich hier ganz nach dem Verhalten der Elektrolytwerte und den evtl. vorliegenden Ödemen richten.

Eiweißarme (30–40 g), aber kohlenhydratreiche Kost, wenn möglich bis 2500 Kal., um den Abbau von Körpereiweiß möglichst zu verhindern.

Es ist erstaunlich, was man trotz allem bei den fortgeschrittenen malignen Hypertonien bei vorsichtigem Vorgehen noch erreichen kann. Die Nierengefäßveränderungen bei den primär nephrogenen Formen lassen sich dagegen nicht mehr beeinflussen, und das eigentliche Hauptziel der Hypertoniebehandlung bleibt hier nur, die Blutdrucksteigerung auf lebensgefährliche Werte zu verhindern, sowie die akuten hypertonischen Krisen durch Senkung auf erträgliche Werte zu bekämpfen (s. Abb. 56).

Hypertonische Krisen und andere Notfallsituationen

(= Injektionstherapie)

Bei *schweren Hypertonien*, ferner bei Eklampsien und nephrogenen Hypertonien kann es zum Auftreten von akuten, oft lebensgefährlichen Blutdrucksteigerungen, d.h. zu sogenannten hypertonischen Krisen kommen. Eine weitere Notfallsituation

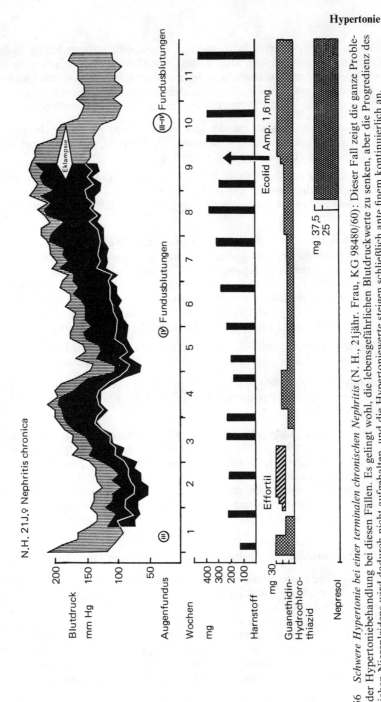

Abb. 56 *Schwere Hypertonie bei einer terminalen chronischen Nephritis* (N. H., 21jähr. Frau, KG 98480/60): Dieser Fall zeigt die ganze Problematik der Hypertoniebehandlung bei diesen Fällen. Es gelingt wohl, die lebensgefährlichen Blutdruckwerte zu senken, aber die Progredienz des eigentlichen Nierenleidens wird dadurch nicht aufgehalten, und die Hypertoniewerte steigen schließlich ante finem kontinuierlich an.

kann durch eine Enzephalorrhagie oder eine andere schwere innere Blutung (Magen-Darm usw.) entstehen. In allen diesen Notfallsituationen können die Sympathikusblocker parenteral verabreicht werden und so durch ihre rasche Wirkung vielleicht lebensrettend sein. Nach dem Absinken des Blutdruckes auf ungefährliche Werte kann man dann ohne weiteres mit der oralen Therapie weiterfahren.

Leichtere Fälle: Versuch mit der i.m. Injektion von *Reserpin* = **Serpasil**® 1 Ampulle zu 2,5 mg und *Dihydralazin* = **Nepresol**® $^1/_8$ Ampulle, d. h. 3 mg und, sofern ungenügend, $^1/_4$ Amp., d. h. 6 mg i.v.

Wiederholung von 3–6– (max. 12 mg) sobald der Blutdruck wieder ansteigt. Sobald man kann, geht man auf die orale Therapie über. *Intramuskulär ist die Resorption langsamer und es besteht weniger Kollapsgefahr*, so daß nur bei Notfallsituationen i.v. injiziert werden sollte.

In solchen Fällen muß man immer auch an die Möglichkeit eines *Phäochromozytoms* oder *Karzinoids* denken. – Auch bei *mäßigen Hypertonien* kann es namentlich bei Frauen zu hypertonen Krisen meistens kombiniert mit Tachykardien kommen, die besonders für Patienten mit Koronarsklerose gefährlich werden können. – In diesen Fällen wirken manchmal die *Beta-Blocker* erstaunlich gut (weitere Angaben S. 176), z. B. tägl. 3× 1–$^1/_2$ Tabl. **Eraldin**® (ICI) à 100 mg und evtl. steigern. Bei den Krisen spritzt man langsam i.v. (2–3 Minuten Dauer) 1 Amp. à 10 mg = 5 ml.

Schwere und dringlichere Fälle: Meistens genügt auch hier das *Dihydralazin* ($^1/_2$–1 Amp. **Nepresol**® à 25 mg) i.v., in der Praxis vorsichtshalber besser i.m. Gut wirkt auch

Catapresan® (Ampullen à 0,15 mg) langsam i.v., verdünnt mit 10 ml physiol. NaCl (nur beim liegenden Patienten! (10 Min.!), in der Praxis i.m. oder s.c.; kann 3–4mal tägl. wiederholt werden.

Dosierung: Die Ansprechbarkeit ist außerordentlich großen individuellen Schwankungen unterworfen, und die erste Dosis sollte daher möglichst niedrig angesetzt werden, besonders beim *Guanethidin* (**Ismelin**®), da man sonst schwere hypotonische Krisen erleben kann, so daß eventuell sogar eine stundenlange i.v *Noradrenalin-* oder *Angiotensin-*Tropfinfusion zur Stimulation des schwer kollabierten Patienten durchgeführt werden muß. Besonders empfindlich sind Patienten mit einem teilweisen Ausfall des Zerebrum, d.h. mit Apoplexien. Ein solcher Fall ist in Abb. 57 dargestellt.

Beta-Blocker und *Analoge*: Wirken bei resistenten Fällen auffallend gut, z. B. **Isoptin**® 5 mg oder **Eraldin**® 10 mg langsam i.v. und wenn nötig Wiederholung, siehe oben.

Synthese: Die Entwicklung und klinische Einführung der neuen hypotensiven Mittel für die Hypertoniebehandlung der letzten 15 Jahre stellt einen sehr großen Fortschritt der Medizin dar. Gelingt es uns doch, dadurch erstmals den Übergang der essentiellen labilen Form in die maligne fixierte Form mit allen ihren u. U. lebensgefährlichen Komplikationen von seiten des Herzens, der Niere, des Gehirns und der Retina weitgehend zu verhindern. Schon jetzt beobachtet man in der ganzen Welt ein deutliches Zurückgehen der durch essentielle Hypertonien ausgelösten Enzephalorrhagien, schweren Herzdekompensationen und der oft letalen terminalen Nephrosklerosen.

Es ist heute sehr wichtig, daß gerade der praktische Arzt alles daransetzt, auch die Frühfälle zu behandeln, um durch seinen persönlichen Einsatz und die psychologische Führung des Patienten zu erreichen, daß dieser die einmal begonnene Behandlung auch kontinuier-

lich weiterführt. Das Versagen der Therapie im einzelnen Fall liegt heute nicht mehr in einer ungenügenden Wirksamkeit der uns zur Verfügung stehenden Mittel begründet, sondern in den Schwierigkeiten, beim Patienten ein genügendes Verständnis und seine Mitarbeit für die jahrelange, ununterbrochene Fortführung der Behandlung zu erreichen. Wir stehen hier heute vor ähnlichen psychologischen Problemen wie bei der Betreuung der Diabetiker. Es ist tragisch, auch heute noch immer wieder einzelne Fälle erleben zu müssen, in denen Hypertoniepatienten sich nach einer anfänglich erfolgreichen Behandlung der ärztlichen Kontrolle entziehen und dann plötzlich mit einer schweren, vielleicht tödlichen zerebralen Blutung oder einer anderen gefährlichen Komplikation eingewiesen werden. Je mehr wir Ärzte uns hier in jedem Einzelfall mit dem Gewicht unserer ganzen Überzeugung einzusetzen vermögen, um so mehr werden wir auch erreichen, daß sich die in den letzten Jahren gewonnenen großen Fortschritte, die wir zu einem erheblichen Teil der Forschung unserer schweizerischen pharmazeutischen Industrie verdanken, in der Zukunft immer mehr in der Allgemeinheit durchzusetzen vermögen.

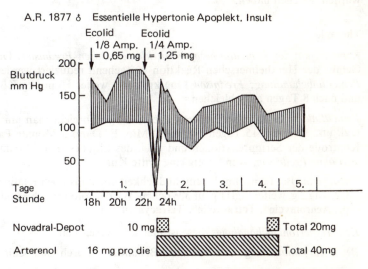

Abb. 57 *Essentielle Hypertonie, Schweregrad IV, Apoplektischer Insult* (A. R., 80jähr. Mann, KG 82974/57): Hinweis auf die Gefahr der parenteralen Therapie mit Ganglienblockern. Diese ist besonders bei Patienten mit Gehirnstörungen mit größter Vorsicht anzuwenden. Bei 5 Patienten erlebten wir, wie hier, schwerste BD-Abfälle. In diesem Falle mußte während drei Tagen **Arterenol®** infundiert werden, da der Blutdruck bei Absetzen der Infusion sofort wieder auf nicht mehr meßbare Werte abfiel. Man verwendet deshalb heute für die parenterale Behandlung besser *Dihydralazin* (**Nepresol®**) oder ausnahmsweise den Sympathikusblocker *Guanethidin* (**Ismelin®**).

Pulmonale Hypertonie siehe „Cor pulmonale", S. 88

Phlebothrombose

Mesaortitis luica

Die Wassermannreaktion ist nicht immer positiv, dagegen fällt der Nelsontest häufig positiv aus und spricht auch bei negativem Wassermann für eine Lues. Dagegen schließt ein negativer Nelsontest bei positivem Wassermann eine Lues aus und spricht für eine unspezifische Wassermannreaktion, wie man sie bei verschiedenen Erkrankungen (Mononukleosis, Ornithose, Malaria und vor allem beim Lupus erythematodes) beobachtet. In allen Verdachtsfällen ist gleichzeitig auch die Lumbalpunktion durchzuführen. In Spätfällen mit einer stark erweiterten Aorta hat die spezifische Behandlung keinen Sinn mehr und kann oft mehr schaden als nützen.

Die Behandlung soll bei der Mesaortitis immer sehr vorsichtig eingeleitet werden, da hier schwere Herxheimersche Reaktionen häufig sind. So können vor allem Aktivierungen der Gefäßherde an den Abgangsstellen der Koronararterien zum Auftreten eines u. U. tödlichen Infarktes führen, wie wir dies in 2 Fällen, die auswärts behandelt wurden, gesehen haben.

Therapie

Kombination der Penicillintherapie mit kleinen Dosen Prednison: Dadurch kann die Gefahr der Herxheimerschen Reaktion weitgehend reduziert werden. 1.–2. Tag der *Penicillinbehandlung:* Prednison 1 mg/kg, dann weiter $^1/_2$ mg/kg Körpergewicht p.o. und nach 8 Tagen ausschleichen.

Penicillinkur: In Kombination mit Prednison verabreicht man am besten 2 Mio. E tägl. i.m. während 15 Tagen = total 30 Mio. E. Dann 3 Monate Pause und erneute Kontrolle der Serumreaktionen und u. U. des Liquors. Kur nochmals wiederholen, *jetzt ohne Prednison.* Wenn nötig eine dritte Kur.

Tetracyclin: Bei Penicillinüberempfindlichkeit ebenfalls noch relativ wirksam: 1. Tag 3 g, 2. Tag 2 g, weiter tägl. 1 g für 3 Wochen. Wiederholung nach 3 und evtl. 6 Monaten. (Pp.: **Achromycin®**, **Tetracyclin®**, **Tetracyn®** usw.)

Evtl. Hypertoniebehandlung: diese ist hier sehr wesentlich.

Bei Aneurysmabildung: evtl. operative Behandlung durch Gefäßchirurgen.

Thrombose und Thrombophlebitis

Klinisch können die beiden Begriffe nicht streng getrennt werden.

Allgemeine Thromboseprophylaxe

Kranke mit Varizen: häufiger aufstehen lassen und hierbei die Beine einbinden.

Operierte und Unfallverletzte: Möglichst früh mobilisieren, Bewegungstherapie, tägliche Massage der Beine, zusätzlich wird an unserem Spital nach sorgfältigster Blutstillung bei der Operation in den meisten Fällen *am 1.–3. Tage mit der Dicumarolprophylaxe begonnen.*

Internmedizinisch sind vor allem gefährdet: Ältere Leute, hochfebrile Erkrankungen mit hoher Senkungsreaktion, Pneumonien, Pleuritis exsudativa, Patienten mit varikösem Symptomenkomplex, Neoplasien, Herzinfarktpatienten (s. dort), Patienten mit *Kortikosteroidbehandlung* und Patienten mit starker Diurese unter Hg-Präparaten und *Saluretika*. Ferner Hungerkur-(Adipositas) und Diskus-Patienten (Streckung).

Wochenbett: Turnen, Einbinden der Beine. Bei früheren Thrombosen oder Embolien zusätzlich *Dicumarolpräparate* ab 3. Tag.

Dauer-Thromboseprophylaxe mit indirekten Antikoagulantien

Als *Hauptindikationen* haben sich bis heute vor allem die folgenden Erkrankungen herauskristallisiert:

Schwere Koronarsklerose
Status nach Herzinfarkt für die ersten 6 Monate, fernerhin bei Reinfarkten dauernd
Zerebrale Arteriosklerose mit intermittierenden ischämischen Syndromen
Morbus Bürger
Arterielle Verschlußkrankheiten (Stadium II nach Fontaine)
Rezidivierende Phlebothrombosen
Thrombophlebitis migrans
Thrombose der Vena hepatica
Mitralvitien mit Vorhofflimmern
Status nach Gefäßoperationen
Status nach künstlichem Herzklappenersatz

Therapie bei bereits manifester Venenthrombose

Hier ist zu unterscheiden zwischen einer *oberflächlichen Thrombophlebitis* und der *tiefen Phlebothrombose*

Therapie der oberflächlichen Thrombophlebitis:

Entzündliche Phlebitis: Hier Druckverband mit **Hirudoid**®-Salbe oder Phenylbutazon-Heparin-Salbe (z. B. **Hepabuzon**®, [Spirig] Olten; (in Dtschl. Phenylbutazonsalbe = **Butazolidin**®**-Salbe**) für 2× 24 Std. und anschließend 24 Std. Wickel mit *essigsaurer Tonerde* und **Ichthyol**®-Verband für 1–2× 24 Std. Sehr günstig wirkt in diesen Fällen evtl. auch ein Versuch mit Phenylbutazon (1. Amp. **Butazolidin**® i.m. 1. und 2. Tag, aber nicht länger wegen der Gefahr der Magen-Darm-Blutung), doch dann nicht mit Antikoagulantien kombinieren. Bei lokalisierter entzündlicher Phlebitis kann man den Patienten evtl. mit einem Druckverband herumgehen lassen.

Therapie der tiefen Phlebothrombose

Notfallmäßig ist unbedingt eine Venographie angezeigt. Im Vorgehen ist dann zu entscheiden zwischen einer chirurgischen Intervention mit Thrombektomie und einer fibrinolytischen Therapie, falls das Ereignis nicht länger als 3–6 Tage zurückliegt. Dosierung siehe S. 191.
Bei älteren Fällen kommt eine Therapie mit indirekten Antikoagulantien in Frage. Absolute *Bettruhe*, wenn möglich keine Transporte.

Antikoagulation

Hochlagerung der erkrankten Extremitäten.

Antikoagulantientherapie: s. unten.

Aufstehen lassen: Erst nach 14 Tagen Antikoagulantientherapie mit eingebundenen Beinen und vorsichtiger, langsamer Steigerung. In schweren Fällen, oder wenn Embolien aufgetreten sind, ist die Bettruhe auf 3 Wochen auszudehnen.

Fälle mit Lungenembolie: Hier sofort mit *Heparin* in hohen Dosen beginnen und nach 3 Tagen mit dem *Dicumarolpräparat* einschleichen und dann vom 4. oder 5. Tag an das *Heparinpräparat* absetzen.

Behandlung mit indirekten Antikoagulantien (Dicumarole)

Sie hemmen die Synthese der Faktoren des Prothrombinkomplexes in der Leberzelle. Sie sind durch die Gabe von Vitamin K, welches die gleiche Beziehung zum Enzym hat, neutralisierbar. Sie zeigen keine Sofortwirkung, sondern nach 1–3 Tagen kommt es je nach Präparat zu einer Senkung der Faktoren II, V, VII und X. Im Plasma werden sie an Albumin gebunden und diffundieren durch die Placenta. Sie zeigen keine Wirkung auf die Entstehung eines Plättchenthrombus. Die individuelle Abbaurate liegt zwischen 15–50%.

Absolute Indikation:

Hier gilt die prophylaktische Anwendung der indirekten Antikoagulatien um Venenthrombosen und konsekutive Lungenembolien zu vermeiden bei intrathorakalen und abdominellen Operationen (nur wenn völlige Blutungsstillung möglich war, also z.B. nicht bei Dekortikationen); operierte Patienten mit varikösem Symptomenkomplex; gynäkologische, urologische und neuro-chirurgische Operationen. Wochenbettpatienten mit früheren Thrombosen. Herzinfarkte. Hungerkuren bei Adipositas, Streckbehandlungen bei Diskopathien.

Absolute Kontraindikationen:

1. Patient mit floridem Ulkus oder Verdacht auf Ulkus. Im Notfall, z.B. bei Lungenembolie, Versuch mit Heparin, dessen Wirkung dann sofort mit Protaminsulfat i.v. unterbrochen werden kann.
2. Colitis-ulcerosa-Fälle
3. Patienten mit schwerem Leberschaden (Zirrhose, Hepatitis), Oesophagusvarizen.
4. Frischoperierte: Hier vorsichtiger Beginn erst am 1.–3. Tag nach der Operation, so daß der Prothrombinspiegel erst am 4.–5. Tag nach der Operation richtig abfällt, um Nachblutungen zu vermeiden. Bei Operationen am Zentralnervensystem soll man bis zum 14. Tag nach der Operation warten.
5. Alle Fälle mit einer hämorrhagischen Diathese, Thrombopathien und Thrombozytopenien.
6. Maligne Hypertonie
7. Frühere Gehirnblutungen oder schwere Zerebralsklerose mit enzephalomalazischen Insulten.
8. Gravidität (Gefahr der Placentarlösung mit Abort).

Relative Kontraindikationen:

1. Benigne Hypertonie, die sich auf Antihypertensiva gut einstellen läßt.
2. Alter über 70 Jahren.
3. schwerer Diabetes mellitus
4. Mangelnde Intelligenz und Kooperation
5. Allgemeine schwere Arteriosklerose

Vorsichtsmaßnahmen:

Alle unter einer ambulanten Antikoagulantientherapie stehenden Patienten sollten eine spezielle *Warnkarte* mit dem Hinweis, daß sie unter AK-Th. stehen, bei sich tragen. Diese muß auch das verwendete Präparat, Blutgruppe und Name, Adresse und Telefonnummer des behandelnden Arztes enthalten. Solche Karten können gratis von der Firma Ciba-Geigy bezogen werden. Eine solche Warnkarte kann z. B. bei schweren Unfällen lebensrettend sein (Blutungsbekämpfung).

1. *Verbot von i.m. Injektionen*, da sonst evtl. Gefahr für das Auftreten größerer Hämatome besteht (also z. B. dann p.o. Penicillin oder ein Breitspektrumantibiotikum p.o. oder ein langandauerndes Penicillindepotpräparat vor Beginn der Antikoagulantientherapie). Streng subkutane Injektionen (nicht tief einstechen!) mit feinen Nadeln sind gestattet.
2. *Vorsicht auch bei leichten Leberschäden* (Hepatitis, Leberzirrhose): Hier kann oft schon durch eine kleine Dosis ein starker Abfall des Prothrombinspiegels eintreten.
3. *Bei schweren Hypertonien:* Hier ist, wenn möglich, zuerst der Blutdruck mit Antihypertensiva zu senken, um evtl. Gehirn- oder Retinablutungen zu vermeiden (z. B. mit Dihydralazin $12\,^1/_2$–25 mg i.m., siehe Kapitel Hypertonie).
4. *Vorsicht bei schwerer Zystitis:* Hier kann es u. U. zu Blasenblutungen kommen (z. B. Prostatiker, Descensus uteri usw.).
5. *Eine Steigerung der Antikoagulantien-Toleranz* bei Kombinationen mit folgenden Medikamenten: Barbiturate, Thiouracile, Oestrogene, Kortikosteroide, Diuretika, Laxantien, Purinkörper, Tranquillizer. Die ersten Beobachtungen über den hemmenden Einfluß der Barbiturate auf die Cumarin-Wirkung gehen auf REVERCHON (Presse méd. 69 [1961] 1570) zurück; zahlreiche Autoren und auch wir selbst konnten bestätigen, daß beim Weglassen (z. B. *Phenobarbital* bei Herzinfarkt-Patienten) der vorher gut eingestellte *Prothrombinspiegel plötzlich abfiel! Barbiturate sind also bei solchen Patienten langsam auszuschleichen;* Die Wirkung beruht analog dem *Hydantoin* auf der *Stimulation der Leberzell-Mitochondrien* (rascherer Abbau).
6. *Eine Verringerung der Toleranz* durch folgende Medikamente: Salicylate, Salicylamide, Phenylbutazon, Pyrazolone, Phenothiazine, D-Thyroxin. Vorsicht bei Clofibrat (**Regelan®**), Cumarolderivat hier anfänglich auf $^1/_2$ Dosis reduzieren.
7. *Verbot von Spinat und Mangold:* So kann eine einzige Spinatmahlzeit durch ihren hohen Gehalt an Vit. K. einen stärkeren Anstieg des gut eingestellten Prothrombinspiegels auslösen, wie wir dies häufig festellen konnten.

Komplikationen: Als einzige Komplikation ist bei einem allzu starken Abfall des Prothrombinspiegels durch die *Dicumarolpräparate* oder bei einer allzu starken Ver-

Antikoagulation

längerung der Gerinnungszeit durch das *Heparin* mit evtl. Blutungen zu rechnen. Solche sind in der Regel erst bei einem Prothrombinspiegel von unter 10% zu erwarten. Eine erhöhte Gefahr besteht bei *Lebergeschädigten*, bei *Hypertonikern* sowie bei *Thrombozytopenien* in den oben erwähnten Spezialfällen.

Maßnahmen bei Blutungen:

1. *Sofortiges Absetzen des Dicumarolpräparates oder des Heparins!*
2. *Sofortige i.v. Injektion von* **Konakion**® [Roche] (Wasseremulsion von Vitamin K_1), 1 Ampulle zu 1 ml = 10 mg Vitamin K_1, bei stark erniedrigtem Prothrombin sogar 2–3 Ampullen. Die Patienten, die unter einer Dauer-Antikoagulantientherapie stehen (Herzinfarktpatienten u.a.), sollten die **Konakion**®**-Kaudragées** à 10 mg zu Hause und auf Reisen bei sich haben und im Falle einer Blutung sofort ein Dragée einnehmen.
3. *Evtl. Bluttransfusionen:* 300–400 ml, am besten als Frischblut-(Plastikbeutel) Transfusionen, um dem Empfänger einen hohen Gehalt an aktiven Gerinnungsfaktoren zuzuführen. Dieser liegt bei Frischblut um 80–90%. Fernerhin, um dem Empfänger die wichtigen Blutplättchen, die etwa 48 Std. lebensfähig bleiben, zuzuführen. In den gewöhnlichen Blutkonserven werden die Thrombozyten rasch zerstört (Siehe Kap. Thrombozytopenien S. 14). Doch ist in Notfällen die sofort vorhandene Konserve vorzuziehen, da die „Plastik"-Konserve ja immer frisch hergestellt werden muß.
4. *Bei Heparin-Präparaten:* Sofortige langsame i.v. Injektion von *5 ml einer 1%igen Protaminsulfatlösung*, wodurch die Blutung momentan zum Stillstand kommt! Gegebenenfalls in Abständen von 15 Min. zu wiederholen. Bei *Depot-Heparin-Pp.* anschließend an die i.v. Injektion des Protamins gebe man i.m. 1 Amp. *5%iges Protaminsulfat*, nach 3 Std. zu wiederholen. So wird auch das allmählich aus dem Depot freiwerdende *Heparin* neutralisiert. Präparate: **Protamin**®, [Roche] 1% und 5%ig, Amp. à 5 ml; **Protamin**® [Vitrum].

Dicumarolpräparate

Es sind sehr zahlreiche Derivate im Handel. Man hält sich am besten immer an das gleiche Präparat, das man kennt. Persönlich bevorzugen wir ein *Dicumarolderivat mit mittlerer Wirkungsdauer*, damit die Patienten einerseits leicht eingestellt werden können und andererseits im Falle einer Blutung die Prothrombinzeit möglichst rasch wieder normalisiert werden kann. Bei allzu lang wirkenden Präparaten ist u.U. die erneute Normalisierung der Prothrombinzeit mühsamer, was beim Auftreten von schweren Blutungen oder bei plötzlichen Operationsindikationen unangenehm sein kann.

Acenocumarol, **Sintrom**® [Ciba-Geigy] (siehe Normalfall Abb. 58):

Dieses Präparat nimmt in seiner klinischen und pharmakologischen Wirkung eine Mittelstellung zwischen den lang- und kurzwirkenden Cumarinpräparaten ein. Es erfüllt damit die Forderungen, welche man heute an ein ideales Antikoagulans stellen muß, in einem sehr weitgehenden Maße, nämlich:

Hohe Aktivität bei kleinster Dosierung.
Rascher Wirkungseintritt.

Antikoagulation

Leicht steuerbare Dosierung und Applikation.
Fehlen von Nebenerscheinungen und toxischen Symptomen in den therapeutisch angewandten Dosen.

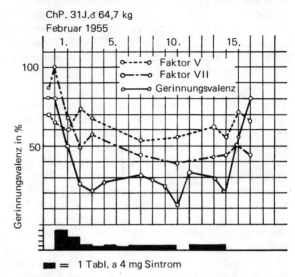

Abb. 58 *Gesunder Kontrollfall*: Benötigt eine etwas größere Initialdosis **Sintrom**® (16 mg + 12 mg) und dann eine Erhaltungsdosis von 3–4 mg tägl. Dieser Fall zeigt, wie der Faktor VII deutlich abfällt, während der Faktor V nur wenig beeinflußt wird. Typisch ist auch der relativ rasche Wiederanstieg des Prothrombinspiegels von 20 auf 55% in den ersten 24 Std. nach Absetzen des Mittels und auf 80% nach 48 Std., was sich vor allem beim Auftreten irgendwelcher chirurgischer Komplikationen günstig auswirkt.

Relativ baldiger, aber nicht allzu rascher Wiederanstieg des Prothrombinspiegels innerhalb 2–3 Tagen nach dem Absetzen des Mittels, der durch *Vitamin K_1* = **Konakion**® [Roche], 1 Ampulle zu 1 ml = 10 mg i.v., noch weiter beschleunigt werden kann.

Kontrolle der Wirkung: Es fallen alle in der Leber gebildeten Faktoren, d.h. Prothrombin (II), Faktor VII, IX und X ab. Am raschesten fällt Faktor VII ab, der aber bedeutungslos ist. Da die Quick-Methode vor allem den Faktor VII erfaßt, ist es wesentlich, wenn man sich auf die einfache Quick-Bestimmung verlassen will, eine für Faktor VII unempfindliche Thrombokinase, z.B. **Thrombokinase Ciba-Geigy**® zu verwenden, wobei die wichtigeren und langsamer abfallenden Faktoren IX und X erfaßt werden. Optimale Einstellung bei 20–25%.

Dosierung: *Spalttabletten* zu 4 mg, die sich leicht auch in Viertel brechen lassen. Das Präparat kann in einer einmaligen Dosis tägl. verabreicht werden. Die Verteilung der Dosen auf verschiedene Tageszeiten hat sich als unnötig erwiesen.

Initialdosis: Als geeignete Anfangsdosis verabreicht man bei normalem Prothrombinausgangswert 16–24 mg (d.h. 4–6 Tabl.), wobei der Spiegel innerhalb 24 Std. (seltener erst in 48 Std.) in einen Bereich zwischen 40 und 30% abfällt. Am zweiten Tag genügen je nach dem erreichten Prothrombinwert 8–12 mg (d.h. 2–3 Tabl.), um den Spiegel nun auf den definitiven therapeutischen Bereich von 15–25% der Quick-

Antikoagulation

bestimmung zu senken. (Beim Thrombotest nach Owren beträgt der therapeutische Bereich 7–12%.)

In dringenden Fällen (Lungenembolie) kann man die ersten 3 Tage mit *Heparin* überbrücken und am 3. Tage mit **Sintrom**® beginnen, um eine sofortige maximale gerinnungshemmende Wirkung zu erzielen, das *Heparin* dann am 4. Tage absetzen und mit **Sintrom**® allein weiterfahren. Eine gleichzeitige Kombination hat sich uns als zu gefährlich erwiesen, da die Blutgerinnungswerte dann nicht mehr genau kontrolliert werden können.

Erhaltungsdosis: Sobald der Prothrombinspiegel auf den therapeutisch optimalen Wert von 20–30% gesenkt worden ist, auch wenn dies evtl. schon innerhalb der ersten 24 Std. erfolgt, fährt man mit einer niedrigen Erhaltungsdosis fort. Diese schwankte in unseren Fällen je nach der Empfindlichkeit der Patienten zwischen 2–3 mg (d. h. $^1/_2$–$^3/_4$ Tabl.), in Ausnahmefällen betrug sie aber auch nur 1 mg ($^1/_4$ Tabl.) oder maximal 4–8 mg (1–2 Tabl.) tägl. Ist der erste Abfall sehr rasch eingetreten, oder war schon vor Beginn der Behandlung ein erniedrigter Prothrombinwert vorhanden, z. B. Leberstauung durch einen Herzinfarkt (s. Abb. 59) oder infolge einer Lungenembolie, so muß man vorsichtig sein und eine kleinere Erhaltungsdosis wählen. Diese beträgt dann evtl. nur 1 mg ($^1/_4$ Tabl.) *In zahlreichen Fällen empfiehlt sich auch eine alternierende Dosierung, z. B. abwechselnd je $^1/_2$ oder $^3/_4$ Tabl. tägl. oder z. B. $^1/_4$, $^1/_4$, $^1/_2$, $^1/_4$, $^1/_4$, $^1/_2$, usw., um einen möglichst konstanten Prothrombinspiegel im Blut zu erzielen.* Mit der klinischen Besserung des Krankheitsbildes und Rückbildung der Leberstauung (verbesserter Leberfunktion) beobachtet man während der Behandlung (z. B. bei Herzinfarkten, s. Abb. 59) häufig einen allmählichen Mehrbedarf an *Acenocumarol* zur Erzielung eines gleichbleibenden prothrombinsenkenden Effektes.

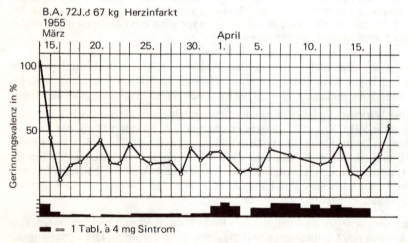

Abb. 59 *Thrombose- und Embolieprophylaxe bei einem Herzinfarkt* (72jähr. Mann) mit einem *Dicumarolderivat* (**Sintrom**®, [Ciba-Geigy]): Die Kurve zeigt deutlich das typische Verhalten bei einer schweren Kreislaufdekompensation mit allmählicher Erholung. Anfänglich, solange noch eine schwere Leberstauung vorliegt, braucht der Patient sehr kleine Dosen, mit zunehmendem Rückgang der Leberstauung muß aber die Dosis als Zeichen der verbesserten Leberfunktion allmählich erhöht werden. Nach Absetzen des Mittels steigt der Prothrombinspiegel innerhalb 72 Std. von 16% auf 55%.

Fällt der Prothrombinspiegel einmal unerwartet etwas tiefer ab, z.B. auf 10%, so genügt es, einfach einen Tag lang die Zufuhr des Medikaments zu unterbrechen, um einen Wiederanstieg in den therapeutischen Bereich zu erzielen (Abb. 60). **Konakion®** *sollte in solchen Fällen nur dann verabreicht werden, wenn wirklich Gefahr droht, da nach der Vitamin-K_1-Gabe der Prothrombinspiegel oft trotz der erneuten Cumarinzufuhr mehrere Tage hoch bleibt.*

Turnus der Prothrombinbestimmungen: *In der ersten Woche der Behandlung muß der Quicktest unbedingt täglich kontrolliert werden*, um größere Schwankungen oder einen allzu tiefen Abfall zu verhüten. Ist der Patient aber einmal gut eingestellt, so kann die Bestimmung auf alle 3–4 Tage herabgesetzt werden (s. Abb. 61) und später auf wöchentliche bis zweiwöchentliche Kontrollen. In der Praxis empfiehlt es sich, die Blutentnahme auf den Abend einzurichten, um das Blut (1 ml 0,1% Oxalat und 9 ml Blut, oder vermischt mit 3,8%igem Natriumzitrat im Verhältnis 1:5 oder 1:10; je nach Methode) dann mit der Nachtpost einem hierfür eingerichteten Laboratorium zuzustellen, welches den Prothrombinwert am Vormittag telephonisch übermitteln kann. Bei interkurrenten Infekten müssen die Kontrollen evtl. häufiger angesetzt werden. Normale Mensesblutungen bilden keine Kontraindikation, dagegen muß z.B. beim Vorliegen eines Myoms die Antikoagulantienbehandlung zeitweise reduziert oder unterbrochen werden, wenn allzu starke Metrorrhagien auftreten.

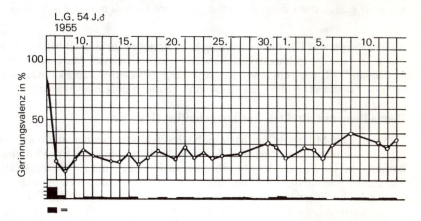

Abb. 60 *Beckenvenenthrombose mit multiplen Lungenembolien* (54jähr. Mann): Durch eine Initialdosis von 12 mg *Acenocumarol* (**Sintrom®**) gelingt es, den Prothrombinspiegel prompt auf therapeutisch optimale Werte zu senken. Eine tägliche Erhaltungsdosis von 1–3 mg genügt, um diesen im therapeutischen Bereich von 20–30% zu halten. Unter der Behandlung bilden sich allmählich alle Krankheitserscheinungen zurück.

Absetzen der Dicumarolpp.: Alle diese Präparate müssen ganz allmählich ausgeschlichen werden (*ca. 8 Tage!*), da sonst plötzliche Anstiege der Gerinnungsfaktoren auf übernormale Werte („rebound effect") zum Auftreten von frischen Thrombosen führen können.

Nebenerscheinungen: Übelkeit, Erbrechen, Diarrhoe, diffuse Alopezie sind sehr selten. Eine weitere Komplikation ist die *Cumarin-Nekrose*. Sie tritt in 0,07–1‰ meistens im Anfang der Behandlung auf. Die Aetiologie ist noch nicht geklärt. Wir beobach-

Antikoagulation

teten dies unter einigen tausend Fällen 3mal (siehe Jost, P.: Schweiz. med. Wschr. 99 [1969] 1069). Präparat wechseln, aber Antikoagulation weiterführen. Beinhochlagerung.

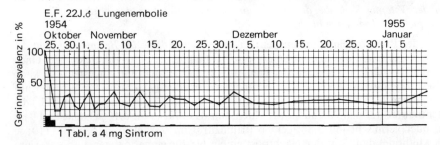

Abb. 61 *Traumatische Lungenembolie* bei Femurfraktur (22jähr. Mann): Nach 24 Std. fällt der Quick trotz 20 mg **Sintrom®** nur auf 50%, weitere 12 mg drücken den Spiegel dann etwas zu tief auf 8% herunter, weshalb eine zweitägige Pause eingeschaltet wird. Während mehr als 2 Monaten kann dann der Spiegel mit durchschnittlich 2 mg ($^1/_2$ Tabl.) pro Tag im gewünschten therapeutischen Bereich (20–30%) gehalten werden, wobei nur noch alle 4 Tage Kontrollen durchgeführt wurden. Es hätte hier bei der guten Einstellung auch eine wöchentliche einmalige Kontrolle genügt. Unter dieser Behandlung trat keine Embolie mehr in Erscheinung.

Andere Präparate: Für die weiteren, sehr zahlreichen im Handel befindlichen Präparate sei auf die Prospekte der betreffenden Firmen verwiesen: **Marcoumar®** (in Dtschl. **Marcumar®**) [Roche], ein besonders langwirkendes Derivat; ebenso **Indalitan®** [Ciba-Geigy]; **Tromexan®** [Ciba-Geigy], ein allzu rasch abklingendes Präparat.

Behandlung mit direkten Antikoagulantien (Heparin)

Heparin ist ein Mucopoly-saccharid-polyschwefelsäureester, der aus Glucosamien und Glucuronsäure aufgebaut ist. Die Wirkung des Heparins ist an einen im Plasma vorkommenden Co-Faktor, dem Antithrombin III, gebunden. Es wirkt als Antithrombin und als Antithrombokinase. Das Antithrombin III wird durch Heparin aktiviert und hat eine hohe Affinität zum Faktor X, dessen Inhibitor es darstellt. Durch Heparinkonzentrationen, die keine Antithrombinwirkung hervorrufen, ist es möglich, einen im Überschuß vorliegenden Faktor X, wie dies bei der Hyperkoagulolabilität der Fall ist, zu neutralisieren. (Siehe Kummer, H.: Schweiz. Rundschau Med. (Praxis) 62, [1973] 619). Somit ist es möglich mit unterschiedlichen Heparindosen differente Effekte auf das Gerinnungssystem zu erzielen.

Indikationen: Vor allem bei *akuter Lungenembolie, arteriellen Thrombosen* und wenn eine möglichst rasche Wirkung erzielt werden soll als Einleitung einer späteren *Dicumarolbehandlung*. Beim Herzinfarkt ziehen wir im allgemeinen die etwas langsamer wirkenden Dicumarolpräparate vor, da die Koronarthrombose selbst ja nicht mehr rückgängig gemacht werden kann und bei evtl. Intimarissen, die häufig als Ursache in Frage kommen, Mediablutungen auftreten können.

Für alle Operationsfälle hat sich die Heparinbehandlung in der höheren Dosierung, welche eine Verlängerung der Gerinnungszeiten ausmacht, nicht bewährt. *Hier sind die Dicumarolpräparate vorzuziehen*, da sie besser überwacht und dosiert werden können und deshalb seltener zu Komplikationen führen. Eine Ausnahme bilden Gefäßoperationen.

Heparin: Ampullen zu 5 ml (1 ml = 5000 E = 50 mg), z. B. **Liquemin®** [Roche], **Heparin-Vitrum®**, **Heparin-Novo®**, **Heparin-Leo®** usw.

Dosierung: *Prophylaxe*: Mindestens 250–300 mg = 5–6 ml pro die, d. h. 3 × tägl. je 100 mg (2 ml i.v.).

Stoßtherapie (Lungenembolie, arterielle Thrombosen):

Tägl. 3–4 × 15000 E. = 3–4 × 3 ml oder Dauertropfinfusion mit 20–40000 E. Heparin in 1 l physiolog. NaCl- oder Glukoselösung, wobei die Thrombinzeit auf das zwei- bis dreifache der Norm verlängert werden sollte. Nach 3–4 Tagen kann auf die einfacheren und billigeren *Dicumarolpräparate* übergegangen werden.

Neutralisierbarkeit der Heparinwirkung: Durch *Protaminsulfat* kann die *Heparinwirkung* nötigenfalls bei Blutungen, Operationsindikationen *sofort*, d. h. schon innerhalb Minuten, und hierin liegt ein gewisser Vorteil der *Heparintherapie*, neutralisiert werden.

Dosierung: *Protaminsulfat* 1 ml 5%ig i.m. und 5 ml 1%ig i.v., s. S. 186.

Nebenwirkungen: Die *Heparinbehandlung* muß sehr sorgfältig überwacht werden, da hier die *Blutungsgefahr* viel größer ist als bei *Dicumarol*. Bei langdauernden Behandlungen von 2–3 Wochen und mehr haben wir, wie dies auch bei anderen Antikoagulantien beobachtet wurde, in seltenen Fällen *Haarausfall* bis zur eventuell vollständigen vorübergehenden Alopezie gesehen. Die Haare wachsen aber nach 2–3 Monaten immer wieder nach. Bei einer kurzdauernden Anwendung ist diese Komplikation nicht zu befürchten. Selten kommt es zu einer allergischen Reaktion.

„**Low-dose-Heparin**":

In letzter Zeit sind etliche Studien über die Wirkung kleiner Heparinmengen, welche subcutan verabreicht werden, erschienen. Unter anderem A.M. Nikolaides et al.: Lancet; II, [1972], 890, V.V. Kakkar et al.: Lancet, II, [1972] 101. Bei frühzeitiger Anwendung läßt sich eine evtl. sich ausbildende Hyperkoagulolabilität und damit das Auftreten von Beinvenenthrombosen vermeiden. Wichtig ist, daß die Applikation vor der Operation erfolgt. Bis zur Mobilisation kann man je nach Schwere des Falles das Präparat weitergeben. Die Frequenz tiefer Beinvenenthrombosen ist durch die Heparingabe insgesamt auf ein Viertel reduziert worden. Die Therapie erfordert keine spezielle Überwachung, kein Blutungsrisiko.

Dosierung: 5000 E. Heparin (**Liquemin®**) zu 1 ml 2 Std. vor der Operation, anschließend im zwölfstündigen Intervall 5000 E. s.c. – **Heparin-Novo-Lente®**, 0,4 ml = 5000 E! Positive Erfahrungen liegen auch bei Herzinfarkt vor. (Siehe Gallus, R. et al.: New Engl. J. Med. 288, [1973], 545).

Thrombolytische Therapie

Streptase® [Behringwerke] Packg. mit 100000 und 750000 E.

Indikationen: Akute arterielle Gefäßverschlüsse, akute Phlebothrombosen des Beckens und der Extremitäten, Lungenembolien. Für den Herzinfarkt kann keine generelle Empfehlung ausgesprochen werden.

Fibrinolyse

Kontraindikationen: sind die gleichen wie für die üblichen Antikoagulantien.

Behandlungsschema: 250000 E. als initiale Kurzinfusion (siehe unten).

Stündlich 100000 E. (z. B. 750000 E. in 500 ml Laevulose 5% in 7–8 Std.).

Dauer der Behandlung: Im allgemeinen 24–48 Std. Bei Venenthrombosen 4–6 Tage.

Im Prinzip soll die Initialdosis innerhalb 30 Min. verdünnt in 50 ml NaCl 0,9% zusammen mit 40 mg Prednisolon (Abschirmung gegen evtl. anaphyl. Reaktionen) in *Tropfinfusion* verabreicht werden. Die Erhaltungsdosis beträgt gewöhnlich $^2/_3$ der Initialdosis. Zur Kontrolle bestimmt man die Thrombinzeit, die den 3–4fachen Wert erreichen soll und die gewöhnlich nach 3–4 Std. erreicht ist. Bestimmung eine Std. vor und 4 Std. nach Beginn der Infusion, dann 6–8stündlich. Die Dauer der Behandlung soll im allgemeinen 3–6 Tage nicht überschreiten. Nach Absetzen der Streptokinase fährt man mit *Heparin* weiter um eine Rethrombosierung zu verhüten: 7500 IE *Heparin* innerhalb 12 Std. als Dauertropf, dann 10000 IE/12 Std. Man richtet sich in der Dosierung nach der *Plasmathrombinzeit* (muß das 2–4fache der Norm betragen!), dann Überlappung mit *Cumarinpp.* z. B. **Sintrom**® oder **Marcumar**®.

Antidot bei Blutungen (durch eine allzu intensive Streptokinase-Therapie): *Epsilonaminokapronsäure* (siehe Seite 18) ferner **Trasylol**®, sofort 100000 KIE langsam i.v., anschließend 200000–300000 KIE per infusionem während 3–4 Std., wenn nötig erneut 100000 KIE.

Bei Patienten mit vorausgegangener Angina, Patienten mit einem Rheumatismusverus und bei Patienten, die schon einmal lysiert wurden, ist die initiale Dosis anhand des Streptokinase-Resistenz-Testes zu ermitteln. Dies ist generell ansonsten nicht erforderlich.

Thrombozytenaggregationshemmer.

Die *Acetylsalizylsäure* bewirkt eine Hemmung der sekundären Thrombozytenaggregation. Bereits 250 mg genügen, um einen maximalen Effekt zu haben. Positive Erfahrungen liegen vor: Prophylaxe postoperativer Thrombosen, zerebro-vaskuläre Insuffizienzen. Weitere Aggregationshemmer: *Dextrane, Dipyridamol*.

Dosierung: **Colfarit**® [Bayer] 3 × 1 (1,5 mg Acetylsalizylsäure) Kapsel.

Ein entgültiger Beweis, ob dieses Präparat die Rezidivgefahr eines Herzinfarktes vermindert, muß von den laufenden Doppelblindstudien abgewartet werden.

Thrombophlebitis migrans

Man vergesse hier nie, daß eine Thrombophlebitis migrans oft das Begleitsyndrom eines Karzinoms ist. Im übrigen gleiche Therapie.

Phlegmasia caerulea dolens

Eine akute, vor allem bei Karzinom-Patienten an den untern Extremitäten auftretende Thrombose aller Venen, die im Gegensatz zur arteriellen Thrombose mit tiefblauer Verfärbung, starken Ödemen und deutlichem Hervortreten der subkutanen Venen einhergeht. Eventuell pulsieren die Arterien noch, vielfach bestehen aber auch Spasmen derselben. Eine Gefahr bildet hier vor allem der schwere *hypovolämische Schock* und die eventuell einsetzende *Gangrän*.

Therapie

Hochlagerung.

Vorsicht mit Antikoagulantien, vor allem im Anfangsstadium, da es hier durch den sehr starken Venendruck zu ausgedehnten Blutungen in das Gewebe kommen kann, welche die Gefahr der Gangrän erhöhen. Evtl. *Thrombolytika* (s. S. 191).

Eventuell operative Ausräumung, speziell wenn ein zusätzlicher Arterienspasmus besteht, da dieser (z.B. in der Arteria femoralis) nach Freipräparieren der Vena femoralis und Entfernung des Thrombus verschwindet.

Cave Spasmolytika!, da diese den Blutandrang noch erhöhen.

Eventuelle Bekämpfung des hypovolämischen Schocks (s. Schock-Kapitel).

Lungenembolie

Die operative Embolektomie mit kardiopulmonalem Bypass bringt leider nur selten einen Erfolg, d.h. nur wenn sie sofort unter klinischen Verhältnissen durchgeführt werden kann.

In leichten Fällen *sofort Heparin*, in *schweren* Fällen *Streptokinase-Therapie* s. S.191.

Bei Atemnot O_2-*Therapie.*

In schwersten Fällen sofort **Eupaverin forte**® [Merck] (Amp. à 0,15 g in 5 ml) langsam i.v., d.h. während 5 Min., injizieren.

Bei Temperatursteigerung *Abschirmung mit Antibiotika*, da oft das Zeichen einer beginnenden Infarktpneumonie. *Penicillin* als **Pluscillin**® [Bayropharm], **Stabicillin forte**® [Vifor], 3× 1 Tabl. zu 1 Mio. E (keine Injektionen wegen Antikoagulantientherapie!). Wenn unwirksam, Übergang auf Breitspektren: z.B. *Tetracyclinderivate*, **Achromycin**® 4× 250 mg p.o. oder **Penbritin**® (in Dtschl. **Amblosin**®, **Binotal**®) 4× 500 mg p.o. Gegen den starken Hustenreiz *Codein, 2%ige Lösung*, 3–4× 20 Tropfen tägl., oder **Dicodid**® oder **Acedicon**®, 3–4× 1 Tabl. tägl.

Bei *Schock* (s. dort) wirkt bei der Lungenembolie das *Isoprenalin* (**Aleudrin**®, **Aludrin**®, **Alupent**®) günstig.

Arterielle Thrombosen und Embolien

Meistens handelt es sich bei der arteriellen Thrombose um ein vorgeschädigtes Gefäß: Arteriosklerose, M. Bürger oder um eine arterielle Embolie bei Vorhofflimmern oder -flattern, seltener bei Mitralvitien oder Infarkten und bei Traumen (elektr. Unfall). Es sollte immer ein Chirurg konsultiert werden.

arterielle Verschlußkrankheit

In *Frühfällen* u. U. **chirurgischen Eingriff**, bei Embolien als Regel (in den ersten 8 bis evtl. 24 Std.) die Embolektomie.

Sofortige **Streptokinasetherapie** vermag u. U. eine Auflösung des Thrombus herbeizuführen. **Streptase®** [Behring]. Nähere Technik siehe S 191. Soll nur in der Klinik unter strenger Überwachung durchgeführt werden.

Antikoagulantien: Liegt das Ereignis schon länger als 24 Std. zurück, dann Antikoagulantientherapie. Später zusätzliche Gefäßmassage mit *Synkardon* oder *Vasotron* sehr wesentlich (s. Kapitel periph. Zirkulationsstörungen), um die Kollateralen zu erweitern.

Gefäßerweiternde Mittel: Siehe Kapitel: Periphere Zirkulationsstörungen, S. 161.

Schmerzmittel: Siehe gleiches Kapitel, S. 162.

Cave Hochlagerung! Verstärkt die Schmerzen durch schlechtere arterielle Durchblutung, also *Extremität tief lagern!*

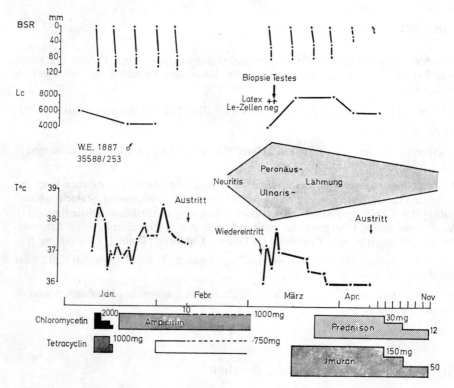

Abb. 62 *Periarteriitis nodosa* (W. E., 81jähr. Mann). Sehr gutes Ansprechen auf eine Azathioprin-Behandlung. Die Diagnose konnte durch die Hodenbiopsie gesichert werden, welche die typischen Nekrosen der Gefäße mit Zerstörung der Elastica interna zeigte. Die schwere Ulnarislähmung rechts und die Peronaeuslähmung bildeten sich weitgehend zurück. Der Patient nimmt weiterhin täglich 50 mg **Imurel®** plus 4 mg Triamcinolon.

Periarteriitis nodosa

Eine allergische Erkrankung, die in gewissen Fällen auf eine Sensibilisierung gegen *Sulfonamide*, in einem unserer Fälle auf **Rastinon**®, ferner auf *Penicillin* und andere Medikamente, aber auch eventuell auf bakterielle Toxine usw. zurückzuführen ist. Die Erkrankung beginnt oft unter dem Bilde einer Polyneuritis mit hoher BSR.

Behandlung

Sofortiges Absetzen eventueller auslösender medikamentöser Allergene!

Kortikosteroide: In den Frühfällen eine intensive *Prednison*- (125 mg tägl.) oder *Dexamethason-Therapie* (24–30 mg tägl.). In den Spätfällen *streng kontraindiziert*, da zu gefährlich, weil es dann zu Thrombosen und Gefäßvernarbungen mit *Gangrän* kommen kann!

Immunosupressive Therapie mit *Kortikosteroiden* und **Imurel**® siehe IST-Kapitel, S. 640. Man beginnt kombiniert mit *Kortikosteroiden* und kann dann die Dosis des Kortisonpräparates allmählich reduzieren (siehe Abb. 62).

Kombination mit einer Antikoagulantientherapie (Dicumarolderivate, siehe Kapitel Thrombose).

Varizen

Verödung von Varizen mit Injektionstherapie

(Technik von Dr. SIGG, Binningen [Schweiz], mit Erlaubnis des Autors)

Als Mittel der Wahl gilt heute das *Natriumtetradecylsulfat* **Sotradecol**® [Wallace und Tiernan, New Jersey], das am besten verträglich ist und dank seiner hohen Konzentration nur geringe Mengen benötigt. Als 1%-, 3%- und 5%ige Lösung im Handel.

Desinfektion einer gesunden Hautstelle.

Einstechen einer 1,4 mm dicken, kurz geschliffenen Nadel; bei größeren Venen im horizontal gelagerten Bein, bei kleineren im Stehen.

Abfließenlassen des Blutes in ein Becken. Horizontale Lagerung des Beines am sitzenden Patienten.

Aufziehen von 0,2–0,5 ml **Sotradecol**® 3% (bei kleinen Varizen 0,2–0,5 ml 1%) und $^1/_2$–1 ml Luft (Air-Block-Technik).

Injektion am horizontalen Bein (nie im Stehen!) bei vertikal gehaltener Spritze. Der Vorteil dieser Technik besteht darin, daß die zuerst injizierte Luft die Gefäße blutleer macht und damit einen direkten Kontakt des Verödungsmittels mit der Venenwand erlaubt.

Entfernung der Nadel und *Kompression* mit Gazetupfer.

Straffes Einwickeln des Beines vom Fuß her mit 2–3 Binden unter Belassung des Gazetupfers. Der Verband kann über Nacht entfernt werden.

Varizen

Weitere Verödung in der unmittelbaren Nachbarschaft nach frühestens einer Woche. Keine Injektion am stehenden Patienten (Nekrose!), keine Stauschläuche, kein Ausstreichen der Varizen vor der Injektion!

Komplikationen: Lungen- oder Luftembolien sind im allgemeinen nicht zu befürchten. Eine leicht schmerzhafte Entzündung der Venen nach 2 bis 3 Tagen entspricht dem therapeutisch gewünschten Effekt. Bei den seltenen Anaphylaxien hat sich die i.v. Injektion von 15–20 ml 2% *Procain*, **Novocain®** bewährt.

Operatives Vorgehen

In ausgesprochenen Fällen greift man besser zu der chirurgischen Methode der Venenexstirpation (Methode von BABCOCK, MOSZKOWICZ).

Morbus Osler

Eine hereditäre Erkrankung mit leicht blutenden Teleangiektasien (Mundschleimhaut, Magen usw.). Die Behandlung besteht bei einer Blutung in der Kompression mit *Thrombin* (**Topostasin®**). Bei schweren inneren Blutungen evtl. Operation.

Nachträge bei der Korrektur (Herzkapitel):

Lanitop® [Boehringer Mannheim], eine neues Derivat, *β-Methyl-Digoxin*, zeichnet sich durch eine Resorption von nahezu 100%, eine Abklingquote von 22% und einen Wirkungseintritt p.o. nach 5–20 Min. und i.v. nach 1–4 Min. aus. Hinsichtlich Wirkungseintritt gleicht es somit dem *Strophanthin* und eignet sich daher für die i.v. kardiale Notfalltherapie. Auch nach p.o. Gabe ist es das am schnellsten wirksame Glykosid. Durch die nahezu vollständige Resorption und die günstige Abklingquote ist es leicht steuerbar.

Dosierung: Als Sättigungsdosis 2× 2 Tabl. à 0,1 mg oder 2× 15 Tropfen (15 Tropfen = 0,2 mg) oder 2× 1 Amp. à 0,2 mg tägl. über 3–5 Tage. Als Erhaltungsdosis 2–3× 1 Tabl. oder 2–3× 7 Tropfen tägl. Für die rasche i.v. Sättigung gleiche Dosis wie beim **Cedilanid®**.

Mexiletine (**Kö 1173**) [Boehringer Ingelheim], ein neues vielversprechendes Antiarrhythmikum für die orale und parenterale Therapie der ventrikulären Rhythmusstörungen. Das Mittel ist gegenwärtig noch nicht im Handel, wird aber von der Firma auf Anfrage zur Verfügung gestellt. Chemische Ähnlichkeiten mit *Lidocain*. Hemmt wie dieses die ventrikuläre Depolarisation, ohne das Ruhepotential oder das Aktionspotential zu verändern. *Mexiletine* erwies sich experimentell und klinisch noch in Lidocainresistenten Fällen als wirksam, besonders auch bei digitalisbedingten Extrasystolien. Bemerkenswert ist, daß *Mexiletine* auch oral eine sehr starke Wirkung entfaltet. Es wird rasch resorbiert und hat eine *lange Halbwertzeit* (15 Std.). Neben der intravenösen Notfallmedikation empfiehlt es sich somit auch als *orales Langzeit-Mittel bei der Behandlung ventrikulärer Rhythmusstörungen.* (Lit. siehe R. G. Talbot und Mitarb., Lancet 7826 (1973), 399–403. N.P.S. Campbell und Mitarb., Lancet 7826 (1973), 404–407). Die zentralnervösen Nebenerscheinungen (Arteriosklerotiker!) sind die gleichen wie beim *Lidocain*.

Respirationsorgane und Thorax

Pneumonie

Kruppöse Pneumonie und Bronchopneumonie

Diese auch heute häufige Erkrankung zeigt bei Einschluß aller Fälle nur eine Mortalität von 2–3%, gegenüber 40% vor der Ära der Chemotherapie. Das Fieber dauerte früher meistens minimal 8 Tage! Neben der *klassischen kruppösen Form* sind *bronchopneumonische Formen* bei *Lungenstauung,* bei *Operierten* und *Verunglückten* (evtl. Aspiration) und ferner als Komplikationen bei verschiedenen *Infektionskrankheiten* häufig. Auch hier kommen, mit Ausnahme der Grippe und Masern, wo Mischinfektionen nicht selten sind, ursächlich vor allem die Pneumokokken in Frage. Durchschnittlich handelt es sich in 70% der Pneumoniefälle um Pneumokokken, seltener um Streptokokken, Staphylokokken, Friedländer-Bazillen usw. Ein großer Teil entfällt auch auf die *Virus-Pneumonien,* s. dort.

Antibiotika

Für die normalen Fälle: Penicillin 3 Mio. E (bei schon längerer Dauer besser 5 Mio.) + 1 g *Streptomycin* (z. B. **Streptothenat**®). Nach Temperaturabfall noch 4 Tage weiter Penicillin 2 Mio. E + Streptomycin, dann aufhören. Wenn nach 24 Std. keine Entfieberung eintritt, besser Übergang auf ein *Tetracyclin-Präparat* (z. B. **Achromycin**®).

Für die komplizierten schweren Fälle, d.h. entweder toxische Fälle oder *Patienten mit vorbestehenden Komplikationen* (z. B. Herzinsuffizienz, Silikose, Morbus Boeck, Patienten über 60 Jahre! usw.), Zweierkombination von: *Tetracyclinpräparaten* (z. B. **Terravenös**® oder **Vibramycin**® bis zur Entfieberung, vorteilhaft kombiniert mit *Sulfonamiden* (z. B. **Madribon**®, **Orisul**® usw.): 1. Tag 4 Tabl., dann tägl. 2 Tabl. bis 4 Tage nach der Entfieberung. Die *Tetracyclinpräparate nie mit Penicillin kombinieren,* da sich gerade bei Pneumokokken die beiden Antibiotika durch ihre *antagonistische Wirkung* evtl. aufheben können, siehe Antibiotikakapitel, S. 482.

Bei sehr schweren Fällen empfiehlt sich u. U. die Anwendung einer Dreierkombination: *Tetracyclin* + *Albamycin* 2 g tägl. + *Thioamphenicol* oder *Sulfonamid,* da hier evtl. resistentere Keime vorliegen.

Cave Streptomycin bei diagnostisch unklaren Lungeninfiltraten, um die Diagnose einer Tbc nicht zu maskieren (*Sputum!*).

Übrige Behandlung

Herz: Bei schweren Pneumonien: $^1/_8$ mg eines *Strophanthuspräparates,* z. B. **Strophosid**® oder **Kombetin**® + 10 ml 20%ige *Glukose* + 10 ml eines *Theophyllinderivates* (0,5 g), evtl. 2 × tägl. oder **Cedilanid**® 0,4 mg i.v.

Pneumonie

Bei Flimmern: Gesamtlanatoside (**Digilanid**®) 0,4 mg i.m. und weiter 0,2 mg alle 4 Std., bis zum Verschwinden des Pulsdefizits (Näheres siehe Herzkapitel).

O_2: In allen Fällen mit ausgeprägter Zyanose oder Atemnot, bei Erwachsenen O_2-Brille oder Nasenkatheter. Bei Kleinkindern Plastikzelt.

Bei Blutdruckabfall (diastolischen Druck beachten, fällt zuerst ab!): Anfänglich genügt evtl. **Depot-Novadral**® [Diwag], i.m. 1 Ampulle (= 1 ml = 10 mg, u. U. mehrmals), oder *Metaraminol* (**Aramin**® [Merck, Sharp und Dohme]) 1 Amp. à 10 mg i.m. oder i.v. evtl. wiederholen, in schweren Fällen Übergang auf *Angiotensin- oder Noradrenalininfusionen* (siehe Schockkapitel, S. 152ff).

Sedativa: z. B. *Phenobarbital* 0,1–0,2 g p.o. oder *Chlordiazepoxyd* (**Librium**®) 10–20 mg, 2–3 × tägl. oder *Diazepam* (**Valium**®) 3 × 5–10 mg tägl.

Bei ausgeprägter Unruhe: evtl. *Chlorpromazin* = **Largactil**®, **Megaphen**® 25–50 mg i.m. 1–2–3 × tägl.

Mittel zur Beruhigung des Hustenreizes: wesentlich vor allem für die Nacht!

Schwache Wirkung: *Benzonatat* (**Tessalon**® [Ciba-Geigy]) 2–3 × tägl. 1–2 Perlen à 100 mg oder das *Methadonpräparat* **Ticarda**® [Hoechst] 2 × 10 bis 12 Tropfen tägl.

Stärkere Wirkung: *Codeinpräparate: Codeinum phosphoricum*: 2%ig, 20–30 Tropfen 3–4 × tägl., oder *Hydrocodon* = **Dicodid**® [Knoll], 4 × 1 Tabl. zu 10 mg tägl., oder mit noch stärkerer Wirkung *Thebacon* = **Acedicon**® [Boehringer], 3–4 × 1 Tabl. zu 10 mg.

Stärkste Wirkung: *Dihydromorphinon. hchl.*, **Dilaudid**® [Knoll] 1 mg + 1,5 ml *Nicaethamid* (**Coramin**®) i.m., u. U. 2–3–4 × tägl.; ist gegen den starken Hustenreiz und die evtl. Unruhe am besten. Kontraindiziert bei alten Leuten und bei ausgeprägter Zyanose (Atemzentrum).

Ernährung und Flüssigkeit: Möglichst leichte, flüssige Kost, viel Flüssigkeit (Tee mit Zitrone und Zucker, Fruchtsäfte).

Bronchitiskessel: 1–2 × tägl., zur Befeuchtung der Atemwege und der Zimmerluft.

Bettruhe: Bis 5–6 Tage fieberfrei, je nach Alter. Alte Leute lieber schon früher heraussitzen lassen!

Pneumoniekomplikationen

Akutes Lungenödem bei Pneumonien

Gleiche Therapie wie bei anderen Lungenödemen, siehe Herzkapitel S. 134.

Metapneumonische Pleuritis

Kann durch Chemotherapie nicht verhindert werden. Wichtig ist hier die Probepunktion, um ein sich entwickelndes Empyem auszuschließen. Heilt meistens innerhalb von 8 Tagen ab, wenn sich kein Empyem entwickelt. Bettruhe, bis sich der Erguß weitgehend zurückgebildet hat.

Empyem

Der Verdacht für das Vorliegen eines Empyems besteht immer, wenn während oder nach einer Pneumonie septisches intermittierendes Fieber auftritt und die Leukozytose im Blut nicht zurückgeht. – Die Diagnose kann nur durch die Probepunktion erhärtet werden. Ein stark trübes, leukozytenreiches, kleines (10–30 ml) *Begleitexsudat* mit einzelnen Bakterien wird häufig als initialer Reizerguß schon bei der gewöhnlichen kruppösen Pneumonie gefunden und ist dann meistens ohne besondere Bedeutung. Vorsichtshalber injiziere man aber auch in solchen Fällen *Penicillin*, 3 Mio. E intrapleural.

Therapie

Grenzen und Prognose der konservativen Behandlung: Die rein *intern-medizinische Behandlung* (Spülungen und intrapleurale Instillation von Antibiotika zusammen mit p.o. oder i.m. Antibiotikatherapie) führt heute in 80% (früher 50%, Abb. 63) zur Ausheilung. Ein chirurgisches Eingreifen war in den letzten 16 Jahren nur noch bei

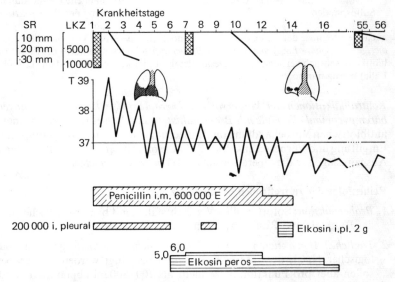

Abb. 63 *Pleuraempyem* (L.E., 71jähr. Mann, Erkrankung 1948): Konservative Behandlung mit *Penicillininjektionen* und Spülungen. Typischer Verlauf (Mischinfektion mit Streptokokken und Staphylokokken). Weitgehende Besserung und nur noch subfebrile Temperatur nach 8 Tagen. Völlige Ausheilung innerhalb 14 Tagen. Allmählicher Rückgang der Linksverschiebung und Senkungsreaktion. Dieser Fall (zu Beginn der antibiotischen Ära) wurde mit zu kleinen Dosen behandelt. Er hätte wahrscheinlich mit höheren Dosen, wie wir sie jetzt anwenden, rascher entfiebert.

20% unserer Fälle notwendig, vor der Einführung der Breitspektrum-Antibiotika, d.h. mit *Penicillin*, *Streptomycin* und *Sulfonamiden* allein, in 49% (1946–1952) der Fälle, s. Abb. 64. Auf Grund der gewonnenen Erfahrungen darf im allgemeinen mit der konservativen Behandlung bis zum 10. Tage fortgefahren werden. Tritt bis dahin

Empyem

keine deutliche Besserung ein, so sind die Patienten auf jeden Fall operativ anzugehen (Bülaudrainage, evtl. Lappenresektion).

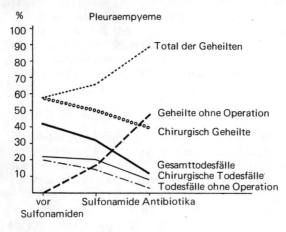

Abb. 64 *Pleuraempyem. Aussichten der Behandlung vor und nach Einführung der Antibiotika:* Rund 50% der Fälle sprachen vor dem Aufkommen der *Breitspektrum-Präparate* auf die alleinige Behandlung mit *Penicillin, Streptomycin* und *Sulfonamiden* an (s. Kurve,) so daß nicht mehr operiert werden mußte. Heute ist die Heilungsquote der rein internistisch behandelten Fälle durch die Einführung der *Breitspektrum-Antibiotika* auf rund 80% angestiegen. Aber auch die Prognose der Fälle, die auch jetzt noch ein operatives Vorgehen benötigen (*mehrkammerige, interlobäre Empyeme*, Fälle mit *Bronchialfisteln*) hat sich durch die Einführung der Antibiotika wesentlich verbessert. Die Gesamtletalität (der konservativ und chirurgisch behandelten Fälle) betrug nur noch 8%.

Kontraindikationen der konservativen Therapie: Mehrkammerige Empyeme, Interlobärempyem und alle Fälle mit Bronchialfisteln sind besser schon nach einer dreitägigen antibiotischen Vorbehandlung mit Entleerung und Spülungen des Empyems (die durch Entgiftung und Verbesserung des AZ für die oft schwertoxischen Patienten eine bessere Ausgangslage für die Operation schafft!) *operativ anzugehen!*

Reihenfolge der zu treffenden Maßnahmen

1. *Probepunktion:* Sofort in allen Verdachtsfällen mit bakteriologischer Untersuchung des Exsudats und Resistenzprüfung.

2. *Tägliches Abpunktieren des Exsudats und nachherige Spülung* mit ca. 500 ml physiologischer NaCl, der 6 Mio. E *Penicillin* beigefügt werden. Bei großen Ergüssen sollen aber pro Punktion nicht mehr als 700–800 ml abpunktiert werden, um ein Lungenödem zu vermeiden!

3. *Antibiotika:* Bis zum Eintreffen der bakteriologischen Resistenzprüfung:

   Liegt keine Mischflora vor: Man beginnt nach dem Abpunktieren des Exsudats mit täglicher Instillation von 10 Mio. E *Penicillin* intrapleural, plus 1 g *Streptomycin* (z. B. **Streptothenat**®) verdünnt in 50 ml physiologischer NaCl. Damit kombiniert man die i.m. Verabreichung von tägl. je 5 Mio. E *Penicillin* + 1 g *Streptomycin* (**Streptothenat**®).

   Beim Vorliegen einer Mischflora: Hier ist eine Dreierkombination von Breitspektrum-Antibiotika indiziert, d. h. eine *Tetracyclin*, z. B. **Terravenös**®, tägl. 1–2 Amp. zu 250 mg + 2 g *Streptomycin* + 1,5 g *Thiamphenicol* (**Urfamycin**®, **Urfamicina**®) einzeln injiziert in je 40 ml physiologischer NaCl, intrapleural nach vorherigem Abpunktieren und Spülen des Exsudats. Dazu peroral *Tetracyclin* 1 g plus i.m. **Garamycin®** (in Dtschl. **Refobacin®**) 3× 60 mg und *Streptomycin* 1 g. Je nach dem Resultat der später eintreffenden Resistenzprüfung wird man dann nachträglich evtl. auf eine andere Zweier- oder Dreierkombination übergehen.

Bei Staphylokokken: Früher kam man hier nur operativ zum Ziel. Heute kann man aber evtl. auch hier konservativ mit den neuen spezifischen Antibiotika eine Heilung erzielen. Doch raten wir beim Vorliegen von Staphylokokken besser zur *Frühoperation*. Man wartet evtl. nur bei hochtoxischen Patienten 1–2 Tage ab, bis sich der Allgemeinzustand unter der spezifischen allgemeinen und der lokalen (Spülung und Instillation) Behandlung gebessert hat. Über die spezifischen gegen die Staphylokokken wirksamen Antibiotika siehe Antibiotikakapitel und unter *Staphylokokkenmeningitis* S. 546.

4. *Streptokinase*: Bei dickflüssigem Eiter oder bei reichlichem Fibrin 1 Ampulle intrapleural und evtl. nach 48 Std. Wiederholung, zur Verflüssigung des Sekrets und Vermeidung von frühzeitigen Verwachsungen. Evtl. kann es hierdurch zu vermehrten Schmerzen (pleurale Reizerscheinungen) und zu einem leicht hämorrhagischen Exsudat kommen, was aber im Hinblick auf die ausgezeichnete Wirkung ohne Bedeutung ist (Pp.: **Streptase®** [Behring] u.a.).

5. *Gammaglobuline*: RIVA hat bei schweren, vor allem durch Staphylokokken bedingten Empyemen, die sich refraktär verhielten, günstige Erfolge mitgeteilt. Dosis 30 ml i.m. Selbst haben wir bei Patienten ohne Hypogammaglobulinämie keine sichere Wirkung gesehen, doch würden wir in resistenten Fällen einen Versuch empfehlen. Wichtig bei *Leukämien*, *Hodgkin* usw.

Lungenabszeß

Tritt seltener als Folge einer kruppösen Pneumonie, häufiger aber bei Bronchopneumonien, Aspirationen, Grippepneumonien und septischen Infarkten auf. Bereits 1954 konnten wir zeigen, daß die Heilungsziffer durch die rein antibiotische Behandlung auf 83% angestiegen war und nur noch in 13% der Fälle chirurgisch eingegriffen werden mußte, wobei sich die Letalität von früher 24% auf 4% reduzierte (Abb. 65). Heute hat sich die Zahl der nötigen chirurgischen Interventionen durch die Breitspektrum-Antibiotika noch weiter vermindert.

Durchschnittlich ist mit einer Heilungsdauer von 4–6 Wochen zu rechnen.

Therapie

Dreierkombination (*Penicillin, Streptomycin, Thiamphenicol*)) ergibt in vielen Fällen gute Resultate, doch muß man auf das Biogramm abstellen! *Dosierung*: tägl. 10 Mio. E **Penicillin** + 2 g **Streptothenat®** + 3 g **Urfamycin®** (**Urfamicina®**) i.v. Tropfinfusion. Nach Entfieberung Streptomycin und Urfamycin auf die Hälfte reduzieren. Antibiotika-Inhalationen haben keinen Sinn.

Breitspektrum-Antibiotika: In Fällen mit putridem Geruch (Anaerobier) oder wenn mit *Penicillin/Streptomycin* kein deutlicher Erfolg, dann Wechsel auf Dreierkombination: *Tetracyclin* + *Gentamicin* + *Thiamphenicol*, das heißt z.B.: **Reverin®** 2 Amp., **Garamycin®** (in Dtschl. **Refobacin®**) 3× 60 mg i.m., **Urfamicina®** (**Urfamycin®**) Amp. à 750 mg oder Kaps. à 500 mg p.o.), Anfangsdosis 3 g, dann nach Entfieberung 2 g

Lungenabszeß

weiter. Tritt nach 5–7 Tagen keine Entfieberung auf, so wechselt man je nach dem *Biogramm*.

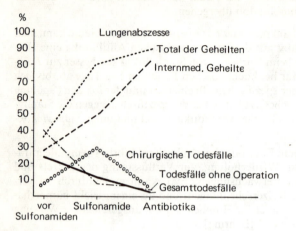

Abb. 65 *Lungenabszeß*. Auch hier ist seit Einführung der Antibiotika die Heilungsziffer der rein intern-medizinisch behandelten Fälle von 28% auf 83% angestiegen. Eine chirurgische Behandlung war nur noch in 13% der Fälle nötig. Hand in Hand damit ging auch die Gesamtletalität von früher 24% auf 4% zurück.

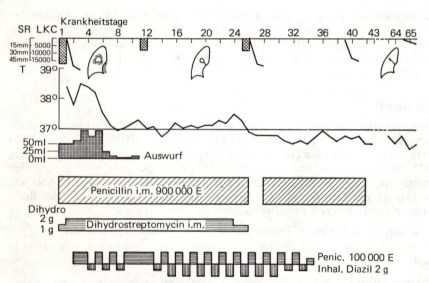

Abb. 66 *Lungenabszeß* (R. F., 43jähr. Mann, Erkrankung 1951): Weitgehende Entfieberung und Rückgang der hohen Auswurfmenge innerhalb der ersten 8 Tage. Die subfebrilen Temperaturen blieben noch einige Zeit lang weiter bestehen. Der Fall wurde kombiniert i.m. mit *Penicillin* und *Streptomycin* sowie mit Inhalationstherapie behandelt. Nach 2 Monaten hat sich die Abszeßhöhle vollkommen zurückgebildet und die Senkungsreaktion normalisiert (siehe MOESCHLIN und ONAT, Schweiz med. Wschr. 84 [1954] 607).

Bei *Staphylokokken* heute die neuen halbsynthetischen, spezifisch wirkenden *Penicillin-Pp.* z. B. **Celbenin**® [Beecham], in Dtschl. **Cinopenil**® [Hoechst], **Orbenin**® [Beecham]

(**Gelstaph**®) oder eines der anderen spezifisch wirkenden Antibiotika wie *Rifamycin*, *Cephalosporin* usw. Siehe Antibiotikakapitel und *Staphylokokkenmeningitis*, S. 546.

Zusätzliche **Kortikosteroidtherapie** *für schwertoxische Fälle*: Bei diesen Fällen sowie bei evtl. Kreislaufkollaps empfiehlt sich u. U. eine kleine zusätzliche *Prednisondosis* für die ersten 3–6 Tage, z. B. 1. Tag 30 mg (*Dexamethason* $^1/_5$ der Dosis), dann jeden Tag die Dosis um 5 mg reduzieren. Dadurch kann oft der schwere toxische Zustand des Patienten überbrückt und die akute Lebensgefahr behoben werden. So gelingt es auch in evtl. noch desperaten Fällen, Zeit bis zur genügenden Einwirkung der Antibiotika zu gewinnen, die immer ein paar Tage erfordert.

Quincken: Sobald der akute schwere Zustand behoben ist, sollte mit täglicher 1–2maliger Quinckescher Hängelage für 30–60 Sek. begonnen werden, um die Abszeßhöhle jeden Tag möglichst vollkommen zu entleeren.

Bronchoskopisches Absaugen: Vor allem bei Stenosen wesentlich.

Operative Behandlung: Diese ist heute nur noch dann nötig, wenn die interne Behandlung nicht innerhalb 3 Wochen eine deutliche Besserung bringt.

Staphylokokkenpneumonien (und evtl. Streptokokken)

Ihr Verlauf ist besonders schwer, und es kommt dabei u. U. rasch zu einem schweren toxischen Kollaps. Am häufigsten werden Staphylokokkenpneumonien bei Kleinkindern und als Komplikationen der *Grippe* beobachtet, Therapie siehe dort, S. 573; weitere spezifische Mittel s. *Staphylokokken-Meningitis*, S. 546.

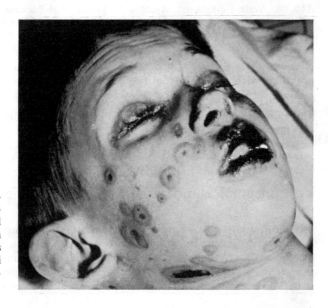

Abb. 67 Kokardeneffloreszenzen. Stomatitis, schwarzborkig belegte Lippen und Conjunktivitis bei 8jährigem Knaben mit Ectodermosis erosiva pluriorificialis bei Mycoplasma pneumoniae-Infektion.

Mycoplasma

Mycoplasma pneumoniae

Der Erreger der *Kälteagglutinin-positiven, primäratypischen Pneumonie* kann auch *eine Myokarditis, anikterische Hepatitis, Meningoenzephalitis* und *hämolytische Anämie* auslösen. Häufig kommt es zum Auftreten eines schweren typischen *Erythema exsudativum multiforme* oder einer *Ectodermosis erosiva pluriorificialis* (Abb. 67), die zusammen mit der Lungenbeteiligung sehr schwer und evtl. letal verlaufen können. Gehäufte Erkrankungen kommen vor allem im Militär und Internaten vor. Typisch ist der in Abb. 68 dargestellte Fall.

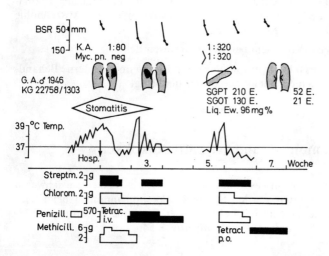

Abb. 68   Verlaufsdiagramm. Mycoplasma-pneumoniae-Pneumonie im peripheren linken Mittelfeld mit Rezidiv im rechten Mittel-Oberfeld und einem 2. Rezidiv ohne Lungenbeteiligung, jedoch mit anikterischem hepatitischem Schub und meningealem Reizsyndrom.

Nachweis: Der Erreger läßt sich evtl. im Sputum kulturell isolieren. Einfacher und praktisch wichtig ist eine positive *Komplementbindungs-Reaktion* auf *Mycoplasma pneumoniae*. Hohe Titer, über 1:80, oder ein Ansteigen desselben sind beweisend.

Therapie: Mycoplasma ist empfindlich gegen *Tetracycline*, **Vibramycin**® oder **Minocin**® und **Streptothenat**®, 2 g tägl. i.m.

Viruspneumonien oder „atypische Pneumonien"

Für die *Grippe* und *Grippepneumonien* verweisen wir auf das betreffende spezielle Kapitel im Abschnitt Infektionskrankheiten. Die übrigen wichtigsten Viruspneumonien in unserem Breitengrad werden durch *Q-fever-* und *Ornithose-* (Psittakose-) Erreger ausgelöst. Bei den letzteren zeigen die *Tetracycline* eine deutliche Wirkung, siehe S. 565. ebenso beim *Eaton-Virus* und bei *Mykoplasma* (s. o.).

Für die *übrigen Viruspneumonien* (z. B. solche mit Kälteagglutininen und andere Formen) sind die Erreger zum Teil noch nicht isoliert, und hier sind auch die bisher bekannten Antibiotika meistens wirkungslos oder haben höchstens einen abschirmenden Effekt. Klinisch sind einige Formen hochinfektiös und können letal verlaufen. Da man aber zu Beginn nie weiß, um welche Form es sich handelt, so wird man immer ein *Breitspektrum*-Antibiotikum verwenden, z. B. ein *Tetracyclin*, evtl. zusammen mit *Novobiocin* (**Albamycin®**, **Inamycin®**). *Cave die Kombination mit Streptomycin*, da sonst die Diagnose einer möglichen Tuberkulose verschleiert wird! Für die Varizellen-Pneumonie siehe dort (*Cytosin-Arabinosid*).

Bronchitis

Tracheobronchitis catarrhalis und mucopurulenta

Diese Formen sind häufig die Folgeerscheinung eines katarrhalischen Infektes (meistens Viren, seltener Pneumokokken) der oberen Luftwege und kommen vor allem in den Herbst-, Winter- und Frühjahrsmonaten häufig vor. Man hüte sich aber davor, jede „Bronchitis" mit diesem Schlagwort abzutun, sondern es sollte immer eine genaue Abklärung vorausgehen, und auf alle Fälle müssen stets folgende Erkrankungen ausgeschlossen werden können:

1. Stauungsbronchitis
2. Asthmoide Emphysembronchitis
3. Bronchiektasen
4. Lungentuberkulose
5. Lungentumor
6. Mucoviscidosis; ferner ein IgA-Mangel (Schleimhaut, speziell bei Kindern).

Therapie

In den ersten 2×24 Std. haben Expektorantien im allgemeinen noch keinen großen Sinn, da dann der trockene Husten vorherrscht. Wichtig ist in diesem Moment vor allem die:

Bekämpfung des Hustenreizes: s. S. 198.

Physikalische Mittel: Von guter Wirkung sind: Heiße Brustwickel (Prießnitz), heiße Ölwickel, Kampferwickel (10%), evtl. heißes Bad, 15 Min.

Expektorantien, sobald Schleimbildung einsetzt (gewöhnlich erst am 3. Tag): *Guajakol-Glyzerinäther* (**Resyl® plus**) [Ciba-Geigy] in Tropffl.: S. $3-4 \times 25$ bis 30 Tropfen tägl. **Hicoseen®** [Hommel] 3×30 Tropfen tägl.

Phenylcinchoninsäure-Guajakol (**Guphen®**) [Siegfried], ein Guajakoläther, S. 3×2 Tabl. tägl. Sehr gute Wirkung.

Ferner zahlreiche Kombinationspp. wie z. B. **Makatussin®** [Makara]; **Tussalpin®** [Austria-Pan-Chem.] und Kombinationen von Expektorantien mit den hustenreizhemmenden Mitteln, z. B. **Makatussin forte®**, **Sedulon®** [Roche], **Astrosan®** [Astra], usw. *Vorsicht*, Flaschen nicht herumstehen lassen, akzidentelle Vergiftung von Kleinkindern.

Bronchiolitis

Altbewährte Mittel sind die *Mixtura solvens*:

Ammon. chlorat.	5,0	
Liq. ammon. anisat.	2,5	S. 2 stdl. 1 Eßlöffel
Succ. Liquirit.	5,0	
Aquae dest.	ad 200,0	

und die *Senegalwurzel*:

Decocti radicis Senegae	15,0	
Liq. ammon. anisat.	2,0	S. 2 stdl. 1 Eßlöffel
Aq. fontis	160,0	

Die *Ipekakuanhaepräparate* verursachen häufig Brechreiz und sind daher heute größtenteils wieder verlassen worden.

Antibiotika: Bei den reinen katarrhalischen Formen ohne Fieber haben sie meistens keinen Sinn, dagegen sind sie bei allen mukopurulenten Fällen und bei längerem fieberhaftem Verlauf indiziert, weil dann sehr oft Superinfektionen mit Pneumokokken und anderen Erregern vorliegen. Am harmlosesten ist auch hier die Verabreichung von *Erythromycetin* oder eines langwirkenden *Sulfonamids*.

Bei ausgesprochen eitrigen Formen besser ein gutverträgliches *Tetracyclinpp.*, z. B. **Vibramycin®** 2 × tägl. 1 Kaps. à 100 mg oder **Minocin®**, **Klinomycin®** 2 × tägl. 1 Kaps. bis zur Heilung. Überwiegt der *Haemophilus influenzae*, dann heute am besten das spezifische Breitspektrum-Penicillin, *Ampicillin*, **Penbritin®**, **Binotal®** tägl. 6 × 250 mg.

Netzmittel: In den letzten Jahren sind verschiedene Präparate in den Handel gekommen, welche die Oberflächenspannung und Viskosität an den Schleimhäuten herabsetzen. Sie können vor allem bei „trockener" Bronchitis mit zähflüssigem Schleim günstig wirken, ferner bei *Emphysem-Bronchitis*, *Asthma bronchiale* und *Bronchiolitis*. In schweren Fällen kontinuierliche Anwendung (Plastikzelt), in leichteren intermittierend, in Form eines Aerosols (Teilchengröße sollte 0,5–2,0 μ nicht übersteigen).

Präparate: Triton WR 1339 = **Alevaire®** [Winthrop] 0,125%ig für Dauerinhalation 1–24 Std.; **Alevaire forte®** 1,25%ig für Kurzinhalation (10–20 Min.). Analog wirkt **Tacholiquin®** [Benend] 0,125% oder 1,25%.

Besondere Bronchitisformen

Akute Bronchiolitis mit Zyanose:

Diese Form ist vor allem bei Kleinkindern häufig, meistens als Begleiterscheinung bei Masern, Grippe usw. Hier weist u. U. das Ansteigen des systolischen Blutdruckes auf eine gefährliche Hypoxämie hin.

Sauerstoffzufuhr!

Senfwickel: Ein immer noch gutes Mittel, vor allem bei Kleinkindern. *Durchführung*: Der Wickel wird auf die Vorder- und Dorsalseite des Thorax appliziert. Frisches Senfmehl! 500 g (Kinder 200 g) und langsam mit Wasser von 60 °C (Temperatur messen!)

bis zu einem 2-Liter-Brei verrühren und auf ein leinenes Tuch ausbreiten. Dieser Wickel wird dann auf eine quer über das Bett gelegte Wolldecke gebreitet und so um den Thorax des Patienten gewickelt. Je nach der Schwere der Krankheit beläßt man den Wickel für 15–20 Min., wenn es der Patient so lange aushält. Dann abwaschen mit lauwarmem Wasser. Augen während der Packung durch feuchte darauf gelegte Taschentücher schützen. Bei schwerkranken Patienten vorher 1 Ampulle *Nicaethamid* = **Coramin**® i.m., oder p.o. 1–2 Perlen *Prethcamid* = **Micoren**®.

Evtl. Kortisonpräparate: Um die Entzündung und damit auch die Schwellung der Bronchiolen herabzusetzen. Dosierung: 1 mg *Prednison* oder *Prednisolon*/kg/24 Std. p.o., oder i.m. oder i.v., z.B. **Solu-Dacortin**®, in Dtschl. **Solu-Decortin**®, **Meticortelon solubile**® usw. oder $^1/_5$ dieser Dosis als *Dexamethason*.

Abschirmung: Dreierkombination, z.B. *Thiamphenicol* (**Urfamycin**®, **Urfamicina**®) plus ein *Tetrazyklinpp*. (**Aureomycin**®-Sirup) plus *Erythromycin* (Sirup), (**Ilosone**®).

Chronische Bronchitis

Trockene Form: Hier zeigt Jodkali eine gute Wirkung, 3× tägl. 0,1–0,3 g, z.B. Natr. jodat. 10,0/200,0 (S. 3× tägl. 1 Eßlöffel). Bei längerer Verabreichung ist auf evtl. Jodüberdosierungserscheinung zu achten (Tachykardie, Aufgeregtheit, Tremor). Sehr günstig wirkt hier oft in hartnäckigen Fällen auch ein Klimawechsel: Hochgebirge, Italien, Marokko. Antibiotika-Therapie. evtl. intermittierend, siehe folgenden Abschnitt.

Mukopurulente Form: Solche Patienten sollten während der gefährlichen Jahreszeit (oder evtl. sogar das ganze Jahr) abgeschirmt werden. Hierfür hat sich neuerdings das in Europa bestens eingeführte Kombinationspräparat eines *Sulfonamids* mit einem neuen Chemotherapeutikum, *Trimethoprim*, 2×1 Tabl. tägl., **Bactrim**® [Roche], **Eusaprim**® [Wellcome] bewährt. Teurer sind die oral verabreichbaren Antibiotika, wie *Ampicillin* (**Penbritin**®, **Binotal**® tägl. 2× 500 mg) oder das Kombinationspräparat **Sigmamycin**® 3× 1 Kaps. tägl.

Kombination mit evtl. Lungenstauung: Bei älteren Leuten denke man auch immer an die Kombination mit einer evtl. erst später hinzukommenden Lungenstauung. Oft verschwinden dann durch eine Behandlung mit *Herzglykosiden* die bronchitischen Erscheinungen sofort!

Chronische Emphysembronchitis

Hier ist meistens auch eine leichte asthmoide Komponente vorhanden, und es empfiehlt sich die von HADORN und anderen vorgeschlagene „Mixtura antibronchasthmatica":

```
Rp.  Succ. Liquirit. solut.
     Kalii bromati         aa    10,0   ⎫
     Kalii jodati                0,5–5,0 ⎬
     Chlorali hydrati            3,0–5,0 ⎬  S. 3–5× tägl. 1 Eßlöffel
     Ephedrin. hydrochl.         0,2     ⎬
     Aquae                 ad   200,0   ⎭
```

Für Fälle, bei denen die asthmoide Komponente im Vordergrund steht, siehe *Asthmabronchiale-Kapitel*, S.211.

Bronchitis fibrinosa:

Tetracyclin-Derivate, z. B. **Vibramycin®** oder **Minocin®**, **Klinomycin®**: Die Erkrankung spricht im allgemeinen gut auf diese Mittel an.

Streptokinase und -dornase: Die Verabreichung der p.o. **Varidase-buccal®** [Lederle], *Dosierung*: 2–4× tägl. 1 Tabl., zur Verflüssigung des zähen Sekrets kann versucht werden, wenn auch die klinische Wirkung umstritten ist. (s. a. Exspektorantien S. 206)

Bronchiektasen

Eine genaue diagnostische Abklärung mit Bronchographie und Bronchoskopie beider Seiten sollte immer durchgeführt werden.

Operative Behandlung (Lobektomie):

In allen Fällen, in denen dies möglich ist. Voraussetzung hierfür sind einseitiges Befallensein, oder Beschränkung auf beide Unterlappen, bei noch genügend erhaltener Lungenfunktion (getrennte Spirometrie!).

Chemotherapie

Die Prognose und Arbeitsfähigkeit der Bronchiektatiker ist durch die heutige Chemotherapie ganz wesentlich verbessert worden.

Akute Schübe: In solchen Fällen beginnt man vorteilhaft mit einer Zweierkombination eines *Tetracyclinpräparates*, z. B. **Achromycin®** (1 g p.o. tägl.) mit einem langwirkenden *Sulfonamid* (**Dosulfin®**, **Madribon®**, **Orisul®** usw.), tägl. 2 Tabl. für 5–6 Tage, dann Wechsel auf *Penicillin*, tägl. 1 Mio. E i.m.; oder p.o. 1,5 Mio. **Pluscillin®**, **Stabicillin®**, d. h. tägl. 3 Tabl. zu 500 000 E mit **Streptothenat®** 1 g i.m. tägl. für weitere 5–6 Tage. Wenn nötig u. U. weitere Zweierkombinationen, um eine Resistenzentwicklung möglichst zu verhüten (Näheres siehe Antibiotikakapitel).

Dauertherapie

Tetracyclinabschirmung: Früher hat man in Anbetracht der Resistenzentwicklung von einer Dauertherapie eher abgeraten. Es hat sich aber gezeigt, daß die Resistenzentwicklung der Hämophilus-Influenzabakterien relativ harmlos ist, da sie keine starke Virulenz zeigen. *Sehr wichtig ist aber die Ausschaltung der immer wieder aus dem Pharynx- und Larynxraum erfolgenden Superinfekte mit Pneumokokken*, die man durch eine *dauernde Tetracyclinverabreichung*, tägl. 2× 1 Kapsel zu 0,25 g, vermeiden kann. Das gleiche gilt für das *Ampicillin* (**Binotal®**, **Penbritin®**) 0,5–1 g tägl. Um der durch den Ausfall der Darmbakterien evtl. sich entwickelnden B-Avitaminose entgegenzuwirken, gibt man zusätzlich täglich 2–3 Messerspitzen Hefe. Mit dieser Dauertherapie haben wir bei vorher immer wieder rezidivierenden Fällen sehr gute Erfolge gesehen. Das gleiche gilt auch für stets wieder rezidivierende Fälle schwerer *Emphysembronchitiden* und bei Patienten mit *stenosierender chronischer Bronchitis*.

Sekretverflüssigung: Mit *Guajakolderivaten* und Inhalationen, siehe Tracheobronchitis S. 206.

Täglich zweimalige Sekretentleerung durch „Quincken": Je 1 Min. am Morgen und Abend.

Behandlung der Komplikationen

Pneumonie und Lungenabszeß: Gleiche Therapie wie im entsprechenden Kapitel, S. 197 und 201, hier sind die Breitspektrum-Antibiotika infolge der fast immer vorhandenen Mischinfektion von Anfang an vorzuziehen.

Blutungen: Vor allem bei den *„Bronchiectasies sèches"*, sind relativ selten und kommen meistens von selbst zum Stehen, neigen aber zu Rezidiven, siehe im übrigen Hämoptoe-Kapitel, S. 217. Man erwäge auch immer die Möglichkeit des Vorliegens eines *Bronchusadenoms*. Bronchoskopie im Intervall!

Gehirnabszesse: An die Möglichkeit einer solchen Komplikation muß man denken, wenn zentrale Störungen auftreten. So erinnere ich mich an einen Fall, der immer wieder Jacksonsche epileptische Anfälle hatte, der lange als genuine Epilepsie verkannt wurde und bei dem schließlich mit Erfolg ein abgekapselter, alter Gehirnabszeß operiert werden konnte.

Amyloidose: Kann schließlich als Folge der immer wieder rezidivierenden Infekte auftreten, ist aber sehr selten.

Chronisches Lungenemphysem

Das Lungenemphysem ist heute viel häufiger als Folgeerscheinung einer chronischen Bronchitis aufzufassen und weniger als rein konstitutionelle Erkrankung, wie dies früher häufig vertreten wurde. Hierüber haben gerade die arbeitsmedizinischen Untersuchungen der letzten Jahre mit dem viel häufigeren Auftreten des Emphysems in staubreichen Betrieben und bei zu chronischer Bronchitis führenden Reizgiften (Kadmium usw.), wie auch die vermehrte Entwicklung von Emphysemen bei chronischen Rauchern, Aufschluß gebracht.

Prophylaxe: Vermeiden von Staub und reizenden Substanzen (evtl. Wechsel des Arbeitsplatzes). Sistieren des Rauchens! Gerade das letztere ist sehr wichtig, aber oft am schwierigsten zu erreichen.

Behandlung der chronischen Bronchitis und Bekämpfung einer evtl. bronchospastischen Komponente:

Bei chronisch rezidivierender mukopurulenter Bronchitis: Antibiotikatherapie siehe vorheriges Kapitel. Sehr bewährt hat sich uns auch hier bei immer wieder rezidivierenden Fällen die *Dauerprophylaxe* mit *Tetracyclinpräparaten*, z.B. **Terramycin®** 2× 1 Kapsel zu 0,25 g tägl. Näheres siehe im vorhergehenden Kapitel über Bronchiektasen.

Bei asthmoider Komponente: Gut wirkt die oben erwähnte *Mixtura antibronchasthmatica*. *Atropinpräparate* sind wegen der Eindickung des Bronchialsektrets *streng kontraindiziert*. Überwiegt die *asthmatische Komponente* und bringen die übrigen Maßnahmen keine Besserung, so ist u. U. ein *Versuch mit Kortisonpräparaten* erlaubt, siehe Asthma bronchiale. Oft genügen dann hier relativ kleine Dosen, d. h. z. B. 10–15 mg

Lungenemphysem

Prednison tägl. (oder $^1/_5$ dieser Dosis als *Dexamethason*). *Cave jede Anwendung von β-Blockern!*

Vergrößerung des Atemvolumens: Eine gute Wirkung haben wir von der Anwendung der „*Elektro-Lunge*" (z.B. Original Elektro-Lunge Dr. Hofmann, Tegernsee) gesehen. Günstig wirkt sich auch eine Atemgymnastik durch hierfür geschulte Therapeuten aus. Speziell zu empfehlen ist der **Bird-Apparat**: Anwendung $^1/_4$ bis $^1/_2$ Std. pro Tag und später 2–3× pro Woche; auch *Monaghan-Respiratoren* [Sandoz].

Reduktion des O_2-Verbrauchs: Schonung, Aussetzen der Arbeit, in schweren Fällen evtl. länger dauernde, teilweise oder völlige Bettruhe, wodurch manchmal schon eine weitgehende Besserung eintreten kann.

Evtl. Behandlung der respiratorischen Azidose (Globalinsuffizienz): *Azetazolamid* = **Diamox**® [Lederle] (siehe auch Kapitel Diuretika, S. 93) bewirkt eine Senkung des CO_2-Gehaltes im arteriellen Blut und der CO_2-Spannung in den Lungenalveolen.

Dosierung: 250 mg (= 1 Tabl.) bis 375 mg pro die p.o.; oder manchmal besser ertragen 500 mg tägl. für 3 Tage und am 4. Tag Pause usw., bis sich die CO_2-Spannung normalisiert hat.

Behandlung der pulmonalen Hypertonie: siehe „**Cor pulmonale**", S. 88.

Vorsicht mit der Sauerstofftherapie im Gegensatz zu der harmlosen O_2-Therapie bei allen Zuständen, in denen die Hypoxämie mit einer normalen CO_2-Spannung kombiniert ist (Herzinsuffizienz, Asthma bronchiale, Lungenödem). *Sie ist aber dort gefährlich, wo sich eine Hypoxämie mit einer chronischen respiratorischen Azidose (schweres Emphysem, Schlafmittelvergiftung) kombiniert, da hier die Atemregulation nicht mehr über das Atemzentrum erfolgt* (weil dieses durch die Hyperkarbämie gelähmt ist), *sondern über das Glomus caroticum*. Wird in solchen Fällen ein Übermaß an O_2 angeboten, so entfällt die Steuerung der Respiration u.U. vollkommen, und dies führt zur Verlangsamung und einer sehr oberflächlichen Atmung mit periodischer Apnoe, mit Verschlimmerung der Azidose und evtl. schließlich durch CO_2-Narkose zu Delirien und Koma. Der Sauerstoff ist also in solchen Fällen nur verdünnt und mit Vorsicht zu verabreichen!

Cave Morphiate bei der Dyspnoe der Emphysematiker: Hier kann es durch die verminderte Atmung und dadurch ausgelöste CO_2-Anhäufung zu einer Atemlähmung kommen.

Herztherapie: Das rechtshypertrophische *Cor pulmonale* spricht im allgemeinen besser auf *Digitalispräparate* (z.B. *Azetyldigitoxin*) an als auf *Strophanthusderivate*. Wichtig ist bei der häufigen Rechtsinsuffizienz auch die Flüssigkeitseinschränkung, evtl. kombiniert mit *Chlorothiazidpräparaten*, Einzelheiten siehe im Herzkapitel, S. 88.

Reduktion einer eventuellen Adipositas: Strenge, kalorienarme Kost über längere Zeit zur rigorosen Abmagerung, da jedes überflüssige Kilogramm das Herz zusätzlich überlastet (siehe Kapitel Adipositas S. 444), Reduktion auf 800 Kalorien.

Bei schwerer Zyanose: Hier versagen die üblichen Analeptika. Eine gewisse Wirkung zeigt *Prethcamid* (**Micoren**® [Ciba-Geigy]) 1–2 Amp. à 225 mg i.m. Besser als Tropfinfusion, wobei auf 250–500 ml 6–10 Amp. d.h. 1350–2250 mg kommen und innerhalb ca. 60 Min, infundiert werden. Wiederholung wenn nötig 4–8 stdl. Die stärkste Wirkung hat *Amiphenazol* (**Daptazole**® [Nicholas Lab., Engl.] Dosg. für akute Fälle 150 mg i.v., evtl. Wiederholung i.m. Der Effekt ist oft verblüffend, indem eine Senkung der CO_2-Spannung und eine Erhöhung des pH in sehr kurzer Zeit erreicht werden kann.

Asthma bronchiale

Bei Patienten mit Asthma liegt immer eine ausgesprochene vegetative Labilität vor, wobei es sich meistens um ausgesprochene Vagotoniker und Allergiker handelt, die evtl. auch zu anderen allergischen Erscheinungen wie Heufieber, Ekzem, Neurodermitis usw. neigen. Die asthmatischen Schübe können dabei sowohl durch exogene Faktoren (Staub, katarrhalische Infekte) oder auch durch psychische Faktoren verstärkt werden. Leider handelt es sich nur in Ausnahmefällen um eine Sensibilisierung auf ein einzelnes isoliertes Antigen (z.B. Pferdestaub bei Pferdewärtern), sondern häufig um eine polyvalente Sensibilisierung auf die unterschiedlichsten Antigene, wie verschiedene Pollen, Hausstaub usw., sowie auch auf Bakterienallergene, d.h. endogene Allergene (Sinusitis, Bronchitis usw.).

Allgemeine therapeutische Maßnahmen

Bekämpfung der exogenen Allergene: Höhenkur, Aufenthalt am Meer, evtl. Berufswechsel (z.B. bei Asthma der Bäcker, der Pferdewärter, der Arbeiter, die Bettfedern oder Roßhaare (Matratzen-, Polsterfabriken), oder Schreiner, die tropische Hölzer verarbeiten).

Sanierung des Schlafzimmers: Schaumgummi-Matratzen, Kissen mit Kunststofffüllungen, Nylon-Wolldecken. Cave Bodenwachs. Cave Primula japonica.

Bekämpfung der endogenen Allergene: Hier sind zu nennen: Chronische Bronchitiden, infizierte Bronchiektasen, chronische Sinusitiden, Zahngranulome. In solchen Fällen Herdsanierung, u.U. auch eine längere Antibiotikabehandlung (siehe im Kapitel Bronchitis und Bronchiektasen, S. 208).

Cave vor der Anwendung von β-Blockern (Herz, Hypertonie), da diese schwere Anfälle auslösen können.

Desensibilisierungstherapie

Die spezifische Desensibilisierung hat uns bis jetzt meistens enttäuscht. Die Haut-Allergenteste sind leider nicht immer zuverlässig. Der Hauttest kann völlig negativ sein, wobei aber die Schleimhaut dennoch überempfindlich ist, doch ist die Probe bei spezifischen Allergenen (Pollen, Pferdehaaren) häufig positiv. Meistens entwickelt sich nach einer anfänglich univalenten später eine polyvalente Sensibilisierung, so daß die spezifische Desensibilisierung nicht mehr durchführbar ist oder nur einen vorübergehenden Erfolg bringt.

Spezifische Desensibilisierung: Mit ansteigenden kleinen Dosen i.c., zu Beginn mit 1:100000 der Allergenlösung von Gräser-, Linden-, Kastanienpollen usw. Solche Allergenlösungen sind im Handel beziehbar (amerikanische, englische und holländische [H.A.L., Haarlem] Präparate).

Asthma bronchiale

Bei selbsthergestellten Allergenlösungen (z. B. Zündholzschachteln des am stärksten reagierenden Hausstaubs zweimal innerhalb 24 Std. in 50 ml phys. NaCl-Lösung aufgekocht und filtriert): Diese Stammlösung in Fläschchen zweimal sterilisieren. Mit dieser Stammlösung werden dann Verdünnungen bis 1:10000 hergestellt und die Empfindlichkeit des Patienten in Skarifikationstesten bestimmt. Zur Desensibilisierung wählt man dann die 100fach kleinere Dosis, die eben noch eine Hautreaktion ergeben hatte. Injektion zweimal wöchentlich am Vorderarm. 1. Dosis 0,05, dann 0,1, 0,15 ml usw. Bei Kindern bis zu 10 Jahren orale Desensibilisierung beginnend mit 1 Tropfen und tägl. um 1 Tropfen steigernd.

Für evtl. Schockerscheinungen immer *Adrenalin* bereithalten, 1 mg.

Man steigt mit der Dosis langsam und bleibt beim Auftreten von Asthmaerscheinungen auf der gleichen Dosis stehen, bis allmählich eine Gewöhnung eintritt und auch die spontanen Anfälle verschwinden.

Unspezifische Desensibilisierung: Hat heute praktisch keinen Sinn mehr.

Psychische Hygiene: Diese ist bei der psychischen Labilität vieler Asthmapatienten sehr wesentlich.

Symptomatische Therapie

Leichtere akute Anfälle:

Theophyllinderivate (**Purophyllin**®, **Neophyllin**®, in Dtschl. **Euphyllin**® usw.) langsame i.v. Injektion. 10 ml, d. h. 0,5 g bringt hier oft rasche Erleichterung. Genügt dies nicht, so versucht man noch die stärker wirkende Kombination von: *Nicaethamid* = **Coramin**® 2 ml plus ein *Theophyllinderivat* 10 ml langsam i.v.

Asthmolysin®: Für leichtere Anfälle i.m. oder s.c. ein gutes Mittel (Hypophysen-pp. 0,03 E + *Adrenalin* 0,8 mg), sollte aber wegen des Adrenalins nicht allzu häufig verabreicht werden.

Neo-Efrodal® [Siegfried]: Ein Kombinationspräparat (Tabl. à Theophyllinderivat 0,25, Magnopyrol 0,18, Atropinder. 0,1 mg, einem Spasmolytikum 0,025 und Phenobarbital 0,02). *Dosierung*: tägl. 3× 1–2 Tabl.

Die Ampullen zu 2 ml haben ungefähr die gleiche Zusammensetzung. 1 Ampulle kann i.v. oder i.m. verabreicht werden, ist aber intravenös deutlich wirksamer. Ist heute nach unseren Erfahrungen eines der besten Kombinationsmittel!

Aludrin®- *oder* **Alupent**®-*Inhalationslösung* [Boehringer]. Für den Patienten das einfachste Mittel, da er es mit einem kleinen *Tascheninhalator* selbst inhalieren kann (Tascheninhalatoren aus Plastik). Im Anfall $^1/_2$–1 ml der Stammlösung inhalieren.

Evtl. empfiehlt sich die Kombination mit einem Netzmittel (z. B. plus 4 ml **Alevaire**® [Winthrop], **Tacholiquin**® [Benend], **Fluimucil**® [Inpharzam] etc.

Hexoprenalinsulfat (**Ipradol**® [Österr. Stickstoffwerke Linz], in der Schweiz vertrieben durch Max Ritter, Zürich); **Etoscol**® [Bykbulden]. Hat eine lang anhaltende bronchodilatorische Wirkung. Amp. à 2 ml mit 0,005 mg, Tabl. à $^1/_2$ mg. *Dosierung: a) Erwachsene* im akuten Anfall 1 Amp. langsam innerhalb 5 Min. i.v., in schweren Fällen evtl. $1^1/_2$–2 Amp., beim Status evtl. 3–4 Amp./ 24 Std., Tabl. 3× 1, evtl. maximal 2 Tabl. tägl., d. h. alle 4 Std. 1 Tabl. *b) Kinder:* 1–3 Jahre 1–3× tägl. $^1/_4$–$^1/_2$ Tabl.; 3–6 Jahre 3× $^1/_2$ Tabl., 6–10 Jahre 1–3× 1 Tabl. tägl. Analog wirkt *Salbutamol* = **Ventolin**®, **Sultanol**® [Glaxo] (ein Beta-Stimulator) Tabl. u. Spray.

Asthma bronchiale

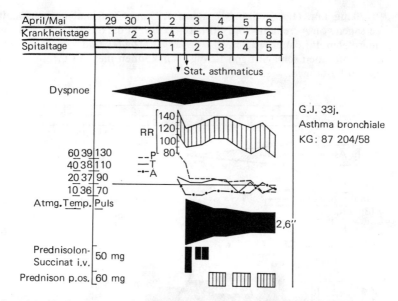

Abb. 69 *Asthma bronchiale, Status asthmaticus* (G.J., 33jähr. Mann, KG 87204/58): Seit 15 Jahren rezidivierende Schübe von Asthma bronchiale. Am 29. April 1958 erneuter Schub mit Steigerung bis zum Status asthmaticus am 2. Mai, weshalb um 22 Uhr die Klinikeinweisung erfolgt. Wegen früherer Magendarmblutung bei Ulcus duodeni wird vorerst auf *Prednison* und *Prednisolon* verzichtet. Am 3. Mai, morgens 2 Uhr, erreicht der Status ein lebensbedrohliches Ausmaß, weshalb mit *Prednisolonsuccinat* (**Solu-Dacortin**®) i.v. begonnen wird. 1 Std. später deutliche Abnahme der Intensität des Status, desgleichen Zurückgehen der Tachykardie, subjektiv deutliche Linderung der Beschwerden. Innerhalb 24 Std. Zurückgehen der angänglich 6 Sek. betragenden Exspirationslänge auf 4 Sek., parallel dazu Besserung der Dyspnoe. 4 Tage nach Therapiebeginn außer vereinzelten nichtklingenden, trockenen Rasselgeräuschen vollkommen freie Atmung. Keine Komplikationen von seiten des Magen-Darm-Traktes.

Schwere Anfälle und Status asthmaticus:

Hier kommt man mit den obigen Mitteln meistens nicht zum Ziel, und die Therapie der Wahl für diese schweren und u. U. lebensbedrohlichen Fälle ist heute die parenterale *Kortikosteroidtherapie*, die innerhalb einiger Stunden Erleichterung bringt (s. Abb. 69).

Prednisolonsuccinat (nicht -azetat, da zu langsam wirkend!) oder *Prednisolonphthalat* (**Solu-Dacortin**® in Dtschl. **Solu-Decortin**®, **Ultracorten-H**® usw.) sofort 1. Tag 100 bis 150 mg *i.v.*, dann 2. Tag 75 mg *Prednison* p.o., darauf allmählich auf Erhaltungsdosis abbauen (s. Abb. 69). Bei lebensbedrohlichen Fällen kann man die Initialdosis u. U. mit Vorteil bis auf 200–250 mg erhöhen.

Dexamethason: $^1/_5$ der obigen Dosis. *Hydrocortison:* 5fache obige Dosis.

Das ACTH ist infolge seiner NaCl- und H_2O-Retention nicht so geeignet, da es sich ja häufig um Patienten mit einer beginnenden Herzinsuffizienz handelt (s. Abb. 70).

Sedativa: Chloralhydrat: Beim Status asthmaticus haben 1–2 g p.o. oder 2–3 g als Klysma oft eine günstige Wirkung. Oder *Chlorpromazin* oder *Diazepam* (**Valium**®)

Asthma bronchiale

10–20 mg i.m. (**Largactil®**, **Megaphen®**) 25 mg. **Natriumbikarbonat-Infusion:** Beim Versagen von Adrenalin- und Cortisonpp. bringt die intravenöse Infusion von 100 ml einer 0,9 mol. Lösung = 88 mval *innerhalb 5 Minuten* und Wiederholung nach 10 Minuten oft einen schlagartigen Erfolg. Wir können dies auf Grund eigener Beobachtungen bestätigen.

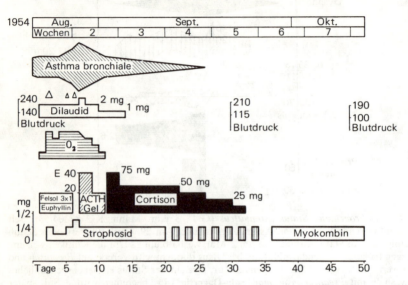

Abb. 70 *Lebensrettende Wirkung der Corticosteroide bei schwerstem Status asthmaticus* mit einer Hypertonie von 240 und beginnender Rechts- plus Links-Herzinsuffizienz (73jähr. Frau, KG 74790/56): Der lebensbedrohende Zustand kann durch ACTH- und anschließende *Cortisontherapie* behoben werden. Spätere Rückfälle reagieren ebenfalls wieder auf ACTH. Seit April 1955 Erhaltungsdosis mit 10–15 mg *Prednison* tägl. Heute hätte man der Patientin zu Beginn durch eine zusätzliche Injektionsbehandlung mit Hypotensiva (z.B. *Dihydralazin*) in bezug auf die Herzüberlastung noch rascher helfen können.

Chronisches Asthma bronchiale

Wenn die eingangs erwähnten allgemeinen Maßnahmen nicht zum Ziele führen (Bekämpfung der Allergenquellen, u.U. Desensibilisierung), so versucht man zuerst eine kombinierte sedative, sympathikotone und vagodepressorische Behandlung. Hierfür stehen zahlreiche Kombinationspräparate zur Verfügung. Am besten bewährt hat sich uns hiervon das folgende Präparat (Zusammensetzung s. oben):

Neo-Efrodal® [Siegfried]. *Dosierung*: 3× 1–2 Tabl. tägl. In leichteren Fällen genügt manchmal auch die beim Emphysem erwähnte:

Lomudal®, in Dtschl. **Intal®** [Fisons]. Dieses Mittel ist bei chronischem Asthma bronchiale, basierend auf einer allergischen Komponente, als Dauertherapeutikum zu empfehlen. Seine *volle Wirkung entfaltet es erst nach ca. 8 Wochen* und als *Dosis* empfiehlt sich *täglich 4× 1 Kapsel* zu inhalieren.

Mixtura antibronchasthmatica, s. S. 207. Wirken diese Mittel nicht genügend und

Asthma bronchiale

treten immer wieder schwere Anfälle auf, die die Arbeitsfähigkeit und den AZ des Patienten ungünstig beeinflussen, so geht man auf die Kortikosteroidtherapie über.

Kortikosteroidtherapie: Diese vermag Ausgezeichnetes zu leisten, man muß sich aber dabei bewußt sein, daß man damit dann eventuell als Dauertherapie jahrelang weiterfahren muß (vor allem bei älteren Leuten). Es sollten ferner vorher unbedingt alle anderen therapeutischen Möglichkeiten versucht worden sein. Wichtig ist auch die Beachtung der Vorsichtsmaßnahmen, Nebenwirkungen sowie der Kontraindikationen (früheres Ulkus usw.). Näheres hierüber siehe im Cortisonkapitel, S. 459. Wichtig ist (ebenso wie beim chronischen Ekzem) eine relativ hohe Initialdosis:

Prednison, Prednisolon: 60 mg p.o. tägl. (*Dexamethason* $1/5$ dieser Dosis) und nur allmählicher vorsichtiger Abbau auf eine Erhaltungsdosis nach Verschwinden der Asthmaerscheinungen. Die ED beträgt hier in den meisten Fällen zwischen 15–20 bis evtl. 25 mg tägl. Sie kann durch Kombination mit $3 \times$ 1–2 Tabl. **Neo-Efrodal®**, auch wenn dieses Mittel, allein gegeben, sich nicht als wirksam erwiesen hatte, oder durch andere Kombinationspräparate evtl. noch etwas reduziert werden.

Wichtig ist bei der Dauertherapie die Bekämpfung eines evtl. Übergewichtes (Cushingoid) durch eine eiweißreiche und kalorienarme Diät. Für viele chronische Asthmapatienten kann das Mittel nach mehreren Wochen oder Monaten wieder völlig ausgeschlichen und muß dann u. U. bei späteren Rezidiven erneut gegeben werden. Treten während der Einstellung auf die Erhaltungsdosis Rezidive auf, so beginnt man sofort wieder mit einer hohen Dosis (40–60 mg) und geht dann nur sehr allmählich auf eine Erhaltungsdosis zurück, die nun etwas höher angesetzt wird. Gegen die Osteoporose prophylaktisch tägl. 10 mg *Metandienon* **Dianabol®** p.o.

Einige Patienten benötigen aber eine Dauertherapie, da sie ohne dieselbe nicht arbeitsfähig und auch lungenfunktionsmäßig nicht kompensiert bleiben. Wichtig ist in solchen Fällen die genaue Orientierung des Patienten und der Angehörigen über das Verhalten beim Auftreten eventueller, zusätzlicher, die Nebenniere belastender Momente (Operation, Unfall, Pneumonie usw.), siehe hierüber im Cortisonkapitel, S. 467.

Depotpräparate: Solche haben sich nach unseren eigenen Erfahrungen für die ausgesprochen chronischen Fälle sehr bewährt. Durch das kontinuierliche Freiwerden einer kleinen Menge des Kortikosteroids braucht man viel kleinere Dosen, so daß auch weniger Nebenwirkungen auftreten. Der Patient kann die intramuskuläre Injektion selbst durchführen. In der Regel benötigen chronische Fälle zwei Injektionen pro Woche, z. B. Dienstag und Freitag. Evtl. kommen die Patienten später mit 1 Injektion pro Woche aus.

Präparate: z. B. **Celestone-Chronodose®** (ein Depot-Betamethason) [Schering, USA], Amp. à 3 mg, **Celestan®-Depot** [Byk-Essex].

Bird-Apparat, Atemgymnastik und Elektrolunge: Gute Wirkung, siehe Emphysem.

Psychotherapie: In vielen Fällen sehr wichtig beim Vorliegen von Konfliktsituationen in Familie oder Beruf.

Behandlung einer evtl. vorliegenden Herzinsuffizienz: In leichteren Fällen **Cedilanid®** (geringerer Vaguseffekt, der hier ungünstig ist, als *Digitoxinpräparate*), in schweren Fällen aber bei ausgesprochener Rechtsinsuffizienz besser *Azetyldigitoxin* = **Acylanid®**, bei Linksinsuffizienz (z. B. bei gleichzeitiger Hypertonie) mit Vorteil ein *Strophanthuspräparat*, z. B. **Strophosid®**, **Kombetin®**, bei tachykardem Flimmern *Azetyldigitoxin*

Bronchuskarzinom

= **Acylanid**® oder **Digilanid**®, Näheres siehe Herzkapitel, S 78 ff. Wichtig ist auch die Bekämpfung einer evtl. Flüssigkeitsretention durch Flüssigkeitseinschränkung und *Aldactone-A*, siehe S. 90.

Klimakuren (Höhen- oder Meeresklima): Können sich durch die staubfreie, pollenarme Luft, verbunden mit einer gezielten therapeutischen und psychischen Betreuung des Patienten durch einen geschickten Arzt, sehr günstig auf den Verlauf des chronischen Asthma bronchiale auswirken.

Rauchverbot: Jede zusätzliche Staubbelastung und Reizung der Schleimhäute verschlimmert die Anfälligkeit, und so sollte auch das Rauchen unbedingt abgestellt werden.

Bronchuskarzinom und Lungentumoren

Wesentlich ist die Prophylaxe und Frühdiagnose (Rtg. Bild ap und lat., Sputumzytologie, Mediastinoskopie! Bronchoskopie mit Probeexzision, Sternalpunktion).
Prophylaxe: Das Wesentlichste erscheint mir heute die intensive Aufklärung in Schulen, Militärkursen usw. durch geeignete Filme und Vorträge über die Gefahren des Rauchens. Erkrankt doch heute schon jeder 17. Lungenraucher an einem Bronchialkrebs, und in 10–15 Jahren wird es wahrscheinlich schon jeder 10. sein! (Lit. siehe Moeschlin: Klinik u. Therapie der Vergiftungen, 9. Thieme Stuttgart, 5. Auflg.)

Die Prognose ist auch heute nur in Frühfällen, die radikal operiert werden können, günstig, in den meisten Fällen kommt man aber leider zu spät, indem die Patienten dann später doch an Metastasen zugrunde gehen. Bei positivem Lymphknotenbefall (Mediastinoskopie) hat man operativ noch immer eine 17%ige Fünfjahres-Überlebensrate. Die beste Prognose haben die *peripheren Rundherde*, schlechter sind die *zentralen Karzinome*.

Therapie

Operative Behandlung: Wenn möglich in allen Frühfällen und wenn es die Kreislauf- und Lungenfunktionsverhältnisse gestatten. MORRISON fand schon 1963 in einem Blindversuch eine 4Jahres-Überlebensdauer von 23% gegenüber 7% bei der Röntgenbestrahlung. Vorher unbedingt EKG mit Belastung, Spirometrie und evtl. Blutgasanalysen.

Kontraindikationen:

1. Schlechter AZ, Alter
2. Infiltration des Mediastinums oder der kontralateralen Hilusdrüsen. Tumorzellen im Sternalpunktat (beim kleinzelligen in 20% der Fälle nach unseren Feststellungen) oder andere Metastasen.
3. Pancoast-Tumor

Röntgentherapie: Hat im allgemeinen nur beim kleinzelligen Bronchuskarzinom einen Sinn. In fortgeschrittenen Fällen mit Pleurametastasen und Fernmetastasen sinnlos.

Beim Plattenzellkarzinom wegen zu geringer Strahlensensibilität weniger erfolgreich, wohl aber bei Lungenmetastasen eines strahlensensiblen anderen Tumors.

Zytostatika: Bei fortgeschrittenen Fällen der kleinzelligen Form manchmal Teilerfolge, eine Dauerheilung ist aber nicht zu erreichen. Schwere Leukopenien und Agranulozytosen müssen evtl. in Kauf genommen werden. Unter den zahlreichen Zytostatika hat sich uns das *Cyclophosphamid*, **Endoxan**® [Asta], am besten bewährt. *Dosierung*: siehe Zytostatika-Kap. S. ■■■. Wichtig ist in allen Fällen die *Dauertherapie*. Beim Oatcell-Ca ergibt die Kombination von **Methotrexat** 25 mg/m^2; *Cyclophosphamid* 60 mg/m^2; *Procarbazine* (**Natulan**®) 80 mg/m^2, plus *Vincristin* (**Oncovin**®) 1 mg/m^2 in 69% Remissionen, bei den epitheloiden nur in 39% (siehe die Originalarbeit von: HANSEN, H. H. u. Mitarb.: Cancer 30, 1972.

Hämoptoe

Die häufigste Ursache ist eine Lungentuberkulose oder ein Brochuskarzinom, seltener Bronchiektasen, ein Lungeninfarkt, Lungenabszeß oder ein Aneurysma. Eine Hypertonie oder eine hämorrhagische Diathese (z. B. niedriges Prothrombin bei Behandlung mit Antikoagulantien) können die Blutung begünstigen oder verstärken. Bei der Lungentuberkulose sind die Blutungen seit Einführung der Tuberkulostatika sehr selten geworden. Man denke auch immer an die Möglichkeit des Bronchusadenoms (Bronchographie und evtl. Bronchoskopie).

Therapeutisches Vorgehen

Absolute Bettruhe in halbsitzender Lage.

Beruhigung durch Chlorpromazin, 25–50 mg i.m. **Morphiate sind auf alle Fälle kontraindiziert!**, da dadurch das Blut nicht mehr ausgehustet wird und dann schwere Aspirationen und zum Teil bleibende Atelektasen hervorgerufen werden können. Eine weitere Gefahr besteht oft in der allzustarken Dämpfung des Atemzentrums.

Sauerstoff bei Atemnot.

Hämostyptika: Am besten hat sich uns die sofortige Injektion von 20%iger NaCl-Lösung (40 ml) langsam i.v. bewährt. **Konakion**®, 1 Ampulle i.v.

Bei evtl. Hypertonie: Senkung des Blutdruckes durch vorsichtige Anwendung von *Dihydralazin* (**Nepresol**® [Ciba-Geigy]) 6 mg i.v. und evtl. Wiederholung bis zur Normalisierung des Blut-D. (siehe Hypertoniekapitel, S. 179).

Evtl. Sandsack auf die blutende Thoraxseite.

Transfusionen: Nur bei schweren Blutungen, da der Blutverlust an und für sich eines der besten hämostyptischen Mittel ist. Wenn nötig, dann nicht mehr als 150–200 ml pro Transfusion, um durch Überfüllung des Gefäßsystems nicht eine erneute Blutung zu provozieren.

Pneumothoraxanlage: Bei immer wieder rezidivierenden schweren Blutungen ist u. U. die Anlage eines Pneumothorax auf der blutenden Seite (sofern diese eruiert werden kann!) indiziert. Wir sahen dadurch in 3 hoffnungslosen Fällen eine prompte Wirkung.

Manchmal scheitert aber die Anlage am Vorliegen von Verwachsungen. Dann kann vielleicht eine *Lobektomie* lebensrettend wirken.

Antibiotikaabschirmung gegen die Aspirationspneumonie und die evtl. tuberkulöse Streuung: Bei Tuberkulose *Penicillin* 3 Mio. E plus 1 g *Streptomycin* (**Streptothenat**®) plus INH 5 mg/kg tägl.; aber anfänglich kein PAS! (Blutungsgefahr, Prothrombinabfall), für das spätere Vorgehen siehe Kapitel *Lungentuberkulose*. Bei einer nicht durch eine Tbc bedingten Blutung genügen *Penicillin* und *Streptomycin*.

Morbus Boeck

Die Ätiologie dieser Erkrankung ist auch heute noch ungeklärt. Früher dachte man an das Vorliegen einer besonderen Form der Tuberkulose. Wahrscheinlich handelt es sich um eine Virusinfektion, deren Erreger aber noch nicht bekannt ist. Die Erkrankung ruft eine spezielle Anergie gegen die Tuberkulose hervor, indem wahrscheinlich durch Erkrankung weiter Teile des retikuloendothelialen Systems eine schlechte Antikörperbildung (negative Tuberkulinreaktion!, analog wie beim Hodgkin) in Erscheinung tritt. Eine Superinfektion mit einer Tuberkulose kann daher sehr schwer verlaufen und z. B. zu einer Meningitis, s. Abb. 71, führen. Im Prinzip können alle Organe von *Boeck-Granulomen* befallen werden. Am häufigsten sind Erkrankungen des *lymphatischen Systems*, inklusive *Milz*, sowie eine Beteiligung der Lungen in Form von großknolligen *Hilusdrüsen* und *miliaren bis knotigen Lungenherden*. Die Erkrankung kann auch mit einem typischen Erythema nodosum beginnen. Selten sind chronische Meningoenzephalitiden.

Viele Fälle, die wir im Verlaufe der Jahre kontrollierten, heilten spontan ab (gewöhnlich innerhalb 4–6 Jahren). Einzelne Erkrankungen verlaufen aber von Anfang an bösartiger, und hier kommt es dann evtl. zum Auftreten von Lungeninsuffizienzerscheinungen, ähnlich wie bei einer Silikose.

Therapie
Strenge Vermeidung jeden Kontaktes mit Tuberkulosepatienten. Deshalb nie Einweisung in ein Tbc-Sanatorium!

Leichtere Fälle: Abwarten und periodische Kontrolle. Die Mehrzahl der Erkrankungen heilt spontan ab, s. o.

Progrediente Fälle: Hier empfiehlt sich ein Versuch mit *Chlorochin* (**Resochin**® [Bayer], Tabl. à 250 mg). *Dosierung*: 1. Woche 3 × 1 Tabl. tägl., 2. Woche 2 × 1 Tabl. und dann ED von tägl. 1 Tabl. weiter. Die Erfolge sind bei dem häufig gutartigen Verlauf schwierig zu beurteilen, doch sahen wir auch bei progredienten Fällen Besserung. Wenn erfolglos, Versuch mit IST, d. h. **Imurel**® s. Spezialkap.

Schwere Fälle: Beim Auftreten schwerer Symptome, z. B. Lungeninsuffizienz, Drucksymptome usw.: Kortikosteroidtherapie mit *Prednison. Dosierung*: 1. Woche 1 mg/kg/Tag. 2. Woche und weiter $1/2$ mg/kg als ED. Später kann man die ED evtl. noch weiter reduzieren, oder das Medikament sogar absetzen. (*Dexamethason* $1/5$, *Triamcinolon* $1/3$ der *Prednisondosis*.)

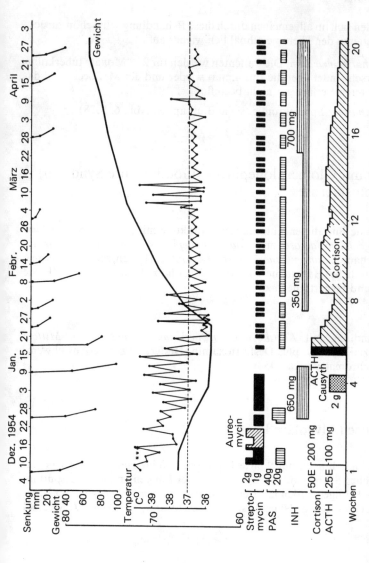

Abb. 71 *Miliartuberkulose und Meningitis-Tbc im Sinne einer „Tuberkulosepsis Landouzy"* infolge der schwer geschädigten Antikörperproduktion bei einem *Morbus Boeck* (G. H., 21jähr. Mann, KG 72089/54): Näheres siehe MOESCHLIN und BUSER, Hdb. der Tuberkulose Bd. IV, Thieme, Stuttgart 1964. Anfänglich trotz hochdosierter Tbc-Chemotherapie mit INH- und PAS-Infusionen bedrohliches Bild mit Auftreten von massenhaft miliaren Hautknötchen. Besserung unter Kombinationsbehandlung mit ACTH und später Cortison und Tbc-Antibiotika. Langsamer Abbau der Cortisondosis, vollkommene Heilung nach 5 Monaten. Der Patient litt an einem typischen Lungen-Boeck mit negativem Mantoux und wurde in ein Sanatorium gesandt, wo er sich mit Tbc superinfizierte und der Mantoux positiv wurde. Anschließend daran hochfebril. Tbc-Kulturen aus dem Liquor positiv! Nach Überwindung der Tbc-Superinfektion bildeten sich die Boeck-Läsionen nur ganz allmählich innerhalb 6 Jahren zurück. Nachkontrolle (1968) symptomfrei.

eosinophiles Lungeninfiltrat

Die Granulome bilden sich im allgemeinen durch diese Behandlung sehr schön zurück, treten aber nach Sistieren der Therapie allmählich wieder auf.

Eine BCG-Impfung hat keinen Sinn. Die Patienten werden für 2–3 Monate tuberkulinpositiv, nachher verschwindet aber die Immunität wieder und der M. Boeck wird dadurch in seinem weiteren Verlauf gar nicht beeinflußt.

Bei Hypersplenie-Syndrom: Splenektomie (siehe Blutkapitel, Abb. 6, S. 28).

Lungenblutung mit Glomerulonephritis (Goodpasture Syndrom) und Lungenhämosiderose

Das typische klinische Bild dieser Autoimmunerkrankung mit „*rezidivierenden Lungenblutungen, Lungenhämosiderose* und *Glomerulonephritis*" beginnt meistens im Kindesalter als sogenannte *Lungenhämosiderose* (Hämoptoe, Husten, schwere Anämie, Fieber und morgendliche Hämatemesis). Im Spätstadium kommt dann evtl. die Niereninsuffizienz und Hypertonie dazu.

Therapie

Kombinationsbehandlung mit *Kortikosteroiden* und *immunosuppressiven Mitteln* (**Imurel**®) siehe Spezialkap. 640, plus Desferrioxamin (**Desferal**®) zur Fe-Ausschwemmung (siehe Hämochromatose-Kap. 456).

Lungenproteinose (Alveoläre Proteine)

Diese schwere, ätiologisch noch ungeklärte Erkrankung führt zu exzessiver Exsudation eines eiweißreichen Sekrets mit Verschattungen der Lungen und großen Sputummengen. Frappante Erfolge wurden mit wechselseitigen *Lungenspülungen* unter Blokkierung der Gegenseite gesehen, Näheres siehe WASSERMANN, K.: Amer. J. Med. 44 [1968] 611).

Flüchtiges eosinophiles Lungeninfiltrat (LÖFFLER)

Dieses am häufigsten durch Askaridenlarven verursachte Infiltrat bedarf keiner spezifischen Behandlung. Bei sehr schweren Fällen: *Kortikosteroidtherapie*, z. B. *Prednisolon* 40 mg oder *Dexamethason* $^1/_5$ dieser Dosis tägl. und allmählicher Abbau. In allen Fällen 4 Wochen nach Abklingen des Infiltrates: Askaridenkur (siehe Kapitel Darm, S. 271), um die u. U. im Darm seßhaft gewordenen Askariden abzutreiben.

Lungenechinokokkus

Bei kleinen zentralen Zysten evtl. konservativ, da sie sich u. U spontan durch Aufbrechen in einen Bronchus entleeren können. Bei größeren, peripher liegenden, chirurgische Exzision (samt Resektion, Lobektomie). Die Fälle haben in den letzten Jahren zugenommen. Spezifische Mittel sind nicht bekannt.

Lungenaktinomykose siehe Kapitel Aktinomykose, S. 529

Spontanpneumothorax

Am häufigsten durch Emphysemblasen bedingt, seltener durch Einreißen einer Pleuraadhärenz. Oft beim gleichen Individuum mehrmals beobachtet.

Therapie

Bettruhe, Bekämpfung des Hustenreizes: Meist geht der Pneumothorax spontan allmählich zurück.

Bei starkem Überdruck wiederholtes Abpunktieren. Wenn nötig Dauerentlastung mit Buelau-Drainage unter gleichzeitiger Antibiotikaabschirmung. Nur in seltenen Fällen ist ein operatives Vorgehen nötig.

Lungenfibrose

Diffuse, progressive, interstielle (Hamman-Rich-Syndrom)

Es handelt sich um eine diffuse, progressive, interstitielle Lungenfibrose, deren Ätiologie noch unklar ist. Durch die zunehmende Lungenschrumpfung kommt es zu einer Lungeninsuffizienz und zu einem Cor pulmonale. Die Diagnose kann nur durch die Lungenbiopsie gesichert werden.

Therapie

Die einzige Behandlung, die das Leiden etwas aufzuhalten vermag, ist eine dauernde *Kortikosteroidbehandlung mit Prednison*. Beginn mit 1 mg/kg tägl. und allmähliche Reduktion auf $^1/_2$ mg/kg. Daneben symptomatische Therapie.

Pleuritis carcinomatosa

(oder Peritonitis carcinomatosa)

In Fällen mit einer ausgedehnten Pleurametastasierung (und gleichfalls auch bei peritonealer oder perikardialer Aussaat) ist man meistens geneigt, die Patienten aufzugeben und nichts mehr zu unternehmen. Dies ist sicher nicht richtig, da man in solchen

Mammakarzinom

Fällen wenigstens für einige Wochen und u. U. mehrere Monate noch schöne partielle Remissionen erzielen kann. So erreichten wir unter 22 behandelten Patienten bei 16 Fällen eine langdauernde Remission von mehreren Wochen bis Monaten. Man injiziert ein *Senfgaspräparat* in den betreffenden Erguß*.

Dosierung: Nitrogen mustard 0,4 mg/kg Körpergewicht *i.pl.* oder *in den Aszites*. Frisch zubereitet und verdünnt mit 10 ml 5%iger Traubenzuckerlösung, also z. B. bei 60 kg = 24 mg. Als 1. Injektion gibt man, um die Verträglichkeit zu prüfen, besser nur die halbe Dosis. Wiederholung nach 14 Tagen bis 3 Wochen, je nach Verhalten der Leukozyten. Total 2–3 Injektionen für eine Behandlungsserie. Bei Rezidiven Wiederholung. *Intraperitoneal* gleiche Dosis anwendbar, aber nicht gleichzeitig. *Intraperikardial* nicht über 10–20 mg pro Injektion.

Nebenerscheinungen: Brechreiz, evtl. Erbrechen, deshalb Injektion gegen Abend durchzuführen und vorher *Chlorpromazin* 50 mg i.m. und *Phenobarbital* 0,1–0,2 g spritzen. In einzelnen Fällen haben wir in Abständen von 3 Wochen bis zu 3 Injektionen durchgeführt. Wenn man auch damit die Affektion nicht ausheilen kann, so kann man doch sehr oft erreichen, daß die Ergüsse sich nur langsam wieder auffüllen und der Patient sich wieder viel besser fühlt. **Endoxan**® (*Cyklophosphamid*) nicht wirksam.

Mammakarzinom und -karzinose

Es ist schwierig, aus der Fülle der sich zum Teil stark widersprechenden Mitteilungen allgemein gültige Regeln für die Behandlung dieses leider so häufigen und oft prognostisch ungünstigen Leidens aufzustellen. Die hier wiedergegebenen Prinzipien sind auf Grund der anhand großer Statistiken in den USA und Europa ausgearbeiteten Richtlinien und auch basierend auf unseren in den letzten 20 Jahren gewonnenen eigenen Erfahrungen dargestellt worden.

Frühfälle

In Verdachtsfällen Probeexzision mit Gefrierschnitt und sofortiger anschließender Amputation plus Drüsenausräumung (nicht mit Amputation zuwarten!).

Bei klinisch als Karzinom imponierenden Fällen Vorbestrahlung mit 1000 r, dann vor Auftreten der Hautreaktion Totaloperation mit Ausräumen der entsprechenden Drüsenstationen und anschließender Nachbestrahlung.

Prinzip: Durch eine Vorbestrahlung mit einer Feldbelastung von 1000 r will man den Tumor inaktivieren bzw. devitalisieren, um eine metastatische Aussaat zu vermeiden und um möglichst ein Lokalrezidiv zu verhindern. Außerdem wird durch Schrumpfung des Tumors seine Operabilität verbessert.

JÜNGLING stellte eindeutig fest, daß durch die Vorbestrahlung keinerlei Nachteile entstehen. Es wird dadurch weder die Wundheilung verzögert noch die histologische Erkennbarkeit verschleiert. Die postoperative Bestrahlungsserie erfolgt, um eventuell verbliebene Tumornester zu zerstören. Insgesamt soll der Tumor, bzw. axilläre Drü-

---

* Gut wirkt bei Adenokarzinomatose auch *5-Fluoruracil* 500–1000 mg i.pl. oder i. perit. (250 bis 500 mg intraperikardial) tägl. bis erste Toxizität, dann 1× wöchentlich. (G. A. Nagel, Mayr A. C., Therap. Umschau 30, 1973, 447–451). Beim fortgeschrittenen Ovarial-Ca außerdem *Cytosin-Arabinosid* (100–200 mg) intracavitär (H. J. Senn, Therap. Umschau 30, 1973, 651–656).

senmetastasen, eine Herddosis von 5000–6000 r erhalten. Die Methode dieser kombinierten Behandlung wird heute in der großen Mehrzahl der Kliniken und Institute durchgeführt.

Die prophylaktische Kastration hat keinen Sinn. Besser zuwarten und erst durchführen, wenn Metastasen auftreten, um die Hormonabhängikeit (s. u.) beurteilen zu können.

Behandlung der fortgeschrittenen Fälle mit Metastasen

Hier müssen wir zwei Gruppen unterscheiden, nämlich Erkrankungen vor und nach der Menopause. Bei Patientinnen vor der Menopause führen die Androgene in rund 20% der Fälle zu einer Remission, nach der Menopause in 21%. Die Östrogene ergeben nach der Menopause in 36% der Fälle einen guten Effekt. Siehe die sehr kritische Übersicht des Teamworks von 60 Autoren anhand von 944 Fällen (J. Amer. med. Ass. 172 [1960] 1271).

Fälle vor und bis 5 Jahre nach der Menopause

Ovarektomie: Diese ist in allen Fällen vorzunehmen, um die östrogenen Hormone, die evtl. stimulierend auf die Karzinomzellen wirken, auszuschalten. Nach PEARSON tritt dadurch in 44% der Fälle eine temporäre Remission auf. Entsteht nach dieser Operation eine, wenn auch nur vorübergehende, Besserung, so darf man annehmen, daß das Karzinom „oestrogen dependent" ist. Es kommt somit für die hormonale Weiterbehandlung in vielen Fällen ausschließlich männliches Hormon in Frage. In diesen Fällen kommt *in späteren Stadien* auch eine hormonale Hemmung der Nebennieren und der Hypophyse durch eine zusätzliche *Kortikosteroidtherapie*, ferner die Behandlung mit *Zytostatika* (5-Fluorouracil, Methotrexat) in Frage. Die *operative Adrenalektomie* ist heute zugunsten der *Hypophysektomie* (Bestrahlung durch Implantation von radioaktivem Gold oder Yttrium) verlassen worden, sie kann noch eine deutliche Schmerzlinderung bringen (rund 30% deutliche Remissionen).

Androgentherapie: In 20% der *vor* der Menopause auftretenden Mammakarzinome sind die *Androgene* wirksam. Ihr Effekt ist besonders günstig bei *osteolytischen Metastasen*, und sehr oft kann man ihre Wirksamkeit durch das Zurückgehen der hier stark gesteigerten Kalziumausscheidung verifizieren (stark positive Sulkowitschprobe, d. h. 300–400 mg Kalzium pro Tag im Urin).
Bei einer kalziumarmen Diät (3 Tage lang weder Milch noch Käse) werden normalerweise nicht mehr als 125–175 mg pro 24 Std. ausgeschieden.

Bei positiver Wirkung der *Androgene* geht die Kalziurie rasch zurück. Auch bevor man z.B. bei den nach der Menopause auftretenden Formen zu einer Erhaltungstherapie mit den langwirkenden *Östrogenestern* übergeht, überzeuge man sich immer vorher davon, ob nicht evtl. eine kurzdauernde Behandlung mit *Testosteronpropionat* einen deutlichen Rückgang der Kalziumausscheidung zeigt und somit einen besseren therapeutischen Effekt ergeben würde.

Bei der *Hormontherapie* Behandlung immer weiterführen, solange die Metastasen abnehmen oder gleich bleiben. *Nur bei erneutem Wachstum abbrechen!* Dann zuerst Pause einschalten, da 10% der Tumoren schon beim Absetzen des Hormons eine

Mammakarzinom

Rückbildung zeigen. Die *probatorische Ovarektomie* ist bei allen Frauen vor der Menopause und 5 Jahre nach derselben indiziert. Die *Bestimmung des Sexchromosoms* in den Tumorzellen hat leider als Kriterium für die Hormonabhängigkeit versagt. Nie die Ovarektomie mit gleichzeitiger Androgentherapie kombinieren, sondern vorerst den evtl. Ovarektomieerfolg abwarten. *Androgene können nämlich in den Nebennieren in Östrogene umgewandelt werden* und so *die Androgenabhängigkeit verschleiern!* (BRUNNER).

Nebenerscheinungen: Als Folge der virilisierenden Wirkung kommt es nach 2 bis 3 Monaten zu einer Vertiefung der Stimme, Bartwuchs und u. U. auch zu einer Zunahme der Libido. Diese Nebenwirkungen lassen sich durch die mehr anabol wirkenden Präparate mehr oder weniger vermeiden. Es ist aber noch nicht sicher entschieden, ob sie von gleich guter klinischer Wirkung sind. Wir hatten bei einigen Fällen den Eindruck, daß sie den gewöhnlichen *Testosteronpräparaten* unterlegen sind.

Dosierung: *Methyltestosteron* (**Perandren**® [Ciba-Geigy]): Tägl. 50 mg i.m. während 8–10 Wochen. Geht die Kalziumausscheidung deutlich zurück und tritt auch ein deutlicher klinischer Erfolg ein, so kann man zu einer Erhaltungstherapie mit langwirkenden Präparaten übergehen:

a) *Nortestosteron* (**Nor-Durandron**® [Ferring], **Durabolin**® [Organon]): Ein Präparat mit geringer virilisierender Wirkung. *Dosierung:* Wöchentlich 50 mg oder alle 14 Tage 100 mg.

b) **Triolandren**® [Ciba-Geigy]: Besteht *aus 3 Testosteronestern* in öliger Lösung. *Testosteronundecylenat* (150 mg) ist für die eigentliche Depotwirkung verantwortlich. *Testosteronpropionat* (20 mg) sichert den raschen Wirkungseintritt, *Testosteronvalerianat* (80 mg) verlängert den Initialeffekt des Propionats und überbrückt die Zeit bis zum Wirkungsoptimum des Undecylenats. *Die Wirkungsdauer einer Injektion beträgt ca. 4 Wochen.* Je nach dem Fall jede Woche (in gewissen Fällen genügt auch 1 Injektion alle 2–4 Wochen) 250 mg (1 Ampulle tief i.m.). Aber auch hier muß vorher eine Behandlung mit *Testosteronpropionat* durchgeführt werden, und das **Triolandren**® kommt nur bei einem vorhergehenden deutlichen positiven Effekt in Frage. Ist die Wirkung zu schwach, so können auch zwei Injektionen pro Woche versucht werden.

Östrogentherapie: Keine Östrogene bei Frauen bis zu 5 Jahren nach der Menopause oder dann nur in sehr hohen Dosen, siehe folgenden Abschnitt.

Zytostatika: Am ungefährlichsten ist die Anwendung des *Cyclophosphamids* (**Endoxan**® u. a. Markenpp., siehe Zytostatika-Kap.), das je nach den Lkz-Werten und einer evtl. vorausgegangenen Bestrahlung i.v. 200–100 mg tägl. bis zu einer Totaldosis von 3–4 g, und dann bei positivem Effekt als Dauertherapie in einer ED von 50–(75) mg tägl. p.o. verabreicht wird. Bei Nichterfolg versuche man zuerst *Methotrexat* ($1 \times$ 10–20 mg pro Woche i.m.), bei adenomatösen oder auf die anderen beiden Mittel evtl. resistenten Fällen das *5-Fluoro-Uracil*. Vorsichtsmaßnahmen siehe Zytostatika-Kap. Diese beiden Präparate ergeben bei auf **Endoxan**® resistenen Fällen manchmal ausgezeichnete Resultate. Bei *ausgedehnter Metastasierung* das Fünferschema wie es unten für die Zeit nach der Menopause aufgeführt ist.

Hormonale unblutige Hypophysektomie: Versagen alle obigen therapeutischen Maßnahmen oder tritt in den Spätstadien eine Resistenzentwicklung gegen die Androgene auf, so versucht man als letztes noch eine Kombinationstherapie von *Thyreoidea-*

präparaten mit *Kortikosteroiden*. Wir berichteten über 9 Fälle von schwerster Mammakarzinose, die nicht mehr bestrahlt werden konnten (Aussaat), auf *Testosteronpropionat* resistent geworden waren und von denen durch die kombinierte Behandlung in 5 Fällen eine ausgeprägte subjektive Remission mit Schmerzfreiheit und Wiedererlangen der Arbeitsfähigkeit auftrat, die 2–17 Monate lang andauerte. Seither haben wir noch 11 Fälle so behandelt. Total sprachen also 11 von 20 Patienten mit einer guten Remission auf die Behandlung an.

Günstige Erfolge mit *Cortison* wurden erstmals von WEST und Mitarbeitern erwähnt. LOESER (Brit. med. J. 1954/II, 1380) berichtete 1954 über ermutigende Erfolge in der Prophylaxe der Mammakarzinose mit Schilddrüsenhormon, wobei er von der Beobachtung ausging, daß dieses Karzinom bei Hyperthyreosen eine große Seltenheit darstellt.

Von uns angewandte Dosierung

Prednison: Beginn mit 60 mg p.o. tägl., dann 20 mg als Erhaltungsdosis. Bei Refraktärwerden der Patienten: Erhöhung auf 30 mg (s. Abb. 72).

Thyreoideapräparate: **Thyrakrin**® [Hausmann] tägl. 2 Tabl. zu 0,05 g p.o. (1 Tabl. enthält 0,07 mg Jodeiweiß). An dessen Stelle kann auch *Levothyroxin* (**Eltroxin**® [Glaxo], in Dtschl. **L-Thyroxin** [Henning]) 3 × 1 Tabl. à 0,1 mg tägl. verwendet werden. Eine Hyperthyreose tritt bei gleichzeitiger *Kortikosteroidtherapie* nicht auf, was man auch im Tierversuch zeigen kann. Weiteres synthetisches Präparat: *Trijodthyronin* **Thybon**® [Hoechst], Tabl. à 20 gamma, 3 × 1–2 Tabl. tägl.

Über den Wirkungsmechanismus der Kombinationstherapie können vorläufig nur Hypothesen aufgestellt werden: Wir wissen, daß *Cortisonpräparate* die Nebennierenrinde hemmen und auch die ACTH-Produktion des Hypophysenvorderlappens herabsetzen. Es handelt sich also auch hier vielleicht gewissermaßen um eine unblutige Hypophysektomie durch hormonale Hemmung. Doch sind diese Überlegungen vorläufig spekulativer Natur.

Abb. 72. *Schwere metastasierende Mammakarzinose* (D. B., 54jähr. Frau, KG 77652/56): Kombinationsbehandlung mit Cortison bzw. Prednison und Schilddrüsenpräparaten. Die Patientin, die vorher während 18 Monaten bettlägerig war, konnte nach 5 Monaten wieder aufstehen und besorgte seit März 1955 wieder ihren Haushalt. Das Wiederauftreten der Schmerzen im Frühjahr 1956 konnte durch Steigerung der Prednisondosis von 20 auf 30 mg vorübergehend behoben werden. Nach dieser Remission wurde die Patientin therapierefraktär. Exitus Herbst 1956.

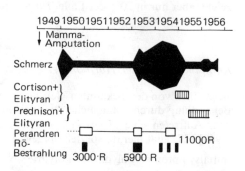

Hypophysektomie oder Adrenalektomie: Nach der sorgfältigen Studie des „Joint Committee" (J. Amer. med. Ass. 175 [1961] 787) anhand von 400 Fällen zeigen sich keine Unterschiede der beiden Methoden, d. h. sie ergeben in rund 30% deutliche objektive Regressionen. Die Ausschaltung der Hypophyse ist aber heute mit der Bestrahlung durch Implantation von radioaktivem Gold oder Yttrium mittels einer direkt in die

Sella eingeführten Nadel viel ungefährlicher durchzuführen. Sie führt vor allem bei den vorher androgenabhängigen Tumoren zu einem Erfolg (50% gegenüber 10% bei den Androgenunabhängigen).

Bei *verzweifelten Spätfällen*, die in Lebensgefahr schweben, kann man die diversen Maßnahmen evtl. nicht mehr einzeln austesten und man kombiniert dann das entsprechende Sexualhormon mit *Prednison* und einem *Zylostatikum* (*Methotrexat*). So können evtl. präterminal anmutende Patientinnen erstaunliche Remissionen aufweisen.

Ab 5 Jahre nach der Menopause

Ovarektomie: hat hier keinen Sinn mehr.

Östrogene: Sind nach der Menopause im allgemeinen wirksamer (44% der Fälle; oder 36%), d.h. bei den „non oestrogen dependent"-Tumoren von Frauen, die sich schon 5–7 Jahre in der künstlichen oder natürlichen Menopause befinden, und vor allem auch bei Frauen mit Metastasen in den Weichteilen. *Aethinyloestradiol*, **Eticyclin® Forte** [Ciba-Geigy] Tabl. à 1 mg, 1–3 Tabl. tägl.

Die Wirkung tritt langsam ein. *Hormontherapie also dann immer konsequent mindestens 2 Monate lang durchführen.*

Kombination von Progesteron und Östradiolbenzoat: Scheint nach der Mitteilung von LANDAU (J. Amer. med. Ass. 182 [1962] 632) evtl. auch dann noch einen Erfolg zu bringen, wenn frühere Hormonbehandlungen versagt haben, und brachte auch uns in vier hoffnungslosen Fällen eine auffallende Besserung.

Dosierung: tägl. i.m. 50 mg *Progesteron* plus 5 mg *Östradiol*, z.B. **Duogynon®** [Schering], Amp. à 1 ml à 20 mg *Progesteron* und 2 mg *Östradiol*, d.h. tägl. 2,5 ml.

Androgene: Sie sind gewöhnlich wirksam, wenn die Ovarektomie schon einen Erfolg zeigte, aber nur in 20% der Fälle, *Dosierung:* wie oben.

Komplikationen der Hormontherapie

Abgesehen von den bekannten Nebenerscheinungen kann es vor allem zu Beginn der Behandlung durch anfängliche Stimulation des Tumorwachstums in seltenen Fällen zum Auftreten einer *Hyperkalzämie* kommen. MARTZ (Schweiz. med. Wschr. 90 [1960] 1277) hat hierauf speziell hingewiesen:

Initialsymptome: Polydipsie, Polyurie; Nausea, Erbrechen, Apathie; Tachykardie.

Vollbild: Koma; Urämie, Nephrokalzinose; u.U. bandförmige Ablagerungen in der Kornea.

Wichtig ist also in allen diesen Fällen die Bestimmung des Blutkalziumspiegels.

Therapeutisch kann diese *Hyperkalzämie* durch *Phosphat-Infusionen* und *Prednison* bekämpft werden (siehe *Hyperkalzämie*, S. 72).

Zytostatika:

Die besten Ergebnisse ergibt bisher nach den Resultaten der „Schweizerischen Arbeitsgruppe für klinische Krebsforschung" (K. W. Brunner, G. Martz und Mitarbeiter, Jahresverslg. Schweiz. Ges. Inn. Med., Davos 1973) die folgende 5-er Kombination von **Endoxan**®, **Methotrexate**®, *Prednison* mit wöchentlichen Injektionen von *5-Fluoruracil* und **Oncovin**® nach dem folgenden Schema. Hierbei stieg die Remissionsrate auf 70% an! Basiert ursprünglich auf dem Cooper-Schema (Cooper, R. G., Proc. Amer. Ass. Cancer Res. 10 (1969) 15).

Abb. 73 5-er Schema zur Behandlung der diffusen Mamma-Karzinose: (Schweiz. Arbeitsgruppe für klin. Krebsforschung), Zit. s.o., nähere Angaben, onkologische Station, Universitätskliniken, Bern und Zürich, denen wir die Überlassung Ihrer Unterlagen herzlich verdanken).

Abhängig von Blutwerten

Medikament	I. Zyklophosphamid (Endoxan®)		II. **Methotrexate**®		III. *5-Fluoruracil*	
Körpergewicht kg	50–75	über 75	50–75	über 75	50–75	über 75
Leukozyten über 5000 Thrombozyten über 150000	100 mg/ Tag	150 mg/ Tag	1× wö. 25 mg i.v.	1× wö. 37 mg i.v.	1× wö. 500 mg i.v.	1× wö. 750 mg i.v.
Leukozyten 3500–5000 Thrombozyten 100000–150000	75 mg/ Tag	100 mg/ Tag	1× wö. 15 mg i.v.	1× wö. 25 mg i.v.	1× wö. 350 mg i.v.	1× wö. 500 mg i.v.
Leukozyten 2500–3500 Thrombozyten 75000–100000	50 mg/ Tag	75 mg/ Tag	1× wö. 10 mg i.v.	1× wö. 15 mg i.v.	1× wö. 250 mg i.v.	1× wö. 350 mg i.v.
Leukozyten unter 2500 Thrombozyten unter 75000	KEINE THERAPIE					

Dazu unabhängig von den Blutwerten

Körpergewicht	50–75 kg	über 75 kg
IV. *Vincristin* (**Oncovin**®)	1× wö. 1,5 mg i.v.	1× wö. 2,0 mg i.v.
V. *Prednison*	2 Wochen 50 mg/Tag 2 Wochen 25 mg/Tag 2 Wochen 10 mg/Tag	2 Wochen 75 mg/Tag 2 Wochen 37,5 mg/Tag 2 Wochen 25 mg/Tag

Je nach Blutwerten Fortführung dieser Kombinationsbehandlung als *Dauertherapie*.
Technik der **Oncovin**®-Applikation. siehe S. 52.

Verdauungstrakt

Mundhöhle

Herpes labialis

Sog. Herpesträger können bei Fieber, Sonneneinwirkung usw. plötzlich an einem Herpesschub erkranken. Gefährlich wird die Affektion eigentlich nur bei Superinfektionen oder beim rezidivierenden Herpes der Kornea.

Prophylaxe:

Bei Sonneneinstrahlung hat sich speziell im Gebirge die **Hima-Paste®** [Wander] bewährt.

Bei gehäuften Rezidiven (Kornea) empfiehlt sich die wiederholte Pockenvakzinierung. Technik siehe: Stomatitis aphthosa, (s. u.).

Stomatitis ulcerosa

Eine hochinfektiöse, durch Anaerobier (Bac. fusiformis) und Spirochaeta refringens hervorgerufene Infektion. Spricht auf *Breitspektrum-Antibiotika* gut an.

Tetracyclin = **Achromycin®** tägl. 1 g p.o.

Zum Gurgeln (nur früh morgens und spät abends):

Rp. Tinct. Myrrhae 40,0
    Tinct. Ratanhiae 10,0
    S. 10 Tropfen auf ein Glas lauwarmes Wasser.

Gegen die Schmerzen: **Pantocain®-Tabletten** langsam im Mund zergehen lassen, evtl. auch spülen mit $^1/_2$%iger *Procainlösung*, wobei die Lösung einige Zeit im Mund zu behalten ist. Oder die viskösen Formen, z. B. **Xylocain Viskös®** [Vifor, Pharma Stern].

Separates Geschirr, da außerordentlich ansteckend!

Stomatitis aphthosa recidivans

Hartnäckige Erkrankung, die bei bestimmten Individuen immer wieder das ganze Leben lang rezidiviert. Eine sichere Kausaltherapie ist noch nicht bekannt. Folgende Maßnahmen können hie und da Erfolg bringen:

Gurgeln mit Liquor Fowleri: Nach jeder Mahlzeit mit 2 Suppenlöffeln Wasser plus 3 Tropfen Liquor Fowleri.

Aureomycin®: 1 g pro die während 2–3 Wochen. Selbst sahen wir damit keine sicheren Erfolge. Bessere Erfolge sehen wir mit dem **Terracortril®** [Pfizer]) Spray.

Pockenvakzinierung: Analog dem rezidivierenden Herpes. Scheint noch am meisten Erfolg zu versprechen, indem man eine parallele Immunität annimmt. Man beginnt mit einer i.c. Impfquaddel und steigt dann nach Abklingen der Reaktion auf 2 Quaddeln, darauf wird die Dosis bei der nächsten Sitzung, d.h. alle ca. 14 Tage, um 1–2 Quaddeln erhöht (3–4 Mon.).

Lokal im Aphthenschub: Am besten wirken heute *Betamethason* 0,5 mg Tabletten, die man mit der Zunge direkt gegen die Aphthe drückt. Es wirkt schmerzlindernd und hindert die Weiterentwicklung (z. B. *Betamethason disodium phosphat* **Betnesol® Pellets** (Pastillen) [Glaxo] à 0,5 mg). Betupfen der Aphthen mit *Argentum nitricum* 10–20%ig, **Negatol®** [Wild], eine organische adstringierende Säure, die unverdünnt auf die Aphthen aufgetragen wird, hat sich bei uns sehr bewährt. Vermeidung parasubstituierter Aminoverbindungen (Sensibilisierungsgefahr). Eine ähnliche Wirkung hat das mit Prednisolon und einem Anästhetikum kombinierte Quecksilberpräparat **Locaseptil®** [Médial]. Zur Anästhesie eignet sich auch **Xylocain viskös®** 2%ig [Vifor, Pharma Stern], oder ein ähnliches Präparat. Günstig wirkt auch **Gumox®** [Astra].

Soor

Siehe Mykosekapitel, S. 530.

Glossitis acuta

Kann durch eine Avitaminose, aber auch durch Pilzerkrankung hervorgerufen werden. Symptomatische Behandlung:

Gegen die Schmerzen: Siehe Stomatitis ulcerosa (S. 228).

Pinselung mit folgender Lösung:

Rp. Mentholi 2,0
    Ol. ricini 3,0
    Bals. peruv. 10,0

MDS. zum Pinseln.

Leberpräparate: Parenteral in steigender Dosierung.

Nikotinsäure: 3 × 1–2 Tabl. à 50 mg, z. B. **Niconacid®** [Wander].

Parotitis epidemica

Siehe Kapitel Infektionskrankheiten, S. 578.

Marantische Parotitis

Vor allem nach Operationen, ferner bei Karzinosen oder bei schwermitgenommenen Patienten, die nichts kauen.

Physostigmin: Sofort subkutan 0,5–1 mg, 2–3 × tägl., zur Anregung der Speichelsekretion. Kaugummi.

Therapie der Wahl ist die sofortige *Entzündungsbestrahlung*.

Antibiotische Therapie, da es oft zu einer aufsteigenden Infektion kommt. *Tetracyclinderivate*, z. B. **Reverin**® 275 mg ein- bis zweimal tägl. plus *Streptomycin* (**Streptothenat**®) 2 g i.m.

Ösophagus

Ösophagusdivertikel

Kleinere Divertikel sind oft bedeutungslos. Bei größeren mit Retentionserscheinungen ist, wenn möglich, operative Behandlung anzustreben.

Ösophaguskarzinom

Es stehen uns heute 2 Methoden zur Verfügung, wobei die Meinungen über das beste Vorgehen noch auseinandergehen. Die zervikalen und proximalen intrathorakalen Formen werden besser bestrahlt.

Röntgenbestrahlung führt in einzelnen Fällen zu völliger Ausheilung.

Operative Behandlung nach Röntgenvorbestrahlung mit anschließender Röntgennachbestrahlung. In inoperablen Fällen evtl. Einlegen eines Tubus nach Mousseau-Hering etc. in den Stenosebereich. Evtl. Totalresektion und anschließende Ösophagusplastik subkutan durch Kolonverlagerung.

Kardiospasmus (Achalasie)

Verengung des Ösophagus vor dem Eingang in den Magen mit proximaler Dilatation. Man glaubt heute, daß hier ein Mißverhältnis zwischen der parasympathischen und sympathischen Innervation vorliegt.

Dilatationsbehandlung ist heute die beste Methode.
Dehnung der Kardiagegend mit Gummiballonsonde durch plötzliches Lufteinblasen (Methode von A. GJYEUTZ, Stockholm).

Die medikamentöse Therapie ist heute von eher untergeordneter Bedeutung. Versucht werden können:

Parasympathikomimetika (vagusreizende Mittel) wie **Acetylcholin**® [Roche] 0,05 bis 0,1 g s.c. vor den Mahlzeiten, zusammen mit **Prostigmin**® $^1/_2$–1 Tabl. zu 0,015 g 3 × tägl. p.o.

Sympathikusdämpfende Mittel: z. B. **Gynergen**® [Sandoz] 0,5–1 ml 3 × tägl. i.m., oder als Tropfen 3 × 20 Tropfen tägl. p.o. Dagegen sind *Atropin und Papaverin kontraindiziert!*

Nitroglyzerin: 8–10 Tropfen der 1promilligen Lösung vor jeder Mahlzeit.

Operative Therapie: Hellersche Operation. Hierbei wird die Muskulatur des untersten Ösophagus bis auf die Mukosa längsgespalten. Heute durch die Dilatationsbehandlung überholt.

Singultus

Häufig nach Operationen und bei Erkrankungen in Nähe des Phrenikus oder des Zwerchfells sowie bei Peritonitiden. Bei einzelnen Patienten ohne jede erkennbare Ursache rezidivierend.

Isomethepten (**Octinum**® [Knoll]): Nach unseren Erfahrungen das beste Mittel. Wirkt i.v. gegeben in fast allen Fällen prompt. Der Effekt tritt rasch ein und hält 4–6 Std. an, dann evtl. Wiederholung.

Dosierung: 1 Ampulle zu 0,1 g langsam i.v. (wenn ohne Wirkung 2 Ampullen).

Chlorpromazin (**Megaphen**®, **Largactil**®): 50 mg i.v. Zeigt oft ebenfalls eine gute Wirkung.

Aminopyrin (**Pyramidon**®) 3 × 0,3 g tägl. wirkt oft überraschend gut.

Hiatushernie

Die *Hiatusgleithernie* ist die häufigste Ursache für das Zustandekommen des gastroösophagealen Refluxes. Das Regurgitieren von Mageninhalt in den distalen Ösophagus kann zu entzündlichen Veränderungen der Ösophagusschleimhaut führen. Diese sog. Refluxösophagitis ruft meist Ösophagusspasmen und äußerst schmerzhafte Sensationen hervor. Es ist sehr wichtig, die Refluxösophagitis therapeutisch und insbesondere prophylaktisch anzugehen, da sie mitunter Stenosen im unteren Ösophagusbereich verursacht.

Die *paraösophageale Hernie* kann sich gelegentlich einklemmen und dadurch evtl.

Hiatushernie

eine Angina pectoris oder einen Herzinfarkt vortäuschen (mit evtl. negativen T-Wellen oder fehlendem Enzym-Anstieg).

Maßnahmen zur Verminderung des Refluxes:

Die Mahlzeiten werden in aufrecht sitzender Haltung oder zu Beginn sogar stehend eingenommen.

Starkes Vornüberneigen oder -sitzen in zusammengekrümmter Haltung ist unbedingt zu vermeiden.

Nachts Hochstellen des Bettes (Klötze unter Kopfende und zusätzliche Hochlagerung des Oberkörpers durch Keil- und 3 Kopfkissen).

Seitenlagerung während des Schlafens rechts oder links (individuell verschieden), meistens wird die rechte Seitenlage schlecht ertragen.

Nach dem Essen $^1/_4$–1 Std. herumgehen oder in stehender Position verbleiben.

Alles vermeiden, was den intraabdominalen Druck erhöht:

Gewichtsreduktion ist oft sehr günstig!
Vermeiden von Korsetts, Gürteln, engen Kleidungsstücken usw.

Behandlung eines evtl. chronischen Hustens.

Herabsetzung der Azidität des regurgitierten Magensaftes:

In schweren Fällen *kontinuierliche Milchtropfinfusion* mit dem Ryleschen Tubus, der durch die Nase in den oberen Ösophagus eingeführt wird. Patient kann mit Flasche umhergehen. Nach einigen Tagen kann bei deutlicher Besserung die Infusion tagsüber entfernt werden, sie sollte aber nachts noch so lange weitergeführt werden als Nachtschmerzen oder „Magenbrennen" bestehen.

Häufig kleine Mahlzeiten.

Antazida und Spasmolytika s. Kap. Gastritis hyperacida, S. 238.

Schutzfilm: z. B. **Alubifilm**® oder *Gel de polysilane*® [Midi] France (Vertret. Barberot SA Genève) schützen die Ösophagusschleimhaut vor der Einwirkung der Magensäure und bringen in 80–90% der Fälle Linderung. In Dtschl. **Sab**®, **Lefax**®. Lokalanasthesierend wirken *Oxetacain* (**Muthesa**® [Wyeth], **Tepilta**® etc.) teelöffelweise eingenommen.

Behandlung der Eisenmangel-Anämie: Diese ist vor allem bei Frauen häufig, s. S. 1.

Operative Behandlung nur, wenn durch die konservativen Maßnahmen keine Besserung zu erzielen ist. Dann empfiehlt sich die Fundoplicatio nach Nissen (Gleithernie) o. a.

Beispiel für Diätvorschrift:

Prinzip: 1. Kalorien gleichmäßig verteilen. 2. Zahl der Mahlzeiten: 5–6. 3. Form der Verabreichung: Flüssig-breiig.

Erlaubt: *Brot:* Weißbrot, mindestens 1 Tag alt, Zwieback.

Suppen: Suppen von feinen Mehlarten, mit Butter, Rahm oder Ei legiert. Passierte Gemüsesuppen.

Fleisch: Kalbfleisch, zartes Rindfleisch, Hirn, Bries, Leber, Geflügel, Fisch, Bratkugeln, Bratwurst, Cipollata. Dieses Fleisch als Haschee, Pudding oder Auflauf mit feingebundener Sauce servieren.

Gemüse: Alle Gemüse außer Hülsenfrüchten und Kohlarten. Gemüse passieren, mit Béchamelsauce und Rahm zu feinem Püree verarbeiten.

Stärkespeisen: Kartoffeln als Püree, Schnee, Auflauf, Pudding, Knödel. Butterreis in Wasser gekocht und mit Butter abgeschmeckt; Reis mit Sauce (Rahm, Tomaten, Hollandaise, Auflauf). Grieß, Reis, Mais, Paidol als Brei, Auflauf, Pudding. Feine Teigwaren mit frischer Butter.

Eierspeisen: Weiche Eier, Rührei, verlorene Eier, Plattenmilch, französische Omelette.

Süßspeisen: Gekochte Cremes, Fruchtcremes, gestürzte Cremes mit frischen Fruchtsäften, Pudding von feinen Mehlarten, Fruchtgelee. Passiertes Kompott mit Rahm oder Creme verfeinert.

Gebäck: Petit-beurre, Haferkeks, Löffelbiskuit, Biskuitrouladen, Meringues.

Tagesbeispiel

Frühstück:	200 g Rahmmilch, evtl. mit Ovomaltine 2 Semmeln, 10 g Butter
9 Uhr:	Schleim mit Ei, 10 g Butter, 1 Semmel
Mittagessen:	Kalbfleischhaschee Karottenpüree Kartoffelbrei Vanillepudding
16 Uhr:	200 g Rahmmilch 2 Semmeln, 1 Gala- oder Gervais-Käse (Schachtelstreichkäse)
Nachtessen:	Brei oder Auflauf Apfelmus mit Rahm } Nachtessen möglichst früh ansetzen

Ösophagus-Varizen und -Blutungen

Aus zahlreichen Statistiken geht hervor, daß ungefähr ein Drittel aller Patienten mit Leberzirrhose an einer Varizenblutung sterben. Ösophagusvarizen entstehen im Sinne von Kollateralen bei behindertem Pfortaderkreislauf (portale Hypertonie), wie dies bei Leberzirrhose, Milzvenenthrombose usw. anzutreffen ist. Die Hauptgefahr besteht in der Varizenblutung. LINTON gibt die Mortalität nach der ersten Blutung bei konservativer Therapie während des folgenden Jahres mit 30–50% an, und es empfiehlt sich deshalb, wenn immer möglich, operativ einzugreifen.

Prophylaktisch hat die Shunt-Operation bei intrahepatisch bedingter portaler Hypertension keinen Sinn (siehe M. J. ORLOFF in: „Internat. Symposion on the therapy of portal hypertension", Bad Ragaz Okt. 1967, hrsg. v. N. G. MARKOFF. Thieme, Stuttgart 1968), dagegen als *Notfalloperation bei Blutungen!* Dabei ergibt die *portokavale* Anastomose die besseren Dauerresultate als die *splenorenale*, da die letztere häufiger zu Thrombosen führt. Die prophylaktische Operation ist heute einzig noch bei der *extrahepatischen Obstruktion* indiziert.

Notfallbehandlung

Senkung des Pfortaderdrucks durch Vasopressin: Wie SHALDON und SHERLOCK erstmals eindrücklich zeigten, kann *Vasopressin* (**Pitressin**® [P.D.], **Octapressin**® [Sandoz], **Tonephin**®, **Pituisan**®, usw.), 20 E i.v. eine Ösophagusvarizenblutung zum Stehen bringen. Diese 20 E werden in 100 ml 5%iger Glukoselösung gelöst und innerhalb von 15–20 Minuten infundiert. *Nebenwirkungen*: Totenblässe des Patienten, evtl. Harndrang, erhöhte Darmtätigkeit und Defäkation. Durch das Vasopressin wird der Pfortaderdruck durch Kontraktion der Darm-Arteriolen stark erniedrigt. Rezidivblutungen sprechen auf eine erneute Vasopressinverabreichung evtl. wieder an. Wirkungsdauer 60–90 Min. Die Infusionen können alle 2 Std. wiederholt werden. Man legt eine Plastik-Magensonde durch die Nase ein und kontrolliert durch wiederholtes Spülen mit einer kleinen Menge Eiswasser, ob die Blutung steht. Höhere Dosen als 20 E sollten nicht verabreicht werden, da sich dann auch die übrigen Gefäße kontrahieren und u. U. die Gefahr einer Herzschädigung besteht. Genügt diese Maßnahme (ca. 50% der Fälle) nicht, so schreitet man zu der Einführung des Ballons.

Kardia-Ösophagus-Tamponade mit Magenballon (Schlauch mit terminalem Ballon, der sich aufblasen läßt und der in den *Magen*! [nicht Ösophagus] eingeführt wird): Nach Aufblasen wird 1 kg Gewicht angehängt, und durch den Zug werden die Kardia- und Ösophagusvarizen komprimiert.

Sengstaken-Blakemore-Ballonsonde*): In Europa wird diese noch häufig verwendet (3 Öffnungen: 2 Ballonöffnungen und 1 Öffnung in den Magen). Sie gewährleistet ebenfalls eine gute Blutstillung, wenn der Ballon im Ösophagus vorsichtig aufgeblasen wird und während evtl. 3 Tagen liegenbleibt. Dabei ist auch weiterhin eine flüssige Nahrungsaufnahme möglich. Sie hat gegenüber dem Magenballon den Nachteil, daß die Blutung beim Herausnehmen der Sonde oft wieder einsetzt. Sie kann aber ebenfalls lebensrettend wirken. Kompressionsdruck der einzelnen Ballons genau regulieren: Magenballon 40–60 mm Hg; Ösophagusballon 35–45 mm Hg, nach 12 Std. letzteren auf 25–35 mm reduzieren. Alle 8 Std. Ösophagusballon zur Vermeidung von Drucknekrosen für 5 Min. entlüften. Alle $^1/_2$ Std. Magen aushebern. Dauerndes Absaugen des Speichels, nicht hinunterschlucken, da Gefahr der Aspirations-Pneumonie. Rachenraum kontrollieren, es kann zu Dekubitalgeschwüren kommen.

Wiederholte, frische Bluttransfusionen (alte Konserven enthalten zu viel NH_3) bis Schock behoben, dann nur noch Erythrozyten (da sonst Gefahr der NaCl-Überlastung) bis Hämoglobin auf 8 g%.

Ernährung: 3 Tage gar nichts. Parenterale künstliche Ernährung mit Infusionen. Nach Entfernung der Sonde, was gewöhnlich am 4. Tage möglich ist, ganz vorsichtig eisgekühlte Ulkusmilch, dann allmählicher Übergang auf flüssig-breiige Kost.

Tieflagerung des Oberkörpers in den ersten 3 Tagen, um den Druck in den Ösophagusvarizen zu senken (*nicht Hochlagerung*!).

Bekämpfung der Ammoniakbildung und der daraus resultierenden zentralen Vergiftung: Durch die bakterielle Zersetzung des in den Darm gelangenden Blutes kommt es zu einem Überangebot an Ammoniak und dadurch zu einer Verstärkung der Leberinsuffizienz. Diese kann durch Sterilisation des Darmes mit **Neomycin**® [Upjohn] 5–6 g tägl. weitgehend verhindert werden. Cave die Anwendung von *Karboanhydrasehemmern* (**Diamox**® [Lederle]) und der *Saluretika* (d. h. der Chlorothiazidderivate) direkt nach der Blutung, siehe S. 94, da auch diese die Ammoniakvergiftung begünstigen. Gut wirkt auch **Duphalac**® [N.V. Philips-Duphar] 2–3 Suppenlöffel pro Tag.

* *Bestes Modell*: Hergestellt von DAVOL Rubber Company, Providence, Rhode Island, USA.

Sedativa: Ruhigstellung der oft hochgradig erregten Patienten z. B. mit *Diazepam* (**Valium**®) 10–20 mg, 3–4× tägl., das die Leber nicht schädigt (cave Barbiturate und Chlorpromazin-Gruppe!).

Shuntoperation: Als *Notfalloperation*, sobald der Patient operationsfähig ist und sofern keine Kontraindikationen (s. u.) vorliegen. Die Ligatur der Ösophagusvarizen hat keinen Sinn, da damit der portale Überdruck nicht beeinflußt wird.

Kontraindikationen bei der Auslese der Patienten für die Operation

Serumalbumin: Das wichtigste Kriterium; wenn unter 3 g%, so ist eine Operation kontraindiziert!

Aszites: Wenn er auf die medikamentöse Behandlung (Plasmainfusionen, Diuretika) nicht anspricht, so ist dies ein Zeichen für eine schwerlädierte Leber und stellt eine Kontraindikation für die Operation dar.

Leberfunktionsproben: Eine stark erniedrigte Cholinesterase, eine *verlängerte Prothrombinzeit*, die durch Vitamin K nicht korrigiert werden kann, sowie ein stark erhöhter *Bromsulfaleintest* (von mehr als 20%) sind Zeichen einer schweren Leberschädigung und stellen eine Kontraindikation dar!

Portaler Druck: Bei über 250 mm H_2O ist die Operation kontraindiziert, liegt er unter 250 mm, so kann operiert werden.

Resultate: LINTON (Amer. J. Med. 24 [1958] 941) beobachtete mit dieser Behandlung bei 173 Fällen von Ösophagusvarizenblutungen bei Leberzirrhose eine Mortalität von (21 Fälle) 12%. Die postoperative Überwachung der Leberwerte inklusive Ammoniak, die anfänglich eiweißarme Diät und die evtl. Verabreichung von Lactulose sind wesentlich, siehe Leberzirrhose.

Die *Überlebensdauer* betrug:

ohne Shuntoperation: nach 1 Jahr 50%, nach 5 Jahren 20%.

mit Shuntoperation: nach 1 Jahr 80%, nach 5 Jahren 50%; bei ORLOFF (Internat. Symposium Bad Ragaz 1967. Hrsg. N. G. MARKOFF. Thieme, Stuttgart 1968) 43% gegenüber nur 3–4% ohne Operation!

Magen-Darm

Gastritis acuta

Nahrungsabstinenz für 24–(48) Stunden: Nur ungesüßten Tee schluckweise, evtl. mit 3–4 Zwieback. Nach 8–12 Std., wenn sich der Zustand etwas gebessert hat, u. U. eine Schleimsuppe. Ganz langsamer Übergang auf eine leichte Schonkost, d. h. Schleimsuppe, Zwieback, Breie, weiche Eier und Kompotte usw. Anfänglich kein Fleisch, keinen Salat, keine rohen Früchte oder Fruchtsäfte, später evtl. Geflügel oder Fisch

Gastritis

und schließlich langsamer Übergang auf eine normale Kost. Treten beim Übergang auf die Schonkost erneut Beschwerden auf, dann anfänglich größere Mengen Zucker (100–200 g) in Form von Tee, später Zulagen von Zwieback usw. Milch sollte anfänglich noch weggelassen werden. Als Beispiel einer Schonkost bei akuten Gastritiden sei hier die folgende Diät aufgeführt.

1. Stufe: Hungertage.

1–2 Tage Pfefferminztee, leichter Kamillentee, leichter Schwarztee, evtl. dünner Eibischtee. Milch verdünnt mit Tee oder Emserwasser. Zweistündlich 100 ml ohne Zuckerzusatz. Kleine Mengen Schleim.

2. Stufe:

Dazu Breie von Paidol, Maizena, Grieß usw. Diätstengel, Toast, Zwieback, Kefir, Joghurt. Geschlagenes Ei, mit wenig Zucker. Keinen Alkohol, auch keinen Rotwein. Keine Gewürze. Rücksicht auf Fettempfindlichkeit nehmen.

3. Stufe:

Öftere kleine Mahlzeiten. Dazu Kaffee Hag, Rahm, Butter, Gelee. Schleimsuppen. Suppen mit Bouillon von feinen Zerealien. Gemüsecremesuppen.

Fleisch: Als Haschee von Poulets, Kalbfleisch, Hirn, Bries, Forellen, Felchen.
Reis, Kartoffelbrei, feine Nudeln, Grieß, Aufläufe, Puddings, Klößchen.

Gemüse: Püree von Blumenkohl, Karotten, Spargelspitzen, grünem Kürbis, Kohlraben, Artischockenböden.

Apfel-, Birnen-, Pfirsichkompott. Roh geraffelter Apfel.

Tagesbeispiel

7 Uhr: Milch, Kaffee Hag, Zwieback, Butter, Gelee.
9 Uhr: Roh geraffelter Apfel.
11 Uhr: Schleimsuppe, Haschee, Blumenkohlpüree, Kartoffelbrei.
13 Uhr: Pudding mit Fruchtsauce.
16 Uhr: Tee, Rahm, Toast, Gervais.
19 Uhr: Gemüsecremesuppe, Rührei, feine Nudeln, Apfelstückchen.
21 Uhr: Joghurt.

Wärme: Auflegen des Heizkissens oder heiße Kamillenumschläge in die Magengegend. In schweren Fällen unbedingt 1–2 Tage Bettruhe.

Rollkuren: Wirken bei akut entzündeter Magenschleimhaut günstig, z. B. mit **Azulon**® [Treupha] 15–20 Tropfen auf ca. 100 ml lauwarme Milch, morgens vor dem Aufstehen, wenn möglich abends wiederholen.

Targesin®-[Goedecke]-Rollkur ($^1/_4$%ige Lösung 50 ml). Vorgehen: Einnehmen des Medikamentes auf nüchternen Magen, darauf 5 Min. Rückenlage, anschließend 5 Min. Links-, 5 Min. Bauch- und schließlich 5 Min. Rechtslage.

Spasmolytika und Antiemetika: Bei heftigem andauerndem Erbrechen als stärkstes Antiemetikum *Perphenazin* (**Trilafon**® [Schering USA], **Decentan**® [Merck]) 5 mg i.m., evtl. Wiederholung; oder als Suppositorien.

Gegen die Krämpfe: *Papaverinsuppositorien* 0,06 g oder **Spasmo-Cibalgin**®-Suppositorien, 1–3× tägl. 1 Supp.; **Primperan**® [Delagrange] (**Paspertin**® [Kali]) 3 × 1 Tabl., evtl. 1 Amp. i.m.

In der Rekonvaleszenz: Da zu Beginn häufig noch eine Anazidität besteht, empfiehlt sich die Verabreichung eines *Salzsäurepepsinpräparates*, z. B. **Protepsin**® [Wander] oder in Dtschl. **Acidol-Pepsin**® [Bayer], 1 Dragée während jeder Hauptmahlzeit.

Amara z. B.:

Rp. Tincturae amarae 10,0
　　Tincturae aromatici 5,0
　　MDS. je 15 Tropfen mehrmals tägl.

Erosive Gastritis = hämorrhagische Gastritis:

Eine seltene Form, die zu Blutungen führen kann und evtl. ein Ca oder Ulcus vortäuscht. Gastroskopisch findet sich eine diffus blutende Magenschleimhaut. Gleiche Therapie, Vermeiden von Noxen wie *Salizylate, Phenylbutazon, Cortison-Präparate, Antikoagulantien.*

Gastritis chronica

Hier ist, wenn möglich, immer zuerst die Ursache abzuklären:

Psychische Konflikte
Zu heiße oder zu kalte Speisen
Schlechte Kaufähigkeit
Äthylismus
Hyperazidität
Hypazidität
Mangelnde körperliche Bewegung

Bei der Therapie sind vor allem diese Grundursachen zu bekämpfen!

Neben der fraktionierten Magenaushebung sollte auch immer eine Röntgenkontrolle und Gastroskopie mit Biopsie durchgeführt werden. Bei älteren Leuten wiederhole man bei ausbleibender Besserung und selbst bei negativem Befund die Röntgenuntersuchung des Magens, da hier oft schließlich doch noch ein Magenkarzinom zum Vorschein kommt!

Symptomatische Therapie

Häufige und kleine **Mahlzeiten**, d. h. z. B. um 8, 10, 12, 15.30 und 17 Uhr. Bei der letzten Abendmahlzeit sehr wenig, wenn möglich letzte Mahlzeit um 17 Uhr.

Mineralwasser: Günstig wirken nüchtern 1–2 Glas *Karlsbader*-(Na_2SO_4-haltig) oder *Tarasper*-Wasser, mittags 1 Glas. Kaltes oder CO_2-haltiges Wasser soll vermieden werden.

Ruhe: Nach allen Hauptmahlzeiten *45–60 Min. liegen* und elektrisches Wärmekissen auf die Magengegend.

Gastritis

Keine Aufregungen vor und während des Essens, keine Zeitung, kein Radio während des Essens.

Alkohol- und Nikotinverbot sind während der entzündlichen Phase unbedingt einzuhalten.

Medikamentös

Sedativa wie *Diazepam* (**Valium**®) oder *Chlordiazepoxyd* (**Librium**®) $3 \times$ 5 mg tägl.

Bei Hyperazidität

Oxyphenoniumbromid = **Antrenyl duplex**® [Ciba-Geigy] mit leicht löslicher Hülle (5 mg) und sich langsam auflösendem Kern (5 mg), total 10 mg. *Dosierung*: morgens und abends 1–2 Dragées vor den Mahlzeiten. Wirkt ausgesprochen sekretionshemmend.

Bei leichteren Fällen genügt oft **Bellafolin**® [Sandoz] $3 \times$ tägl. 15 Tropfen der $^{1}/_{2}$promilligen Lösung p.o. vor dem Essen. (Bei Sehstörungen und trockenem Mund evtl. nur 8 Tropfen.)

Alucol® [Wander] (kolloidales *Aluminium-* und *Magnesiumhydroxyd*). Bindet die Säure als Kolloid. Überzieht die Schleimhaut mit einer feinen Schutzschicht. Am besten bewährt hat sich uns die Gel-Form, weil die festen Präparate eher schlechter wirken. S.: 1–2 Kaffeelöffel vor und nach der Mahlzeit in etwas Wasser aufgelöst. Zusätzlich zwischen den Mahlzeiten bei Beschwerden 1 KL. Auf Reisen sind die Kautabletten praktischer. Analoge Pp.: **Neutralon**® [Asche], **Ultin**® [Agpharm, Rentschler], **Neutrolac**® = **Neutrilac**® [Sandoz], **Solugastryl**®, **Aludrox**®.

Bislumina® [Pure Drugs Ltg., London] Tabletten mit einer Mischung von *Wismutaluminat* und *Magnesiumoxyd*. Besitzt ein gutes Säurebindungsvermögen, und zudem wirkt das Wismut ausgesprochen entzündungshemmend auf die Schleimhaut, 1–2 Tabl. $^{1}/_{2}$ Std. vor den Mahlzeiten. (Die Stühle werden vom Wismut schwarz.)

Alutan® [Siegfried]: Ein Kombinationspräparat (Bismuth, aluminicum plus Sedativa und Spasmolytika) mit sehr guter Wirkung hat sich uns in klinischen Versuchen sehr bewährt. Dosierung $3 \times$ 1–2 Kapseln tägl. *zwischen* den Mahlzeiten.

Papaverinum hydrochloricum: Vor allem bei der hyperaziden Form von sehr gutem Effekt, hat aber auch bei der hypaziden Gastritis eine günstige antispastische Wirkung.

Dosierung: $3 \times$ 0,1 g tägl. (kleinere Dosen sind meistens nutzlos).

Bekämpfung der Obstipation: Ist bei der hyperaziden Gastritis häufig vorhanden. Hier wirkt folgendes Pulver recht gut und mild laxierend:

Rp. Bismuti aluminici 40,0
Calcii carbonic. 20,0
Magnesii peroxydati 15,0
MDS. $3 \times$ 1 Teelöffel vor der Mahlzeit.

Bei Hypazidität

Kombinationspräparat: **Protepsin**® [Wander] (enthält Pepsin, Protease, Salzsäure und

Zitronensäure) oder in Dtschl. **Acidol-Pepsin**® [Bayer]. S.: 1 Dragée *während* jeder Mahlzeit.

Gegen die oft gleichzeitig vorhandene *Pankreasinsuffizienz*: **Pankreon**® [Kali-Chemie] 3 × 2 Dragée oder

Pankrotanon® [Hausmann]. Günstig wirkt auch das polyvalente Frement-Pp. **Pantozym**® [Wander], 3 × 2 Dragées tägl. während der Mahlzeiten.

Amara: wie oben bei akuter Gastritis angegeben 3 × 15 Tropfen.

Diätetisch

Magenschonkost, d.h. in schweren Fällen pürierte Diät, vorwiegend Kohlenhydrate, z.B. Reis-, Grieß- und Haferbrei, Puddings aus Reis, Maizena, Mondamin; Weißbrot (kein dunkles Brot), Zwieback, Keks mit frischer Butter, Milch leicht gewärmt oder verdünnt mit schwachem Kaffee meistens gut verträglich.

Wenn *Besserung*, allmählich Zulagen von Kartoffelbrei, Eiern, weißem Fleisch, Geflügel, feinem püriertem Gemüse wie Spinat, Rüben, Blumenkohl, Fenchel, Mangold.

Verboten:

Zu kalte oder zu heiße Speisen
Essig (Salat nur mit Zitrone)
Scharfe Gewürze (etwas Petersilie
und Muskat erlaubt)
Starker Salzzusatz!
Kohlarten, Zwiebelgewächse,
Hülsenfrüchte!
Pilze
Nikotin!
Koffein (koffeinfreier Kaffee mit
Milch verdünnt ist erlaubt)
Gebratenes Fleisch, ferner fettes
Fleisch wie Würste, Speck usw.

Alle Fette außer reichlich roher Butter und Rahm. Somit keine Röst- oder in Fett gebackene Kartoffeln, keine fetten Saucen, keine Mayonnaisen, keine Sardinen und Thunfisch, kein geräuchertes Fleisch, kein Käse außer Rahmkäse; Quark und $^1/_4$-Fett-Streichkäse gestattet.

Obst: nur gekocht.

Als Beispiel führen wir hier die folgende Magenschondiät auf:

Prinzip: Alles gut weich gekocht, nicht gebacken oder in Fett gebraten, keine erhitzte braune Butter, keinen Alkohol.

Brot: Weißbrot, Semmeln (nicht frisch), Toast, Zwieback.

Suppen: Von allen Zerealien (nicht geröstet). Ei oder Rahm legiert. Kartoffelsuppe ohne Lauch. Gemüsebouillon, nur gebunden mit Ei, Rahm, Mehl. Cave Fertigsuppen (Lauch!)

Fleisch: Gut gelagertes Kalbfleisch oder Rindfleisch (Filet), Huhn, Hirn, Bries, Kalbsbratwürste, Bündnerfleisch, magerer Schinken entsalzt (geschieht, indem man den Schinken in warme Milch oder Wasser einlegt), Süßwasserfische.

Ulcus ventriculi et duodeni

Verboten: Alles geräucherte und gepökelte Fleisch, Speck, Wurstwaren.

Gemüse: Blumenkohlblümchen, Schwarzwurzeln, Sellerie, Karotten, weiße Rüben, Kohlraben, feine Erbsen und Bohnen (keine Stangenbohnen), Spargeln, grüner Kürbis, Fencheln, Krautstiele, geschälte Tomaten, Spinat, Lattich, Artischockenböden.

Verboten: Alle Kohlarten und Hülsenfrüchte, Pilze.

Kartoffeln: Als Brei, Auflauf, Klöße, Salzkartoffeln, Schalenkartoffeln. Saucenkartoffeln.

Zerealien: Reis, Grieß, Mais, Paidol; als Brei, Auflauf, Pudding, Klößchen. Feine Teigwaren, Reis, weich gekocht mit frischer Butter oder Sauce (Rahm, Tomaten, Velouté, Hollandaise) serviert.

Eierspeisen: Weiche Eier, Rührei im Wasserbad, verlorene Eier. Plattenmilch, französische Omelette ohne stark erhitzte Butter, evtl. mit Schinken.

Verboten: Spiegeleier, hart gekochte Eier.

Käse: Rahmkäse, Weichkäse, Quark, Joghurt.

Süßspeisen: Gekochte Cremes; Vanille, Schokolade, Mandelcreme passiert, Mokkacreme, Fruchtcremes von Orangen, Zitronen, Äpfeln, Bananen, Aprikosen. Gestürzte Creme mit frischen Fruchtsäften, Pudding von feinen Mehlarten, Fruchtgelee, Kompott; sehr weiche Birnen. Pfirsiche, Apfelstückchen, Aprikosen und Beeren passiert, mit Rahm oder Creme verfeinert, Apfelmus mit Rahm vermischt.

Gebäck: Haferkeks, Petit-beurre, Löffelbiskuits, Biskuitrouladen, Meringues, Gesundheitskuchen.

Verboten: Alle Konditoreiwaren.

Getränke: Milch, Rahm mit Zusatz von Ovomaltine, Schokoladenpulver, Kaffee Hag, Linden-, Pfefferminz-, Hagebuttentee, Orangensaft, Grapefruitsaft, stark verdünnter Zitronensaft.

Gewürz: Cenovis, Maggi, Muskat, mäßig Salz, Zitronensaft.

Küchentechnik: *Fleisch*: gekocht, gedünstet, als Klöße, Auflauf oder Pudding. Fleischsaucen gebunden mit Rahm oder Ei. *Gemüse*: Gekocht, gedünstet, püriert, mit frischer Butter oder Béchamelsauce serviert.

Ulcus ventriculi et duodeni

Das Ulkus ist eine ausgesprochen psychosomatische Erkrankung, und deshalb ist speziell bei der Behandlung dieses Leidens die psychologische Führung und Schonung des Patienten außerordentlich wichtig. Aus diesem Grunde ist auch die in einer Klinik durchgeführte Ulkuskur immer einer häuslichen Behandlung vorzuziehen, weil der Patient hierbei aus einer familiären oder beruflichen Konfliktsituation entfernt und schon durch Ausschaltung solcher Momente das Leiden günstig beeinflußt wird. In der Regel kann ein Ulkus zuerst konservativ behandelt werden. Heilt es aber nach 4–6 Wochen nicht ab oder treten immer wieder schwere Rezidive auf, so ist die *operative Behandlung* notwendig. Beim Zusammentreffen eines chronisch rezidivierenden Ulcus duodeni mit *Nierensteinen* denke man auch an die Möglichkeit eines primären *Hyperparathyreoidismus*. Findet man *extreme Säurewerte* und bestehen gleichzeitig chronische Durchfälle, so erwäge man das *Zollinger-Ellison-Syndrom*. Man vergesse nie, den Patienten nach dem evtl. Gebrauch von *Phenylbutazon* (**Butazolidin**®, **Irgapyrin**®, **Tanderil**®, **Tomanol**®, **Elmedal**®) oder *Cortison-Pp.* zu fragen!

Indikationen für die operative Ulkusbehandlung

1. Beim Versagen einer 6wöchigen konservativen Behandlung.
2. Bei immer wieder rezidivierenden Ulkusschüben.
3. Bei rezidivierender Blutung.
4. Bei Verdacht auf Karzinom.
5. Bei Magenperforation.
6. Bei Magenstenose.

Konservative Behandlung

Bettruhe während 3 Wochen, wobei der Patient für die Mahlzeiten aufstehen und sich mit Lesen und handwerklichen Arbeiten beschäftigen darf. Doch ist die eigentliche berufliche Betätigung (Geschäftskorrespondenz usw.) konsequent zu untersagen. Besuche sollten nach Möglichkeit eingeschränkt werden. Die Arbeitsaufnahme darf erst nach total 4 Wochen Diätkur plus 2 Wochen Erholung erlaubt werden, sofern sich sowohl die subjektiven Beschwerden wie auch die Röntgenbefunde innerhalb 4 Wochen zurückgebildet haben.

Völlige Nikotin- und Alkoholabstinenz: Diese ist sehr wesentlich, da beide durch Erhöhung der Azidität und der vegetativen Labilität den Verlauf ungünstig beeinflussen. *Das Nikotinverbot gilt unbedingt auch nach der Remission weiter, da sonst Rezidive nicht zu vermeiden sind!*

Psychische Hygiene: Der Patient muß langsam dazu erzogen werden, daß er psychisch belastende Momente nach Möglichkeit ausschaltet oder sie nicht mehr so stark auf sich einwirken läßt. Hierfür sind längere Aussprachen mit dem Patienten sehr wesentlich, evtl. auch eine entsprechende Aufklärung der Familie und des Arbeitgebers. Kleine Dosen *Diazepam* (**Valium**®) oder *Chlordiazepoxyd* (**Librium**®), z. B. tägl. 3 × 5 mg bis zur Ausheilung erleichtern dem Patienten die Entspannung.

Bekämpfung der Azidität: Gleiche Mittel wie bei der Gastritis hyperacida, s. S. 238.

Schmerzbekämpfung: Bei starken Schmerzen genügen evtl. die Antazida nicht. Günstig wirkt dann **Baralgin**® [Hoechst], (eine Kombination von *Novaminsulfon* mit einem Spasmolytikum) 3 × 1–2 Tabletten oder Suppositorien pro die. Bei heftigem akutem Schmerz evtl. *Procain* (**Novocain**® [Hoechst]) 30–50 ml einer $^1/_4$%igen Lösung trinken lassen.

Eine gute Wirkung zeigt das *Metoclopramid* (**Primperan**®). Neuerdings werden auch *Glyzyrrhizinsäurefreie Lakritzpräparate* empfohlen, z. B. **Caved-s**®, 3 × 1–2 Tabl. tägl., das auch ein Antazidum enthält und keine mineralokortikoide Wirkung mehr entfaltet.

Diätetische Behandlung: Es sind sehr verschiedene Kuren vorgeschlagen worden. Bei den frischen Ulkusfällen haben wir mit der 28tägigen Kur nach SIPPY gute Erfolge erzielt, wobei wir in der Regel mit einer Ulkus-Milch-Kur beginnen und langsam zu einer Breikost übergehen (s. S. 648). Man kann bei leichteren Fällen einzelne Tage überspringen oder schon mit der Kost vom 6. oder 7. Tag beginnen. Somit beschränkt sich die Kur auf 3 Wochen, und man kann mit einer *Magenschondiät nach* LEUBE oder MEULENGRACHT fortfahren. Heute beginnen viele Kliniken direkt mit dieser Diät. Für die schweren Fälle ist dies jedoch unserer Auffassung nach nicht zu empfehlen.

Ulcus ventriculi et duodeni

Püreediät bei Ulcus ventriculi und duodeni: Diese Diät wird anschließend an die Ulkuskur oder direkt zur Behandlung bei (blutendem) Ulkus angewendet. Die Nahrungsmittel sind alle flüssig-breiig zubereitet. Es werden nur leicht verdauliche Speisen verabreicht.

Prinzip: Alles püriert, häufige kleine Mahlzeiten.

Erlaubt: *Brot*: Weißbrot, Brötchen, Semmeln, mindestens ein Tag alt, Zwieback. Bei Säuremangel Toast.

Suppen: Suppen von feinen Mehlarten, in Gemüsebouillon gekocht, mit Gemüseeinlagen, mit Butter, Rahm oder Ei legiert.

Fleisch: Kalbfleisch, zartes Rindfleisch, ohne Fasern, Hirn, Bries, Leber, Geflügel, Fisch, Bratkugeln, Bratwurst, Cipollata. Dieses Fleisch als Haschee, Pudding oder Auflauf mit fein gebundener Sauce servieren.

Gemüse: Blumenkohlblümchen, Schwarzwurzeln, Sellerie, Karotten, weiße Rüben, Kohlraben, feine Erbsen, Bohnen (keine Stangenbohnen), Spargel. Alle diese Gemüse passieren und mit Béchamelsauce und Rahm zu feinem Püree verarbeiten. Tomaten schälen, Kerne entfernen, klein schneiden.

Stärkespeisen: Kartoffeln als Brei, Schnee, Auflauf, Pudding, Knödel. Butterreis in Wasser gekocht und mit Butter abgeschmeckt, Reis mit Sauce (Rahm, Tomaten. Hollandaise, Velouté). Kein Risotto. Grieß, Mais, Reis, Paidol, als Auflauf. Pudding, Klößchen, Brei. Ganz feine Nudeln, Fadennudeln, keine groben Teigwaren.

Eierspeisen: Weiche Eier, Rührei im Wasserbad, verlorene Eier, Plattenmilch, franz. Omelette ohne stark erhitzte Butter, mit fein gehacktem Schinken oder geschabter Leber gefüllt.

Süßspeisen: Gekochte Cremes: Vanille, Schokolade, Mandelcreme passiert, Mokkacreme.

Kalt gerührte Cremes: Fruchtcremes von Orangen, Zitronen, Äpfeln, Bananen, Aprikosen.

Gestürzte Cremes mit frischen Fruchtsäften. Pudding von feinen Mehlarten, Fruchtgelee.

Kompott: Sehr weiche Birnen, Pfirsiche, Apfelstückchen, Aprikosen und Beeren passiert, mit Rahm oder Creme verfeinert. Apfelmus mit Rahm vermischt.

Gebäck: Petit-beurre, Haferkeks, Löffelbiskuits, Biskuitsrouladen, Meringues, Gesundheitskuchen.

Gewürze: Cenovis, Knorr-Aromat, Maggi, Muskat, mäßig Salz.

Fette: Vorerst nur Butter und Rahm, später gute Pflanzenfette.

Nach 2–3 Wochen kann von der Meulengrachtdiät auf eine Dauerschonkost übergegangen werden.

Dauerschonkost: Sehr wichtig ist auch hier die *medikamentöse Dauertherapie*: z.B. mit **Alucol®** (**Aludrox®**), 3× tägl. 1 Kaffeelöffel voll, plus **Bellafolin®**, 3× 15 Tropf. tägl., oder das Verabreichen von **Bislumina®**, 3× 1 Tabl. tägl., plus **Antrenyl duplex®**, 2× 1–(2) Drag. tägl., Näheres siehe Gastritis hyperacida, S.238.

Folgende Anweisungen sind zu beachten: Cave *Antikoagulation*,
Cave *Phenylbutazon*, *Kortikosteroide* und *Salizylate!*

Erlaubt: reichlich Eiweiß als Milch und Eier,
alle Speisen sehr gut kauen und langsam essen,
wenn möglich nach dem Essen $^1/_2$ Std. liegen,
um 10 und um 16 Uhr kleine Zwischenmahlzeiten einschalten.

Absolutes Nikotinverbot,
kein koffeinhaltiger Kaffee, kein Alkohol, oder nur sonntags mit Maß,

keine gerösteten oder gebratenen Saucen,
kein Essig, Salat nur mit Zitrone zubereiten und evtl. einige Tropfen Rahm, rohe Früchte erlaubt, aber nur vor der Mahlzeit, nicht nachher! Dann werden sie gut vertragen,
keine Hülsenfrüchte,
keine roten Rüben,
kein scharfer Käse, keine Zwiebelgemüse, Schnittlauch und Petersilie gestattet.

Ulkuskomplikationen

Ulkusperforation

Frische Perforationsfälle: Sofortige Operation, wenn möglich mit $^2/_3$ Magenresektion, plus Antibiotikaabschirmung (*Chloramphenicol* 2 g i.v. plus ein *Tetracyclinpräparat*, z. B. **Reverin**® 2 Ampullen zu 275 mg i.v. tägl.). Hier zeigt das *Chloramphenicol* eine dem *Ampicillin* (**Penbritin**®, **Binotal**®) deutlich überlegene Wirkung.

Spätfälle in schwerem AZ: Antibiotika plus Aspiration: Entleerung mit der normalen Magensonde durch Aspiration, dann Einlegen einer weichen Plastik-Magensonde (Nase), die liegengelassen und fixiert wird. Entleerung durch Aspiration mit einer Rekordspritze. Die der aspirierten Flüssigkeit entsprechende Menge plus zusätzlich 1500 ml wird als gemischte Infusion i.v. oder s.c. zugeführt. Gegen die Schmerzen eignen sich **Baralgin**®, **Novalgin**®, **Khellin**®, **Buscopan**® usw. am ehesten parenteral. Vom 3. Tag an kann peroral eine Wasser-Milch-Mischung 100 ml verabreicht werden. Bei deutlicher Besserung des Allgemeinzustandes kann z. B. **Nutro-Drip**® [Wander] durch die Nasensonde vorsichtig verabreicht werden. Dieses Präparat wird hergestellt aus Milch, Ei, Dextrin-Maltose, Vitaminen und Mineralsalzen. Man beginnt mit 1–2 Beuteln pro Tag und steigert bis etwa 5 Beutel. 1 Beutel zu 125 g wird mit 420 ml Wasser angerührt und ergibt 500 Kal., welche als Dauertropfinfusion durch die Nasensonde verabreicht werden.

Je nach Fall sind Bluttransfusionen und Plasmainfusionen und Korrektur des Säure-Basen-Haushaltes notwendig. Bei Besserung des Allgemeinzustandes muß in gewissen Fällen die chirurgische Sanierung erneut erwogen werden.

Ulkusperforation als Komplikation einer langdauernden Kortikosteroidbehandlung: Ebenfalls sofortige Operation und Antibiotikaabschirmung. Zugleich Bekämpfung des evtl. sekundären Addisonismus, siehe Cortisonkapitel, S. 467.

Magenblutung

In der Reihenfolge der Häufigkeit handelt es sich dabei ursächlich um:
Ulkus = rund 75% der Fälle (20–25% der Ulzera führen zu Blutungen).
Erosive Gastritis.
Ösophagusvarizen, siehe Spezialmaßnahmen, S. 233.
Karzinome.
Polyp.

Ulcuskomplikationen

Bringt die Anamnese keine Klärung, so empfiehlt sich eine Endoskopie des oberen Verdauungstraktes oder Röntgenuntersuchung. Magenröntgen im Liegen, wobei in einem Großteil der Fälle die Ursache abgeklärt werden kann. Die Blutungsgefahr wird dadurch kaum erhöht, und es lohnt sich, bei unklaren Fällen in Anbetracht der diagnostischen Vorteile die Untersuchung sofort durchzuführen.

Therapie

Sofortige Hospitalisation. In allen Fällen Bestimmung der Blutgruppe, des Hämatokrits, Gesamt-Eiweiß, Quick, Blutungszeit. Bereitstellen der Transfusionsutensilien. Intravenöser Anschluß, z. B. Tropfinfusion **Macrodex**® 500 ml, damit der Patient für Notfalltransfusionen bereit ist. In schweren Fällen Messung des zentralen Venendrucks. Abklärung evtl. auslösender Medikamente: *Phenylbutazon, Cortison, Salicyl*-Präparate, *Antikoagulantien.*

Absolute Bettruhe. Flache Lagerung, bei Erbrechen Seitenlage.

Eisblase auf das Abdomen (an einem Bogen aufhängen).

Sedativa: Bei stark erregten Patienten *Diazepam* (**Valium**®) i.m. 10 bis 20 mg oder *Chlorpromazin* (**Largactil**®, **Megaphen**®) 25 mg. Keine Morphiate!

Nahrungskarenz: In den ersten 24 Std. nur kleine Eisstückchen erlaubt. Vom 2. Tag an löffelweise Ulkusmilch ($^1/_2$ Rahm, $^1/_2$ Milch). Anschließend Schonkost S. 242. MEULENGRACHT gibt den Patienten schon am 1. Tag zu essen, wir halten dies aber für kontraindiziert.

Transfusionen: Sind bei starker Ausblutung unbedingt indiziert. Vorteilhafter sind hier kleinere und u. U. mehrmals wiederholte Transfusionen zu 250 ml. Wichtig ist, anfänglich viel und später wenig zu transfundieren, da sich das Blutvolumen, wenn die Blutung nicht andauert, nach ca. 32 Std. auffüllt und dann die Gefahr einer Hypervolämie mit Rezidivblutung besteht. Bei schwerem Blutdruckabfall und *Schockzustand* sind größere Transfusionen wichtig (*hypovolämischer Schock*, siehe S. 150) unter *Kontrolle des zentralen Venendrucks!*

Wenn sofortige Transfusion nicht möglich (z. B. im Privathaus oder bis zum Bereitstellen der Transfusionsutensilien), sind bei schwerer Ausblutung sofort die folgenden Maßnahmen anzuordnen:

1. Tieflagern des Kopfes und Hochstellen des Bett-Endes.
2. Einbinden der Beine und Oberarme von peripher herzwärts mit langen elastischen Binden. (Hierdurch kann bis zu 500 ml Blut aus der Peripherie zentralwärts verschoben werden.)
3. Infusionen: Physiol. NaCl oder andere fertige Infusionslösungen. Wichtig ist die rasche Wiederauffüllung des Gefäßsystems.

Orale Hämostyptika

Antacida zur Bekämpfung der Magenazidität, die hemmend auf die Blutgerinnung wirkt, z. B. **Alucol**® (**Aludrox**®), [Wander], 2 Kaffeelöffel alle 2 Std. p.o.

Thrombin = **Topostasin**® [Roche], ein mit Phosphaten gepuffertes Thrombin: alle $^1/_2$–1 Std. ein Eßlöffel in einem halben Glas eisgekühlter Milch (bei Hyperazidität wirkungslos).

Ulcuskomplikationen

Vitamin K: **Konakion**® [Roche] (natürliches Vitamin K), 1 Ampulle i.v. oder 1 Kaudragée p.o. um ein allfällig erniedrigtes Prothrombin zu normalisieren.

Bei gleichzeitiger Hypertonie: Hier sind die Blutungen besonders gefährlich! Ist der Blutdruck erhöht, oder steigt er nach Überwindung der Schock-Phase wieder stark an, so spritzt man *Dihydralazin* (**Nepresol**®) i.m., siehe Hypertonie-Kapitel, S. 180.

Bei Thrombozytopenie: Plastik-Vollbluttransfusionen, um funktionsfähige Blutplättchen zuzuführen. Näheres siehe Thrombozytopeniekapitel, S. 14.

Operationsindikationen

Wenn die Blutung nicht mit 3 Konserven zu beherrschen ist oder innerhalb der ersten 12–24 Std. sich wiederholt und der Patient operationsfähig ist. Auf keinen Fall soll man den günstigen Zeitpunkt für die Operation verpassen. In den meisten Fällen kann man aber bei genauer Überwachung und *Transfusionsbehandlung* zuerst einige Stunden zuwarten.

Bei Rezidivblutungen, wenn Patient schon frühere Blutungen hatte und operationsfähig ist.

Nach jeder schweren Blutung, da spätere Rezidive dann häufig sind. Hat der Patient schon 2 Blutungen durchgemacht, dann handelt es sich um eine *unbedingte* Indikation.

Bei Verdacht auf Magenkarzinom.

Hibernation (Technik siehe S. 156):

GOWEN, 1961 (J. Amer. med. Ass. 175 [1061] 29–33) sah bei drei Patienten, bei denen alle anderen Maßnahmen nichts genützt hatten, hierdurch einen prompten Erfolg. Die Abkühlung wurde bis auf 30–32°C rektal und ösophageal durchgeführt. Mit der Wiedererwärmung wurde 24 Std. nach dem Sistieren der Blutung begonnen. Ein Rezidiv der Blutung trat in keinem Fall auf. Die Methode hat vielleicht vor allem bei inoperablen Patienten einen Sinn und hat sich uns mehrfach bewährt.

Pylorusstenose

Beim Erwachsenen fast immer die Folge eines Ulkus oder eines Karzinoms. Die beim Kleinkind häufige spastische Form ist beim Erwachsenen sehr selten.

Therapie

Wenn immer möglich Operation:

Ulkusnarben: $^2/_3$ Magenresektion, um spätere Ulcusjejuni-Rezidive zu verhüten, die bei der früher üblichen Gastroenterostomie häufig waren.

Karzinom: Hier, sofern inoperabel, palliative Gastroenterostomie.

Konservative Behandlung:

Nur wenn der Patient nicht mehr operationsfähig ist:

Nur breiige Nahrung: Vor allem Eiweiß in Form von Milch, Eiern, Kalbfleisch usw.

Magenkarzinom

Ferner Kohlehydrate wie Malz, Grießbrei, Keks, Zwieback, Mondamin usw., nicht zuviel Fett, da u. U. Zersetzung.

Flüssigkeit: Nicht über 12 dl pro Tag (oral).

Magenspülung: Alle 2–3 Tage, in schweren Fällen evtl. tägl.

Elektrolyt- und Wasserverlust-Ersatz: Je nach Haematokrit, Haut-Turgor usw. 3–6 Liter, Kalium- und Natriumersatz, siehe Elektrolytkapitel S. 66.

Medikamentös:

Magnesium peroxydatum, 3× 1 Teelöffel tägl. Beseitigt die starke Zersetzung des Mageninhaltes und den unangenehmen Geruch.

Borsäure, 2%ige: Tägl. 1–2 Trinkgläser schluckweise gegen die Gärungserscheinungen.

Salzsäure-Pepsinpräparate: z. B. **Protepsin**® [Wander], 3× 1–2 Dragées tägl. Dtsch. Präparat **Acidol-Pepsin**® [Bayer].

Metoclopramid (**Primperan**®, [Delagrange], **Paspertin**®, [Kali-Chemie]) läßt bei Pylorospasmus den Pylorus erschlaffen.

Dosierung: 1 Tabl. 15 Min. vor den Mahlzeiten, od. Sirup 3× 1 DL.

Antiemetika: Perphenazin = **Trilafon**® [Schering USA], **Decentan**® [Merck], zur Bekämpfung des Brechreizes, Drag. zu 2 mg und 4 mg, Ampulle zu 5 mg, Suppositorien zu 8 mg.

Cave Spasmolytika und Dihydralazinpp. (**Nepresol**® etc.).

Magenkarzinom

Wesentlich ist die frühzeitige röntgenologische oder ggf. gastroskopische Erkennung. *Prophylaktisch* sollten alle *pernizösen Anämien* jährlich einmal durchleuchtet werden, sowie alle Fälle mit *völliger Anazidität*. Die prophylaktische Untersuchung (Gastroskopie und Röntgen) soll sich vor allem auch auf alle magengesunden Patienten über 45 Jahre erstrecken, die plötzlich über Appetitlosigkeit, Abmagerung und evtl. Beschwerden im Oberbauch klagen.

Therapie

Probelaparotomie in allen Fällen und, wenn möglich, totale *Resektion*. In Spätfällen ist u. U. nur die *palliative Gastroenterostomie* möglich.

Röntgenbestrahlung: Diese hat versagt!

Zytostatika: Bei den undifferenzierten Formen *Cyclophosphamid* (**Endoxan**®). Liegt eine adenomatöse Form vor, dann Versuch mit dem manchmal wirksameren *5-Fluoruracil* (siehe Zytostatika-Kap., S.632).

Symptomatische Behandlung:

Bei *Magenstenose*: Siehe oben.

Appetitlosigkeit läßt sich meistens nicht beeinflussen. Eventuell sind kleine Insulindosen erlaubt, um den Patienten zu täuschen. 5–10 E $^1/_2$ Std. vor der Mahlzeit.

Schmerzbekämpfung

Leichtere Schmerzen: Man versucht zuerst mit *Novaminosulfon* = **Novalgin®** [Hoechst] oder **Baralgin®** [Hoechst] 1–2 ml auszukommen, die Wirkung wird durch kleine Dosen *Chlorpromazin* (**Largactil®**, **Megaphen®**) evtl. verstärkt, 2–3 × 25 mg tägl. In schweren Fällen sind die Morphinpräparate und Ersatzmittel nicht zu umgehen: z. B. *Hydromorphonium* plus 0,3 mg *Atropin* (= **Dilaudid-Atropin®**), *Methadonum hydrochlor.* (**Polamidon®**), *Pethidinum hydrochloricum* (**Dolantin®**) u. a. Bewährt hat sich in schweren Fällen auch das neue Derivat *Dextromoramid* = *Pyrrolamidol* (**Palfium®**). *Dosierung*: Tabl. zu 5 mg, d. h. 5–10 mg p. o., oder Ampullen zu 5 mg, d. h. 5–10 mg i. m. Die Wirkung hält 3–6 Std. an. Es zeigt neben seinem starken analgetischen Effekt den Vorteil einer nur geringgradigen hypnotischen Wirkung.

Mäßige Schmerzen: Kombination von Morphiumpräparaten mit zentral anregenden Mitteln. Besonders günstig bei sonst aktiven, aber durch die Krankheit depressiv gestimmten Patienten wirken:

8 Uhr: 30 Tropfen **Pantopon®** und *Amphethaminsulfat* 5 mg. Ebenso mittags und abends, dann nachts u. U. 1 Morphiuminjektion plus 1 Schlafmittel. Auf diese Weise werden die Schmerzen gedämpft, aber andererseits die psychischen und geistigen Funktionen durch das Weckmittel angeregt, so daß sich der Patient tagsüber in leicht euphorischer Stimmung beschäftigen kann. An Stelle des Amphethaminsulfats kommt eventuell auch das *Imipramin* (**Tofranil®** [Ciba-Geigy] oder *Nialamid* (**Niamid®** [Pfizer]), 1–2 Tabl. am Morgen und Mittag, in Frage. Diese Behandlung wirkt gelegentlich auch bei anderen fortgeschrittenen Neoplasien günstig.

In schwersten Fällen: Kombination von Morphiumpräparaten mit *Amiphenazol* = **Daptazole®** [Nicholas], z. B. 20 mg *Morphium* plus $^1/_2$–$^1/_1$ dieser Dosis in mg als *Amiphenazol*, d. h. 10–20 mg, in derselben Spritze gemischt. Dadurch bleibt nur die analgetische Wirkung des Morphiums bestehen, und es fällt die depressorische Wirkung auf das Atemzentrum und auch die hypnotische Wirkung größtenteils fort. So kann die Dosis in schwersten Fällen allmählich bis auf 40 und 60 mg Morphium erhöht werden (z. B. 60 mg Morphium, 30–60 mg *Amiphenazol*). Die Patienten bleiben 6–8 Std. schmerzfrei, können aber trotzdem noch lesen und sich beschäftigen. Diese Kombinationsbehandlung mit *Amiphenazol* ist sicher eine der größten Entdeckungen der letzten Jahre in der Schmerzbehandlung desperater Neoplasiefälle. Nachts läßt man das **Daptazole®** weg und verwendet zusätzlich ein Sedativum (z. B. *Chlorpromazin, Phenobarbital*).

Terminales Stadium: Hier hält man den Patienten am besten in einer Halbnarkose und greift zuletzt mit Vorteil zu einer Kombination mit *Scopolamin*, z. B. **Scolaudol®** [Knoll], 1 ml enthält *Hydromorphonium* 0,002 g plus *Scopolamin. hydrochlor.* 0,0005 g plus *Ephedrin. hydrochlor.* 0,025 oder auch **Scophedal®** [Merck], *Scopolamin-Eukodal-Ephetonin* (1 ml = 0,0005 + 0,01 + 0,025).

Magenneurose

In allen Fällen ist vorerst ein organisches Magenleiden durch genaueste Untersuchung auszuschließen. Typisch ist das Fehlen objektiver Symptome und die ausgeprägte theatralische Betonung der subjektiven Beschwerden bei gleichzeitig ausgesprochener

Aerophagie

psychischer Labilität. Wie bei allen Neurosen muß man auf die subjektiven Beschwerden des Patienten genau eingehen und die Krankheit auf jeden Fall ernst nehmen. Bagatellisiert man die Krankheitssymptome oder sagt man dem Kranken sogar, er sei völlig gesund, dann wird er nur den Arzt wechseln, und dem Patienten ist damit nicht geholfen. Nach der genauen Abklärung des Falles kann man psychotherapeutisch z. B. folgendermaßen vorgehen:

Ausführliche Aussprache mit dem Patienten: Wobei man erschöpfend auf alle seine Beschwerden eingeht und ihm z. B. erklärt, es handle sich um eine leichte Magenentzündung, die man sicher bessern könne, und er brauche keine Angst zu haben, daß irgendwie ein schwereres Leiden, wie z. B. ein Ulkus oder Karzinom, vorliege. Bei intelligenten Patienten weist man vorsichtig auf die Zusammenhänge mit psychischen Faktoren hin und bespricht eingehend alle Möglichkeiten ihrer Sanierung.

Medikation: Sedativa, z. B. **Belladenal retard**® [Sandoz], 2–3× 1 Tabl., oder **Priscophen**® [Ciba-Geigy], 3× 1 Tabl. (Letzteres nicht bei Hyperazidität, da es diese noch steigert.) Eventuell i.v. Injektionen von: **Calcibronat**®, 10%ig, 10 ml anfänglich täglich, dann später alle 2 Tage, oder Traubenzucker, 10–20%ig, ca. 2–3× wöchentlich 40 ml i.v., ggf. kombiniert mit Vitaminen. In den letzten Jahren hat sich uns für die Sedation solcher Patienten besonders das *Chlordiazepoxyd* **Librium**® [Roche], 3× 1 Tabl. zu 5 mg tägl., sehr bewährt.

Rein suggestive Maßnahmen: „*Kurzwellendiathermie des Magens*". Bei debilen Patienten sind die sehr schmerzhaften *Aqua-dest.-Quaddeln*, pro Quaddel nicht mehr als 0,1 ml, am besten mit einer Tuberkulinspritze i.c. in die Haut des Oberbauchs gespritzt, von oft ausgezeichneter Wirkung. – Auch die *Tinctura amara* oder in schweren Fällen die *Tinctura asae foetidae*, 3× 7 Tropfen tägl., können sehr erfolgreich sein.

Vermehrte körperliche Bewegung: Ist ein sehr wichtiges Moment, um dem Patienten allmählich wieder Selbstvertrauen in seine physische Leistungsfähigkeit zu geben; z.B. regelmäßiges Turnen, Tennisspielen, Schwimmen, Reiten usw. Oft bringt die Berücksichtigung dieses Momentes die besten Erfolge, doch muß die körperliche Bewegung langsam gesteigert werden.

Magensenkung

In das gleiche Kapitel gehört dieses Leiden, das nur bei neurotisch eingestellten Leuten Beschwerden auslöst. Man hüte sich, dem Patienten gegenüber eine solche Diagnose zu stellen. Auch hier wirken die obigen suggestiven Maßnahmen günstig, eventuell ist zusätzlich das Tragen eines Stützkorsettes zu empfehlen.

Aerophagie

Es handelt sich um eine psychische Störung, welche vor allem Leute betrifft, die im Leben ständig etwas „hinunterschlucken müssen", d.h. eine Situation nicht richtig verarbeiten können. Häufig betrifft es auch mehr introvertierte Typen, die sich dem Leben gegenüber allzu passiv verhalten, ähnlich wie bei den Colitis-ulcerosa- und

Asthmapatienten. Dieses Luftschlucken löst oft das Bild des sog. *Roemheldschen gastrokardialen Symptomenkomplexes* aus (Pseudo-Angina pectoris).

Therapie

Psychische Abklärung und Besprechung der eventuellen Konfliktsituation.

Vermeiden des Luftschluckens (vor allem beim Trinken aufpassen): Vermeiden des Leerschluckens (Ablenkung durch Kaugummi). Der Patient soll lernen, bewußt zu schlucken, und zwar so, daß er vor dem Schlucken ganz ausatmet. Dies wird allmählich zum bedingten Reflex. Erfahrungsgemäß wird auf diese Weise auch beim Trinken viel weniger Luft verschluckt.

Medikamentös: **Aérophagyl**® [Beytout, (Paris)]. Enthält Natr. citr. 0,25, Calc. bromat. 0,25, Hexamin 0,025. Täglich 3–6mal 1 Tabl.

Entero-Vioform® [Ciba-Geigy] (Vioform 0,25 plus Sapamin 0,025) wirkt ebenfalls recht gut, 3 × 1 Tabl. vor den Mahlzeiten. Doch nur für zwei Wochen (Optikus).

Postgastrektomie-Syndrome

Nach BERG zeigen 36% dieser Patienten eine *beschleunigte Entleerung* und 6% eine *Sturzentleerung*. Bei 16% kommt es zu einem *Dumping-* oder dem *Spätsyndrom*. Einige Patienten weisen nach 3–7 Jahren Symptome der *agastrischen Dystrophie* auf: Schleimhaut- und Haut-Atrophie, Durchfälle, Meteorismus, verminderte Eiweißresorption, Abmagerung, evtl. Leberstörungen, Anämie usw. *Die Indikationsstellung zur Magenresektion soll daher immer ernstlich überprüft werden!*

Prophylaktisch sind alle Magen-Resezierten periodisch zu kontrollieren, ferner verordne man eiweißreiche Kost, *Salzsäure-Pepsin-Pp.*, z. B. **Protepsin**® [Wander], in Dtschl. **Acidol-Pepsin**® [Bayer], wenn nötig Eisen. Verbot von Alkohol, Vorsicht mit Zucker. Die Entwicklung einer echten Anaemia perniciosa ist sehr selten. Doch ist der Serum-Vitamin-B_{12}-Spiegel bei rund 40% der Fälle deutlich erniedrigt.

Dumpingsyndrom (Frühsyndrom)

Tritt bei 15 bis evtl. 40% aller gastrektomierten Patienten auf und zeichnet sich durch ein nach Nahrungsaufnahme auftretendes Schwächegefühl mit Schwitzen, Blässe, gesteigerter Pulsfrequenz, Nausea, Erbrechen und Durchfällen aus. Die Latenzzeit ist oft kurz, d. h. 10–20 Min. nach der Nahrungsaufnahme, selten 20–60 Min. Die Symptome werden wahrscheinlich dadurch ausgelöst, daß unverdaute Nahrung direkt in das Jejunum gelangt, wo der hohe osmotische Druck derselben (besonders bei hohem Kohlenhydratgehalt) eine rasche Sekretion und Flüssigkeitszunahme auslöst, welche dann die Hypermotilität, Nausea, Erbrechen und Durchfälle hervorrufen. Hierbei führt der durch das rasche Einströmen von Flüssigkeit aus dem Blut bedingte Abfall des Blutvolumens zu den erwähnten vasomotorischen Erscheinungen. Daneben spielt wahrscheinlich auch ein humoraler Faktor eine Rolle.

Gastroenteritis

Therapeutische Maßnahmen

Eiweißreiche Kost: Die meisten Patienten fühlen sich schon deutlich besser, wenn man eine eiweißreiche und hohlenhydratarme Kost verabreicht, die auf 6 kleine Mahlzeiten verteilt wird. *Verboten* sind insbesondere auch alle hypertonischen Lösungen mit Zucker, wie Süßspeisen usw., ferner Bouillon und eisgekühlte oder heiße Getränke. Verbot von Zucker und Milch.

Verbot von Flüssigkeiten während der Mahlzeiten: Die Flüssigkeit muß zwischen den Mahlzeiten eingenommen werden. Künstliche Süßstoffe.

Liegekur nach der Mahlzeit für $1/2$ *Std.*: Bei zahlreichen Patienten kann das Auftreten der Symptome durch diese Maßnahme verhütet werden.

Spasmolytika: *Oxyphenoniumbromid*, **Antrenyl**® [Ciba-Geigy], 1–2 × 1 Dragée zu 5 mg.

Günstig sind auch *β-Blocker* z. B. **Inderal**® 20 mg oder ein analoges Pp. vor d. Essen.

Feste Bauchbinde oder besser Stützkorsett: Bringt in zahlreichen Fällen Besserung.

Syndrom der zuführenden Schlinge: Hier kommt es durch eine zu lange zuführende Schlinge zu *galligem Erbrechen* der bakteriell sich zersetzenden Massen. Immer *operatives Vorgehen*.

Spätsyndrom

Vom Dumpingsyndrom zu unterscheiden ist das bei Gastrektomierten gewöhnlich 2–4 Std. nach den Mahlzeiten auftretende „*Spätsyndrom*". Hier handelt es sich um eine *typische postalimentäre Hypoglykämie*, was durch die Untersuchung des Blutzuckerspiegels verifiziert werden kann. Es wird durch Wiederaufnahme von Nahrung gebessert und gleich behandelt wie die postalimentäre Hypoglykämie.

Ulcus pepticum jejuni: Es tritt u. a. bei den nach der früheren Technik operierten Patienten auf, bei denen der Magen *zu wenig reseziert* wurde, oder keine Vagotomie durchgeführt wurde. Es ist röntgenologisch oft schwierig darzustellen. Bei Verdacht und Blutung immer *Reoperation*.

Gastroenteritis acuta

Meistens bakteriell bedingt, gelegentlich aber auch durch Diätfehler (Überlastung des Magen-Darm-Kanals) oder durch eine den Magen-Darm-Kanal reizende Kost (Übermaß an Früchten, verdorbene Speisen usw.), evtl. auch durch Kältemomente (kühles Bad, kalte Speisen, kalte Flüssigkeit) sowie durch toxische Substanzen.

Therapie

Nahrungsabstinenz: für 12–24 Stunden.

Diät (siehe auch Kapitel Akute Gastritis, S. 236): Je nach der Schwere des Falles empfiehlt sich das stufenweise Steigern der Diät, z. B. nach folgendem Schema, wobei in leichteren Fällen die erste Stufe übersprungen werden kann.

Gastroenteritis

1. Stufe: Hungertage mit Zufuhr von Wasserkakao aus gewöhnlichem Kakaopulver, Hafer- oder Eichelkakao, Heidelbeertee aus getrockneten Heidelbeeren, Veltliner, Bordeaux, Mandelmilch = Mandelpüree angerührt mit Wasser, Pfefferminztee, Kamillentee, 20–50 g frischem Fruchtsaft oder Gemüsesaft.

2. Stufe: Zugabe zur 1. Stufe: Hafer-, Reis-, Gerstenschleim, Gemüsebouillon mit Ei, Grieß, Sago, dreitägiger Kefir, 50–100 ml Frucht- oder Gemüsesaft.

3. Stufe: Zugabe zur 2. Stufe: Toast, Zwieback, Diätstengel, wenig Milch ($^1/_2$ bis 1 dl), wenig Butter, Schwarztee, evtl. Bohnenkaffee; weißes Fleisch: Kalbfleisch, Huhn, Hirn, Bries, Bündnerfleisch, magerer Schinken, Kalbsbratwürste, Seefisch; Reis in Wasser gekocht, Suppennudeln, Kartoffelschnee, evtl. Brei, geraffelter Apfel oder zerdrückte Banane.

4. Stufe: Zugabe zur 3. Stufe: Semmeln, Weißbrot (nicht frisch), mehr Milch, mehr Butter, Salzkartoffeln, Saucenkartoffeln, Schalen-Kartoffeln, Teigwaren, alle Eierspeisen (außer hartgesottenen und gebackenen Eiern);

pürierte Gemüse: Karotten, Tomaten, Spargel, Lattich, grüner Kürbis, Krautstiele, Blumenkohlblumen, feine Erbsen und Bohnen, Sellerie, Schwarzwurzeln, evtl. Spinat.

Verboten: Alle Kohlarten und Hülsenfrüchte.

Küchentechnik: Keine Gewürze außer Salz, als Fett neben Butter Rahm (von der 4. Stufe an), keinen Zucker bis zur 4. Stufe. Fleisch geschabt, gekocht, gedünstet, als Haschee, Pudding, Klöße.

In schweren Fällen Bettruhe, warme Umschläge, Heizkissen.

Chemotherapie: Bei infektiösen und bei durch Nahrungsmittelüberempfindlichkeit entstandenen Formen:

Entero-Vioform® [Ciba-Geigy] (Vioform 0,25 und Sapamin 0,025), ein ausgezeichnetes Mittel. *Dosierung*: 1. Tag = 4× 1 Tabl., 2. Tag = 3× 1 Tabl., so weiter bis zur deutlichen Besserung, dann allmähliches Ausschleichen. Günstig wirkt auch das Kombinations-pp. **Mexaform®**. *Wegen der Optikus-Schädigung nicht länger als 8 Tage.*

Ampicillin (**Penbritin®**, **Binotal®**) 1,5 g tägl. (3× 1 Tabl. oder Sirup).

Tetracyclinpräparate: Bei Säuglingen nur für die lebensbedrohlichen ersten 5–6 Tage. *Dosierung* siehe Antibiotika-Kapitel, S. 497. Beim Erwachsenen: 1 g p.o. oder als injizierbares Präparat, z.B. **Reverin®** [Hoechst], 275 mg i.v. oder i.m. Bei Nichtansprechen *Thioamphephenicol* (**Urfamycin®**, s. dort).

Adsorbentia: Günstig wirken *Bolus alba*, 3× tägl. 2 Kaffeelöffel, ferner alle Kohlepräparate: **Carbantren®** [Ciba-Geigy], 3× 2 Tabl. tägl., oder **Carbo Medicinalis** [Merck], 4× tägl. 1 Eßlöffel oder Kohlekompretten MBK.

Stopfende Mittel: Liquor Uzara 3–4× 30 Tropfen. Wirkt durch Stimulation der Sympathikusendigungen, gleichzeitig auch verengend auf die Splanchnikusgefäße. Relativ schwach wirken Bismutpräparate, z.B. *Bismut. subgallici*.

Codein 2–3× tägl. 20–30 Tropfen der 2%igen Lösung mit sehr guter Wirkung. In schwersten Fällen, nachdem sich der Darm entleert hat und die Durchfälle nicht zum Stehen kommen: *Tinct. opii* 3–4× 10 Tropfen in etwas Wasser.

Gegen die Tenesmen: *Extract. Belladonnae* 0,05 g, evtl. 3× tägl., *Papaverin*, 0,06 g, 3–4× 1 Pulver. *Tinct. opii*, nur wenn wirklich notwendig.

Bekämpfung der Exsikkose und eventuelle Elektrolytkorrektur: Bei deutlicher Exsikkose und Auftreten von Wadenkrämpfen sind unbedingt die Elektrolyte, der Hämato-

Dyspepsien

krit und Harnstoff oder Rest-N zu kontrollieren. Je nach den gefundenen Chlorid- und Kaliumwerten ist die Infusionslösung entsprechend zu dotieren. Meistens besteht eine kombinierte Hypochlorämie und Hypokaliämie. Therapie siehe Elektrolyt-Kapitel, S. 66.

Gastroenteritis chronica

Wichtig ist es immer, die eigentliche Ursache durch eine genaue Stuhluntersuchung abzuklären (Probekost mit Gärungsprobe, Sudanprobe usw. und bakteriologische Examination). Ursächlich kommen hauptsächlich die folgenden Momente in Frage:

Chronische Darminfekte, z. B. nach einer akuten infektiösen Gastroenteritis.
Gärungsdyspepsie.
Fäulnisdyspepsie bei Anazidität.
Seifendyspepsie bei Überfütterung mit Fetten oder bei Unverträglichkeit.
Beginnende Colitis ulcerosa.
Allergische Nahrungsmittelunverträglichkeit (z. B. Unverträglichkeit von Milch, Eiweiß, Gluten usw.).

a) Chronisch-infektiöse Form

Hier wie bei der akuten ein Versuch mit **Entero-Vioform®**, **Guanicil®** und, wenn unwirksam, später *Ampicillin* plus *Adstringentia* und *Adsorbentia* plus *Diät*.

Diät: Vor allem Hafer-, Reis-, Gerstenschleim. Kakao, Haferkakao, Zwieback. Joghurt mit Zucker, Tee mit etwas Zitrone und viel Zucker. Wenn sich die Erscheinungen bessern, dann allmählich Übergang auf Breie und Kompotte, püriertes weißes Fleisch und Eier und püriertes, wenig zelluloseenthaltendes Gemüse. Frische Butter, Pflanzenöle, aber nicht stark erhitzen. Verboten: Kohl, Hülsenfrüchte, rohes Obst, dunkles Brot, kalte Getränke, in Fett gebackene Speisen, Bier und Weißwein.

Medikamentös: Bismut. subgallic. oder salicyl. 3 × 1,0 g tägl.
　　　　　　　Tannalbin　　　　　　　　　　　3 × 0,5 g tägl.
　　　　　　　Acid. tannic.　　　　　　　　　　3 × 0,5 g tägl.
　　　　　　　Uzara s. oben
　　　　　　　Gegen Spasmen: Papaverin 2–3 × 0,06 g.

b) Gärungsdyspepsie

Leichte Fälle KH-arme Kost, schwere Fälle zuerst 1–2 Tage Hungerkur, d. h. Schwarztee mit Saccharin, Kamillentee, Joghurt, dann anschließend KH-arme Kost für einige Tage: Eier, fettarmer Schinken, Joghurt, Kakao, Ovomaltine, da Malz schwer gärt, dann langsamer Übergang zu Haferschleim, Mehlsuppe, Brei, Keks und Zwieback, wobei aber dem Eiweiß eine vorwiegende Rolle zukommen soll.

Medikamentös: Calc. carbon. 3× tägl. 3,0 vor der Mahlzeit.
Lactéol® [Boucard] 3× 3–4 Tabl. tägl. vor der Mahlzeit (enthält Milchsäurebazillen).
Luizym® [Luitpold] 3× 2 Tabl., sehr gut (auf der Basis von vegetabilen Enzymen).

In Fällen von chronischer Enteritis ist bei längerer Dauer immer an eine evtl. Sprue zu denken!

c) Fäulnisdyspepsie

Kommt fast nur bei Anazidität vor oder nach Überfütterung mit Eiweiß. Stuhl stark faulig, enthält Gasblasen.

Diät: Vor allem E-arme und KH-reiche Kost. Beginn mit 1–2 Hungertagen, Tee und reichlich Zucker mit etwas Zitrone, dann anschließend Suppe aus Schleim, Breie aus Grieß, Reis usw. Zwieback, Keks. Später als erstes Eiweiß, Übergang auf Joghurt mit Zucker, weichgekochte Eier, wenig weißes püriertes Fleisch. Bei Rückfällen wieder ausschließlich KH für einige Zeit.

Medikamentös: Bei Achylie übliche Säure-Pepsin-Therapie, siehe bei hypazider Gastritis, S. 238.
Pankreon®-Tabletten 3× 1–2 Tabl. tägl., **Nutrizym®** 3× 1 Drag. Gegen Tenesmen *Papaverin*, **Eumydrin®** s. o., evtl. etwas *Tinct. opii*.
Bismut und *Uzara*, *Tannalbin* wie oben.

d) Seifendyspepsie

(z. B. bei Überfütterung mit Fetten)

Hier wirkt eine völlig fettfreie Diät günstig, z. B. als Bananendiät.

1. Frühstück: Reisschleim von 30 g Reismehl mit 300 g Wasser und 1 Eigelb.
2. Frühstück: Bananenbrei: 1 Eßlöffel Buttermilch, 2 Eßlöffel Wasser, 1 Banane durch ein Sieb gerührt und zusammen aufgekocht. Zunächst Brei nur von einer Banane, nachher steigern bis zu 1 kg Bananen (mit Schale gewogen).
Mittagessen: Frischer Reis in ganz magerer Bouillon gekocht, 2–3 Std. bis zur vollständig weichen Konsistenz. Zusatz von feingehacktem, magerem Fleisch.
16 Uhr: Wie Frühstück.
Nachtessen: Wie 2. Frühstück. Als Vitaminzufuhr Tomatensaft.

Man kann auch 1–3 Tage lang nur geriebene Bananen geben und dann auf die Darmschondiät übergehen.

e) **Beginnende Colitis ulcerosa, siehe dort.**

f) **Allergische Nahrungsmittelunverträglichkeit:**

Ist gar nicht so selten und äußert sich am häufigsten als Überempfindlichkeit gegen:
Äpfel, Aprikosen
Zwiebeln und andere Zwiebelgemüse
(Knoblauch, Lauch, Schnittlauch)
Milch
Eiereiweiß
Gluten
Senf
Krustazeen (Hummer, Krebse) usw.
Schokolade

Eine vorsichtige Austestung der verschiedenen Nahrungsmittel erlaubt es gewöhnlich, dasjenige herauszufinden, auf das man überempfindlich ist. **Die Therapie** besteht hauptsächlich darin, daß man das betreffende Allergen (bei Äpfel z.B. auch Sauerkraut, dem beim Zubereiten häufig Äpfel zugegeben werden, sowie Obstsäfte) meidet. Es können hier schon ganz kleine Mengen schwere Reaktionen mit Kollaps (Histaminschock) auslösen.

Bei schwerem Schock: (s. auch Schockkapitel S. 149).

Antihistaminikum: Thenophenopiperidin, d.h. 1-2 Ampullen **Sandosten-Calcium®** zu 0,05 g und *Calc. gluc.* 1,37 g auf 10 ml i.v.

Prednisolonsuccinat: 75-150 mg i.v. (**Solu-Dacortin®** [in Dtschl. **Solu-Decortin®**], **Ultracorten-H®** usw.).

Adrenalin: $^1/_2$ bis evtl. 1 mg i.m., in schwersten Fällen evtl. $^1/_2$ mg langsam i.v.

Ileitis terminalis

(Crohnsche Krankheit, Enteritis regionalis)

Eine Krankheit, die auch heute ätiologisch noch nicht abgeklärt ist und die hauptsächlich das Ileum, seltener das Kolon, und ganz vereinzelt auch das Jejunum befallen kann. Über die Präcipitin-Reaktion der C'lq-Komponente siehe Colitis ulcerosa. Diese weist auf eine *Immunologische Erkrankung* hin.

Früher wurde hauptsächlich eine ausgedehnte Darm-Resektion empfohlen, um Rezidive zu verhindern, heute ist man aber seit der Einführung der *Antibiotika* und *Kortikosteroide* mehr konservativ eingestellt, ohne daß dadurch die Dauererfolge schlechter geworden wären. Operiert wird heute nur noch in Notfallsituationen. Klinisch unterscheidet man die *enteritische, eitrige* und *fistuläre Form*. Diese Stadien können sich aber beim gleichen Patienten kombinieren. Siehe den typischen Verlauf in Abb. 74.

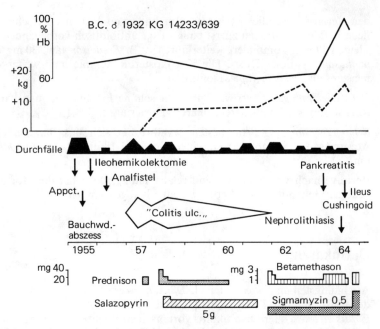

Abb. 74. *Ileocolitis regionalis (Crohnsche Krankheit)* (B.C., 32jähr. Mann, KG 14233/639): Beginn Herbst 1954. Ileohemikolektomie ein Jahr später. Typische Komplikationen wie periproktitischer Abszeß und Bauchwandabszeß. Ein Jahr später Residiv mit schweren, schmerzhaften Durchfällen, Abmagerung und völliger Arbeitsunfähigkeit. Im Holzknecht schwere „Colitis-ulcerosa"-Veränderungen. Dauertherapie mit Steroiden in kleinen Dosen, vorerst kombiniert mit **Salazopyrin**®, nach Abklingen der „Colitis ulcerosa" mit Breitbandantibiotika. Seither volle Arbeitsfähigkeit, Gewichtsanstieg und Verschwinden der Anämie. Es bestehen ständig geringe schmerzlose Durchfälle und ein Malabsorptions-Syndrom leichten Grades. Versuche, die Cortisonpräparate abzusetzen, führten immer wieder zu Ileuserscheinungen und Vergrößerung eines entzündlichen, tastbaren Tumors im rechten Oberbauch. Seit Herbst 1963 vermehrte Komplikationen *(Pancreatitis acuta, Nephrolithiasis)*. 1964 konnte ein erneuter schwerer *Dünndarmileus* mit hohen Dosen von *Prednisolonphthalat* (**Ultracorten-H**®) und Breitspektrumantibiotika erneut konservativ beherrscht werden. Herbst 1964 Umstellung auf *Triamcinolon* 10 mg tägl., worauf das Übergewicht um 7 kg zurückging. 1968 Operation und Entfernung *intrahepatischer Gallensteine*. Seit 3 Jahren (1969) **Imurel**®, so daß Cortison abgesetzt werden konnte; bei jedem Versuch, die Mittel abzusetzen, schwere Exazerbation.

Therapie

Bei eventuellen Stenoseerscheinungen *Darmanastomose* ohne Resektion.

Abschirmung mit Antibiotika, z.B. *Tetracyclin* (**Achromycin**® [Lederle]), anfänglich 2 g, dann 1 g. In schweren Fällen besser i.v. **Reverin**® [Hoechst], anfänglich 2 Ampullen, später 1 Ampulle tägl. zu 275 mg, bei Infusionen direkt in den Schlauch, dazu **Streptothenat**® 2 g (in die Infusion), später 1 g tägl. Später kann eines dieser Antibiotika durch *Ampicillin* oder ein *Sulfonamid* ersetzt werden. Wenn diese ungenügend sind, gebe man das Kombinationspräparat **Sigmamycin**® (*Tetracyclin* plus *Oleandomycin*) 4× 1 Kapsel tägl., als ED 3× 1 Kapsel evtl. als Dauertherapie zusammen mit einer ED von *Triamcinolon*.

Kortikosteroide sind bei gleichzeitiger Antibiotikaabschirmung erlaubt und haben den Verlauf wesentlich verbessert. Im Falle von Fisteln oder schwerentzündlichen fieberhaften Reaktionen zuerst einige Tage antibiotisch vorbehandeln und dann mit kleinen Dosen kombiniert weiterfahren; z. B. *Prednison* tägl. 30 mg oder als *Dexamethason* $^1/_5$ dieser Dosis. Die Kortikosteroidtherapie muß weitergeführt werden, meistens als *Dauertherapie*. Kolitisdiät.

IST: Die *Immunosupression* ergibt sehr schöne Erfolge und man kann dadurch die Kortisonpp. stark reduzieren, **Imurel**®-Dosierung s. S. 641.

Schmerzbekämpfung: Am besten bewährt hat sich uns **Baralgin**® [Hoechst] (ein *Novaminsulfon*, kombiniert mit einem Spasmolytikum), 1 Ampulle *langsam* i.v. oder i.m.

Rezidive nach vielen Jahren sind relativ häufig, doch hat die Mortalität durch die heutigen Behandlungsmethoden wesentlich abgenommen.

Darmkarzinome

Am häufigsten im *Kolon*, selten als *Dünndarmkarzinoid* mit den typischen Symptomen des Flush und der Trikuspidalendokarditis. Das Kolonkarzinom kann klinisch eine *Colitis ulcerosa* oder Divertikulitis vortäuschen. Wichtig ist die Frühdiagnose, deshalb in allen Verdachtsfällen Rektoskopie und Holzknecht nach dem viel häufiger positive Resultate ergebenden Doppelkontrastverfahren. Als erstes Symptom kommt es beim Kolon-Ca oft zu einer *Anämie* (*niedriges Serum-Fe!*) und später zu Flatulenz und intermittierender Obstipation.

Therapie: Operation. Bei inoperablen Fällen oder Auftreten von Metastasen Versuch mit dem *5-Fluoruracil*, das bei den *adenomatösen Formen* als einziges Zytostatikum eine gewisse Wirkung zeigt (siehe Zytostatika-Kapitel, S.632). Auch hier muß man mit einer ED weiterfahren. Das heißt, jede Woche 500–900 mg, je nach Lkz.

Das *Dünndarmkarzinoid* spricht evtl. günstig auf *Prednison* an (1 mg/kg und die, dann evtl. Reduktion auf eine ED). Gelegentlich kann der Flush durch Behandlung mit *Methyl-DOPA* (**Aldomet**®, in Dtschl. **Aldometil**®, **Presinol**®, **Sembrina**®, 1–2,5 g p.o., siehe Hypertonie-Kapitel) unterdrückt werden. Die Durchfälle werden durch den *Serotonin-Antagonisten* **Deseril**® [Sandoz], 5–6 mg p.o. oder 3–4 mg i.m. evtl. günstig beeinflußt.

Ileus

Die Differentialdiagnose der Genese kann in den Endstadien schwierig sein. Man denke daran, daß dann oft die Indikanprobe im Urin wertvolle Hinweise geben kann (mechanischer Ileus stark + + ; paralytischer Ileus negativ). Man vergesse auch nicht, an die Möglichkeit eines *Myxödem-*, *Pb-* oder *Porphyrin-Ileus* zu denken.

Akuter mechanischer Ileus: Operative Behandlung.

Akuter paralytischer Ileus ist immer nur das Begleitsymptom einer anderen Erkrankung!, z. B. nach Darmoperationen, ferner auch bei Rückenmarksverletzungen, Peritonitis, Pankreatitis usw.

Einlegen einer Miller-Abbott-Sonde und ständiges Absaugen der Flüssigkeit, um das Erbrechen zu bekämpfen und dadurch auch eine Dekompression herbeizuführen.

Versuch, die Darmtätigkeit anzuregen: Guanethidin (**Ismelin**®) 5 mg i.m., dann **Mestinon**® 1–2 mg, d.h. 1–2 ml der 1promilligen Lösung, s.c.

Hypertonischer Kochsalzeinlauf von 100–200 ml 1–2%iger NaCl-Lösung rektal (Tropfeinlauf). Heizbogen $^1/_2$ Std., Darmrohr.

Abschirmung gegen allfällige Peritonealinfekte: *Tetracyclinpräparate*, z. B. **Reverin**®, 2 Ampullen i.v., plus 2 g **Streptothenat**® plus 1 g *Chloramphenicol* i.v. (alles zusammen in der Tropfinfusion) pro 24 Std.

Rehydratation und Kalorienzufuhr: Tropfinfusionen, z. B. Glucose, 10%, und *physiologische Kochsalzlösung* aa, entsprechend ZVD (Elektrolytkontrolle!).

Chronischer Bridenileus

Wenn irgend möglich ein *chirurgisches Eingreifen vermeiden*, da sonst immer neue Briden auftreten.

Diät: Alle Speisen meiden, die Meteorismus auslösen können: z. B. verboten sind alle Kohlarten, Rettiche, Zwiebelgemüse, Hülsenfrüchte, rohes Obst, Steinfrüchte, rote Rüben, Spargel, Schwarzwurzeln, Pilze; also eine möglichst schlackenarme Kost.

Medikamentös: Pyridostigminbromid (**Mestinon**® [Roche]), Tabl. zu 10 mg, p.o. 5–10–20 mg verteilt pro die. *Paraffinöl*, tägl. 1–2 Eßlöffel. Bei heftigen *Krämpfen*: **Baralgin**® [Hoechst] (ein *Novaminsulfon* plus ein Spasmolytikum), 1 Ampulle i.v.

Einlauf: Wenn Stuhlgang ausbleibt, alle 1–2 Tage 500–1000 ml schwache Seifenlösung, besser Kamilleneinlauf, mit einem Eßlöffel Glyzerin oder 300 ml warmem Sesamöl.

Heiße Umschläge (z. B. Kamillenwickel).

Sprue, idiopathische

Siehe Blutkrankheiten, S. 4.

Kohlehydrat-Resorptionsstörungen

Am häufigsten ist der *Disaccharidase-Mangel*. Der *Laktase-Mangel* bedingt eine Unverträglichkeit gegen Milch (v.a. bei blonden Leuten) mit Durchfällen und saurem Stuhl. *Therapie:* Weglassen aller Milch und Milchzucker enthaltenden Produkte.

Colon irritabile

Irritables Kolon (Colica mucosa)

Wahrscheinlich meistens der Ausdruck einer allergischen Darmaffektion, wobei häufig eine Allergie gegen ein bestimmtes Nahrungseiweiß vorliegt (z. B. Eiereiweiß, Milcheiweiß usw.). Es gelingt nur selten, das Allergen herauszufinden, und man muß die Kranken vor allem über die Harmlosigkeit ihrer anfallsweise auftretenden Durchfälle aufklären. Oft tritt bei den Patienten eine Karzinophobie hinzu.

Im Anfall: Vor allem Wärme in Form von feuchten heißen Umschlägen. Heiße Sitzbäder wirken oft sehr erleichternd.

Medikamentös: Suppositorien mit Extract. opii 0,03 g
 Suppositorien mit Extract. Belladonnae 0,03 g
 Suppositorien mit Ol. cacao 2,0 g
 dazu noch tägl. $2 \times 1/2$–1 mg Atropin. sulfur. s.c.

Zwischen den Anfällen

Abhärtung mit kalten Abwaschungen und Duschen, reichlich körperliche Bewegung, handelt es sich doch meistens um Leute, die einen sitzenden Beruf ausüben.

Bellafolin®: Kleine Dosen, tägl. $3 \times$ 10–15 Tropfen.

Einläufe: Bei Verstopfung mit Kamillen oder Öl, besser keine Abführmittel.

Antiallergische Therapie: Bringt meistens keinen besonderen Erfolg doch können **Sandosten-Calcium®**-[Sandoz]-Injektionen, tägl. 1 Ampulle i.v., versucht werden.

Megakolon

Hiervon ist die *Hirschsprungsche Krankheit* abzugrenzen, bei welcher es sich um eine angeborene Mißbildung des intramuralen Nervenplexus des Rektums und des peripheren Sigmaabschnittes handelt. Kommt auch bei *Morbus Chagas* vor.

Therapie: Operative Entfernung des peripheren Sigmaabschnittes und des oberen Rektumteiles und nachherige Anastomose des verbleibenden Sigmas mit dem analen Teil.

Idiopathisches Megakolon: Das Rektum ist ebenfalls stark erweitert. Das Krankheitsbild bildet sich selten erst beim Erwachsenen aus.

Therapie

Regelmäßige *Stuhlentleerung*.

$1-2 \times$ wöchentlich *Einläufe*.

Pyridostigminbromid (**Mestinon®** [Roche]); Tabl. zu 10 mg, $1-2-3 \times$ 1–2 Tabl. tägl. p.o.

Procaininfiltration: 40–60 ml *Procainlösung* $1/2\%$ig in der Höhe von L_1 oder L_2 paravertebral beim sitzenden Patienten wirken oft ausgezeichnet. In einwöchigem Abstand $3-4 \times$ wiederholen.

Wenn jede Therapie versagt, *operative Resektion* des erweiterten Kolons.

Colitis ulcerosa

Vielleicht eine autoimmune, psychosomatisch überlagerte Erkrankung. Sie betrifft meist verschlossene Naturen, die sich nach außen nicht genügend durchsetzen können oder unfähig sind, psychische Erlebnisse zu verarbeiten, und dann mit einem vorwiegend nervös bedingten Asthma bronchiale, einem Ulcus ventriculi oder mit einer *Colitis ulcerosa* reagieren.

HOTZ (in: E. HAFTER: Praktische Gastroenterologie. Thieme, Stuttgart 1956 [S. 218]) schreibt treffend: „Meist handelt es sich um intelligente, sensible, kultivierte, egozentrische Individuen. Sie verhalten sich dem Leben gegenüber passiv, haben ein großes Bedürfnis nach Mitgefühl, Liebe und Anlehnung, die sich oft in einer abnorm starken Bindung an die Mutter äußert. Meist sind sie furchtsam und verschlossen, die Sexualität ist oft neurotisch gestört".

Das *psychische Moment* ist vor allem seit den Versuchen von GRACE u. Mitarb. (The human colon. Hoeber, New York 1951) in den Vordergrund der klinischen Betrachtrachtung getreten. Sie konnten an Colitis-ulcerosa-Patienten mit Kolonprolaps zeigen, daß *psychische Noxen verschiedenster Art am Kolon Hypo- bzw. Hypermotilität bewirkten*; es kam an der Schleimhaut zu *Hämorrhagien*, die Lysozymausschüttung stieg an, und bei Andauern der Noxe sahen sie sogar einen neuen Kolitisschub entstehen. Daneben ist wahrscheinlich *auch ein Autoimmun-Mechanismus* mit im Spiel, wie die Erfolge der IST zeigen.

Die Krankheit neigt ausgesprochen zu Rezidiven. Man ist deshalb in den letzten Jahren immer mehr, vor allem bei schweren oder rezidivierenden Fällen, zur totalen Kolektomie übergegangen. Ein weiterer Grund zum operativen Vorgehen ist die hohe Zahl der späteren malignen Entartung (Kolonkarzinom!). So fanden bei den schweren Fällen LYONS u. GERLOCK (Gastroenterology 18 [1951] 170) nach 12 Jahren in 43% und COLCOCK (Surg. Clin. N. Amer. 37 [1957] 725) innerhalb 8 Jahren in 45% Karzinome! In vielen initialen Fällen kommt man aber auch konservativ, durch *Kortikosteroidverabreichung* kombiniert mit *Antibiotikaabschirmung*, zum Ziel. Die IST (**Imurel**®) hat eine weitere Verbesserung gebracht. Sie fußt auf der Erkenntnis, daß die Komplement (Clq-Komponente) bindende Präzipitin-Reaktion bei dieser Krankheit und dem Crohn stark gesteigert ist. Es handelt sich wahrscheinlich um ein Nahrungs-Antigen (Gluten), das einen Teil dieses Antigen-Komplexes darstellt (siehe W. F. Doe u. Mitarbeiter: Lancet 1973, I, 402). *Es liegt also eine exogen bedingte Autoimmunerkrankung vor.*

Schwere Fälle mit weitgehender Zerstörung der Kolonschleimhaut und häufig septischem Verlaufsbild

1. *Bettruhe*: Vorbehandlung zur Erreichung einer optimalen Operationsfähigkeit durch die untenstehenden Maßnahmen.

2. *Antibiotikaabschirmung*: Dreierkombination z. B. *Ampicillin* (**Amblosin**®, **Penbritin**®, **Binotal**®) peroral 3× 500 mg, dazu in der Tropfinfusion ein *Tetracyclinpp.*, z. B. **Reverin**® 2× 1 Ampulle plus 1 g **Streptothenat**® für die ersten 5–6 Tage, dann oral weiter **Amblosin**®, **Binotal**®, **Penbritin**®.

Colitis ulcerosa

3. *Rehydratation* und Bekämpfung allfälliger Elektrolytverschiebungen (Kalium, Natrium). Gefahr der *Uratsteinbildung* in den Harnwegen!

4. *Bekämpfung einer evtl. Hypoproteinämie* (Bluttransfusionen, Plasmainfusionen).

5. ACTH-*Vorbehandlung*: Man beachte die Vorsichtsmaßnahmen, siehe im ACTH-Kapitel, S. 463. Falls *Kortikosteroide* vorgezogen werden, so müssen diese parenteral verabreicht werden (mangelnde Resorption in den schweren Fällen).

ACTH-Dosierung: 1. Tag 40 E i.v., 2. Tag 30 E i.v., 3. Tag 30 E i.v. Durch die gleichzeitige hochdosierte Antibiotikaabschirmung lassen sich heute Perforationen vermeiden. Siehe Abb. 75.

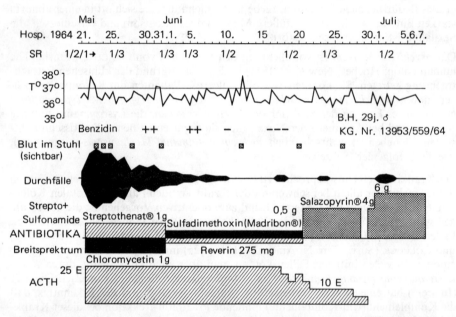

Abb. 75. *Colitis ulcerosa.* (B.H., 1935, Installateur, KG 13953/559): In Deutschland aufgewachsen, psychische Belastung durch Bombardierungen und zeitweisen Hunger. Astheniker, psycholabil, in verantwortlicher Stellung. Finanzielle Schwierigkeiten im Zeitpunkt des Ausbruches der Krankheit. Erster Schub in 3 Wochen abgeheilt. Zweiter Schub ohne eigentliche Remission bis zur jetzigen Hospitalisation (1 Jahr) ca. 10–12 Stühle pro Tag. Abmagerung von 75 auf 65 kg. Rektoskopisch: diffus-hochrote Schleimhaut, leicht blutend bei Berührung, keine eigentlichen Ulzera. Guter Heilungserfolg auf ACTH-Infusionen und *Antibiotika*. Weiterhin **Salazopyrin®**, um einem Rezidiv vorzubeugen. Seither rezidivfrei.

6. *Immunosuppressive Therapie (IST)*: Man beginnt schon am 1. Tag mit tägl. 3 × 1 Tabl. à 50 mg **Imurel®** (*Azathioprin*) siehe S. 641. Nach 4 Wochen versucht man, sofern es dem Patienten gut geht, das ACTH oder Cortisonpp. allmählich abzubauen, geht aber nicht unter 15 mg Prednison pro Tag und reduziert das **Imurel®** auf 100 mg tägl. Tritt nach 6 Wochen keine völlige Besserung ein, oder kommt es später zu Rezidiven, dann lieber Operation.

Siehe den guten Erfolg in Abb. 76, der bis jetzt (1973) rezidivfrei blieb.

Colitis ulcerosa

7. *Diät* (siehe Diätschema): Kalorien- und eiweißreiche Kost. Im Prinzip eine vorwiegend schlackenarme, fein zerkleinerte, aber kräftige Kost.

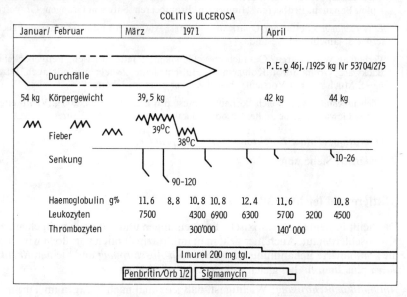

Abb. 76. *Colitis ulcerosa*: Heilung unter IST mit **Imurel®**. Schweres Krankheitsbild, Abmagerung von 13,5 kg innerhalb $2^1/_2$ Monaten. Bis zu 15 Durchfälle täglich. Typischer Befund der rektalen Schleimhautbiopsie und charakteristischer Röntgenbefund. Unter weiter 100 mg **Imurel®** tägl. seit 2 Jahren voll arbeitsfähig. Beim mehrfachen Versuch, das Mittel abzusetzen, rezidivierte die Patientin, deshalb Dauertherapie mit $12^1/_2$ mg Prednison tägl.

Erlaubt:

Getränke: Tee, Schwarztee, Pfefferminz, Kamillen, Hagebutten, leichter Milchkaffee, Kakao. Fruchtsäfte, Gemüsesäfte, milder alter Rotwein, Mineralwasser ohne Kohlensäure.

Brot: Weißbrot, Semmeln, Brötchen (Altbacken), Zwieback, Toast.

Fleisch: Kalbfleisch, gekocht, gedämpft, grilliert, als Haschee, Klöße, Pudding, Auflauf, Rindfleisch: Zartes Filet, Roastbeef, roh geschabt, auf Toast mit Butter, mageres Siedefleisch, weichgekocht, Bündnerfleisch, milder, magerer Schinken, Poulet, grilliert oder gekocht mit weißer Sauce, Süßwasserfische, gekocht, gedämpft, mit Sauce Hollandaise, Buttersauce oder frischer Butter.

Mehlspeisen: Schleim und Cremesuppen von allen Mehlarten, Brei, Pudding, Auflauf, Klößchen, Teigwaren, Reis.

Kartoffeln (nicht zu reichlich): Als Schnee, Brei, Gekochte, in der Schale im Ofen gebacken, Auflauf, Pudding mit Sauce.

Gemüse: Zuerst als Rohsäfte von Tomaten, Karotten, Sellerie mit Rahm und Zitrone. Zarte Wurzelgemüse, nicht passiert, jedoch weichgekocht, grüner Kürbis, Tomaten. Spargel, Blumenkohlblümchen, Püree von Mangold, Lattich, wenig Spinat.

Eier: In Suppen und Aufläufen, Rühreier, weichgekocht, verlorene Eier, roh als Zusatz zu Fruchtsaft mit Zucker und Rahm.

Colitis ulcerosa

Süßspeisen: Gekochte oder kalte gerührte Cremes. Pudding von feinen Mehlarten wie Maizena, Paidol, Fruchtgelee, Biskuits.

Obst: Kompott von Äpfel, Birnen, Pfirsichen, Mirabellen, Ananas passiert. Rohe, geriebene Äpfel, Bananen, Erdbeeren, Himbeeren, Brombeeren. Saft von Orangen, Grapefruits.

Eiweißzulagen: Fettarmer Quark in Puddings, Aufläufen und als Zusatz zu Früchteshakes, ferner Sojamehl und Nesmida.

Verboten: Wurstwaren, Geräuchertes, Gepökeltes, fettes Fleisch, Fettgebackenes, frische Backware, Grahambrot, Kohlgemüse, Hülsenfrüchte, Zwiebeln, Knoblauch, Pilze, Mayonnaise. Milch nur mit Vorsicht, ebenso Zucker nicht im Übermaß.

Küchentechnik: Alles weich kochen. Gemüse pro Mahlzeit max. 200 g. Viel breiige Speisen. Wenig Gewürze, keine zu heißen oder zu kalten Speisen, nichts Saures.

8. *Operation: Totale Kolektomie mit Anus praeter.*
9. *Sedativa*: Siehe unten.

Mittlere und leichte Fälle

Das heißt Patienten ohne toxische Erscheinungen und mit noch weitgehend erhaltener Kolonschleimhaut. Auch hier geht man im Prinzip ähnlich vor, doch wird längere Zeit die kombinierte Behandlung mit *Antibiotika-Abschirmung* und kleinen *Kortikosteroiddosen* plus **Imurel**® bei gleichzeitiger Diät beibehalten.

Antibiotikaabschirmung: Wichtig ist, daß jedesmal nach 7 Tagen im Turnus ein Antibiotikum durch ein anderes ersetzt wird. Im Prinzip ist immer eine Zweierkombination anzustreben, z. B. Beginn mit: *Tetracyclinhydrochlorid* 1 g tägl. und **Streptothenat**® 1 g, nach 7 Tagen Wechsel des Tetracyclins mit *Ampicillin* 1,5 g. Nach weiteren 7 Tagen Übergang auf *Sulfonamide*, wie **Madribon**®, **Orisul**® oder **Dosulfin**® usw., 2–3 Tabl. tägl., anschließend wieder *Tetracyclin*.

Salazosulfapyridin **Salazopyrin**® (in Dtschl. **Azulfidine**®) [Pharmacia], das von Swartz (Acta. med. scand. 141 [1951] 172) in Stockholm entwickelt wurde, hat nach unseren Erfahrungen ungefähr bei 30–40% der Patienten eine deutliche Wirkung auf die Colitis ulcerosa, wobei das Präparat monatelang dauernd gegeben wird. Es wirkt durch die Salizylkomponente antiallergisch und durch das Sulfonamid gleichzeitig hemmend auf die Superinfektion. Seine Wirkung ist aber dem *Prednison* deutlich unterlegen. *Dosierung*: Anfänglich 6–8 g tägl., bei Besserung Reduktion auf 4 g, später 3 g als ED, Zyklus von 2 Wochen Behandlung und je 1 Woche Pause. Nebenerscheinungen (in ca. 15% Brechreiz) sind meist vorübergehender Natur. Durch die Innenkörperbildung kommt es häufig zu einer leichten Anämie.

Rehydratation und Bekämpfung der Hypoproteinämie. Siehe oben.

IST: Siehe oben. Auch hier Beginn mit 3×1 Tabl. **Imurel**®.

Kortikosteroide: Die großen Dosen wurden wegen der Gefahr der Perforation verlassen. Seit Anwendung der kleinen Dosen und gleichzeitiger Antibiotikaabschirmung haben wir nie mehr eine Perforation erlebt. Optimale Dosis liegt bei 40 mg *Prednison*. Die Kombination mit *IST* hat die Prognose stark verbessert.

Dosierung: Prednison: Beginn mit 40 mg tägl. (oder $^1/_5$ dieser Dosis als *Dexamethason*), nach Besserung der Durchfälle, der Temperaturen und des Allgemeinzustandes Reduktion auf 30 mg. Diese Dosis gibt man mindestens 4 Wochen, dann Reduktion auf eine ED von 20 mg, die nachher nur ganz langsam abgebaut werden darf.

Die **Imurel**®-ED wird je nach Lkz. auf 100–150 mg belassen. Das Cortison kann evtl. ganz oder auf 7,5 mg tägl. abgebaut werden. Kommt es trotz Dauertherapie zu Rezidiven, dann besser *Operation*. Viele Fälle bleiben aber auch nach Absetzen rezidivfrei (s. Abb. 76 S. 261). Literatur: D. P. JEWELL u. Mitarb.: Brit. med. J. 709 (1972) II 5802.

Psychotherapie: Diese ist bei allen Patienten außerordentlich wichtig und muß eventuell durch einen geschulten Psychotherapeuten durchgeführt werden. Fast immer findet man irgendwie schwerere Konfliktsituationen, die durch eingehende Besprechung mit dem Patienten und unter eventueller Beiziehung der Verwandten oder des Arbeitgebers behoben werden können.

Operation: In allen Fällen, in denen die obige Behandlung keine Besserung bringt, ist die Kolektomie durchzuführen. Das Auftreten schwerer Rezidive ist heute ein weiterer Grund für die mehr positive Einstellung zur Kolektomie, ferner das evtl. spätere Auftreten von Karzinomen (siehe auch SLANEY und BOYD: Lancet 1959/II, 694). Wahrscheinlich entwickelt sich das Karzinom auf Grund der auftretenden Polypen; die Gefahr beginnt vor allem nach einer etwa 6jährigen Krankheitsdauer. Bei der Operation (Anus praeter) versucht man zuerst das unterste Darmstück zu erhalten, um nach einem längeren Intervall je nach dem Befund die End- zu-End-Anastome durchzuführen, sofern sich das Rektum (das in 95% der Fälle mitbefallen ist) genügend erholt. Besonders wichtig ist bei den operierten Fällen *reichlich Flüssigkeit*, denn sonst kommt es in 13%! durch den Natrium- und H_2O-Verlust zur *Uratsteinbildung*.

Sedativa: Sind in allen Fällen, besonders anfänglich zu verabreichen, z. B. *Phenobarbital* (**Luminaletten**® 3 × 0,015 g tägl.), günstig wirkt auch **Belladenal**® [Sandoz], 2–3 × tägl. 1 Tabl.; oder **Valium**® [Roche] tägl. 3 × 5 mg; ferner **Calcibronat**® i.v., 1–2 Ampullen zu 10 ml tägl. Sehr bewährt hat sich uns in hartnäckigen Fällen symptomatisch das folgende „Colitispulver":

Rp. Opialum 0,8
    Bismut. subgallic. 25,0
    Bismut. subnitric. 60,0
    3 × tägl. 1 Messerspitze voll nach dem Essen

Diät: siehe S. 261.

Komplikationen der Colitis ulcerosa:

Perforation: Sofortige Operation.

Schwere Blutung: Transfusionen, Notfallkolektomie.

Bei der gleichzeitigen Komplikation mit Polyarthritis, Erythema nodosum und evtl. schwerstem Ekthyma, wie diese vereinzelt auftreten können, greift man initial besser zum ACTH.

Divertikulitis

Divertikulose und Divertikulitis

Divertikel im Magendarmtrakt stellen oft einen Zufallsbefund dar, können aber durch Retention und Entzündung zu einem akuten oder chronischen Krankheitsbilde führen.

Therapie:

Schwere Fälle mit häufigen Rezidiven: Wenn möglich Resektion des betreffenden Darmabschnittes.

Bei mäßigen und nur seltenen Beschwerden oder evtl. zu hohem Alter: Konservative Behandlung. Wichtig ist die regelmäßige Entleerung eines *weichen Stuhls* (genügende Flüssigkeit und milde Laxativa). Vermeidung von *unverdaulichen Pflanzenfasern* (Bohnen, Spargeln, Ananas) und *Kernen* (Brombeeren, Himbeeren usw.). Von Zeit zu Zeit: **Terramycin**® [Pfizer], 1 g tägl. während 5–6 Tagen, oder **Sigmamycin**® 3× 1 Kaps., oder **Vibramycin**® 1 Drag. tägl. während einer Woche und alle 3–4 Wochen wiederholen

Akute Fälle mit evtl. Phlegmonen oder Abszessen: Vorbehandlung mit *Tetracyclinpräparaten*, z. B. tägl. **Reverin**® [Hoechst] 2× 275 mg i.m. oder i.v., plus 1,5 g *Ampicillin* p.o. plus 1 g *Streptomycin* i.m. Operation nach Abklingen der akuten Erscheinungen, sofern das Alter es erlaubt.

Mesenterialinfarkt (Darminfarkt)

Operative Behandlung.

Akute Peritonitis

Immer die Ursache genau abklären und evtl.
operativ behandeln.

Antibiotikaabschirmung: Wenn möglich, schon vor der Operation am besten i.v. in die Tropfinfusion 2 g **Urfamycin**® plus *Tetracyclinpräparat* (2 × 275 mg **Reverin**® [Hoechst] plus 2 g **Streptothenat**® pro die. Durch diese Behandlung gelingt es oft, auch schwerste, durch Perforation entstandene Mischinfektionen zu beherrschen. Lebensrettend kann auch das *Gentamicin* (**Garamycin**®, **Refobacin**®) wirken, Dosg. s. S. 505.

Bactrim® [Roche] hat sich uns in verzweifelten Fällen, wenn die anderen Antibiotika versagten, als i.v. Tropfinfusion sehr bewährt, 3–6 Amp. tägl. à 80 mg *Trimethoprim* + 400 mg *Sulfamethoxazol*.

Einlauf zur Entleerung des Darmes.

Rehydratation und Kontrolle der Elektrolyte durch Tropfinfusionen tägl. 2–3 Liter.

Beckentieflagerung.

Evtl. Schockbekämpfung s. S. 150ff.

Kortikosteroide: Sind zur *Überbrückung der ersten toxischen Phase evtl. lebensrettend!* Erste zwei Tage z. B. je 3× 50 mg **Ultracorten-H®** i.m. oder in die Infusion, dann allmählich ausschleichen.

Peritonitis-Tbc

Siehe Tbc-Kapitel, analog Pleuritis exsudativa, S. 605.

Appendicitis acuta

Immer operative Behandlung.

Darmaktinomykose

Siehe Infektionskapitel, S. 529.

Rektumkarzinom

Am wichtigsten ist die frühzeitige Erkennung! Prinzipiell sollte jeder ältere Patient mit irgendwelchen Darmbeschwerden *rektal untersucht* und *rektoskopiert* werden.
Therapie: Operative Behandlung.

Hämorrhoiden

Verödungstherapie vor allem bei inneren Hämorrhoiden, wenn notwendig, *operative Behandlung* (siehe Lehrbücher der Chirurgie).
Symptomatisch: Regelmäßige Stuhlentleerung.
Sauberes Abwaschen der Analgegend nach jeder Defäkation mit kaltem Wasser.
Gegen den starken Juckreiz empfiehlt sich die folgende Salbe:

Rp. Oxybuprocaini (**Novesin®**) 2,0
    Bellafolin. pulv. 0,1
    Extract. opii 0,2
    Mentholi 0,2
    Unguent. cerei ad 20,0
S. 2× tägl. nach vorherigem Abwaschen mit kaltem Seifenwasser aufstreichen.

Günstig wirken ferner die verschiedenen im Handel befindlichen Hämorrhoidalsuppositorien, die ungefähr gleichwertig sind, z. B. **Anusol®** [Goedecke].

Analfissur

Bei entzündeten Hämorrhoidalknoten evtl. Bettruhe, kalte Sitzbäder mit Eichenrinde (adstringierend). Einführen eines Wattetampons mit **Anusol-Salbe®** oder mit der oben aufgeführten Salbe.

Bei heftigen Blutungen: Klysma mit 20 ml 10%iger *Chlorcalciumlösung*. Kalte Umschläge mit 2%iger *Tanninlösung*. Eisbeutel. Sehr günstig wirkt die Kompression mit einem adrenalingetränkten Tupfer.

Fissura ani

Meistens an der hinteren Kommissur des Anus. Sehr schmerzhaft.

Für die Behandlung der Fissura ani werden gewöhnlich zwei Methoden angewendet:

Unterspritzung nach BENSAUDE: Dieses Vorgehen wirkt günstig bei der frischen Fissura ani. Zunächst wird die Analgegend mit einem in 5%iger *Cocainlösung* getränkten Tampon leicht anästhesiert, darauf Desinfektion mit *Mercurochrom*. Dann unterspritzt man die Fissur, indem man ca. 1 mm vom äußeren Winkel der Fissur mit einer sehr dünnen Nadel unter die Fissur eingeht und die Nadel bis fast zum inneren Winkel vorschiebt. Unter langsamem Zurückziehen wird jetzt eine 5%ige *Chinin-Urethan*-Lösung (insgesamt höchstens bis zu 0,2 ml) unter die Fissur infiltrativ eingespritzt.

Digitale Sphinkterdehnung wirkt mitunter auch günstig. Sie wird in intravenöser Narkose ausgeführt. Hierbei werden beide Zeigefinger gut eingefettet, Rücken an Rücken sacht in den Analkanal eingeführt und darauf der Sphinkter kräftig gedehnt. Dabei reißt gewöhnlich die Fissur noch etwas ein. Anschließend an diesen Eingriff geht die Heilung meist rasch vor sich, und schon die folgende Stuhlentleerung erfolgt nun schmerzlos.

Bei der *chronischen Fissura ani*, bei welcher die Ränder aufgeworfen und fibrosiert sind, ist mit diesen Methoden keine Heilung zu erwarten. Man überläßt die Behandlung am besten den Spezialisten.

Pruritus ani

Beruht in vielen Fällen auf einer allzu *starken Alkaleszenz* des Darmsekretes und daneben auf einer neurovegetativen Labilität, Hämorrhoiden, Oxyuren oder Ekzem.

Tägliches Waschen mit warmem Wasser, keine Seife!

Nachherige Salbenanwendung:

Rp. Oxybuprocaini (**Novesin®**)
    Zinc. oxyd. amyl.   aa   4,0
    Adipis lanae
    Unguent. paraffin.   aa   30,0

Bei ungenügender Wirkung *Kortikosteroidsalben*: Am stärksten wirkt die 1promillige *Fluoroxycorton*- = **Florinef**®-Salbe [Squibb], in Dtschl. **Scherofluron**® [Schering] oder **Volon**® **A**. Anfangs tägl. 1mal einstreichen, später alle 2–3 Tage. Häufig, wenn auch nicht in allen Fällen, kann man damit die Patienten von einem jahrelangen unangenehmen Leiden befreien. Manchmal muß aber die Behandlung intermittierend dauernd weitergeführt werden.

Erythrasmaform: Wie das *Erythrasma inguinale* nicht durch Pilze, sondern durch das *Corynebacterium minutissimum* hervorgerufen. Die erkrankte Hautpartie zeigt im Ultraviolett-Licht eine charakteristische *grüne Fluoreszenz*! (Fäzesspuren geben auch eine grüne Fluoreszenz und müssen vorher gründlich abgewaschen werden!).

Therapie: Spezifisch wirkt *Erythromycetin* 4× 250 mg tägl. p.o. während 4 Wochen. Dazu lokal *Korikosteroidsalben*.

Flatulenz (Meteorismus)

Tritt bei den verschiedensten Erkrankungen auf, wie Leber-, Pankreas- und Darmerkrankungen und bei Kreislaufinsuffizienz. Findet man keine eigentliche Ursache, so liegt häufig eine allzu rasche Darmpassage vor. Gelegentlich auch *medikamentös* bedingt, z.B. *Diazepam* (**Valium**®) und andere Sedativa.

Therapie

Evtl. *kausale Behandlung*.

Vermeiden blähender Speisen wie Kohlarten (außer Blumenkohl), Hülsenfrüchte, Zwiebelgewächse, rote Rüben, Schwarzwurzeln, Gurken, Melonen, Birnen, Äpfel, Pilze.

Medikamentös: Kohlepräparate, Magnesiumpräparate. Cave **Valium**®, das den Meteorismus verstärkt oder sogar auslöst!

Codeinum phosphoricum bei beschleunigter Darmpassage, 3× 10–20 Tropfen der 2%igen Lösung tägl. p.o.

Chronische Obstipation

Eine chronische Obstipation kann durch verschiedene Ursachen ausgelöst werden. Bei jungen Menschen ist sie meistens neurotisch bedingt. Tritt sie erstmals jenseits der 50er Jahre auf, so denke man immer an Tumoren (Kolonkarzinom, Ovarialzyste usw.) und führe eine genaue Abklärung durch. Man denke auch an die medikamentös bedingten Formen: Sedativa, Ganglienblocker, Antihistaminika, Opiate etc.

Diätetische allgemeine Maßnahmen:

Bei vorausgegangenem *Abusus von Abführmitteln* sollte unbedingt zuerst eine *diätetische Behandlung* durchgeführt werden. Hierbei kann z.B. zuerst folgende Diät versucht werden:

Obstipation

Prinzip: Schlackenreiche Kost mit vielen Ballaststoffen.

Erlaubt: Kaffee, Milch, Kräutertees, Zucker, Knäckebrot, Grahambrot, Vollkornbrot, Gemüsesuppen, Gerste, Hafer, Gemüse gekocht, viel Rohkost, viel Obst, Dörrfrüchte, Fruchtsäfte, Birchermus, Fruchtsalat, Fruchtgelees, Süßmost.

Verboten: Viel Fleisch, Eier, Reis, Mehlspeisen oder Teigwaren, Heidelbeeren, Schwarztee, Rotwein.

Tagesbeispiel

Vor dem Frühstück: 1 Glas heißes Wasser oder eingeweichte Dörrzwetschgen.

Frühstück:	2 Tassen Hagebuttentee
	2 Scheiben Vollkornbrot
	20 g Butter
	Birchermus
9 Uhr:	200 g frisches Obst
Mittagessen:	Rohkostplatte
	200 g gedämpftes Gemüse
	200 g Kümmelkartoffeln
	200 g frisches Obst oder Fruchtsaft
16 Uhr:	2 Tassen Hagebuttentee
	2 Scheiben Vollkornbrot
	10 g Butter
	Honig
Nachtessen:	Wie Frühstück, evtl. mit Fruchtsäften
	oder Kartoffeln mit der Schale im Ofen gebraten, gemischte Salate
	200 g Obst

Vor dem Schlafengehen: 1 Eßlöffel Öl oder Paraffin oder Feigensirup.

Oder man versucht *eine Diät mit viel Obst und Gemüse und gibt zunächst reichlich Olivenöl, Butter und mindestens $1-1^1/_2$ Liter Flüssigkeit total tägl.* zu den Mahlzeiten. Günstig ist auch koffeinhaltiger *Kaffee mit reichlich Rahm und Milchzucker nach jeder Mahlzeit*. Morgens nüchtern zum Frühstück 1 Glas Grapefuitsaft mit zwei Löffeln Milchzucker; oder 4 Feigen und 5–7 Zwetschgen über Nacht in einer großen Tasse Wasser einweichen und morgens vor dem Frühstück einnehmen. Vierkornbrot oder grobes Knäckebrot mit reichlich Butter.

Zigarette vor oder nach dem Frühstück, nachher Defäkationsversuch.

Quellende Darmmittel: Leinsamen 3 × 2 Teelöffel (die Samen sind am Abend vorher einzulegen). Die Wirkung wird durch Beigabe von Milchzucker verstärkt.

Körperliche Bewegung: Morgengymnastik, kalte Duschen.

Spasmolytika: Vor allem bei spastischer Obstipation, günstig z. B.

Rp.	Extract. Belladonnae	0,03 g	m.f. pulv. D. tal. dos. Nr. X
	Eumydrini	0,002 g	S. 3mal tägl. 1 Pulver
	Sacchar. lactis	0,5 g	

oder **Bellafolin**® [Sandoz], 3 × 15 Tropfen tägl.

Hier hat sich auch das von HAFTER (Praktische Gastroenterologie. 4. Aufl. Thieme, Stuttgart 1970) empfohlene Mischpulver gut bewährt:

Obstipation

Rp. Bismuti subnitrici, Magnes. peroxydat.   aa   40,0
　　Sacchar. lactis   20,0
MDS. 2–3× tägl. ¹/₂–1 Teelöffel zu Beginn der Mahlzeiten.

Suggestive Maßnahmen: i.c. 4–6 Hautquaddeln über dem Sigmoid und Zökum mit 1%igem *Procain* = **Novocain**® oder dem schmerzhaften *Aqua dest.* (0,2 ml). Der Erfolg kann frappierend sein.

Medikamentöse Therapie

Sollte, wenn möglich, vermieden werden, ist aber in einzelnen Fällen nicht zu umgehen. *Phenolphthalein-* und *Oxyphenisatinhaltige* Mittel sind verboten (lebertoxisch!).

Schwach wirkende Mittel

Sacchar. lactis 40 g, morgens in etwas Tee oder Kaffee nüchtern.

Paraffinum liquidum: Morgens nüchtern 1–2 Eßlöffel, aber nie für Dauertherapie (evtl. Avitaminosen).

Olivenöl: 2–3 Eßlöffel in eine Tasse heiße Milch morgens nüchtern.

Kombinationspräparate: **Cristolax**® [Wander] (Paraffin und Malzextrakt) 3–6 Eßlöffel tägl.

Metamucil® [Searle], ein reines Quellmittel, das sich uns sehr bewährt hat. *Dosierung*: 3× 1 Kaffeelöffel vor dem Essen mit 1 großen Glas Wasser.

Ähnliches Präparat in Dtschl. **Agiolax**®. Auch **Inolaxine**®.

Dulcolax® [Ciba-Geigy], 1× tägl. 2 Dragées zu 5 mg, in hartnäckigen Fällen 3 bis 4 Dragées oder 2 Suppositorien zu 10 mg morgens. Ein nur die Kolonoberfläche reizendes synthetisches, völlig ungiftiges Mittel.

Emulsio Paraffini: Kann jeder Apotheker zubereiten: Rp. Ph. H. VI.

Agarulin® [Siegfried] enthält *Extract Rhamni*.

Emodella [Gaba], Perkolat aus *Cortex Rhamni frangulae*, ein gutes Mittel. Int. 1 Kaffeelöffel bis Eßlöffel oder 1–2 Dragées zu 0,3 g.

Stärker wirkende Mittel

Rp. Fol. Sennae
　　Cort. Rhamni Frangul. conc.   aa   25,0
　　Herb. Absinthii   10,0
M.D.S. abends 2–3 Teelöffel auf 1 Tasse kaltes Wasser ansetzen und morgens nüchtern trinken.

Pursennid® [Sandoz], Dragées zu 0,012 g Sennosid A und B. (Alle Sennapräparate haben den Vorteil, daß sie nur auf den Dickdarm anregend wirken.) 3–6 Dragées abends vor dem Schlafengehen. Doch lösen sie bei einzelnen Patienten leichte Bauchkrämpfe aus.

Peristaltin® [Ciba-Geigy] (Glykosid aus *Cascara sagrada*), Dragées zu 0,1 g, 1–3 Dragées abends. Kann auch s.c. gegeben werden. Ampulle zu 0,15 g.

Pillulae laxantes Ph. H.: Enthalten eine Mischung von verschiedenen Extrakten. Abends 1–3 Pillen.

Darmparasiten

Grains de Vals [Noguès, Paris]: Eine Mischung von verschiedenen Pflanzendrogen mit Belladonna usw. Abends 1–2 Körner.

Rytmil® [Vick Co. N. Y.] ein Pyrimidinderivat von guter Wirkung, abends 1–2 Dragées.

Stark wirkende Mittel

Diese Medikamente sind nur bei vorübergehender Verstopfung oder zur Einleitung der sonstigen Therapie zu verwenden. Für die Dauertherapie sind sie zu stark.

Oleum Ricini: $^1/_2$–2 Eßlöffel in heißem Kaffee genommen oder mit Zitronensaft vermischt.

Brustpulver: „Pulvis pectoralis" enthält Pulvis Sennae, Sulfur praecipit., Radix Liquir., Fruct. Foeniculi: 1–2 Kaffeelöffel für stärkere Entleerung z. B. vor Röntgenuntersuchungen usw., in kleineren Dosen, z. B. 1 Messerspitze, wirkt es relativ mild.

Überall dort, wo man eine rasche Wirkung erreichen muß, sind folgende Präparate indiziert.

Neostigminbromid = **Prostigmin®** [Roche]: 1–2 mg (1 Ampulle = 0,5 mg) i.m. Wirkung setzt nach ca. 20 Min. ein. Heute eines der kräftigsten Mittel zur Peristaltikanregung.

Peristaltin® [Ciba-Geigy] (Extrakte aus Cortex Rhamni) als Injektion: 1–2 Ampullen zu 0,15 g s.c. wirken deutlich schwächer als das Vorhergehende.

Intestinale Parasiten

Amöbiasis: Siehe Infektionskrankheiten, S. 523.

Lambliasis: Siehe Infektionskrankheiten, S. 525, ebenso *Filariosis* und *Bilharziosis* S. 526.

Oxyuriasis: (Enterobius vermicularis). Hier liegt meistens eine Familieninfektion vor, und deshalb empfiehlt es sich, immer alle Mitglieder zu behandeln.

Wichtig:

Vor jedem Essen sorgfältiges Waschen der Hände.

Gegen den analen Juckreiz abends *5%ige Hg-Präzipitatsalbe* um die Analöffnung streichen.

Nachts straffansitzende Badehose anziehen, um die Übertragung durch Kratzen im Schlaf zu verhindern. *Nägel* kurz schneiden, Hände und Analgegend nach jeder Defäkation gründlich waschen. Wäsche auskochen!

Medikamentös

Pyrviniumpp.: **Molevac®** [Parke-Davis] ein Pyrvinium-Pamoat. Einmalige Dosis von 1 Teelöffel = 50 mg der Suspension oder = 1 Dragée p.o. pro 10 kg KG. Ein sehr effektives und gut verträgliches Mittel.

Darmparasiten

Piperazin ist weniger wirksam.

Dosierung: 65 mg/kg KG als einfache Tagesdosis während 6 aufeinanderfolgenden Tagen, maximale Tagesdosis 2 g.

Trichinose: Gegen die Darmtrichonen und Larven wirkt einzig das *Thiabendazol*, s.u. Sehr wesentlich ist gegen die allergische Reaktion die gleichzeitige hochdosierte Kortison-Verabreichung.

Trichuriasis (Trichuris trichiuria), Peitschenwurm: Vor allem in Tropen und Subtropen. Das beste Mittel *Thiabendazol*, **Mintezol**® (s.u. bei Strongyloides).

Strongyloidosis (Strongyloides stercoralis): Mintezol® [Merck, Sharp u. Dohme USA], ein *Thiabendazol*, hat das gefährliche *Dithiazanin* verdrängt. *Dosierung:* 50 mg/kg tägl. in zwei Einzeldosen während zwei Tagen. Maximale Totaldosis für Erwachsene von 60 kg und darüber 3 g.

Distomum hepaticum: Klinisch eigentlich nur durch die meistens sehr hohe Eosinophilie, evtl. cholangitischen Zeichen und Ikterus zu erkennen (früherer Tropenaufenthalt!). Die Eier sind im Anfangsstadium nicht nachweisbar, erst im chronischen.

Therapie: Heute das wenig toxische *2-Dehydroemetin* **Dehydroemetin**® [Roche], 0,06 g/die während 10 Tagen (Gesamtdosis),01 g/kg Körpergewicht). (Siehe bei Amöbiasis, Kapitel Infektionen, S. 523.)

Hakenwurm – Ankylostoma duodenale: Bei uns selten, aber gelegentlich noch bei italienischen Arbeitern und bei von diesen angesteckten einheimischen Bergleuten. Infektionen mit **Necator americanus** evtl. bei Leuten aus Übersee.

Bepheniumhydroxynaphtoat = **Alcopar**® [Wellcome]. Einmalige Dosis von 5 g in 40 ml Zuckerwasser oder Sirup einnehmen; Kinder unter 2 Jahren und unter 10 kg Gewicht die Hälfte der Dosis. Erste Mahlzeit nach zwei Stunden, kein Abführmittel. Eventuell sind mehrere Kuren in Abständen von 4 Tagen notwendig. Selten kommt es zu Nausea und Diarrhöen. Wirksam auch bei Ascariden.

Trichozephalen (Trichocephalus dispar): Können symptomlos verlaufen, in anderen Fällen bewirken sie aber doch Symptome wie Anämie, Müdigkeit und Darmbeschwerden. *Dithiazanin* hat zu vereinzelten Todesfällen geführt und wurde zurückgezogen. Spezifisch wirkt nach STAREY (Münch. med. Wschr. 101 [1959] 946) das **Viasept**® [Hoechst], ein organ. Wismutpräparat, Tabl. zu 0,5 g. *Dosierung:* 4 Tage lang tägl. 3 × 2 Tabl. eine Std. vor der Mahlzeit. Evtl. zweite Kur nach 10 Tagen Pause.

Askariden: (Ascaris lumbricoides): Bei uns der häufigste Darmparasit. Es stehen verschiedene Mittel zur Verfügung. Man versucht zuerst:

a) *Piperazin* (zahlreiche Handelspräparate: **Vermipharmett**® [Sauter], **Uvilon**® [Bayer], **Tasnon**® [Tropon] usw.).

Dosierung: Einzeldosis 100 mg/kg KG, 1 Std. a.c. *Maximaldosis* 3 g!, Wiederholung nach 1 Woche. Keine Laxativa.

b) *Hexylresorcin* (wenn Piperazin erfolglos) zu 0,2 g.
Dosierung: 5 Tabl. morgens nüchtern, anschließend 20 g Magnesiumsulfat als Abführmittel (Rizinus streng verboten). Völlige Nahrungsabstinenz für 12 Std. Vollkommenes Fett- und Alkoholverbot (auch keine Milch).

Darmparasiten

c) Die relativ giftigen *Chenopodium-* und *Santoninpräparate* sind heute besser durch das ungefährliche **Alcopar**®, siehe oben, zu ersetzen.

Bandwürmer. Taenia saginata, Rinderbandwurm; Taenia solium, Schweinebandwurm und relativ selten Diphyllobothrium latum (Bothriocephalus), Fischbandwurm, letzterer eigentlich nur im Ostseegebiet, selten im Bieler- und Murtensee (Egli), vorkommend.

Niclosamid **Yomesan**® [Bayer] = Tabl. à 0,5 g. *Dosierung*:

Erwachsene: Einmalige Einnahme von 4 Tabletten = 2 g in einer Gesamtdosis, im Anschluß an ein leichtes Frühstück. Tabletten gründlich zu einem feinen Brei zerkauen und dann mit etwas Wasser herunterspülen. Vor der Kur für regelmäßige Stuhlentleerung sorgen. Am Kurtag sind keine Abführmittel nötig. Der abgetötete Bandwurm geht sukzessive in Teilstücken in den nachfolgenden Tagen mit dem Stuhle ab.

Kinder: Unter 2 Jahren, 1 Tabl. **Yomesan**®. Von 2–6 Jahren, 2 Tabl. **Yomesan**®. Ab 6 Jahre, wie Erwachsene.

Alle andern von uns früher erwähnten Kuren sind hierdurch überholt. **Bilharziose** s. S. 526.

Leber, Galle und Pankreas

Lebererkrankungen

(gemeinsam mit meinem Mitarbeiter Heinrich von Westphalen, Oberarzt.)

Allgemeine Richtlinien

Wie wir schon in der Einleitung zu dieser Fibel hervorgehoben haben, sind einige der therapeutischen Maßnahmen, welche bei Lebererkrankungen empfohlen werden, auch heute noch zum Teil wenig gesichert. Gerade hier lassen sich tierexperimentell gewonnene Resultate nur in den seltensten Fällen auf den Menschen übertragen. – Die immer wieder wechselnden Vorschläge erinnern an den alten französischen Aphorismus *„plus ça change, plus c'est la même chose"*. Bei allen Lebererkrankungen erscheint es uns auf Grund der heute vorliegenden Ergebnisse wesentlich, die folgenden Maßnahmen zu berücksichtigen:

1. *Diätetische Schonung der Leber*
    a) ausreichende Proteinzufuhr (Ausnahme: beginnende Leberinsuffizienz)
    b) Fettbeschränkung
    c) ausreichende Kohlehydratzufuhr
2. *bei floriden Entzündungsprozessen körperliche Schonung.*
3. *Schutz vor leberschädigenden Faktoren*
    a) Alkohol.
    b) Medikamente s. unten.
4. *Förderung der Entgiftungsleistung der Leber*

Zu 1. *Diätetisch*: es empfiehlt sich eine Eiweißzufuhr von 70–100 g/d. Der Fettanteil soll beschränkt sein und ein ausreichender Kohlehydratanteil berücksichtigt werden. Insgesamt ist darauf zu achten, daß die Diät schmackhaft ist. Sie hat nur eine unterstützende Funktion und es ist nicht sinnvoll, mit peinlicher Akribie auf die Diät zu achten. Bezüglich der Eiweißzufuhr ist der Gesamtzustand der Leber zu beachten. (BSP-Test, Galaktose-Belastung, NH_3 usw.).

a) *bei relativ gut erhaltener Leberfunktion*: reichlich Eiweiß (s. o.)

b) *bei deutlich dekompensierter Leberfunktion*: z. B. schwerer dekompensierter Leberzirrhose, schwerer Verlaufsform einer Hepatitis, reduzierter Eiweißanteil auf 40–50 g pro die, da die Gefahr einer Ammoniak-Intoxikation besteht.

c) *bei bestehender Ammoniak-Intoxikation*: Eiweiß anfangs ganz fortlassen, danach streng nach der klinischen Situation und NH_3-Spiegel. *Kein Arginin und Asparagin*, diese erhöhen sogar den NH_3-Spiegel! *Laktulose* siehe Leber-Koma.

Bei erhöhtem Körpergewicht ist unbedingt eine Gewichtsreduktion anzustreben. Häufige kleine Mahlzeiten.

allg. Lebertherapie

zu 2. *Körperliche Schonung* bei floriden Entzündungsprozessen: Es ist eindeutig erwiesen, daß eine starke körperliche Belastung bei floriden Entzündungsprozessen der Leber sich nachteilig auswirken kann. Dies bedeutet allerdings nicht, daß der Patient komplett immobilisiert wird, sondern er darf zu den Mahlzeiten und zur Toilette aufstehen. Bessert sich die Leberfunktion, so ist gegen eine vernünftig dosierte körperliche Belastung nichts einzuwenden. Starre Regeln sind nicht aufzustellen, man halte sich immer an den betreffenden Krankheitsverlauf und an die individuellen Belange des Patienten.

zu 3. *Schutz vor leberschädigenden Faktoren:*

a) Speziell ist hier der *Alkohol* zu nennen und besonders gefährlich wirkt er, wenn er zwischen den Mahlzeiten genossen wird (siehe Fettleber).

b) *Leberschädigende Medikamente* wie *Sulfonamide, Phenylbutazon,* evtl. *Iproniazid, Chlorpromazin, Tetrazyklin,* Salicylate sind unbedingt zu vermeiden. Vorsichtig sei man mit *Barbituraten* (Phenobarbital ist aber erlaubt, da es in der Leber nicht abgebaut und unverändert ausgeschieden wird). Gefährlich ist ferner die Ethakrinsäure (Diuretikum). Cave Cholezystografie bei einem Ikterus! Die geschädigte Leber kann dieses *Jodpräparat* nicht mehr durch Kupplung an Glucuronsäure entgiften und es kann hierbei zu einer Nierenschädigung mit Anurie kommen. Gefährlich ist auch das *Phenolphtalein* und das *Oxyphenisatin*, welches in zahlreichen Laxantien enthalten ist. Dieses kann akute und chronische Hepatitiden auslösen. Histologisch sind diese nicht von einer Virushepatitis zu unterscheiden und sind Australia-Antigen negativ [s. Reynolds T. B. und al: New Engl. J. Med. 285, (1971). 813]. In der Schweiz sind derzeit 35 oxyphenisatinhaltige Präparate und in Deutschland 97 registriert. Siehe Fahrländer, H.: Schweiz. Rundschau Med. (Praxis) 65, (1973), 557. Es ist fatal, daß diese Laxantien frei erhältlich und damit der ärztlichen Kontrolle entzogen sind. [Weitere Lebergifte siehe ferner in meiner Vergiftungsmonographie: Klinik und Therapie der Vergiftungen, 5. Aufl., (1972) im gleichen Verlag, S. 502].

zu 4. *Förderung der Entgiftungsleistung der Leber*

Vitaminzufuhr: Ein Vitamin-B-Mischpräparat, z. B. **Becozym**® [Roche] täglich 2–3 Ampullen i.v. (in Dtschl. **BVK**® [Roche], **Polybion**® [Merck]. In schweren Fällen ferner Vitamin C 500 mg tägl. Die Gabe von Vitamin K_1 1 Amp. **Konakion**® [Roche] zu 10 mg i.v. eignet sich nur zur Differenzierung eines erniedrigten Prothrombinkomplexes (Verschlußikterus, Resorptionsstörung, Avitaminose). Steigt dieser nach 1–2 Amp. **Konakion**® nicht an, so hat es keinen Sinn dieses weiterzugeben, da der Abfall durch eine mangelnde Syntheseleistung der Leber bedingt ist. Weitere B-Mischpräparate: **Beco**®, **Benutrex**®, **Betalin Complex**®.

Leberextraktpräparate: Auch diese scheinen eine günstige Wirkung zu entfalten. Es empfiehlt sich tägl. oder 2–3× wöchentlich ein Leberextraktpräparat zu spritzen, z. B. **Campolon**® [Bayer] i.m. oder **Ripason**® [Robapharm] 2 ml tägl., i.m. oder i.v., evtl. plus 3 × 2 Dragées p.o. tägl. **Eparmefolin**® 1 Amp. tägl. i.m.

Virus-Hepatitis

Unter Virus-Hepatitis werden zwei akut-entzündliche Erkrankungen der Leber zusammengefaßt: die Virushepatitis Typ A und die Virushepatitis Typ B. Diese werden auch als infektiöse Hepatitis und als Serumhepatitis bezeichnet. Sie unterscheiden sich durch die Infektionswege, die Dauer der Inkubation und den Nachweis des Australia-Antigens. Die beiden ersten Kriterien sind eher unsicher und nicht immer mit letzter Sicherheit bestimmbar. Das Australia-Antigen ist immer bei einer Virushepatitis Typ B nachweisbar und somit kann man diese beiden Formen differenzieren. Es erscheint bereits im Inkubationsstadium, also vor Erhöhung der Transaminasen und verschwindet in der Regel vor Normalisierung der Enzyme. In den Tropen findet man es in ca. 10%. Wie B. Brotmann et al: Lancet I, (1973), 1305 zeigen konnten, wird es durch Moskitos, Läuse, Wanzen und die Anophelesmücken übertragen. In unseren Breiten ist es bei ca. 0,6–1,0% aller Personen nachweisbar. Gehäuft findet es sich beim Mongolismus, der lymphatischen Leukämie und bei der Lepra. Ein positiver Nachweis kann bei einem gesunden Individuum folgendes bedeuten:

1. Der Patient befindet sich im Inkubationsstadium einer Virushepatitis Typ B.
2. *Es finden sich neben dem positiven Antigen noch erhöhte Transaminasen, dann könnte es sich um eine akute oder chronische Hepatitis mit lang anhaltender Virämie handeln.*
3. *Es kann sich um einen gesunden Träger des Antigens handeln.* Deswegen bei positivem Befund immer die Leberenzyme nachsehen. Bei positivem Enzymbefund ist eine eingehende Leberdiagnostik mit Punktion durchzuführen.

Virushepatitis Typ A

3-wöchige Inkubation, maximal bis zu 50 Tagen. Vorwiegend oraler Infektionsweg, aber auch parenteral. Sehr infektiös sind Stuhl und Urin. Möglichkeit der Infektion auch durch Baden in verunreinigten Gewässern, Milchgenuß, Austern und Muscheln, besonders in Mittelmeerländern. Erhöhte Gefahr in Asien, Mittel- und Südamerika. Normale Dauer der Transaminasenerhöhung um 3 Wochen.

Virushepatitis Typ B

3–6-monatige Inkubation, überwiegend parenteraler Infektionsweg, aber auch oral und fäkal. Die Dauer der Infektiosität ist durch den Nachweis des Australia-Antigens gegeben, somit jahrelang möglich. Häufigste Übertragung durch *Spritzen*, Lanzetten, Rasiermesser (Coiffeur), Zahnarzt usw. Besonders gefährdet sind Schwestern, Ärzte etc., neuerdings auch Fixer („Hippie-Hepatitis"). Dauer der Erkrankung in der Regel 1–3 Monate.

Prophylaxe: Alle Patienten mit einer Hepatitis sind zu isolieren. Desinfektion der Ausscheidungen, Eßgeschirr, Händedesinfektion des Pflegepersonals etc.

Heißluftsterilisation auf 180° während 2 Std.: Alle vorher peinlich gereinigten Spritzen, Nadeln, Zahninstrumente, Infusionsgefäße usw. Auf keinen Fall dürfen heute Spritzen und Nadeln oder Blutschnepper nur durch Auskochen oder Einlegen „sterilisiert" werden, da sich dadurch eine Übertragung des Virus mit evtl. tödlichem Ausgang (vor

akute Hepatitis

allem bei geschwächten Individuen und Schwangeren) ergeben kann. Bei Schwangeren kann es außerdem zu Mißbildungen der Frucht (1.–3. Monat) oder zum Absterben des Fötus kommen.

Verwendung von Plastikschläuchen und u. U. Plastikbehältern, die nach jeder Infusion weggeworfen werden können. Plastikspritzen in der Praxis und Nadeln nur 1 × verwenden.

Ausschaltung aller Patienten mit einer durchgemachten Hepatitis als Blutspender, da man festgestellt hat, daß etwa ein Viertel bis ein Drittel aller sogenannten posttransfusionellen Hepatitisfälle durch Hepatitis-Virus A hervorgerufen werden. Diese zeigen eine kurze Inkubationszeit zwischen Transfusion und Beginn der Erkrankung. [Siehe Jawetz E. et. al.: Review of medical biology, 9. Aufl., Los Altos, 1970.] Ferner Spender mit erhöhten Serumtransaminasen, sowie alle Australia-Antigen positiven Individuen. Es ist unbedingt erforderlich, daß alle Blutspender auf das Vorhandensein des Antigens untersucht werden. Genaue Buchführung der Blutspender bei jedem Empfänger.

Gammaglobulin-Prophylaxe: Diese hat sich bei gefährdeten Patienten und beim Auftreten einer Epidemie mit dem Typ A bewährt.

Dosierung: Kinder unter 5 kg Gewicht 0,2 ml/kg, größere Kinder und Erwachsene 0,1 ml/kg. Durch diese Gammaglobulingabe gelingt es offensichtlich nicht, die Infektion mit dem Hepatitisvirus A zu verhindern, sondern lediglich den ikterischen Verlauf der Erkrankung zu verhüten. Es kommt zu einer aktiv-passiven Immunität. Sehr *wichtig ist die Prophylaxe auch bei Asien-, Afrika-, Südamerika- und Mittelmeerreisen. Dauert die Reise länger als drei Wochen, dann wiederholen. Ampullen mitgeben*!

Therapie der unkomplizierten akuten Hepatitis

Alle Fälle, auch die leichteren, sind zu behandeln, da unter Umständen gerade diese Fälle bei Nichtbeachtung in ein chronisches Stadium übergehen können. Genaue epidemiologische Studien haben gezeigt, daß *70% der Fälle anikterisch verlaufen und nur aufgrund der Transaminasenerhöhung diagnostiziert* werden können.

Bettruhe: eine komplette Immobilisation ist sicherlich nicht immer notwendig. Der Patient fühlt sich in der ersten Woche meist elend, so daß er ohnehin die längste Zeit im Bett verbringt. Bei Besserung' der leberspezifischen Parameter ist dann eine Teilmobilisation durchaus möglich und zu empfehlen. Wichtig sind laufend enzymatische Kontrollen, um frische Schübe zu erkennen. Die *histologische Ausheilung* erfolgt im allgemeinen nach 6–12 Wochen.

Wärmetherapie: täglich warme feuchte Umschläge (z. B. Kamillenwickel) von 1 Stunde Dauer auf die Lebergegend. Dies wird als sehr angenehm empfunden und erzeugt eine Hyperämie der Leber.

Lävulose: Kann von der Leber sofort verwertet werden. Verabreichung als 5–10% Infusion, 500–1000 ml. Per oral werden pro die meist nicht mehr als 80 g vertragen. In die Infusion können die genannten *Vitamin-B-Mischpräparate* zugespritzt werden.

Die aufgeführten *Leber-Extraktpräparate* scheinen eine günstige Wirkung zu entfalten.

Leberschonkost: **Prinzip:** Kohlenhydratreich (250–300 g), wenig Fett, (20–40 g als frische Butter), mäßig Eiweiß, in der akuten Phase 70–80 g, beim Einsetzen des starken Appetits in der Rekonvaleszenz eiweißreiche Ernährung mit viel Fleisch, Magerquark

akute Hepatitis

(bei Verschlechterung evtl. völlige Eiweißeinschränkung, siehe schwere Form). Man beginnt mit der Leberschonkost I und geht bei allmählicher Besserung auf Form II und III über.

Verboten: Fettgebackenes, Geräuchertes, Schweinefleisch, stark geräucherte Wurstwaren, Speck, Sardinen, Fleischbouillon, hartgekochte Eier, Mayonnaisen, Bratkartoffeln, Lauch, alle Kohlarten (außer Blumenkohlblümchen), Hülsenfrüchte, Pilze, rohe Gurken, Zwiebeln, Knoblauch, Senf, Weinessig, Pfeffer, Eis, kalte Getränke, Alkohol, Kastanien, Steinobst, Nüsse, Blätterteig, Schlagrahm.

Leberschonkost I (akute Erkrankung): Strengste Kostform, Dauer höchstens 6–7 Tage.

Erlaubt: Tee aus Pfefferminz, Lindenblüten, Kamillen, gesüßt mit Dextropur, Rohrzucker oder Honig, Flüssigkeit unbeschränkt. Viel frische temperierte Fruchtsäfte aus Orangen, Grapefruits, Äpfeln, Trauben, mit Dextropur angereichert. Gemüsesäfte aus Tomaten, Karotten, Sellerie, Schleimsuppen, Grieß-, Reismehl (trocken ohne Butter rösten), Toast, Zwieback, Diätstengel, Trockenbiskuits, feine Mehlspeisen, Reis, Teigwaren, Kompotte von Äpfeln, Birnen, Pfirsichen, Beeren, Bananen, Fruchtgelee.

Leberschonkost II: Alle Teearten, Milch mit Kaffee ca. $1/2$ Liter am Tage. Toast, Zwieback, Brötchen, Semmeln 1 Tag alt. Gelee, je 5 g Butter zum Frühstück und 4-Uhrtee, Quark, ca. 100 g Süßrahm. Suppen wie bei Leberschonkost I.

Fleisch: Zartes Kalbfleisch, Fisch, Geflügel, Bündnerfleisch (gekocht und mit Sauce servieren oder vom Grill).

Gemüse: Karotten, Lattich, Zucchetti, Spargel, Artischocken, geschälte Tomaten.

Leberschonkost III: 600 g Milch mit Kaffee, Brot wie bei Leberschonkost II, je 10 g Butter zum Frühstück und 4-Uhrtee. Gelee, Quark, Streichkäse, Petit-Suisse, Gervais, Joghurt, Parmesankäse zur Zubereitung der Speisen. Gebundene Suppen mit Gemüsebouillon, Einlaufsuppe, Gemüsesuppe.

Fleisch: Kalbfleisch, gut gelagertes, zartes Rindfleisch vom Grill, wie Roastbeef, Filet, Kalbsragout, geschnetzeltes Kalbfleisch, Kalbfleischvögel, Bratkugeln, Frikadellen, Kalbsbraten, Bratwurst vom Grill.

Alle leichten zarten Gemüse. Rohe Salate mit Rahm und Zitrone zubereitet.

Alle Kartoffelarten außer gebackenen und gebratenen Kartoffeln. Alle Mehlspeisen.

Süßspeisen: Alle Kompotte, außer Zwetschgen, Kirschen, Aprikosen, Pflaumen. Cremes aus Crèmepulver, Früchtecrèmes, Biskuits, Pudding, Fruchtsalat.

Küchentechnik: Sieden, Dämpfen, Grillieren oder Fleisch im Pergamentpapier gedünstet. Alles ohne Butter kochen und die erlaubte Fettmenge in Form von Butter oder Rahm sowie Sonnenblumenöl den fertiggekochten Speisen beigeben.

Schwere Hepatitis und schwere Leberzellschädigung durch Lebergifte

Die Hepatitis kann plötzlich oder allmählich in eine schwere Verlaufsform umschlagen. Selten kommt es zum Auftreten von ernsten Epidemien mit einer hohen Mortalität, wie in den 40er Jahren in Basel und Kopenhagen. Bei Vorliegen einer schweren Leberzellschädigung denke man auch immer an das evtl. Vorliegen einer toxischen Schädigung, wie sie durch einige obligate Leberzellgifte, wie gelber Phosphor, Amanita (Knollenblätterpilze), Helvella (Lorchel), Tetrachlorkohlenstoff und Toluolendiamin auftreten kann.

Das Erkennen einer schweren Leberzellschädigung ist für das therapeutische Vorgehen

Leberkoma

von wesentlicher Bedeutung und fußt heute klinisch neben der Bestimmung des Serumbilirubins vor allem auf *stark erhöhten Transaminasen* (evtl. über 1500 U/l), *einem starken Abfall des Quickwertes, der sich nicht auf i-v-Vitamin-K-Zufuhr normalisiert, einer erniedrigten Cholinesterase und einem deutlich erhöhten Serumeisen*. **Lebensbedrohlich** wird die Lage beim *Anstieg des Blutammoniaks, der deshalb bei schweren Fällen*, neben der *täglichen Schriftprobe (s.u.), immer wieder kontrolliert werden muß* (Grenzwert: 100–120 γ%). Steigt der Ammoniakspiegel deutlich an, so besteht die Gefahr eines Leberzerfallkomas. Therapie s. dort.

Kortikoidtherapie: Im allgemeinen sollte bei Serumbilirubinwerten über 25 mg% Prednison verabreicht werden, da es die mesenchymale Reaktion unterdrückt und möglicherweise die Ausheilung der mittleren und schweren Formen (S. Abb. 77) nach zahlreichen Untersuchungen und nach unseren eigenen Erfahrungen an einem großen Krankengut verbessert. Dosis: Prednison oder Prednisolon, Beginn mit 30 mg tägl. (1/2 mg/kg). Nachdem das Bilirubin von seinem Höhepunkt allmählich wieder auf 5 mg% abgefallen ist, kann die Dosis langsam auf 25–30 mg reduziert werden und nach Erreichen von 2 mg% Bilirubin schleicht man alle drei Tage um $2^1/_2$ mg absteigend schließlich ganz aus (vgl. Abb. 77). Setzt man das Prednison zu früh ab, so kann es zu einem Rezidiv kommen.

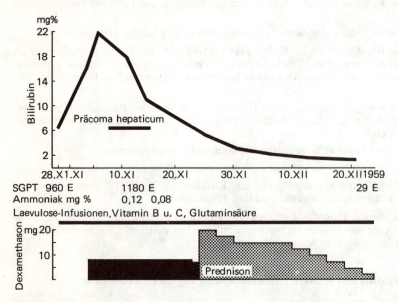

Abb. 77. *Hepatitis epidemica*. (B.D., 47jähr. Frau, KG 94770/59): Günstige Beeinflussung des Heilungsverlaufs einer schweren Form von *Praecoma hepaticum* im Höhepunkt der Erkrankung durch Kortikosteroide.

Behandelt man alle Fälle gleich zu Beginn, so stört man evtl. die Immunisierung, und auch hier kann es dann zu Spätrezidiven kommen.

Therapie des Leberkomas (einschließlich der portosystemischen Encephalopathie).

Hier ist zu unterscheiden zwischen einem *Leberzerfallskoma* und einem *Leberausfallskoma*. Bei beiden Formen ist vor allem die klinische Beobachtung des Patienten wichtig. Daneben sind wesentlich: *Kontrolle der Transaminasen* (welche in einigen Fällen allerdings fast normale Werte ergeben, da die Aktivität der Enzyme in der Leberzelle durch den lang andauernden Krankheitsprozeß abgesunken ist), des *Ammoniaks, Prothrombinkomplexes, evtl. Fibrinogen, des Serumbilirubins, des Kaliums* und *der Cholinesterase*. Die drohende Ammoniak-Vergiftung und die Überschwemmung des Körpers mit Phenolen und Indolen äußert sich im typischen „*flapping tremor*" und einem zunehmenden Stupor. Deswegen sind *kontinuierlich aufgenommene Schriftproben* wichtig, die in Bezug auf das klinische Bild einen guten Einblick ergeben.

Hydrocortison: In schwereren Fällen täglich 300 mg und erst bei Besserung Übergang auf Prednisolon oder Derivate, da die schwer geschädigte Leberzelle Abkömmlinge nicht mehr in das aktive Hydrocortison umwandeln kann. Infolge der kurzen Halbwertszeit muß die Verabreichung in kontinuierlichen Tropfinfusionen erfolgen.

Glukose tägl. 1000 ml der 5%igen Lösung. Keine Lävulose, da Gefahr der Lactatazidose.

Neomycin tägl. 4–6 g p.o. zur Darmsterilisation (Hemmung der Ammoniakproduktion). Bei Erbrechen spritzt man ein Breitspektrumpenicillinpräparat, Ampicillin (**Penbritin®, Binotal®, Poycillin®, Amblosin®**).

Lactulose: sofern orale Verabreichung möglich, beginnend mit 5 g nach dem Essen, evtl. verbunden mit einem Enzympräparat geben und steigernd von 5 mal 5 g auf maximal 5mal 20 g. Als optimal gilt 5mal 15 g [s. D. Müting und al.: Dtsch. med. Wschr. 97 (1972), 1238]. Nebenwirkungen sind: Flatulenz, Durchfälle. Beim Auftreten von Durchfällen 24 Std. Pause und dann mit reduzierten Dosen weiterfahren. Individuell dosieren. Stuhl pH soll 5,5 betragen.

Prinzip der Wirkung: Ansäuerung des Darminhaltes mit einem vermehrten Wachstum von Lactobakterien, auch nehmen die pathogenen Darmkeime wie E.coli, Proteus-Gruppe etc. deutlich ab. Abnahme des Blutammoniakgehaltes.

Günstig wirkt auch der „*Lactobacillus bifidus*", saure Milch z.B. als Bifidum-Milch, die den Eiweißbedarf deckt und auch den NH_3-Spiegel senkt.

Tägl. *hohe Darmeinläufe*, um den Darm zu entleeren und somit die NH_3-Bildung im Darm herabzusetzen.

Bekämpfung einer evtl. gastrointestinalen Blutung (Ösophagusvarizen, Ulkus usw.). Durch den vermehrten Eiweißabbau kommt es zu einem erhöhten NH_3-Anfall, der durch Sterilisation des Darmes weitgehend vermieden werden kann.

Die *Bestimmung des Serumkaliums* ist wichtig, da eine schwere *Hypokaliämie* ein häufiges Ereignis darstellt und ebenfalls die Symptome eines Leberkomas zeigen kann. („Falsches Leberkoma durch Elektrolytentgleisung", in einigen Fällen besteht auch eine *metabolische Alkalose*). Therapie siehe Elektrolytkapitel Seite 66.

Cave Ornithin, Arginin, Apfelsäure, Fumarsäure, Asparaginsäure und sich daraus ableitende Kombinationspräparate. Sie sind heute absolut kontraindiziert, da sie den NH_3-Spiegel erhöhen.

Exchange-Transfusionen, Schweineleberperfusion, Kreuzirkulation können versucht werden. Doch haben sie nur dann einen Sinn, wenn sich die Leberzelle noch erholen kann, z. B. bei schwerer Hepatitis, toxischer Leberschädigung, nicht bei der terminalen Form der Leberzirrhose.

Diät: In schweren Fällen anfänglich vollkommene Nahrungskarenz. Später nur etwas mit Traubenzucker gesüßter Tee. Wenn das Erbrechen sistiert, allmählicher Übergang auf eine kohlehydratreiche, aber noch eiweißarme, fettfreie Diät. Bessert sich die Leberzellfunktion (Bilirubin, Transaminasen, Blutammoniak, Prothrombinkomplex), dann allmählich Übergang auf eine eiweißreiche, fettarme Diät. Wenn der Patient sich erholt hat, so sei man mit der Diät noch lange Zeit sehr vorsichtig.

Chronische Hepatitis

Hier ist zu unterscheiden zwischen der *„chronisch-persistierenden"* und der *„chronisch-aggressiven"* Hepatitis. Die Unterscheidung beruht auf morphologischen Kriterien (Piece-Meale Nekrosen, Plasmazelluläre Infiltrate usw.). Näheres siehe H. v. Westphalen, Praxis 62, 1973, im Druck.

Chronisch-persistierende Hepatitis:

Dies ist im Prinzip eine gutartige Verlaufsform der Hepatitis und geht meistens aus einer sub- bis anikterischen Virus-Hepatitis hervor. Der Nachweis des Australia-Antigens gelingt mittels der Komplementbindungsreaktion in ca. 80% der Fälle (siehe Kaboth, U.: Dtsch. Med. Wschr.: 95 (1970), 2157). Zur Sicherung der Diagnose ist zu fordern, daß eine akute Hepatitis 1 Jahr und eine chronische über mindestens 2 Jahre die histologischen Zeichen der Persistenz aufweist.

Therapie: Eine Überwachung des Patienten genügt, Cortison-Präparate und IST sind nicht indiziert. Ansonsten wie unter Hepatitis angegeben.

Chronisch-aggressive Hepatitis:

Auch diese kann in der Mehrzahl der Fälle auf eine Virus-Hepatitis zurückgeführt werden, denn der Nachweis des Australia-Antigens gelingt in ca. 60% der Fälle. Bei diesen Australia-Antigen-positiven chronisch-aggressiven Hepatitiden finden sich keine immunologischen Begleitphänomene. An solchen findet sich bei Fällen mit negativem Australia-Antigen ein *positives LE-Phänomen, Nachweis von Antikörpern gegen Kerne, glatte Muskulatur, Mitochondrien, eine starke Erhöhung der IgG im Immunogramm, ein positiver Latex-Text*. Der Nachweis von hochtitrigen Antikörpern gegen Kerne und glatte Muskulatur soll relativ spezifisch sein für die chronisch-aggressive Hepatitis. Siehe Berg. P. A.: Med. Welt 21 (1973), 897. Dies wird als autoimmunes Reaktionssyndrom aufgefaßt. Bezüglich der Enzymkonstellation findet sich eine mäßige Erhöhung der Transaminasen um 100 U/l, wobei hier *auffallend ist, daß die Aktivität der SGOT häufig über der der SGPT* liegt, nicht selten findet sich auch eine *Cholostase* mit Erhöhung der alkalischen Phosphatase. In etlichen Fällen zeigt sich eine *exzessive Erhöhung der Gamma-Globuline* mit einer Albuminverminderung und ein stark pathologischer BSP-Test. Die Erkrankung befällt *bevorzugt das weibliche Geschlecht* in der Pubertät und in der Menopause. Im Anglo-Amerikanischen Sprachgebrauch wird diese Hepatitisform auch als *„lupoide Hepatitis"* bezeichnet. In vielen Fällen geht diese in eine Zirrhose über.

chronisch aggressive Hepatitis

Therapie: Sobald die Diagnose durch Laparoskopie mit gezielter Funktion histologisch gesichert ist, beginnt man neben den aufgeführten Prinzipien der Allgemeinbehandlung mit einer zusätzlich kombinierten Cortison-IST-Therapie.

Immunsuppressive Therapie: Hier stehen zur Zeit 3 Medikamente zur Diskussion: 1. Kortikoide, 2. Immunsuppressiva und 3. das D-Penicillamin.

Cortison-Präparate:

In der Literatur liegen zahlreiche Berichte über die Behandlung der chronisch-aggressiven Hepatitis mit Prednison vor. Meist kommt es zu einer dramatischen Besserung des Serumbilirubins und der Transaminasen, sowie Beseitigung der Allgemeinsymptome wie Müdigkeit, Appetitlosigkeit usw. Cook, G. C. et al: In Smith, M. and R. Williams, W. Heinmann Books Ltd., 1971, konnten in einer kontrollierten Studie zeigen, daß die Steroid-Behandlung die frühe Mortalität der chronisch-aggressiven Hepatitis signifikant senkt. Der Übergang aber in eine Zirrhose scheint kaum verhindert zu werden. Dosis: 30–50 mg Prednisolon, das nach Besserung innerhalb weniger Wochen abgebaut wird zu einer Erhaltungsdosis von 10–20 mg. Diese muß im allgemeinen 2–3 Jahre weitergegeben werden. Diese Therapie ist mit den bekannten Komplikationen einer Kortisontherapie verbunden. Kontraindikationen siehe Spezialkapitel S. 464.

Alleinige Gabe von Azathioprin Imurel®, Imurek® [Wellcome] wirkt nach Untersuchungen von H. V. Ammon et al.: Gastroenterology 62, (1972), 173 und B. Kommerell und W. Nicklis: Leber, Magen, Darm 1, (1971), 78, ungünstiger, bezogen auf die histologische und biochemische Besserung, sowie auf die Überlebensrate im Vergleich zu einer Kontrollgruppe. Deswegen kombinieren wir immer **Imurel®** mit Kortison. Hier können beide Dosen niedrig gehalten werden und die Verträglichkeit ist besser.

Kombination von Cortison mit Azathioprin:

Da die immunsuppressive Wirkung erst allmählich einsetzt, ist es bei dieser Kombinationstherapie sinnvoll, das *Prednison* anfänglich in einer Dosis von 30–50 mg zu geben und es innert 6 Wochen langsam auf eine Erhaltungsdosis von 12,5–7,5 mg abzubauen. Das *Azathioprin* (**Imurel®**) wird anfangs in einer Dosis von 1–2 mg/kg/Tag gegeben. Nach eingetretener Wirkung kann man dann auf 0,75–1,5 mg/kg/Tag abbauen. Eine Besserung der Laborparameter läßt sich frühestens nach 3 Monaten erwarten, die des histologischen Befundes nach ca. 1/2 Jahr. Kommt es zu einem Rezidiv (starker Transaminasen-Anstieg), so muß das Prednison evtl. auch wieder für einige Zeit erhöht werden. Auf diese Weise gelingt es aber, zahlreiche Fälle zu bessern, doch muß das **Imurel®** dann in einer Erhaltungsdosis dauernd weiter verabreicht werden (siehe Abb. 78 und das Spezialkapitel Seite 640). Siehe auch Moeschlin, S.: Therapie-Woche 19 (1969) 748–755.

Die Nebenwirkungen der immunsuppressiven Behandlung: Appetitlosigkeit, Nausea, Durchfälle, Agranulocytose und Panmyelophthise, Cholostase. Näheres siehe Spezialkapitel S. 638.

toxische Hepatose

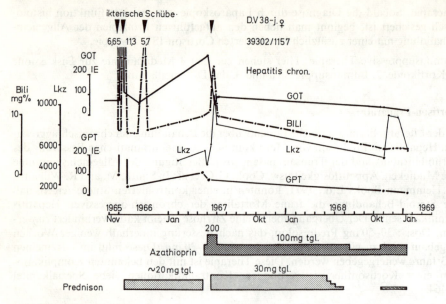

Abb. 78. *Schwere chwere chronisch aggressive Hepatitis mit beginnender Leberzirrhose* (D. V., 38jähr., Frau): Die durch mehrfache Leberbiopsien gesicherte schwere chronische fortschreitende Hepatitis mit ikterischen Schüben bis zu 11,3 mg% Bilirubin und Ansteigen der Transaminasen bis 300 U/l besserte sich trotz dauernder Corticosteroidbehandlung nicht. Durch eine zusätzliche Behandlung mit Azathioprin, anfänglich 200 mg dann 100 mg täglich, normalisierten sich die Transaminasenwerte und das Bilirubin. Die Patientin ist unter dieser Therapie voll arbeits- und leistungsfähig. Vor $1^1/_2$ Jahren konnte auch die Corticosteroidbehandlung völlig abgesetzt werden. Der histologische Befund hat sich nicht verändert, bleibt aber stationär.

D-Penicillamine (Metalcaptase® [Knoll]):

Dieses Präparat ist in den letzten Jahren in die Therapie eingeführt worden. Langzeituntersuchungen und kontrollierte Studien liegen zur Zeit noch nicht vor, dennoch scheinen die Ergebnisse ermutigend (Siehe Lange, J. et al: Dtsch. Med. Wschr.: 96, [1971]). Dosierung: bis 1,8 g/Tag. Nebenerscheinungen siehe bei Morbus Wilson.

Toxische Hepatose und cholostatische Hepatose

Toxische Hepatose
Obligat toxische Leberzellgifte (nach Giftigkeit geordnet, nur die häufigsten angeführt):

Amanita-Arten, Helvella (Lorchel)
Phosphor, gelber
Tetrachlorkohlenstoff, Toluolendiamin

Chloroform
Trinitrotoluol
Tetrachloräthylen usw.

Cholstatische Hepatose
Diese ist heute noch viel zu wenig allgemein bekannt. Sie kann durch eine Großzahl von *Medikamenten*, aber auch durch das *Hepatitisvirus* (cholostatische Form) oder

durch eine *Gravidität* hervorgerufen werden. Nachstehend einige der häufigsten medikamentösen Ursachen (nähere Angaben siehe unsere Monographie über Vergiftungen):

Individuell allergisch-toxisch wirkende Medikamente (Cholostatische Hepatose):

Chlorpromazin (**Largactil®**, **Megaphen®**), Promazin, Phenothiazin
Arsphenamin
Methyltestosteron, Norethandrolon, Stilböstrol, Ovulationshemmer (Antibabypillen)
Pyrazinamid ⎫
Iproniazid ⎬ führen zum Bilde einer „Hepatitis" mit entspr. Serumwerten
Nikotinsäure
Chlorothiazid
Ectylurea
PAS
Phenylbutazon, Cinchophen (**Atophan®**)
Thiourazil, Thiamazol (z. B. **Tapazole®**, in Dtschl. **Favistan®**)
Chlorpropamid (z. B. **Diabinese®**, in Dtschl. **Chloronase®**, **Diabetoral®**), Sulfonamide (Sulfadiazin).

Klinisch zeigt sich das Bild des *intrahepatischen Verschlußikterus* mit *hohen Bilirubin-Werten und stark erhöhter alk. Phosphatase und LAP*, bei normalem oder nur wenig erhöhtem Serumeiweiß und normalen bis leicht erhöhten Transaminasewerten. Es zeigt sich klinisch also das gleiche Bild wie beim mechanischen Verschlußikterus, unterscheidet sich aber durch das histologische Bild. Bei unklarem Verschlußsyndrom muß man deshalb immer nach dem Vorliegen einer solchen Form forschen und die Diagnose klinisch durch die *Laparoskopie* und *Leberbiopsie* zu sichern versuchen. Die **Therapie** ist die gleiche wie bei der Hepatitis.

Bekämpfung des evtl. schweren Pruritus beim Verschlußsyndrom:

Die Ursache des Verschlußsyndroms ist unbedingt aufzudecken, evtl. gezielte Untersuchung wie *Duodenoskopie mit retrograder Cholangiographie, transkutane Cholangiographie, evtl. Probe-Laparotomie*.

Calcibronat® 1–2 Amp. tägl., 1 Amp. zu 10 ml i.v.; Sedativa, die für die Leber ungefährlich sind: z. B. *Vifor 105®* (Chloralose 20 mg und Zyklohexenyläthylmalonylurea 30 mg). Ein gutes Antihistaminikum und Antipruriginosum ist das *Dimetinden,* **Fenistil®** ([Zyma], Nyon und München), tägl. 3×1 mg, ED tägl. 1 mg. Wenn keine Besserung, so hilft am besten *Methyl-Testosteron* oder *Norethandronol*. **Cholestyramin®** [Merck, Sharp & Dohme], identisch mit **Cuemid®** [Biochimica Zürich und Sharp & Dohme, München], tägl. Dosis 3×4 g p.o. (Bindung der Gallensäuren), ED 6–8 g. Erlaubt ist auch **Tavegyl®** [Sandoz], in Deutschland = **Tavegil®**, morgens und abends je 1 Tabl., in hartnäckigen Fällen bis 3×2 Tabl. tägl., ferner **Stemetil®** [Specia] oder **Hypostamin®** [Medichemie, Basel] 3×1 Tabl.

Fettleber

Unter einer Fettleber versteht man eine Zunahme des Fettgehaltes der Leber über den normalen Prozentsatz von 2–4% (berechnet auf das Leberfeuchtgewicht). Ätiologisch sind folgende Faktoren zu berücksichtigen:

Alkoholabusus zu ca. 50%, *Diabetes mellitus* zu 20%, Übergewicht zu 10–20%, unbekannte Ursachen zu ca. 20%. Seltene Ursache der Fettleber bei Kindern sind Galaktosämie, Glykogenosen und in den Tropen der Kwashiorkor. Entsprechend der Stadieneinteilung der Fettleber nach Kalk, H.: Münch. Med. Wschr. 107 (1965), 1141 unterscheidet man:
Stadium   I: generalisierte Fettleber ohne Mesenchymreaktion
Stadium II: Fettleber mit mäßiger bis deutlicher Mesenchymreaktion
Stadium III: beginnende bis komplette Fettzirrhose

Die alkoholinduzierte Parenchymverfettung ist nach Untersuchungen von Ch. Lieber et al.: J. clin. Invest. 44, (1968), 1009 innerhalb von 18 Tagen bei Gesunden trotz eiweißreicher Ernährung mit der Einnahme von tägl. 120–160 g Alkohol zu erreichen. Eine eiweißreiche Ernährung vermindert die Alkoholeinwirkung, ein Proteinmangel erhöht bei einem gleichzeitigen Überangebot von Kohlehydraten die Lebertoxizität. (Siehe S. Moeschlin: ,,Wine and the liver", in Scandic. Internat. Symposia ,,Alcoholic Cirrhosis and other toxic hepatopathias, S. 301–314, Stockholm 1970, Nord. Bokhandels Förlag, daselbst weitere Arbeiten.) Labormäßig sind die zu erhebenden Befunde bei einer reinen Leberverfettung spärlich. Am deutlichsten fällt ein pathologischer BSP-Test auf, dieses schon im Stadium I. Bei der Untersuchung imponiert eine prallelastische Lebervergrößerung, der Patient klagt häufig über unbestimmte Oberbauchsensationen, Müdigkeit, Appetitlosigkeit usw. Die Biopsie ist hier entscheidend.

Therapie: unbedingte *Alkoholabstinenz*, ansonsten symptomatisch, da sich die Fettleber spontan zurückbilden kann, oder je nach Stadium der Fettleber. Hier dann Therapie wie bei chronischer Hepatitis oder Zirrhose. Auf Grund der Kopenhagener Studie sind Kortisonpräparate nicht zu empfehlen. Diätetisch Versuch mit ungesättigten Fettsäuren. Bei *Diabetes mellitus* findet sich ebenfalls eine Fettleber, aber hier besonders beim Altersdiabetes mit Übergewicht und einem Hyperinsulinismus. Adipositas und die partielle Insulinresistenz des Fettgewebes sind wohl ursächlich. Wichtig ist, daß der Grad der Leberverfettung hier nicht abhängig ist von der Dauer und der Schwere des Diabetes, sondern lediglich vom Ausmaß der Adipositas. Siehe Behringer, A., Thaler, H.: Germ. Med. Mth. 15 (1970), 615. Die Fettleber bei alleinigem Übergewicht ist auf die gleichen Ursachen zurückzuführen. Man bedenke auch, daß Hyperlipidämie, Diabetes und Fettleber häufig zusammen angetroffen werden.

Therapie: *Gewichtsreduktion*, diätetisch empfiehlt sich eine KH-arme Kost, Fettzufuhr mit einem hohen Anteil an ungesättigten Fettsäuren.

Die idiopathische Fettleber findet sich ohne die bislang benannten Faktoren einer Fettleber. Auch findet sich keine Mangelernährung. Wahrscheinlich liegt diesem Leiden eine zu starke KH-Belastung zu Grunde. Phlippen, R. et al.: Leber, Magen, Darm 3, (1971), 146 konnten zeigen, daß mit einer KH-armen Kost, mit 50% der Kalorien als Fett mit ungesättigten Fettsäuren, eine erfolgreiche Behandlung dieser Fettleber möglich ist.

Zieve-Syndrom

Hier findet sich die *Trias von Hyperlipidämie, Fettleber und hämolytischer Anämie*. Das Krankheitsbild ist gewöhnlich gekennzeichnet durch einen Ikterus, Abdominalschmerzen, Fieber. Eine Hepatomegalie findet sich immer. Als auslösendes Moment ist ein *exzessiver Alkoholkonsum* zu nennen.

Laborchemisch zeigt sich ein *mäßiger Anstieg der Transaminasen, Hyperbilirubinämie, eine gewisse Cholostase. Die Blutfette sind erhöht.* Häufig ist das Serum im Nüchternzustand bereits lipämisch. Ferner findet sich eine leichte bis mäßige *Anämie und eine gesteigerte Retikulozytenzahl und eine durch die Hämolyse bedingte erhöhte LDH und ein erhöhtes Serumeisen.*

Therapie: Auf kompletten Alkoholentzug bilden sich die Symptome rasch zurück.

Leberzirrhosen

Bei Verdacht auf eine Leberzirrhose ist das gesamte Rüstzeug der Diagnostik einzusetzen, wie *laborchemische Leberparameter* unter Einschluß der *Elektrophorese, quantitatives Immunogramm, Laparoskopie, einschließlich Histologie.*

1. Cholangitische Zirrhose

Operative Behandlung evtl. Galleabflußhindernisse (Stenose, intrahepatische Gallensteine usw.). In Abhängigkeit von der Identifizierung der Mikroorganismen, z. B. *Ampicillin* und *Streptomycin*, oder *Tetracyclin* und *Oleandomycin* usw., d. h. in Zweierkombination und in wechselndem Turnus von je 7 Tagen. Gegen den hier sehr ausgeprägten Pruritus:

Cholestyramin® (ein Austauscharz s. o.) tägl. 3–4 g per os.

2. Primär-biliäre Zirrhose:

Ein Frühstadium dieser Erkrankung ist die chronisch-destruktive, nicht eitrige Cholangitis. Diese Zirrhoseform zeichnet sich aus durch eine *hohe Blutsenkung, starke Erhöhung der IgM* [s. Vido, I. et al.: Dtsch. med. Wschr. 98, (1973) 472]. *Hochtitrige Antikörper gegen Mitochondrien* sollen spezifisch sein für diese Zirrhose. [s. Berg, P. A.: Med. Welt 21, (1973) 879]. Sie wird als autoimmune Erkrankung aufgefaßt und deshalb gilt das gleiche Therapieschema wie bei der chronisch-aggressiven Hepatitis (Kortison und Imurel, s. Seite 281).

3. Posthepatitische Zirrhose:

Diese geht häufig aus einer *chronisch-aggressiven Hepatitis* hervor. In einigen Fällen gelingt der Nachweis des Australia-Antigens. Die Immunglobuline sind erhöht mit einer *starken Zunahme der IgG* (siehe Vido, I.: oben zitiert). Therapie: Im akuten, nekrotisierenden Schub sind hier die Kortisonpräparate indiziert. Die Kopenhagener Studie (Lancet I, (1969), 119) hat als Indikation für die Dauertherapie mit Kortikosteroiden diese Zirrhose (bei der Frau) ohne Vorliegen eines Ascites erwiesen. Hier waren die Überlebensquoten bei der Prednisonbehandelten Patientengruppe signifikant besser. Bei Patienten, die bereits einen Ascites aufweisen, scheint diese Therapie die

Leberzirrhosen

Lebenserwartung nicht zu verbessern. Dosierung als Dauertherapie: 12,5–15 mg Prednison/Tag. Wesentlich erscheint uns auch die zusätzliche immunosuppressive Therapie (siehe chron.-aggressive Hepatitis, S. 281).

4. Äthylische Zirrhose:

Im Immunogramm zeigt sich hier eine starke Zunahme des IgA-Spiegel. Therapie: Neben den allgemeinen Richtlinien gilt hier das Alkoholverbot ganz strikte. Keine Kortisondauertherapie.

5. Hämochromatose und Pigmentzirrhose:

Hier ist vor allem die frühzeitige Diagnose des Leidens (hohes Serumeisen, Haut- und Schleimhautpigmentationen, Sternalpunktat mit massenhaft Eisenspeicherzellen) von Wichtigkeit, um sofort mit einer eisenarmen Diät und der dauernden, intermittierenden Aderlaßtherapie zu beginnen (siehe Hämochromatose Seite 456).

6. Wilson-Zirrhose:

Frühzeitige Behandlung mit D-*Penicillamin*, Dosierung: 0,9–1,8 g oral, siehe im Nervenkapitel Seite 347.

Prognose:

Generell gilt, daß diese je nach der Ätiologie der Zirrhose verschieden ist. Die beste Prognose hat die äthylische und die Pigmentzirrhose, sofern noch keine wesentliche Pfortaderstauung vorliegt.

Die Leberzirrhose kann im Laufe der Zeit ausheilen und in ein inaktives Stadium übergehen. Man spricht dann von einer Defektheilung.

Beim Vorliegen einer ausgeprägten portalen Hypertension ist die Dauerprognose im allgemeinen ungünstig.

Allgemeine Therapie:

1. *Bettruhe*: Diese ist bei allen aktiven Leberzirrhosen mit Enzymwerten über 100 U/l bis zur Besserung, aber auch bei allen febrilen, schwer ikterischen und massiv dekompensierten Zirrhosen von Wichtigkeit. Ansonsten ist eine Teilmobilisation mit halbtägigem Aufsein erlaubt.
2. *Diät*: Die Kost sollte schmackhaft sein mit 70–100 g Eiweiß, welches als optimal anzusehen ist. Bei höheren Eiweißwerten kann bereits der Blutammoniakspiegel ansteigen, s. Leberkoma Seite 279. Reichlich Kohlehydrate und Fette. Ein zu hohes Fettangebot von wesentlich mehr als 80 g/die kann allerdings bereits zu einer Verfettung führen. Bei dekompensierten Leberzirrhosen ist die Eiweißzufuhr entsprechend dem Blutammoniakspiegel einzuschränken oder sogar völlig wegzulassen. Hier hilft die Beobachtung der Feinmotorik, Schriftprobe usw.
Das Eiweiß wird als grilliertes Fleisch, aber auch als fettarmer Quark (200 g enthalten 40 g Eiweiß) in Fruchtsalaten oder im Mixer vermengt mit Früchten als sehr erfrischendes Getränk oder als Brotaufstrich oder Quarkauflauf verabreicht. Als

Beispiel einer solchen Diät siehe die auf Seite 277 aufgeführte Leberschonkost-III-Diät.

3. *Lävulose-Infusionen*: Sehr viele Leberpatienten zeigen bei einer BZ-Belastung in Form von Glukose-Infusion eine Glukoseverwertungsstörung mit Manifestation eines Diabetes mellitus. Hier hilft die Lävulose weiter und es empfiehlt sich, sofern keine Wasserretention vorliegt, während 4 Wochen tägl. dann während 2 Wochen alle 2 Tage eine 10%ige Infusion entsprechend der Flüssigkeitstoleranz von 300 bis 500 ml zu verabreichen. Bei schwer gestörter Leberfunktion kann die Gabe von Lävulose aber zu einer Milchsäureazidose führen. [Siehe H. F. Woods und K. Alberti: Lancet II, (1972), 1354].

4. *Wärmebehandlung*: Wie bei der Hepatitis.

5. *Leberhydrolisate*: Klinisch ist die Beurteilung ihrer Wirksamkeit sehr schwierig, da man ja immer gleichzeitig eine ganze Reihe anderer therapeutischer Maßnahmen anwendet und in vielen Fällen allein Bettruhe, Diät und Alkoholabstinenz von deutlicher Wirkung sind. Als Präparate stehen zur Verfügung: **Laevohepan®, Laevosan, Proheparum®** [Nordmark] und **Ripason®** [Robapharm]. Dosierung: 5 ml tägl. in Infusion während 3–5 Wochen; Nebenerscheinungen: Evtl. Urticaria, Kopfschmerzen und Übelkeit. In solchen Fällen wechselt man auf ein anderes Präparat oder gibt zusätzlich in Infusion ein Antihistaminikum z. B. 1 Amp. Sandosten-Calcium® oder Antistin®, wodurch manchmal die Nebenerscheinungen verschwinden.

6. *Vitaminpräparate*: Auch hier ist die spezifische Wirkung nicht sehr ausgeprägt, doch ist die Anwendung des Vitamin B_{12} wöchentlich 2×200 Gamma i.v. und vom Vitamin B-Komplexpräparat z. B. **Becozym®**, in Dtschl. **BVK®**-Roche, **Polybion®** tägl. 2 Amp. in Infusion zu empfehlen.

Plasma:

Bei schwerer Hypalbuminämie muß man Eiweiß zuführen, wobei das Plasma (300 ml i.v.) den Hydrolysaten noch immer überlegen ist. Bei gleichzeitiger Anämie kann man an Stelle des Plasmas auch Bluttransfusionen verabreichen. (Strenge Indikationsstellung wegen der Gefahr einer Inokulationshepatitis). Bei ausgesprochener Wasserretention empfiehlt sich die Verwendung von Trockenplasma, das man nur in der halben Menge Wasser löst.

Cholerese:

Choleretisch wirkende Präparate wirken sich gegen die laparoskopisch oft zu erkennende Cholostase häufig günstig aus. Z. B. Acidum Dehydrocholicum „**Decholin®**" [Riedel] 3×2 Tabl. tägl. oder andere Choleretika wie **Felamin®** [Sandoz] oder **Icteryl®** [Delanane].

Spezifische Therapie:

Immunsuppressiva allein sind sicherlich nicht indiziert, mit Ausnahme der „primärbiliären Zirrhose", s. o. Kortison-Gaben beschränken sich auf akute Schübe der jeweiligen Zirrhose. Inwieweit die Kombination von Kortison und IST-Therapie eine Besserung bringt, muß abgewartet werden.

Dosierung der Kortison-Präparate: Siehe chronisch-aggressive Hepatitis.

Dekompensierte Leberzirrhosen:

Die Zirrhose zeigt bereits ohne daß ein Aszites vorhanden ist, wegen des entstehenden *sekundären Aldosteronismus*, eine Wasserretention. Hier hilft die Bestimmung des Natrium/Kalium-Quotienten im Urin weiter und falls sich die Werte unter 1 finden, so ist eine Therapie mit Aldosteron-Antagonisten, **Aldactone**®, angezeigt. Ist dagegen bereits ein Aszites und damit eine portale Hypertension vollentwickelt, so sind folgende Maßnahmen zu ergreifen:

Flüssigkeitsbeschränkung von 800–1000 ml/die. *Natrium-Einschränkung* von normal 2 g/die auf 0,3–0,5 g Natrium tägl. Zum Beispiel die folgende von Mangold (Med. et Hyg. 14 (1956), 210) empfohlene natriumarme, eiweißreiche Kost. Bei stärker gestörter Leberfunktion sind evtl. die Proteine entsprechend einzuschränken (s. oben).

Diätvorschrift für eine natriumarme, eiweißreiche Leberschonkost
(nach R. MANGOLD)

Flüssigkeit
Wasser unbeschränkt, Kaffee, Tee, je 3 Tassen pro Tag.

Früchte
Frischfrüchte unbeschränkt. Trockenfrüchte und konservierte: 2–3mal pro Woche. Fruchtsäfte: 3 Tassen pro Tag.

Brot, Getreide, Zucker
Salzfreies Brot und salzfreies Knäckebrot, alle Mehlsorten, Gerste, Hafer, Reis, Mais, Sojamehl, Weizenkerne, Teigwaren, raffinierter Zucker, Konfitüre, Bienenhonig unbeschränkt. Bittere Schokolade: 100 g pro Woche.

Milch, Milchprodukte, Fett
Pennac-Milch® [Guigoz], 1 Packung pro Tag. Kochsalzarmer Käse*. Ungesalzene Butter, **Casilan**®, [Glaxo] (eignet sich auch zur Sonderernährung). Olivenöl, Arachidöl, Sonnenblumenöl.

Fleisch, Fisch
200 g täglich der verschiedenen Sorten einschließlich Wild, Geflügel und Süßwasserfische. *Verboten*: Fleisch- und Fischkonserven, Wurstwaren, fetter Schinken, Speck, Fleischextrakte.

Gemüse
Frischgemüse unbeschränkt, ausgenommen Spinat, Kohlrabi, Sellerie, Endivien, Rotkohl, Rhabarber: einmal pro Woche.

Gewürze
In gebräuchlichen Mengen frei; ferner salzfreier Thomy-Senf, salzloser Cenovis-Extrakt, Knorr-Aromat, Xal, Co-Salt. *Verboten*: Suppenwürfel, Maggi, Gelatine.

Diuretika:

Sehr gut bewährt hat sich bei uns hier das schon im Kreislaufkapitel erwähnte Furosemid (**Lasix**®). Diese Präparate sind bei dekompensierter Leberzirrhose mit großer Vorsicht einzusetzen (Gefahr der Hypokaliämie und der Ammoniak-Intoxikation).

Die besten Resultate beim Vorliegen eines Aszites ergeben die Aldosteron-Antagonisten, die sogenannten Spirolactone z. B. **Aldactone-A**®, s. Diuretika-Kapitel Seite 98, Dosierung: 3 × 1 bis 3 × 2 Tabl. **Aldactone-A**® tägl. kombiniert mit 1 (–2) Tabl. **Lasix**®

* In der Schweiz z. B. W. Schaffner, Basel.

tägl. Durch die Kombination mit diesen Spirolactonen vermeidet man auch die Hypokaliämie.

Kardiale Therapie:

Kann unterstützend wirken, im allgemeinen ist das Strophantin, tägl. 1/8 mg, vorzuziehen. Näheres s. Herzkapitel, Seite 78.

Aszites-Punktion:

Heute, im Zeitalter der Aldosteron-Antagonisten, genügt *fast immer die diagnostische Probepunktion*. Man vermeidet so den doch ausgesprochenen Eiweißverlust. Eine Entlastungspunktion ist nur bei schwerer Behinderung von Atmung und Kreislauf durch einen Spannungserguß nötig. Man vergesse auch nicht, die evtl. operativen Behandlungsmöglichkeiten zu überprüfen.

Operative Behandlung:

(Shunt-Operation), siehe ausführliche Beschreibung Seite 235.

Die Lebensaussichten eines Zirrhotikers werden determiniert durch eine Ösophagusvarizenblutung (siehe dort) und eine porto-systemische Enzephalopathie (siehe Lebercoma), bei Äthylikern durch die Disziplin in der Alkohol-Abstinenz.

Cholezystitis und Cholangitis:

Die beiden Erkrankungen werden gemeinsam besprochen, da sie sich sehr oft kombinieren. Die Cholangitis kann auftreten als *akute bis subakute Cholangitis*, z. B. als *akute Cholangio-Hepatitis* und als chronische Cholangitis, welche zur Stenose führen kann, sowie als sogenannte „*Cholangitis lenta*". Bei der kausalen Behandlung ist neben der Bekämpfung der bakteriellen Infekte auch die *Beseitigung der Gallenstauung* ein sehr wesentliches Moment. Wichtig ist in allen Fällen nach Abklingen der akuten Erscheinung eine *genaue Abklärung der Gallenwegsverhältnisse* und Überprüfung der Leberfunktion (Transaminasen, Bilirubin, alk. Phosphatase, Cholangiogramm, Laparoskopie und Leberbiopsie).

Akute Form

1. *Bettruhe. Eisblase*. Lokale Wärmeapplikation ist in Früh- oder in Spätstadien erlaubt. Bei den akuten Formen aber u. U. wegen der Gefahr der Gallenblasenperforation besser zu vermeiden.
2. *Gegen die bakteriellen Infekte*: Es liegen sehr oft Mischinfekte von gramnegativen (Koli) und grampositiven (Strepto-, Staphylokokken usw.) Erregern vor. (Evtl. Resistenzprüfung aus der durch die Duodenalsonde gewonnenen Galle.) Deshalb sind hier die Breitspektrumspräparate unbedingt überlegen, sie sollten aber zufolge der raschen Resistenzentwicklung immer nur in einer Zweierkombination verabreicht werden, z. B. Beginn mit:

Cholezystitis

Tetracyclinpräparaten (z. B. **Achromycin®**) tägl. 1 g p.o. plus *Ampicillin* 2 g p.o. während 5–6 Tagen, dann Wechsel des *Ampicillins* auf **Streptothenat®** 1 g, plus *Tetracyclinpräparate* weiter, sofern Behandlung noch nötig. Bei oraler Unverträglichkeit oder bei einem sehr schweren klinischen Befund besser das *Tetracyclinpräparat* **Reverin®** [Hoechst] i.m. oder i.v. 275 mg 1–2× tägl. und das *Ampicillin* (2 g) i.v. Bei chronischen Fällen ist der Wechsel eines der Mittel der Zweierkombination in 5–6tägigen Intervallen wichtig, um eine Resistenzentwicklung zu verhüten! Gut wirkt bei den akuten Fällen auch *Gentamicin* (**Garamycin®**, in Dtschl. **Refobacin®** [Merck]) 2× tägl. 80 mg i.m., kein Penicillin.

Rifamycin und *Rifampicin* (**Rifocin®**, **Rimactan®**, **Rifoldin®**) werden in der Galle in sehr hoher Konzentration ausgeschieden. Dosg. 2× 2 Kaps. à 150 mg tägl., am besten in Kombination mit *Thiamphenicol* (**Urfamycin®**).

3. *Kontrolle einer Pankreasbeteiligung*: Das Pankreas ist häufig mitbeteiligt, deshalb immer Kontrolle der Diastase. Wenn deutlich erhöht, mit Pankreatitistherapie kombinieren (S. 298).

4. *Gallenschondiät*: In der akuten Phase am 1. und 2. Tag nur gezuckerten Tee, später etwas Toast (keinen Zwieback wegen des Fettes) mit Konfitüre; Obstsäfte, Breie usw. Dann Übergang auf *Gallenschondiät II* und *III*, siehe Chole lithiasiskapitel, S. 292.

5. *Operative Behandlung*: Die akute Phase klingt heute unter der oben besprochenen Chemotherapie meistens innerhalb 24–48 Std. ab. Verschlimmert sich aber der Zustand trotz dieser Behandlung, so muß operativ vorgegangen werden. Gefahr besteht vor allem beim Zystikusverschluß, da hier die Antibiotika nur in sehr kleinen Mengen in den abgekapselten Infektionsherd, d. h. die Gallenblase, gelangen, so daß es zu einem Durchbruch des Gallenblasenempyems kommen kann.

Wenn irgend möglich, sollte die prophylaktische Cholezystektomie vor dem 50. oder spätestens 60. Altersjahr vorgenommen werden, da sich sonst die Prognose deutlich verschlechtert.

Indikationen zum operativen Eingreifen

Zystikusverschluß. Möglichst nach Abklingen der ersten akuten Phase.
Wiederholte Cholezystitis und Cholangitis.
Choledochus- und Hepatikussteine.
Verschlußikterus: Wenn nach 4 Wochen keine Besserung eintritt.
Wiederholte, durch Cholezystitis und Cholangitis hervorgerufene Pankreatitisschübe.
Bei Verdacht auf Neoplasma.
Stenose der Papilla Vateri.

Subakute und chronische rezidivierende Form

Hier liegt meistens ein Steinleiden oder ein Abflußhindernis vor, manchmal auch eine Leberzirrhose. Die reine Cholangitis kann auch unter hohen Temperaturen mit Schüttelfrost, intermittierendem Fieber und ohne jeden Ikterus verlaufen. Dann kann sie aber meistens durch eine Duodenalsondierung, evtl. auch durch erhöhte Transaminasewerte verifiziert werden.

Therapie:
1. *Genaue Abklärung der Gallenwegsverhältnisse* (Stein, Abflußhindernis usw.).
2. *Antibiotika*, siehe oben.
3. *Diät*, siehe Gallenschondiät *I–III*, im Kapitel Cholelithiasis, s. u.
4. *Operatives Vorgehen* je nach dem vorliegenden Grundleiden. Wenn möglich, sollte im freien Intervall operiert werden. Auch hier ist die Sanierung vor dem 50. Altersjahr anzustreben.

Lambliasis

Siehe Infektionskapitel, S. 525.

Cholelithiasis

Eine Cholelithiasis verläuft häufig symptomlos und benötigt dann u. U. keine Therapie. Bewirkt sie aber stärkere Beschwerden und führt sie gar zu Komplikationen, so sollte man möglichst die Cholezystektomie vor dem 50. Altersjahr anstreben. Durch die frühzeitige Entfernung läßt sich auch die evtl. spätere karzinomatöse Entartung vermeiden.

Cholelithiasisanfall

1. *Sofortige Bettruhe.*
2. *Lokale Wärmeapplikation* (am besten feuchte, warme Umschläge).
3. *Kombinierte Verabreichung von: Analgetika* mit *Spasmolytika*, analog der Nephrolithiasis. Zuerst Versuch mit:

Novaminsulfon plus *Spasmolytikum* = **Baralgin**® [Hoechst], 5-ml-Ampulle i.v., ist von ausgezeichneter Wirkung, man kann dann meistens die Morphiumersatzpräparate weglassen. Wenn zu wenig wirksam:

Pethidinum hydrochloric. = **Dolantin**® [Hoechst], 0,05 g plus 1 mg *Atropin. sulfur.* i.m. oder langsam i.v., oder die kombinierte Anwendung eines *Scopolamin-* (z. B. **Scopyl**® [Pharmacia], 1 Ampulle zu 0,5 mg subkutan!!) und *Papaverinderivates* (**Eupaverin**® [Merck], 0,03 g i.v.). Günstig wirkt auch *Scopolamin-butylbromid* in Kombination mit *Novaminsulfon* = **Buscopan compos.**® [Ingelheim], 1 Ampulle zu 5 ml *langsam i.v.*, wenn nicht möglich *i.m.*, aber auf keinen Fall subkutan!

Morphiate sind möglichst zu vermeiden, da sie einen Spasmus des Sphinkter Oddi hervorrufen. In ganz schweren Fällen sind sie nicht zu umgehen, müssen aber dann unbedingt mit $^1/_2$–1 mg *Atropin* kombiniert und genügend hoch dosiert werden: z. B. *Morphin. hydrochloric.* 20 mg oder **Dilaudid**® 4 mg + $^1/_2$–1 mg *Atropin. sulfur.* i.m. oder *s.c.*

Cholelithiase

Evtl. paravertebrale Anästhesie: 10 ml einer 1–2%igen *Procainlösung*, lateral rechts von der Spitze des 8. Brustwirbel-Dornfortsatzes in 5 bis 6 cm Tiefe injiziert. Ist besonders bei schweren und sich wiederholenden Anfällen zu empfehlen.

4. *Diät*: 1–2 Tage nur Tee und Zucker, dann Gallenschonkost I, anschließend die folgenden *Gallenschondiäten*, wobei man mit der strengen Diät II beginnt und allmählich auf die Dauerdiät III übergeht.

Prinzip: Tierische Fette und Eiweiß müssen eingeschränkt werden. Kleine Mahlzeiten, kleine Flüssigkeitsmengen, nichts Kaltes genießen.

Verboten: Alle fetten Fleisch- und Wurstwaren, fette Fleischbrühe, Hirn, Speck, Sardinen, Schweinefleisch, fettes Rindfleisch, Mayonnaise, braune Butter, erhitztes Öl, hartgekochte Eier, alles Fettgebackene wie: Pommes frites, gebackene Kartoffeln auf alle Arten, Apfelküchlein, Blätterteig, Hefegebäck, Omeletten, Spiegeleier.

Verbotene Gemüse sind: Lauch, alle Kohlarten mit Ausnahme von Blumenkohlblümchen und zarten Kohlrabi. Hülsenfrüchte, Stangenbohnen, grobe Erbsen, Pilze.

Gewürze: Verbot von Zwiebel, Pfeffer, Curry, Knoblauch, Senf, Weinessig.

Süßspeisen und Früchte: Glacen, alle kalten Getränke, Alkohol, starker Kaffee, Kastanien, Zwetschgen, Pflaumen, Kirschen, Dörrobst, Nüsse, Karamell, viel Schokolade, Schlagrahm sind verboten.

Gallenschonkost I: *Bei akutem Gallensteinanfall*:

Heißen, gesüßten Tee aus Pfefferminz, Lindenblüten, Melissen, Wermut. Warme Kompottsäfte von Äpfeln, Birnen, Pfirsichen, Traubenzucker als Süßstoff. Passierter Haferschleim. (Kein frischer Fruchtsaft.)

Gallenschonkost II: *Nach abgeklungenem Anfall*:

Leichter Schwarztee, Milch verdünnt mit Wasser. Toast (kein Zwieback, da fetthaltig), Diätstengel, Semmeln und Brötchen einen Tag alt. Wenig Gelee, ca. 5 g frische Butter. Schleimsuppe, Grießsuppe mit Gemüsebouillon. Kleine Portionen Brei aus Maizena, Paidol, Mehl, Reis, Grieß, Mais mit $1/2$ Milch, $1/2$ Wasser gekocht. Kompottsäfte, Sirup, Fruchtgelee, Apfel-, Birnen- oder Pfirsichkompott. Bananen, Albertbiskuits, Kartoffelschnee, Fadennudeln, feine Nudeln, Wasserreis mit 5 g frischer Butter, Gemüsesäfte aus Karotten, Tomaten.

Gallenschonkost III: Dauerdiät:

5 g frische Butter zum Frühstück und um 4 Uhr mit Kaffee, Milch. Creme, gebundene Suppen, passierte Gemüse und Kartoffelsuppen.

Gemüse: Karotten, Fenchel, grüner Kürbis, Spinat, Lattich, Mangold, Spargel, Tomaten ohne Kerne und Haut, Blumenkohlblümchen, junge Kohlrabi, feine Erbsen, Krautstiele, Artischokken.

Salat: Kresse, Endivien, Chicoreé, Kopfsalat mit Rahm und Zitrone angemacht.

Kartoffeln: Schalenkartoffeln, Salzkartoffeln, Saucenkartoffeln, Kartoffelbrei.

Teigwaren: Mehl-, Mais-, Reis- und Grießspeisen.

Fleisch: Kalbfleisch oder gutgelagertes, zartes Rindfleisch vom Grill, gekocht mit Sauce, gedämpft (das Bratfett beim Anrichten durch frische Butter ersetzen), Bratwurst vom Grill, Bratkügeli, Bündnerfleisch, magerer Schinken, magere Sulzen. Süßwasser- und Meerfisch gesotten, gedämpft, mit Sauce oder frischer Butter serviert.

Käse: Gervais, Petit-Suisse, Rotkäse, Gala, Parmesan als Streukäse.

5. *Nach Abklingen des Anfalls*: Abführmittel und ein hoher Einlauf zur Entleerung des Darmes.

Cholelithiase

Behandlung im Intervall

Diätetisch: Bei korpulenten Patienten unbedingte *Abmagerung* durch kalorienarme Diät. Im übrigen eine *Gallenschondiät* (siehe Diät III oben), d. h. kleine, häufige Mahlzeiten, die besser vertragen werden als große Mahlzeiten. Keine fetten Speisen, im Prinzip ohne Fett kochen und dem Gemüse und den Teigwaren die Butter in ungeschmolzenem Zustand nach dem Kochen beim Servieren in der Schüssel zufügen. Verboten ist auch alles in Fett Gebackene! Das Fleisch grilliert oder gekocht, das Gemüse am besten im Dampfkochtopf zubereitet. Frische Butter, Olivenöl und nicht geschlagener Rahm werden in kleinen Mengen meistens gut toleriert. *Anfallauslösend wirken u. U.*: stark kohlensäurehaltige Wasser, Glacen und manchmal starke Gewürze sowie Schokolade. Vorsicht auch mit Eiern! In den Speisen werden sie meist gut vertragen. *Keine blähenden Gemüse. Einzelne Patienten sind überempfindlich gegen Kaffee*, anderen bekommt er sehr gut. Rotwein wird gewöhnlich gut vertragen und ist in mäßigen Mengen gestattet. *Schlecht toleriert werden meistens konzentrierte Alkohole*, wie Whisky, Kirsch usw.

Cholesterinarme Diät wie unter Gallenschondiät III ist wesentlich, um einer neuen Steinbildung vorzubeugen.

Cholekinetika: Nach einem durchgemachten Anfall anfänglich am besten *Karlsbadersalz*, 3 Messerspitzen auf 1 Glas warmes Wasser jeden Morgen. Sehr gut ferner das französische Artischockenpräparat **Bilifuge**® [Plan], tägl. 3 × 25 Tropfen vor der Mahlzeit. Es ist eines der besten heute im Handel befindlichen Extraktpräparate. In leichteren Fällen genügen oft morgens nüchtern 20–25 Tropfen (*vor dem Essen!*).

Choleretika: Gallensäurehaltige Präparate, z. B. *Acidum dehydrocholicum* **Choleubil**® [Ibsa], **Dehydrochol**® [Vifor].

Dosierung: 3 × tägl. 1–(2) Tabl. *während oder nach dem Essen*.

Solche Patienten nehmen auch vorteilhaft bei vielleicht allzu *belastenden Mahlzeiten* (Einladung!) *prophylaktisch* 30 Tropfen **Bilifuge**® und 2 Tabl. **Dehydrochol**® (**Decholin**®) vor und nach der „Fest"-Mahlzeit.

Antispasmodika: Dauernd kleine Dosen von *Extract. Belladonnae*, z. B. 3 × 10 mg tägl.

Wärmetherapie: Täglich heiße Umschläge, Heizkissen je $^1/_2$ Std. nach den Hauptmahlzeiten.

Eventueller Steinabtreibungsversuch: Nur bei kleinen Steinen gestattet und bei eingeklemmten Steinen: **Vasopressin**® 5 VE = 5 IE subkutan und 3 Eßlöffel *Olivenöl*. 1 Std. später 2 Eßlöffel *Magnesiumsulfat* auf 1 Glas warmes Wasser. Tritt ein schwerer Anfall auf, so müssen u. U. die obigen Analgetika und Spasmolytika verabreicht werden. Noch stärker wirkt eine Kombination des **Vasopressin**® mit der *Duodenalsondierung* und Instillation von 150 ml 25%igen *Magnes. sulf.* durch die Sonde.

Bekämpfung eines eventuellen Meteorismus: durch **Lactéol**® [Boucard], 3 × 1 Tabl. tägl. (in Dtschl. **Lefax**® [Asche]).

Trinkkuren: Bei allen Cholezystopathien und Steinleiden zu empfehlen, doch werden die Steine dadurch natürlich nicht beseitigt. Von den zahlreichen Kurorten seien hier nur *Monte Catini* (Italien), *Vichy* (Frankreich), *Mergentheim* (Deutschland), *Tarasp* (Schweiz) erwähnt. Die Kur sollte mindestens 3 Wochen dauern.

Evtl. gleichzeitige Behandlung von Magenbeschwerden: Meistens besteht eine Hyperazidität, u. U. auch eine Hypazidität. Therapie siehe im Kapitel Magenerkrankungen, S. 237. Wichtig ist es, diese Behandlung nicht zu vernachlässigen.

Bei gleichzeitiger *Cholezystitis oder Cholangitis* siehe im entsprechenden Kapitel S. 289.

Gallengangs-Dyskinesien

Eigentliche Gallenspasmen können auch ohne Steine auftreten, z. B. bei Patienten, die bereits cholezystektomiert sind. Bei den reinen Dyskinesien kann neben den Spasmolytika und Analgetika auch *Nitroglyzerin* von guter Wirkung sein.

Dosierung: 5–10 Tropfen der 1%igen Lösung vor jeder Hauptmahlzeit.

Verschluß-Ikterus

Wichtig ist die klinische Diagnosestellung unter Berücksichtigung aller Momente, Anamnese, Verhalten der chemischen Serumwerte (Bilirubin, Serumeisen, alkalische Phosphatase, Transaminasen), Urobilin, Urobilinogen usw. Am häufigsten handelt es sich um:

Steineinklemmung,

Tumor,

anderes mechanisches Hindernis, z. B. *Askaris*,

cholostatische Hepatose (s. dort, S. 282) durch Überempfindlichkeit auf ein Medikament oder toxische Einwirkung (doch kann das Bild auch durch eine infektiös-toxische chronische Hepatitis ausgelöst werden).

In allen Fällen von langdauerndem Verschluß sollte, wenn möglich, nicht länger als 2–3 Wochen konservativ behandelt werden. Wenn bis dahin keine Besserung eintritt und die klinische Untersuchung (evtl. Laparoskopie mit Leberpunktion) die Diagnose nicht weiter klärt, dann:

1. *Operative Behandlung.*
2. Bei Steineinklemmung ggf. Versuch der *Steinabtreibung* (s. o.).
3. *Diät*: siehe oben.
4. *Operationsvorbereitung*: 24 Std. vor der Operation unbedingt 1 Ampulle **Konakion**® [Roche] = *Vitamin K* i.v., um das Prothrombin weitgehend zu normalisieren. Ferner *Lävulose-Infusionen* und *evtl. Darmsterilisation* mit *Neomycin*, 5 g p.o.

Choleduchussteine und intrahepatische Steine

Hier immer Operation!, da sie auf die Dauer wegen ihres Ventilmechanismus gefährlich sind und eine chronische Gallenstauung, Cholangitis usw. hervorrufen können.

Zystikusverschlußsteine

Führen durch den Gallenblasenhydrops sehr oft zu einer späteren Cholezystitis und sollten bei Patienten unter 50 Jahren, wenn möglich, operativ behandelt werden.

Karzinom der Gallenblase und Leber

Das *primäre Leberkarzinom* spricht eventuell auf *5-Fluorouracil* an. *Dosierung*: siehe *Zytostatika-Kapitel*, S.633. Man kombiniert mit *Prednison* 40 mg täglich. Bessere Resultate soll die direkte Infusion des Zytostatikums in die Leberarterie ergeben.

Das Gallenblasenkarzinom ist relativ häufig und tritt vor allem bei Patienten mit früheren Steinleiden und chronischer Cholezystitis auf. Eine Totalresektion ist nur selten möglich, dagegen kann evtl. durch Anlegen einer *Choledochojejunostomie* dem Patienten vorübergehend geholfen werden. Bei Tumormetastasen in der Leber kommt je nach dem Primärherd u. U. eine zytostatische (Hodgkin) oder hormonale (Mammakarzinom) Therapie in Frage. Die Röntgentherapie wird bei Lebermetastasen im allgemeinen nicht gut vertragen.

Leber-Hämangiom: Gute Erfolge mit 40 mg Prednison tägl. S. J. GOLDBERG: J. Amer. med. Ass. 208 [1969] 2473).

Leberabszeß

In unseren Breiten relativ selten als Folge einer Cholangitis oder bei Sepsis (septische Pylephlebitis, z. B. nach Appendizitis). Zweimal haben wir diese Komplikation auch durch infizierte Echinokokkenblasen gesehen, ferner durch Amöben.

Therapie

Intensive chemotherapeutische Behandlung:

Breitspektren in Zweier- oder Dreierkombination, z. B. ein *Tetracyclinpräparat* (**Achromycin**®) 1 g plus *Ampicillin* 1,5 g plus **Streptothenat**® 2 g tägl. (oder *Tetracyclinpräparate* i.m. z. B. als **Reverin**® [Hoechst], 275–550 mg tägl.). *Das Penicillin ist meistens ungeeignet,* da hier fast immer Mischinfektionen mit gramnegativen und grampositiven Bakterien vorliegen. Gut wirkt *Gentamicin* (**Garamycin**®, **Refobacin**®), 2–3mal 80 mg täglich.

Operative Behandlung: 3–4 Wochen nach Abklingen der akuten Erscheinungen.

Spezialbehandlung bei durch Amöben ausgelösten Abszessen: (siehe spez. Kap. S.523).

Subphrenischer Abszeß

Entsteht häufig sekundär bei perforiertem Leberabszeß, Magen-Darmperforation, Appendicitis.

Chemotherapie: Je nach dem wahrscheinlich vorliegenden Erreger, wenn möglich gezielt.

Ist der Erreger unbekannt, so kombiniert man am besten eine hohe *Penicillindosis*, 10–20 Mio. E mit **Streptothenat**® 2 g und *Ampicillin* 1,5 g. Wenn innerhalb 4 Tagen kein Temperaturabfall eintritt, Übergang auf:

Breitspektren: Tetracyclin 2–3 g tägl. p.o. (oder i.m. 2–3 × 300 mg tägl.) kombiniert mit **Streptothenat**® und *Ampicillin* wie oben oder **Garamycin**®, **Refobacin**®. Unter dieser Therapie heilen heute die meisten Abszesse ohne Operation aus. Die Therapie muß aber mindestens über 3–4 Wochen langsam ausschleichend weitergeführt werden.

Operation: In allen Fällen, in denen innerhalb 5–8 Tagen keine weitgehende Entfieberung eintritt.

Pylephlebitis

Bekämpfung der septischen Komponente: Tetracyclinpräparate, z. B. **Achromycin**® 1–2 g p.o. oder i.m. 1–2 × 275 mg **Reverin**® [Hoechst] tägl., kombiniert mit *Thiamphenicol* 1 g plus **Streptothenat**® 1–2 g. Auch **Bactrim**® 3–6 Amp. p. Inf.

Antikoagulantien: Dicumarolpräparate, z. B. **Sintrom**® [Ciba-Geigy] (siehe Thrombosekapitel, S.186ff.).

Pfortaderthrombose

Symptomatische Therapie: Punktion des Aszites.

Shuntoperation (splenorenal), siehe S. 235.

Budd-Chiari-Syndrom

Auch hier kommt es zu einem Aszites und Störungen der Leberfunktion. In einem Falle sahen wir durch chronische *Antikoagulantientherapie* bei der früher deletären Erkrankung eine deutliche Besserung (operativ und laparoskopisch kontrolliert) mit Wiedererlangung der Arbeitsfähigkeit. (Pathogenese evtl. Ovulationshemmer).

Milzvenenthrombose

Hier besteht neben dem ausgedehnten Kollateralkreislauf (Ösophagus-Varizen-Blutungen) häufig ein *Hyperspleniesyndrom* mit evtl. Panzytopenie.
Operative Behandlung: Splenektomie und Unterbindung der Anastomosen.

Hepatorenales Syndrom

Das sogenannte hepatorenale Syndrom mit Oligurie, Hyposthenurie und Azotämie, wie es bei schweren Leberschädigungen (Gallenwegaffektion, postoperativ usw.) auftreten kann, zeigt meistens eine schlechte Prognose.
Natriumsulfatinfusionen: 300 ml 5%ige Na_2SO_4-Lösung (WENDT und BREDT). Sie hat sich uns ebenfalls in 3 deletären Fällen bewährt.

Erkrankungen des Pankreas

1. Akute Pankreatitis und Pankreasnekrose.
2. Chronische Pankreatitis und chronische Pankreasinsuffizienz.
3. Pankreaszyste.
4. Pankreasstein.
5. Pankreaskarzinom.

Akute Pankreatitis und Pankreasnekrose

Die Diagnose ist in den typischen Fällen relativ einfach (Oberbauch-, Rechts- oder Linksschmerz, Erbrechen und Kollaps, peritonitische Zeichen bei hoch gerötetem Kopf, erhöhte Urindiastase!). Schwierig ist sie oft in den perakuten Fällen, wo klinisch der schwere Schock und der extreme Blutdruckabfall im Vordergrund stehen und die übrigen Symptome fehlen können. Abfall des *Serum-Kalziums*!

Ursächlich kommen folgende Möglichkeiten in Frage:

Hämatogene Infektion: Bei Parotitis epidemica, Morbus Bang, Sepsis lenta.

Kanalikulär aufsteigende Infektion: Cholangitis, Verschluß des Ausgangs einer gemeinsamen Mündung von Pankreas und Gallengang (Pankreasstein, Neoplasma) oder entzündliche Stenose.

Durch einbrechende Infektion aus einem entzündeten Nachbarorgan (Ulcus ventriculi, Kolonkarzinom usw.).

In allen diesen Fällen kann es durch Aktivierung des Pankreassekretes zu einer Selbst-

akute Pankreatitis

verdauung des Pankreas kommen. Es sind deshalb die folgenden Maßnahmen zur Unterbindung der Reize für die Sekretbildung und zur Hemmung der Aktivierung der Pankreasfermente sehr wichtig:

1. *Sekretorische Ruhigstellung der Bauchspeicheldrüse* durch Hunger und Durst während 1–2× 24 Std. Während dieser Zeit darf gar nichts peroral gegeben werden. In schweren Fällen empfiehlt sich das *fortlaufende Absaugen des Magensekrets* durch eine nasal eingeführte Magensonde. Die Patienten werden durch Infusionen ernährt. Sobald die *Diastase* deutlich abfällt, kann langsam peroral auf Fruchtsäfte mit Glukose übergegangen werden, aber noch keine Stärke, keine Fette und kein Eiweiß. Wenn sich der Zustand weiterhin bessert, darf allmählich eine Breikost gegeben werden, Fette sind aber noch mehrere Tage völlig zu meiden.

2. *Ausschaltung neuraler und hormoneller Sekretionsreize:*

   Durch Einführung eines Duodenalschlauches mit laufender Absaugung des Magen- und Duodenalsaftes. Dadurch wird der Magen entlastet und die Sekretinbildung im Duodenum, die unter der Einwirkung des Magensaftes steht, herabgesetzt. Das Sekretin stimuliert, wie FORELL gezeigt hat, nicht nur die Pankreasverdauungssekrete, sondern bewirkt auch eine vermehrte Abgabe des im Pankreas gebildeten *Kallikreins*, das beim Übertritt in die Blutbahn den gefürchteten Kreislaufkollaps hervorruft.

   Neurale Blockierung durch Scopolaminmethylnitrat: **Scopyl**® [Pharmacia] Ampulle zu 0,5 mg, 2× 0,5 mg tägl. i.m. oder andere Scopol. Derivate, oder $^1/_2$–1 mg *Atropin* alle 3–4 Std.

   Paravertebrale Sympathikusblockade mit Procain: Links paravertebral D8–D10 (50 ml $^1/_2$%ig).

3. *Trasylolbehandlung:* Zur Ruhigstellung der Fermentbildung im Pankreas (Inaktivierung des vorzeitig aktiv gewordenen Trypsins und Kallikreins). Die Wirksamkeit wird auf Grund tierexperimenteller Versuche von anderen Autoren bestritten. Der klinische Effekt ist schwierig zu beurteilen.

   Trasylol® [Bayer]: Neue Ampullen zu 10 ml-100000 E (1 ml-10000 E). *Dosierung:* Einzeldosis 1–2 Amp. in der Infusion; initial 500000–1000000 E. Einzelheiten siehe Firmen-Prospekt.

4. *Abschirmung mit Antibiotika: Tetracyclin,* z.B. **Reverin**®, 1–2× 275 mg plus *Ampicillin* 1,5 g in die Infusion. *Gentamicin* (**Garamycin**®, **Refobacin**®) ist bei guter Nierenfunktion ausgezeichnet gegen die evtl. vorhandenen gramnegativen Bakterien, 3× 60 mg tägl. i.m. Mit *Thiamphenicol* (**Urfamycin**®) 3 g/24 Std., später 2 g, kombinieren.

5. *Eisblase,* am Bettbogen aufgehängt, auf Pankreasgegend während 24 bis 36 Std.

6. *Infusionstherapie:* Am besten Glucose 5%ig 2–4 l u.m. tägl., wobei der Dauertropfinfusion die übrigen Medikamente zugesetzt werden können. *Elektrolytkontrolle* (K und Ca!) und u.U. Korrektur. Eine *Hypokalzämie* tritt vor allem am 5.–6. Tage in Erscheinung und verlangt eine intensive Dauersubstitution.

7. *Bekämpfung des evtl. Schockzustandes: Noradrenalininfusion,* ggf. zusammen mit Plasma, oder *Angiotensin,* siehe Schock- und Kollapskapitel, S. 149.

8. *Kortikosteroide:* In schwertoxischen Fällen empfiehlt sich die zusätzliche Verab-

reichung von *Prednison* oder *Prednisolon* 40 mg tägl. z. B. als *Prednisolonsuccinat* in die Tropfinfusion. Bei schweren Schockzuständen bis zu 75 mg *Prednisolonsuccinat*, z. B. als **Solu-Dacortin**®, in Dtschl. **Solu-Decortin**® [Merck] oder als **Ultracorten-H**® [Ciba-Geigy]. Von anderen Autoren wird die Steroidbehandlung abgelehnt.

9. *Diabetische Komplikationen*: Sind selten, doch sahen wir sie in 3 Fällen. Hier zusätzliche Insulintherapie.

10. *Schmerzbekämpfung*: Morphiumderivate sind besser zu vermeiden, andere Analgetika sind jedoch gestattet, z. B. **Baralgin**® [Hoechst] 5 ml i.v. 1–2 × tägl. Günstig ist auch das *Papaverinum hydrochlor*. 0,05 g s.c. 2–4 × tägl. Die *französische Schule* empfiehlt das *Procain* (**Novocain**® [Hoechst]), 10–20 ml einer 1 %igen Lösung (ohne *Adrenalin*) 2–3 × tägl. direkt in die Infusion. Es soll nicht nur die Schmerzen, sondern auch die Spasmen deutlich herabsetzen. *Pethidinum hydrochlor*. (**Dolantin**® [Hoechst]) 50–100 mg s.c. oder i.m.

11. *Cave die Frühoperation*: Diese ist heute im allgemeinen verlassen worden. Spätere genaue Abklärung in bezug auf Gallenwegs- und Magen-Darm-Verhältnisse: Cholezystographie, da evtl. eine Steinblase oder Choledochussteine vorliegen. U.U. Cholezystektomie mit genauer Revision der Gallenwege 3–4 Wochen nach Abklingen des akuten Schubs, um Rezidive zu verhüten. Eine durchgemachte Pankreatitis bei Cholelithiasis und Cholangitis stellt eine unbedingte Indikation zur späteren Cholezystektomie dar.

Chronische Pankreatitis und chronische Pankreasinsuffizienz

Diese sind viel häufiger, als man für gewöhnlich klinisch annimmt. Oft treten sie ohne ersichtliche Ursache auf, häufig als Begleiterscheinung eines *Gallenleidens*, ferner bei *Pankreaszirrhose* (Bronzediabetes) und manchmal als erstes Symptom eines *Pankreaskarzinoms*. (Klin. Symptome: Übelkeit, Abmagerung, Unverträglichkeit von Fett und Alkohol, evtl. Fettstühle, Blähung der linken Kolonflexur, Nachtschmerzen, evtl. Erbrechen).

Labor-Untersuchungen: Stuhlgewicht, Lipase, Trypsin-Exkretion. *Aufgrund der häufigen Kombination mit einem Karzinom raten* heute viele Chirurgen bei der „chronischen Pankreatitis" *zur Pankreatektomie*.

Therapie

1. *Diät*: Zwei Wochen kein Fett, keine Saccharose, aber Glukose. Eiweiß in Form von Eiereiweiß, fettarmem Quark und Käse und weißem Fleisch.

   In der dritten Woche 10 g Fett (Maisöl, Sonnenblumenöl), später bis maximal 50 g tägl. und nicht zuviel Stärke.

2. *Zufuhr der fehlenden Verdauungsfermente*: **Pankreon forte**® [Kali-Chemie] 6 × tägl. 3 Dragées, noch besser in Pulverform.

3. *Gegen die oft gleichzeitige Anazidität oder Hypazidität: Salzsäure-Pepsinpräparate*, z. B. **Protepsin**® [Wander], 3 × tägl. 1 Dragées während den Hauptmahlzeiten (nicht vorher oder nachher). In Dtschl. **Acidol-Pepsin**® [Bayer].

4. *Völliges Verbot von Alkohol*.

5. *Bei Vitamin-Mangel-Symptomen*: Es kann zu einem Mangelsyndrom der fettlöslichen Vitamine A, D und K kommen. In solchen Fällen muß man evtl. zur zusätzlichen Verabreichung solcher Vitamine schreiten, d. h. z. B. *Vitamin A* als **Axerol**® [Wander], 1 Ampulle zu 300000 E i.m., in Dtschl. **Arovit**® [Roche], Vitamin D 20000–50000 E und *Vitamin K* als **Konakion**® [Roche], 1 Ampulle, und am besten noch zusätzlich ein *Vitamin-B-Komplexpräparat*, z. B. **Becozym**® [Roche] (in Dtschl. **BVK** [Roche], **Polybion**® [Merck]), 2 Ampullen zu 2 ml; zuerst wöchentlich, später alle 14 Tage.

6. *Schmerzbekämpfung*: Novaminsulfon (**Novalgin**®), *Scopolaminderivate* (**Buscopan**®), cave Morphiate!

7. *Kurzwellendiathermie*: Beim Vorliegen einer chronischen Pankreatitis ggf. ein Versuch mit mehreren Sitzungen von Kurzwellendiathermie auf die Pankreasgegend.

8. *Operative Therapie*: Heute bei jeder chron. Pankreatitis, die sich ohne bekannte Ursache im Alter von 50–70 Jahren entwickelt. Denn in der Mehrzahl der Fälle verbirgt sich dahinter ein unerkanntes Karzinom, d. h. dann *Pankreatektomie*.

Pankreaszyte

Wird häufig mit einem Milztumor verwechselt. Man vergesse nie, die Punktionsflüssigkeit auf Diastase zu untersuchen!
Therapie: Operative Behandlung.

Pankreasstein

Das Schwierigste ist die klinische Diagnose. Man muß an ihr Vorkommen, vor allem bei typischen „*Gallensteinanfällen ohne Gallensteine*", denken und ferner auch bei rezidivierenden akuten Pankreatitiden. Charakteristisch sind periodisch auftretende Schmerzen im Oberbauch, die u. U. nach links ausstrahlen. Manchmal kommt es auch zu vorübergehenden Durchfällen (Fettstuhl) und zu einer positiven Zuckerreaktion im Urin.

In 2 von unseren Fällen konnte die Diagnose aus der Röntgenaufnahme des Pankreas gestellt werden (wichtig ist die a.p., die laterale und die Schrägaufnahme zur genaueren Lokalisation des Steines).
Therapie: Operative Behandlung.

Pankreaskarzinom

Kann heute bei Frühdiagnose in vielen Fällen mit Erfolg operativ angegangen werden. Imponiert oft als *chronische Pankreatitis* auch in der Probeexzision, s. o.

Von den *Zytostatika* zeigen v.a. das **Thio-TEPA**® [Lederle] und das **5-Fluoro-uracil**® manchmal eine Wirkung.

Triäthylenthiophosphoramid (= **Thio-TEPA**®, [Lederle]): Am besten bei der Operation direkt in den unresezierbaren Tumorteil mit einer festen langen Nadel 60 mg (pro 1 ml dest. H_2O je 10 mg) injizieren. Bei schlechter Nierenfunktion 1. Dosis nur 45 mg. Wenn die Injektion in den

Pankreaskarzinom

Tumor nicht möglich ist, dann gleiche Dosis *peroral! Erhaltungsdosis*: Weitere 60 mg peroral alle Wochen, je nach dem Verhalten der Leukozyten evtl. die Dosis reduzieren. Bei Abfall der Lkz. unter 3000 Unterbrechung, bis Lkz. wieder angestiegen sind. *Wesentlich ist die Fortführung der wöchentlichen ED über 1 Jahr und länger mit höchstens kurzen Pausen, da sonst Rezidive auftreten!* Die Behandlung soll mit tägl. 20 mg *Prednison* kombiniert werden. In 8 von 12 Fällen sahen wir damit langdauernde Remissionen. *5-Fluoro-uracil*: Erfolge in ca. 25% der Fälle, Dosierung siehe Zytostatika-Kapitel. Wesentlich ist auch hier die Erhaltungs-Therapie.

Urogenital-Organe

Akute diffuse proliferative Glomerulonephritis

Klinische Symptome: Mikrohämaturie, evtl. Makrohämaturie, Proteinurie, evtl. Oedeme, Blutdrucksteigerung, Oligurie, Azotämie (AST-Titer evtl. erhöht).

Auf die klinischen Symptome sei hier nicht eingegangen. Trotz des oft schweren Bildes dieser früher viel häufigeren Krankheit ist die Prognose bei sofortiger Behandlung im allgemeinen gut. Ursächlich kommt vor allem die Sensibilisierung auf den Streptokokkus A (vor allem β-hämolytische Formen, Gruppe A Lancefield-Typ 12) in Frage. Fälle mit niedrigem spez. Gewicht haben eher eine schlechte Prognose. Dagegen können auch die anurischen Fälle noch völlig ausheilen.

Therapie

1. *Absolute Bettruhe*: Bei allen Patienten für 3–6 Wochen, d. h. mindestens bis sich Blutdruck und Harnstoff völlig normalisiert haben.
2. *Abschirmung mit Antibiotika*, um die weitere Bildung von Streptokokkentoxin zu unterbrechen. Die ersten 2–3 Wochen tägl. 3 Mio. E *Procain-Penicillin*. Dann auf ein langwirkendes Depotpenicillin übergehen, z. B. *Benzathin-Penicillin G*: **Penadur LA®, Lentocillin®, Tardocillin®** usw. 1,2 Mio. E, womit für 3 Wochen ein wirksamer Spiegel erzielt und die Entwicklung von Streptokokken verhindert wird. Bei zuverlässigen Patienten kann man, sofern keine Urämie vorliegt, auch orale *Penicillinpräparate* verabreichen, tägl. 2 Tabl. à 1 Mio. E. Kontrolle des Rachenabstriches und des Antistreptolysintiters. Dauer der Abschirmung: 6 Monate, besser 1 Jahr.

   Bei der seltenen Penicillinresistenz Versuch mit Breitspektren: **Sigmamycin®** [Pfizer] = *Tetracyclin-Oleandomycin*, tägl. 4 × 1 Kapsel; wenn die orale Zufuhr nicht möglich ist, Infusion von *Ampicillin* 0,5 g tägl. plus *Tetracyclinpräparate*, z. B. **Reverin®**, 275 mg tägl. i.v. Dosis muß der Nierenfunktion angepaßt werden.

   Fokalherde sollten im akuten Stadium nicht saniert werden, sondern erst nach Abklingen der akuten Erscheinungen, d. h. 3–4 Wochen, unter Antibiotikaabschirmung, s. u.

3. *Flüssigkeitsmenge*: Sie richtet sich streng nach der noch vorhandenen Nierenfunktion, d. h. der täglichen Urinmenge. Als *Regel* kann man sich merken: *Erlaubte Flüssigkeitsmenge = 24-Std.-Urinmenge + 600 ml (bei heißem Wetter + 700–800 ml, entsprechend dem H_2O-Verlust durch Atmung und Transpiration)*. Auf keinen Fall zuviel Flüssigkeit (*Wasserstoß*). Viele Patienten sind früher durch diese Maßnahme gestorben. Die Flüssigkeit wird, wenn möglich, oral zugeführt. Bei allfälligem Er-

Glomerulonephritis

brechen muß die erbrochene Menge gemessen und entsprechend durch parenterale Flüssigkeitszufuhr ersetzt werden.

4. *Diät und Kalorienmenge*: Am besten bewährt hat sich eine streng salzlose Diät (Ausnahme s.u.: Elektrolytkontrolle), mit Einschränkung des Eiweißes, d.h. eine vor allem aus Kohlenhydraten und Fetten bestehende Kost. So ist es z.B. in den ersten Tagen sehr günstig, Zwieback, Butter, Konfitüre und reichlich Zucker zu verabreichen. Die *totale Kalorienmenge muß pro die 1200–1600, später 2000 erreichen*, um einen vermehrten kompensatorischen Eiweißabbau aus der Muskulatur und den dadurch bedingten vermehrten Harnstoffanfall zu verhindern und auch das aus dem Eiweißabbau freiwerdende gefährliche Kalium möglichst abzubremsen. Der Abbau von 70 g Muskeleiweiß bedingt ein Ansteigen des Serumkaliums um 1,4 mval/l (beachte Gefahr der Hyperkaliämie). Allmählich kann man auf eine Diät mit Grieß, Reis, Obst in Form von Kompotts umstellen. Stößt eine genügende Kalorienzufuhr auf Schwierigkeiten, so gibt man die fehlende Kalorienmenge in Form von 10–20%iger Lävuloselösung i.v. Bei gleichzeitiger Oligurie besser als 40%igen Traubenzucker 500 ml = 800 Kal. *i.v.* durch eingeführten *Kavakatheter* (um Thrombosen zu vermeiden).

Bei genügender Diurese und Verschwinden des anfänglichen Erbrechens stößt die Kalorienzufuhr gewöhnlich auf keine Schwierigkeiten mehr, und sobald die Harnstoffwerte ungefähr zur Norm abgefallen sind, darf das Eiweiß auf 40 g täglich gesteigert werden. Dann ist auch wieder etwas Fleisch gestattet. Sobald sich die Diurese, das Glomerulumfiltrat und der Blutdruck normalisiert haben, sind diätetische Vorschriften sinnlos.

5. *Elektrolytkontrolle*: Diese ist in allen Fällen außerordentlich wichtig. In schweren Fällen täglich zu kontrollieren:

1. Kalium.
2. Natrium.
3. Chloride.
4. Astrup (Alkalireserve): Wenn nötig Zufuhr von Kalzium s.u., Vorsicht mit Natriumlaktat oder -bikarbonat, je nach den vorliegenden Na-Werten. In schweren Fällen *Peritonealdialyse* oder *künstliche Niere*.

A. Phase der Anurie oder der Oligurie mit Urinmenge unter 600 ml. Hier sind meistens alle Partialfunktionen deutlich herabgesetzt. Es besteht dabei gewöhnlich kein Unterschied, ob es sich um eine akute Nephritis oder um eine Schockniere oder um ein durch eine unverträgliche Bluttransfusion entstandenes Nierenversagen handelt. Eine besondere Gefahr stellt neben dem Ansteigen des Rest-N vor allem die häufige *Hyperkaliämie* dar; eine weitere Bedrohung liegt in der sich entwickelnden Azidose.

Mannitol-Diurese-Versuch: Ein Versuch mit *Sorbitol* oder *Mannitol* kann bei jeder *Anurie* unternommen werden. Die Wirkung ist oft verblüffend. Kommt es zu keiner Diurese, so hat eine Wiederholung keinen Sinn. *Durchführung*: i.v. Infusion von 400 ml 10%igem *Sorbitol* innert 2 Stunden. Die Verabreichung sollte unterbrochen werden, wenn nach 100 ml keine Diurese eintritt. Besonders günstig ist die Wirkung bei Schocknieren, ferner bei der postoperativen Nierenschädigung, bei schwerem

Glomerulonephritis

Ikterus. Sorbitol wirkt gleichzeitig als Energielieferant, während Mannitol nicht abgebaut wird, bei Nierenfällen daher besser *Sorbitol* verwenden.

Versuch mit Furosemid: **Lasix**®-Stoß von 200–1500 mg intravenös, darf bei akuter Anurie versucht werden. Auch hier kann es in Einzelfällen zur Diurese kommen. Darf bei Erfolg wiederholt werden. (Hierfür sind Spezial-Ampullen à 250 mg im Handel).

B. In der diuretischen Phase, nach Abklingen der obigen ersten Phase mit Steigerung der Diurese auf über 1 Liter pro die, nimmt vor allem die Glomerulusfiltration zu, aber die Tubuli sind meistens noch stark geschädigt (mangelnde Rückresorption). Nicht selten kommt es in dieser Phase zu einer *Hypochlorämie*.

a) *Bekämpfung der Hyperkaliämie*

Diätetisch s. o., 1 g abgebautes Körpereiweiß liefert 0,7 g Kalium. Genügende Kalorienzufuhr von mindestens 1200–1600 Kal. s. o.

Kalziumglukonat 20 ml 10% 3–4 × tägl. i.v., um die toxische Wirkung auf das Herz etwas abzubremsen.

Hämo- und Peritonealdialyse: In größeren Kliniken empfiehlt sich die *künstliche Niere* (evtl. sogar mit Tracheotomie und künstlicher Beatmung). In kleineren Spitälern die *Peritonealdialyse*, Technik siehe S. 308.

Weitere Maßnahmen siehe Elektrolyt-Kapitel, Hyperkaliämie S. 70. Lasix®!

b) *Behandlung der Hypochlorämie, Hypokaliämie im Stadium der Diurese*: Täglich Kontrolle der Serumwerte (siehe oben) und evtl. des EKG (Verbreiterung und Abflachung der T-Wellen, Verlängerung des QT-Intervalles usw.).

Hypokaliämie: siehe Spez. Kapitel S. 69.

Hypochlorämie: siehe Elektrolyt-Kapitel, S. 66. Bei sehr starker Hypochlorämie muß unbedingt NaCl zugeführt werden, am besten als Infusion (500 ml einer 2,5%igen NaCl-Lösung). Das zugeführte NaCl bewirkt eine Rückresorption von Wasser aus dem Gewebe und steigert so die Diurese. Tritt keine Diurese ein, so ist große Vorsicht am Platz, und der Patient sollte in bezug auf ein evtl. transitorisches Lungenödem oder das Auftreten von Ödemen kontrolliert werden.

Kontraindikationen der Kochsalztherapie: Bei Ödemen, akuten Anurien, schweren Hypertonien und Anzeichen von Lungenödem.

6. *Kortikosteroide*: Sind beim Fehlen von membranösen Veränderungen, d.h. von nephrotischen Erscheinungen *kontraindiziert*. Bei der akuten Nephritis ist keine deutliche Wirkung zu sehen, die Verabreichung kleiner Dosen ist doch zu empfehlen, um die Antikörperbildung abzubremsen und um die gleichzeitige *tubuläre Schädigung* günstig zu beeinflussen. Wir geben deshalb in den ersten 14 Tagen tägl. 30 mg *Prednison* oder 6 mg *Dexamethason*, was bei der gleichzeitigen Abschirmung mit Antibiotika gefahrlos ist.

Antimetaboliten: sind hier ebenfalls kontaindiziert.

7. *Kreislauf*

Wärmeanwendung: In Clearance-Versuchen wirken vor allem warme Kompressen günstig, während die Kurzwellendiathermie eine entgegengesetzte Wirkung auf die Glomerulusdurchblutung zeigt.

Hypertonie: Tägliche Kontrolle, in schweren Fällen mehrmals täglich. Solange der Druck nicht auf bedrohliche Werte (diastolische Gefahrengrenze = 125 mm) ansteigt, braucht er nicht behandelt zu werden. Im allgemeinen soll der systolische Druck nicht unter 180 gesenkt werden und der diastolische nur auf ungefährliche Werte (100–110), da bei noch stärkerer Senkung des systolischen Drucks die Clearance stark abnehmen kann (Näheres siehe Hypertoniekapitel, S. 167).

Herz: Das Auftreten einer Tachykardie ist immer ein Warnungszeichen, da bei der akuten Nephritis meistens eine Bradykardie vorliegt. In schweren Fällen kann es zu Lungenödem und akutem Herzversagen kommen. Vorsichtige Digitalisierung besser mit *Strophanthuspp*. (**Strophosid®**, **Kombetin®** $1/8$ mg 1–2 × tägl.). Dosis je nach Nierenfunktion eventuell auf ein Drittel der Normaldosis reduzieren.

8. *Symptomatische Therapie*

Behandlung des Brechreizes: Bewährt hat sich uns am besten das *Perphenazin* = **Trilafon®** [Schering] USA, Ampullen zu 5 mg, 1–2–3 Ampullen tägl. i.m. oder Suppositorien zu 8 mg 1–2–3 × tägl.; oder **Decentan®** [Merck].

Darmentleerung: Vor allem initial wichtig durch Einlauf. Bekämpfung eines evtl. Meteorismus, der sich zirkulatorisch ungünstig auswirkt, mit **Lactéol®** (3 × 1–2 Dragées) und *Kohlenpräparaten*.

Mundpflege: Gründliche Mundpflege zur Verhütung des häufig auftretenden Soors, täglich Mundpinselungen mit *Boraxglyzerin*.

9. *Sanierung der Herdinfekte*: Erst nach Abklingen der akuten Erscheinungen, d. h. nach 6 Wochen. Auf jeden Fall nur unter Abschirmung und genauer Überwachung, da Rezidive auftreten können. Tonsillen, Zähne (Granulome), Sinus, seltener Prostata, Adnexe und Gallenblase. Am Abend vor der Tonsillektomie z. B. 3 Mio. E *Penicillin* + 2 g **Streptothenat®**, darauf tägl. weiter 1 Mio. E + 1 g **Streptothenat®** bis zur völligen Abheilung der Operationswunden.

10. *Anämie*: Eine solche tritt erst in der 3.–4. Woche in Erscheinung, oder dann handelt es sich um subakute bis chronische Fälle. Eine Transfusion ist nur bei ausgesprochenen Anämien (unter 8 g% Hb) günstig (evtl. dekantierte Konserve). Vorsicht bei hohen Harnstoffwerten, nicht mehr als 200–300 ml pro Transfusion. In chronischen Fällen kann sie durch Verbesserung der Nierendurchblutung und der O_2-Zufuhr günstig wirken.

Therapie oder Komplikationen

Akutes Lungenödem: siehe S. 134.

Hirnödem, Eklampsie: Bei Zunahme der Muskelzuckungen, Sehstörungen, Kopfschmerzen Einschränkung der Flüssigkeitszufuhr und evtl. Aderlaß von 400 ml, ferner prophylaktisch **Valium®** 20–50 mg i.m.

In bedrohlichen Fällen:

a) Hohe Dosen **Lasix®** i.v., 50–1500 mg, *großer Aderlaß* (400–500 ml),

b) *40% Glukose* 100 ml i.v., *Glyzerol* s. S. 344,

chron. Niereninsuffizienz

c) *Neuroplegika* (**Phenergan**® (**Atosil**®), oder hohe Dosen *Diazepam* (**Valium**® 20 bis 50 mg i.m., in dringenden Fällen i.v.),

d) evtl. *Lumbalpunktion* mit nur langsamer Druckentlastung,

e) günstig wirken nach unseren Erfahrungen auch *Ca-Glukonat*, 20–40 ml 20% Lösung, und *in den schwersten Fällen* das injizierbare Barbitursäurepräparat **Somnifen**® [Roche], 1 Ampulle zu 2 ml (400 mg) langsam i.v.

Völlige Anurie: Wenn diese trotz der obigen Maßnahmen tagelang weiterbesteht, so hüte man sich vor einer übermäßigen Flüssigkeitszufuhr und halte sich genau an die oben gegebenen Richtlinien. Ein Wasserstoß ist auf jeden Fall kontraindiziert und sogar lebensgefährlich! Das einzige, was hier sicher wirkt, ist die *peritoneale Dialyse* oder die *künstliche Niere*. Sie ist in jedem Fall indiziert, wenn der Rest-N auf gefährliche Werte emporklettert (über 180 mg%), und vor allem bei einer bedrohlichen Hyperkaliämie. Durch die Dialyse kann man heute evtl. die gefährliche Zeit bis zum Wiedereinsetzen der normalen Diurese überbrücken.

Nierentransplantation: Ergibt heute in hierfür speziell entwickelten Zentren bei sorgfältiger Auswahl der Fälle und Spender und Unterdrückung der Antikörperbildung durch Vorbestrahlung und nachherige Behandlung mit Zytostatika schon beachtliche Erfolge. Wesentlich ist die möglichst genaue Bestimmung der Lkz.-Gruppe für die Spenderwahl und das Vermeiden von Bluttransfusionen, um eine vorausgehende Sensibilisierung durch die transfundierten Leukozyten zu vermeiden.

Chronische Nephritis und chronische Niereninsuffizienz

Die chronische Nephritis kann sich ursächlich aus einer akuten *Glomerulonephritis*, aber auch aus einer in Schüben verlaufenden *Herdnephritis* oder nicht selten als primär chronische *Glomerulonephritis* oder als chronische *interstitielle Nephritis* und *Pyelonephritis* entwickeln. Klinisch sind die verschiedenen Formen, wenn schon eine deutliche Niereninsuffizienz vorliegt, schwierig voneinander abzugrenzen, doch fehlt bei der *chronisch interstitiellen Nephritis* und *Pyelonephritis* im allgemeinen, mit Ausnahme der Schlußstadien, die Blutdruckerhöhung. Wir werden die letztere Form gesondert besprechen. Wenn immer möglich genaue Abklärung durch Nierenbiopsie.

Therapie

Sanierung von Herdinfekten: Tonsillen, Granulome, unter Abschirmung (bei Pyelonephritis langdauernde intermittierende Antibiotikatherapie, siehe dort). Cave *Streptomycin* bei gestörter Nierenfunktion (Gefahr eines zu hohen Blutspiegels mit Akustikus- und Vestibularis-Schädigung).

Salzarme Kost: Nicht über 1–2 g tägl. Ist nach den Erfahrungen der Schule von VOLHARD vor allem bei der chronischen Nephritis wichtig. Aber auch diese Maßnahme muß sich ganz nach dem Grad der Nierenstörung und dem Verhalten der *Serumchloride* und des *-natriums* richten. Die strenge NaCl-Einschränkung ist, vor allem für die Fälle mit eingeschränktem Ausscheidungsvermögen wichtig. Steht die tubuläre Schädigung im Vordergrund (chronische Pyelonephritis, Hydronephrosen usw.), so ist

chron. Niereninsuffizienz

der NaCl-Verlust durch die Niere zufolge der großen Diurese u. U. recht groß, so daß evtl. sogar eine NaCl-Zulage nötig wird. Speziell ausgesprochen ist dieser Salzverlust bei der seltenen, sogenannten „Salt-loosing-Nephritis". Bei fehlender Blutdrucksteigerung und Fehlen von Ödemen kann man oft durch die wiederholte tägliche therapeutische *i.v. Infusion von 500 ml 2,5%igem NaCl* bei azotämischen chronischen Nephropathien eine Steigerung der Diurese und einen Abfall des Rest-N hervorrufen. Doch müssen in solchen Fällen der Blutdruck und die Kreislaufverhältnisse genau überwacht werden, da es durch die Na-Zufuhr evtl. zu einer Blutdrucksteigerung und einem Lungenödem kommen kann, sofern die Na-Ausscheidung nicht ansteigt.

Flüssigkeitszufuhr: Diese richtet sich ganz nach der vorliegenden Nierenfunktion. Ist anfänglich, wie dies meistens der Fall ist, nur die Konzentrationsfähigkeit (mangelnde Rückresorption) der Nieren eingeschränkt, aber die Wasserausscheidung (erhaltenes Glomerulusfiltrat) noch gut, so wird man je nach dem Verhalten des Harnstoffs und Kreatinins eine normale oder erhöhte Flüssigkeitsmenge verordnen. Durch die vermehrte Flüssigkeitszufuhr vermag die geschädigte Niere dann u. U. doch genügend Harnstoff zu eliminieren. Hierbei genügen bei chronischen Nephritiden mit einer Isosthenurie, (um 1011), 1,5–2 Liter, während chronisch interstitielle Nephritiden mit einem tieferen spez. Gewicht von etwa 1005 tägl. 2–3 Liter benötigen. Geht aber, wie dies in den Schlußstadien der Fall ist, auch die Fähigkeit der Ausscheidung deutlich zurück und kommt es zu Flüssigkeitsretentionen, so richtet sich die zugeführte Flüssigkeitsmenge wie bei den akuten Fällen nach der täglichen Diuresemenge, d. h. *Diuresemenge plus 600 ml Perspiration* und *Ausatmung* = total erlaubte Flüssigkeitsmenge.

Diät: Eiweiß: Bei Fällen ohne Rest-N-Erhöhung am besten 1 g Eiweiß/kg Körpergewicht täglich gestattet. Bei Fällen mit mäßiger Rest-N-Erhöhung Einschränkung auf total 40 g tägl., d. h. 0,5 g/kg; bei Kindern wegen des Wachstums 1 g/kg. Bei gleichzeitigem nephrotischem Syndrom mit großem Eiweißverlust entsprechend mehr. Im übrigen vor allem Kohlenhydrate mit genügend Fetten und reichlich Gemüse und und Früchte. Bei fortgeschrittener Niereninsuffizienz empfiehlt man Giovanetti-Diät oder die Kluthe-Modifikation unter Weglassen von Pflanzeneiweiß.

Kalorienzahl: Diese muß auf alle Fälle so hoch sein, daß der Körper nicht noch zusätzlich Muskeleiweiß verbrennt und so mehr Harnstoff gebildet wird, also je nach geleisteter Arbeit 2000–3000 Kalorien täglich.

Früchtetage: Diese sind bei chronischen Fällen mit leicht erhöhten Ureawerten zufolge der geringen Eiweißzufuhr günstig und können 1–2× pro Woche verordnet werden. Doch muß darauf geachtet werden, daß auch in diesen Tagen genügend Kalorien zugeführt werden (s. o.).

Azidose: In den Schlußphasen kommt es oft zu einer schweren Azidose mit all ihren Folgeerscheinungen. Wenn die Alkalireserve auf unter die Hälfte absinkt, so sollte man eingreifen: *Natriumbikarbonatinfusionen* $^1/_6$ *molar, 250 ml i.v.*

Hypokalzämie: Bei Abfallen des Kalziums unter 6 mg% (Muskelzucken und evtl. tetanische Krämpfe), *Kalziumglukonat 20%ig, 10–20 ml i.v.*, s. auch S. 314 unter Elektrolytkorrektur.

Hypertonie: Bei den chronischen Fällen mit bereits gesteigerten Ureawerten muß man mit blutdrucksenkenden Mitteln (Sympathikusblockern) sehr vorsichtig sein, da durch den Blutdruckabfall das Glomerulusfiltrat stark zurückgeht und dadurch der

Peritonealdialyse

Rest-N ansteigen kann. Am ungefährlichsten ist noch ein Versuch mit **Catapresan**® [Boehringer] oder **Nepresol**® [Ciba-Geigy], (Dosg.: $3 \times \, ^1/_2$ bis 1 Tabl. tägl.), welche die Nierendurchblutung steigern. In der Regel soll nur der diastolische Druck auf ungefährliche Werte (d. h. 100–110), der systolische aber nicht unter 180 mm gesenkt werden. Günstig wirkt auch DOPA (**Aldomet**®) s. Hypertoniekapitel, S. 174.

Anämie: Bei Abfallen des Hämoglobins unter 7 g% sind kleine Transfusionen von 200–300 ml günstig, um die Nierendurchblutung und O_2-Versorgung zu verbessern. Eisen oder B_{12}-Präparate haben hier keinen Sinn, da es sich um eine *toxische Schädigung* der Erythropoese mit verkürzter Lebenszeit der Erythrozyten handelt, die sich nur dann (und nur sehr langsam) normalisiert, wenn diese Gifte wieder besser ausgeschieden werden.

Dialyse-Behandlung: Diese hat als *Überbrückungsmaßnahme* einen Sinn bei reversiblen Nierenschäden (Pyelonephritis mit akutem Schub, Operationsbelastung, Schocknieren, Vergiftungen). Ferner als Erhaltungs- und Vorbereitungsmaßnahme bei *ausgewählten Fällen einer chronischen Niereninsuffizienz* (*Kooperativität*!, guter AZ) *für die Nierentransplantation*. Man kann hierfür an kleineren Spitälern ohne weiteres die Peritonealdialyse (s. u.), an größeren Spitälern mit dem hierfür nötigen geschulten Personal die *künstliche Niere* verwenden. Frühzeitig Shunt-Anlegung.

Langzeit-Dialyse: Diese dauernde, intermittierend durchgeführte Dialyse der chronischen Niereninsuffizienz ist ein Zukunftsproblem, das große finanzielle und personelle Aufwendungen erfordert und deshalb auf spezielle Zentren begrenzt bleibt. Beim Patienten wird ein arteriovenöser Shunt angelegt, der nach ca. 3 Wochen funktionstüchtig ist und 1–2mal pro Woche 8 Std. an die künstliche Niere angeschlossen. Für ausgewählte intelligente Patienten eignet sich evtl. auch die Heimdialyse mit einem eigenen Apparat*. Die Zukunft wird es vielleicht ermöglichen, daß mit der Zeit immer mehr Fälle dieser chronischen Niereninsuffizienzen einer erfolgreichen Nierentransplantation zugeführt werden können.

Antiemetika: Wie bei akuter Nephritis, siehe dort.

Herztherapie: Siehe bei akuter Nephritis. Dosis muß je nach Nierenfunktion reduziert werden bis auf ein Drittel und evtl. weniger.

Hormontherapie: Anabolika und Kortikoide sind sinnlos.

Bekämpfung der Osteoporose: FALBRIARD und ENGEL sahen gute Resultate durch hohe Dosen *Vitamin D*, anfänglich 20000 E tägl., dazu 1–2 g *Ca-Laktat* tägl. Wegen der Gefahr der Hyperkalziämie muß aber der Ca-Spiegel häufig kontrolliert werden.

Technik der Peritonealdialyse

Man kann heute zuversichtlich behaupten, daß Nierenkranke nicht mehr an Nierenversagen sterben müssen, wenn sie emotionell gefestigt sind und das Erwachsenenalter erreicht haben.

Durch die Methode der Hämodialyse wie auch der Peritonealdialyse kann heute die

---

* Zum Beispiel die ausgezeichnete Travenol-Niere.

lebenserhaltende Funktion der normalen menschlichen Niere permanent übernommen werden. Die Hämodialyse, obwohl in den letzten Jahren wesentlich vereinfacht, bleibt als Behandlungsmethode auch heute noch der Spezialklinik vorbehalten (nicht zuletzt auch aus finanziellen Gründen).

In der Behandlung des akuten Nierenversagens, insbesondere der toxischen Anurie, ist die Peritonealdialyse eine äußerst wirksame und einfache Methode geworden, so daß wir uns im folgenden mit der Beschreibung der genauen Technik dieser Behandlungsart befassen wollen.

Obwohl schon lange bekannt, war deren Ausbreitung durch technische Schwierigkeiten behindert, bis MAXWELL u. Mitarb. 1959 (J. Amer. med. Ass. 170 [1959] 917) und MERRILL 1962 (New Engl. J. Med. 267 [1962] 1060) die Methode soweit vereinfachten, daß sie heute allgemein angewandt wird. Der große Vorteil dieser Behandlungsart liegt darin, daß sie von komplizierten und technischen Einrichtungen unabhängig und in bezug auf klinische und labormäßige Überwachung wesentlich einfacher als die Hämodialyse ist. Sie ist sehr einfach in Gang zu setzen, verlangt keine Heparinisation, hat eine gute hämodynamische Toleranz und weist ein kleines Risiko technischer Fehlschläge auf. Sie erwies sich auch besonders vorteilhaft für Krankheitsfälle, bei denen die Hämodialyse für eine Notfallsituation zu schwierig ist (seltene Blutgruppen) oder gefährlich sein kann (schwere Leberbeteiligung mit dem Risiko der Blutung). Der Nutzeffekt (Elimination der harnpflichtigen Substanzen) ist wohl wesentlich geringer als bei der Hämodialyse. Sie ist aber insofern günstiger, als durch die langsamere Änderung der Stoffwechsellage geringere Nebenerscheinungen auftreten („Disequilibration syndrome", mit Blutdruckschwankungen, Nausea, Erbrechen und Arrhythmien), die möglicherweise auf ein Hirnödem, auf Grund großer Serum-Liquor-Konzentrationsgefälle zurückzuführen sind. Die Dialyse kann jederzeit wiederholt werden.

Durchführung der Dialyse

Prinzip: Durch einen eingeführten Katheter werden 2 Liter Dialyse-Flüssigkeit in das Peritoneum eingelassen und nach bestimmter Verweildauer wieder abgelassen.

Material: Die *Dialyse-Lösungen* werden heute kommerziell hergestellt. Es sind Elektrolyt-Glukose-Lösungen mit festgelegtem pH, steril, kaliumfrei, von bestimmter Osmolarität und werden in praktischen, flexiblen Beutelsystemen von 2 Liter Inhalt (mit Kapazität von ca. 3 Liter zur Aufnahme überschießender Rückflußmengen) geliefert. Ein extralanger, am Beutel angeschweißter und steril verpackter Infusionsschlauch wird mitgeliefert.

Handelsformen der Dialyse-Lösungen: 1. Dialyselösung Bichsel für Peritonealdialyse, Dr. G. Bichsel, Interlaken; Peritonealdialyse-Lösung Hausmann 1 und 2.

Die Standardlösungen sind leicht hyperosmolar, was eine leicht negative Flüssigkeitsbilanz zur Folge hat. Dieser Effekt kann durch Zugabe von Glukose auf 45 g pro Liter (entspricht der Dialyselösung 2 Hausmann) wesentlich verstärkt werden. Eine genaue Flüssigkeitsbilanz, wegen der Gefahr eines Kreislaufkollapses, ist in diesem Falle ganz besonders wichtig.

Katheter: Wir verwenden heute neben andern handelsüblichen Modellen fast ausschließlich den amerikanischen Dialyse-Katheter „Trocath". Dies ist eine Kombination von Stilett und Katheter. Das Stilett befindet sich im Katheter selbst, und die scharf geschliffene Spitze ragt um einige Millimeter vor. Nach einer kleinen Stich-Inzision unter Lokalanästhesie unterhalb des Nabels wird der „Trocath" zusammen mit dem Katheter durch die Bauchdecke ins Peritoneum eingeführt. Man erreicht damit ein leichtes Einführen in der gefäßarmen Mittellinie, die Haut und das darunter liegende Gewebe schmiegen sich dem Katheter gut an, was wiederum das Ausrinnen der Flüssigkeit neben dem Katheter und die Gefahr einer Infektion des Peritoneums vermindert. Ein Katheterwechsel mit neuem Einstich läßt sich leicht wiederholen.

Ferner sind bereitzustellen:

Glukose 40%ig	Skalpell, Hautklammern
Kaliumchlorid 10%ig	Lokalanästhetika
Liquemin®	Analgetika
Reverin®	Sedativa

Allgemeine Grundsätze:

Alle Autoren sind sich darin einig, daß Patienten, die nicht kooperativ sein können oder wollen, von einer Peritonealdialyse auszuschließen sind. Das gilt in vermehrtem Maße für die Langzeit-Dialyse mit dem Scribner-Shunt, wobei noch andere Gesichtspunkte mit in Diskussion stehen (Alter, Beruf, Arbeitsfähigkeit während und nach Dialyse etc.). Die *Peritonealdialyse* eignet sich nicht für die Langzeit-Dialyse, kann aber ohne weiteres 6–8mal wiederholt werden.

Peritoneale Verwachsungen können den Wirkungsgrad der Dialyse stark herabsetzen. Bei Verdacht sollte der Katheter an einer Stelle eingeführt werden, wo keine Narben sind.

Peritonitis ist nach einzelnen Autoren ebenfalls keine Kontraindikation. Tritt eine Peritonitis im Verlaufe einer Dialyse auf, soll im Sinne einer Peritonealwäsche mit zusätzlichen Antibiotika weiter dialysiert werden.

Indikation zur Dialyse: Die Dialyse muß sofort beim Erkennen eines akuten Nierenversagens einsetzen. Bei chronischen Nierenleiden ist die Indikation zum Beginn der Dialyse schwierig zu stellen. COTTIER (Schweiz. med. Wschr. 96 [1966] 237) meint, daß im Interesse einer prophylaktischen Dialyse der Rest-N bei akuter Anurie nach Möglichkeit nicht über 120–150 mg ansteigen sollte. Andererseits bestimmen klinische Kriterien (Grad der Azidose, Atmung, Kreislauf, Zustand des Sensoriums) die Indikation zum Dialysebeginn. Der einzige Faktor, der optimale Therapiebedingungen garantiert, ist der frühzeitige Einsatz der Dialyse, noch bevor der *Allgemeinzustand des Patienten* durch eine Urämie oder deren Komplikationen weitgehend geschädigt wird.

Praktisches Vorgehen

Vorbereitung des Patienten

Aus eigener Erfahrung wissen wir, wie wichtig es ist, daß der Patient sorgfältig über die durchzuführende Therapie orientiert wird, damit er sich positiv dazu einstellt.

Peritonealdialyse

Sedativa oder Analgetika vor Einführen des Katheters erleichtern diesen ersten Schritt (**Librium®, Largactil®, Megaphen®**).

Die Blase muß entleert sein.

Patient ist in Rückenlage.

Rasur der Bauchdecken, steriles Abdecken und Desinfektion.

Lokalanästhesie an der Inzisionsstelle inkl. Peritoneum! Dabei geht man im oberen Drittel der Linie Nabel-Symphyse, median oder leicht paramedian ein (gefäßarm, Patient kann sich bequemer mobil halten).

Kleine Stich-Inzision der Haut, so daß der „Trocath" knapp durchgeht.

Unter Husten oder Pressen wird der „Trocath" durch die Bauchdecken vorgetrieben. Die Spitze wird zum os pubis gerichtet.

Nach dem Durchstoßen des Peritoneums hält man das Stilett, das sich im Katheter befindet und mit seiner geschliffenen Spitze den Weg gebohrt hat, fest und schiebt den Katheter allein weiter vor. Mit etwas Geduld, wird er hin- und herbewegt, bis er möglichst tief im kleinen Becken eingedrungen ist.

Der Katheter wird mit Heftpflaster fixiert.

Anschluß des Verbindungsstückes zwischen Katheter und Schlauch der Dialyse-Lösung (in dieses Verbindungsstück ist eine Abklemmvorrichtung eingebaut, es garantiert gleichzeitig eine ideale Führung des Schlauchsystems waagrecht unter der Decke).

Anschluß des extralangen Schlauches des aufgehängten und auf ca. 40° vorgewärmten Dialyse-Beutels.

Die 2 Liter Lösung sollen innerhalb 10–20 Min. in die Bauchhöhle einlaufen.

Nach einer Verweildauer von 10–30 Min. wird der Dialyse-Lösungs-Beutel vom Ständer auf die unter dem Bett liegende Federwaage gelegt. An der Federwaage kann die zurückgeflossene Menge der Dialyseflüssigkeit direkt abgelesen werden.

Nach vollständigem Rückfluß (und wenn erwünscht, nach Rückfluß einer genügend großen überschießenden Rückflußmenge) wird am Verbindungsstück der nächste aufgehängte Dialyselösungs-Sack angeschlossen. Der Rückfluß sollte nach 20–30 Min. beendet sein.

Die Dauer einer ganzen Dialyse beträgt im Durchschnitt ca. 12–30 Std. Ein einzelner Wechsel sollte mindestens 1 Std. und höchstens 2 Std. betragen. Somit braucht man pro Dialyse ca. 30–40 Liter Flüssigkeit.

Sind mehrere Dialysen nötig oder muß mit einer chronischen Dialyse gerechnet werden, versucht man, die Dialyse auf 3 × wöchentlich über ca. 9–12 Std. zu reduzieren. Das Vorgehen richtet sich vor allem nach Grad der Nierenleistung (Flüssigkeitsretention, Harnstoff und Kreatinin im Serum).

Verschiedene Autoren empfehlen, daß am Schluß der Dialyse der Katheter entfernt werden soll und für weitere Dialysen immer ein neuer implantiert werden soll. *Wir belassen ihn so lange wie möglich.* Bei einem längeren Unterbruch verschließt man das kleine Zwischenstück mit einer Klemme oder steriler Gummikappe, legt es mit einem sterilen Tuch um den Katheter und fixiert mit Heftpflaster vor der Bauchwand. Vorher aber führen wir ein Antibiotikum, welches im Schlauch liegen bleibt, ein.

Peritonealdialyse

Nimmt man den Katheter heraus, so wird die Inzisionsstelle mit einer Hautklammer verschlossen.

Die Dialyse-Lösungen enthalten folgende Zusätze:

Liquemin®: Im 1. Beutel 1 ml, in den folgenden nur bei Fibringerinnsel oder bei hämorrhagischen Dialyse-Lösung je 0,1 ml pro Beutel.

Reverin®: In die ersten 5 Beutel je $^1/_3$ Amp. (90 mg). Weitere Antibiotikazusätze erst, wenn anhand einer bakteriellen Kontrolle (Keimzählung) ein wesentlicher Infekt festgestellt ist.

Kaliumchlorid: Stellt sich ein tiefer oder normaler Serumkalium-Wert ein, wird Kaliumchlorid (2–4 m val/l) zugesetzt.

Kontrollen: Ein genaues Kontrollblatt ist zu führen mit Flüssigkeitsbilanzen, Gewicht vor und nach Dialyse, Zusätze und Zeitpunkte der Wechsel, Blutdruck, Puls, Temperatur und andere Beobachtungen (z. B. Bauchumfang).

Blutkontrollen: Vor und nach Dialyse, Hb, Gesamteiweiß, Harnstoff, Natrium, Kalium, Chlorid, Astrup (oder Alkalireserve), Serumkreatinin.

Alle 12 Stunden: Serumkalium, Blutzucker (besonders bei Glukosezusätzen, 50% der Glukose werden resorbiert).

Übrige Maßnahmen: Gute physische und psychische Betreuung des Patienten ist unerläßlich. Der Kranke soll möglichst mobil gehalten werden. Wir halten es so, daß nach ca. 6–10 Std. ein kurzer Unterbruch der Dialyse gemacht wird, damit der Patient aufstehen kann, einige Schritte herumgeht, Wasser löst und evtl. am Tisch ißt.

Diät: Diät insofern, als man die Eiweißzufuhr einschränkt (30–40 g/die), kaliumfreie und salzarme Kost (d.h. 2 g) verabreicht. Daneben aber wird man sich mit einer *kalorienreichen* Wunschkost dem Patienten anpassen, z.B. fleischfreie Kost (vegetarische Kost) mit einem Ei/die (ungefähr 30 g Eiweiß). Dazwischen kann man die besonders kalorienreichen *Urämiepralinen* verabreichen: (100 g Butter, 100 g Puderzucker, 50 g Schokoladenpulver, umrühren, schwingen und tiefkülen, dann die Dragées abstechen, macht zusammen 1475 Kalorien. Die Pralinés müssen eiskalt aus dem Kühlschrank gegessen werden). Leiden die Patienten an Appetitlosigkeit oder Magen-Darm-Beschwerden mit Brechreiz, muß man eventuell an eine Sondenernährung denken. In Frage kommt dann noch der Kavakatheter mit Infusionen von 20–40%iger Glukoselösung.

Flüssigkeit: Soll zwischen den Dialysen eingeschränkt sein. Als Regel gilt 300–500 ml plus ausgeschiedene Flüssigkeitsmenge pro 24 Std.

Medikamente: Behandlung der Hypertonie, Infekte etc. Die Medikamente sind entsprechend der Nierenfunktion einzuschränken (während der Dialyse werden aber die Medikamente rascher ausgeschieden).

Komplikationen und Nachteile

Rasche *Verschlechterung des Allgemeinzustandes* unter der Dialyse ist ein deletäres Zeichen (irreversible Schädigung durch Urämie, starke Belastung durch die Dialyse, Eiweißverlust etc.). Ein junger Patient mit schwerer toxischer Anurie (Schlafmittel-Intoxikation) ertrug die Dialyse aus *emotionellen Faktoren* nicht, er riß den Katheter heraus.

Eiweißverlust: Er ist unter der Peritonealdialyse beträchtlich und nimmt im Verlaufe der Dialysen zu (10–50 g/24 Std.).

Heftige *Schmerzen* können besonders beim Einfließen der Spüllösung die Durchführung der Behandlung beeinträchtigen (besonders bei psychisch inkonstanten Patienten). Sie sind bedingt durch Distension der Bauchdecken, intestinale Spasmen bzw. retroperitoneale Reflexe auf Grund der Katheterposition und physikalisch-chemische Irritation durch die verwendete Flüssigkeit. Diese Beschwerden lassen sich meist, wenn nicht spontan, so durch Anästhetika (5–10 mg 1%- oder 2%iges Procain für die Dialyse-Lösung) beheben, evtl. kann man weniger Flüssigkeit einlaufen lassen oder man muß den Katheter neu plazieren.

Komplikationen

Mechanisch:

Perforation eines intraabdominellen Organs wurden beschrieben (Aorta, Darm, Blase und Leber) und sollen vor allem bei intestinalen Verwachsungen häufiger sein.

Hämorrhagien sahen wir keine, außer einer gelegentlichen, vorübergehenden leichten hämorrhagischen Anfärbung des Dialysates.

Ein- und Ausflußbehinderungen: Bedingt durch Gerinnsel im Schlauch oder Katheter oder durch ungünstige Lage des Katheters. Lagewechsel des Patienten selber oder des Katheters, vorsichtiges Spülen oder Neuimplantation können diese Übel leicht beheben. Bei definitiver Katheterposition (vollständiger und rascher Rückfluß) schneiden wir das zu lange Katheterende bis auf ca. 3 cm über der Inzisionsstelle zurück (bessere Manipulation, Beweglichkeit des Patienten etc.).

Durchsickern von Flüssigkeit mit Bauchdecken- und Skrotalödemen sahen wir seit der Einführung des „Trocath" nicht mehr.

Metabolisch:

Hypovolämie bei stark hyperosmotischen Lösungen. Diese Komplikation kann vermieden werden durch Kontrolle der Flüssigkeitsbilanz und des Blutdruckes.

Hypervolämie mit nachfolgendem Lungenödem: Versucht man durch Erreichen einer negativen Flüssigkeitsbilanz mit hyperosmolarer Dialyse-Lösung zu korrigieren. GUTMAN (Lancet 1967/I, 295) beschreibt reaktive Hypoglykämien nach stark hyperosmolaren Glukosedialysen (Blutzuckerkontrollen während und nach Dialyse!).

Elektrolyt-Störungen: Kontrolle der Elektrolyte wie oben angegeben.

Unmöglichkeit, das Laktat zu metabolisieren. BURNS u. Mitarb. berichten von 2 Fällen mit schwerer Leberkrankheit, die das Laktat (Dialyselösung) nicht zu Bicarbonat metabolisieren konnten und somit die Azidose nicht korrigierten. Behandlung mit i.v. Bicarbonat und/oder Dialyse-Lösung, die Acetat anstatt Laktat enthält.

Eiweißverlust: Bei starker Hypoproteinämie mit Ödemen evtl. Bluttransfusionen und Plasmainfusionen.

Entzündlich:

Eine reine Irritation, verursacht durch den Katheter, kommt häufig vor. Klinische Manifestation von Temperatur, Ileus und Peritonitis zeigen nicht unbedingt eine

interstitielle Nephritis

bakterielle Kontamination an. In einem solchen Fall sind aber immer Kulturen (Keimzählungen) vorzunehmen. Handelt es sich tatsächlich um eine bakterielle Peritonitis, führt man eine gut funktionierende Dialyse weiter und behandelt unter Beigabe entsprechender Antibiotika. Auch Ileuserscheinungen behandelt man am besten durch Weiterführung der Dialyse.

Akute und chronische interstitielle Nephritis

Die *akute* Form wird gleich behandelt wie die akute Glomerulonephritis (s. S. 302).

Die Pathogenese der chronisch interstitiellen Nephritis (heute das häufigste Nierenleiden) ist gegenwärtig noch ziemlich umstritten. Wir selbst sind der Auffassung, daß drei Formen unterschieden werden können:

a) *die hämatogene Form* (durch Kokken oder Viren),

b) *die aufsteigende Form* (häufigste Pyelonephritisform v.a. bei Frauen),

c) *die toxische oder evtl. allergische Form* (am häufigsten durch *Phenacetinabusus*, siehe S. Moeschlin: Klinik und Therapie der Vergiftungen, 5. Aufl. [1972], S. 302–314, G. Thieme-Verlag, Stuttgart).

Je nach der Genese wird auch die Kausaltherapie verschieden sein. Wir wollen hier nicht auf die an anderer Stelle von uns und zahlreichen anderen Autoren ausführlich dargestellten Gründe, die für das tatsächliche Bestehen einer eigentlichen „Phenacetinnephritis" sprechen, zurückkommen. Einen der eindrücklichsten Beweise stellen die gehäuften Fälle in der männlichen Belegschaft eines schwedischen Eisenwerkes dar, wo die Arbeiter jahrelang hohe Dosen Phenacetin als Stimulans einnahmen.

Therapie

Kausaltherapie wenn möglich: z. B. *Phenacetinabstinenz*! Ein wesentlicher Faktor ist in allen Fällen mit evtl. *pyelitischer Beteiligung* eine langdauernde *antibiotische Behandlung*. Hier sind vor allem kurzdauernde Stöße von 5–6 Tagen in Zweierkombination, je nach dem Ausfall der Resistenzprüfung, mit nachherigem Wechsel der Mittel angezeigt. Siehe im Kapitel Pyelitis, S. 322. *Cave hohe Dosen* bei schlechter Nierenfunktion! eventuell $^1/_3$ Dosis, da sonst toxischer Blutspiegel und Leberschädigung (SA, *Tetracycline*) oder Akustikus und Vestibularis bei *Streptomycin*! Wichtig auch für das *Gentamicin*. – Bei den *Tetracyclinen* kann es auch zu einer Verstärkung der Azotämie kommen. Vorsicht mit *Bactrim*! siehe S. 322.

Eiweißarme Diät: Tägl. 40 g mit reichlich Fett und Kohlenhydraten, 1500–2000 Kalorien.

Infusionstherapie: 1–2 Liter *Lävulose* (5–10%) i.v. tägl. (Urinmenge nicht unter 2000 ml).

Elektrolytkorrektur: Je nach dem Verhalten des Na, K, Ca. Bei Hyperphosphatämie u. U. *Aluminiumhydroxyd* (**Alucol**® [Wander], oder **Neutralon**® [Asche] oder **Aludrox**® [Asche]).

Alkalitherapie: Näheres siehe Azidose, Elektrolytkapitel, S. 70. Oral sind bei Azidose 1–2 g *Na-bikarbonat* oder das oft besser vertragene *Na-zitrat* günstig.

Bluttransfusionen: 200 ml 1–2 × wöchentlich, bis Hb 8–9 g%.

In schwersten Fällen: *Künstliche Niere*, oder *Peritonealdialyse* 3–6 × (doch nur, wenn Streckenprognose günstig ist s. o., nicht in terminalen Fällen).

NaCl: Hier keine stärkere Einschränkung, da sonst oft die Diurese zurückgeht, d. h. 4–6 g gestattet; bei der „salt loosing nephritis" bis 20 g. Evtl. Na-Kontrolle im Urin!

Spezielle Formen der Nierenschädigung

Schockniere: Hier kommt es wegen der schlechten Durchblutung und O_2-Versorgung vor allem zu einer schweren tubulären Schädigung, die u. U. reversibel ist (siehe auch Schocktherapie, S. 149). Wichtig scheinen hier neben den schon bei der akuten Insuffizienz erwähnten Grundsätzen vor allem noch die folgenden Momente zu sein:

1. *Bekämpfung der schweren Hypotonie*: Vasopressoren, bis systolischer Druck um 100 mm. (Siehe unter Schocktherapie, S. 153.) α-Stimulatoren möglichst vermeiden, da sie die Nierendurchblutung herabsetzen. Günstig wirkt auch **Macrodex®**, das die Nierendurchblutung verbessert.

2. *Künstliche Niere*: Diese sollte unbedingt angewendet werden, sobald der Rest-N gegen 200 mg% ansteigt. Gerade in solchen Fällen kann dadurch die gefährliche Phase der ersten 1–3 Wochen überbrückt und dem Patienten das Leben gerettet werden.

Akute toxische Nephrose (Hg, Amanita, Tetrachlorkohlenstoff) siehe in unserer Monographie über Vergiftungen, 5. Auflage, S. 239.

Zystenniere: Hat eine schlechte Prognose. Meistens ist gleichzeitig auch die Leber mitbeteiligt. Eine operative Entfernung der einen Niere soll auf jeden Fall vermieden werden, da fast immer beide Nieren befallen sind. Eine gewisse palliative Besserung kann man manchmal durch vorsichtiges wiederholtes Punktieren der Nieren und Absaugen des Inhaltes mehrerer Zysten erreichen (mit einer langen feinen Nadel von dorsal her). Evtl. operative Freilegung und Punktion der Zysten.

Genuine Nephrosklerose: d. h. essentielle Hypertonie mit sekundärer Nierenschädigung durch Sklerose der Nierenarteriolen. Das Wichtigste ist die Prophylaxe, d. h. die frühzeitige Behandlung der Hypertonie, bevor sie in den malignen Hochdruck übergegangen ist, was heute durch die modernen Hypotensiva eigentlich regelmäßig vermieden werden kann, siehe Hypertoniekapitel, S. 167. Liegt bereits eine chronische Niereninsuffizienz vor, so richtet man sich nach den im Abschnitt „Chronische Niereninsuffizienz" gegebenen Richtlinien.

Herdnephritis

Die Herdnephritis wird z. T. sehr verschieden definiert. Wir verstehen darunter diejenigen Formen, bei denen es nach oder während eines Infektes zu einer herdförmigen Nephritis mit vorwiegender Beteiligung der Glomeruli, ohne wesentliche tubuläre Schädigung (Fehlen einer Harnstoffretention oder Blutdrucksteigerung) kommt. Klinisch äußert sich das Bild meistens in einer mäßigen mikroskopischen Hämaturie und mäßig positiven Eiweißreaktion im Urin. Doch bestehen von diesen prognostisch günstigen Formen bis zu den ernster zu nehmenden übrigen Nephritiden fließende Übergänge.

Therapie

Sanierung der Herdinfekte (Näheres siehe bei akuter Nephritis). Ist sicher eine der wichtigsten Maßnahmen.

Antibiotikaabschirmung: Bei jedem möglichen Streptokokkeninfekt, z. B. bei einer interkurrenten Pharyngitis, bei Zahnextraktionen usw. Besonders wichtig ist diese Maßnahme bei allen Patienten mit hohem Antistreptolysintiter, und hier empfiehlt sich evtl. bei einem aktiven Nierenprozeß sogar eine Dauerabschirmung (siehe Polyarthritis rheumatica, S. 373).

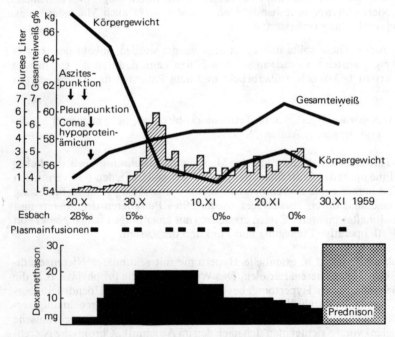

Abb. 79. *Nephrotisches Syndrom* (W. G., 29jähr. Frau, KG 94664/59): Die Diurese setzt erst nach Erhöhung der *Dexamethasondosis* auf 20 mg schlagartig und massiv ein. Dadurch sinkt das Körpergewicht, die anfänglich bedeutende Albuminurie verschwindet, und das Gesamteiweiß im Serum normalisiert sich.

Periodische Kontrolle der Nierenfunktion: z. B. alle 2–3 Jahre mit Clearance-Untersuchungen usw., um bei Insuffizienzerscheinungen entsprechend vorgehen zu können (siehe chronische Nephritis). Bei guter Nierenfunktion ist eine leichte mikroskopische Hämaturie und eine leichte Albuminurie meistens harmlos, und man sollte solche Patienten auf keinen Fall neurotisieren. Sport und körperliche Betätigung sind in den letzten Fällen ohne weiteres gestattet.

Keine salzarme Diät. Keine Einschränkung der Eiweißmenge.

Akute membranöse Glomerulonephritis (Nephrotisches Syndrom, Lipoidnephrose)

Die Ursache ist heute noch nicht geklärt. Analoge Bilder können toxisch durch Hg, Bi usw., diabetische Glomerulosklerose, Amyloidose, Nierenvenenthrombose, Lupus erythematodes diss., akute Glomerulonephritis u. a. Affektionen hervorgerufen werden. In einigen Fällen dürfte auch hier eine Sensibilisierung durch Streptokokken mit der Bildung von Autoimmunkörpern vorliegen. Meistens ist die Harnstoffclearance anfänglich nicht gestört, in den späteren Phasen ist sie aber häufig pathologisch verändert. Die Therapie hat durch Einführung der Kortikosteroide große Fortschritte gemacht. Die Dauerprognose bleibt aber in zahlreichen Fällen ernst. Sicherung der Diagnose: *Nierenbiopsie!*

Therapie

1. *Kortikosteroide*: Beim Erwachsenen zeigen nach unseren Erfahrungen ein Drittel der Fälle gute, ein Drittel partielle Remissionen, und ein weiteres Drittel verhält sich refraktär. Der Wirkungsmechanismus dieser *Cortisonpräparate* bei der Nephrose ist noch nicht geklärt, dürfte aber z. T. auf der Verminderung der Antikörperbildung beruhen. Der therapeutische Effekt wird evtl. durch Kombination mit der *IST*-Behandlung verstärkt (**Imurel®**, **Endoxan®**).

    a) *Sehr schwere Fälle*: Hier ist nach REUBI das ACTH unbedingt überlegen.

    Dosierung: i.v. als Tropfinfusion tägl. 60–80 E während 10–15 Tagen. Die Wirkung setzt gewöhnlich erst nach 8 Tagen ein, und es kommt zu einer Diurese mit Schwinden der Ödeme und der Proteinurie. Nach 14 Tagen stellt man auf jeden Fall auf *Prednison* um (Dosierung siehe unten). Tritt bei vorher negativem Effekt auch nach weiteren 10 Tagen keine Besserung ein, so haben die *Kortikosteroide* keinen Sinn mehr.

    Im diuretischen Schub kommt es häufig zu einem plötzlichen Abfall des Kaliums im Blut; Kontrolle des *Serumkaliums*. Bei starker Diurese prophylaktisch zusätzlich Kalium verabreichen, 1 bis 1,5 g tägl. (z. B. **Kalium Hausmann®**, **Kaliglutol®** [Streuli], **Kalinor®** [Nordmark]). Die *Kortikosteroide* verstärken diese evtl. Hypokaliämie noch.

    b) *Mittlere und leichtere Fälle*: Prednison oder Prednisolon. *Anfangsdosis*: bei Erwachsenen und Kindern über 10 Jahren 2 mg/kg. Kinder von 5 bis zehn Jahren 60 mg pro die, Kinder unter 5 Jahren 40 mg pro die. Bei refraktären Fällen bringt

Nephrotisches Syndrom

evtl. eine Dosiserhöhung auf 200 mg pro die (oder *Dexamethason* $^1/_5$, oder *Triamcinolon* $^1/_3$ dieser Dosis) noch eine Besserung.

Beim Auftreten eines Erfolges (Harnflut, Rückgang der Hypoproteinämie) beläßt man die Initialdosis während weiterer 8 Tage, dann reduziert man ganz vorsichtig jede Woche um je 10 mg, bis zu einer Erhaltungsdosis von 40 mg pro die. *Tritt dabei kein Rezidiv auf, so kann man anschließend intermittierend weiterfahren, d.h. 3 Tage pro Woche, je nach dem Effekt, 40–60 mg. Die übrigen 4 Tage Pause.* Diese intermittierende Therapie wird längere Zeit durchgeführt und erst zwei Monate nach Abfall der Proteinurie unter tägl. 0,2 g% abgesetzt. Bleibt die Proteinurie bestehen, so fährt man, nach unseren Erfahrungen, am besten mit der *intermittierenden Therapie* fort. Kommt es während der intermittierenden Behandlung zu einem Rückfall, so muß wieder mit der Initialdosis begonnen werden. Wichtig ist die gleichzeitige dauernde Abschirmung. Bei den *steroidabhängigen Fällen* empfiehlt sich zusätzlich die immunsuppressive Therapie.

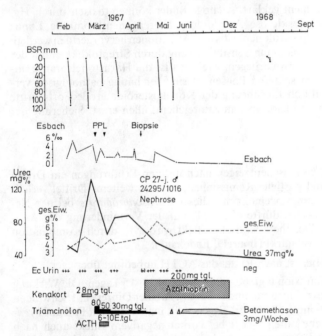

Abb. 80. *Membranöse Glomerulonephritis mit schwerem nephrotischem Syndrom* (C.P., 27jähr. Mann): Unter einer langdauernden Kortikosteroidbehandlung trat keine eigentliche Remission ein. Die Eiweißausscheidung im Urin ging nur unvollkommen zurück. Der Harnstoff blieb dauernd erhöht und das Gesamteiweiß variiert zwischen 4 und 5 g%. Eine zusätzliche Azathioprin-Behandlung, die heute mit 50 mg täglich weitergeführt wird plus 3 mg Betamethason in einer Kombinationsbehandlung, brachte eine nahezu vollkommene Remission, vollkommener Rückgang der Senkung, nur noch Spuren von Eiweiß, Ansteigen des Gesamteiweißes und Abfall des Harnstoffes. Der Patient ist voll arbeitsfähig.

c) *Antimetaboliten*: Da es sich sehr wahrscheinlich um eine *Autoimmunerkrankung* handelt, kann in ausgewählten Fällen auch die Behandlung z. B. mit *Azathioprin*

(**Imurel®**) versucht werden. So sahen wir in zwei auf alle andern Maßnahmen resistenten Fällen einen deutlichen Erfolg. *Dosierung* siehe Spezial-Kapitel, S. 641. Mit dem evtl. vorher verabreichten Kortikosteroid sollte erst ausgeschlichen werden, wenn die immunodepressive Wirkung einsetzt, d. h. nach 1–2 Monaten. Meistens muß man die Behandlung aber als *Dauertherapie* weiterführen. Auch bei der chronischen proliferativen membranösen Glomerulonephritis mit Nephrose sowie den übrigen Formen sind Erfolge gesehen worden, die wir auf Grund eigener Fälle bestätigen können. Siehe Abb. 80. Wahrscheinlich sind die Erfolge mit den verschiedenen Zytostatika (**Endoxan®**, **Leukeran®**) ungefähr gleichwertig. Wesentlicher ist die Auswahl der Fälle, d. h. *man behandle nur diejenigen Patienten, die auf Kortikosteroide ansprechen.*

2. *Abschirmung*: Dauernd tägl. 1 Tabl. *Penicillin* 1 Mio. E (**Stabicillin forte®** in Dtschl. **Beromycin®** [Mega]) oder alle 4 Wochen *Benzathin-Penicillin* 1,2 Mio. E i.m. zur Verhütung von Infekten, vor allem einer Streptokokkenansiedlung im Nasenrachenraum. Bei Penicillin-Allergie *Erythromycin*, 1 g tägl.

3. *Diät*

   a) *Kochsalzarm*: Salzfreie Milch (**Pennac®**), keine Bananen!, salzhaltiges Brot gestattet, im übrigen salzfreie Kost (durch Brot wird 1,5–3 g NaCl zugeführt).

   b) *Eiweißmenge*: Man gibt so viel Eiweiß, daß keine negative Stickstoffbilanz entsteht. Selbst haben wir bei fehlender Rest-N- oder Ureaerhöhung eher noch mehr Eiweiß gegeben, da ja immer eine Hypoproteinämie vorliegt. In solchen Fällen empfiehlt sich vor allem die zusätzliche Gabe von *Quark* und *weißem Fleisch*.

   c) *Kalorienmenge*: Möglichst hoch, um auch dem endogenen Eiweißabbau entgegenzuwirken, d. h. viel Kohlenhydrate in konzentrierter Form (Honig, Malz usw.).

   d) *Gegen die Lipämie*: Wenig tierisches Fett und *Clofibrat* (**Regelan®**) s. S. 157. Hier nur halb so hoch dosieren wegen der Hypalbuminämie, bindet sich an die Albumine.

4. *Flüssigkeitsmenge*: Bei Fehlen von Rest-N- oder Urea-Erhöhung Flüssigkeit möglichst einschränken, d. h. 800–1200 ml tägl. Bei mangelhafter Ureaclearance muß die Menge u. U. etwas erhöht werden.

5. *Diuretika*:

   Aldosteronantagonisten: Da die Aldosteronproduktion hier stark erhöht ist, wirken diese Präparate oft ausgezeichnet, s. Ödemtherapie, S. 98 (**Aldactone-A®**).

   Saluretika, z. B. *Furosemid* **Lasix®** (s. Ödemkapitel, S. 94), vermögen in zahlreichen Fällen die Ödeme zu beeinflussen. Die Dosis muß hier meistens höher angesetzt werden. Intermittierend oder dauernd je 1–2 Tabl. täglich. Es muß hier niedriger dosiert werden, da das Albumin vermindert ist (bindet sich an die Albumine).

   Kontrolle des Kaliums! Gefahr der Hypokaliämie, ggf. Kalium verabreichen, s. o. Gelegentlich kommt es aber bei der Anwendung der Salidiuretika zu einem Harnstoffanstieg, deshalb immer Urea oder Rest-N kontrollieren.

6. *Bekämpfung der Hypoproteinämie*: Bei akutem Abfall des Serumeiweißes (unter 5,0 g%) am besten zusätzliche Plasmainfusionen von 300–400 ml/Inf., evtl. 2–3 × zu wiederholen. Dadurch kann u. U. die Diurese angeregt und auch der gefährlichen Ödembildung (z. B. Hirnödem) günstig entgegengewirkt werden. Alle künstlichen

Eiweißpräparate sind dem normalen Plasma unterlegen. Gut verwendbar ist auch das Trockenplasma (2 Portionen gelöst in 250–300 ml bei 40 °C). Bei gleichzeitiger Anämie gibt man besser Vollbluttransfusionen. Konzentriertes Humanalbumin 1 g/kg pro Woche, im ganzen nicht mehr als 150 g, ist ebenfalls von guter Wirkung, aber wesentlich teurer. Für die übrigen Fälle *genügend orales Eiweiß* (2 g/kg).

7. *Herdsanierung*: s. bei Nephritis, S. 305. Diese Sanierungen sind nicht im akuten Stadium und nur unter einer gleichzeitigen hochdosierten Abschirmung mit *Penicillin* durchzuführen.

8. *Anabole Hormone*: Haben heute keinen Sinn mehr.

Postakute Glomerulonephritis mit nephrotischem Syndrom.

– *Indometazin*: Hier hat sich in den letzten Jahren gezeigt, daß man erstaunlicherweise mit dem *Antirheumatikum Indometazin* (**Amuno**®, **Indocid**® [MSD]) sehr schöne Palliativ-Erfolge erzielen kann. [E. Renner und E. Held: Therapie der Glomerulonephritis mit Indometazin. Arzneim. Forsch. 21, (1971), 1894]. *Dosierung*: 100 bis 150 mg p.o. oder 200 mg rektal/Tag. Es sollen nach Renner 40–50% der Fälle ansprechen.

– *Steroide* und *IST*: Haben in der Regel beim Erwachsenen keinen Sinn, können aber versucht werden.

Im Gegensatz zu dieser histologisch *verifizierten Form* zeigen die *lobuläre Verlaufsform* und die *perimembranöse Glomerulonephritis* (beide mit schwererem nephrotischem Syndrom) kein Ansprechen auf *Indometazin*.

Zystopyelitis

Die akuten Zystopyelitiden beim Kleinkind (vor allem Mädchen) und bei Frauen sind heute relativ einfach zu behandeln. Bei jungen Männern ist eine Zystopyelitis beim Fehlen von Mißbildungen immer auf eine Nierentuberkulose verdächtig; seltener liegt hier eine Infektion durch perverse Manipulationen vor. Ein schwieriges Problem bilden dagegen immer noch die Pyelitiden, vor allem beim Vorliegen einer Harnstauung (Prostatahypertrophie, Mißbildung der Ureteren) sowie bei den übrigen Anomalien der Harnwege. Hier kommt es allmählich zu einer oft völligen Resistenzentwicklung der Keime gegen die heute vorhandenen Antibiotika.

Prophylaxe: *Vermeiden des Katheterismus zur Entnahme einer Urinprobe!* Mittelstrahlurin nach sorgfältiger Reinigung genügt bei Frauen. Durch den Katheter kommt es häufig auch bei größter Vorsicht zur Einschleppung von evtl. resistenten Keimen in die Blase! Die Blasenpunktion bleibt für unklare Fälle reserviert.

Bakterien: Am häufigsten E. Coli (ca. 50%), Enterokokken 20%, Proteus 15–18%, Pseudomonas (je nach Spital) 5–10%, Aerobacter aerogenes 4–5%, selten andere Erreger.

Keimzahlbestimmung: Für kleinere Spitäler die Objektträgermethode (**Uricult**® [Haury]). Mehr als 100000 Keime/ml Urin sind pathologisch.

Akute, unkomplizierte Pyelonephritis

Am häufigsten handelt es sich um Kolistämme. Vorsichtshalber sollte vor allem bei Rezidiven besser eine Resistenzprüfung durchgeführt werden.

1. *Antibiotika: Immer in einer Zweier-Kombination.*

   Sulfonamide: Im allgemeinen reagieren diese Fälle sehr gut auf Sulfonamide (**Dosulfin®, Orisul®, Madribon®** usw.). Dosierung siehe im Sulfonamidkapitel, S. 487.

   Ampicillin: Am besten kombiniert man gleich von Anfang an mit Ampicillin 1,5 g tägl. und ändert evtl. später je nach Ausfall der Resistenzprüfung die Kombination. Spezielle Therapie bei anderen Erregern siehe chronische Pyelonephritis.

2. *Reichliche Trinkmenge*: 2–3 Liter pro die (kontraindiziert bei gleichzeitiger Herzinsuffizienz oder schwerer Nierenschädigung).

3. *Wärmetherapie*: Heizkissen oder warme Umschläge auf Blasen- und Nierengegend, warme Bekleidung.

4. *Diät*: Bei alkalischem Urin versuche man durch Umstellung auf Fleisch-, Reis- und Haferkost eine Ansäuerung zu erreichen. Sonst zusätzliche Ansäuerung, siehe chronische Pyelonephritis. Most, Bier, Weißwein und kalte Getränke sollten vermieden werden.

5. *Schmerzmittel*: Gegen starke Tenesmen und die Pollakisurie wirken günstig Suppositorien, kombiniert mit *Belladonna* 0,03–0,05 g und *Papaverin* 0,02–0,05 g, z. B. 2–3 × 1 Suppositorium tägl. Gut wirken auch: **Baralgin®** [Hoechst] und **Parasulfol®** [Agpharm]-Suppositorien.

   Bei sehr heftigen Schmerzen: *Belladonna* 0,03 g *Opium* 0,01–0,03 g (Suppositorien), S. 1–2 × 1 Suppositorium pro die.

Chronische rezidivierende Pyelonephritis

Leider sieht man trotz den großen Fortschritten der Chemotherapie auch heute immer wieder Fälle, die schließlich auf alle Antibiotika resistent werden. Trotzdem empfiehlt es sich auch in diesen Fällen, eine kontinuierliche Behandlung mit periodischem Wechsel einer Zweier-Kombination durchzuführen. *Chloramphenicol darf (aplastische Anämien) heute gerade bei diesen immer wieder rezidivierenden Fällen nicht mehr verwendet werden!* Thioamphenicol (**Urfamycin®**), macht dagegen keine aplastische Anämie, soll aber bei Nierenstörungen nie zu lange und zu hoch dosiert werden, da es Thrombozytopenien und Leukopenien auslösen kann (siehe: S. Moeschlin, Z. Novotny, F. Koller, P. Ruefli: Schweiz med. Wschr. (1973), im Druck).

1. *Genaue urologische Abklärung*, ob evtl. Mißbildungen oder ein Abflußhindernis in den Harnwegen oder eine Steinbildung vorliegen, und je nachdem dann evtl. eine gezielte, kausale Therapie.

2. *Genaue bakteriologische kulturelle Untersuchung* mit Resistenzprüfung.

3. *Antibiotika*: Bei chronischen Fällen sollte immer sofort eine Zweierkombination angewandt werden, die dann nach Eintreffen der Resistenzprüfung entsprechend abgeändert werden kann.

Pyelonephritis

a) *Beginn mit Ampicillin* plus *Streptomycin* (z. B. **Streptothenat**®). *Ampicillin* 1,5 g p.o. plus **Strepthothenat**® 1 g i.m. tägl. für 5 Tage, hierbei sollte der Urin alkalisch sein (pH ca. 8,0), z. B. mit Na_2HPO_4, da die *Streptomycinwirkung* bei saurem Urin weitgehend aufgehoben wird. Ist die Clearance gestört, so darf kein *Streptomycin* verabreicht werden (neurotoxisch). Dann Wechsel auf:

b) *Ampicillin* 1,5 g p.o. plus *Nitrofurantoin* = **Furadantin**® [Boehringer] nicht über 100 mg, d. h. 1,5 mg/kg Körpergewicht tägl. (nach den Mahlzeiten!, da sonst Nausea und Appetitlosigkeit). Zeigt vor allem auch eine gute Wirkung bei *Proteus*. Wenn gut vertragen, 8–14 Tage. Diese Kombination wirkt auch auf resistente Kolistämme ausgezeichnet. Als Dauerprophylaxe tägl. 50 mg. Die Nitrofurantoinwirkung ist unabhängig vom pH des Urins! Bei schlechter Nierenfunktion auf evtl. *Polyneuritis* achten.

c) *Tetracyclinderivat*, z. B. **Vibramycin**® 1 Drag. plus *Sulfonamid* (**Dosulfin**®, **Madribon**®, **Orisul**®) für weitere 5 Tage, mit Ansäuerung des Urins (pH 5,5), z. B. mit NaH_2PO_4. Bei gestörter Nierenfunktion müssen die *Tetracycline* evtl. niedriger dosiert werden, da es durch den gesteigerten Stickstoffanfall zur Azotämie kommen kann (Rest-N kontrollieren!).

d) *Nalidixinsäure*: (**Negram**®, in Dtschl. **Nogram**®): Heute eines der wesentlichsten wirksamen oral verabreichbaren Präparate für die häufig gramnegativen Erreger der Pyelonephritiden. Wird in hoher Konzentration im Urin ausgeschieden. *Dosierung*: Täglich 4 × 1 g p.o. (alle 6 Stunden!) Kinder: 60 mg/kg. *Nicht wirksam bei Pyocyaneus* (Pseudomonas aeruginosa)! – Sollte immer mit *Ampicillin* oder einem *Sulfonamid* oder einem der andern Antibiotika kombiniert werden.

e) **Bactrim**® [Roche] oder **Eusaprim**® [Wellcome]: Eine Kombination eines *Sulfonamids* mit *Trimethoprim*. *Dosierung*: 2 × 2 Kaps. tägl. Eignet sich vor allem für damit noch nicht behandelte Fälle als *Anfangstherapie* und bis das Biogramm eintrifft. Ferner für die *Langzeitbehandlung*. Leider kommt es auch hier allmählich zu einer Resistenzentwicklung (vor allem in Spitälern, weniger zu Hause). Gelegentliche Hautexantheme, selten Thrombozytopenien und Agranulozytosen. – *Vorsichtsmaßnahme*: Bactrim darf bei einem Kreatinin von über *2 mg/100 ml* nicht verabreicht werden, da es in 16 Fällen zu einer starken Verschlechterung der Nierenfunktion kam (wahrscheinlich durch die Sulfonamid-Komponente!). Diese war in 13 Fällen aber reversibel. (Siehe St. Kalowski u. Mitarbeiter: Lancet 1973 I, 394–397). Also bei gestörter Nierenfunktion immer zuerst den Kreatinin-Wert abwarten.

Nach Eintreffen des *Biogramms* gezielte Therapie:

Aerobacter aerogenes: *Gentamicin* (**Garamycin**®, **Refobacin**®); neuerdings wird auch *Carindacillin* (**Geopen**® [Pfizer]) empfohlen, ein orales *Carbenicillin*.

Coli: *Sulfonamide* plus *Ampicillin* und evtl. *Streptomycin*; bei resistenten Formen *Nitrofurantoin, Gentamycin*.

Enterokokken: *Cephalosporin-Derivate*.

Spezifische Behandlung: Folgende Erreger verlangen *eine spezifische Behandlung* (aber immer Zweierkombination):

Proteus-Species, Pseudomonas aeruginosa (B. Pyocyaneus): Das Mittel der Wahl ist hier *Gentamicin* (**Garamycin**® [Schering USA], **Refobacin**® [Merck]) 2–3× 80 mg i.m. täglich. *Urin alkalinisieren,* da dann mehrfach stärkere Wirkung. *Vorsicht bei schlechter Nierenfunktion* (Vestibularis!). Näheres siehe Antibiotikakapitel. Eine gute Wirkung zeigen auch *Ampicillin* (**Amblosin**®, **Penbritin**®, **Binotal**®) sowie die *Cephalosporin-Pp.* (**Celospor**®, **Keflin**®, **Keflodin**®, **Keflex**® [Lilly] (letzteres ein orales Pp.!). Neu auch das orale *Carindacillin* **Geopen**®.

Staphylokokken: Oxacillin (**Cryptocillin**®, **Stapenor**®, **Orbenin**®) täglich 4× 1 Tabl. à 500 mg v. d. E. oder die sehr gut wirkenden *Cephalosporin-Derivate* s. o.; bei evtl. Resistenzentwicklung das *Methicillin* (**Celbenin**®, **Cinopenil**®), oder *Novobiocin* (**Albamycin**®).

4. *Ansäuerung:* Bei Fällen mit chronischer Alkalosurie bringt oft die dauernde Ansäuerung eine wesentliche Besserung. Sie kann, wenn die Umstellung der Diät (Fleisch, Reis, Haferkost) nicht genügt, folgendermaßen durchgeführt werden:

Orthophosphorsäureäthylester = **Phosoform**®, 50–100 Tropfen 2× tägl. in einem Glas Wasser, evtl. mit etwas Sirup beim Essen (Strohhalm wegen der Zähne!). Billiger ist:

Acid. phosphor. 1:20, S. 3× 20 Tropfen mit Sirup aa.

Mandelsäure: Eignet sich für die Dauerbehandlung am besten, z. B. als **Magnesium-Mandelat**® [Asta] in Granulaform: kontinuierlich 3× tägl. 1 Eßlöffel nach dem Essen. Doch müssen diese Mittel mit den Antibiotika kombiniert werden. Andere Präparate: *Calcium-phenylglycolicum* (**Calciummandelat**® [Wellcome]).

In *ausgesprochen chronischen Fällen* ist eine Dauerbehandlung zu empfehlen, um die dann meistens vorhandene interstitielle Nephritis ebenfalls zur Abheilung zu bringen. Dies kann evtl. Jahre erfordern wie bei der Tuberkulose.

5. *Spülungen:* Wirken bei schweren Mischinfektionen u. U. günstig. Das zu instillierende Antibiotikum wird je nach der Resistenzprüfung gewählt. Geeignet ist hier auch das *Tyrothricin* in einer 0,05% Lösung.

6. *Einlegen eines Ureterenkatheters:* Bei einseitigen Hydronephrosen kann evtl. hierdurch zusammen mit einer Dauerberieselung mit antibiotischen Lösungen ein günstiger Effekt erzielt werden, doch ist die Prozedur für den Patienten recht beschwerlich.

Prognose: Wesentlich ist die *Langzeitbehandlung* und fortlaufende *Kontrolle* (6 Monate).

Nephrolithiasis

Wenn möglich Untersuchung, um welche Steinbildung es sich handelt. Am häufigsten sind *Phosphatsteine,* dann folgen *Harnsäure-* und *Oxalatsteine.* Bei Phosphatsteinen vergesse man nicht, nach einem evtl. *Hyperparathyreoidismus* zu suchen. Ein intravenöses *Pyelogramm* sollte regelmäßig durchgeführt werden, wenn nötig auch die *Zystoskopie* und eine retrograde Füllung. Vorher evtl. *Isotopen-Renogramm.*

Nephrolithiase

Therapie im Anfall

Vermeiden körperlicher Bewegung: Bettruhe! Auch nach dem Anfall kein Reiten, Skifahren, Radfahren usw., da dadurch oft neue Anfälle ausgelöst werden.

Wärmeapplikation auf die Nierengegend (krampflösend), z.B. in Form von heißen feuchten Packungen.

Schmerzmittel: Die Anfälle sind äußerst schmerzhaft, und man muß zu den stärksten Mitteln greifen. Man versuche aber zuerst ohne *Morphiumderivate* auszukommen.

a) **Baralgin**® [Hoechst]: Hat sich uns sehr gut bewährt. *Dosierung*: 5 ml langsam i.v. Injektionsdauer 2–3 Min., kann nach 4–8 Std. wiederholt werden. Evtl. kann man dann mit Suppositorien weiterfahren. 2–3 Suppositorien tägl. oder 3×1–2 Tabl. tägl. Wenn dieses Mittel zu wenig wirksam ist, greift man zum:

b) *Pethidinum hydrochloricum* (**Dolantin**® [Hoechst], **Alodan**® [Gerot], **Biphenal**® [Heilmittelwerke], 100 mg-Amp.): 50–75–100 mg i.m. zusammen mit $^1/_2$ mg *Atrop. sulfur*. In schweren akuten Fällen können 50 mg *Pethidinum*, aber ohne *Atrop. sulfur.*, verdünnt mit 10%igem Traubenzucker oder *Lävulose* ganz langsam i.v. injiziert werden.

c) *Morphiate*: Hierzu greife man nur dann, wenn alle obigen Mittel versagen. *Dosierung*: *Morphin. hydrochlor.* 0,02 g pro Injektion oder *Dihydromorphinon. hydrochl.* = **Dilaudid**® [Knoll] 0,003g = $1^1/_2$ Ampullen. Oder eines der anderen zahlreichen Derivate. Für das Mitnehmen auf Reisen, Bergtouren usw. eignet sich das weniger stark wirkende:

d) **Spasmalgin**® [Roche]: in Form von Suppositorien, die jeder Nephrolithiasispatient bei solchen Gelegenheiten mit sich führen sollte.

Laxativa oder Einläufe: Regelmäßige Stuhlentleerung ist in diesen Fällen wichtig. Selten kann es auch zu einem paralytischen Ileus kommen.

Abtreibung des Steines:

a) Viel warme *Flüssigkeit per os*, wenn möglich 3 Liter.

b) *Neostigminbromid* = **Prostigmin**® [Roche]: 1 Amp. zu 0,5 mg s.c., wirkt oft sehr gut.

c) *Hypophysenextrakt*: Hinterlappenextrakt **Pituitrin**® [P.D.] 6–8 E s.c.

d) **Baralgin**®: 4×1 Ampulle zu 5 ml tägl. i.v., um der spastischen Komponente entgegenzuwirken.

Steineinklemmung:

a) *Wenn keine Anurie besteht*, kann man zuerst konservativ vorgehen, d.h. wiederholter Abtreibungsversuch und Kontrolle durch Zystoskopie und u.U. Pyelogramm. Evtl. Einführen einer Schlinge durch den Ureterenkatheter und Anlegen eines Gewichtszuges. Operative Entfernung des Steins, wenn nach 2 Wochen alle Maßnahmen erfolglos bleiben.

b) *Steineinklemmung mit Anurie oder gleichzeitig schwerer Infektion*: Wenn hier nach 24 Std. kein Erfolg eintritt, dann Ureterenkatheterismus und Versuch, den Stein zu entfernen oder anzuschlingen. Wenn sich dies nach 24 Std. als erfolglos erweist, dann *Operation*.

Bei gleichzeitigen schweren Blutungen: Koliken mit Blutungen sind immer verdächtig auf ein Hypernephrom oder eine Tuberkulose. Selten handelt es sich um einen Stein bei gleichzeitig vorliegender hämorrhagischer Diathese. In allen Fällen genaue Abklärung, d. h. i.v. und retrogrades Pyelogramm, Kulturen, Tierversuch usw.

Stein plus gleichzeitige Infektion: Kombination der obigen Therapie mit der Pyelitisbehandlung s. oben.

Nach dem Anfall: Immer genaue Abklärung, ob weitere Steine vorhanden sind (Pyelogramm, Zystoskopie und Nierenfunktionsprüfung).

Indikationen zur operativen Behandlung:

a) Ausgußstein oder Stein im Nierenbecken.

b) Einseitige Nierensteine mit schwerer chronischer Zystopyelonephritis und guterhaltener Funktion der anderen Niere.

c) Eingeklemmter Stein, der konservativ nicht abgeht oder für die Passage zu groß ist.

Therapie im Intervall

I. Allgemeine Maßnahmen

1. **Viel Flüssigkeit**, vor allem im Sommer und bei körperlicher Anstrengung.
2. Stark erschütternde Sportarten vermeiden (Reiten, Radfahren, Motorradfahren usw.).
3. Keine kalten Bäder und Duschen, da evtl. Anfall auslösend.
4. Immer **Spasmalgin®**-Suppositorien mitführen, spez. auf Bergtouren, Reisen usw.

II. Spezielle Verhaltungsregeln, je nach Genese der Steine

Erdalkalisteine = Phosphatsteine

Die eigentliche Ursache ist eine starke Phosphaturie, die vor allem bei alkalischem Urin zum Auskristallisieren führt. Wichtig ist die Bekämpfung der Alkalose und eine kalziumarme Diät.

Diät: Flüssigkeitsreich, wenig Gemüse und Früchte, vorwiegende Hafer-, Reis-, Fleisch- und Eierkost.

Magnesiumreiche Kost (Hülsenfrüchte, Hafer, Vollkornbrot)

Verboten: Milch und Käse (Kalzium!).

Erlaubt: Fleisch: gekocht, gedämpft, grilliert; Eierspeisen, Teigwaren, Reis, feine Mehlspeisen wie Brei, Pudding; Rosenkohl, Preiselbeeren. Kleine Zutaten von Obst und Salat mit Zitrone und Öl oder Rahm sind gestattet, wenn der Urin nicht mehr stark alkalisch ist. Keine Fette, reichlich Butter, Rahm, Quark, sowie schwachgewürzte Weichkäse, Tee, Kakao.

Säurezufuhr: Wenn die Umstellung der Diät nicht genügt: *Orthophosphorsäureäthylester* = **Phosoform®**. 50–100 Tropfen der Lösung 2 × tägl. in einem Glas Wasser, evtl. mit etwas Sirup beim Essen, je nach pH des Urins. Billiger ist *Acid. phosphor.* 1 : 20 S. 3 × 20 Tropfen mit Sirup aa. oder **Reducto®**, 2 × tägl. 1 Dragée. Für die Dauerbehandlung eignet sich besser die Mandelsäure, z. B. **Magnesium-Mandelat®** [Asta] in Granulaform, 3 × 1 Eßlöffel nach dem Essen oder **Calciummandelat®** [Wellcome].

Nephrolithiase

Phosphatabfangende Mittel: Aluminiumhydroxyd, z. B. **Alucol**® [Wander], am besten in Pulverform 3 × 2 Kaffeelöffel tägl. vor den Mahlzeiten; reißt im Darm Phosphate an sich. Oder **Neutralon**® [Asche], **Aludrox**® [Asche].

Vagushemmung: Dauernd kleine Dosen von *Belladonnapräparaten*, z. B. **Bellafolin**® [Sandoz]. *Dosierung:* 3 × 15 Tropfen tägl.

Infektbekämpfung (siehe Pyelonephritis).

Calcium-Oxalatsteine

Diät: Vorwiegend Fleischdiät, nicht zuviel Kohlenhydrate, da aus diesen Oxalate synthetisiert werden können. Flüssigkeitsreiche, kalkarme Kost mit Einschränkung aller oxalatreichen Vegetabilien.

Verboten: Alle Substanzen, die reich an Oxalsäure sind. Rettich, Blumenkohl, Radieschen, rote Rüben, Spinat, Schwarzwurzeln, Sellerie, Bohnen, Schnittlauch, Zwiebeln, Rhabarber, Stachelbeeren, Pflaumen, Feigen, Schokolade, Kakao, Zichorie, Kaffee, Wein.
Spärlich erlaubt: Milch, Käse, Quark, Butter, Eier, Gemüse, Kartoffeln, Tomaten.

Bekämpfung der Vagotonie und Hyperazidität: Aluminiumhydroxyd (z. B. **Alucol**®, in Dtschl. **Aludrox**®) 3 × 2 Kaffeelöffel vor jeder Mahlzeit, *Belladonnapräparate* z. B. **Bellafolin**® 2–3 × 15 Tropfen tägl., oder Kombinationspräparate **Contacid comp.**® [Ferrosan]. **Alutan**® [Siegfried] usw.

Versuch einer Auflösung: Magnesiumoxyd 50,0 S. $^1/_2$ Kaffeelöffel 2 × tägl. nach dem Essen während 10 Tagen, dann 10 Tage Pause und so im Turnus weiter. Empfohlen wurde auch das tägliche Trinken einer ausgepreßten Zitrone, der Wirkungsmechanismus und auch der Erfolg dieser Methoden sind aber wohl sehr fraglich.

Uratsteine

Alkalisierende Diät: Damit der Urin möglichst alkalisch wird, da dann die Harnsäure nicht ausfällt. Im Prinzip alkalisierende Kost, mit viel Obst und Gemüse, purinarm, flüssigkeitsreich ($1^1/_2$–2 Liter).

Hemmung der Harnsäure-Synthese: Besonders wesentlich bei der *Gicht* (s. S. 453), ferner bei der *Zytostatika-Therapie* (Kern-Zerfall!). *Allopurinol* (**Zyloprim**®, **Zyloric**® [Wellcome]). Tägl. 200–400 mg, schwere Fälle evtl. 600–(800) mg; Tabl. à 100 mg.

Alkalitherapie: Anfänglich 2 × tägl. 5 g *Natrium citricum* in etwas Wasser, Handelspräparat **Uralyt-U**® [Madaus] in individueller Dosierung bis Urin-pH alkalisch (Lackmuspapier!); später Übergang auf *alkalische Mineralwasser:* Ulricus, Tarasp, Vichy, Fachinger, Wildunger usw., pH-Kontrolle des Urins! Zitrusfrüchte: tägl. 2 Zitronen, 1–2 Grapefruits.

Hyaluronidase: 150–300 E tägl. und Kontrolle, ob der Urin nachher klar wird. Soll sich nach BUTTET (J. Amer. med. Ass. 150 [1952] 196) bei stark trübem Urin und immer wieder rezidivierenden Steinen bewährt haben.

Zystinsteine: Hier ist die Rückresorption des Zystins aufgehoben, daher Ausfall.

Verdacht bei „dichten Steinschatten" im Röntgenbild und hexagonalen Kristallen im Morgenurin. Beweis durch qualitative Zystinprobe.

1. *Alkalisierende Diät* und *Alkalitherapie* s. oben, pH muß 7,4 oder darüber erreichen.
2. *Reduktion des tierischen Eiweißes* (als Träger des Methionins).
3. *Reichlich Flüssigkeit*, speziell am Abend (2 Liter Urin/die!, spez. Gewicht → 1010).
4. *Wenig Kalzium*: Verbot von Milch und Käse.
5. *D-Penicillamin*: z. B. **Metalcaptase®** [Heyl], tägl. 0,5 g p.o. + 50 mg Pyridoxin für eine Woche, dann 4–5 Tage Pause und Wiederholung. Bei Überempfindlichkeit plus 30 mg Prednison, doch nur für kurze Zeit.

Blasenkarzinom

Wenn möglich *Operation*. In inoperablen Fällen vermag evtl. der Spezialist mit *radioaktivem Gold*, ferner mit *Antimetaboliten* einen palliativen Erfolg zu erzielen. Dabei scheint vor allem dem *Methotrexat* eine günstige Wirkung zuzukommen, oder auch der viermaligen (je 1 Woche Abstand) Instillation von je 40–60 mg *Thio-Tepa*. Je nach der Histologie kommt auch eine Hochvolt-Bestrahlung in Frage.

Hydronephrose

Die Hydronephrose ist häufig einseitig. Ist sie beidseitig vorhanden, so ist die Prognose bedeutend schlechter. Oft handelt es sich um eine kongenitale Mißbildung mit Atonie der ableitenden Harnwege oder dann um eine Behinderung des Abflusses durch Nierensteine, evtl. durch entzündliche Strikturen oder durch einen komprimierenden Tumor, seltener durch Narbengewebe nach operativen Eingriffen oder einer Bestrahlung. Nicht so selten ist auch die Kompression durch ein aberrierendes arterielles Nierengefäß. Deshalb ist immer eine genaue Abklärung durch ein Pyelogramm und u. U. eine Arteriographie nötig. Prostatauntersuchung, Restharn-Bestimmung!

Therapie: Je nach Ursache operative Korrektur, vor allem wenn die Hydronephrose einseitig ist, dadurch kann auch eine renale Hypertonie behoben werden, in den übrigen Fällen symptomatische Behandlung der evtl. Pyelonephritis.

Hypernephrom

Maligne, karzinomatöse Entartung, die sich klinisch vor allem durch plötzliche Nierenblutungen oder Kompression des Nierenbeckens äußert. Bricht oft direkt in die venösen Gefäße ein und führt so häufig zu Lungenmetastasen. Klinisch kann es u. U. zu einem langdauernden Fieber und manchmal zu Eosinophilie führen, seltener zu einer Polyglobulie, Varikozele im höheren Alter und Anstieg der alkalischen Phosphatase.

Prostatahyperplasie

Therapie: Die Bestrahlung ist meistens wirkungslos, da dieser Tumor sehr wenig strahlensensibel ist. Zytostatika sind wirkungslos. Wenn möglich Frühoperation. Doch hat evtl. auch eine Spätoperation, sogar wenn Metastasen vorhanden sind, noch einen Sinn, denn diese können sich evtl. zurückbilden oder lassen sich später evtl. auch noch operieren.

Prostatitis

Sehr schmerzhafte, akute Entzündung der Prostata. In chronischen Fällen oft subjektiv wenig Erscheinungen. Als Erreger kommen in erster Linie Gonokokken, dann aber auch Staphylo- und Streptokokken sowie Koli in Frage, evtl. kombiniert mit Tuberkulose. Deshalb auch immer Tbc-Kulturen mit Prostatasekret oder besser mit dem Ejakulat anlegen.

Therapie: Intensive und je nach dem vorliegenden Erreger gezielte Chemotherapie, dazu tägliche Prostatamassage. Nach Abklingen der akuten Erscheinungen Wärmetherapie, z. B. Diathermie.

Prostatitis tuberculosa. Siehe Tuberculose-Kapitel, S. 613.

Prostatahypertrophie

Leichte Fälle ohne Residualharn

a) Wenig Flüssigkeit am Abend.

b) Vermeiden von die Blasenschleimhaut reizenden Substanzen (wie Süßmost, Bier, Weißwein).

c) *Gestagene: Progesteron*, z. B. *Niagestin®* oral oder ein Depotpräparat i.m. wie Gestonoroncaproat (**Depostat®**) 1 × wöchentlich 2 ml (1 Ampulle). Heute sind die *Androgen-Derivate kontraindiziert, da sie evtl. vorhandene Prostata-Karzinomzellen zum Wachstum anregen.*

Mittlere und schwere Fälle

a) *Operative Behandlung:* Wenn bereits ein deutlicher Residualharn oder sogar eine Nierenschädigung oder Infektion vorliegen, ist nach Möglichkeit die operative Behandlung anzustreben. Doch sollte sich die Nierenfunktion und evtl. Superinfektion durch eine längere präoperative Katheterbehandlung wieder weitgehend normalisiert haben. Gegen die postoperative Blutung: *Aminokapronsäure* 10 g tägl. i.v.

b) *Ligatur des Ductus spermaticus:* Zur Verhinderung der sich später fast immer einstellenden aufsteigenden, infektiösen, akuten Epididymitis.

c) *Katheterbehandlung*: Langdauernde Behandlung mit Blasenkatheter, um die Nierenfunktion zu verbessern. Wenn Operationsrisiko zu groß (Herz usw.), u. U. Dauerkatheterbehandlung oder transurethrale Operation.

d) *Bekämpfung des Harnweginfektes*: Siehe Pyelonephritis.

e) *Akute Harnverhaltung*: Katheterismus, noch besser wiederholte Blasenpunktion. Telephonisch kann man bis zum Eintreffen des Arztes heiße Sitzbäder und warme Umschläge empfehlen. Nur langsame Entleerung der überfüllten Blase, da sonst große Gefahr von Blasenblutungen, d. h. erste durch den Katheter abgelassene Urinportion 500, dann weiter alle Stunden 200 ml.

f) *Blutungen*: Immer klinische Behandlung.

Prostatakarzinom

Die operative Behandlung drängt sich bei den fortgeschrittenen Fällen mit Harnverhaltung auf. Meistens kommt es aber im Anschluß an die Operation zur Metastasierung. In fortgeschrittenen Fällen mit bereits vorliegenden Metastasen oder Einwachsen des Tumors in die Umgebung ist es im allgemeinen besser, die Operation zu meiden und nur hormonal zu behandeln.

Diagnose: Diagnostisch und auch zur weiteren Beurteilung des therapeutischen Erfolges ist die Kontrolle der *sauren* Serumphosphatase sehr wichtig. Sie ist in 80% der Fälle deutlich erhöht. Selten führt sie zu schwerer *Fibrinolyse*. Sehr bewährt hat sich uns die schwedische rektale Punktionsmethode, siehe Arbeiten meines Mitarbeiters K. BACHMANN (Schweiz. med. Wschr. 96 [1966] 1225; 99 [1969] 291).

Prognose: Mit der heutigen Steroidbehandlung leben nach 5 Jahren noch 50%, nach 10 Jahren noch 10%. Eine völlige Resistenz sieht man von Anfang an in ca. 5% der Fälle.

Praktisches Vorgehen

1. *Kastration, beidseitige*, wobei man Nebenhoden und Tunika im Skrotum beläßt. Dadurch sinkt der Androgen-Spiegel.

2. *Beidseitige Unterbindung des Ductus spermaticus*, um die aufsteigende Infektion und Epididymitis zu vermeiden.

3. *Hormontherapie mit Östrogenen*: Es empfiehlt sich, mit der i.v. Therapie zu beginnen und dann mit einer oralen Erhaltungsdosis weiterzufahren. Die Erhaltungsdosis richtet sich nach dem Zurückgehen der *Knochenschmerzen* und der *sauren Phosphatase* und muß andauernd weiter verabreicht werden. Die Fälle reagieren sehr unterschiedlich. Meistens entwickelt sich bei zunehmender Entdifferenzierung eine Chemoresistenz. Einzelne Fälle können aber über 15 Jahre arbeitsfähig erhalten werden (ein eigener histologisch und durch Erhöhung der sauren Phosphatase gesicherter Fall eines Arztes über 23 Jahre), häufig aber nur 3–5 Jahre.

Nebenerscheinungen der Östrogentherapie: Verschwinden der Potenz, Gynäko-

Prostatakarzinom

mastie, die Mammae müssen periodisch kontrolliert werden, da sich evtl. ein Mammakarzinom entwickeln kann. Wir halten aber die prophylaktische Mammaamputation nicht für indiziert.

Dosierung und Durchführung

Beginn mit Stilböstroldiphosphat **Honvan**® [Asta]: Zeigt eine ausgezeichnete klinische Wirksamkeit. Ampulle mit 5 ml zu 250 mg. Anfänglich 2 Ampullen, d.h. 500 mg. Bei Resistenz evtl. 1000 mg. In solchen Fällen aber wegen der besseren Verträglichkeit als Tropfinfusion, s. u. Die Besserung ist oft eine dramatische innerhalb von 2–3 Tagen, manchmal aber auch erst nach 2–3 Wochen. So sieht man Fälle mit schwersten Knochenschmerzen, die seit Wochen im Bett immobilisiert sind und welche nach kurzer Behandlung wieder aufstehen können.

Übergang auf eine Erhaltungsdosis: Sehr günstig ist hierfür das *Äthinylöstradiolum* Ph. H., Ph. I. (**Lynoral**®, [Organon] Tabl. à 0,01 und 0,05 mg; **Progynon C**® [Schering] Tabl. à 0,02 mg und **Progynon M**® à 0,2 mg). In der Dosis von $3 \times 0{,}01$ mg bis evtl. total 0,2 mg tägl. Die Erhaltungsdosis soll so hoch angesetzt werden, daß die saure Phosphatase nur leicht erhöht oder normal bleibt und keine stärkeren Knochenschmerzen mehr bestehen. Das Präparat wird oral als Linguette sehr gut resorbiert. Oder *orale* **Honvan**®-Therapie: Tabl. zu 100 mg. In schweren Fällen anfänglich 900–1200 mg tägl. Für die Erhaltungstherapie hat sich uns das *Äthinylöstradiol* besser bewährt, für die initiale Stoßtherapie ist jedoch das *Stilböstroldiphosphat* (**Honvan**®) vorzuziehen. In günstigen Fällen kann man auf monatliche Injektionen i.m. von 80 mg **Estradurin**® übergehen, ein *Polyoestradiol-Phosphat*.

Bei Rezidiven: Hier geht man wieder auf die i.v. Therapie über, erweist sich diese als wirkungslos, so liegt eine Resistenzentwicklung vor, und man versucht nun noch die *Kortikosteroide*.

Kortikosteroide: Diese können bei einer Resistenzentwicklung gegen die *Östrogene* auch versucht werden, evtl. in Kombination mit den *Östrogenen*, wenn diese noch schwach wirksam sind.

Beginnen mit *Prednison* oder *Prednisolon* 1 mg/kg pro die; nach 14 Tagen Übergang auf eine Erhaltungsdosis von $^1/_2$–$^1/_3$ mg/kg pro die; oder: *Dexamethason* $^1/_5$, *Triamcinolon* $^1/_3$ dieser Dosis.

Zytostatika: Bei Auftreten von Resistenz Versuch mit **Endoxan**® 100–200 mg tägl., anfänglich i.v., dann orale ED je nach den Leukozyten-Werten. Diese sollen auf ca. 2000 herabgedrückt werden. Evtl. Kombination mit **Honvan**®, da gewöhnlich noch eine schwache Wirkung vorhanden ist, so daß sich die beiden Medikamente potenzieren können. Neuerdings Kombinationspräparat von chemisch an *Oestradiol* gebundenem *Nor-Stickstofflost* in der galenischen Form eines wasserlöslichen *Phosphats*: **Estracyt**® [Leo]; ergibt möglicherweise gute Resultate, da in dieser Verbindung das Zytostatikum wie das Oestradiol hauptsächlich intrazellulär freigesetzt werden sollen. *Dosierung*: 300 mg i.v. tägl. während 3 Wochen; bei Mißerfolg stop; bei Erfolg Erhaltungstherapie mit 300–450 mg **Estracyt**® $2 \times$ pro Woche.

Evtl. Katheterbehandlung.

Bekämpfung des Harninfektes: s. Zystopyelitis.

Bei hämorrhagischer Diathese durch Fibrinolyse: Sofortige Verabreichung von ε-*Aminokapronsäure*. Dosierung siehe S. 18.

Priapismus

Sehr schmerzhafte Dauererektion, die wochenlang andauern kann. Beruht häufig auf thrombotischen Prozessen in den Corpora cavernosa (septischer, traumatischer, leukämischer Genese), ferner auf Erkrankungen des RM oder ist psychoneurotischer Natur.

Nervöse Form:

Barbiturate zur Sedation, evtl. kombiniert mit *Phenothiazin*.

Diazepam (**Valium**®): 20–40 mg abends plus 1–2 Schlaftabletten.

Thrombotische Form:

Fibrinolyse S. 191 bringt in Frühfällen u. U. einen Erfolg, besser bewährt hat sich die Anwendung von **Arvin**® (proteolytisches Enzym aus einer malayischen Viper), siehe New. Engl. J. Med. 280 (1969) 649.

Evtl. operative Ausräumung der Koagula.

Induratio penis plastica

Kortikosteroidtherapie: z. B. *Prednison* 1 mg/kg, später allmähliche Reduktion.

Enuresis

Die Enuresis fordert vor allem eine Behandlung durch einen guten Psychotherapeuten. Alle Strafmaßnahmen sind streng kontraindiziert. Letzte Flüssigkeit um 16 Uhr. „Trockene" Abendmahlzeit mit wenig Wasser enthaltenden Speisen. Prophylaktisches Aufnehmen oder Wecken um 23 Uhr.

Medikamentös: Hier hat sich vor allem das *Imipramin* (**Tofranil**® [Ciba-Geigy]) ausgezeichnet bewährt. (*Medikament bei Kleinkindern einschließen*, da bei akzidenteller Vergiftung lebensgefährlich!) *Dosierung*: Kinder abends 10–(25) mg vor dem Zubettgehen. Bei Erwachsenen (25)–50 mg. Ein Aufnehmen vor Mitternacht ist dann gewöhnlich nicht mehr nötig.

Kryptorchismus

Die Häufigkeit des Fehlens des Hodendeszensus, d. h. der echte Kryptorchismus, liegt bei normalen Knaben um 2,6% und bei geistesschwachen Knaben um 5,5%. In zwei

Dritteln der Fälle ist nur ein Hoden betroffen. Hiervon ist der Pseudokryptorchismus, d. h. das nur zeitweise Fehlen der Testikel im Skrotum, zu unterscheiden. Bei einer *Anorchie* fehlt der unter der HCG-Behandlung (s. u.) der Retentio testis auftretende Anstieg der Androsteron-Ausscheidung.

Mit der Behandlung des *echten Kryptorchismus* sollte man bis zum 6. Jahre zuwarten. Ist bis dahin der Deszensus ausgeblieben, so gibt man *Choriongonadotropin* am besten als humanes HCG (das aus dem Serum trächtiger Stuten gewonnene Hormon führt evtl. zu frühzeitiger Antikörperbildung). Die hormonale Behandlung hat aber nur für diejenigen Fälle einen Sinn, in denen sich der Hoden im Leistenkanal tasten läßt.

Präparate: **Choragon**® [Ferring] Amp. à 500 IE; **Antex**® und **Gonadex**® [Leo] à 600 IE; **Pregnyl**® [Organon] à 1500 IE. In Dtschl. **Predalon**®, [Organon]; **Primogonyl**® [Schering].

Dosierung: Pro Woche 500–1000 E bis zu einer Totaldosis von 7000–8000 E innerhalb von 3–4 Monaten. Wenn die Kur erfolglos ist, so kann sie nach einem Intervall von 2–3 Monaten wiederholt werden (BOTELHO DE MEDEIROS u. Mitarb.: Rev. ibér. Endocrin. 4 [1957] 331).

Mit dieser Behandlung konnte der Pseudokryptorchismus regelmäßig (52 Fälle) und der echte Kryptorchismus bei 48 von 50 Patienten beseitigt werden. Bei den 2 Versagern bestanden zahlreiche Adhäsionen im Leistenkanal und eine Okklusion des Leistenringes. Diese Therapie hat sich auch uns bei zahlreichen Fällen bewährt. Die operative Behandlung bleibt für jene Fälle reserviert, die auf die obige Therapie nicht ansprechen. Es ist wichtig, daß der Hoden nicht im Leistenkanal verbleibt, da er hier häufig maligne entartet (Seminom!). Bei beidseitigem Fehlen des Deszensus kommt es zu Sterilität. KNORR (Therapiewoche 14 [1964] 583) empfiehlt eine nur sechswöchige Kur (2× wöchentlich 1000–1500 IE) und sofern erfolglos, dann Operation. Das Schema von MEDEIROS scheint uns aber bessere Erfolge zu geben. Oft sahen wir nach 3 Kuren noch einen Deszensus. *Operation* auf alle Fälle vor dem 10. Lebensjahr, da sich der später verlagerte Hoden entwickelt.

Streng kontraindiziert (!) *ist die Behandlung mit Androgenen* (*Methyltestosteron*, **Perandren**® usw.), da es dadurch zu einem frühzeitigen *Verschluß der Epiphysenlinien* und deshalb zu einem Sistieren des Längenwachstums kommen kann (*Zwergwuchs*).

Orchitis

Die Orchitis kann durch die verschiedensten Erreger ausgelöst werden. Am häufigsten durch diejenigen der *Parotitis epidemica*, des *Bang* und *Q-fevers*. Die akute Entzündung ist sehr schmerzhaft.

Therapie: Hochlagerung des Skrotums, Eisblase oder kalte Umschläge, sofortige *Cortisontherapie*, um die Entzündung zu hemmen und spätere Verwachsungen und Sterilität zu vermeiden: *Prednison* zu Beginn 1 mg/kg pro die oder *Dexamethason* ($1/5$ der Dosis) oder *Triamcinolon* ($1/3$ der Dosis) und nach Rückgang der akuten Entzündung langsamer Abbau innerhalb 10–14 Tagen. Die sehr starken Schmerzen können zu Beginn evtl. durch Anästhesie des Samenstranges mit 10 ml einer 1–2%igen *Procain-* = **Novocain**®-Lösung günstig beeinflußt werden. Dazu *Gammaglobulin* 5–10 ml i.m.

(Siehe auch bei Parotitis epidemica, S. 578).

Maligne Tumoren des Hodens

Seminom

Karzinomatöse Entartung des Hodens. Strahlensensibel.

Therapie: Sofortige Orchiektomie mit Röntgennachbestrahlung der ipsolateralen pelvinen Ln. und der bilateralen paraaortalen Ln., gleichgültig ob Lymphangiogramm positiv. Bei Auftreten von Metastasen *Chlorambucil* (**Leukeran**®), Richtdosis: 0,15 mg/kg/die p.o., Mittel der Wahl.

Embryonales Teratom

Sehr bösartige embryonale Mischgeschwulst. Meist strahlenresistent.

Therapie: Orchiektomie + sorgfältige Lymphadenektomie. Nachbestrahlung ergibt keine besseren Resultate.

Zytostatikakur: Dreierkombinations-Therapie wie beim Chorionendotheliom, s. u.; evtl. *Mithramycin* 50 mcg/kg i.v. 3 mal/Woche bis zum Auftreten der ersten tox. Nebenwirkungen, nach Normalisierung Wiederholung.

Chorionepitheliom

Diese klinisch manchmal nur langsam wachsenden Malignome, die von retinierten *Plazentateilen*, aber auch von *Hoden-* oder *Ovarialteratomen* ausgehen können, metastasieren evtl. sehr früh und ausgedehnt. Durch den Nachweis des *choriongonadotropen* Hormons im Urin kann die Diagnose gesichert werden. Solche Tumoren haben einen sehr *hohen Bedarf an Folsäure*. Sie können deshalb mit *Folsäureantagonisten* bei Frauen zum Teil in ihrem Wachstum gehemmt, ja evtl. sogar bis zur völligen Heilung beeinflußt werden.

Die beste Behandlung scheint nach dem heutigen Stand eine Dreierkombinationsbehandlung, die in größeren Serien im Sloan-Kettering Institut in New York entwickelt wurde, zu ergeben: Dabei gibt man tägl.: **Methotrexat**® [Lederle]: 5 mg p.o. und *Chlorambucil* (**Leukeran**®) 10 mg p.o., kombiniert mit *Actinomycin-D* (nur in USA als **Cosmegen**® [Merck, Sharp & Dohme] erhältlich) oder bei uns mit *Actinomycin-C* (**Sanamycin**® [Bayer]) 200 γ i.m. während 21 Tagen. Kontrolle der Leukozyten und Thrombozyten. Sie sahen dabei Remissionen beim *Seminom* in 3 von 3 Fällen; *embryonalen Karzinom* 17/25; *Terato-Karzinom* 11/17; *chorioendotheliales Karzinom* 7/10. d. h. total 38/55 = 69% Erfolge.

Wir setzten bei einer Patientin die Therapie während 29 Tagen fort und führen dann mit einer ED von $^1/_2$ dieser Dosis (Körpergewicht ca. 50 kg) weiter, wobei es zu einer sehr schönen Remission kam. Retroperitoneale Tumoren sprechen schlechter an als Lungenmetastasen. Siehe Abb. 81.

Epididymitis

Bei Männern verhalten sich die Chorionendotheliome gegenüber Folsäure-Antagonisten häufig refraktär!

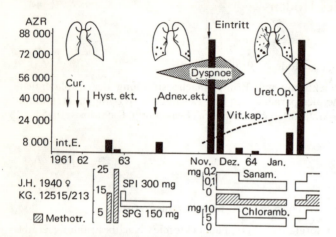

Abb. 81. *Chorionendotheliom* (H.J., 24jähr. Hausfrau, KG 12515/213, 1963/64). Kurettage nach Spontanabort 1961 ergab eine Blasenmole. Trotz Hysterektomie blieb die AZR positiv, Aug. 1962 **Methotrexat**. AZR stieg erneut an, hierauf Mai 1963 Adnexen enfernt, jetzt erstmals Lungenherde. Nov. 1963 Dyspnoe, große Rundschatten. *Klinikaufnahme:* Durch Tripeltherapie mit **Methotrexat,** *Chlorambucil* und *Actinomycin C* erneute Remission von $^1/_2$ Jahr mit weitgehender Rückbildung der Lungenherde und Rückgang des AZR. Doch allmähliche Resistenzentwicklung. Ende Febr. 1964 operative Entfernung einer den Ureter komprimierenden Metastase, wobei die Chemotherapie 14 Tage unterbrochen werden mußte. Hierauf foudroyantes, völlig resistentes Rezidiv, Exitus Ende Mai 1964.

Epididymitis

Wurde früher vor allem durch die Gonorrhöe ausgelöst. Heute häufiger durch eine aufsteigende Infektion bei *Zystitis* (Prostatahypertrophie) oder *metastatisch bei Tuberkulose* und anderen Infektionen. Bei langer Dauer ist jede Epididymitis sehr verdächtig auf eine Tuberkulose. Bei Kindern denke man an die *Hodentorsion*, sofortige *Operation*!

Prophylaxe: Bei der Prostatahypertrophie und auch beim Karzinom sollte prophylaktisch immer die Unterbindung der Samenstränge durchgeführt werden, um eine Aszension zu vermeiden, die hier im Verlaufe der Krankheit sehr häufig auftritt.

Therapie: Abklärung der Ursache, d.h. Untersuchung des Urethral- und Prostatasekretes (Gonorrhöe); Tierversuch mit Urin und Prostatasekret auf Tbc. *Hochlagerung, Eisblase* oder kalte Umschläge.

Antibiotika: Handelt es sich um eine Gonorrhöe dann *Penicillin* 6 Mio. E tägl. Ist der Erreger unbekannt, dann besser ein *Tetracyclinpp.*, z. B. **Achromycin®**: zu Beginn 2 g in den ersten 24 Std., dann weiter 1 g p.o.

Cave Streptomycin, um die Diagnose nicht zu verschleiern (bei Tbc siehe Tbc-Kapitel), wobei hier die Chemotherapie am besten mit der operativen Behandlung kombiniert wird (Epididymektomie). Bei sehr starken Schmerzen *Procainanästhesie*, siehe Orchitis.

Kortikosteroide: Um die Verwachsungen der Samenkanälchen zu vermeiden, kombiniert man die Chemotherapie mit *Prednison* 30–40 mg oder *Dexamethason* $^1/_5$ der Dosis und langsamer Abbau nach Abklingen. So kann eine spätere Sterilität evtl. verhindert werden.

Nach Rückgang der akuten Erscheinungen: *Wärmetherapie* (Kurzwellendiathermie, warme Umschläge), *Suspensorium*.

Nervensystem

Zentrales Nervensystem

Apoplektischer Insult und andere akute zerebrale Zirkulationsstörungen

Sind in der Regel die Folge einer akuten Störung der zerebralen Blutzirkulation durch Arteriosklerose (Thrombose), Blutung oder Embolie. Seltener die Folge eines Tumors oder septischen Prozesses. *Intermittierende Form* siehe S. 339.

Die Differentialdiagnose zwischen Thrombose und Blutung ist außerordentlich schwierig. Deshalb ist die Anwendung von Antikoagulantien nach unseren Erfahrungen nur dann indiziert, wenn eine sichere Embolie vorliegt (*Vorhofflimmern, Mitralstenose, Herzinfarkt* usw.), sonst kann bei Fehldiagnose die evtl. Blutung wesentlich verschlimmert werden. Bei der Embolie Antikoagulation nicht vor 3 Wochen, da sonst Gefahr der Blutung ins Infarktgebiet.

Feststellung der Ätiologie

Blutdruckkontrolle: Ein hoher Druck spricht für eine Blutung.

Lumbalpunktion:

Hämorrhagischer Liquor: Spricht für eine *zerebromeningeale Blutung*, wobei Aneurysmen, Ventrikeldurchbruch und u. U. eine Pachymeningosis haemorrhagica in Frage kommen (Zentrifugat nach 6 Std. leicht, nach 24 Std. deutlich xanthochrom).

Klarer Liquor mit Druckerhöhung: Spricht am ehesten für das Vorliegen einer intrazerebralen Blutung. Die *Xanthochromie* fehlt in den ersten Stunden und tritt erst nach 12–24 Std. auf und verschwindet nach 3–4 Wochen.

Klarer Liquor mit normalem Druck: Spricht eher für Thrombose oder Embolie. *Flüchtige reversible Insulte*: Sie sind immer ein Warnungszeichen und verlangen unbedingt eine arteriographische Abklärung. Häufig (25%) ein Vorzeichen einer Karotis-interna- oder Vertebralis-Stenose, die evtl. operativ angegangen werden kann.

Hauptsymptome der einzelnen Formen

Zerebromeningeale Blutungen:

Subarachnoidalblutung: Hierfür sprechen starker Meningismus, jugendliches Alter des Patienten mit normalem Blutdruck, blutiger Liquor mit stark erhöhtem Druck. Kontrolle durch Arteriographie, sobald die akuten Erscheinungen abgeklungen sind.

Hirninsult

Auf alle Fälle vor Ablauf der zweiten Woche, da nachher Rezidivgefahr am größten, am besten nach Ablauf von 5 Tagen.

Subduralhämatom: Direkt nach einem Schädeltrauma, evtl. nach einem freien Intervall. *Sofortige Operation,* evtl. vorher Arteriographie, Probetrepanation.

Pachymeningosis haemorrhagica interna: Ein chron. Subduralhämatom vor allem bei Äthylikern. Diagnostisch wichtig ist hier das *Elektroenzephalogramm* (nach MUMENTHALER in 90% der Fälle verwertbar).

Epidurales Hämatom: Traumatisch mit od. ohne freies Intervall, durch Ruptur der A. meningea media, auftretende Zeichen der Gehirnkompression.

Zerebrale Blutung: Hierfür sprechen eine vorbestehende oder noch bestehende Hypertonie, plötzliches Auftreten des Insultes, erhöhter Liquordruck, Hypotonie der Extremitäten, ggf. Ventrikeldurchbruch mit blutigem Liquor.

Enzephalomalazien und analoge Bilder:

Arteriosklerotischer Verschluß: Am häufigsten durch Verschluß von Gehirngefäßen, aber auch infolge Befallenseins der Vertebralis – oder Carotis interna. Am häufigsten nachts durch Blutdruckabfall. Cave Angiogramm bei nächtlichen Insulten. Ca. 15% sind durch Thrombosen der *A. vertebralis* oder der *A. basilaris* oder ihrer Äste bedingt.

Thrombose: Selten und schwierig abzugrenzen. Dafür sprechen u. U. ein allmählicher Beginn bei hohem Alter, klarem Liquor und normalem Liquordruck.

Karotisthrombose: Kann evtl. durch das Fehlen der Pulsation der Carotis communis diagnostiziert werden, bei Internathrombose ist dieses Moment nicht verwertbar, da man die Interna normalerweise überhaupt nicht palpiert. Wichtig ist hier die *Arteriographie,* vor allem bei transitorischen Insulten (s. o.), Operation. Gesichert ist die Karotiseinengung bei transitorischen Hemiplegien mit kontralateraler Amaurose. Bei Fällen ohne Lähmungen oder mit intermittierenden Beschwerden ergibt evtl. die *vorsichtige digitale Kompression der gesunden Gegenseite* (Vorsicht! Patienten zählen lassen und bei Ausfallserscheinungen sofort abbrechen, so durchgeführt gefahrlos) eine Klärung der Diagnose, die aber ebenfalls arteriographisch belegt werden muß.

Gehirnembolie: Plötzliches Auftreten bei relativ jungen Patienten mit Vorhofflimmern, Mitralstenose, Herzinsuffizienz oder Endocarditis lenta. Liquor klar oder leicht opaleszent, normaler Druck. Häufige Ursache auch stummer Herzinfarkt.

Septische Phlebitis, z. B. bei Sinus-cavernosus-Thrombose (z. B. Gesichtsfurunkel, Erysipel usw.). Gleichzeitig meistens hohe Temperaturen und entzündliche Mitbeteiligung des Liquors, sowie epileptische Anfälle.

Gehirnabszeß: Meistens allmählicher Beginn, begleitet von entzündlichen Reaktionen des Liquors, häufig nach Prozessen der Sinus oder des Mittelohrs, seltener metastatisch von Bronchiektasen. EEG, Angiographie.

Hirntumoren und -metastasen: Können nicht selten Apoplexien vortäuschen. Häufiger geht aber ein längeres Initialstadium voraus.

Enzephalitis: Selten z. B. bei einem MS-Schub oder bei Polioenzephalitis. Meistens bestehen hier noch anderweitige typische Krankheitserscheinungen.

Hirninsult

Behandlung

Allgemeine Maßnahmen

Lagerung: Bewußtlose Patienten erbrechen oft anfänglich und sollten in diesem Falle in die bekannte Seitenlage gebracht werden, um eine Aspiration zu verhüten. Bei Patienten ohne Erbrechen flache Lage auf dem Rücken mit leicht erhöhtem Kopf; bei Zurückfallen der Zunge besser Seitenlagerung. Alle 2 Stunden müssen die Patienten abwechslungsweise in die rechte und linke Seitenlage sowie u. U. in Bauchlage gebracht werden, um einen Dekubitus zu vermeiden. Luftkissen und Polsterungen nicht vergessen. Evtl. Anbringen von Seitengittern am Bett, um ein Herausfallen der Patienten zu vermeiden. Vorsicht mit heißen Wärmeflaschen!

Regelmäßige Kontrolle der Miktion und Defäkation, Blasenentleerung durch kombinierte manuelle Kompression von außen und rektal, evtl. intermittierende Blasenpunktion. Diese ist dem in bezug auf die Infektionsgefahr viel gefährlicheren Katheterismus heute unbedingt vorzuziehen. Dauerkatheter sollten erst beim Auftreten einer Blaseninfektion angewandt werden! Bei Stuhlverhaltung alle 2–3 Tage Einlauf.

Flüssigkeitszufuhr: Wenn der Patient nicht schlucken kann, tägl. Infusion von 1,5 Liter *physiologischer Kochsalz-* plus *physiologischer Traubenzuckerlösung* aa. U. U. gegebenenfalls künstliche Ernährung durch Schlundsonde bei längerem Fortfall des Schluckreflexes.

Sorgfältige Hautpflege.

Freihalten der Atemwege: Eventuelles Absaugen mit *Trachealkatheter.* In schweren Fällen und bei beginnender Atemstörung muß intubiert werden.

Spezielle Maßnahmen

Verbesserung der kollateralen Zirkulation bei Enzephalomalazien: Über die zu verwendenden Mittel herrscht noch keine Einigkeit. *Sauerstoff-Inhalation mit 5% CO_2:* Heute sicher die beste Methode (Editorial J. Amer. med. Ass. 199 [1967], 120), da durch das CO_2 die Kollateralen stark erweitert werden und so an den Randbezirken viel mehr Sauerstoff herangetragen wird. Intermittierende Anwendung, 5–10 Min. alle Stunden.

Glycerol-Therapie beim akuten Zerebralinsult: Das wichtigste ist in den ersten Tagen die Bekämpfung des *Gehirnödems!* Am besten geschieht dies heute mit dem *Glycerol* (N. T. MATHEW u. Mitarb., Lancet 1972/II, 1327). In einer Vergleichsgruppe zeigten die im Doppelblindversuch behandelten Patienten eine signifikante Besserung des Neurostatus im Vergleich zu der Placebogruppe. Patienten mit intrazerebraler Blutung sprachen nicht deutlich an. *Dosierung:* Tägl. während 6 Std. i.v. Infusionen von 50 g **Glycerol** in 375 ml 5%iger Glukose plus 125 ml phys. NaCl während 6 aufeinanderfolgenden Tagen.

Theophyllinpräparate: Selbst haben wir hiervon aufgrund eigener Erfahrungen noch immer einen günstigen Eindruck.

Aminophyllinum (**Euphyllin®** [Byk-Gulden]) 0,5 g langsam i.v. (**Purophyllin®**, Neo-

phyllin® usw.) 2–3 × tägl. Gelegentlich tritt die Wirkung schlagartig ein; dann sollte, weil es sich wahrscheinlich um einen Spasmus handelt, die Injektion nach 10 Minuten wiederholt werden. Analog wirkt wahrscheinlich das **Complamin®**.

Nikotinsäure 0,05 g 3× tägl. sehr langsam i.v., u.U. i.m., die Wirkung ist weniger ausgeprägt. Besser wirkt **Ronicol retard®**, s. Arteriosklerose-Kapitel.

Stellatumanästhesie: Bei Gehirnembolie und -thrombose auf der gleichen Seite wie der vorliegende Gefäßprozeß. Erhöht sehr wahrscheinlich die Durchblutung der Kollateralen; in den ersten 4 Tagen täglich durchzuführen.

Eventuell kardiale Therapie bei Herzinsuffizienzen, um die Gehirndurchblutung zu verbessern, oder Transfusionen bei Blutverlusten.

Bekämpfung des Gehirnödems: Hypertonischer Traubenzucker 50–200 ml 50%ige Lösung i.v. Bei starken Kopfschmerzen wirkt die i.v. Injektion von 200 mg **Ultracorten-H®** manchmal ausgezeichnet. **Glycerol-Therapie** s.o. **Lasix®**. Hyperventilierung.

Cave Aderlaß: Dieser ist heute sicher *kontraindiziert*. Bei normalem oder erniedrigtem Druck verschlechtert er die kollaterale Zirkulation und bei erhöhtem Blutdruck wirken bei einer Enzephalorrhagie die *Antihypertensiva* viel besser.

Lumbalpunktion: Ist in den gewöhnlichen Fällen besser zu unterlassen, da sie durch Entlastung und das Provozieren einer Nachblutung eher schaden kann. Nur *bei sehr heftigen Kopfschmerzen* und *Drucksymptomen* sowie bei beginnendem *Cheyne-Stokes* vorsichtige Punktion. Es empfehlen sich die folgenden Verhaltensmaßregeln:

Wenn Druck nicht erhöht, dann keinen Liquor ablassen, nur Untersuchung einer kleinen Probe.

Wenn Druck erhöht und kein blutiger Liquor, ebenfalls nicht entlasten und nur kleine Probeuntersuchung.

Wenn Druck erhöht und stark blutiger Liquor, dann Lumbalflüssigkeit ablassen, bis Druck normal. Meistens handelt es sich um eine *Subarachnoidalblutung*, ein *perforiertes Aneurysma* oder einen *Ventrikeldurchbruch*. Durch Ablassen kann hier die enorme Drucksteigerung und die lebensbedrohliche Kompression des Gehirns behoben werden und die Cheyne-Stokessche Atmung verschwindet. U.U. muß die Punktion in solchen Fällen, wenn sich der Zustand erneut verschlechtert, am gleichen Tage wiederholt werden. Später Überweisung an Neurochirurgen für Arteriographie und ggf. arterielle Unterbindung oder Clipsung.

Antikoagulantien: Nur bei sicherer Embolie oder Thrombose und nicht vor 3 Wochen nach dem Insult (Gefahr der Blutung ins Infarktgebiet). Eine Ausnahme bilden ganz frische Embolien, die sofort mit Fibrinolyse (Streptokinase, s. dort) zu behandeln sind. Die Thrombose ist gewöhnlich recht schwierig von einer Blutung zu unterscheiden, und letztere könnte durch diese Behandlung verstärkt werden. Unbedingt indiziert ist die Antikoagulation bei der *intermittierenden Form*:

Intermittierende zerebro-vaskuläre Insuffizienz: Bei wiederholtem Auftreten solcher Episoden sollte heute eine prophylaktische *Dauertherapie mit Antikoagulantien durchgeführt werden*, um spätere Thrombosen zu verhüten. So fand z.B. SIEKERT (J. Amer. med. Ass. 176 [1961] 19) unter 104 so behandelten und während 1–5 Jahren kontrollierten Patienten nur 4 Fälle, d.h. 4%, zerebrale Infarkte. Von 40 Patienten, die nicht mit Antikoagulantien behandelt wurden, aber 16 Infarzierungen, d.h. 40%.

Hirninsult

Blutdrucksenkung: Bei deutlich erhöhtem Blutdruck ist eine Senkung auf normale Werte sehr wesentlich. Oft sinkt der Blutdruck nach dem Insult spontan. Vorsichtige Anwendung von *Dihydralazin* (**Nepresol®**) i.v., das am harmlosesten ist. Je nach Blutdruck $^1/_8$–$^1/_4$ Amp. = 3–6 mg und Wiederholung nach $^1/_2$ bis 1 Std., sofern nötig. Siehe Hypertonie-Kap., S. 180. Analog wirkt **Catapresan®** i.v., $^1/_2$–1 Amp. langsam i.v..

Sedativa: Die Patienten sind oft stark erregt. Sehr gut wirkt meistens *Diazepam* (**Valium®**) 10–20 (50) mg, *Chlorpromazin* (**Largactil®, Megaphen®**) oder **Nozinan®** 25–50 mg. Günstig wirkt auch **Hémineurine®** (Dr. Debat, Paris), in der Schweiz durch Pharmacol, Genf, erhältlich. Wirkt als Aneurinderivat durch Isolierung der Großhirnrinde. *Dosierung*: Dragées à 0,5 g, 3–4 × 1 Dragée tägl.

Bei epileptischen Krämpfen ebenfalls *Diazepam* (**Valium®**) 10–20 mg i.v. und evtl. Wiederholung.

Zentrale Hyperthermie: Leichte Temperatursteigerungen sind häufig. Sehr hohe Temperaturen sprechen für eine schwere Läsion im Zwischenhirn (evtl. lytischer Cocktail, siehe *Tetanuskapitel*, S. 561), bei gleichzeitiger starker Rigidität der Muskeln, u.U. auch für einen Ventrikeldurchbruch. Steigt mit der Temperatur die Respiration an, so liegt fast immer eine Pneumonie vor.

Abschirmung: Primär nur bei Aspiration oder sehr schlechter Atmung. Sonst wartet man, bis Zeichen einer Bronchopneumonie auftreten, und gibt dann zuerst *Penicillin* (2–3 Mio E) + *Streptomycin*, z.B. **Streptothenat®** (1 g). Ging eine Aspiration voraus, dann besser Breitspektren (z.B. *Tetracyclin*).

Chirurgische Ausräumung: kommt selten bei Hirndrucksymptomen in Frage. Konsultation des Neurologen und Neurochirurgen. Evtl. kontinuierliches *Absaugen* durch Katheter.

Nachbehandlung

Lagerung, diese ist sehr wichtig und muß häufig kontrolliert werden, um Dauerschäden zu vermeiden:

Holzbrett unter Matratze!

Bettbogen, der das Gewicht der Bettdecken abfängt, oder eine genügend hohe Kiste am Fußende ist bei genügender Bettlänge vorzuziehen.

Kissen angelehnt an Fußbrett oder -Kiste, um Füße abzustützen und die Entwicklung von Spitzfüßen und einer Außenrotation zu vermeiden.

Schaumkissen unter Knie, um Hyperextensionen zu vermeiden, aber auf keinen Fall eine Flexionsstellung erzeugen, die sich viel schlimmer auswirkt.

Oberarm in 45° Abduktion vom Thorax lagern. Vorderarm in intermediärer Stellung zwischen Pronation und Supination.

Hand in leichter Dorsalextension mit Semiflexion der Finger und Opposition des Daumens (am besten mit hierfür erhältlicher Spezial-Schaumgummi-Rolle).

Sobald es der Zustand erlaubt, regelmäßige Umlagerung in Seitenlage und Bauchlage.

Passive Bewegungstherapie: Beginn schon am 2./3. Tag und mindestens zweimal täglich aller Gelenke durch hierfür speziell ausgebildeten Therapeuten.

Cave Massage! Diese verschlechtert die Prognose, indem die Gefahr des Auftretens von Kontrakturen ganz wesentlich gesteigert wird.

Verlegung in hierfür speziell geeignete Behandlungszentren: Sobald es der Zustand erlaubt, ist dies anzustreben (z. B. Badeorte, spezielle Rehabilitationszentren).

Prophylaktische Maßnahmen: Vermeiden von plötzlichen, den Blutdruck erhöhenden Momenten (z. B. Bekämpfung von starken Hustenanfällen), Vermeiden von starkem Pressen beim Stuhlgang, keine Aufregungen, Vorsicht bei der Kohabitation usw. Evtl. Behandlung der Arteriosklerose (siehe dort).

Bekämpfung der spastischen Komponente: Das ideale Präparat ist noch nicht gefunden worden. Am besten bewährt hat sich bisher das *Diazepam*, **Valium®** [Roche]. Tabl. à 10 mg, Dosierung 20–30 mg tägl.

Gefäßerweiternde Mittel: z. B. *Nikotinsäure* (**Niconacid®** [Wander]), 3 × 1 Tabl. zu 0,05 g tägl. nach den Hauptmahlzeiten; **Ronicol retard®** oder **Complamin®**, **Vasoverin®**.

Procain: führt ebenfalls zu einer verbesserten Durchblutung. *Dosierung:* Procain 5 ml 2%ige Lösung i.v., 3 × pro Woche, total 50 Injektionen.

Verbesserung des Vigilitätstonus: Sehr bewährt hat sich uns das französische **Lucidril®**, in Dtschl. **Helfergin®** [Helfenberg], zuerst 2 × tägl. 1 Amp. i.v., nach 2 Wochen 3 × 2(3) Drag. p.o. tägl. Gut wirkt auch *Pyrithioxin*, **Encephabol®** [Merck] 3 × 1–(2) Dragées tägl. über mehrere Wochen.

Bei Hypercholesterinämie: Siehe Kapitel Arteriosklerose S. 157.

Subarachnoidal- und Aneurysmablutung

Hier kann die Diagnose meistens durch die plötzlich auftretenden Kopfschmerzen, den nachherigen Meningismus und auch durch den blutigen Liquor gestellt werden. Diese Fälle sind auf eine *neurochirurgische Klinik* zu verlegen und sollten durch *Angiographie* abgeklärt und ggf. einer *operativen Behandlung* der Carotis interna oder Clipsung eines Aneurysmas zugeführt werden. Dies sollte nach Ablauf der 1. Woche erfolgen, da nachher die Rezidivgefahr am größten ist. Bei Patienten über 60 Jahren kann die Clipsung nicht mehr durchgeführt werden. In akuten Stadien kann die Entlastungspunktion u. U. lebensrettend wirken. Man läßt den blutigen Liquor ganz langsam bis auf normale Druckwerte ab. Dies bringt oft einen schlagartigen Erfolg, und in vielen Fällen muß man die Lumbalpunktionen mehrfach wiederholen. Die Frühoperation ist beim Aneurysma abzulehnen (Tönnis 80% Letalität), dagegen ergibt die Operation nach 8 Tagen gute Resultate.

Enzephalitis

Neben primären, durch Viren und auch Bakterien bedingten Enzephalitiden kommen ferner postinfektiöse Formen nach Masern, Pertussis, Rubeolen, Varizellen usw. vor, die gewöhnlich erst 5–6 Tage nach dem Abklingen der akuten exanthematösen Infektionskrankheit einsetzen. Hier handelt es sich vielleicht zum Teil um *allergische Enzephalitiden*, die heute auf eine intensive *Kortikosteroidtherapie* sehr günstig und in vielen Fällen sogar mit völliger Heilung reagieren. Wichtig ist die hohe Dosierung und das sofortige Einsetzen der Behandlung: z. B. *Prednison* 2 mg/kg tägl. bis zum völligen Abklingen der Erscheinungen, dann langsames Ausschleichen innerhalb 2–3 Wochen (siehe Cortisonkapitel, S. 459ff.).

Bei der seltenen *Herpes-simplex-Encephalitis* scheint sich das *Idoxuridin* (**Dendrid®, Idexur®**) ein Hemmer der DNA-Synthese, zu bewähren. Verdrängt wahrscheinlich kompetitiv das Thymidin und hemmt so die Virusvermehrung. Es wurden 1,5 g in einer Infusion von Dextrose und physiol. NaCl aa. über 8 Std. verabreicht, Wiederholung jeden 2. Tag, total 5 Infusionen (EVANS, A. D. u. Mitarb.: Brit. Med. J. 1967/I, 407).

Encephalitis epidemica

Der Erreger ist noch unbekannt. Die große Epidemie begann 1917 und erreichte ihren Höhepunkt 1918–1919. Vereinzelte Fälle treten auch heute noch auf. Eine wirksame Therapie ist gegenwärtig noch immer nicht bekannt. Ein Versuch mit *Cortisonpräparaten* (siehe dort, S. 459ff.) ist auf alle Fälle angezeigt. Für die Folgeerscheinungen, d. h. den *postenzephalitischen Parkinsonismus*, s. S. 345.

Die Behandlung der durch den Biß von Zecken übertragenen **Enzephalitis** mit dem **zentraleuropäischen Virus** (CEE) ist symptomatisch.

Pseudoenzephalitis Wernicke

Eine seltene Form mit Augenlähmungen, die man vor allem bei Äthylikern beobachtet. (Starke Gefäßneubildungen im Höhlengrau.)

Therapie: *Vitamin B_1 = Aneurinum = Thiaminhydrochlorid,* **Benerva®** [Roche], **Betabion®** [Merck], **Betaxin®** [Bayer] usw. *Dosierung*: 1000 mg in 5–10%iger *Lävuloselösung* und 20 E ACTH tägl. als i.v. Tropfinfusion. Diese Kombination führt oft zu einer raschen Besserung.

Chorea minor

Siehe Cortisonkapitel. Gleiche Behandlung und Dosierung wie bei der Polyarthritis acuta. Die *Kortikosteroide* sind hier das Mittel der Wahl, siehe Abb. 82.

Gehirnabszeß

Tritt meistens als Metastase einer auf dem Blut- oder Lymphwege per continuitatem übergreifenden Infektion auf. Immer genaue *Kontrolle des Mittelohrs* (Stenvers-Auf-

Gehirnabszeß

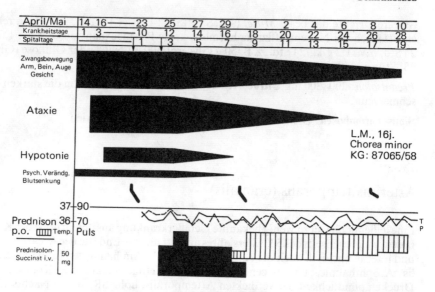

Abb. 82. *Chorea minor* (L. M., 16jähr. Mädchen, KG 87065/58): 9 Tage vor Spitaleintritt aus voller Gesundheit Auftreten von Zwangsbewegungen im rechten Arm und Bein sowie der rechten Gesichtshälfte. Spontannystagmus nach rechts. Nach einigen Tagen Auftreten ataktischer Bewegungen, Hypotonie, Beginn psychischer Veränderungen. Bei Klinikeinweisung Vollbild einer halbseitigen Chorea minor. Mit Beginn der *Prednisolonsuccinat*-Therapie intravenös Zurückgehen der Symptome. 5 Tage später sind die psychischen Veränderungen und die Hypotonie verschwunden, nach 12 Tagen die Ataxie, nach 17 Tagen die Zwangsbewegungen. Im Vergleich zur Therapie mit *Salizylaten*, wobei eine Krankheitsdauer von 2-3 Monaten zu erwarten ist, rapide Besserung durch die *Cortisonbehandlung*.

nahmen), *der Sinus*. Ferner Untersuchung, ob evtl. Bronchiektasen oder andere Ausgangspunkte vorliegen. EEG und evtl. Angiographie.

Therapie

Behandlung und Eliminierung des Primärherdes durch entsprechende Antibiotika- und ggf. operative Behandlung (z. B. Otitis media, Mastoiditis usw.).

Antibiotika: Am besten in Form einer *Zweier-* oder *Dreierkombination*, wobei man im allgemeinen besser zu den Breitspektren greift, z. B. i.v. verabreichbare *Tetracyclinpräparate*. Dosierung und Durchführung siehe im Kapitel *Meningitis purulenta*, S. 542ff. Dadurch kann der Abszeß meistens abgegrenzt werden, so daß der Patient unter günstigen Vorbedingungen operiert werden kann.

Operative Behandlung durch einen Neurochirurgen. Totalexstirpation oder u. U. Drainage.

Sedative Behandlung bei Auftreten von *epileptiformen Krämpfen* (siehe Epilepsie, S. 348).

Bekämpfung eines Gehirnödems:

Furosemid (**Lasix**®): Zwei bis drei Ampullen à 25 mg i.v., am besten kombiniert mit:

Arteriitis temporalis

Glycerol: Heute das beste *Mittel* (s. J.S. MEYER: Lancet 1971/II, 933), kein rebound effect! Auch bei Nierenisuffizienz harmlos, keine Plasmaexpansion. *Per os*: 1,5 g/kg/ 24 Std. *I.v.*: 1,2 g/kg/24 Std., z. B. 50 g Glycerol/500 ml NaCl oder Glukose (Glycerol 85% für p.o., 98% als Zusatz zur Infusion).

Prednisolon: 200–300 mg **Ultracorten-H®** i.v. bessert oft schlagartig die starken Kopfschmerzen.

Sinus-Thrombosen: Gleiche Therapie, aber plus Antikoagulantien.

Arteriitis temporalis (cranialis)

Eine leider noch viel zu wenig bekannte Gefäßerkrankung aus der Gruppe der Kollagenosen, welche jenseits des 50. Altersjahres auftritt und die Endäste der A. carotis externa und interna und evtl. auch die A. vertebralis befällt. Am häufigsten ist die A. temporalis, A. ophthalmica und A. centralis befallen. Heftige andauernde Kopfschmerzen, Druckempfindlichkeit der verdickten A. temporalis, hohe SR, starke Nachtschweiße. Die Hauptgefahr liegt in der Erblindung (Literatur siehe ROUX (Helv. med. Acta, Suppl. 34 ad 21 [1954] 5), SCHOBER (Spektrum 6 [1963] 83), SIEGENTHALER (Dtsch. med. Wschr. 86 [1961] 425)) durch die bei Nichtbehandlung auftretende Erkrankung der A. centralis retinae.

Therapie

Wichtig ist die Frühdiagnose! Bei schon eingetretener Erblindung ist der deletäre Verlauf kaum mehr aufzuhalten. *Probeexzision* aus der A. temporalis!

Resektion der A. temporalis bringt in 50% der Fälle Besserung auch auf der Gegenseite. (8 eigene Fälle). Aber immer mit Kortikosteroid-Behandlung kombinieren.

Antikoagulantientherapie für längere Zeit.

Gefäßerweiternde Mittel (s. Kap. Arteriosklerose).

Sofortige kombinierte Behandlung mit *Kortikosteroiden* und *immunosuppressiven Mitteln*, siehe IST-Kapitel, S. 638ff. Es handelt sich in allen Fällen um eine *Dauertherapie* wie bei der Periarteriitis nodosa.

Neoplasma cerebri

Das wichtigste ist in allen Verdachtsfällen die frühzeitige Diagnosestellung durch eine genaue klinische Abklärung sowie nachherige Überweisung an einen Neurochirurgen. Bei den bösartigen Glioblastomen ist eine Heilung gewöhnlich nicht möglich, doch kann nach der Operation eine Remission von mehreren Monaten bis zu etwa einem Jahr eintreten. Bei starken Kopfschmerzen Versuch mit i.v. Prednison-Injektion, z. B. 100 mg *Ultracorten-H®*, hilft oft für mehrere Stunden.

Gehirnmetastasen maligner Tumoren

Solche können bei den verschiedensten Tumoren auftreten. Im allgemeinen wird man, wenn sie isoliert sind und auf chirurgischem Wege entfernt werden können, operativ vorgehen. Bei den häufigen Bronchuskarzinommetastasen kann eine lokale Behandlung durch intraarterielle Injektion in die Karotis mit *Triäthylenthiophosphoramid =* **Thio-TEPA®** [Lederle], 40–50 mg pro Dosis, eine auffallende Besserung bringen. Durch diese lokale Anwendung gelangt eine sehr große wirksame Menge des Zytostatikums in die Metastasen, und es kann zu einer Remission kommen. Es empfiehlt sich, die Injektionen nach 7–9 Wochen zu wiederholen, um die Remission aufrechtzuerhalten.

Parkinsonismus

Diese Läsion des Dienzephalon kann durch die verschiedensten Ursachen ausgelöst werden, die nach Möglichkeit abzuklären sind:

Postenzephalitisch, z. B. nach der *Encephalitis lethargica*.

Arteriosklerotisch.

Als Folgezustand einer schweren *CO-Vergiftung.*

Elektrischer Unfall.

Hereditär-degenerativ, d. h. *Paralysis agitans = Morbus Parkinson*. Beginn gewöhnlich erst nach dem 4., evtl. erst im 5. oder 6. Lebensjahrzehnt (wahrscheinlich dominant hereditär).

Medikamentös: Phenothiazin-Präparate, Reserpin. Bestes Gegenmittel **Akineton®** 3 × 1 Tabl. tägl.

Die Ursache der idiopatischen Form des Parkinson-Syndroms ist eine Verminderung der Dopamin-Werte im Caudatum, Putamen und der Substantia nigra. L-Dopa ist ein biogenes Amin. Melaninhaltige Zellen der Pars compacta der Substantia nigra bauen Dopamin aus der Aminosäure Tyrosin über L-Dopa auf. Hierzu sind zwei Enzyme notwendig: Phenyloxydase und die Dopadecarboxylase. Somit handelt es sich bei der Therapie mit L-Dopa um eine Substitutionsbehandlung, da eine Insuffizienz der Tyrosinhydroxylase vorliegt.

Behandlung: Prinzipiell stehen uns 4 Medikamenten-Gruppen zur Verfügung.

1. *L-Dopa* (**Larodopa®** [Roche]. Seit kurzem wird ein Kombinationspräparat bestehend aus L-Dopa und einem Decarboxylase-Hemmer (**Madopar®** [Roche]) angeboten.
2. *Amantadine* (**Symmetrel®** [Ciba-Geigy])
3. *Parasympathikolytika*
4. *Anticholinergika*

Die Akinese-Symptomatik wird am besten durch die Gabe von **Larodopa®** bzw.

Parkinsonismus

Madopar® behoben. Ebenfalls vermindert sich der Rigor. Der Tremor spricht weniger günstig an. 60–70% aller Patienten zeigen einen günstigen Effekt.

1. *L-Dopa:* **Larodopa®** bzw. **Madopar®** à 500 mg bzw. 250 und 125. Die Therapie mit diesen Substanzen muß gut überwacht werden, da gewisse Nebenerscheinungen wie orthostatische Hypotension, evtl. zerebrale Insulte, Nausea, Schwindel und Übelkeit, Kopfschmerzen, Schweißausbrüche schon bei geringen Dosen auftreten können.

   Fernerhin beobachtete man extrapyramidale Hyperkinesen, choreatische und athetotische Bewegungen. Die Hyperkinesen sind dosisabhängig und reversibel. Dosierung: Beginn mit einer Vierteltabl. = 250 mg, mittags, bei guter Verträglichkeit nach 3 Tagen plus abends n.d.E. Wöchentlich um 500 (–750) mg steigern, sodaß in der 6. Woche die optimale Tagesdosis von 3 g (morgens, mittags, 16.00 h, abends je $1^1/_2$ Tabl. = 750 mg n.d.E.) erreicht wird. Bei Unverträglichkeitserscheinungen und Nebenwirkungen Reduktion der Dosis und evtl. äußerst vorsichtige Dosissteigerung. Bei **Madopar®** ist nur $^1/_5$ der angegebenen Dosis zu geben. Gewöhnlich weniger Nebenwirkungen.

   Kontraindikationen: keine MAO-Blocker, nie beim Glaukom! oder Psychosen oder Herzinsuffizienz. Deshalb auch nicht bei Patienten mit Angina pectoris und bei Alter über 70 Jahren.

2. *Amantadine* (**Symmetrel®**) Kapseln à 100 mg, ist ein Mittel, das zu Beginn der Entwicklung einer Parkinson-Symptomatik gegeben werden kann.

   Pharmakologisch weiß man über die Wirkung des Amantadine wenig. Eine ähnliche Wirkung wie bei L-Dopa kann vermutet werden. Dieses Präparat zeigt einen guten Anti-Akinese-Effekt.

   Dosierung: Initial 4–7 Tage 1 Kapsel à 100 mg; als Dauerbehandlung 2 (–3) × eine Kapsel pro Tag.

   Nebenwirkungen: Zu Beginn der Behandlung können Kopfschmerzen, Somnolenz, Schwindel, Übelkeit, Magen-Darm-Beschwerden auftreten. Günstig wirkt häufig die Kombination mit L-Dopa bzw. **Madopar®**, wobei man hier das L-Dopa einsparen und der Wirkungseintritt evtl. beschleunigt werden kann.

3. *Parasympathikolytika:* Für die auf L-Dopa refraktären Fälle evtl. noch zu versuchen. Fast am besten wirkt das Belladonna-Gesamtextrakt: **Homburg** 680® [Bulgakur]. Mit 1 Tropfen tägl. beginnen und graduell langsam, d.h. tägl. um 1 Tropfen, steigern bis 3 × 5 Tropfen.

4. *Anticholinergica: Benzhexol* = **Artane®** [Lederle]: Beginn mit 2 mg tägl. und langsame Steigerung auf 10–15 mg, verteilt auf 3–4 Dosen (Tabl. zu 2 und 5 mg) pro die, zeigt etwas weniger Nebenwirkungen als das Atropin und ist heute auch noch ein wirksames Mittel.

   Biperiden = **Akineton®** [Knoll]: Tabl. zu 2 mg. Dosierung: Anfänglich 2–3 × tägl. $^1/_2$ Tabl. = 2 mg, und dann langsam steigern auf 2–3 × 1 Tabl. = 4–6 mg/die. Höchstdosis: 8 × 2 mg/die. Dieses Präparat ist auch zum Vermeiden einer extrapyramidalen Symptomatik durch Neuroleptika (Phenothiazinpräparate) geeignet.

5. *Operative Behandlung:* Die *stereotaktische Operation* ist die Methode der Wahl bei langsamer Progredienz der Erkrankung und Vorherrschen des Tremors und Rigors. Die Akinese wird nicht beeinflußt. 80% Erfolgsquote, Mortalität ca. 1%.

Gegenindikationen: Bei allen Patienten mit einer dauernden ausgeprägten Invalidität, bei Patienten von über 70 Jahren je nach Allgemeinzustand.

Elektrokoagulation des Globus pallidus; laterale Pyramidenstrang-Resektion: Günstig beeinflußt werden vor allem die Rigidität, der Tremor und die psychische Übererregbarkeit.

Morbus Wilson

Bei dieser hereditären Erkrankung kommt es zu einer Kupferretention im Körper, wobei durch Speicherung des Kupfers im Gehirn, in der Leber und in der Niere degenerative Veränderungen auftreten. Es fehlt hier wahrscheinlich das sich mit dem Kupfer verbindende *Caeruloplasmin*. Zentral sind vor allem die *basalen Ganglien* des Dienzephalon befallen, was zu schwerem *Tremor* und *Rigor* führt. In der Leber kommt es zu einer *Zirrhose* und in der Niere zu einer *Tubulusschädigung* mit evtl. Glykosurie, Phosphaturie, Aminoazidurie usw. Der typische grünbraune *Kornealring* (KAYSER-FLEISCHER) ist nicht in allen Fällen vorhanden.

Therapie: Durch Zufuhr von Sulfhydrilgruppen kann man die gefährlichen Kupferionen im Organismus abfangen und teilweise auch eine erhöhte Ausscheidung von Kupfer erzielen. Wichtig ist die Frühbehandlung! Sind die Organschädigungen schon sehr fortgeschritten, so ist nicht mehr viel zu erreichen.

Dosierung

D-Penicillamin (**Metalcaptase®** [Heyl]): Täglich 2000 mg, dann Reduktion auf 1000 mg als ED oral (in Kapseln). Bei Sensibilisierungserscheinungen (Fieber etc.) Abbau auf 500 mg plus 15–20 mg *Prednison* tägl. (CARTWRIGHT, pers. Mitteilung). Nach WALSHE, LANCET 1960/I, 188 ist das *Penicillamin* dem *Dimercaprol* sowohl in bezug auf die Kupferausscheidung als auch in bezug auf die Besserung des klinischen Bildes deutlich überlegen.

Seltenere hereditäre Nervenerkrankungen

Bei diesen Erkrankungen (*Friedreichsche* und *Mariesche Ataxie*, ferner die *Chorea Huntington* und die *amaurotische Idiotie*) ist die Pflege und die soziale Fürsorge das einzige, was man für diese armen Patienten tun kann. Orthopädische und symptomatische Maßnahmen können evtl. das Los der Patienten für einige Zeit verbessern. Die *Chorea Huntington* reagiert evtl. günstig auf *Reserpin* 0,5–3 mg tägl. p.o. Daneben ist die Vornahme der Sterilisation eine wichtige Maßnahme.

Epilepsie

Wir geben hier einige Richtlinien, da ja Epilepsiepatienten nicht selten auf interne Abteilungen gelangen. Für nähere Einzelheiten sei auf die speziellen Abhandlungen in psychiatrischen Werken hingewiesen.

Epilepsie

Ursachen:

Genuine Epilepsie: Am häufigsten. Sehr wesentlich ist eine *Dauertherapie!*

Sekundäre Epilepsie (alle Fälle, die nach dem 25. Altersjahr auftreten, bedürfen einer genauen neurologischen Abklärung).

Symptomatische Epilepsie: Bei Hirntumor, Abszeß, Meningitis, spastischen Gefäßstörungen, Karotisthrombose, Hirnblutungen, Enzephalitis.

Traumatische Epilepsie (Jacksonsche Anfälle): Durch Narben, Granat- und Knochensplitter usw. Bei spätem Beginn denke man immer an die Möglichkeit des Vorliegens einer sekundären Form. Eine genaue Abklärung (Elektroenzephalogramm) ist hier in allen Fällen unbedingt nötig.

Therapie im Anfall

1. *Prophylaktische Maßnahmen*: Vermeiden von Zungenbiß durch Einführen eines Gummikeils, gute Polsterung zur Vermeidung von Verletzungen, Überwachung der Atemwege.

2. *Zentrale Sedation:* Diazepam (**Valium**®) darf auf *keinen Fall mit Phenobarbital oder andern Schlafmitteln kombiniert werden* (speziell beim Status epilepticus)! Es kann sonst zum *Atemstillstand* kommen.

Diazepam (**Valium**®): Heute *im akuten Anfall das Mittel der Wahl.* Dosis 10–(20) mg i.v. oder i.m. und Wiederholung nach 4–6–8 Std.

Phenobarbital-Natrium = **Luminal**® [Merck] 0,4 g, d.h. 2 ml einer 20%igen Lösung i.m., in schweren Fällen evtl. bis maximal 0,8 g oder:

Somnifen® [Roche] (1 ml enthält je 0,1 Diäthyl- und Allylisopropylbarbitursäure in wäßriger, glyzerinalkoholischer Lösung der Diäthylaminsalze):

Dosierung: 2 ml i.v., dann nach dem Aufwachen weiterhin *Phenobarbital* 0,2–0,3 g tägl., um weitere Rückfälle zu vermeiden.

Status epilepticus

In sehr schweren Fällen, wenn die Patienten auf hohe *Diazepamdosen* nicht ansprechen. Curarisierung mit Intubation wie beim Tetanus (siehe Tetanuskapitel, S. 561).

Therapie im Intervall, d. h. Dauertherapie

Wahrscheinlich haben alle Antiepileptika eine *teratogene Wirkung.* Bewiesen ist dies bis jetzt nur für das *Hydantoin* (P. M. Loughnan und Mitarbeiter: Lancet 1973 I, 70). Am harmlosesten ist vielleicht noch das Phenobarbital und das Brom. Bei Gravidität entsprechende Umstellung.

1. *Phenobarbital*: Für die Dauertherapie ist das *Phenobarbital* infolge seiner hypnotischen Wirkung weniger geeignet. In leichten Fällen mit nur einzelnen und vor

allem nächtlichen Anfällen kann man es aber auch jahrelang als abendliche Dosis von 0,2 g mit Erfolg verabreichen.

2. *Ethosuximid* = **Suxinutin**® [P. D.] und **Petnidan**® [Desitin], Kapseln à 0,25 g.

   Dosierung: 1–8 × 1 Kapsel tägl. Langsam die Dosis steigern! Ergibt auch bei Kindern sehr gute Resultate. Mittel der Wahl bei Petit Mal, s. S. 350.

3. *Diphenylhydantoin*: Hat sich wegen seiner guten antispastischen Wirkung sowohl bei den *genuinen* als auch bei den *sekundären Epilepsien* weitgehend durchgesetzt. Die hypnotische Wirkung ist geringer, was vor allem für berufstätige Patienten wesentlich ist.

   Präparate: *Phenytoin-Natrium* (**Antisacer**® [Wander], Dragées zu 0,1 g; **Dilantin**® (in Dtschl. **Epanutin**®) [P. D.]; **Zentropil**® [Nordmark]; **Phenhydan**® [Desitin] und zahlreiche andere Präparate.

   Dosierung: 2–4 × tägl. 0,1 bis maximal 0,6 g pro die. Man beginnt mit 2 × 0,1 g und steigert nötigenfalls langsam nach 3–6 Tagen um 1 Dragée.

4. *Pyrimidinderivate*: *Primidon*, **Mylepsin**® [Imp. Chem.] (früher **Mysoline**®): Hat ebenfalls den Vorteil einer geringen narkotischen Wirkung und ist vor allem für Intellektuelle vorzuziehen. Tabletten zu 0,25 g.

   Dosierung: 0,75–1,5 g tägl., wobei man langsam mit $^1/_2$ Tabl. = 0,125 g abends beginnt und dann die Dosis alle 2 Tage um 0,25 g erhöht. In den meisten Fällen genügen 0,75–1,0 g tägl. *Kinder*: unter 2 Jahren 0,25–0,5 g, 2–5 Jahre 0,5–0,75 g, 6–9 Jahre 0,75–1,0 g.

5. **Depakine**® [Labaz], *Natrium-di-n-propylazetat*, eine neuartige Substanz mit antikonvulsiver und psychotroper Wirkung. Besonders geeignet bei epileptischer Verhaltensstörung und zur Anregung des Intellekts. Indikationen: *Petit Mal* und *Grand Mal* (meist in Kombination mit geringeren Dosen der obigen Mittel).

   Dosierung: Beginn mit 450–600 mg ($1^1/_2$ bis 2 Tabl.) tägl. und Steigerung innert 1 Woche auf ca. 1200 mg (4 Tabl.) tägl. in 2–4 Einzeldosen.

   Tegretol® s. Trigeminusneuralgie S. 364.

Nebenerscheinungen: Agranulozytosen, Drugfever, Exantheme usw. können bei allen diesen Mitteln auftreten. Nötigenfalls muß das Mittel dann gewechselt werden.

Bei Kindern muß die Dosis evtl. nach dem 4. Altersjahr erhöht werden, häufig brauchen sie dann allmählich fast die gleiche Dosis wie die Erwachsenen. Das EEG sollte sich bei allen Patienten normalisieren. Wichtig ist die *regelmäßige Einnahme* des Medikamentes und eine *geordnete* Lebensweise.

Allgemeine Maßnahmen: Auf alle Fälle ist bei allen Präparaten ein plötzliches Absetzen zu vermeiden!, da dadurch ein Status epilepticus hervorgerufen werden kann. Bei Fieber muß die Dosis evtl. erhöht werden! Bei Auftreten von Schläfrigkeit darf evtl. vorsichtig mit einer kleinen Dosis Coffein, tägl. 150 mg, kombiniert werden. Vollständige Alkoholabstinenz! ist sehr wichtig. Durch eine salzarme Kost kann die nötige Dosis der Antiepileptika wesentlich herabgesetzt werden. Regelmäßiger und genügender Schlaf, da sich die Anfälle bei Ermüdung häufen. Verbot evtl. gefährlicher Sportarten: Klettern, Reiten, Kraftwagenfahren, Motorrad, Schwimmen! Lassen sich die Anfälle durch die medizinische Therapie vollkommen eindämmen, so kann Reiten, Schwimmen,

Epilepsie

Radfahren und evtl. das Führen von Fahrzeugen gestattet werden, nicht aber das Klettern. **Verbot** von: *Nicaethamid* (**Coramin**®) und analogen Analeptika; *Chlorpromazin* (**Largactil**®, **Megaphen**®); *Aminopyrin* (**Pyramidon**®) und **Butazolidin**®, **Irgapyrin**®, die alle die Anfallsbereitschaft erhöhen.

Petit Mal, Absenzen, Pyknolepsie

Ein Äquivalent der Epilepsie, wobei es aber nur zu einem kurzen Bewußtseinsverlust mit retrograder Amnesie kommt.

1. *In leichten Fällen Versuch mit: Ethosuximid* = **Suxinutin**® [P.D.], **Petnidan**® [Desitin], Kaps. à 0,25 g. *Dosierung*: Langsam von 0,5 auf tägl. 2 g (8 Kapseln) steigern; oder *Phenosuximid* = **Milontin**® [P.D.]: Kapseln zu 0,5 g. Anfangsdosis nicht über 1 g pro die. Genügt diese Dosis nicht, so wird in Abständen von 2–3 Wochen die Totaldosis um je 0,5 g bis zur gewünschten Wirkung gesteigert. Durchschnittliche Tagesdosis 1–2 g. **Tegretol**®, in Dtschl. **Tegretal**® (s. o.) ist beim Petit Mal kontraindiziert!

   Methylphenidat = **Ritalin**® [Ciba-Geigy], mit einer den Weckaminen nahestehenden *stimulierenden Wirkung*: Durchschnittliche Tagesdosis 40–80 mg, verteilt auf 3 Dosen, am besten 30–45 Min. vor den Mahlzeiten einzunehmen. Letzte Dosis nicht nach 17 Uhr, um den Nachtschlaf nicht zu behindern. Hilft nur in etwa 75% der Fälle.

2. *In schweren Fällen* greift man zu stärker und sicherer wirkenden Mitteln: *Primidon*, **Mylepsin**® [Imp. Chem.] (früher **Mysoline**®). Tabl. zu 0,25 g. Beginn mit tägl. $^1/_2$ Tabl. = 0,125 g, abends vor dem Schlafen. Dann nach 7 Tagen Dosis um 0,25 g langsam erhöhen bis evtl. 1–2 Tabl. tägl. (morgens und abends).

Menière

Die starken Schwindelanfälle bei diesem für den Patienten sehr unangenehmen Syndrom sind gewöhnlich durch Gefäßstörungen oder Störungen in der Zirkulation der endogenen Lymphe bedingt (Hydrops des Labyrinths). Ätiologisch können eine Ohrerkrankung oder beginnende arteriosklerotische Gefäßveränderungen vorliegen.

Behandlung

1. *Bettruhe* im akuten Anfall.
2. *Neuroplegika: Chlorpromazin* (**Largactil**®, **Megaphen**®) 50 mg i.m., evtl. zu wiederholen bis maximal 150 mg tägl., dann weiter 3 × 25–50 mg p.o. tägl. für 3–4 Wochen, allmählich ausschleichen, um die Rezidivgefahr zu verhindern. In leichten Fällen genügt *Dimenhydrinat* (**Dramamine**®) 3 × 50 mg tägl.
3. *Wirkung auf Endolymphe: Azetazolamid* (**Diamox**® [Lederle]): Im Anfall Infusion mit 500 mg in 250 ml 10%iger Traubenzuckerlösung i.v. alle 6 Stunden in den ersten 24 Stunden, dann weiter tägl. 2 Tabl. zu 0,5 g p.o. für 2–4 Wochen. Die Wirkung beruht wahrscheinlich auf einer Reduktion der Endolymphe.

4. *Gefäßerweiternde Mittel: Nikotinsäurepräparate*, z. B. **Niconacid**® [Wander], Tabl. zu 50 mg, 3 × tägl. 1 Tabl., **Ronicol**® [Roche] (200 mg/die per os) u. a.

5. *Chronische Fälle:* Hier hat sich die Zerstörung des Labyrinths auf der kranken Seite durch spezielle Ultraschallapplikatoren von 30–60 Minuten nach operativer Eröffnung des Mastoids am besten bewährt.

Meningitis serosa

Eine Entzündung der Meningen, die vor allem durch verschiedene Viren ausgelöst wird und mit einer Erhöhung des Eiweißes und der mononukleären Zellen im Liquor einhergeht. Wichtig ist immer die differentialdiagnostische Abklärung in bezug auf *Poliomyelitis, Tbc* usw. Die virusbedingten Formen sind einer spezifischen Therapie nicht zugänglich. Günstig wirken bei den letzteren bei starken Kopfschmerzen evtl. wiederholte Lumbalpunktionen. Im übrigen symptomatische Behandlung.
Meningitis septica, s. S. 542, *Meningitis tuberculosa*, s. S. 613.

Migräne

Die Migräne ist schwierig zu bekämpfen. Auslösend können u. U. wirken: Gallenblasenleiden, Hyperazidität, Obstipation. Diese sind auf alle Fälle kausal zu behandeln. Häufig ist auch ein prämensturelles Auftreten. Fälle, die nach längerem Schlafen am Morgen auftreten, „Aufwach-Migräne", stellen eine besondere Form dar.

Die typische Migräne zeichnet sich durch drei verschiedene vaskuläre Stadien aus:

I. Phase: Vasokonstriktion,

II. Phase: Vasodilatation,

III. Phase: Ödem.

In der *I. Phase* treten *Skotome, Hemianopsie, Diplopien, Parästhesien* und evtl. sogar eine Aphasie auf. *Dieses Stadium dauert gewöhnlich nur kurz*, meistens nicht länger als eine halbe Stunde. Kopfschmerzen fehlen in der I. Phase.

Während der *II. Phase* treten die starken *Kopfschmerzen* auf, verbunden mit *Anorexie, gastrointestinalen Störungen* wie Nausea, Erbrechen und Durchfällen, evtl. auch starker *Hyperurie*.

Im *III. ödematösen Stadium* lassen sich oft geschwollene, harte und empfindliche extrakraniale Gefäße auf der Seite der Kopfschmerzen nachweisen.

Provokationsteste: Am besten bewährt hat sich hierfür (nach PETERS (Proc. Mayo Clin. 28 [1953] 673)), die kombinierte Gabe von *Nitroglycerin* (1,25 mg sublingual) und *Histamin* (0,3 mg s.c.). Sie lösen bei diesen Patienten sofort Kopfschmerzen aus, die dann abklingen und nach ca. 1 Stunde durch einen typischen Migräneanfall abgelöst werden. Den Patienten im dunklen Zimmer liegen lassen. Solche provozierten gutartigen Anfälle können meistens durch die i.v. Verabreichung von 1 mg *Dihydroergotamin* = **Dihydergot**® [Sandoz], Ampulle zu 1 mg, verbunden mit Einatmenlassen von reinem *Sauerstoff* durch eine Maske, kupiert werden.

Migräne

Behandlung

I. Phase der Vasokonstriktion: Nikotinsäure 100–200 mg p.o. (z. B. **Niconacid**®), zusammen mit *Inhalieren von 90% reinem Sauerstoff.* Evtl. kann dadurch der Migräneanfall verhindert oder behoben werden. In den späteren Phasen sind diese Mittel unwirksam und sogar kontraindiziert. Auch *Betablocker* bewähren sich in der Initialphase.

II. Phase der Vasodilatation:

1. *Vasokonstriktive Reize:* Sehr kalte oder sehr heiße Kopfkompressen; beide führen durch einen Reflexmechanismus zur Vasokonstriktion.

2. *Absolute Ruhe* in einem verdunkelten Zimmer.

3. *Möglichst frühzeitige medikamentöse Behandlung*, da der Anfall um so eher kupiert werden kann, je früher die Therapie einsetzt.

4. **Cafergot**® [Sandoz], Dragées à 100 mg *Coffein* und 1 mg *Ergotamintartrat* (= **Gynergen**®), Suppositorien mit *Gynergen* 2 mg + *Coffein* 100 mg + *Isobutylallylbarbitursäure* 100 mg + *Bellafolin* 0,25 mg. Bei einigen Patienten Brechreiz, deshalb Mittel einmal in der Zwischenphase versuchen. Das **Cafergot**® muß jede halbe Stunde, im ganzen 3mal in der gleichen Dosis wiederholt werden.

Nebenerscheinungen: Manchmal Nausea, Erbrechen, abdominale Krämpfe und Wadenkrämpfe, rektale Reizung. Trotzdem empfinden die Patienten diese Medikation meistens als eine Erleichterung. Sie sollten die Suppositorien immer bei sich tragen.

5. *Schwerste Fälle:* I.v. *Dihydroergotamin* = **Dihydergot**® [Sandoz], 1 Ampulle zu 1 mg in 1 ml *langsam* injizieren, in resistenten Fällen evtl. 2 mg. Bei einzelnen Patienten ist das *Ergotamintartrat* = **Gynergen**® $^1/_2$–1 ml, 0,25–0,5 mg überlegen. Um den evtl. Brechreiz zu bekämpfen, am besten bei beiden Pp. $^1/_2$–1 ml **Bellafolin**® [Sandoz] dazugeben (Mischspritze).

6. **Octinum**® [Knoll], *ein Spasmolytikum:* I.m.! 0,5–1,0 ml. Darf nicht i.v. gegeben werden und nicht in Fällen mit Hypertonie. Es ist weniger wirksam als **Cafergot**® und **Dihydergot**®, hilft bei leichteren Fällen. Es ist auch dort wertvoll, wo die anderen Präparate nicht vertragen werden.

III. Phase: Gehirnödem: Hier sind vasokonstringierende Mittel kontraindiziert und sollten vermieden werden.

1. *Hypertonische Traubenzuckerlösung* 40% 60 ml i.v. *Glyzerol* s. S. 344.

2. *Phenobarbital* 0,2 g rektal oder i.m.

Prophylaxe:

a) *Methysergid* = **Deseril**® [Sandoz], ein Lysergsäurederivat, Dragées à 1 mg.

Dosierung: Zu Beginn 3 × 1 mg tägl., allmählich steigern auf optimal wirksame Dosis, doch nicht höher als 4 × tägl. 2 mg. Cave bei Gravidität, Koronarsklerose und peripherer Sklerose. Erfolgsquote bei mehrwöchiger Behandlung bis zu 76%. Nicht dauernd verabreichen, da selten *Retroperitonealfibrose* mit Ureterenstenose (Renogramm-Kontrolle!).

b) *Dihydroergocornin-,-ergocristin-,-ergocryptin-Methansulfonat* (**Hydergin**® [Sandoz]): Einige Wochen lang tägl. 3 × 15–20 Tropfen p.o. Wirkt nach unseren Erfahrungen in vielen Fällen günstig, indem die Anfälle seltener und weniger schwer auftreten.

c) *Evtl. Versuch mit Histamin-Desensibilisierung* bei Patienten, die auf 0,01 mg s.c. innerhalb 10 Std. einen Anfall bekommen. Beginn mit 0,0001; 0,0003; 0,0005; 0,0008; 0,001; 0,005 und 0,01 mg (nicht darüber) s.c. jeden 2. Tag und letzte Dosis dann zweitäglich 10mal weiter, darauf Schluß, evtl. gute Wirkung (BIRO: Praxis [1947] 794).

d) **Sandomigran**® [Sandoz]: Ein synthetisches Antihistaminikum. *Kontraindikationen*: Prostatahypertrophie, Glaukom. *Dosierung*: 1. und 2. Tag abends 1 Dragée, 3. und 4. Tag mittags und abends je 1 Dragée, ab 5. Tag 3 × tägl. 1 Dragée. Erfolg ca. 70%. Nebenwirkungen anfänglich etwas Müdigkeit.

e) *Aufwach-Migräne*: Hier treten die Anfälle v.a. am Morgen nach längerem Schlaf auf. Sehr günstig wirkt hier eine *Verkürzung der Schlafdauer* durch Gabe von $1/2$–1 Tabl. **Tofranil**® à 25 mg abends. Bettruhe erst ab 23 h, Aufstehen um 7 h oder früher (nach P. Wormser, Zürich).

Postpunktions-Syndrom

Nach der Lumbalpunktion kommt es gelegentlich zum Auftreten eines *intrakraniellen Hypotonie-Syndroms* mit Schwindel, Kopfschmerzen und evtl. Erbrechen. Es ist hauptsächlich durch das Nachsickern beträchtlicher Liquormengen durch die Punktionsöffnung bedingt. *Prophylaktisch*: Patienten nach der Punktion immer für 2–3 Stunden auf den Bauch legen, was durch die Lordose das Nachsickern verhindert.

Erkrankungen des Rückenmarks

Myelitis acuta

Eine akute Myelitis, die klinisch gelegentlich auch das Bild einer Querschnittsläsion ergibt, kann bei sehr verschiedenen Erkrankungen auftreten. In erster Linie denke man immer an eine *multiple Sklerose*, doch kann auch eine Kompression durch einen *Tumor* oder *Abszeß* nicht ausgeschlossen werden. Die übrigen Fälle sind oft genetisch unklar oder können bei verschiedenen Virusinfektionskrankheiten auftreten, z.B. Varizellen, Mononukleosis usw.

Therapie: Je nach dem Grundleiden. In unklaren Fällen Versuch mit ACTH (siehe bei multipler Sklerose, S. 354) oder Kortikosteroidtherapie (siehe bei Enzephalitis, S. 341).

Multiple Sklerose

Sehr wahrscheinlich aufgrund neuer Ergebnisse eine schleichende Erkrankung durch Masern-Virus. (Siehe Editorial, Lancet II (1972), 263–264; ferner E.J. Field, Lancet I

Multiple Sklerose

(1973), 295). Also gewissermaßen eine viral ausgelöste Autoimmunerkrankung des ZNS. Das typisch schubweise Fortschreiten mit oft sehr weitgehenden Remissionen erschwert auch die Beurteilung jeder therapeutischen Maßnahme. Eine kausal wirkende Therapie gibt es bis jetzt nicht! – Wichtig sind nach den heute vorliegenden Erfahrungen die folgenden Richtlinien:

1. *Im akuten Schub Bettruhe für 6–8 Wochen:* d. h. Ruhebehandlung mit Liegekuren, Vermeidung jeder größeren körperlichen Belastung und weitgehend psychische Schonung während dieser Zeit. Dann ganz allmähliche Wiederaufnahme der Muskeltätigkeit, anfänglich noch mit 2–3stündiger Liegekur, und gleichzeitiges Einsetzen einer physikalischen Therapie (erst nach dem Abklingen des Schubes). Fettarme Dauer-Diät von 30–40 g, davon nicht mehr als 25 g tierische Fette, ergab eine deutliche Senkung der Rezidivhäufigkeit.

2. *Cave Gravidität:* Eine Gravidität kann eine MS ganz wesentlich verschlechtern, und diese bildet deshalb nach zahlreichen Autoren einen Grund zur Schwangerschaftsunterbrechung.

3. *Physikalische Therapie:* Nach Abklingen des akuten Schubes langsam gesteigerte Bäderbehandlung und Unterwasserstrahlmassage. Aktive Bewegungstherapie.

4. *ACTH-Behandlung:* ALEXANDER u. Mitarb. (J. Amer. med. Ass. 166 [1958] 1943) haben in einer kritischen und über 8 Jahre ausgedehnten Untersuchung anhand von 554 Fällen mit 5633 genauen neurologischen Kontrollen verschiedene therapeutische Maßnahmen untersucht:

Die Vitamintherapie zeigte gar keine Beeinflussung der Verlaufes.

Bluttransfusionen 1× wöchentlich 500 ml während 6 Wochen: Zeigten in frühen und relativ leichten Fällen bei Patienten mit seltenen Schüben einen gewissen therapeutischen Effekt.

Cortison und andere Kortikosteroide hatten gar keinen Erfolg!

ACTH zeigte einen eindeutigen Effekt, einmal auf eine Verkürzung der Schübe, ferner auch im Sinne einer deutlichen Verminderung der Häufigkeit und der Schwere der Rückfälle. Das *ACTH* ist deshalb nach diesen Autoren für die schweren Fälle mit häufigen Schüben das Mittel der Wahl! Seit 15 Jahren haben wir alle Fälle so behandelt und haben den Eindruck, daß diese Methode die besten Resultate ergibt. Siehe auch MILLER u. Mitarb. (Lancet 1961/II, 1120). Diese Behandlung hat sich in der Schweiz allgemein durchgesetzt.

Dosierung: Beginn in den ersten 8 Tagen mit 40 E als i.v. Tropfinfusion für 8 Std., dann weiter für 2–3 Wochen tägl. 20–25 E als i.v. Tropfinfusion, die man am Vormittag während 5–6 Std. einlaufen läßt. Nach dieser Infusionstherapie von 3–4 Wo. gehen wir auf tägl. i.m. Inj. von 0,5 ml **Synacthen®Depot** über. Bei evtl. starker Gewichtszunahme oder Natriumretention ist eine natriumarme, eiweißreiche und salzarme Kost zu verordnen.

Die i.v. Behandlung ist im akuten Schub unbedingt vorzuziehen. Nach Abklingen des Schubes führen wir die i.m. ACTH-Behandlung noch 3–4 Monate weiter. Eine Dauerbehandlung, wie sie von den obigen Autoren empfohlen wird, scheitert meistens am Kostenpunkt und ist vielleicht nicht unbedingt nötig.

5. *Immunosuppressive Therapie:* Diese befindet sich noch im Versuchsstadium, z. B.

mit *Chlorambucil* (**Leukeran**®). Tägl. 1 Tabl. à 5 mg. Auf Grund der Analogie dieser Erkrankung (hier Masern-Virus) mit der chron.-aggressiven Hepatitis erscheint es uns wesentlich, die Frühfälle dauernd so zu behandeln.

6. *Symptomatische Behandlung:*

a) *Gegen die Spasmen:* Diazepam, **Valium**® [Roche], z. B. 3 × 1 Tabl. à 10 mg tägl.

b) *Tremor und Nystagmus:* Starker Tremor und Nystagmus können evtl. durch kleine Dosen von *Phenobarbital* günstig beeinflußt werden. *Dosierung:* 4 × 1 **Luminalette**® zu 15 mg tägl. Günstig wirkt u. U. auch *Amphaethaminum- disulfuricum* = **Dexedrin**® [Smith USA], tägl. 5–10 mg; morgens, mittags und spätestens um 16 Uhr je 5 mg. Auch Antihistaminika sind evtl. günstig, z. B. *Diphenhydramin. hydrochlor* = **Benadryl**® [Parke Davis], 25–50 mg 3 × tägl., oder *Trihexyphenidyl* = **Artane**® [Lederle], 2 mg 3 × tägl.

c) *Bei Depressionen:* Leicht anregende Mittel, in gewissen Fällen ist z. B. *Imipramin*, **Tofranil**® [Ciba-Geigy], 1–2 Drag. zu 25 mg morgens und mittags, sehr gut, oder *Amitriptylin*, **Laroxyl**® [Roche], Drag. à 25 mg, 2–3 × tägl. 25 mg.

d) *Bei Blasenlähmung:* Anfänglich besteht oft nur eine Dysurie mit Inkontinenz und häufigen Urinentleerungen. Solange die später immer hinzu kommende Infektion vermieden werden kann, läßt sich die Dysurie u. U. noch günstig beeinflussen: *Atropinum sulfur.* 3–5 × $^1/_2$ mg tägl. p.o. Bei zu starker Nebenwirkung (Trockenheit) ist evtl. **Bellafolin**® vorzuziehen: 3 × 15–20 Tropfen täglich.

Prophylaktisch empfiehlt sich in solchen Fällen eine Behandlung mit kleinen *Sulfonamiddosen*, z. B. tägl. 1 Tabl. **Dosulfin**® [Ciba-Geigy] oder **Madribon**® [Roche] oder **Orisul**® [Ciba-Geigy] usw.

Bei völliger Blasenlähmung läßt sich eine Infektion nicht vermeiden. Meistens muß man diese Patienten dauernd mit periodisch wechselnden Chemotherapeutika behandeln. Im allgemeinen ist die Einführung eines Katheters und die Vornahme täglicher Blasenspülungen nicht zu umgehen, siehe Zystitis, S. 322f.; oder es empfiehlt sich die Anwendung einer Gummiersatzblase (z. B. **Urinal**® [Firma Lamprecht, Oerlikon, Zürich] und **Urinar**® [Fa. Mapa, Hannover]).

Paraplegie

Akute Paraplegien sind am häufigsten die Folge einer traumatischen Rückenmarksquerschnittsläsion, können aber auch durch Tumoren, Myelitis (z. B. multiple Sklerose), seltener durch eine Poliomyelitis oder durch eine Polyradikuloneuritis (Guillain-Barré-Syndrom), sowie durch Thrombose der A. spinalis anterior (hier spastische Paraparese mit dissoz. Sensibilitätsstörung, evtl. Besserung auf Antikoagulantien) bedingt sein.

Bei der Frühbehandlung sind sehr wichtig:

1. *Sachgemäße Lagerung:* 2 Std. rechte Seitenlage, 2 Std. Rückenlage und dann 2 Std. linke Seitenlage, darauf Wiederholung. Lagewechsel muß in der ersten Zeit Tag und Nacht durchgeführt werden. *Sorgfältige Hautpflege:* Durch Störungen der

Vasomotoren sind diese Patienten dem Auftreten von Dekubitalgeschwüren besonders ausgesetzt.

2. *Täglich zweimaliges Katheterisieren während 8 Tagen* unter strengsten aseptischen Kautelen. Der Kranke hilft von Anfang an mit, durch manuellen Druck auf die Bauchdecken die fehlende Bauchpresse zu ersetzen. Nach 8 Tagen ist eine *Tidaldrainage* anzuschließen. Auf jeden Fall vermeidet man Dauerkatheter mit und ohne Zäpfchenverschluß, da sie regelmäßig zu Infektionen der Harnwege führen.

3. *Lagerung der gelähmten Beine in Streckstellung* und leichter Abduktion, um Adduktions- und Beugespasmen zu verhüten. Vorsichtige tägliche Massage und Bewegungstherapie aller gelähmten Extremitäten.

4. *Tägliche Stuhlentleerung* zur gleichen Tagesstunde. Auch hier ersetzt der Kranke die fehlende Bauchpresse durch Druck der Hände auf das Abdomen. Wenn nötig, Ampulla recti digital ausräumen.

5. Sobald sich der Patient von den ersten schweren Symptomen der Grundkrankheit (Poliomyelitis, MS-Schub, Tumorbestrahlung) erholt hat, soll, sofern die Paraplegie weiterbesteht, der Patient einer *Spezialabteilung für Paraplegikerrehabilitation* anvertraut werden.

Lues cerebrospinalis (Neurolues, Tabo-Paralyse)

Wichtig ist zuerst einmal die genaue Abklärung, ob noch andere Komplikationen vorliegen. Besteht Verdacht auf eine Mesaortitis und u. U. Schädigung der Koronargefäße (positiver Arbeitsversuch im EKG), so darf die *Penicillinkur* keinesfalls ohne *Prednison*-Abschirmung durchgeführt werden, damit eine eventuelle tödliche Herxheimerreaktion (Herzinfarkt) vermieden wird (s. Mesaortitis, S. 182). Die frühere *Kalijodat-Wismutvorbehandlung* ist nicht mehr nötig.

Prophylaxe: Eine sorgfältige Behandlung der primären Syphilis (siehe Dermatologiebücher) sowie die Kontrolle des Liquors nach 5, 10, 15 und 20 Jahren, zusammen mit einer genauen Untersuchung der Patienten, vermag eine zentrale Beteiligung frühzeitig aufzudecken und eine spätere klinische Neurosyphilis zu verhüten.

A. *Frühfälle* (Prognose sehr gut): Diese werden durch das pathologische Lumbalpunktat erkannt. Andere klinische Zeichen fehlen meistens noch.

B. *Fälle mit beginnenden neurologischen Schädigungen* (Prognose günstig): Hier liegen schon zentrale Schädigungen vor, sei es von seiten des Rückenmarks oder des Gehirns.

C. *Spätfälle* (Prognose ungünstig): Hier bestehen schon ausgedehnte schwere zentrale Schädigungen.

Durchführung der Behandlung

Fälle A, B und C: Penicillinkur plus *Prednison*-Abschirmung während der ersten 14 Tage, um eine Herxheimerreaktion zu vermeiden.

Penicillinkur

Dosierung des Penicillins: Siehe Mesaortitis, S. 182. Es müssen, wie bei der Mesaortitis, mindestens 3 Kuren durchgeführt werden. Die Seroreaktionen im Liquor normalisieren sich nur sehr langsam, innerhalb $^1/_2$–1 Jahr. Bleiben die Fälle trotzdem positiv, so kann man eventuell eine Syntarsol-Wismut-Kur dazwischenschalten, obschon hierüber die Ansichten geteilt sind.

Symptomatische Therapie der Taboparalyse

1. *Tabische Krisen*: Sind oft schwer zu beeinflussen. *Morphiumpräparate* und -derivate auf alle Fälle weglassen, da sonst Sucht unvermeidlich!

   a) *Cobratoxin*kur wirkt manchmal sehr günstig. Genau nach Vorschrift in der Packung (z. B. **Cobratoxin**® [Hausmann] und [Asid] München).

   b) *Vitamin B_{12}*: Bei Patienten mit häufigen Attacken versuche man wöchentlich $2 \times$ 1 mg i.m. Dies bringt oft eine auffallende Verminderung der Anfälle.

   c) **Baralgin**® [Hoechst], i.v., ein Spasmolytikum zusammen mit *Novaminsulfon*. *Dosierung*: 5 ml i.v. wirkt häufig sehr gut.

   d) *Papaverinum hydrochloricum*: s.c. 3–4 × tägl. 1 Ampulle zu 0,04 g.

   e) *Schmerzanfälle bei Wetterwechsel* usw.: An diesen Tagen bringt ACTH, 2–3 × 10 E i.m., oft eine sehr gute Erleichterung.

   f) *Operative Behandlung*: Nur wenn alles andere erfolglos, dann als ultimum refugium evtl. chirurgische Wurzeldurchtrennung.

2. *Gastrische Krisen*: Durch eine krampfartige Hyperperistaltik bedingt. **Baralgin**®, siehe oben, im allgemeinen sehr wirksam, 5 ml i.v., oder *Papaverin*, 0,06 g plus $^1/_2$ mg *Atropinum sulfur. s.c.* Wenn unwirksam, eventuell *Scopolaminbutylbromid*, z. B. **Buscopan compos.**® [Ingelheim], Kombinationspräparat mit *Novaminsulfon* 2,5 g + **Buscopan**® 0,02 g, 1 Ampulle i.m.

3. *Urininkontinenz*: Siehe Blasenlähmung, Kap. Multiple Sklerose, S. 355.

Funikuläre Myelose (bei Anaemia perniciosa)

Diese degenerative Veränderung des Rückenmarks geht gerade bei noch relativ jugendlichen Personen (30–40jähr.) nicht selten der Anämie voraus, und die primäre Erkrankung wird dann evtl. übersehen (siehe auch Anaemia perniciosa, S. 2).

Therapeutisch ist hier eine langdauernde und kombinierte Behandlung mit den folgenden Medikamenten wichtig. Aber auch dann ist leider in Spätfällen nicht immer mit einer völligen Regression zu rechnen. *Vitamin B_{12}* in hohen Dosen über längere Zeit.

*Vitamin-B-*Mischpräparate: z. B. **Becozym**® [Roche] (in Dtschl. **BVK** [Roche], **Polybion**® [Merck]), 3 Ampullen tägl. i.m.

Physikalische Therapie: Massage, Gehübungen, Solbäder, u. U. Elektrotherapie.

Syringomyelie

Eine röhrenförmige Degeneration des Rückenmarks, die langsam weiterschreitet und deren Genese unklar ist.

1. *Prophylaktisch*: Möglichst körperliche Schonung, was das Weiterschreiten der Erkrankung zu verlangsamen scheint und auch die Wahrscheinlichkeit von Körperverletzungen herabmindert. Umschulung auf Büroarbeiten usw.
2. *Röntgenbestrahlung* (Tiefenbestrahlung) scheint die betroffenen Rückenmarksteile in einigen Fällen günstig zu beeinflussen, ebenso auch die vasomotorischen Störungen und Schmerzen. Eventuell operative Spaltung der Zysten.

Myatrophische Lateralsklerose (Charcot)

Eine pathogenetisch noch nicht geklärte Erkrankung, die langsam progressiv und manchmal auch subakut verläuft. Eine spezifische Behandlung ist nicht bekannt.

1. *Stimulation der motorischen Innervation:* Strychnin 3 × 1 mg tägl. und *Pyridostigminbromid* = **Mestinon**® [Roche], das den Abbau des Azetylcholins hemmt. Tabl. zu 10 mg. *Dosierung*: 3 × 2 bis 3 × 3 Tabl. tägl. Dadurch wird vor allem der Schluckakt erleichtert.
2. *Bei Schluckschwierigkeiten*: Kalorienreiche, breiförmige Kost.
3. *Vitamin E*: Hat sich uns und zahlreichen andern Autoren nicht bewährt.

Spastische Spinalparalyse

Eine erbliche Erkrankung der Pyramidenbahn, die zu einer spastischen Lähmung der unteren Extremitäten führt. Eine kausale Therapie ist leider nicht bekannt.

1. Wichtig scheint die *körperliche Schonung* zu sein, da die Degeneration dann langsamer fortzuschreiten pflegt.
2. *Evtl. orthopädische Maßnahmen* (Sehnenverlängerungen usw.) kommen vor allem in der Schlußphase in Frage.

Spinale progressive Muskelatrophie

Die verschiedenen vorkommenden Formen sind leider einer Kausaltherapie bis jetzt nicht zugänglich. Versuch mit hohen Dosen *anaboler Hormone* (z. B. **Deca-Durabolin**®) bei Kindern je nach Alter 12,5–25 mg/Woche i.m., für 2–3 Monate. Erwachsene: 2 × 25–50 mg pro Woche. Symptomatisch kleine Dosen eines Cholinesterasehemmers (*Pyridostigminbromid* = **Mestinon**® [Roche]) 1–3 × tägl. 10 mg.

Rückenmarkstumoren

Nach genauer Abklärung evtl. Operation durch einen Neurochirurgen. Bei Vorhandensein von Metastasen u. U. auch Bestrahlung. Im übrigen symptomatische Behandlung.

Herpes Zoster

Man nimmt heute an, daß ein latent in den spinalen Ganglien vorhandenes Varizellenvirus durch irgendeinen auslösenden Faktor aktiviert wird (z. B. Röntgenstrahlen, Tumoren, Arsen, Fieber, Zytostatika). Die lokalen Hauteruptionen sind gewöhnlich harmlos, ausgenommen wenn sie auch die Kornea befallen. Viel schwieriger zu bekämpfen und zu behandeln sind die oft sehr hartnäckigen, lange Zeit persistierenden neuritischen Schmerzen.

a) *Lokal*: Aufstreichen von *Zinkpaste*.

b) *Gegen die neuritischen Schmerzen:*

1. *Kortikosteroidtherapie*: Nach Abklingen der akuten Phase! Beginn mit 60 mg *Prednison* oder $^1/_5$ dieser Dosis als *Dexamethason*. Nach 3 Tagen Heruntergehen auf eine Erhaltungsdosis von 40 mg bis zur praktischen Schmerzfreiheit, dann langsam ausschleichen. Immer gleichzeitige Antibiotikaabschirmung, wenn noch Hautherde bestehen, z. B. *Ampicillin* oral. *Cytosin-Arabinosid* (**Alexan**®) ergibt in Frühfällen wie bei allen D.N.A-Viren günstige Resultate. *Dosierung* siehe Variola S. 568.

2. *Ergotaminderivate*: Die Ergotaminpräparate wirken hier oft spezifisch. **Hydergin**® [Sandoz], eine Mischung von drei Dihydroalkaloiden des Mutterkorns, tägl. 1 mg s.c. Kontraindiziert bei Koronarsklerose, da sonst evtl. Herzinfarkt möglich (2 eigene Fälle). **Hydergin**® ist oft von ausgezeichneter Wirkung und zeigt weniger Nebenwirkungen als **Gynergen**® [Sandoz]. Weniger wirksam ist die orale Therapie mit 3 × 20 Tropfen **Hydergin**®tägl.

3. *Vaccinia-Antigen* der [Behringwerke] ergibt evtl. gute Erfolge.

4. *Symptomatisch*: Analgetika siehe S. 362, in evtl. Kombination mit 2–3 × tägl. *Chlorpromazin* 50–100 mg pro dosi, um die Wirkung zu potenzieren. Cave *Morphiate!* Suchtgefahr!

5. *Bei Enzephalitis* (selten): Siehe Therapie bei Masern-Enzephalitis, S. 582.

Polyradiculitis Guillain-Barré

Die Pathogenese dieser Erkrankung, die durch eine schlaffe Lähmung der Extremitäten und häufiges Befallensein der Hirnnerven sowie durch Parästhesien und Schmerzen der betroffenen Glieder gekennzeichnet ist, ist auch heute noch nicht geklärt. Vielleicht spielt das Epstein-Barr-Virus die Hauptrolle (siehe Ch. Grose, P. M. Feorino, Lancet

Polyradikulitis Guillain-Barré

1972 II, 1285). Wir sahen aber dieses Jahr (1973) einen typischen sehr schweren Fall von *Guillain-Barré* und *Mononukleose* mit hohem *Zytomegalie-Titer*. Es kommen also wahrscheinlich sehr verschiedene Erreger in Frage. Im Liquor findet sich eine charakteristische Eiweißvermehrung von über 45 mg%, wobei die Zellzahl 25/3 nicht überschreiten sollte. Neben den gutartigen Fällen kommen auch letal verlaufende vor (Literatur siehe SIEGENTHALER und MOESCHLIN (Helv. med. Acta 26 [1959] 758)). Selbst sahen wir vor der ACTH-Ära 2 solche tödlich verlaufene Fälle infolge Atemlähmung bei aufsteigender Landryscher Paralyse. Pathogenetisch wurden Fälle bei Mononucleosis infectiosa, Heptatitis, Diphtherie, Masern (eigener Fall) und im Anschluß an Tetanus-, Pocken- und Tollwutimpfungen beschrieben. Seltener bei Karzinomatosen, nach Blitzschlag, sowie nach PAS-Behandlung und Bleivergiftung (Literatur siehe ALEXANDER u. Mitarb.: J. Amer. med. Ass. 166 [1958] 1943).

Therapie

1. *ACTH-Behandlung*: In hoher Dosierung heute die Therapie der Wahl. *40–80 E tägl. als intravenöse Tropfinfusion*, die am Morgen gesteckt und gegen Abend herausgenommen werden kann, verdünnt mit 5%iger Glukose- oder Lävuloselösung. Sobald die Lähmungen deutlich zurückgehen, kann die ACTH-Dosis langsam abgebaut werden. Sie muß aber je nach dem Verlauf 2–4 Wochen verabreicht werden (siehe Abb. 83). Man kann auch **Synacthen Depot®** [Ciba-Geigy] i.m. geben.

Wichtig ist es, daß man in solchen Fällen *ACTH* und nicht *Cortison* oder seine Derivate verabreicht! Eine Dosierung mit 40 E genügt für die schweren Fälle nicht, wie dies der folgende Fall zeigt, bei dem trotz dieser Tagesdosis eine künstliche Beatmung notwendig wurde. Erst die Erhöhung auf 60 E tägl. brachte einen Rückgang der Paresen. KAESER hat 1964 unsere klinischen Beobachtungen in sehr schönen Ver-

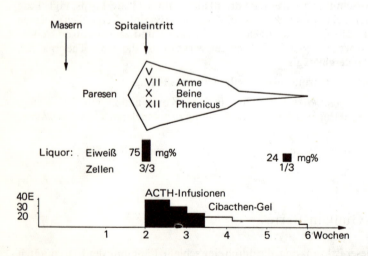

Abb. 83. *Guillain-Barré* (L. A., 46jähr. Mann, KG 86694/58): Bedrohliche Guillain-Barré-Erkrankung mit Bulbärparalyse. Rascher Rückgang der Lähmungserscheinungen unter hoher ACTH-Behandlung (40 mg tägl.).

Polyradikulitis Guillain-Barré

suchen elektrophysiologisch objektivieren können (De Medicina Tuenda 1 [1964] 22). *ACTH* erwies sich dabei dem *Cortison* deutlich überlegen und vermag einen Leitungsblock in allen Nervenabschnitten zu vermindern oder aufzuheben, während *Cortison* nur den peripheren Leitungsblock aufzuheben vermag. Auch er sah in seinen Versuchen bei Nichtansprechen auf 20–40 E mit 60–80 E noch Erfolge.

Fall E. W., 35jähr. Angestellter: Zweieinhalb Wochen nach einem grippalen Infekt tritt ein Schwächegefühl in den Gliedern auf, welches sich in den nächsten 24 Std. rasch verschlimmert. Bei Spitaleintritt bestehen Parästhesien an den Händen und Füßen sowie eine hochgradige Verminderung der rohen Kraft der Arme und Beine. Die Sehnenreflexe der unteren Extremitäten sind erloschen. Im Liquor findet sich eine Zellzahl von 3/3 und ein Gesamteiweiß von 36 mg%. Dieses steigt aber nach 4 Tagen bei unveränderter Zellzahl auf 60 mg%.

Die ACTH-Therapie wird einen Tag nach Spitaleintritt mit täglich 40 E als langsame Tropfinfusion eingeleitet. In den nächsten 5 Tagen kommt es zu einer rapiden Verschlechterung. Die Tetraplegie wird vollständig, und eine rasch zunehmende Atemlähmung macht die künstliche Beatmung mit dem Bird-Respirator notwendig. Infolge Schlucklähmung erfolgt die Ernährung mittels einer Nasensonde. Angesichts dieses dramatischen Zustandes wird nun die ACTH-Dosis auf 60 E erhöht.

In den nächsten Tagen kommt es zu einer langsamen Regression der Paresen. Dieselbe hält weiter an, so daß die ACTH-Dosis langsam reduziert werden kann. Bis zum Spitalaustritt drei Monate später hat sich der Zustand so weit gebessert, daß der Patient ohne fremde Hilfe umhergehen kann. Anläßlich einer Kontrolle 1 Jahr nach der Erkrankung fehlen nur noch die Sehnenreflexe der unteren Extremitäten. Dieser dramatische Verlauf wird noch erschwert durch das Auftreten einer Atelektase der linken Lunge am 10. Krankheitstag, die durch intensives Absaugen wieder rückgängig gemacht werden kann. Etwa 2 Wochen später kommt es ferner zu einem Subileus. Nach dessen Rückbildung bleiben während 3 Wochen heftige Bauchkrämpfe bestehen, ohne Darmpassagestörungen, wobei gleichzeitig eine Hypokaliämie von 3,2 mval vorliegt (Abb. 84).

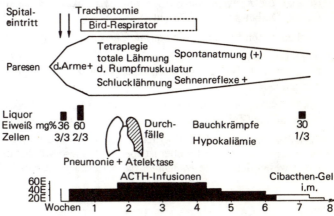

Abb. 84. *Schwerste Verlaufsform des Guillain-Barré-Syndroms* (E.W., 35jähr. Mann, KG 87155/58): Trotz rasch einsetzender hoher ACTH-Therapie (40 mg tägl.) bildet sich eine Tetraplegie mit völliger Atem- und Schlucklähmung aus, so daß die künstliche Beatmung notwendig wird. Erst nach Erhöhung der ACTH-Dosis auf 60 mg tägl. kommt es zu einem langsamen Rückgang der Paresen. Zahlreiche Komplikationen (Lungenatelektase, Pneumonie, Hypokaliämie). Entlassung nach 8 Wochen zur Badekur, völlig gehfähig. Volle Arbeitsfähigkeit nach weiteren 2 Monaten.

Polyneuritis

2. *Immunosuppressive Therapie* (siehe IST-Kapitel S. 638ff.) soll ebenfalls Erfolge zeigen, doch ist das ACTH rascher wirksam und deshalb wohl noch immer vorzuziehen.
3. *Eventuell künstliche Beatmung* mit Respirator.
4. *Ggf. künstliche Ernährung* durch Nasensonde bei Schlucklähmung.
5. *Abschirmung* beim Auftreten von Lungeninfekten wie eitriger Bronchitis und Bronchopneumonien mit *Penicillin* 3 Mio. E und 1 g **Streptothenat**® täglich.
6. *Massage und spätere aktive Bewegungstherapie* nach Rückbildung der akuten Erscheinungen. Später am besten Verlegung in einen Badeort, der hierfür speziell eingerichtet ist (z. B. Poliomyelitis-Rekonvaleszentenstation).

Peripheres Nervensystem

Polyneuritis

Generalisierte Polyneuritiden können auf ganz verschiedene Ursachen zurückgehen:

1. *Toxisch*: z. B. *medikamentös* (Gold, Arsen, Isoniazid usw.) oder durch *berufliche Exposition* (Alkohol, Arsen, Thallium, Blei, akute CO-Vergiftung u. dgl.). Häufig ist auch die *Kombination von Alkohol plus Nikotin*. Oder durch *Autotoxine*: Porphyrie, Diabetes mellitus, Gicht.

    In allen diesen Fällen ist die *kausale Therapie* wichtig.

2. *Traumatisch-mechanisch*: z. B. bei starken beruflichen Erschütterungen (Preßlufthammer und -bohrer, Quetschungen oder Zerrungen der Nervenstränge beim Turnen usw.).
3. *Infektiös-toxisch*: Nach Diphtherie, Typhus u. a. Infektionskrankheiten, ferner durch Fokalinfekte (Zahngranulome, Sinusitis, Prostatitis, Adnexitis usw.).
4. *Periarteriitis nodosa*: Eine Polyneuritis ist oft ein Frühsymptom dieser Erkrankung. Bei einer hohen SR und Fieber ist speziell an diese Möglichkeit zu denken. Diagnostisch wesentlich ist die *Hodenbiopsie*, bei Frauen die Muskelbiopsie.

Therapie

1. *Kausale Therapie*: Je nach der Ursache.
2. *Bettruhe und Wärmeanwendung*: In Form von warmen feuchten Packungen, Heizbogen, Infrarotlampe, warmen Bädern usw. Vorsichtige Kurzwellendiathermie.
3. *Analgetische Mittel*: Die starken Schmerzen werden in vielen Fällen mit *Salizylpräparaten* (z. B. **Aspirin**® [Bayer], Ca-Salizylsäure **Alcacyl**® [Wander], 4–5 × 0,5 g tägl.), **Treupel-Tabletten**® [Treupha], [Homburg], sowie **Optalidon**® [Sandoz] be-

kämpft. Manchmal wirkt auch **Butazolidin**® [Ciba-Geigy], 3 × 250 mg tägl. günstig, und in schweren Fällen **Novalgin**®, [Hoechst]. Gut wirkt häufig auch **Baralgin**® [Hoechst]. Wenn möglich, sind *Morphiumpräparate* wegen der großen Suchtgefahr zu vermeiden. Kombination mit *Chlorpromazin* (**Largactil**®, **Megaphen**®) 50–100 mg p.o. 2–3 × tägl.

4. *Zweckmäßige Lagerung* sowie Vermeiden von Spätschäden wie Spitzfuß durch entsprechende Fußstützen.

5. *Bewegungstherapie*: Sobald die Schmerzen abklingen, Beginn mit Massage und aktiver und passiver Bewegungstherapie durch hierfür speziell ausgebildetes Personal. Die Bewegungstherapie ist auch sehr wichtig, um Gelenkversteifungen zu vermeiden. Aufsteigende Solbäder, später Badekuren an speziell hierfür eingerichteten Orten.

6. *Vitamintherapie*: Die Wirkung ist fraglich, aber auf alle Fälle kann das Mittel nichts schaden. *Aneurin* = Vitamin B_1 erweist sich vor allem bei der alkoholischen Polyneuritis als wirksam.

Präparate: **Benerva**® [Roche], Ampullen zu 1 ml zu 25 und 100 mg, tägl. 50 bis 100 mg s.c., i.m. oder i.v.; **Betaxin**® [Bayer].

Empfohlen wird auch die Injektion von Vitamin B_{12}, z.B. **Docigram**® [Wynlit, Endopharm], Ampulle zu 1 ml, tägl. 1 Ampulle zu 1000 gamma. Es empfiehlt sich, evtl. auch ein Vitamin-B-Kombinationspräparat zu verabreichen, z.B. **Becozym**® [Roche] (in Dtschl. **BVK** [Roche], **Polybion**® [Merck]), tägl. 2 Ampullen zu 2 ml.

7. *Bei vorwiegend motorischen Lähmungen*: Zur Anregung der Umschaltstellen *Strychninum nitricum* tägl. 1 mg peroral oder als Injektion: **Movellan**® [Asta], Ampulle zu 20 mg.

8. *IST plus Cortison*: Nur bei der Polyneuritis der *Periarteriitis nodosa*, siehe dort S. 195. Die hohe Senkung, die Kachexie, das meistens vorhandene Fieber, weisen u.U. auf diese schwere Erkrankung hin.

9. *Elektrogalvanotherapie*: Ist vor allem bei den motorischen Formen im Stadium der Rekonvaleszenz sehr günstig.

Durch häufigen Wechsel sind möglichst viele Muskelfasern zur Kontraktion zu bringen. Ist die faradische Erregbarkeit erhalten, so kann auch mit faradischem Strom gearbeitet werden. Diese Elektrotherapie sollte nur durch ein speziell hierfür geschultes Personal vorgenommen werden.

Neuralgien

Trigeminusneuralgie

1. *Kausale Therapie*: Behebung und Bekämpfung eventueller Sinusitiden, Zahngranulome oder anderer Herdinfekte. Gute Einstellung eines ggf. vorhandenen Diabetes mellitus, Abklärung, ob Turmoren vorliegen. Häufig ist aber keine nä-

here Ursache zu finden, und dann bleibt nur die symptomatische oder operative Behandlung.

2. *Symptomatische Therapie*: Ist von den Patienten selbst meist schon versucht worden und gewöhnlich nicht mehr wirksam. Die besten Erfolge hatten wir mit dem

a) *Dibenzazepin-Derivat*: **Tegretol**®, in Dtschl. **Tegretal**® [Ciba-Geigy], ein Antiepileptikum, Tabl. à 200 mg. *Dosierung*: 3–4 × 1 Tabl. tägl. Besserung schon nach 24–48 Stunden. Wenn nach 3 Tagen keine Wirkung, dann absetzen, sonst gleiche ED weitergeben. Selten Exantheme.

b) *Trichloräthylen*: Tägl. 3 × 15 Tropfen auf ein nasses Tuch auftropfen und inhalieren, während 4 Wochen. $^1/_3$ der Fälle werden dadurch u. U. dauernd gebessert. Es kann auch ein Trichloräthylenrausch mit zusätzlicher Maske, die aber von den Angehörigen genau überwacht werden muß, versucht werden. Oft wird jedoch der Patient langsam trichloräthylensüchtig, und solche Fälle sind dann besser operativ zu behandeln.

c) *Phenytoinum* (= *Diphenylhydantoinum*): Präparat *Phenytoin-Na* = **Antisacer**® [Wander], **Zentropil**® [Nordmark] usw., Dragées zu 0,1 g. *Dosierung*: Tägl. 2–3 × 0,1 g p.o. bringt manchmal gute Erfolge. Evtl. Anästhesie der Austrittsstelle mit

d) **Impletol**® [Bayer], 1–2 ml dieser *Procain-Coffein*-Komplexverbindung um die Austrittsstelle, tägl. während 1–2 Wochen.

e) *Chloralhydrat*:

Rp. Butylchlorali hydrati   1,0
       Glyc. pur.   20,0
       Aq. dest.   100,0
       Sirupi Aurantii Corticis   30,0
       M.D.S. 1 Suppenlöffel jede Stunde, 4–5 × tägl.

f) *Schmerzmittel*: Nie Morphiumderivate oder -Analoge anwenden (*Suchtgefahr!*). Eine sehr gute analgetische Wirkung zeigt das französische **Glifanan**® [Roussel], das oft auch noch verzweifelten Patienten zu helfen vermag.

g) *Operation*: Bleibt oft das einzige Mittel, um den schwerleidenden Patienten zu helfen, und bringt, vom Neurochirurgen durchgeführt, dauernden Erfolg.

Okzipitalneuralgie

Im Prinzip analoge Therapie. In schwersten Fällen Exstirpation der Nerven. Siehe auch (Neuritis cranialis) *Arteriitis temporalis*, S. 344.

Fazialis-Neuritis

Die sog. „rheumatische Form" beruht wahrscheinlich auf einer ödematösen Schwellung des Nervs, wobei dieser im Knochenkanal durch Kompression leidet. Für diese Fälle hat sich die Kortikosteroidtherapie allgemein durchgesetzt und gibt bei Frühbehandlung gute Resultate. Besteht aber die Lähmung schon allzu lange, so ist meistens nicht mit einer Rückbildung zu rechnen.

Prednison (oder $^1/_5$ der Dosis) *Dexamethason*: 1. bis 3. Tag je 60 mg tägl. p.o., dann weiter 4. bis 7. Tag 40 mg tägl. Zweite Woche je 30 mg tägl., nach 14 Tagen Therapiedauer allmähliches Ausschleichen.

Brachialgia paraesthetica nocturna (Karpaltunnelsyndrom)

Ein vor allem bei älteren Frauen häufiges Syndrom, das meistens durch Kompression des N. medianus im Karpalkanal zustandekommt. Fixation der Hände nachts auf gut gepolsterter volarer Schiene. In schweren Fällen operative Spaltung des Retinaculum flexorum (Lig. carpi transversum). Vorher Objektivierung durch EMG.

Neuritis ischiadica

Die Ursachen dieser sehr schmerzhaften Neuritis sind nach der Häufigkeit geordnet:

a) *Diskushernie* (Husten- und Erschütterungsschmerz, Druckempfindlichkeit auf der Höhe der Hernie).

b) *Spondylarthrose*.

c) *Toxische Neuritis* (C_2H_5OH, Diabetes mellitus usw.): Hier häufig doppelseitige Neuritis.

d) *Spondylitis tuberculosa*.

e) *Tumor* (Rektum-, Prostatakarzinom usw., evtl. Metastasen).

Die Mehrzahl ist durch eine Diskushernie bedingt und spricht dann meistens auch gut auf die heutige Extensionsbehandlung an. Wichtig ist in allen Fällen die genaue diagnostische Abklärung mit gezielter Röntgenaufnahme der entsprechenden Lendenwirbel, wenn nötig u. U. Myelographie und bei eventuellem Verdacht auf Tbc tomographische Aufnahme der verdächtigen Wirbel.

Diskushernie

Wichtig ist immer die Frühbehandlung, da die frischen Fälle viel besser ansprechen. Bei Spätfällen liegen häufig schon arthronotische Veränderungen vor.

1. *Absolute Bettruhe*: Flache Lagerung auf einer guten Matratze mit *Brettunterlage* für die erste schmerzhafte Periode, um das Durchbiegen der Wirbelsäule zu vermeiden. Verbot aufzusitzen und beim Essen Drehen des Körpers nur auf die gesunde Seite gestattet! Allmähliche Mobilisierung nach Abklingen der Schmerzen.

2. *Streckbehandlung*: Am besten mit den speziell hierfür gebauten, unterteilten und auf Rädern fixierten Streckbetten. Mit 2 kg Zug und 20 Min. Dauer beginnen und allmählich steigern bis auf 8 kg und 30–60 Min. und später evtl. bis 14 kg. Man kann die Patienten auch in ihren eigenen Betten in eine Dauerextension (Thorax- und

Beckenmieder) legen und mit höheren Gewichten belasten. Beginn mit 2 kg und langsam steigern bis auf 18–20–25 kg. Die Beine werden angezogen und die leicht flektierten Knie durch ein Kissen gestützt. Auf diese Weise wird die Lendenlordose aufgehoben. Doch ist nach unseren Erfahrungen die intermittierende Behandlung mit dem Streckbett vorzuziehen.

Antikoagulation: Bei allen langdauernden Streckbehandlungen mit Bettruhe (Emboliegefahr).

3. *Schmerzbekämpfung*: Unter den verschiedenen Analgetika wirken **Treupel®**, **Optalidon®** p.o. (hier 2 Tabl. pro dosi), evtl. *Novaminsulfon* (**Novalgin®** und **Baralgin®**) i.v. am besten. In schweren Fällen für die Nacht *Pethidinum hydrochloric*. (**Dolantin®**) 1 Ampulle zu 0,1 g, doch hüte man sich wegen der Suchtgefahr, das Mittel auch tagsüber zu verabreichen, am Tag **Glifanan®** [Roussel].

4. *Operative Behandlung durch einen Neurochirurgen*: Nur bei Versagen einer Liege- und Streckbehandlung nach 8 Wochen oder bei großen, immer wieder rezidivierenden Diskushernien, ferner als Frühoperation bei Auftreten von Lähmungserscheinungen angezeigt, außerdem bei Verdacht auf Tumoren. – In allen diesen Fällen muß vorher eine Myelographie durchgeführt werden.

5. *Nachbehandlung*: Ggf. Badekur in einem Sol- oder Schwefelbad, physikalische Therapie, vor allem Massage und Bewegungstherapie, um die atrophische Muskulatur zu stärken. Tragen eines Stützkorsetts in den ersten Monaten.

6. *Prophylaxe gegen ein evtl. Rezidiv*: Vermeiden des Hebens von schweren Lasten vor allem in nach vorne gebeugter Stellung! Auch das Tragen eines gewöhnlichen Koffers kann schon genügen, um die Hernie wieder austreten zu lassen. *Verboten* sind auch schwerere Gartenarbeiten wie Hacken, Umgraben und Erschütterungen, z. B. Motorrad, Vorsicht beim Autofahren. Wenn die Patienten aus Berufsgründen das Heben von Lasten nicht umgehen können, oder auch wenn immer wieder Rezidive auftreten, so verschreibe man unbedingt ein gutsitzendes *Stützkorsett*, das tagsüber zur Arbeit getragen wird.

7. *Intralumbale Prednisoloninjektion*: Louyot u. Mitarb. (Sem. méd. 35 [1959] 177) haben über gute Resultate (48% der Fälle) mit raschem Verschwinden der Schmerzen berichtet, die wahrscheinlich auf einem Zurückgehen des Ödems beruhen.

Technik: 0,5 ml einer 2,5%igen *Prednisolonazetatlösung* intralumbal in der Höhe von L4–L5 injizieren. Die schmerzlindernde Wirkung setzt innerhalb 1–2 Std. ein und hält 36–48 Std. an. Nachher kann die Injektion wiederholt werden. Wegen der evtl. Infektionsgefahr würden wir aber diese Therapie nur für sehr therapieresistente Fälle empfehlen. Die Autoren kombinieren sie mit der Streckbehandlung.

Spondylarthrotische Formen

Hier ist neben der Strecktherapie, die gewöhnlich keine deutlichen Erfolge bringt, vor allem die kausale Behandlung der Spondylarthrose wichtig (siehe dort, S. 385).

Toxische Formen

Vermeiden aller toxischen Momente (Alkohol, Nikotin usw.), cave Kälteeinwirkung, Behandlung eines evtl. Diabetes. Im übrigen gleiche Therapie wie bei Polyneuritis.

Spondylitis-Tbc

Kann häufig einen Ischias hervorrufen. Verdächtig ist eine deutlich erhöhte Senkung. Oft führt aber erst das Röntgenbild und die Wirbeltomographie auf die Diagnose. Therapie siehe Tuberkulose-Kapitel, S. 610.

Tumor

Auch auf Tumoren sind Ischiasneuralgien verdächtig. Es kann sich sowohl um einen primären Tumor als auch um eine Metastase handeln. Deshalb bei allen hartnäckigen Fällen entsprechende Abklärung (Prostata, Rektum und u. U. Myelographie und Wirbeltomographie).

Kausalgie

Traumatisch nach Operationen, Frakturen usw. auftretende häufige Berührungsschmerzen in den Fingerbeeren, im Amputationsstumpf u. a.

Therapie: *Chlorpromazin* 25 mg: 4–6× tägl., bringt oft eine auffallende Besserung. Bei Amputations-Neurinomen evtl. operative Behandlung.

Wadenkrämpfe

Ein häufiges Symptom bei *Ischias*, dann aber auch bei *Polyneuritis* und manchmal bei *älteren Leuten*, hier vielleicht zirkulationsbedingt. Die sehr schmerzhaften Krämpfe können mit folgenden Mitteln behandelt werden:

a) *Diazepam* **Valium®** [Roche], abends 10–20 mg.

b) *Diphenhydramin* = **Benadryl®** [Parke Davis], 1–2 Kapseln zu 50 mg abends vor dem Einschlafen.

c) *Chinin. sulfuric.* 0,5–0,75 g 1 Std. vor dem Schlafen, wirkt meistens besser.

d) *Trihydroäthylrutosid* = **Venoruton®** [Zyma]: 3 × 15 Tropfen tägl., zeigt in vielen Fällen einen günstigen Einfluß.

e) *Kalt- und Warmwasserduschen* der Unterschenkel und kräftiges Reiben mit einer Bürste vor dem Zubettgehen. Langsam steigendes *Gehtraining*.

f) **Circonyl®** [Sapos], auch ein sehr gutes Mittel, 2–4 Tabl. tägl.

Neuroblastoma malignum

Die malignen Neuroblastome sind sehr bösartige Tumoren des chromaffinen Systems, die eigentlich nur bei Kindern im Alter bis zu 8 Jahren auftreten und welche sehr rasch metastasieren. Die Therapie ist bis jetzt meistens wenig aussichtsreich gewesen. Gewisse temporäre Erfolge konnten durch massive Dosen von *Vitamin* B_{12} erzielt werden, welches das Wachstum dieser Zellen zu hemmen scheint. Komplette Remissionen wurden durch die *Kombinationstherapie* mit *Vincristin* und *Cyclophosphamid* erzielt.

Paraneoplastische Neuropathien

Kommen bei ca. 7% aller Neoplasien v.a. jenseits des 50. Altersjahres vor. *Ursache*: Wahrscheinlich Tumoreiweiß-Zerfallsprodukte (nicht durch Druck von Metastasen oder Tumorinfiltrate bedingt!).

Tumoren: Bronchus-, Ovarial-, Uterus-, Zervix-, Rektum-Karzinome.

Symptome: Parästhesien, Sensibilitätsstörungen, Schmerzen, motorische Schwäche, schließlich Invalidität. Evtl. Schluck- und Atemlähmung. Bei der *Myopathie*: Schwäche des Schultermuskels, Watschelgang, Mühe beim Treppensteigen (H.E. KAESER: Praxis 61 [1972] 1198–1202).

Therapie: Kausale Tumor-Thp. (Rtg., Operation, Zytostatika) bringt oft Besserung. Sonst Versuch mit *Prednison-Thp.*, tägl. 30–40 mg, die manchmal Besserung bringt.

Bewegungsorgane

Polyarthritis rheumatica acuta („Rheumatic fever")

Bei dieser akuten Form ist die Ätiologie durch den Nachweis des Zusammenhangs mit Infekten der oberen Luftwege (hämolytische Streptokokken, Gruppe A), ferner durch die deutlichen Erfolge der *Rezidivprophylaxe* mit *Penicillin* und *Sulfonamiden* (American Heart Association: Circulation 21 [1960] 151) sowie den bei diesen Patienten häufig (60–80%) erhöhten *Antistreptolysintiter* gesichert und wohl eine der wichtigsten Erkenntnisse der letzten Jahre auf diesem Gebiete. Die Pathogenese der Erkrankung bleibt aber auch heute noch weitgehend unabgeklärt. Möglicherweise gehört das rheumatische Fieber in das Gebiet der *Autoimmunerkrankungen*, wobei die Streptokokken wie bei der Nephritis das auslösende Moment darstellen, das aber nur bei ca. 3% der akuten Infekte zu Erkrankung führt. Im Gegensatz zu der primär chronischen Polyarthritis rheumatica (sogenannte „rheumatoid arthritis" der angelsächsischen Autoren) zeigt die Polyarthritis rheumatica acuta in der Regel einen negativen *Latex-Tropfentest*, und der *Waaler-Rose-Test* fällt ebenfalls negativ aus. Bei einem Teil der Fälle kommt es zu einer Beteiligung des Herzens in Form einer *Pankarditis*, häufiger nur einer *Myokarditis* und *Endokarditis*. Diese Gefahr der Herzbeteiligung steigt mit jedem neuen Schub, gerade deshalb ist die Dauerprophylaxe so wichtig. Zur gleichen Krankheitsgruppe gehören die *Chorea minor* und das *Erythema anulare*.

In seltenen Fällen kann die Erkrankung nach einem oder mehreren Schüben in die mehr chronische Form übergehen, d.h. in eine *sekundär chronische Polyarthritis rheumatica* (siehe den interessanten Fall in Abb. 85).

Differentialdiagnostisch denke man immer daran, die folgenden Erkrankungen auszuschließen:

Primär chronische rheumatische Polyarthritis (= Rheumatoid arthritis) PCP
Periarteriitis nodosa
Lupus erythematodes disseminatus
Dermatomyositis
Infektarthritis (Hepatitis epid., Rubeolen etc.), Poncet (Tbc), Morbus Boeck, sog. „Rheumatoide".
Medikamentös allergische Polyarthritis (Sulfonamide, Penicillin).
Gicht (Podagra).

Prophylaxe: Da bei 3% aller Streptokokkeninfekte mit dem Typus A eine rheumatische Polyarthritis oder eine Herzbeteiligung in Erscheinung tritt, soll heute bei jeder Angina oder einem anderweitigen Streptokokkeninfekt die *Sofortprophylaxe* mit *Penicillin* durchgeführt werden, und zwar über 10 Tage. Hierfür genügen tägl. 600000 E i.m.

oder 1 Million tägl. p.o., oder auch ein langwirkendes *Penicillin*-Präparat, z.B. *Benzathin-Penicillin* (siehe Penicillinkapitel), 1,2 Mio E **Tardocillin**® i.m.

Therapie

1. *Bettruhe*: Im akuten Stadium sehr wichtig, bis zum Abklingen der entzündlichen Erscheinungen. Langsame Mobilisation, nicht vor der 3.–4. Woche, bei eventuellem Rezidiv erneut strengste Bettruhe.
2. *Penicillinkur*: Zur Vernichtung eventuell vorhandener A-Streptokokken. Am besten als langwirkendes *Benzathin-Penicillin*, 1,2 Millionen E i.m., das für 14 Tage einen wirksamen Spiegel ergibt. Nachher weiter als *Dauerprophylaxe*, s. unten.
3. *Salizylate in hohen Dosen*: Liegen klinisch keine Anhaltspunkte für eine „Karditis" vor, d.h. Fehlen von Klappengeräuschen, Extrasystolen und von EKG-Veränderungen (vor allem auf evtl. PQ-Veränderungen achten!), so sieht man vorläufig von der Anwendung von Kortikosteroiden ab. Zeigen die *Salizylate* auch in hohen Dosen innert 5 Tagen keine deutliche Wirkung, so geht man auf die *Kortikosteroide* über.

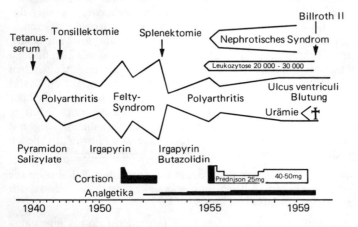

Abb. 85. *Akute Polyarthritis rheumatica* im Anschluß an eine Tetanusserumimpfung mit *Übergang in eine sekundär chronische rheumatische Polyarthritis vom Typus Felty mit Splenomegalie* (G. F., 34jähr. Mann, KG 92725/59): Später Hinzutreten eines *nephrotischen Syndroms*, an dem der Patient schließlich zugrunde ging. Dieser Fall zeigt mit aller Deutlichkeit, wie komplex alle diese wahrscheinlich durch Entwicklung von Autoimmunkörpern bedingten Krankheiten ineinander übergreifen und sich beim gleichen Patienten kombinieren können. Sehr interessant ist hier die eventuelle kausale Auslösung durch die Tetanusseruminjektion: Im Anschluß daran kam es am 8. Tage zu einer schweren Serumreaktion mit polyarthritischen Erscheinungen (1940), der dann die Entwicklung einer echten Polyarthritis rheumatica folgte. Eine deutliche Besserung trat auch im Anschluß an die Splenektomie auf. Seit dem Eingriff zeigte der Patient eine dauernde Leukozytose zwischen 20000–30000. Therapeutisch war er auf **Pyramidon**®, *Salizylate* und **Butazolidin**® weitgehend resistent, dagegen sprach er relativ gut auf Prednison an und wurde während 4 Jahren auf einer Dauertherapie gehalten, was ihm erstmals Erleichterung und volle Arbeitsfähigkeit brachte. Der Patient erlag schließlich seiner schweren *Nephrose*. Im Jahre 1956 erkrankte auch seine Schwester mit einem schweren *nephrotischen Syndrom* und steht heute immer noch unter einer Dauerbehandlung mit *Kortikosteroiden*. Sie zeigte jedoch keine Gelenkbeteiligung.

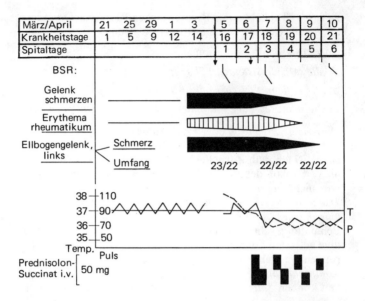

Abb. 86. *Polyarthritis rheumatica acuta, Erythema rheumaticum* (B. K., 26jähr. Frau, KG 86784/58): Im Anschluß an einen grippalen Infekt zunehmende Gelenkschmerzen und Auftreten eines rheumatischen Exanthems an den Streckseiten der Extremitäten, im Gesicht sowie am Rumpf. *Salizylpräparate* ohne Wirkung. Am 16. Krankheitstag Beginn mit *Prednisolonsuccinat* (**Meticortelon solubile**®) i.v. Innerhalb 48 Stunden Abfall der Temperatur und der Pulsfrequenz. Verschwinden der Orthopnoe, nach 96 Stunden Rückbildung des Erythems. Am 3., 4. und 5. Tag nach Therapiebeginn vorübergehendes Auftreten eines phonokardiographisch erfaßbaren perikarditischen Reibegeräusches, das am 6. Tag nicht mehr nachweisbar war. Nach 6 Tagen Zurückgehen der BSR auf die Hälfte des Ausgangswertes, Verschwinden der Gelenkschmerzen sowie der linksseitigen Ellenbogenschwellung. 4 Wochen nach Eintritt Entlassung: subjektiv und objektiv i. O. Vorsichtshalber weiter tägl. 4 g *Ca-Salizylat* (**Alcacyl**®) für weitere 4 Wochen, und Dauer-*Penicillin*-Abschirmung s. Text.

Durchführung: Hohe *Salizyldosen*, Beginn mit 2 g per os, dann alle 2–3 Std. 1 g, so daß womöglich 10–12 g in den ersten 24 Std. eingenommen werden.

Präparate: *Ca. acetylosalicyl.* wird am besten ertragen, **Alcacyl**® [Wander]. Auch die Präparate mit *Acid. acetylosalicylicum* plus *Calcium carbonicum* und *Acidum citricum* bilden in Lösung *Calc. acetylosalicylic.*, z. B. **Bamyl**® [Hässle], **Dispril**® [Reckitt], in Dtschl. **Boxazin S**® [Thomae] (mit *Acid. ascorb.*); oder dann *Na-salicylicum* in Dragées à 0,5 g, **Salitin**® [Sauter], **Enterosalicyl**® [Sarein], **Idocyl**® [Ferrosan]. *Lysinacetylsalicylat*, **Aspégic**® [Lab. Egic, Amilly France], in der neuen i.m. und i.v. injizierbaren Form, entfaltet einen intensiveren analgetischen und antientzündlichen Effekt als die entsprechende Dosis Acetylsalicylsäure p.o., deshalb etwas niedriger zu dosieren. Stechamp. entsprechend 0,5 g Acetylsalicylsäure. Auch als i.v. Infusion in Glukose, Sorbit oder isotonischer NaCl-Lösung zu verwenden.

Bei Auftreten von starkem Ohrensausen und Augenflimmern muß die Dosis auf 6, u. U. 4 g tägl. abgebaut werden. Bewährt hat sich uns z. B. das folgende Schema: 1. Tag 12 g, 2. Tag 10 g, 3.–8. Tag 8 g, 9.–20. Tag 6 g und dann 4 g weiter bis total 4 Wochen, darauf Reduktion auf 3 g für 5–6 Wochen. Anschließend vorsichtig jeden

Rheumatisches Fieber

2. Tag $^1/_2$ Tabl abbauen. Bei eventuellen Rezidiven Dosis sofort wieder erhöhen. Bei i.v. Verabreichung etwas niedriger dosieren.

4. *Kortikosteroide*: Indikationen:

a) *alle salizylresistenten Fälle* (s. Abb. 85),

b) *alle Fälle mit frischer oder früherer Herzbeteiligung* (s. Abb. 86),

c) *alle schweren Fälle mit anderweitigen Komplikationen* (Iridozyklitis, Chorea).

Dosierung: Prednison oder Prednisolon: 1 mg/kg KG und in Intervallen von 6 Std., z. B. 4× tägl. 15 mg und allmähliche Reduktion (*Dexamethason* = $^1/_5$ der *Prednisondosis*). Nach dem Zurückgehen der klinischen entzündlichen Erscheinungen, aber nie vor Ablauf der zweiten Woche, allmählicher Übergang auf eine Erhaltungsdosis von nicht unter $^1/_2$ mg/kg Körpergewicht für die nächsten 3–4 Wochen. *Totale Dauer der Kortikosteroidbehandlung nie unter 6 Wochen* (s. Abb. 87) *und nur ganz allmähliches Ausschleichen*. Auf keinen Fall breche man die einmal begonnene Behandlung schon nach 1–2 Wochen ab, da sonst schwere und u.U. resistente Rezidive auftreten können. – Bei der Myokarditis abwarten, bis sich die EKG-Veränderungen weitgehend zurückgebildet haben, was evtl. länger als 6 Wochen dauert. *Kontraindikationen* und Komplikationen siehe Cortisonkapitel. Bei Unverträglichkeit können *Salizylate* und *Kortikosteroide* auch kombiniert verabreicht werden.

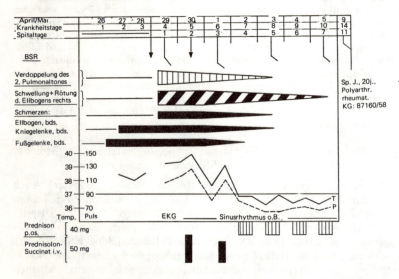

Abb. 87. *Polyarthritis rheumatica acuta* (Sp. J., 20jähr. Mann, KG 87160/58): Am 5. Krankheitstag, 24 Stunden nach Spitaleintritt, Beginn mit *Prednisolonsuccinat* (**Meticortelon solubile®**) i.v. Innerhalb von Stunden nehmen Schwellung und Rötung des rechten Ellenbogengelenkes ab, desgleichen die Schmerzen bei aktiver Bewegung in Ellenbogen-, Knie- und Fußgelenken. Nach 48 Stunden kann auf *Prednison* per os umgestellt werden, 6 Tage nach Beginn der Therapie ist der Patient subjektiv und objektiv beschwerdefrei. Nach 10 Tagen ist die BSR auf die Hälfte ihres Ausgangswertes gesunken. Entlassung nach 6 Wochen unter *Salizylaten* für weitere 2 Monate und Dauerabschirmung mit *Penicillin*.

5. *Schmerzmittel*: Im akuten Schub gegen die sehr häufigen Gelenkschmerzen *Novaminsulfon* ([**Novalgin**® [Hoechst]) 1,0 g i.v., das meistens gut wirkt. Wenn ungenügend, *Pethidinum hydrochloricum* = **Dolantin**®, aber nur für die ersten 2–3 Nächte. Cave Suchtgefahr.

Mefenaminsäure (**Ponstan**®, in Dtschl. **Parkemed**® [Parke Davis]) ebenfalls von guter Wirkung. Initialdosis 2 Kaps. à 250 mg, anschließend 1 Kaps. alle 6 Std. Gesamtdosis von 2 g pro Tag nicht überschreiten. Bei Durchfällen Medikation abbrechen, cave bei Gravidität.

Flufenaminsäure (**Arlef**® [Parke Davis]). Ein recht gutes antiphlogistisches und „analgetisch" wirkendes Mittel. Kaps. à 100 mg. *Dosierung*: Täglich 400 bis 600 mg verteilt auf mehrere Einzeldosen während der Mahlzeit (nachts mit etwas Milch!) nach 1–4 Wochen Reduktion auf 300 mg täglich. Cave bei Kindern und Gravidität, Cave bei Ulkusdisposition. Analoges Pp. **Nifluril**® [UPSA, Agpharm., Luzern], **Actol**® [Heyden].

Azapropazon (**Prolixan**® 300) *Dosierung*: 3×2 Kaps./Tag (nicht bei Ulkusdisposition).

Ibuprofen (**Brufen**®) von allen das für den Magen bestverträgliche Mittel. *Dosierung:* 3×200 mg/Tag.

6. *Lokale Maßnahmen*: Gelenke durch entsprechende Kissen bequem lagern und ruhigstellen. Geschwollene Gelenke mit Watte warm einpacken und u. U. *Salizylsalbe* oder eine der zahlreichen Rheumasalben aufstreichen. Wärmeanwendung (Heizbogen, Wärmepackungen).

7. *Bei Komplikationen mit rheumatischer Karditis*: Siehe Herzkapitel, S. 137.

8. *Dauerprophylaxe*: Um die häufigen späteren Rezidive zu verhindern, sind heute *sowohl bei Kindern als bei Erwachsenen die folgenden Maßnahmen sehr wichtig:*

a) *Herdsanierung*: Evtl. Tonsillektomie bei vergrößerten und verdächtigen Tonsillen, u. U. operative Sanierung von Zahngranulomen, chronischen Sinusitiden, Prostatitis, Adnexitis usw.

b) *Dauernde Penicillin-* (*oder Sulfonamid*)*prophylaxe*: Hierdurch kann die Wiederansiedlung von Streptokokken in den oberen Luftwegen (vor allem im Hals-Nasen-Rachen-Raum) verhütet werden. Dadurch werden, wie dies heute aus sehr zahlreichen Arbeiten mit aller Deutlichkeit hervorgeht, die früher so häufigen Rezidive (bei Kindern z. B. 14% der Fälle) praktisch verhütet. *Dauer 5 Jahre.*

Penicillin: Ergibt eindeutig die besten Resultate (Siegel: Bei 52 Kindern keine Rezidive). *Dosierung*: *Penicillin oral*: z. B. **Oratren**® [Bayer], **Beromycin**® [Boehringer], **Isocillin**® [Hoechst] **Stabicillin**® [Vifor], Tabl. zu 500000 E, $2 \times {}^{1}/_{2}$ Tabl. tägl., bei Kindern genügt ${}^{1}/_{2}$ Tabl. tägl., oder besser: *Benzathin-Penicillin*, **Tardocillin**® alle 3 Wochen 1,2 Mio. E i.m. durch den Hausarzt. *Diese Prophylaxe ist die sicherste, da man die volle Gewähr hat, daß das Penicillin auch tatsächlich verabfolgt wird.* Bei der ebenso gut wirkenden oralen Therapie hat man nie die Gewißheit, ob der Patient das Medikament dauernd einnimmt, und zudem stellt sich hier der Kostenpunkt relativ hoch.

Sulfonamide: Für die Praxis ist diese Prophylaxe die einfachste und billigste, und sie ergibt noch immer einen guten Schutz, auch wenn er nicht völlig an die *Penicillinprophylaxe* heranreicht: 2 Rückfälle bei 92 Patienten, gegenüber 14 bei 100 ohne

Primär chronische Polyarthritis

Prophylaxe: Am besten eignen sich hierfür die langwirkenden neuen *Sulfonamide*, z. B. *Sulfadimethoxin*, z. B. **Madribon**® [Roche]. *Dosierung*: Kinder jeden Sonntag 2 g p.o., Erwachsene 3 g. Gleiche Dosierung für **Pallidin**® [Merck] und *Sulfamethoxypyridazin* **Lederkyn**® [Lederle], **Myasul**® [P. D.], in Dtschl. **Davosin**® [Parke-Davis].

Erythromycin: Nur bei Überempfindlichkeit gegen *Sulfonamide* oder *Penicillin*, tägl. 500–750 mg.

9. *Weitere prophylaktische Maßnahmen*: Vermeidung von Feuchtigkeit und Kälte (wollene Unterkleider). Die schönen Untersuchungen mit Hilfe der Klimakammer von HOLLANDER (Health 6 [1963] 527) zeigen eindeutig, daß sich vor allem der *simultane Anstieg der Luftfeuchtigkeit und Abfall des Barometerdrucks* (z. B. bei der Annäherung eines Tiefdruckgebietes) auf den Arthritiker ungünstig auswirken. Ferien, wenn möglich, in einem warmen, trockenen Klima verbringen. Sehr günstig wirken *warme Moorbäder* und *Badekuren* in Schwefel- und Schlammthermen (Leuk, Schinznach, Ragaz, Füssen, Hofgastein, Abano, Ischia usw.).

Primär chronische rheumatische Polyarthritis (PCP, „Rheumatoid Arthritis")

Dieses ausgesprochen chronisch verlaufende, schwere Leiden ist gerade in mittel- und nordeuropäischen Ländern sehr verbreitet, und man rechnet, daß unter der Bevölkerung von über 15 Jahren bis zu 2–3% davon befallen sind. Das gleiche gilt für die USA, wo z. B. in Pittsburg 2,7% der Bevölkerung betroffen sind. Die Erkrankung befällt Frauen dreimal häufiger als Männer. Wahrscheinlich handelt es sich um eine Autoimmunerkrankung bei vererbter Disposition.

Der Beginn kann schleichend oder akut sein, geht dann aber in ein ausgesprochen chronisches Stadium über, das in seiner klassischen Form durch die *folgenden Symptome gekennzeichnet ist*:

Morgensteifigkeit, Gelenkschmerzen und *Gelenkschwellungen*, evtl. mit Auftreten von subakuten *Rheumaknoten* („Rheumatismus nodosus"), einem *positiven Latex-Tropfentest* und *erhöhter Senkung*. Die eigentliche Ursache ist heute noch unklar. Es scheint sich auch hier vielleicht um eine Sensibilisierung durch *Streptokokken Gruppe B* (*agalactiae*) oder ein *Virus* zu handeln. Dabei findet sich im Serum der Patienten der sogenannte „Rheumafaktor", ein Makroglobulin, das nicht die Ursache, aber die Folge dieser chronischen Erkrankung ist und klinisch am einfachsten durch den *Latex-Tropfentest* nachgewiesen werden kann. Daneben kommt noch ein anderer Faktor vor, der zur β_{2M}-Fraktion gehört, mit dem obigen nicht identisch ist und durch den *Waaler-Rose-Test* (Hämagglutinationstest) erfaßt werden kann. Man sollte bei jedem Verdacht auf eine primär chronische Polyarthritis immer diese beiden Teste durchführen. Ein positives Resultat spricht zusammen mit dem typischen klinischen Bild für das Vorliegen dieser Erkrankung. In einem Teil der Fälle (SVARTZ) findet man auch hier einen erhöhten Antistreptolysintiter (über 200 E), wie bei der akuten Polyarthritis. STEFFEN (Path. u. Bakt. 18 [1965]3) hat Autoantikörper gegen Gelenkkapselgewebe nachgewiesen (Antiglobulin-Konsumptionstest, siehe auch BUTLER und

MOESCHLIN (Helv. med. Acta 23 [1956] 592). LE-Zellen finden sich in ca. 10%, so daß es sich auch hier sehr wahrscheinlich um eine Autoimmunerkrankung handeln dürfte. Damit hängt die ganze Problematik der Therapie, die auch heute noch immer nicht befriedigend gelöst ist, zusammen.

Differentialdiagnostisch denke man, wenn hierfür verdächtige Symptome vorliegen, auch stets an die folgenden Erkrankungen: *Lupus erythematodes, Periarteriitis nodosa, Dermatomyositis, Sklerodermie* sowie an *Gicht, Reitersches Syndrom, Psoriasis* und bei unilateraler Beteiligung an das „*Schulter-Hand-Syndrom*".

Die Untergruppe des sogenannten *Felty-Typs* der chronischen Polyarthritis zeigt oft einen bösartigen Verlauf, siehe den interessanten Fall in Abb. 85.

Medikamentöse Behandlung

Wir empfehlen, in der nachstehenden Reihenfolge vorzugehen:

1. *Salizylate:* Sollten in allen Fällen zuerst versucht werden. Wenn sie hier im Gegensatz zu der akuten Form auch häufig versagen, so reagiert ein Teil der Fälle doch günstig. Vor allem können dann bei der Kombinationsbehandlung (z. B. mit **Butazolidin**® oder *Kortikosteroiden*) die anderen Medikamente eventuell auf eine kleinere Dosis reduziert werden. *Dosierung:* Zwischen 1–4 g tägl., Präparate siehe bei der akuten Polyarthritis. Günstig ist in vielen Fällen auch hier die Einnahme einer Dosis während der Nacht (1–2 Tabl. mit etwas Milch).

2. *Phenylbutazon* (**Butazolidin**® [Ciba-Geigy]): Dragées à 200 mg, Supp. à 250 mg. Hat bei einem Teil der salizylresistenten Fälle eine günstige Wirkung. Manchmal genügt es auch, für die Exazerbationen zusätzlich zum *Salizyl* **Butazolidin**® zu geben, um akut auftretende Gelenkschwellungen günstig zu beeinflussen*.

Dosierung: Beginn mit 4×1 Dragée zu 200 mg, nach der Mahlzeit mit etwas Milch, dann allmähliche Reduktion auf 200–600 mg tägl. Gelegentlich genügt als Erhaltungsdosis (z. B. bei Morbus Bechterew) eine Morgendosis von 200 mg, um die Morgensteifigkeit zu überwinden, und dann $^1/_2$ Tabl. ($= 100$ mg) nach dem Mittagessen und u. U. wieder 200 mg am Abend. Bei Patienten, die nach 10 bis 14 Tagen keine Besserung zeigen, ist es sinnlos, mit der Therapie weiterzufahren.

Nebenwirkungen: Kontraindiziert bei früherem Ulkus!, da große Rezidivgefahr. Vorsicht bei kardialer und renaler Dekompensation, da evtl. H_2O-Retention und Ödeme. Es wird eventuell toleriert, wenn in einem solchen Fall zusätzlich ein *Saluretikum* (siehe dort) verabreicht wird. Selten sind Agranulozytosen und Thrombozytopenien. Vorsicht vor allem mit Injektionen, die selten akute Nephrosen und Leberdystrophien auslösen können (drei eigene Beobachtungen).

Indometazin (**Indocid**® [Merck, Sharp & Dohme], in Dtschl. **Amuno**®): Ein analog wirkender Stoff hat ebenfalls klinische Nebenwirkungen (Schwindel, Kopfschmerzen, Hämaturie, Darmblutungen, selten Agranulozytosen und Thrombozytopenien) bringt gewissen Patienten deutliche Linderung. Kontraindiziert bei Kindern und Graviden. *Dosierung:* Kaps. à 25 mg langsam ansteigend bis auf 125–150–(200) mg. Bei zusätzlichen Infekten sofort absetzen, da das Mittel analog dem Cortison die Schwere des Krankheitsbildes maskieren kann. (Möglicherweise beruht die

---

* **Butacote**® [Geigy]. *Phenylbutazon* als neue Drag. mit magensaftresistenter Schutzschicht, à 100 mg. Dadurch bessere Verträglichkeit; trotzdem kontraindiziert bei Ulkus!

Primär chronische Polyarthritis

Wirkung bei der PCP mehr auf einem anregenden Effekt (?), denn ein Doppelblindversuch der Rheuma-Studien-Gruppe in England ergab 1967 mit 125 mg tägl. über 10 Wochen keinen Unterschied auf Gelenkschwellung, Lansbury-Index und Zahl der Schübe.)

Analog wirkende *„Schmerzmittel"*: Siehe unter 5. im Abschnitt der Pol. rheum. acuta (Seite 373).

3. *Dipyrin* (*Dimethylaminoantipyrin*): **Pyramidon**® [Hoechst]. Dieses Präparat ist in den letzten Jahren bei der primär chronischen Polyarthritis durch die Gefahr der Agranulozytose allzusehr in Mißkredit gekommen. Es ist sicher nicht gefährlicher als die *Kortikosteroide*, da nach genauen Statistiken bei Rheumatikern nur auf je 3000 Patienten mit einer Agranulozytose zu rechnen ist, und weil wir heute auch über sehr wirksame Mittel zur Bekämpfung dieser Komplikation verfügen. Wichtig ist es aber, daß man jeden Patienten, der chronisch oder intermittierend **Pyramidon**® einnimmt, darauf aufmerksam macht, daß er auf die Alarmsymptome einer beginnenden Agranulozytose genau achtet, z. B. Angina, Halsweh, Fieber. Selbst kenne ich zahlreiche Patienten, die weder auf *Salizyl* noch auf **Butazolidin**® reagieren, die aber mit einer kleinen Dosis **Pyramidon**® ihre Schübe sofort günstig beeinflussen können. Für die Dauertherapie ist es bei sorgfältiger Überwachung und intelligenten Patienten nicht gefährlicher als das **Butazolidin**®.

Dosierung: Im akuten Schub 3–4 g (!) tägl., nach Abklingen der akuten Erscheinungen weiterhin eine Erhaltungsdosis von 2–3 × 0,3 g tägl. Manchmal kann das Präparat darauf in der Remissionsphase durch *Salizylate* ersetzt werden, um beim Auftreten eines frischen Schubes sofort wieder zur Unterbrechung desselben erneut eingesetzt zu werden.

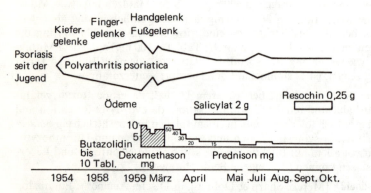

Abb. 88. *Polyarthritis psoriatica* (Sch. M., 32jähr. Frau, KG 91193/59): Seit der Jugend schwere Psoriasis. Polyarthritis begann 1954 mit Schmerzen im Kiefergelenk, zunehmende Kiefersperre. 1958 Befall der Hand- und Fingergelenke, später der Fußgelenke. Unter **Butazolidin**® keine Besserung, aber Auftreten von Ödemen (Hausarzt). Spitaleintritt Februar 1959. Schmerzen im linken Hand- und Fußgelenk, auch die kleinen Fingergelenke sind schmerzhaft. Ausgesprochene Kiefergelenksankylose, Mund kann nur noch 1 cm geöffnet werden. Rasche und ausgesprochene Besserung unter *Dexamethason*, anfänglich 10 mg tägl. Bei Spitalaustritt relativ beschwerdefrei, erhielt zuerst weiter 15 mg Prednison plus 2 g *Salizylat*, dann Dauertherapie mit 10 mg *Prednison* und 1 Tabl. **Resochin**®. Seit 10 Jahren völlig arbeitsfähig, kann wieder normal essen.

4. *Chlorochindiphosphat* (Chloroquine) = **Resochin**® [Bayer], Tabl. zu 250 mg, oder das besser verträgliche *Hydroxychlorochinsulfat* = **Plaquenil**® = **Quensyl**® [Winthrop], Tabl. zu 200 mg, und andere Präparate: Ein günstiges Resultat sahen wir in ca. 40% der Fälle. Wir gaben das *Chlorochin* in allen unseren Fällen zusätzlich zu der anderen Therapie, wenn durch *Salizylate* oder **Butazolidin**® allein keine Besserung erzielt werden konnte. Die Wirkung tritt nur selten vor Ablauf der 2. Behandlungswoche, in vielen Fällen aber erst nach 6–12 Wochen und gelegentlich sogar erst nach 5–10 Monaten auf. Man sollte demnach die Behandlung in allen Fällen mindestens über 10 Monate weiterführen! Tritt dann noch keine deutliche Besserung ein, so soll das *Chlorochinpräparat* abgesetzt werden.

Dosierung: Während der ersten 14 Tage *Chlorochin* 2 × 250 mg tägl. (nach der Mahlzeit!), dann eine dauernde Erhaltungsdosis von 250 mg tägl. (beim *Hydroxychlorochinsulfat* entsprechend 2 × 200 mg und dann 200 mg), die man, um Nebenerscheinungen zu vermeiden, am besten vor dem Schlafengehen verabreicht.

Komplikationen und Nebenerscheinungen: Am häufigsten sind Hauterscheinungen, die evtl. das Absetzen des Mittels erfordern, und gastrointestinale Störungen sowie Kopfschmerzen, Seh- und Schlafstörungen. Seltener sind Depigmentierungen der Haare und Leukopenien, die aber gewöhnlich unter der Behandlung wieder zurückgehen. KERSLEY (Lancet 1959/II, 886) sah Ablagerungen des Medikamentes in der Kornea (4 Fälle von 36), die mit der Spaltlampe deutlich zu erkennen waren. Am gefährlichsten ist eine evtl. *Neuritis nervi optici*. Bei einer ED von nur 1 Tablette haben wir sie nie gesehen, bei höheren Dosen ist sie nicht selten. Deshalb anfänglich und nachher *regelmäßige Kontrolle beim Augenarzt*. Bei den ersten Symptomen sofortiges Absetzen des Mittels. Das *Chlorochin* bleibt nämlich bis zu 5 Jahre im Organismus haften. Ophthalmologische Kontrollen alle 3 Monate evtl. mit Retinogramm. Die Chlorochin-Einlagerungen in der Retina treten frühestens nach 10–12 Monaten auf und sind ophtalmoskopisch gut zu erkennen. Der Prozeß ist bei rechtzeitigem Absetzen reversibel.

Sehr gute Erfolge mit *Chlorochin* sieht man u. U. bei der *Arthritis psoriatica* (ein eigener Fall) (ZIERZ: Resochin-Symposion, Leverkusen 1958), s. Abb. 88.

5. *Kortikosteroide*: Haben die Medikamente 1–3 versagt (das *Chlorochin* kann erst nach 10 Monaten endgültig beurteilt werden und sollte also, wenn es vertragen wird, auch während der Steroidtherapie in allen Fällen weitergeführt werden, da es u. U. ein späteres Absetzen der *Cortisonpräparate* erlaubt), so bleiben uns heute im wesentlichen noch 4 weitere Medikamente, nämlich die *Kortikosteroide* und, wenn auch diese versagen, oder, wenn sich allmählich eine Resistenz entwickelt, die Immunsuppressiva, das *Azathioprin* (**Imurel**®), das *Gold* und das D-Penicillamin.

Man muß sich aber auch bei den *Kortikosteroiden* bewußt sein, daß wir mit diesen Präparaten nur die entzündlichen Erscheinungen herabsetzen und daß beim Absetzen dieser Therapie die Symptome fast in allen Fällen wieder aufflackern. *Es handelt sich also in nahezu allen Fällen um eine Dauertherapie*. Man muß deshalb versuchen, die Erhaltungsdosis (ED) zur Vermeidung eines stärkeren Cushingoids auf die kleinstmögliche Menge zu reduzieren. Dies kann oft durch die zusätzliche Verwendung von *Salizyl* und für die akuten Schübe mit *Butazolidin*® weitgehend erreicht werden. Näheres über die *Kontraindikationen* und *Komplikationen*, ferner die prophylaktischen Maßnahmen siehe im Cortisonkapitel, S. 459ff.

Präparate: Da es sich um eine Dauertherapie handelt, wählt man am besten ein Präparat mit möglichst geringen Nebenerscheinungen. Hierfür haben sich uns noch immer das *Prednison* oder *Prednisolon* am besten bewährt. Das *Dexamethason* ist durch seine stärkere Tendenz zu Aknebildung und Hirsutismus, namentlich bei Frauen, weniger geeignet; das *Triamcinolon* hat in gewissen Fällen mit stärkerer Neigung zu Adipositas u. U. den Vorteil einer geringeren Gewichtszunahme und H_2O-Retention. Doch sind die Unterschiede nicht sehr groß. Das *Betamethason* eignet sich durch seinen stark antientzündlichen Effekt vor allem für die Initialbehandlung schwerer akuter Schübe, wobei man nachher auf *Prednison* oder *Prednisolon* umstellt. (Näheres siehe Cortisonkapitel.)

Kombination mit anabolen Steroiden: Da es sich hier um eine Dauertherapie handelt, müssen die *Kortikosteroide* immer, z. B. mit *Metandienon* (**Dianabol**®) tägl. 10 mg p.o. kombiniert werden. Dadurch wird die *N-Bilanz* häufig wieder positiv und die *Osteoporose* geht evtl. zurück.

Dosierung: Prednison und *Prednisolon*: Beginn mit 1 mg/kg, dann nach Rückgang der entzündlichen Erscheinungen nach 3–4 Tagen Reduktion auf 40 mg tägl. für weitere 2 Wochen und jetzt ganz allmähliche Reduktion um $^1/_2$ Tabl. alle 2 Tage, bis zur noch wirksamen Tagesdosis von minimal 5 mg – gewöhnlich 12,5–15 mg – evtl. 20–25 mg (Abb. 88). Prophylaktisch sollte zusätzlich immer ein Antazidum gegeben werden (siehe Cortisonkapitel). Diese ED kann, wie oben erwähnt, durch die *Kombinationsbehandlung mit Salizylaten* (1,5–3 g tägl., z. B. als *Ca-azetylsalizylat*) plus 1 Tabl. *Chlorochin* tägl. evtl. noch weiter erniedrigt werden. Die für einige Patienten nötigen höheren Erhaltungsdosen von 20–30 mg führen, als Dauertherapie verabreicht, in der Regel allmählich zu einem Cushingoid und sollten, wenn möglich, vermieden werden! In solchen Fällen wechselt man auf *Triamcinolon* ($^1/_3$ der Dosis) z. B. **Delphicort**®, **Kenacort**®, **Ledercort**®, **Volon**® oder *Betamethason* ($^1/_{10}$ der Dosis) (z. B. **Celestone**®, **Betnelan**®; in Dtschl. **Betnesol**®, **Celestan**®) die weniger cushingoid wirken.

6. *Goldtherapie*: Die Goldtherapie ist nicht ohne Gefahr, doch ergibt sie für die resistenten Fälle noch immer die besten Dauer-Erfolge, und sollte deshalb nur dann angewendet werden, wenn die übrigen medikamentösen Mittel versagt haben. Sie kommt also vor allem für primär kortikosteroidresistente oder sekundär resistent gewordene Fälle in Frage, sowie dort, wo z. B. **Butazolidin**® oder *Kortikosteroide* wegen der Gefahr eines Ulkusrezidivs nicht gegeben werden können. Sie ergibt in rund $^2/_3$ der Fälle gute Erfolge. *Wahrscheinlich wird die Wirkung der Goldpräparate durch die gleichzeitige Verabreichung von Kortikosteroiden aufgehoben* (Amer. Rheum. Ass.: J. Amer. med. Ass. 171 [1959] 1205), doch wird diese Auffassung von französischen Autoren bestritten.

Kontraindikationen: Gleichzeitige Nephritis oder Nephrose, sowie Schwangerschaft.

Nebenwirkungen und Toxizität: Das Gold kann durch Sensibilisierung in ca. 30% zu schweren Hauterscheinungen (*Erythrodermie*), *Nephritis, cholostatischer Hepatose*, ferner *Thrombozytopenie, Leukopenie* und vor allem zu u. U. tödlicher *aplastischer Anämie* führen. Man kontrolliere deshalb in allen Fällen regelmäßig, zu Beginn wöchentlich, später mindestens alle 3–4 Wochen, *Haut, Urin* und *Blutbild*! Man achte vor allem auf das Auftreten von Erythemen um die Augen und Ohren! – *Als erstes Zeichen der drohenden Allergie steigen die Eosinophilen im Blut an!* Treten *irgendwelche Überempfindlichkeitserscheinungen auf:* Eosinophilen-Anstieg, Albuminurie, Hämaturie, Hautausschlag, Purpura usw., *so ist die Goldtherapie sofort abzusetzen und therapeutisch* BAL *oder* $CaNa_2$-EDTA *zu injizieren.* Näheres siehe MOESCHLIN (Klinik und Therapie der Vergiftungen. 5. Aufl. Thieme, Stuttgart 1972).

Präparate: Am wirksamsten und am wenigsten toxisch hatten sich bisher die mit einer Thiogruppe versehenen Verbindungen, d. h. *Gold-Natriumthiosulfat*, z. B. **Sanocrysin**® [Dänisch chemoth. Ges.], **Fosfocrisolo**® [Ist. Chimioterapico Italiano], *Gold-Na-thiomalat*, **Myochrysine**® [Merck, Sharp & Dohme], oder die *Aurothioglukose* (**Aureotan**® [Byk-Gulden]) erwiesen. Alle Präparate nur i.m. Neuerdings scheint sich das **Aurolsulfid**® (Au_2S_2), das von den [Lab. Hille] in Chicago entwickelt wurde, als bestverträgliches, aber gleichzeitig in rund 80% deutlich wirkendes Goldderivat durchzusetzen. Es enthält 86% Gold und 14% Schwefel und kann als 2%ige Lösung, wobei 1 ml je 17,2 mg Gold enthält, i.m. injiziert werden. Anderes Präparat: **Auro-Detoxin**® [Wülfing].

Dosierung (nach den Vorschriften der Amer. Rheuma-Gesellschaft): 1. Injektion nicht mehr als 10 mg i.m., wenn diese gut vertragen werden, dann in wöchentlichen Abständen je 25 mg weiter, bis zur deutlichen Besserung. Diese tritt gewöhnlich erst nach 3 Monaten in Erscheinung. Ist nach 4 Monaten keine Besserung (Nachlassen der Gelenkschwellungen und Schmerzen, deutlicher Abfall der SR) eingetreten, so bricht man die Therapie ab. Wenn eine deutliche Besserung aufgetreten ist, so gibt man die Erhaltungsdosis noch alle 14 Tage weiter, und erst wenn die Besserung anhält, reduziert man langsam auf eine Erhaltungsdosis von 25 mg alle 3 und später alle 4 Wochen. Diese ED wird, sofern die Remission anhält, dauernd, d. h. während mindestens 3–4 Jahren, weitergegeben. Treten während 6 Monaten keine Gelenkerscheinungen mehr auf, und bleibt die SR gleichzeitig normal, so darf versucht werden, die Therapie ganz abzusetzen.

7. *Antimetaboliten*: Die Dauerresultate können heute noch nicht überblickt werden. Von 10 behandelten Fällen reagierten durchschnittlich 4 günstig, wobei nur bei 3 Fällen der Latex- und der Waaler-Rose-Test parallel abnahmen. Die Wirkung tritt erst allmählich ein. Sofern nach 2–3 Monaten ein deutlicher Erfolg da ist, führt man eine Dauertherapie durch. In den ersten 3–4 Wochen Kortikosteroide noch weiter geben, dann langsames Ausschleichen. *Heute vor allem für die gegen Cortison resistenten oder das Cortison nicht ertragenden Patienten (Ulkus!) zu versuchen.* Dosierung s. IST-Kapitel, S. 638. Leukozyten sollen nicht unter 2000 abfallen! Vorsicht bei jungen Patienten in Anbetracht der evtl. Beeinflussung der Gene und der evtl. Begünstigung der neoplastischen Entgleisung.

Kontraindikationen: Gravidität, Zeugungswunsch.

8. *D-Penicillamin*: (siehe Editorial Lancet 1973 I, 275). Ergibt in Fällen, die auf nichts anderes mehr reagieren in einem Teil der Fälle noch recht gute Besserungen (Präparat **Metalkaptase**® [Heyl]. Es handelt sich um das gleiche Präparat, das beim Wilson verabreicht wird. Leider führt es in einem großen Teil zu Nebenerscheinungen, d. h. Exanthem, Drug fever, Erbrechen, Thrombozytopenie und Proteinurie. Ein Teil dieser Nebenerscheinungen kann aber durch die gleichzeitige Verabreichung von 20–30 mg Prednison behoben werden. Die in der obigen Arbeit durchgeführte Kontrolle der „Multicentre Group" wurde bei schweren Fällen nach strengen Kriterien durchgeführt und ergab mit Ausnahme der Patienten, die das Präparat wegen

Nebenerscheinungen abbrechen mußten, gute Erfolge. *Dosierung* siehe Wilson-Kapitel.

Allgemeine Maßnahmen

1. *Genügende Ruhe*: Die Erkrankung führt zu einer auffallenden Müdigkeit, und die Patienten ermüden auch viel rascher bei körperlichen Bewegungen. Deshalb ist genügend Ruhe und Schonung und das Vermeiden jeder größeren Anstrengung wichtig. Bei guter Remission unter Dauertherapie ist sportliche Betätigung auch vom psychischen Standpunkt aus sehr zu empfehlen, z. B. Schwimmen im warmen Meer (Mittelmeer), tägliches Turnen etc. Psychische Hygiene (Ehepartner orientieren).

2. *Cave Kontrakturen und Ankylosen*: Sehr wichtig ist eine fachgemäße Lagerung der Gelenke. Vermeiden der Spitzfußbildung durch Einschieben einer Fußstütze (z. B. Kiste) zwischen Füße und Bettende. Abduktion des Oberarmes durch Kissen usw., u. U. Wechsel der Lagerung von Zeit zu Zeit. Anlegen von Schienen über Nacht für das Handgelenk, um die häufige ulnare Abduktionsfehlstellung zu vermeiden. Kontrakturen des Kniegelenkes müssen evtl. durch Sandsäcke, Anlegen von leicht komprimierenden Tuchbändern, die über und unter dem Knie das Bein auf die Unterlage fixieren und unter der Matratze oder seitlich am Bett mit leichten Gewichten befestigt werden, behoben werden. In schweren Fällen u. U. Extension mit Gewichten oder, wenn dies nicht hilft, evtl. Streckung in Narkose und nachheriges Anlegen einer Gipsschiene für 2–3 Wochen. Hierbei muß aber die Schiene täglich für kurze Zeit entfernt und das betreffende Gelenk passiv und aktiv bewegt werden, um eine Ankylosierung zu vermeiden.

3. *Cave Nässe und Kälte*: Siehe bei Polyarthritis rheumatica. Diesem Moment ist auch hier wesentliche Beachtung zu schenken.

Physikalische Therapie

Diese ist in allen Stadien der Erkrankung sehr wertvoll und sollte von einem speziell geschulten Personal durchgeführt werden, z. B. anbulant in besonders hierfür eingerichteten physikalischen Instituten.

1. *Wärmetherapie*:

   a) In Form von *Fangopackungen*, heißen *Solewickeln*, *Solbädern* usw. Günstig für die akuten Gelenkschübe und bei den chronischen Gelenkveränderungen als Vorbehandlung vor der jeweiligen Bewegungstherapie.

   b) *Warme Ganzbäder*: 36–38°, z. B. mit Solezusatz. Beginn mit 1 l Sole bei einem Ganzbad und jeden Tag $^1/_2$ l zusetzen bis auf 12 l; kontraindiziert bei evtl. Herzleiden.

2. *Bewegungstherapie und Massage*: Wirkt, wenn mäßig angewandt, sehr günstig, am besten im heißen Bad. Man hüte sich vor erzwungenen Bewegungen, um kein Rezidiv zu provozieren. Schwimmen in warmem Wasser wirkt durch die Entlastung der Gelenke sehr günstig, siehe Badekuren.

3. *Badekuren*: In Schwefel-, Fango- und Solbädern. Günstig sind auch Meerbäder in einem warmen südlichen Klima (Riviera, Ischia).

Orthopädische Maßnahmen

Bei schweren Veränderungen lasse man sich durch einen Orthopäden beraten. Wichtig ist, daß, wenn evtl. Versteifungen nicht zu verhüten sind, diese in der für das betreffende Gelenk optimalen Stellung erfolgen (Ellbogen 90°, Knie 180°, Handgelenk Mittelstellung zwischen Pronation und Supination). Gipsschiene, Extension und u. U. chirurgische Korrektur können hierzu beitragen. Bei fortgeschrittenen Fällen evtl. *Synovektomie* (Kniegelenk, zusammen mit Sehnenkorrekturen bei Finger-Hand-Versteifungen), oder *Arthroplastik, Arthrodesen* und *Osteotomien* etc.

Psychotherapie

Die psychotherapeutische Führung dieser Patienten ist sehr wichtig. Dadurch, daß man den Patienten aktiv selbst an den therapeutischen Maßnahmen mitarbeiten läßt (systematische Bewegungsübungen, Massage, Bäder usw.) kann man oft eine wesentliche Umstimmung der psychischen Einstellung zur Krankheit erzielen. Auch die Beschäftigungstherapie kann den Patienten von seiner Krankheit ablenken und ihm das Gefühl vermitteln, daß er noch ein funktionsfähiges Glied der Gemeinschaft darstellt. Evtl. Umschulung auf einen andern Beruf.

Spondylarthritis ankylopoetica (Morbus Bechterew)

Diese schwere fortschreitende chronische Erkrankung, die meistens in den Ileosakralgelenken beginnt und dann allmählich auch sämtliche Zwischenwirbelgelenke der Wirbelsäule befällt, gehört wahrscheinlich zum Kreis der primär chronischen Polyarthritis. Die Erkrankung ist bei Männern 10mal häufiger als bei Frauen. Als Komplikationen kommt es häufiger als bei der primär chronischen Arthritis zu einer *Iridozyklitis, Urethritis, Tendinitis* der Achillessehne und evtl. zu einer *Aorteninsuffizienz* durch *Mesaortitis rheumatica*. Der Latex-Tropfentest ist häufig positiv. Man denke bei allen hartnäckigen Rückenschmerzen mit stark erhöhter Senkung immer ebenfalls an dieses Leiden und lasse in solchen Fällen entsprechende Röntgenbilder anfertigen (Becken, *Ileosakralgelenke*, untere Brustwirbel!). Häufig wird bei der sogenannten *skandinavischen Form* zu Beginn ein „*Ischias*" vorgetäuscht. Später kommt es zusätzlich bei dieser Form zum Mitbefallensein der peripheren Gelenke.

Therapie

1. *Medikamentös*: Es sind hier die gleichen Mittel wirksam wie bei der *primär chronischen Polyarthritis* (jedoch Salizylate meist ohne Effekt). Dosierung und Kontraindikationen siehe S. 375.

a) *Phenylbutazon* (**Butazolidin**® [Ciba-Geigy]): Sollte immer zuerst versucht werden und bringt in vielen Fällen deutliche Besserung. **Butacote**® s. S. 375.
Oxyphenbutazon (**Tanderil**®) [Ciba-Geigy] 200–400 mg tägl. wird oft besser vertragen.

b) *Chlorochin*: Siehe *primär chronische Polyarthritis*. Gleiche Dosierung.

c) *Kortikosteroide*: Führen in zahlreichen Fällen zu deutlichen Remissionen. Sie müssen aber dann als Dauertherapie in einer Erhaltungsdosis weitergegeben werden. *Dosierung*: Siehe S. 378.

d) *Indometazin*: **Indocid**®, in Dtschl. **Amuno**® [Merck-Sharp]: Vor allem als Zusatztherapie evtl. günstig, 100–125 mg tägl., näheres siehe PCP-Kapitel. Oder *Mefenaminsäure*, **Ponstan**® (**Parkemed**®) à 0,25 g tägl. 3–4mal, siehe oben.

2. *Röntgenbestrahlung*: Bringt zuweilen deutliche Schmerzlinderung. Die LWS ist aber nicht zu bestrahlen, da trotz Abschirmung bei den meist noch jungen Leuten durch die Streuung Keimschäden oder Sterilität auftreten können. Die Röntgentherapie ist also vor allem für die Hals- und Brustwirbelsäule zu reservieren. In einem kleinen Teil der Fälle kommt es durch die verabfolgten großen Strahlendosen u. U. später zur Entwicklung einer Leukämie.

3. *Orthopädische Maßnahmen*: Die Versteifung der Brust- und Lendenwirbelsäule ist meist nicht zu vermeiden. Man muß durch Anlegen eines entsprechenden Stützkorsetts darauf achten, daß die Versteifung in einer guten Stellung erfolgt. Zugleich entlastet das Stützkorsett die schmerzhafte Brust- und Lendenwirbelsäule, und der Patient wird dadurch ziemlich beschwerdefrei. Brett oder Pavatexplatte unter Matratze legen.

4. *Bewegungstherapie*: Diese sollte für die Lenden- und Brustwirbelsäule besser unterbleiben, mit Ausnahme derjenigen Fälle, bei denen die medikamentöse Behandlung eine auffallende Remission bringt. In den übrigen Fällen beschränkt man sich auf eine intensive Bewegungstherapie der Halswirbelsäule, bei der die Erhaltung der Bewegungsfreiheit wichtig ist und die hier mit allen zur Verfügung stehenden Mitteln angestrebt werden sollte. *Tägliche Atemübungen*, um, wenn möglich, die Beweglichkeit der *kostotransversalen und kostovertebralen Gelenke*, die in vielen Fällen auch versteifen, zu erhalten. *Sportarten*: Sehr zu empfehlen sind Schwimmen (in warmem Wasser!), Skilanglauf, Waldlauf, Korbball, Volleyball. Je mehr sich der Patient einsetzt, um so besser ist die Prognose.

5. *Physikalische Therapie*: Am besten wirken Badekuren in warmen Schwefelthermen und Fangothermen (Leuk, Schinznach, Abano, Montegrotto, Ischia, Füssen, Hofgastein).

Arthritis gonorrhoica

Typisch ist der polyartikuläre Beginn und die dann rasche monoartikuläre Lokalisation dieser sehr akut einsetzenden Arthritis. In Zweifelsfällen immer Punktion des Gelenkexsudates, das hier sehr viele polynukleäre Leukozyten enthält. Weiterhin ist auch der Urethralabstrich und beim Mann die Prostatamassage sehr wichtig. Wesentlich ist die Frühbehandlung, damit keine Ankylosierung und keine schweren Zerstörungen des Gelenkknorpels mit späteren sekundären Arthronosen auftreten.

Therapie

1. *Ruhigstellung der erkrankten Extremität* in der für das Gelenk günstigsten Stellung.
2. *Sofortige Penicillintherapie*, täglich 3 Millionen E und anfänglich in den ersten 2 Tagen je 50000 E intraartikulär. Dauer 1–2 Wochen, je nach Verlauf.
3. *Physikalische Therapie*: Sofort nach Abklingen der akut entzündlichen Erscheinungen intensive *Wärmetherapie* (Heiß-Luft, Diathermie, warme Bäder, Fangopackungen usw.) und Beginn mit *passiver und aktiver Bewegung im heißen Bad*.

Vor diesen Übungssitzungen gibt man 1 Ampulle *Metamizol* (*Novaminsulfon*) = **Novalgin**® [Hoechst], **Sulfonovin**® [Ibsa], 1 g i.v., da dann die Behandlung weniger schmerzhaft ist. Man muß sehr aktiv vorgehen, um eine spätere Versteifung zu verhüten.

Arthronosis deformans

Die klinischen Erscheinungsformen der hier im Vordergrund stehenden degenerativen Erkrankungen – Malum coxae senilis, Gonarthrose und Spondylosis deformans – kombinieren sich im Verlauf der Krankheit fast immer mit entzündlichen Reaktionen, wobei akute Schübe mit Anschwellen der Gelenkkapsel nicht selten sind. Hochgradig deformierende Formen kommen vor allem bei trophischen Störungen, bei Tabes und Syringomyelie vor, ferner bei der Hämophilie durch die rezidivierenden Gelenkblutungen.

1. *Möglichste Entlastung und Schonung der betreffenden Gelenke*: Keine schwere Arbeit mehr verrichten, Vermeiden des Hebens von schweren Lasten, keine forcierten langen Touren; günstig sind aber kleine häufige Spaziergänge. Evtl. *Fahrrad* benützen, sofern dies noch möglich ist.
2. *Physikalische Therapie*: Anwendung von Wärme in jeder Form, Kurzwellenbestrahlung, warme feuchte Packungen, Fangopackungen, Solewickel, Bädertherapie: Günstig z. B. schwefelhaltige Thermen, sowie Fangothermen.
3. *Bekämpfung der Schmerzen*: Am harmlosesten sind die *Salizylpräparate*, die jahrelang gegeben werden können, z. B. *Calcium acetylosalicylicum* (Präparate siehe Polyarthr. acuta), z. B. tägl. 2–3 × 0,5 g p.o. Wichtig ist vor allem die Wiederholung der Einnahme vor dem Schlafen und u. U. in der Nacht beim Aufwachen, um die sehr unangenehmen Schmerzen zu mildern. Bei stärkeren Schmerzen 1 Tabl. **Treupel**® [Treupha], [Homburg]. *Dipyrinpräparate* (*Dimethylaminoantipyrinum*: **Pyramidon**® [Hoechst]) wegen der Notwendigkeit der jahrelangen Anwendung besser vermeiden. Weitere Präparate s. Polyarthritis rheum.-Kapitel, z. B. **Aspégic**® S. 371.
4. *Therapie der akuten arthritischen Schübe:*

   a) *Entlastung und Schonung* des entzündeten Gelenks für längere Zeit, d. h. Bettruhe mit evtl. Extension.

b) *Ultraschallbehandlung*: Wirkt manchmal sehr gut, indem die Schwellung und die Schmerzen u. U. rasch zurückgehen. Die eigentliche chronische Arthrose bleibt aber unbeeinflußt. Vor allem günstig bei den akuten Entzündungsschüben einer Gonarthrose.

c) *Phenylbutazon* = **Butazolidin**® [Ciba-Geigy], vermag auf die entzündliche Begleitreaktion vorteilhaft zu wirken: int. 0,2 g 3 × tägl., evtl. kombiniert mit *Dipyrin*, z. B. **Irgapyrin**® [Ciba-Geigy], Dragées zu 0,25 g. Wenn das **Irgapyrin**® i.m. injiziert wird (Ampullen zu 3 ml mit *Phenylbutazon* und *Dipyrin* aa [0,45]), *so muß die Injektion tief i.m. lateral* an der typischen Stelle erfolgen. Auf keinen Fall dorsalwärts, da sonst u. U. schwere Abszesse und dauernde Ischiasschäden auftreten können. Total nicht mehr als 3 bis 4 Injektionen nacheinander. Wenn möglich der oralen Therapie den Vorzug geben. *Indometazin* (**Indocid**®; in Dtschl. **Amuno**® [Merck-Sharp]) scheint vor allem bei akuten Schwellungen einen guten Erfolg zu haben, tägl. 125–150 mg. *Oxyphenbutazon* (**Tanderil**®) 200–400 mg tägl. wird oft am besten vertragen.

d) *Phenylbutazon mit Kortikosteroiden kombiniert*: z. B. als **Delta Butazolidin**® [Ciba-Geigy]: Dragées mit 0,05 g *Phenylbutazon* und 1,25 mg *Prednison*. Beginn mit 3–4 × 2 Dragées, dann während 2–3 Wochen 3–4 Dragées tägl. Bringt bei den akuten Schüben oft eine deutliche Besserung. Für die Dauerbehandlung nicht zu empfehlen.

e) *Intraartikuläre Kortikosteroidtherapie*: Die Kortikosteroidbehandlung oral oder i.m. sollte nicht angewandt werden. Dagegen ist aber die intraartikuläre Injektion oft von ausgezeichneter Wirkung zur Bekämpfung eines akuten arthritischen Schubes. Ferner erlaubt diese Behandlung ein aktiveres Vorgehen bei der Mobilisation und der Bewegungstherapie. Am besten ein Präparat, das langsam resorbiert wird und über mehrere Tage wirkt, z. B. *Prednisolonazetat* oder *Dexamethasonazetat*, z. B. **Ultracortenol**® [Ciba-Geigy] (= *Prednisolon-trimethylazetat*), Mikrokristallampulle zu 10 mg/ml. Injektion streng intraartikulär unter peinlicher Asepsis. Wiederholung u. U. nach Abklingen der Wirkung, d. h. nach 4–5 Tagen. Oft genügt eine einzige Injektion, häufig aber ist eine 2–3malige Wiederholung günstig. Wegen der evtl. Gefahr einer Infektion sollten immer prophylaktisch 50 000 E *Penicillin* (wasserlösliches) gleichzeitig aufgezogen und gespritzt werden. Cave bei Penicillinüberempfindlichkeit. Sehr bewährt hat sich uns das **Celestone chronodose**® [Schering. USA], in Dtschl. **Celestan**®-Depot [Byk-Essex], das für 1–2 Wochen eine deutliche Wirkung ergibt, sowie das **Kenacort**® [Squibb].

f) **Novocain**®-*Infiltration* (1%ige Lösung) der schmerzhaften Stellen (oder mit **Impletol**®) bringt oft deutliche Besserung.

5. *Bewegungstherapie*: Hier werden speziell die häufigen Kontrakturen günstig beeinflußt. Ausführung durch ein speziell hierfür geschultes Personal.

6. *Röntgentherapie*: Bringt gelegentlich eine Milderung der Schmerzen. Wir waren aber von den Erfolgen eher enttäuscht, und heute ist man den Röntgenstrahlen gegenüber mehr und mehr zurückhaltend geworden. Besonders gilt dies auch für die Bestrahlung der Wirbelsäule (Leukämie- und Neoplasiegefahr!).

7. *Orthopädische Maßnahmen*: Gelenkkappen, Schienenhülsenapparate sowie u. U. operative Maßnahmen. Beim Malum coxae senilis möglichst frühzeitige *Osteotomie* durch einen Spezialisten. Sie bringt eine weitgehende Besserung der Schmerzen. Je nach dem Fall kommt auch die operative Ersatzprothese mit Metall- oder Plastik-

Gelenkköpfen in Frage. Nicht zu früh, da die heutigen Protesen gewöhnlich nicht länger als 6–8 Jahre halten. – Beim Kniegelenk *Korrekturosteotomien.*

Spondylarthrosis deformans

Im großen und ganzen gelten hier die gleichen therapeutischen Maßnahmen wie für die Arthronosis deformans (siehe oben). Wichtig ist die genaue differential-diagnostische Abgrenzung gegen eine evtl. beginnende *Spondylarthritis ankylopoetica* (Morbus Bechterew) (Röntgenaufnahme der Ileosakralgelenke, Röntgenbilder der Wirbelsäule) sowie die Abgrenzung von einer *Spondylitis tuberculosa* und bei Jugendlichen gegen einen evtl. *Morbus Scheuermann*. Die primäre Ursache liegt oft in einer Degeneration der Bandscheiben oder in einer asymmetrischen Belastung, z. B. bei Verkrümmung der Wirbelsäule, ferner in früheren traumatischen Läsionen der Wirbel.

Therapie

1. *Harte Matratze*, z. B. eine gute Roßhaarmatratze und eine Brettunterlage unter der Matratze: Dies verhindert beim Liegen ein Durchbiegen der Wirbelsäule, was oft schon zu einem deutlichen Rückgang der Schmerzen führt.
2. *Schonung der Wirbelsäule vor stärkeren Belastungen*: Das Heben von schweren Lasten oder auch ein langdauerndes Verharren in gebückter Stellung, z. B. Hacken, Umgraben usw., verstärken die Beschwerden sofort wesentlich und sollten unbedingt vermieden werden.
3. *Entlastung der Wirbelsäule*: In schweren Fällen Anfertigung eines *Lederstützkorsetts*, das das Gewicht des Oberkörpers teilweise auf den Beckenkamm abstützt und dadurch die Wirbelsäule entlastet. Das Korsett wird nachts ausgezogen. Diese Maßnahme bringt in den schweren Fällen eigentlich immer eine deutliche Besserung. In den leichten Fällen ist sie nicht nötig.
4. *Physikalische Therapie:*

    a) *Wärmetherapie*, z. B. als *Kurzwellendiathermie, Fangopackungen* usw., wirkt in jeder Form günstig.

    b) *Bäderbehandlung:* Am besten mit Fangopackungen kombiniert, z. B. in einem Solbadeort oder in Schwefelthermen.

    c) *Bewegung und Massage*: Unter der Aufsicht eines hierfür speziell geschulten Personals; Lockerungsübungen an der Sprossenwand, Kriechen auf einem Teppich in Knie-Ellenbogen-Lage, Massage usw. können von sehr guter Wirkung sein.
5. *Medikamentöse Mittel*: Siehe Arthronosis deformans, S. 383f.
6. *Operative Behandlung*: Sie ist nur für ganz schwere Fälle und speziell für die untere Brustwirbelsäule und Lendenwirbelsäule indiziert und besteht in der künstlichen Versteifung durch Spanimplantation.
7. *Röntgentherapie*: Sollte heute nicht mehr angewandt werden, da die evtl. dadurch

ausgelöste neoplastische Entartung (Leukämiegefahr siehe Morbus Bechterew) zu gefährlich ist.

Morbus Scheuermann

Eine sichere Diagnose läßt sich nur aus dem Röntgenbild stellen. Wichtig ist die Frühbehandlung!

1. *Schonung der Wirbelsäule*: Keine schweren Lasten tragen, keine anstrengenden körperlichen Arbeiten (wichtig vor allem bei in der Landwirtschaft tätigen Jugendlichen). Dispensation vom Militärdienst.
2. *Tägliche Liegekur*: Nach dem Mittagessen wenn möglich $1/2$–1 Std. liegen auf flacher, harter Unterlage.
3. *Harte Matratze mit Brettunterlage*: z. B. Roßhaarmatratze, keine Sprungfedern.
4. *Bewegungstherapie*: Leichte Turnübungen, Übungen an der Sprossenwand. Sehr gut ist regelmäßiges Schwimmen, vor allem auch in psychischer Hinsicht, um den betreffenden Jugendlichen das Gefühl ihrer Leistungs- und Konkurrenzfähigkeit zu erhalten.
5. *Physikalische Therapie*: Wärmetherapie in jeder Form, am besten als Fangopackungen, heiße Solewickel und als Badekuren in Sole- oder Schwefelthermen. Iontophorese.
6. *Bekämpfung eines evtl. Übergewichtes*: Um die Belastung der Wirbelsäule möglichst herabzusetzen.
7. *In schweren Fällen: Gipsliegeschale* für die Nacht; bessern sich die Beschwerden nicht, dann evtl. *Gipskorsett* für einige Wochen.
8. *Anabole Steroide*: Vorsicht wegen Knochenwachstum. Evtl. intermittierende Behandlung, z. B. 1–2 mg **Dianabol**® für 4 Wochen und 4–6 Wochen Pause etc.

Spondylolisthesis

Ein Abgleiten des Kreuzbeins nach dorsal, meistens kombiniert mit Lordose der Lendenwirbelsäule. Die klinischen Symptome bestehen vor allem in Kreuzschmerzen, in schweren Fällen evtl. mit Wurzelsymptomen.

Therapie: In leichten Fällen Schonung, harte Matratze mit Brettunterlage. In ausgeprägten Fällen operative Fixierung durch Spanimplantation, sofern der Orthopäde dies befürwortet.

Bursitis subdeltoidea. Tendinitis praecipitalis des Supraspinatus und Periarthritis humero-scapularis

Akute Form

1. *Kortikosteroidtherapie*: Diese führt am raschesten zur Rückbildung der akuten entzündlichen Erscheinungen, z. B. *Prednison* oder *Prednisolon*. *Dosierung*: 1. Tag 60 mg, 2. und 3. Tag 40 mg und dann nach Zurückgehen der akuten Erscheinungen Dosis jeden Tag um 1 Tabl. zu 5 mg vermindern bis zum völligen Absetzen.

2. *Lokale Kortikosteroidinjektion*: z. B. *Prednisolonsuccinat* oder *-azetat* 25 mg subakromial nach vorheriger Anästhesierung mit 10–15 ml 2%igem *Procain* (**Novocain**® [Hoechst]), da die Injektion sonst sehr schmerzhaft ist.

3. *Lokale Procaininjektion*: Bringt manchmal ebenfalls in mittelschweren Fällen ein gutes Resultat. Man injiziert infiltrierend 10–15 ml der 2%igen Lösung in die schmerzhafte Zone oder auch **Impletol**® [Bayer], ein *Procain-Coffein*-Präparat, 3–4 Ampullen.

4. *Phenylbutazon* (**Butazolidin**® [Ciba-Geigy]): Kann manchmal in leichten Fällen bei akuten Schüben ebenfalls günstig sein. 400–800 mg tägl. während 2–4 Tagen. Oder das stärker antiphlogistische *Oxyphenbutazon* (**Tanderil**® [Ciba-Geigy], Drag. à 0,1 g) 2–3 × 0,2 g tägl., dann ED von 3 × 0,1 g. Cave Ulkus-Gefahr.

5. *Ruhigstellung*: Wenn nötig mit Kissen unter den Ellbogen in Abduktionsstellung, um eine Versteifung zu verhüten.

6. *Lokale Wärmetherapie*: Am ersten sehr schmerzhaften Tag gibt die *Kälte* mehr Schmerzlinderung als die Wärme. *Man kann deshalb, bis die Kortikosteroide wirksam werden, die ersten 24 Std. ruhig kühle Umschläge verwenden, nachher Wärmetherapie*: Heizkissen, Infrarotbestrahlungen, heiße Kompressen oder Fangopackungen während 20–30 Minuten täglich, Kurzwellendiathermie mit langsam steigender Dosis.

7. *Ultraschall*: Kann manchmal im akuten Schub ebenfalls deutlich schmerzlindernd wirken. *Entzündungsbestrahlung*, wenn obige Maßnahmen ineffektiv.

8. *Bewegungstherapie*: Diese ist außerordentlich wichtig und es soll damit, sobald die Schmerzen etwas zurückgegangen sind, sofort begonnen werden, am besten durch hierfür speziell geschultes Personal. Eine Versteifung muß auf alle Fälle verhindert werden. Man hüte sich vor allem davor, den Arm zu Beginn in eine Schlinge zu lagern.

Chronische Form

Je chronischer das Leiden, um so aktiver muß man vorgehen.

1. *Bewegungstherapie*: Sie ist hier eine der wichtigsten Maßnahmen und kann, wenn sie allmählich gesteigert wird, zu einer auffallenden Besserung der Beweglichkeit im Schultergelenk führen.

2. *Wärmetherapie*: Mit Fangopackungen und Kurzwellendiathermie.

3. *Lokale Injektionstherapie mit* **Impletol**® [Bayer] (= *Procain-Coffein*), Ampulle zu

2 ml zu 0,04/0,028 g, Umspritzung der stark druckempfindlichen Stelle oder *Procain* $^1/_2$–1%ige Lösung 5–10 ml pro schmerzhafte Stelle, total 30–50 ml oder kombiniert mit *Kortikosteroiden* (siehe oben). Beide Maßnahmen bezwecken vor allem, durch Herabsetzung der Schmerzen die Bewegungstherapie zu ermöglichen.

4. *Forcierte Extension in Narkose*: In Fällen mit schwerer Einschränkung der Beweglichkeit kann dadurch am besten eine Mobilisation erreicht werden. Sehr wichtig ist aber die nachfolgende Bewegungstherapie unter Anwendung von Analgetika, um die erzielte Dehnung der Kapsel aufrechtzuerhalten.

5. *Analgetika*: Die Wirkung der *Salizylate* ist meist ungenügend. Einen besseren Einfluß zeigen die kombinierten *Phenacetinpräparate*, z. B. **Treupel**®-Tabl. [Treupha], [Homburg], und sehr wirksam ist das *Metamizol, Novaminsulfon* (**Novalgin**® oder noch besser das **Baralgin**® [Hoechst]) langsam i.v. – Cave Anwendung von *Morphium* oder Morphiumersatzmitteln, da hier eine große Suchtgefahr besteht! Evtl. Kombination mit Muskelrelaxantien (siehe Kapitel Lumbago S. 389).

Eine gute Wirkung sahen wir auch mit *Flufenaminsäure*, **Arlef**® [Parke Davis], siehe akute Polyarthritis S. 373.

6. *Prophylaxe weiterer Schübe*: Schlafen mit einem warmen Pullover, um die Abkühlung des Schultergelenkes in der Nacht zu verhüten. Tägliches Turnen morgens und abends je 5 Minuten mit Freiübungen der oberen Extremitäten, z. B. Rotationsschwingungen der Arme, seitliches Vorheben der Arme usw. Hierdurch wird eine bessere Durchblutung der betreffenden Sehnen und der ganzen Schultergegend erzielt, was Rückfälle u. U. zu verhüten vermag. Vermeiden von Überbeanspruchung des Schultergelenkes. Keine Lasten auf der Schulter tragen.

Schulter-Hand-Syndrom

Dieses gar nicht so seltene Syndrom wird in der Praxis sehr häufig mit einer *Periarthritis humero-scapularis* oder einer *rheumatischen Polyarthritis* verwechselt, weshalb hier die Hauptsymptome in Erinnerung gerufen werden sollen. Es tritt fast immer unilateral, nur selten bilateral auf und kennzeichnet sich durch eine schmerzhafte *Erkrankung des extraartikulären Gewebes* und durch vasomotorische Störungen der gleichseitigen Hand mit diffuser *Schwellung von Hand und Fingern*. Es ist klinisch durch Schmerzen, Druckempfindlichkeit und Einschränkung der Beweglichkeit der Schulter sowie durch Parästhesien charakterisiert. Die Knochenveränderungen gleichen röntgenologisch denjenigen der Sudeckschen Atrophie, und der *Humeruskopf* und *-hals* zeigen meistens eine *schwere Osteoporose* bei fehlenden röntgenologischen Veränderungen von seiten der Gelenke an Hand, Fingern und Schultern. In Spätstadien kann es zu schweren degenerativen Veränderungen der Haut, die an eine Sklerodermie erinnern, kommen. Ätiologisch geht es wahrscheinlich auf eine *neurovaskuläre Störung* zurück. Das Syndrom tritt bei vaskulären Störungen wie Morbus Raynaud und Thrombangiitis obliterans, beim Scalenus-anticus-Syndrom, nach zerebrovaskulärer Kompression sowie seltener nach Herzinfarkten in Erscheinung.

Therapie

1. *Frühbehandlung*: Diese ist sehr wichtig, da die älteren Fälle viel schlechter auf die Therapie ansprechen.
2. *Blockade des Ganglion stellatum*: Durch wiederholte Anästhesie mit *Procain*.
3. *Kortikosteroide*: Als Dauertherapie ergibt die besten Erfolge z. B. *Prednison*, beginnend mit 40 mg tägl., und dann nach einer Woche weiter eine ED von 30–20–15 mg tägl. Allmähliches, ganz langsames Ausschleichen nach Sistieren der Symptome durch sukzessive wöchentliche Reduktion der Dosis um 2,5 mg.
4. *Bewegungstherapie*: Eine vorsichtig dosierte, langsam steigende Bewegungstherapie ist außerordentlich wichtig. Je früher man damit beginnt, um so besser sind die Erfolge.
5. *Griseofulvin* = **Likuden®M** [Hoechst]: Gibt bei der rheumatischen Arthritis keinen Erfolg, beim Schulter-Hand-Syndrom ist aber nach COHEN (J. Amer. med. Ass. 173 [1960] 542) der therapeutische Effekt bemerkenswert (12 Fälle, die alle ansprachen).

    Dosierung: Tabl. zu 125 mg, p.o. alle 6 Stunden (Tag und Nacht) 2 Tabletten. Die Besserung beginnt gewöhnlich nach 2 Tagen und erreicht nach 2 Wochen den Höhepunkt. Die Therapie muß über mehrere Wochen weitergeführt werden, bis die Symptome völlig verschwinden. Weitere Präparate s. Mykose-Kapitel, S. 527.

Myalgia

Unter diesem Namen verbergen sich wahrscheinlich sehr verschiedene Erkrankungen des rheumatischen Formenkreises. In vielen Fällen handelt es sich um eine *Tendoperiostitis*, d.h. um eine Entzündung der Sehnenansatzstellen der Muskeln, und nur in einem Teil der Fälle wohl um eine schmerzhafte Erkrankung des Muskels selbst. *Nässe* und *Kälte*, verbunden mit *Infekten*, sowie *Überanstrengung* des befallenen Muskels spielen eine große Rolle beim Zustandekommen und sind daher prophylaktisch bei hierzu disponierten Leuten nach Möglichkeit zu vermeiden.

Lumbago

Meistens plötzlicher Beginn (Hexenschuß), manchmal aber auch mehr schleichend, vor allem beim Ausführen einer Arbeit in ungünstiger forcierter Körperstellung.

Therapie

a) *Akutes, sehr schmerzhaftes Stadium:*

1. *Bettruhe*: Ist, wenn möglich, in allen Fällen anzustreben, da das Weiterarbeiten die Symptome gewöhnlich nur verschlimmert. Oft bringt eine Brettunterlage unter die Matratze Linderung, d.h. vor allem in Fällen, bei denen es sich um eine akute Diskushernie handelt, siehe bei Ischiastherapie.

Myalgien

    2. *Wärmetherapie*: Heizkissen, Rotlicht, eventuell Diathermie, Fango.

    3. *Antiphlogistika, Analgetika und Muskelrelaxantien*: Sehr günstig wirkt gewöhnlich *Oxyphenbutazon* (**Tanderil**® [Ciba-Geigy], Dragées à 0,1 g) 2–3 × 0,2 g tägl., später 3 × 0,1 g; Salizylate sind weniger wirksam. Bei starken Schmerzen 1,0 g *Novaminsulfon* (**Novalgin**® und evtl. noch besser **Baralgin**® [Hoechst]) i.v. Schmerzlindernd durch Erschlaffung der Muskulatur wirkt *Diazepam* (**Valium**® [Roche], Tabl. à 10 mg) 20–30 mg tägl.

    Chlorzoxazon, **Paraflex**® [Cilag], 3–4× 1 Tabl. oder **Parafon**® [Cilag] (letzteres eine Kombination mit *Paracetamol*) 3 × 2 Kaps. tägl. – in Dtschl. **Oferol**® [Cilag] mit *Amidopyrin* – oder das analog wirkende Präparat *Zoxazolaminum* **Deflexol**® sowie **Trancopal**® [Winthrop].

    4. Lokale *Procaininjektion*: Am besten *Procain-Coffein* = **Impletol**® [Bayer], Ampullen zu 2 ml zu 0,04/0,028 g, Einspritzung in die stark druckempfindliche Stelle, oder *Procain* ¹/₂%ige Lösung 5–10 ml pro schmerzhafte Stelle, total 30–50 ml.

    5. *Ultraschall*: In den gewöhnlichen Fällen oft wirkungslos. Verbirgt sich aber hinter der Lumbago als Ursache eine Zerrung, so ist der Effekt ausgezeichnet.

b) *Subakutes Stadium*:

    1. *Langsame Mobilisation, Massage*: Patient nur so lange aufstehen lassen, bis die Schmerzen wieder stärker einsetzen, dann wiederum Bettruhe und so allmählich steigern.

    2. *Heiße, langdauernde Bäder*: Ca. 1 Stunde, wobei die Temperatur durch Nachfließenlassen von warmem Wasser konstant gehalten werden muß (nur für kreislaufgesunde und nicht ältere Patienten).

    3. *Wärmetherapie*: Siehe oben.

c) *Chronisches Stadium:*

    1. *Strecktherapie*: Siehe bei Ischias.

    2. *Brett* unter die Matratze.

    3. *Wärmetherapie, Badekuren*, siehe oben.

    4. *Massage-* und *Bewegungstherapie*.

    5. Medikamentös gleiche Mittel wie für akute Form.

Allgemeine Myalgien

a) *Im akuten Stadium:*

    1. *Schonung und Ruhe*.

    2. *Vermeidung von körperlicher Belastung*.

    3. *Physikalische Therapie*: Siehe Arthronosis, S. 383 u. 385.

    4. *Medikamentös*: Siehe akute Lumbago, s. oben.

    5. *Histamin-Iontophorese*: (Anode auf schmerzhafte Stelle) ist oft von günstiger Wirkung.

b) *Chronisches Stadium:*

Hier vor allem physikalische Therapie.

1. *Wärme:* In jeder Form sehr gut (siehe bei Arthronosis deformans).

2. *Diathermie:* Als Tiefenwärmetherapie.

3. *Wärmebäder und Badekuren:* Sehr zu empfehlen, vor allem Sole-, Schlamm- und Schwefelbäder (Abano, Füssen, Hofgastein, Ischia, Leuk, Montegrotto, Schinznach usw.).

4. *Massage- und Bewegungstherapie:* Für die chronischen Fälle oder nach Abklingen eines akuten Schubes sehr gut, nicht aber im akuten Schub.

Tibialis anterior-Syndrom

Eine nach Sport (Fußball) und Trauma auftretende plötzliche ischämische Nekrose der Peronäal-Muskulatur mit Schwellung und Rötung. *Therapie:* Sofortige operative Faszienspaltung, sofern ein Funktionsausfall der Muskulatur vorliegt. Näheres siehe RESZEL (Proc. Mayo Clin. 38 [1963] 130).

Dermato-Myositis

Eine Erkrankung aus dem Gebiet der Kollagenerkrankungen, siehe Cortisonkapitel, S. 459 und *immunosuppressive Therapie,* S. 638.

Dystrophia musculorum progressiva (Typus Erb)

Diese auch als *idiopathische Muskeldystrophie* bezeichnete hereditäre Erkrankung ist in ihrer Pathogenese noch vollkommen unklar und deshalb auch einer kausalen Therapie noch nicht zugänglich. Symptomatisch günstig wirken die neuen anabolen *Androgenderivate,* z. B. das *Nandrolondecanoat* = **Deca-Durabolin®** [Organon], die die Kreatininausscheidung herabsetzen und vielleicht durch ihre Stickstoffretention die Muskelkraft verbessern.

Dosierung:

Erwachsene: wöchentlich 2× 50 mg i.m. für 3 Monate, dann alle 3 Wochen 50 mg.
Kinder: wöchentlich 2× 25 mg i.m. für 3 Monate, dann alle 3 Wochen 25 mg.

Myasthenia gravis

Der rein ophthalmische Typ hat meistens eine gute Prognose. In allen Fällen ist nach einem *Thymom* zu fahnden, das in 10% als Ursache vorliegt. Seltener tritt die Myasthenie auch als Komplikation eines *Bronchuskarzinoms* oder anderer *maligner Tumoren* in Erscheinung. Die meisten Fälle stellen eine *Autoimmunerkrankung* mit Auto-Antikörpern gegen Muskelzellen und Neuronen, sowie Thymuszellen dar. (Siehe Editorial: Lancet 1972 I, 780–781). In diesem Sinne sprechen auch die Erfolge von Cortison und IST.

In Initialfällen gibt man am besten zuerst probatorisch eine s.c. Injektion von *Neostigminbromid* (**Prostigmin**® [Roche]) 1,5 mg mit 0,6 mg *Atropinsulfat*, um zu sehen, welcher therapeutische Effekt durch die medikamentöse Behandlung zu erwarten ist. Während schwerer Infekte verschlimmert sich die Krankheit oft auffallend und kann dann zu plötzlichen Atem- und Schluckstörungen führen. In solchen Fällen muß zusätzlich *Pyridostigmin* (**Mestinon**® [Roche]) s.c. oder i.v. injiziert werden.

1. *Kombination von Pyridostigminbromid plus Ephedrin*: Diese Therapie hat sich uns für die ambulante Behandlung am besten bewährt: *Pyridostigminbromid* = **Mestinon**® [Roche], Tabl. zu 10 mg und Dragées zu 60 mg. Ampulle mit 1 ml zu 1 mg und Stechampulle mit 5 mg/ml.

    Dosierung: 2–4× tägl. je 60–180 mg p.o. plus 1–1$^{1}/_{2}$ Tabl. *Ephedrinum hydrochloricum* zu 50 mg (**Ephetonin**®, **Racedrin**®).

    Die letzte *Mestinondosis* sollte vor der Nachtruhe eingenommen werden und nicht mehr als 100–160 mg betragen, damit keine Störungen auftreten. Die letzte *Ephedrindosis* darf aber nicht später als um 16 Uhr eingenommen werden.

2. *Kombinierte Cortison und* **Imurel**®*-Kur*: Die besten Erfolge ergibt eine alternierende *Prednison*-Therapie mit tägl. 100 mg, die später auf eine ED von 50–70 mg alle

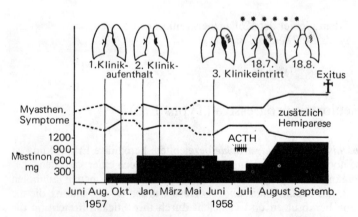

Abb. 89. *Verlauf eines myasthenischen Syndroms* (metakarzinomatöse Neuropathie bei einem kleinzelligen Bronchuskarzinom) in 4 Schüben (Ge.O., 36jähr. Mann, KG 87704/1958): Der Patient reagierte anfänglich gut auf **Mestinon**®, was sonst nicht die Regel ist. Therapieresistenz in der Endphase trotz günstigem Ansprechen des Lungentumors auf Röntgenbestrahlung (mit *** bezeichnet).

2 Tage reduziert wird (Lancet 1972/I, 781). Man kombiniert mit **Imurel**® anfänglich 150–200 mg tägl., dann ED von 50–100 mg.

3. *Thymustumoren*: Hier Röntgenbestrahlung. Die Thymustumoren sind sehr strahlensensibel.

4. *Bei Bronchialkarzinom*: Bei diesen seltenen Formen einer „metakarzinomatösen Neuropathie" evtl. Operation oder Röntgenbestrahlung. Ein von uns beobachteter Fall sprach anfänglich gut auf *Pyridostigmin* an (ZBINDEN (Schweiz. med. Wschr. 90 [1960] 41)), s. Abb. 89).

5. *Abschirmung bei Infekten*: Lebensgefährlich sind vor allem Bronchopneumonien. Eine frühzeitige und hochdosierte Behandlung ist hier sehr wichtig. Evtl. muß zusätzlich das Sekret 2–3mal tägl. bronchoskopisch abgesaugt werden. In schwersten Fällen ist sogar eine Tracheotomie nötig.

6. *Cave die Anwendung von Chinin, Chinidin und Curarepräparaten*. Vorsicht ferner bei Anwendung von *Lokalanästhetika* bei der Bronchoskopie, da sie u. U. ebenfalls eine curareartige Wirkung entfalten können. Vorsicht auch mit Morphiaten: nicht über 8 mg *Morphium* pro dosi, da sonst u. U. schwere Verschlimmerungen auftreten können.

7. *Behandlung schwerer Krisen*: Vertieft sich eine Krise trotz der Behandlung, so empfiehlt sich die *Tracheotomie* und *künstliche Beatmung* mit völligem Sistieren der Anticholinesterase-Medikation während ca. 72 Stunden.

Myotonia congenita Thomsen

Eine hereditäre Störung der Muskelfasermembran. Günstig gegen die Kontrakturen wirken evtl. *Chininum sulfuricum* 3 × tägl. 0,5 g; *Procainamid* (**Novocamid**®, **Pronestyl**®) langsam steigend bis max. 3 g tägl. *Prednison* tägl. 30 mg, kombiniert mit einem *anabolen Steroid*. **Dianabol**®, 5–10 mg tägl.

Osteoporose und Osteomalazie

A. *Osteoporose*: Verminderung der Knochensubstanz im Skelett ohne wesentliche Veränderung der chemischen Zusammensetzung. Blutchemisch normale Kalzium-, Phosphat- und alkalische Phosphatasewerte. Evtl. Probeexzision.

B. *Osteomalazie*: Verminderung des verkalkten Anteils der Knochensubstanz. Neben der *Rachitis* unterscheidet man die *Graviditäts*-, die *Klimakteriums*- und die *senile Osteomalazie*. Die Serumwerte für Kalzium sind mäßig, für Phosphor deutlich und für die alkalische Phosphatase leicht bis ausgeprägt erhöht. Probeexzision wesentlich.

Therapie

A. Osteoporose

1. *Genügend körperliche Bewegung und Übungstherapie.*

2. *Hohe Eiweiß- und Kalzium-Zufuhr*: Wenn möglich, 90 g Eiweiß und 3 g Kalzium tägl. für die ersten 2 Monate, dann noch 1–2 g Kalzium pro die: 100 g Emmentalerkäse oder 0,8 Liter Milch enthalten je 1 g Kalzium. *Kalziumpp.*: **Calcium-Sandoz forte**® Brause Tabl. à 500 mg jonisierbares Kalzium oder *Calcium lacticum* 3 × tägl. 1 g in die Suppe (**Kalzan**® [Wülfing]) etc.

3. *Anabol wirkende Androgenderivate: Metandienon* = **Dianabol**® [Ciba-Geigy] tägl. 10 mg p.o., in schweren Fällen besser als Injektion, z. B. *Nandrolon* = **Deca-Durabolin**® [Organon] i.m. alle 3 Wochen 50 mg. Bei Frauen, besonders wenn evtl. unangenehme Nebenerscheinungen (abnorme Steigerung der Libido) auftreten, besser ein *Östradiol-Präparat*, z. B. **Lynoral**® 0,1–0,3 mg tägl. (in Dtschl. **Progynon**® **M**) oder ein *Östradiol-Depot-pp.* 10–20 mg alle 4 Wochen i.m. (z. B. **Ovocyclin**® Kristallampullen, **Progynon**®-**Depot** oder **Dimenformon prolongatum**®).

4. *Fluortherapie*: scheint in resistenten Altersfällen empfohlen werden zu können. (Siehe bei F. W. REUTER und A. J. OLAH: Langzeitbehandlung der Osteoporose mit Natrium-Fluorid und Vitamin D$_3$, Jahreskongreß d. Schweiz. Ges. Innere Med., 1973, Davos). Natriumfluoridpp. sollten in Kapseln abgefüllt verabreicht werden. Auf Anforderung erhältlich von der „Siegfried" (Zofingen, Schweiz) oder der „Streuli AG" (Uznach, Schweiz). *Dosierung*: 2 × 50 mg tägl. während der Mahlzeit über viele Monate zusammen mit Kalzium 1–2 g tägl. *Zu der Fluortherapie gibt man ausnahmsweise* (sonst bei reiner Osteoporose kontraindiziert!) *noch Vitamin D$_3$* (**Vi-De 3**® [Wander], **Vigantol-D**$_3$® [Bayer], 400–800 IE/Tag, oder als Depot alle 14 Tage 10–20000 IE. Auch als Kombinationspräparat mit Kalzium, **Calcium-D-Redoxon**® [Roche], **Calcium-D-Sauter**®, tägl. 3 Tabl. resp. Dragées.

5. *Richtige Lagerung*: Bei den schweren Fällen sehr wichtig, um eine dauernde Kyphoskoliose und Fischwirbelbildung zu vermeiden: harte Matratze, später Stützkorsett zum Aufstehen, anfänglich u. U. Gipsmieder.

B. Osteomalazie

1.–3. siehe oben.

4. *Vitamin D$_3$* (s. oben).

Sudeck-Syndrom

Eine nach Trauma (Frakturen) oder auch nach akuten Gelenkentzündungen auftretende schmerzhafte progrediente fleckförmige Knochenatrophie. *Frühfälle:*

Therapie: *Dexamethason* 2–3 Tage je 4,5 mg, dann 3 Tage je 2 mg und weiter für 3 Wochen eine ED von 0,5 mg tägl. Dazu anabole Steroide, z. B. **Dianabol**® [Ciba-Geigy] 10–30 mg tägl. kalziumreiche Diät.

Spätfälle: kein Cortison; Antirheumatika. vorsichtige Bewegungstherapie.

Ostitis fibrosa Recklinghausen
Siehe *Hyperparathyreoidismus*, S. 413.

Morbus Paget

Die Ursache ist auch heute noch nicht bekannt. Als einzig wirksame Therapie galt bis jetzt die *Röntgenbestrahlung*, die bei der lokalisierten Form manchmal eine deutliche Besserung bringt. Bei Befallensein des Schädels ist die Bestrahlung besser zu unterlassen. *Acidum acetylosalicylicum* (**Aspirin®**) tägl. 4–5 g bringt gelegentlich eine gewisse Besserung, d. h. Abfall der alkalischen Serumphosphatase, verminderte Ca- und Mg-Ausscheidung und verminderten Einbau von radioaktivem Kalzium und Abnahme der Schmerzen. *Phosphate* (z. B. *Diphosphonate*, 20 mg/kg tägl., siehe Lancet 1971/I, 945 und 955) können ebenfalls günstig wirken. **Calcitonin** (synthet., noch teuer!) kann bei langer Anwendung (1–3 Jahre) volle Remissionen bringen (Lancet 1972/II, 992).

Eosinophiles Granulom

Auch diese Formen sprechen auf eine Cortisontherapie, z. B. *Prednison*, tägl. 1 mg/kg, an. Es muß aber schon aus diagnostischen Gründen vorerst eine Probe-Exzision vorgenommen werden. Auch die Röntgentherapie ergibt eine rasche Heilung.

Speicherkrankheiten

Morbus Hand-Schüller-Christian

Die osteolytischen Läsionen können hier durch Behandlung mit Kortikosteroiden günstig beeinflußt werden. FLOSI u. Mitarb. (J. clin. Endocr. 19 [1959] 239) empfehlen eine *Kombination von Cortison*präparaten (später *Synacthen®*) mit *anabolen Steroiden* und *Schilddrüsenpräparaten*, um die Osteoblastenaktivität und den Knochenaufbau zu stimulieren. In dem mitgeteilten Fall waren nach 4 Jahren die Läsionen völlig verschwunden, die Knochenstruktur normal, und ein halbes Jahr nach Absetzen der Therapie zeigte sich noch kein Rezidiv!

Dosierung: Tägl. *Prednison* 1 mg/kg; *Metandienon* (**Dianabol®** [Ciba-Geigy]) 1 mg je 10 kg; *Thyreoidea siccata* 0,05–0,1 g 1–2 × tägl.

Morbus Letterer-Siwe

Kombinationsbehandlung von Kortikosteroiden zusammen mit Antibiotika: z. B. *Prednison* 1 mg/kg tägl., nach Ansprechen Reduktion auf $^1/_2$ mg, plus *Tetracyclinpräparate* 1g tägl. kombiniert mit *Ampicillin* oder *Streptomycin* 1 g und u. U. Turnus mit andern Antibiotika.

Xanthomatosis tuberosa (essentielle Hyperlipoidämie)

Eine seltene Krankheit mit schwerer essentieller Hypercholesterinämie, zahlreichen xanthomatösen Einlagerungen in die Achilles-, Bizeps-Sehne, die Haut (Ellbogen und Knie!), die Gefäße und mit evtl. in jugendlichem Alter auftretender Claudicatio, Angina pectoris, Infarctus cordis und evtl. Apoplexie.

Therapie
1. *Diät*: Siehe S. 157ff.
2. *Clofibrat-Therapie*: **Regelan®** kann sehr schöne Erfolge bringen. Hohe Dosierung z. B. 4 × 500 mg täglich.

Ektoderm

Metastasierendes Melanom

Bei Verdacht auf ein primäres Hautmelanom *immer zuerst Bestrahlung* 6000 r durch einen Spezialisten und erst später breite Exzision. *Cave Probeexzision*, lebensgefährlich wegen Provokation der Disseminierung.

Das Melanom entwickelt sich primär vor allem in der Haut, ferner aber auch in den Augen. Die Metastasen treten oft erst jahrelang nach Entfernung des Primärherdes in Erscheinung und sind dann sehr maligne. Die Bestrahlung der metastasierenden Form zeigte uns keine wesentlichen Resultate.

1. *Chemotherapie*: *Triäthylenphosphoramid* (= **TEPA®** [Lederle]) ergab bei disseminiertem Melanom günstige Resultate; oder die verwandte Schwefelverbindung **Thio-TEPA®** [Lederle]. Als Nebenwirkung kommt es zu einer Verfärbung der Augenbrauen und auch der Haut sowie zu einer typischen Leukopenie und Thrombozytopenie wie bei allen Zytostatika.

    Dosierung: Initiale Testdosis von 5 mg i.m., dann steigern auf 10 mg tägl. über eine Zeitspanne von 10–20 Tagen für die erste Behandlung, total 150–180 mg je nach dem Verhalten der Leukozyten.

Gute Erfolge (Ansprechen in 32%) werden neuerdings auch mit der Kombination von *Vincristin plus BCNU* (Bis-Chloräthylnitrosourea) gemeldet. (Siehe WAGENKNECHT [Univ. Genf]: La chimiothérapie des tumeurs malignes: Méd. et Hyg. Genf [1972] 33–36). Vielversprechend sind Berichte über die *Kombination der operativen Behandlung* mit anschließender wiederholter *Vakzination mit dem lyophilisierten BCG-Stamm* [(Tice BCG von Tbc Research Institut, Chicago), also nicht der gewöhnlich Pasteur-BCG-Stamm!] bei Patienten im Stadium III und IV (Ldr.-Metastasen und Dissemination) die eine deutliche Verbesserung der Lebenserwartung und Verzögerung der Metastasierung ergab (GUTTERMAN, J. U. u. Mitarb.: Lancet 1973/I, 1208–1210). Man gibt wöchentlich (z. B. Oberarm) 20 Haut-Skarifikationen à 5 cm Länge während 3 Monaten, dann 3 Monate alle 2 Wochen und dann monatlich 1 ×.

2. *Lokale Stoßtherapie*: Bei Beschränkung der Melanommetastasen auf eine Extremität. CREECH u. Mitarb. (J. Amer. med. Ass. 169 [1959] 339) behandelten Fälle von metastasierendem Melanom der unteren Extremitäten mit der neuen Technik der lokalen Senfgasanwendung durch „extrakorporale Perfusion". Hierbei wird der durch eine Pumpe und einen Oxygenator gebildete künstliche Kreislauf an die Femoralis- oder Iliaca-externa-Gefäße angeschlossen, so daß die Extremität in bezug auf die Durchblutung vom übrigen Körperkreislauf isoliert ist. Dieses vom großen Kreislauf abgetrennte lokale Zirkulationssystem wird dann während 1 Std. mit *Melphalan* (**Alkeran**®) und am vorteilhaftesten kombiniert mit **Thiotepa**® (beides alkylierende Mittel) durchspült. Nach 1 Std. wird das zytostatikahaltige Blut entfernt und das Bein wieder an die normale Zirkulation angeschlossen. Die verwendete Dosis beträgt beim **Alkeran**® 1 mg/kg Körpergewicht und beim **Thiotepa**® 25 mg (total). Zufolge der extrakorporalen Perfusion tritt nur eine geringgradig depressorische Wirkung auf die Hämatopoese ein. Die kutanen Läsionen bilden sich durch die hohe lokale Dosis zum größten Teil zurück. Der gleiche Autor berichtete über eine 44%ige Heilungsquote nach 4 Jahren (J. Amer. med. Ass. 188 [1964] 855).

3. *Generalisations-Stadium*: Evtl. noch Versuch mit Hypophysektomie (s. Mammakarzinom).

Endokrines System und Stoffwechsel

Morbus Sheehan und Morbus Simmonds

Zu einem teilweisen oder vollständigen Ausfall des ganzen Hypophysenvorderlappens kommt es am häufigsten beim *Sheehan-Syndrom* (starke Ausblutung oder anderweitiger Schock mit ischämischer Nekrose des Vorderlappens während oder post partum). Ferner bei *Metastasen* oder *Tumoren* dieser Gegend. Zweimal sahen wir einen solchen Ausfall auch durch eine Osteomyelitis bei *Sphenoidfrakturen* (Schädelbasisfrakturen) und einmal durch ein *Tuberkulom*. Als Folge hiervon kommt es zu einem Ausfall der folgenden Hormone:

1. Wachstumshormon (STH)
2. Thyreotropes Hormon (TSH)
3. Adrenocorticotropes Hormon (ACTH) und melanozytenstimulierendes Hormon (MSH)
4. Follikelstimulierendes Hormon (FSH)
5. Luteinisierendes Hormon (LH)
6. Laktogenes Hormon (Prolactin).
7. Männliches Gonadotropin (ICSH).

Als Ausfallerscheinung kommt es klinisch vor allem:

a) zu einem *Hypothyreoidismus* (Myxödem)

b) zu einem *sekundären Addisonismus*,

c) zu einem *Hypogonadismus*.

Die klinische Diagnose beruht hauptsächlich auf der Feststellung der Unterfunktion dieser drei innersekretorischen Drüsen:

a) Myxödem: Niedriger Grundumsatz, niedriges Plasmajod, hohes Cholesterin, verdickte und trockene Haut und Behaarungsausfall.

b) Störungen in der Salz- und Wasserregulation, Hypotonie, Hypopigmentierung. Eosinophilie. Normaler ACTH-Test, pathologischer Metopiron-Test.

c) Ausfall der Axillarhaare, negative N-Bilanz, erniedrigte 17-Ketosteroide, Beweis kann durch erweiterten Thorntest geliefert werden. Die einmal gebildeten Mammae bleiben bestehen.

Therapie: Praktisch genügt es, den Ausfall der Thyreoidea, der Nebennieren und der

Gonaden durch Substitution dieser organspezifischen Hormone zu kompensieren, s. Abb. 90. Die ACTH-Zufuhr hat keinen Sinn. Patienten müssen einen *Personalausweis* mit sich führen, s. Morbus Addison-Kapitel, S. 416.

Bei Patienten vor der Pubertät evtl. Choriogonadotropine um die Entwicklung der Hoden und den Deszensus zu fördern, siehe *Kryptorchismuskapitel* (S. 331).

1. *Thyreoidea*: Je nach dem Verhalten des Grundumsatzes brauchen die Patienten zwischen 0,1–0,4 mg *Laevothyroxin* (**Eltroxine**®, **Laevoxin**®, in Dtschl. **L-Thyroxin**® [Henning], **Euthyrox**® [Merck]) p.o. tägl. Langsame Erhöhung der Dosis bis zum Erreichen eines normalen Basalstoffwechsels.

2. *Addisonismus*: siehe Morbus Addison-Kapitel, S. 414.

3. *Gonaden*: Eine Substitution ist nicht unbedingt nötig, wirkt sich aber ebenfalls günstig auf die Leistungsfähigkeit und beim Manne auf die sexuelle Potenz aus. *Methyltestosteron* = **Perandren**® 50 mg i.m., später 1–2 Linguetten à 10 mg p.o. tägl.; wenn gute Wirkung dann z. B. auch alle 4 Wochen *Depot-Testosteron*, z. B. **Testoviron**®, 250 mg i.m. Bei der Frau besser **Femandren**®-[Ciba-Geigy] Linguetten (zu 2,5 mg *Methyltestosteron* plus 0,005 mg *Äthinylöstradiol*), 1–3 Linguetten tägl. Bei jungen Frauen Imitation eines Zyklus durch Östrogene (Gynäkolog). Daneben bewirken diese Hormone auch eine Gewichtszunahme.

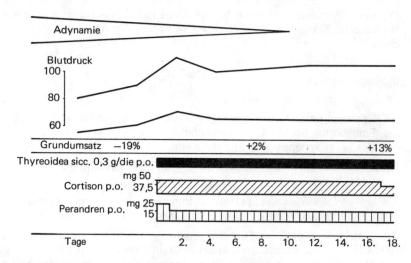

Abb. 90. *Sheehan-Syndrom* (E. S., 55jähr. Frau, KG 79563/56): Schwere Geburt vor 27 Jahren. Müdigkeit. Fehlen der Axillarbehaarung, Hypotonie, erniedrigter GU, Verminderung der 17-Ketosteroide auf $^1/_{10}$ der Norm, Insulinüberempfindlichkeit, normaler Thorntest. Fehlbehandlung als M. Addison ohne Effekt; völlige Beschwerdefreiheit nach entsprechender Substitutionstherapie innerhalb weniger Wochen *(Thyreoidea siccata* [heute ist *Laevothyroxin* vorzuziehen], *Cortison* und *Methyltestosteron)*.

Akromegalie (gesteigerte STH-Produktion)

Meistens liegt ein expansiv wachsender Hypophysentumor (HVL-Adenom) vor (bitemporale Einengung des Gesichtsfeldes, Sellavergrößerung). Häufig besteht gleichzeitig ein Diabetes insipidus.

Therapie: Am besten bewährt hat sich die Implantation von radioaktivem Yttrium (^{90}Y) in die Sella turcica, die operative Behandlung und die Röntgenbestrahlung mit 3500–4500 R haben an Bedeutung verloren. Die *Kryochirurgie* (flüssiger Stickstoff-1960 C) hat vielleicht eine noch bessere Erfolgsaussicht.

Zentraler Diabetes insipidus

In allen Fällen genaue *Abklärung des Hypothylamus- und Hypophysensystems*: Sellaaufnahme, Metopirontest, Thorntest, Gesichtsfeld, WaR. Aufnahme der sphenoidalen Sinus, da von hier evtl. entzündliche Prozesse oder Tumoren übergreifen können. Auch primär infektiöse Prozesse (1 Fall eines Tuberkuloms) können ursächlich in Frage kommen, sowie traumatische Schädigungen oder Tu-Metastasen.

Die Ursache ist eine *Störung im Bereich des hypothalamo-neurohypophysären Systems*: Fehlen oder Mangel an *Adiuretin, ADH* (Arginin-Vasopressin). Man unterscheidet eine:

a) hereditäre (selten),

b) symptomatische,

c) idiopathische Form ($^1/_3$ der Fälle).

Bei der symptomatischen Form liegt eine Zerstörung der Bildung, Speicherung oder des Transportes des ADH im Bereiche des Hypothalamus, des Hypophysenstiels oder des neurohypophysären Speichers vor.

Die häufigste Form in der Praxis ist die *psychogene*. Dort fehlt die mangelnde Konzentrationsfähigkeit!

Klinisch wichtige Symptome: Große Urinmenge, niedriges spez. Gewicht (nicht über 1005–1008), mangelnde Konzentrationsfähigkeit.

Zur Unterscheidung eines Diabetes renalis und insipidus ist der *Pitressin*-Test mit 100 Milli-E i.v. durchzuführen, wobei die Trink- und Urinmenge sofort zurückgeht. Gewöhnlich liegt eine *Störung im Hypophysenbereich* vor. In seltenen Fällen (*nephrogener, hereditärer Diabetes insipidus*) handelt es sich um eine *primäre Störung der Tubuli, die nicht mehr auf Vasopressin* ansprechen.

Wesentlich ist auch die Bestimmung des *Serumkalziums*, um eine Polyurie durch Hyperkalzämie auszuschließen (z. B. Hyperparathyreoidismus).

Therapie: Sie richtet sich nach dem Grundleiden. Im übrigen symptomatische Therapie. Am besten in Form des neuen synthetischen Vasopressin-Analogons **DAV Ritter**® (Desamino-(D-arg^8)-vasopressinindiacetat), bei welchem die Aminogruppe des Cysteins entfernt und das L-Arginin durch das D-Arginin ersetzt wurde. Dadurch wird bei

Diabetes insipidus

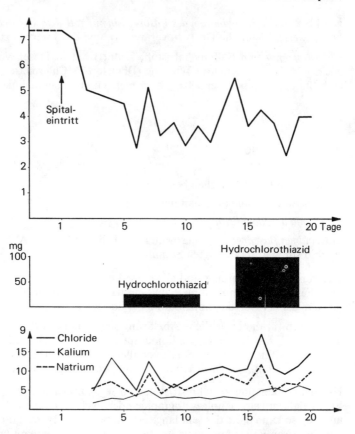

Abb. 91. *Posttraumatischer Diabetes insipidus* (L.L., 37jähr. Mann, April–Mai 1959, KG 95483/59): Patient zeigt auf *Hydrochlorothiazid*, tägl. 25 mg, ein deutliches Zurückgehen der Urinmenge von 4,5 auf rund 3 Liter. Nach Absetzen des **Esidrex**® sofort wieder Ansteigen auf 5 Liter. Auf 100 mg **Esidrex**® tägl. wiederum erneuter Abfall. (Der Fall wurde 1959 auf dem Kongreß der Schweiz. Ges. f. Innere Medizin auf dem Bürgenstock in einer Diskussion von meinem damaligen Mitarbeiter P. SIEGENTHALER kurz erwähnt.)

intranasaler Anwendung eine wesentliche Verlängerung der Wirkungsdauer erreicht, während die Wirkung auf die Gefäße bei üblicher Dosierung verringert wird. Eine intranasale Gabe von 0,1–0,2 ml gibt eine antidiuretische Wirkung über 5–12 Stunden. Weitere Mittel: **Vasopressin-Spray**® [Sandoz] 1–6 × tägl. oder Schnupfpulver **Piton**® [Organon], **Pituigan**® [Henning]. Individuelle Einstellung. Die i.m. Therapie kommt nur für die ersten Tage in Frage: **Pitressin-Tannat**® in öliger Lösung *5 E i.m*. Die Wirkung hält dann für 2–5 Tage an. Diätetisch vorwiegend vegetabilische Kost, möglichst Salzarm.

Paradoxe Wirkung von *Chlorothiazidderivaten: Dosierung*: z. B. 2–3 Tabl. *Hydrochlorothiazid* = **Esidrex**® (**Esidrix**®) zu 25 mg tägl. Nach Weglassen des Medikamentes steigt die Urinmenge jedesmal deutlich wieder an (siehe den von uns beobachteten Fall in Abb. 91). *Die Kombination des Vasopressin mit z. B. dem Furosemid* (**Lasix**®) vermag bei schweren Fällen die Dosis zu vermindern und das Intervall zu verlängern.

Chlorpropamid (ein Sulfanylharnstoff, s. dort) hat in Dosen von 250 bis maximal 500 mg/24 Std. eine analoge Wirkung (**Diabetoral**®, **Chloronase**®). Nachteile sind der evtl. Blutzuckerabfall (bei 500 mg oder mehr) und manchmal die Alkoholintoleranz.

Hyperthyreose

Bis heute sind drei Ursachen bekannt:

a) *Toxisches Adenom* (sogenannter heißer Knoten),

b) *Struma basedowificata*,

c) *Genuiner Basedow* mit einer wahrscheinlich durch den LATS-Faktor (long acting thyroid stimulator) bedingten Stimulation der Thyreoidea.

Die klinischen Symptome sind allgemein bekannt. Der Praktiker muß vor allem bei allen Fällen von Vorhofflimmern und -flattern an die Möglichkeit einer Hyperthyreose denken, die bei Herzdekompensation oft übersehen wird.

Wesentlich für die ursächliche Abklärung sind heute das *Plasmajod*, der T_3- und T_4-Test, der ^{131}Jod-*Tracer* (= Radiojod-Speicherung der Schilddrüse) und die *Szintigraphie*. Das Photomotogramm ist vor allem für die Überprüfung des therapeutischen Effektes wertvoll. Der *Grundumsatz* hat an Bedeutung verloren.

Hat der Patient innert Jahresfrist Jod in irgendwelcher Form eingenommen (oral **Enterovioform**® etc., Cholezystographie oder Pyelographie mit jodhaltigen Kontrastmitteln), so kann dann das sehr lange erhöht bleibende Plasmajod nicht verwertet werden. In diesen Fällen muß man den T_3-*Test* (Trijodthyroninaufnahme durch Erythrozyten oder Latex-Partikel) durchführen lassen (oder T_4).

Bevor mit der Therapie begonnen wird, sollte (Notfälle ausgenommen) der Fall immer mit einem *Spezialisten konsiliarisch besprochen* und ein *individueller Therapie-Plan festgelegt werden*. Spontanremissionen sind vor allem beim genuinen Basedow beim Jugendlichen und im Klimakterium häufig, so daß sich bei nicht allzu schweren Fällen ein Zuwarten, d. h. eine Behandlung mit Thyreostatika, lohnt und nicht sofort zur Operation oder sogar Radiojod-Behandlung gegriffen werden sollte. Radiojod, das zu genetischen Schäden führen kann, sollte nach meiner Auffassung erst nach dem 35. Altersjahr angewendet werden.

Therapie: Hierfür bestehen heute die folgenden drei Möglichkeiten:

I. Hemmung der Schilddrüsenhormon-Synthese.

II. Operative Behandlung (vor allem für das *toxische Adenom*)

III. Radio-Jod-Behandlung.

Hemmung der Trijodthyroninsynthese [Thyreostatika]

Es handelt sich immer um eine *Langzeitbehandlung* von $1^1/_2$–2 Jahren.

a) *Organische Thyreostatika: Thiourazilpräparate, Thiamazol, Carbimazol,* Blockierung der intrathyreoidalen Hormonsynthese auf fermentativem Wege.

Nebenwirkungen: Bei der Anwendung der Thiourazilpräparate sollten wöchentlich die Leukozyten kontrolliert werden, da Leukopenien und selten *Agranulozytosen* vorkommen können. Diese Granulozytopenien sind aber bei den heute hauptsächlich verwendeten *Methyl-* und *Propylderivaten* sehr selten. PULVER und SPILLMAN (Schweiz. med. Wschr. 86 [1953] 538) haben aus der Literatur 18 Fälle und 2 eigene Beobachtungen mit 3 tödlich verlaufenen Fällen mitgeteilt, die durch *Methylthiourazil* zustande kamen. Häufiger kann es zu *Exanthemen* und u. U. auch zu *Drugfieber* kommen. In solchen Fällen gelingt es evtl., die Therapie doch noch weiterzuführen, wenn man vom *Methylthiourazil* (**Thiomidil**® [Wander], **Thyreostat**® [Herbrand], **Methyocil**® [Kwidza, Wien], **Methylthiouracil**® [ACO] usw.) auf *Propyl*präparate (z. B. **Propycil**® [Kalichemie], **Prothiuzil** [Donaupharm., Linz], **Tiotil**® [Pharmacia]) wechselt.

Gegenindikationen: Substernale Struma (Gefahr der Kompression durch die Volumenzunahme!). *Toxisches Adenom* (hier kein Erfolg).

Zusätzliche Kombination mit Laevothyroxin: Soll immer durchgeführt werden, um die TSH-Produktion des Hypophysenvorderlappens zu hemmen und die Schilddrüsenvergrößerung zu verhindern, z. B. täglich 0,1 mg **Eltroxine**®, **Laevoxin**® oder **L-Thyroxin**® [Henning]. Überwachung des Halsumfangs.

b) *Cave Perchlorate!!* (z. B. Kaliumperchlorat). Viel zu gefährlich, da *tödliche aplastische Anämien* (eigene Beobachtungen) auftreten können und die übrigen Mittel viel harmloser sind.

Praktische Durchführung der Behandlung

Leichte Fälle ohne starke Abmagerung und Tachykardie:

Methylthiourazil, Präparate siehe oben, in folgender Dosierung: *0,3 g tägl. d.h. 3 × 4 Tabl. zu 0,025 g ambulant während 10–14 Tagen, dann Kontrolle des Grundumsatzes und Reduktion der Dosis je nach dem Erfolg auf 0,2 (–0,1) g tägl. während weiterer 14 Tage.* Ist das Photomotogramm normal geworden, was in solchen Fällen gewöhnlich nach 3–4 Wochen der Fall ist, so ist es meistens vorteilhaft für weitere 3–4 Wochen eine *Erhaltungsdosis* (= ED) von 1–2 Tabl. (1–2 × 0,025 g) tägl. weiter zu verabreichen, um eine erneute Steigerung der Schilddrüsentätigkeit zu verhindern. Zahlreiche *leichtere Fälle* sind nach einer solchen 4–8wöchigen Behandlung beschwerdefrei, Schilddrüsenfunktion bleibt nachher normal. *Andere Fälle* bedürfen einer dauernden Kontrolle und evtl. Behandlung mit einer ED. Diese schwankt beim *Methyl-* und *Propylthiourazil* zwischen 20–25 mg tägl., beim *Thiamazol* = **Tapazole**® [Lilly], **Favistan**® [Asta] zwischen 2–10 mg. (Lkz.-Kontrolle, da selten Agranulozytose.)

Bei Unverträglichkeit: Versuch mit *Propylthiourazil*, z. B. **Propylthiourazil**® [Lederle] oder **Propycil**® [Kalichemie], in der gleichen Dosierung. Wenn dies nicht vertragen wird oder keine Wirkung zeigt, gibt man das stärkerwirkende *Thiamazol* = **Tapazole**® [Lilly], **Favistan**® [Asta] oder **Mercazole**® [Schering]. Die Dosierung beträgt je nach dem Jodtracer und dem Ansprechen 40–60 mg tägl. *Carbimazol* (**Neo-Mercazole**® [Brit. Schering], **Neo-Thyrostat**® [Herbrand]). ED 5–30 mg (Tabl. à 5 mg). Auch bei diesen Präparaten ist die Überwachung des Blutbildes (*Agranulozytosen*) wichtig.

Schwere Fälle: Ausgesprochene Tachykardie, Abmagerung, schwer pathologischer Jodtracer.

1. *Bettruhe*: Während leichte Fälle u. U. ambulant behandelt werden können ist bei schweren unbedingt Bettruhe am Platz. Auch hier verabreicht man *Methylthiourazil*, doch muß die tägl. Dosis 0,4, evtl. in ganz schweren Fällen (Jod-Tracer +100% usw.) 0,6 g betragen (= 4 bis 6 × 4 Tabl. zu 0,025). Bei diesen schweren Fällen wird man häufiger nach der medikamentösen noch eine operative Behandlung anschließen müssen. Auch hier kann man auf *Propylthiourazil* in gleicher Dosierung oder auf das oft stärker wirkende *Thiamazol* (**Tapazole**®, **Favistan**) umstellen und dann 30–50 mg tägl. verabreichen.

    3wöchentliche Kontrolle des Photomotogramms und sukzessive Reduktion des *Thyreostatikums*. Langsames Ausschleichen, um Rezidive zu verhindern.

2. *Betablocker*: Zweckmäßig wird man zur Unterstützung der Behandlung in der ersten Zeit *β-Blocker* und Analoge verabreichen, z. B. **Inderal**®, in Dtschl. **Dociton**®, 2–(3) × 40 mg tägl., sind von sehr guter Wirkung. Zusätzlich wirkt bei aufgeregten Patienten **Phenobarbital**, 3 × 0,1 g (oder **Valium**® à 10 mg) sehr günstig.

3. *Bei Herzdekompensation*: Digitalisierung, vor allem wenn Vorhofflimmern vorhanden ist, z. B. **Digilanid**® [Sandoz] i.v. 1–2 ml, dann in den folgenden Tagen 1 bis 2 × tägl. 1 ml. Evtl. auch ein Versuch der Regularisierung durch **Chinidintherapie** (Näheres siehe Herzkapitel: Vorhofflimmern S. 103). Oft führen schon die *Beta-Blocker* zum Ziele.

4. **Diät**: Bei allen Hyperthyreosen ist eine vorwiegend **laktovegetabilische Kost** mit relativ wenig Fleisch und Eiweiß am Platz.

    Bei extremer Abmagerung: Eine kalorienreiche und schlackenarme Kost. Bei Durchfällen in den ersten Tagen *Tinctura opii* 3 × 10 Tropfen tägl., dann allmähliches Ausschleichen.

5. *Operative Behandlung*: Diese ist in den schweren Fällen nach einer Vorbehandlung mit den obigen Mitteln oft nicht zu umgehen. Auch die schweren toxischen Fälle überstehen heute den Eingriff viel besser, wenn sie präoperativ eine Behandlung mit Thyreostatika erhalten, wobei die Operation gewöhnlich nach 3–4 Wochen angeschlossen werden kann.

    Manchmal drängt sich die Operation auch aus ästhetischen Gründen besonders bei Frauen auf, weil durch die Behandlung mit den obigen Thyreostatika die Schilddrüse evtl. erheblich zunimmt.

    Weitere Indikationen sind: Hyperthyreosen mit großer knotiger Struma. Hyperthyreosen mit substernaler Struma. *Toxisches Adenom!* Ferner Tracheakompression mit Stridor. Ferner bei Vorliegen einer *Gravidität*, s. u.

    Kontraindikationen: Schwerer Exophthalmus, Herz- und Lungenkrankheit.

    Jodvorbehandlung vor der Operation: Auch heute noch wird von vielen Chirurgen die *Lugoltherapie* als Vorbehandlung für die Operation verwendet, um die Blutungsgefahr während der Operation, die bei diesen hyperämischen Strumen sonst sehr groß ist, möglichst herabzusetzen (sog. „Plummern").

Man beginnt mit 3 × 5 Tropfen und steigt tägl. um 1 Tropfen bis auf 3 × 10 Tropfen tägl. Beginn 8 Tage vor dem Operationstag bei gleichzeitigem Absetzen der Thyreostatika mit dem Einsetzen der Jodbehandlung.

LABHART (Klinik der inneren Sekretion. 2. Aufl. Springer, Berlin 1971) empfiehlt ein etwas anderes Vorgehen für die Operationsvorbereitung, das sich noch besser bewährt haben soll: Nachdem der Grundumsatz sich weitgehend normalisiert hat, wird das Thyreostatikum weiter gegeben und gleichzeitig eine Tagesdosis von 20–50 mg Jod (= 8–20 gtt. der *Sol. Iodi aq. fortis*, Ph. H.) während einer Woche verabreicht und darauf für 1–2 Wochen das Jod allein weiter gegeben, dann Operation.

6. *Radio-Jod-Behandlung*: Diese Methode hat vor allem in den letzten Jahren viele Anhänger gefunden. Sie beruht darauf, daß die normale Schilddrüse und noch stärker die hypertrophische Schilddrüse das Jod sehr stark anzureichern vermag. Verwendet wird das *Isotop* ^{131}J mit einer Halbwertszeit von 8 Tagen. In etwa 30% kommt es zum bleibenden, in 8% zu einem transitorischen Myxödem, das eine Dauertherapie mit Schilddrüsenpräparaten verlangt. Die bei uns häufige „Struma nodosa basedowificata" reagiert außerdem schlechter, und schließlich ist die Frage *evtl. Spätschäden* noch nicht restlos geklärt. *Indiziert scheint sie heute vor allem bei älteren Personen*, die sich gegen alle Thyreostatikabehandlungen als resistent erweisen und bei denen eine Operation z. B. wegen des Herzens ein zu großes Risiko in sich bergen würde, ferner beim toxischen Adenom. Bei letzterem ist die Operation aber vorzuziehen. *Eine absolute Kontraindikation besteht bei schwangeren Frauen*, da auch die kindliche Thyreoidea geschädigt wird. *Kontraindiziert* ist sie ferner *bei Frauen unter 35 Jahren* (evtl. Mutation der Nachkommen). Die Durchführung der Behandlung muß einem Spezialisten überlassen werden. Die Hauptwirkung tritt nicht vor einem Monat und meistens erst nach 4 Monaten voll ein. Deshalb benötigen diese Fälle vom 8.–10. Tage an (nicht vorher, um den ^{131}J-Einbau nicht zu stören!) *noch eine zusätzliche Behandlung mit Thyreostatika für 6 Wochen.*

Die Sedation in der ersten Woche erfolgt mit *Phenobarbital* und *Diazepam* (**Valium**®). Die Patienten werden in der ersten Zeit von Kindern isoliert. Heute scheint sich auf Grund der erschreckend hohen Zahl von Myxödemen die *fraktionierte Verabreichung des Radiojods, verteilt auf 3–4 Einzeldosen im Abstand von 4–6 Monaten, immer mehr durchzusetzen*, da dann Überdosierungen viel seltener sind.

Bei einer Vorbehandlung (fraktionierte ^{131}J-Verabreichung) mit Thyreostatika müssen diese für 3 Wochen sistiert und durch Valium und Phenobarbital ersetzt werden, damit sich das ^{131}J an die Thyreoideazellen fixieren kann.

Nach unserer Ansicht und derjenigen zahlreicher anderer Autoren ist aber *die therapeutische Anwendung des ^{131}J bei Jugendlichen und Patienten im Fortpflanzungsalter (praktische Grenze bei 35 Jahren je nach dem Fall) kontraindiziert*. Die zahlreichen Mitteilungen über einwandfrei festgestellte persistierende *Chromosomen-Aberrationen*, die sich in den Leukozyten z. B. schon nach der i.v.-Gabe von 5 mCi Jod nachweisen lassen, sprechen eben doch dafür, daß vermehrt Gen-Mutationen auftreten können. Maligne Entartungen der Thyreoidea nach ^{131}L-Behandlung wurden bis jetzt nur bei Kindern gesehen.

Behandlung des malignen Exophthalmus: Bei jedem schweren Exophthalmus ist die Gefahr einer *Verstärkung durch die Thyreostatika* gegeben, indem hierdurch die Se-

Hyperthyreose

kretion des TSH-Hormons gesteigert wird. *Deshalb immer Kombination mit 0,1 mg L-Thyroxin*, z. B. **Eltroxin®** (**Euthyrox®**), *um die Hypophysenvorderlappentätigkeit abzubremsen*. Bei schweren progredienten Formen Schutz der Kornea vor Austrocknung mit *Vaseline*, Schlafen in sitzender Stellung (um ein retrobulbäres Ödem zu vermeiden), feuchte Kammer mit Plastikschale!

Prednisontherapie: 35–80 mg tgl. bis zur Besserung des Zustandes, dann langsamer Abbau auf ED von 20–30 mg und tiefer, nicht vor 10 Monaten völlig ausschleichen. Plötzliches Absetzen ist gefährlich. Geht ein extremer Exophthalmus unter der Behandlung mit Thyreostatika und den obigen Maßnahmen nicht zurück, so kommt die operative Behandlung zur lokalen Entlastung in Frage. *Prednisontherapie* mit *Saluretika* (S. 93) kombinieren!

Bei *malignem Exophthalmus ohne andere Hyperthyreose-Symptome* ist nur die *Prednison* (Cortison)-Therapie anzuwenden, cave Operation, da sonst akute Exazerbation durch das Ansteigen der TSH-Sekretion.

Thyreotoxische Krisen: Intravenöse Injektion von 4–6 ml **Endojodin®** [Bayer]. Lugolsche Lösung wirkt hier oft zu langsam. Dazu 1 Amp. i.v. oder i.m. des injizierbaren Thyreostatikums **Favistan** [Asta] à 100 mg plus 50 mg Prednisolon, z. B. **Ultracorten-H®**.

Guanethidin (**Ismelin®**): Dieser spezifische Sympathikusblocker (s. Hypertonie-Kapitel) hat sich sehr bewährt. *Dosierung*: 50–100 mg tägl., später eine ED von 25–75 mg je nach Wirkung. Wird ausgezeichnet toleriert.

Flüssigkeitsersatz: Exsikkose ist eines der Kardinalsymptome der thyreotoxischen Krise. Der Flüssigkeitsbedarf von bis 5 Liter ist unter Elektrolytkontrolle zu decken.

Sehr gut wirken ferner auch die *β-Rezeptoren-Blocker* (z. B. **Inderal®**, in Dtschl. **Dociton®**; s. Herzkapitel) in einer Dosis von 3 × 40 mg tägl. Bei Herzinsuffizienz oder Asthma mit großer Vorsicht anzuwenden.

Sedation: Kombination von *Phenobarbital* 0,2 g plus *Diazepam* (**Valium®**) 10–20 mg mit Reserpin 2 mg. Wiederholung nach Bedarf.

Hibernation: Kann bei Versagen der obigen Methoden noch lebensrettend wirken. Technik s. S. 155.

Peritonealdialyse: Diese theoretisch mögliche Methode hat sich in der Praxis nicht bewährt.

Serumkalzium: In gewissen Fällen muß schwere *Hyperkalzämie* bei Hyperthyreose besonders behandelt werden (zwei eigene Beobachtungen).

Hyperthyreosen während der Schwangerschaft: Kommt es zu einer Gravidität, wirkt sich diese eher günstig auf die Hyperthyreose aus. Eine symptomatische Therapie der Hyperthyreose der Schwangeren ist anzustreben. Die Diagnose ist schwierig laboratoriumsmäßig zu stellen. Zu beachten sind besonders die physiologischerweise erhöhten PBJ- und T_4-Werte. Der Radiojodtest darf nicht durchgeführt werden. Wenn symptomatische Therapie nicht genügt: *Operation. Radiojod ist kontraindiziert* wegen Schädigung der kindlichen Schilddrüse. *Thyreostatika*, wenn sie nötig sind, in *möglichst kleiner Dosis* (nicht über 150 mg *Propylthiouracil* tägl.) und kombiniert mit L-Thyroxin 0,1 mg tägl., um keine Schädigung des Foetus durch zu starke Hemmung der eigenen

Hormonsynthese zu induzieren. Das Plasmajod darf nicht unter 8,0 γ% gesenkt werden.

Toxisches Adenom: Diagnose u. U. schon palpatorisch vermutbar. Beweis durch die *in allen Fällen von Hyperthyreose* durchzuführende *Szintigraphie*!

Therapie: Wenn möglich, *Operation*! Die *Radiojodbehandlung* ist nur in Ausnahmefällen erlaubt, da man hohe Dosen geben muß, wodurch gesundes Thyreoideagewebe durch Randstrahlen gestört wird. Vorbehandlung mit Thyreostatika ante operationem, die aber hier weniger gut wirken, da das Adenom alles Jod an sich reißt. Ferner 2 Wochen *Trijodthyronin* (0,05–0,1 mg/Tag), um das normale Schilddrüsengewebe vor der ^{131}J-Verabreichung stillzulegen, beginnend 1 Tag vor der ^{131}J-Behandlung.

Hypothyreose/Myxödem

Den *primären Hypothyreosen* liegen kongenitale Störungen wie *Hypoplasie oder Aplasie der Schilddrüsen* zugrunde. Sie werden hauptsächlich im frühkindlichen Alter diagnostiziert. Bedingt zu den primären Hypothyreosen gilt auch der *endemische Kretinismus*. Dieses Syndrom von Kleinwuchs, Oligophrenie und Schwerhörigkeit sowie neurologischen Störungen muß allerdings nicht auch mit einer manifesten Hypothyreose vergesellschaftet sein.

Die *erworbenen Formen* entstehen als Folgestadium einer *Thyreoiditis*, vor allem bei einer Autoimmunkrankheit, sowie nach *Strumablutung* und *therapeutisch* nach nuklearmedizinischer oder chirurgischer *überschießender Thyreoideaverkleinerung*. Zu den sekundären Hypothyreosen werden auch die hypophysären und suprahypophysären Formen (besonders auch im Rahmen eines Sheehan-Syndroms) gezählt. Die Diagnose einer Hypothyreose wird in Praxis und Klinik viel zu selten gestellt. Die typischen Hautveränderungen fehlen häufig, und *man denke bei allen unklaren Fällen mit schwerer Adynamie, ausgesprochener Müdigkeit und evtl. Ödembildung sowie Kälteempfindlichkeit an die Möglichkeit einer Hypothyreose und kontrolliere Jod-Tracer, Plasmajod*, T_3- und T_4-Test, *Reflexzeit (ASR)* und TRF-Test!

Therapie: Die Behandlung besteht in der Substitutionstherapie. Eine gleichmäßige, gute Substitution kann mit *L-Thyroxin = Tetrajodthyronin* (**Eltroxin**® [Glaxo], **Euthyrox**® [Merck]; in Skand. **Levaxin**® [Nyegaard]) erreicht werden. Zur Kontrolle kann sowohl Photomotogramm, Serum-Cholesterin als auch Plasmajod verwendet werden, im Gegensatz zur Substitution mit Präparaten, welche *Trijodthyronin* enthalten (**Cynomel**®, **Thybon**® und *Thyreoidea siccata*), bei denen das Plasmajod für die Kontrolle nicht verwertet werden kann. Bei postoperativen Fällen besteht manchmal gleichzeitig eine parathyreoprive Tetanie (Behandlung s. d.), die dann ebenfalls therapeutisch angegangen werden muß.

L-Thyroxin: Beginn mit 0,1 mg, nach 2–3 Wochen steigern auf 0,2 später evtl. 0,3 (oder 0,4mg). Die Einstellung kann anhand des Plasmajods erfolgen. Meist läßt sich eine optimale Einstellung mit 0,2 mg erreichen. Überprüfung durch Photomotogramm.

Hypothyreose mit Fettsucht: Hier ist die Behandlung mit den *Thyreoidea*-Präparaten gleichzeitig mit einer entsprechenden Diät zu kombinieren (siehe unter Fettsucht).

Thyreoiditis

Kindliche Hypothyreose: Hier ist der *frühzeitige Therapiebeginn* und eine sorgfältige Dosierung sehr wesentlich für die normale Entwicklung der Kinder. Unbedingt endokrinologisch geschulten Pädiater beiziehen.

Myxödem-Koma

Symptome: Schwere Hypothermie, Bradykardie, Hypotonie, Ödeme und Bradypnoe mit Hyperkapnie.

Hier muß man viel energischer eingreifen:

1. *Trijodthyronin* oder *Liothyronin*: (Pp. **Thybon**®, [Hoechst, Sanabo, Glaxo, Nyegaard]) Tabl. à 25 γ. *Dosierung:* 1. und 2. Tag tägl. 25 γ p.o. oder durch Magen-Tubus. 3.–4. Tag je 50 γ. 5. und 6. Tag je 100 γ, 7.–10. Tag je 50 bis 75 γ und dann mit *Laevothyroxin* (s. o.) weiterfahren.

2. *Wärmezufuhr:* Körpertemperatur durch elektrisch geheizte Bettdecke, Wärmeflaschen usw. allmählich auf normale Werte aufheizen. (Rektale Temperaturenmessung!)

3. *Hydrocortison:* 150–200 mg i.v., innerhalb 2–3 Stunden Glucosespiegel beachten.

4. *Antibiotika-Abschirmung:* Da gar keine Resistenz gegen Infekte, z.B. *Penicillin* 3 Mio. E plus 1 g *Streptomycin*.

5. *Gegen die Atemstörung:* Vorsicht mit Sauerstoff, bei Hyperkapnie *Respirator*-Beatmung.

6. *Initiale Hypovolämie:* 1000–1500 ml **Macrodex**®.

7. *Elektrolytkontrolle* und evtl. -Substitution.

Thyreoiditis

1. *Akute Thyreoiditis suppurativa:* Diese Fälle sind selten, führen rasch zur Einschmelzung und können durch alle möglichen Erreger (häufig Koli) ausgelöst werden.

    Therapie: Gezielte *Antibiotika*, operative *Drainage*.

2. *Chronische bis subakute, nicht eitrige Thyreoiditis:* Die lymphoide Struma Hashimoto ist eine Autoimmunerkrankung, indem sich durch Einbruch von Kolloidmassen der Struma in die Blutbahn bei vereinzelten Patienten Antikörper gegen das Thyreoideaglobulin entwickeln, wobei es unter ihrer Einwirkung zu einer chronischen destruktiven Entzündung der Drüse kommt. Bei solchen Patienten lassen sich im Blut Auto-Antikörper gegen Thyreoideagewebe nachweisen (Präzipitationstest). Sicherung der Diagnose durch Probeexzision.

    Therapie: *Prednison*, beginnend mit 1 mg/kg tägl., nach Rückgang der Erscheinungen allmählicher Abbau auf eine Erhaltungsdosis von 15–20 mg während mehrerer Monate; dann kann die Behandlung, wie wir in eigenen Fällen gesehen haben, häufig völlig abgesetzt werden. In seltenen Fällen kommt es nachher zu Myxödembildung, dann muß oral *L-Thyroxin* verabreicht werden. So in einem unserer Fälle (Krankenschwester), der heute tägl. *Laevothyroxin* (0,2–0,3 mg) benötigt. Über Erfolge mit Antimetaboliten liegen noch keine größeren Serien vor. Häufig genügt nach den Erfahrungen der Mayo Clinic die alleinige Verabreichung von 0,2 mg Laevothyroxin pro die ohne Steroide.

3. *Riesenzellen-Thyreoiditis* (Typ de Quervain): In gewissen Fällen, vor allem bei hohem Fieber, handelt es sich vielleicht um eine Infektion mit dem Mumpsvirus.

Therapie: Cortison-Therapie wie oben, aber die Dosis kann gewöhnlich schon nach 2–3 Wochen reduziert werden. Rascher Rückgang von Fieber und Schmerzen.

4. *Riedelsche Struma*: Operation nur, wenn Kompression der Trachea, und nachher Substitutions-Therapie, evtl. kombiniert mit Kortikosteroiden (s. o.).

Struma endemica

Vor der Jodprophylaxe eine häufige Erscheinung. Die zusätzlich nötige tägl. Joddosis beträgt in Endemiegebieten ca. 100 γ pro Tag, was am besten durch Jodierung des Kochsalzes zu erreichen ist (20 mg Kaliumjodid auf 1 kg NaCl). Bisher wurde oft nur mit 5–10 mg/kg jodiert. Vor der Prophylaxe zeigten 50% der Schulkinder eine Struma, heute nur noch 4%! In der Schweiz verdanken wir diesen großen Fortschritt Kollege EGGENBERGER. – *Klinische Abklärung* der Struma auf Spezialklinik (Szintigramm usw.).

Therapie der Struma: In den meisten Fällen *Jodtherapie* tägl. 100–150 γ, bei Kindern höhere Dosierung, 500–1000 γ, während mehreren Monaten, am besten in Form der jodhaltigen Schokoladetabletten (1 Tabl. = 1000 γ [1 mg] anorg. Jod). In schweren Fällen *Operation*. Bei mäßigen Strumen empfiehlt sich als kontinuierliche Therapie die Verabreichung von *L-Thyroxin* tägl. 0,2 mg, wodurch die Produktion des TSH-Hormons des Hypophysenvorderlappens gehemmt wird. Diese Behandlung ist zugleich die beste Prophylaxe gegen eine evtl. maligne Entartung. ASTWOOD u. Mitarb. (J. Amer. med. Ass. 174 [1960] 459) sahen mit 0,18 g pro Tag in ²/₃ der Fälle eine Rückbildung. Bei 16% dieser Patienten kam es zu milden Zeichen einer Hyperthyreose. Das Photomotogramm muß also von Zeit zu Zeit kontrolliert werden.

Selten ist die *Struma bei der sog. Jodfehlverwertung*, welche klinisch als Hypothyreose imponiert. Behandlung mit *L-Thyroxin* (**Laevoxin®**, **Eltroxin®**, **Euthyrox®**).

Struma maligna

Verdacht bei raschem, evtl. infiltrativem Wachstum, ferner bei sog. *kalten Knoten* im Szintigramm.

Prophylaktisch: Röntgenbestrahlungen der Thymus-, Hals- oder Nackengegend bei Kindern vermeiden.

Hypoparathyreoidismus

Therapeutische Maßnahmen: Wenn möglich, sofortige Operation mit Röntgennachbestrahlung. Testung mit Radiojod zur Feststellung der evtl. Jodaufnahme des Tumors und von Metastasen. Bei guter Jodaufnahme Behandlung mit Radiojod (^{131}J durch einen Spezialisten), die manchmal gute Remissionen ergibt. Hierbei ist es aber wegen der starken Affinität des normalen Thyreoideagewebes zum ^{131}J sehr wesentlich, daß vorher möglichst viel Drüsengewebe operativ entfernt wurde.

Bei inoperablen und bereits metastasierten, nicht jodempfindlichen Fällen Dauertherapie mit *L-Thyroxin* (s. o.) tägl. 0,3–0,6 mg, wodurch manchmal das Wachstum für längere Zeit abgebremst werden kann. Analog wirkt *Trijodthyronin* 75–150 γ.

Kretinismus

Der endemische Kretinismus kommt vor allem in Kropfendemiegebieten vor und beruht auf Jodmangel der Mutter, der zu einer kongenitalen Athyreose führt (fötale Hypothyreose). Seit der Einführung der Jodprophylaxe in der Schweiz (1922) ist der endemische Kretinismus praktisch verschwunden. Den Eltern fällt meistens als Frühsymptom die Schwerhörigkeit der Kinder auf.

Therapie: 1. *L-Thyroxin* (s. o.) oder *Trijodthyronin*, wenn Hypothyreose besteht. 2. *Hörtraining*.

Die Behandlung mit *Thyreoidea*-Pp. und das *Hörtraining* sollen möglichst früh beginnen, damit lassen sich die schweren Entwicklungsstörungen verhindern, nicht aber die kongenital erfolgte Entwicklungsschädigung des Zerebrums. *Bei einem vollausgebildeten Kretinismus des Erwachsenen ist die Verabreichung von Schilddrüsenhormon unserer Auffassung nach kontraindiziert,* da die Patienten hierdurch oft in schwere psychische Konflikte geraten und u. U. aggressiv oder sogar suizidal werden können.

Dosierung: Bei Kindern: 0,1–0,2 mg *L-Thyroxin* oder 25–50 γ *Trijodthyronin*, je nach Verhalten des Photomotogramms und des eiweißgebundenen Jods (Plasmajod!)

Tetanie und hypokalzämische Syndrome

Hypoparathyreoidismus mit den typischen *neurovegetativen Störungen* (Chvostek, Trousseau), *ektodermalen Störungen* (Nägel-Querfurchen, Haarausfall, Katarakt, Zähne [Schmelz], Hautpigmentation) und der evtl. *Periostose*.

Chemische Blutveränderungen: Hypokalzämie (neg. Sulkowitsch), hohe Phosphatwerte, normale oder erniedrigte alkalische Phosphatase, bei Hypokalziurie und Hyperphosphaturie.

Ursachen der parathyreopriven Tetanie:

a) *Strumektomie*, evtl. sekundäre Atrophie durch Gefäßprozesse infolge der Vernarbung 3–4 Monate nach der Operation.

b) *Strumitis*, pluriglanduläre Unterfunktion.

c) *Kongenitale Aplasie.*

d) *Idiopathische Form* (Atrophie?).

e) *Pseudohypoparathyreoidismus* (rundes Gesicht, kurze Finger, lange Zeigefinger): Evtl. Nichtansprechen auf das normal produzierte Hormon.

Therapie *des Hypoparathyreoidismus:*

Im akuten Anfall: Kalziumglukonat 10%, 20 ml i.v. Wiederholt sich der Anfall nach 1–2 Stunden, so muß erneut injiziert werden und dann evtl. Anschluß einer Dauertropfinfusion von 300 ml einer 2%igen *Ca-gluconicum*-Lösung.

Schwere Anfälle: Hier empfiehlt sich nach LABHART (Klinik der inneren Sekretion. 2. Aufl. Springer, Berlin 1971) die i.v. Gabe eines wasserlöslichen *Vitamin-D*-Präparates (z. B. **Vi-De-Hydrosol**® [Wander] in der Dosis von 30–120 mg (= 1,2 Mio. bis 4,8 Mio. E). Steht dieses nicht zur Verfügung, so kann auch Vitamin D p.o. gegeben werden, 15–75 mg am 1. und 5–10 mg vom 2. Tag an (15 mg = 600000 E). In diesen akuten Fällen kann auch das **AT 10**® [Merck] oder **Calcamin**® [Wander], d. h. eine Dosis von 5–10 mg, verabreicht werden, doch tritt die Wirkung dann viel langsamer ein.

Dauertherapie:

1. *Medikamentös:* **AT 10**® [Merck] 0,5% – **Calcamin**® [Wander] 0,2% 5–10–30–60 Tropfen der Lösung tägl. p.o. je nach Verhalten des Blutkalziums. In jedem Fall sollte eine *völlige Normalisierung des Serumkalziumspiegels* angestrebt werden, nur so sind Komplikationen zu vermeiden (Katarakt). Während der *Schwangerschaft* tritt anfänglich ein stark erhöhter Bedarf an **Calcamin**® oder **AT 10**® auf, in späteren Monaten springt evtl. die fötale Parathyreoidea in geringem Maße kompensatorisch ein.

2. *Diät:* Hohe Kalziumeinnahme, niedrige Phosphateinnahme.

   a) 3 × 1 Teelöffel *Calcium gluconicum* tägl., Verbot von Milch, Käse, Eigelb und Blumenkohl.

   b) *Aluminiumhydroxyd* (**Alucol**®, **Aludrox**®) 5–10 g p.o. tägl., um das Phosphat zu binden, das anorganische Serumphosphat sollte unter 5 mg% abfallen. Genügt dies nicht, dann Vitamin D.

3. *Therapie der Hypothyreose,* wenn vorhanden, siehe dort.

4. *Prophylaxe bei evtl. Operationen solcher Patienten:* Vor der Operation Verabreichung von *Vitamin D* sowie *Kalziumglukonat* i.v., da sonst evtl. Gefahr für das Auftreten eines Hirnödems besteht.

Übrige Tetanieformen (nach FANCONI: Schweiz. med. Wschr. 93 [1954] 459)

1. *Rachitogene Tetanie:* In der Heilungsphase der Rachitis (Vitamin-D-Therapie) oder schon früher kann es zu einem Anstieg der Phosphate und einer relativen Alkalose kommen, so daß jetzt evtl. Krämpfe auftreten.

Therapie: *Kalziumglukonat* i.v.

2. *Hyperventilationstetanie:* Anstieg des pH durch Abatmung des CO_2, hierdurch erhöhte Krampfbereitschaft. Meist liegt bei dieser Form eine Neurose mit hysteri-

Tetanieformen

formen Zügen vor. Die psychotherapeutische Behandlung ist deshalb sehr wichtig (Abneigung gegen den Ehepartner, unbefriedigende Arbeitsverhältnisse usw.).

Therapie:

a) *Psychotherapie*.

b) Im Anfall in einen Plastiksack atmen lassen, wodurch die forcierte CO_2-Abgabe unterbrochen wird und die Alkalose wieder zurückgeht.

c) *Kalziumglukonat*: 10%, 20 ml i.v. *In schweren Fällen: Promazin*, **Prazine**® [Wyeth] (in Dtschl. **Protactyl**® [Wyeth], **Verophen**® [Bayer]) 50 mg i.v. oder i.m. oder ein anderes Neuroplegikum wie z.B. *Chlorpromazin* usw. Dagegen darf das stärker wirkende **Halopéridol**® [Le Brun, Janssen] 1 Amp. i.v. oder i.m. nur gegeben werden, wenn sofortige Hospitalisation erfolgt.

d) *Prophylaxe*: 1–3 **Luminaletten**® (0,015 g) sowie **Belladenal**® [Sandoz], 1–2 Tabl. tägl., oder *Chlorpromazin* (2–3 × tägl. 25 mg), in leichteren Fällen **Librium**® [Roche] 3 × 5–10 mg tägl., abends zum Schlafen 20–30 Tropfen **Sanalepsi**® [Sapos].

3. *Magentetanie*: Wiederholtes Erbrechen, z.B. in der Schwangerschaft oder bei Pylorusstenose.

Therapie: Beseitigung des Pylorushindernisses, wenn nötig Beruhigung mit *Chlorpromazin* (**Largactil**®, **Megaphen**®) 1–3 × tägl. 25 mg i.m. oder als Suppositorien zu 50 mg. **Kalziumglukonat** 10%, 20 ml i.v. Bei gleichzeitiger Hypochlorämie NaCl-Infusionen. Gegen das Erbrechen wirkt am besten *Perphenazin* (**Decentan**® [Merck], **Trilafon**® [Schering] USA), 5 mg i.m. oder als Suppositorien à 8 mg.

4. *Phosphatretention bei Niereninsuffizienz (eklamptische Urämie)*: Häufig im Schlußstadium von Urämien, kombiniert mit Hypokalzämien.

Therapie: *Kalziumglukonat* 10%, 20 ml i.v., evtl. Tropfinfusion einer 2%igen Lösung 200–300 ml. Zur Beruhigung *Chlorpromazin* (**Largactil**®, **Megaphen**®). 25–50 mg als Injektion oder Suppositorien 2–3 × tägl. In schweren Fällen *Phenobarbital* 0,2 g i.m. oder evtl. *Aprobarbital* = **Somnifen**® 2–3 ml i.v. *Am besten wirkt die künstliche Niere*. **Alucol**® als Phosphatbinder 5–10 g tägl. p.o.

5. *Enterogene Tetanie* (z.B. bei Sprue, Zöliakie, Pankreasfibrose, Dünndarmresektion): Resorptionsstörung für Kalzium oder erhöhter Kalziumverlust mit den Folgeerscheinungen einer Hypokalzämie, Hypophosphatämie, Hypoproteinämie und einer Erhöhung der alkalischen Serumphosphatase durch vermehrten Kalziumabbau mit Osteoporose.

Therapie: *Kalziumglukonat* i.v., kombiniert mit *Vitamin-D*-Therapie; siehe Osteoporose.

6. *Ca-ausfällende Gifte* (Oxalate, Fluoride, moderne Entkalkungsmittel „Vel" usw.): Hier kann es durch schwerste Hypokalzämien zu bedrohlichen Tetanien kommen. Verabreichung von *Kalziumglukonat* in sehr hohen Dosen i.v.

7. *Bei Hirnstammläsionen* (hypoparathyreotischer Kretinismus Schüpbachs; konstitutionelle hypoparathyreoidäre Tetanie; neurogene Tetanie).

Therapie: *Kalziumglukonat* i.v. und Sedativa.

8. *Neugeborenentetanie*: Vor allem bei Überfütterung mit Kuhmilch, wobei die Phosphate ansteigen.

9. *Hyperkaliämische Tetanie*: Je nach Ursache evtl. künstliche Niere und u. U. *Hydrocortison* i.v. verabreichen, 100–150 mg tägl.

10. *Hypomagnesiämische Tetanie*: Wenn Serum-Mg tiefer als 1 mg% (normal 1,7–3,1), sehr selten.

11. *Hypoproteinämische Tetanie*: z. B. bei Lipoidnephrose, weil dadurch weniger Ca und Mg gebunden werden könen (ebenfalls relativ selten). Plasmakonserven.

Hyperparathyreoidismus

Beim primären Hyperparathyreoidismus soll in erster Linie kausal behandelt werden, d. h. die inadäquate Produktion von Parathormon muß eingeschränkt werden. Beim *sekundären Hyperparathyreoidismus* ist in erster Linie das Grundleiden zu behandeln. In zweiter Linie sollen nur die vom sekundären Hyperparathyreoidismus induzierten Symptome angegangen werden (s. dazu LABHART, A.: Klinik der inneren Sekretion, 2. Aufl. Springer, Berlin–Heidelberg–New York, 1971, S. 977.

Dem *primären Hyperparathyreoidismus* liegen meistens *Parathyreoideaadenome* zugrunde, die am häufigsten solitär auftreten, sich manchmal auch in versprengtem Ge-

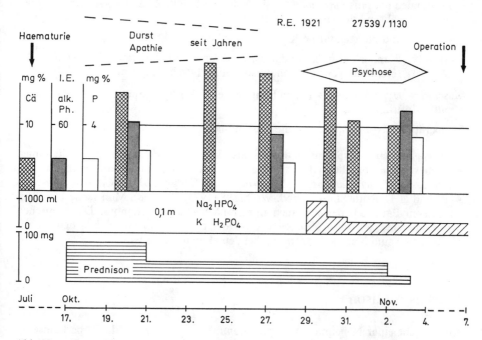

Abb. 92. *Akuter Hyperparathyreoidismus* (47jähr. Frau): Man beachte das fehlende Ansprechen der Hyperkalzämie auf Prednison und die kalziumsenkende Wirkung der 0,1 m Na₂HPO₄-KH₂PO₄-Infusionen.

webe, z. B. im Mediastinum finden. Die *Kardinalsymptome* sind: *Hyperkalzämie, tiefer Serumphosphatspiegel, gesteigerte Kalzurie und Hyperphosphaturie.* Das *Skelett* ist in ca. 15% befallen (subperiostale Resorptionsherde an den Phalangen!), die *Ostitis fibrosa cystica* ist eine Rarität. *Magengeschwüre* kommen bei 15% der Fälle von Hyperparathyreoidismus vor. Klinisch wichtig sind die larvierten Grenzfälle, die sich vor allem in einer *Nephrolithiasis* (5% aller Nierensteinpatienten haben primären Hyperparathyreoidismus als Grundleiden) äußern. Deswegen sind Kalziumkontrollen in Serum und Urin bei Nierensteinen unerläßlich. Nephrolithiasis kommt bei 70%, psychische Störungen bei 50% vor und Hypertonien sind häufig (13 von 40 Patienten von ROSENTHAL, F. D. und S. ROY: Brit. med. J. 1972/IV, 396).

Selten ist der akute Hyperparathyreoidismus mit schwerer *Hyperkalzämie, Exsikkose, Kollaps, hohen Temperaturen* und Urämie. Ein unstillbares Durstgefühl ist für schwere Hyperkalzämien typisch. Charakteristisch ist der in Abb. 92 aufgeführte Fall.

Therapie des Adenoms: Operative Entfernung (Röntgenbestrahlung sinnlos). Das Auffinden des Adenoms ist sehr schwierig und sollte in die Hand eines hierfür speziell geübten Chirurgen gelegt werden. Wichtig ist die Nachbehandlung der postoperativen hypokalzämischen Phase, siehe Tetanie.

Therapie des akuten Hyperparathyreoidismus (Steigerung der Diurese, Hemmung der Rückresorption).

1. Reichliche Flüssigkeitszufuhr, Infusion, 3000–4000 ml physiol. NaCl-Lösung pro 6–12 Stunden i.v. plus *Furosemid* (**Lasix**®) 50–100 mg alle 2 Std. i.v. (steigert Ca-Ausscheidung) während der ersten 24 Stunden.

2. Eine Ca- und phosphatarme Kost,

3. **Alucol**® [Wander], d.h. kolloidales *Aluminium-* und *Magnesiumhydroxyd* (3:1), tägl. 10 g (Hemmung der Phosphatresorption). Dtsch. Präparat **Aludrox**® [Asche].

4. *Schwere Hyperkalzämie*: Behandlung siehe Elektrolyt-Kapitel, S.72 (Phosphatpuffer-Infusion)

5. Operation (s. o.) sobald der akute Zustand behoben ist.

Paraneoplastischer Hyperparathyreoidismus: Dieser kommt auch bei Malignomen anderer Organe vor, die evtl. ein Nebenschilddrüsenhormon produzieren, wie z. B. *Bronchus-Ca, Leber-Hämangiom, Hypernephrom, Hodgkin, Darm-Ca.* (Lit. s. WAHL, A. R. und H. D. RÖHR: Dtsch. med. Wschr. 98 (1973) 565–568). Man suche vor allem bei älteren Patienten deshalb auch immer nach einem Malignom. Die klinischen Symptome sind sonst die gleichen wie bei der genuinen Form. Neben den obigen Maßnahmen sind hier die Zytostatika bei den akuten Fällen wesentlich.

Morbus Addison

Als Ursache einer Nebennierenatrophie kommen in erster Linie die Tuberkulose, in zweiter Linie *Metastasen* und selten eine unspezifische Entzündung in Frage. Über den relativ häufigen *sekundären Addisonismus* nach Behandlung mit *Kortikosteroiden* siehe Cortisonkapitel, S. 467. Seltener ist ein *Morbus Sheehan* oder das totale Fehlen nach operativer Entfernung. Die klinischen Symptome sind allgemein bekannt. Wir erwähnen hier nur die Pigmentation der Mundschleimhaut, die Adynamie, die Hypotonie und den niedrigen Blutzucker. Entscheidend sind der ACTH-Test, Thorn-Test, die 17-Ketosteroide und in fortgeschrittenen Fällen auch das Verhalten des Serumkaliums.

Therapie

Chronischer Morbus Addison:

1. *Cortison*: Tägl. 25 mg, bei beidseitiger Adrenalektomie evtl. bis 37,5 mg tägl. Ist noch eine teilweise Funktion der Nebennieren erhalten, so gibt man $^1/_2$ der Dosis = 12,5 mg tägl. Die ganze Dosis soll am besten morgens eingenommen werden, da auch die normale Nebenniere das Hydrocortison hauptsächlich tagsüber abgibt.

2. *Mineralokortikoide Wirkung*: An Stelle des früher verabreichten *Cortexons* (**Percorten®**) verwendet man heute besser das *Fludrocortison* = **Florinef®** [Squibb], **Scherofluron®** [Schering], das eine stärker mineralokortikoide Wirkung aufweist. *Dosierung*: 1–2 Tabl. zu 0,1 mg tägl. Die entscheidenden Kriterien für eine richtige Einstellung des Patienten sind ein normaler, weder erniedrigter noch erhöhter Blutdruck, das Fehlen einer orthostatischen Komponente, ferner eine gute Muskelkraft und guter Allgemeinzustand. Kontrollen von Serum-Na, -K, Urea sowie Blutzucker.

3. *Bei interkurrenten Infekten*: Sofortige Erhöhung der *Cortisondosis* und, wenn nötig, auch zusätzlich wasserlösliches **Percorten®** verabreichen, da es sonst zu einer akuten

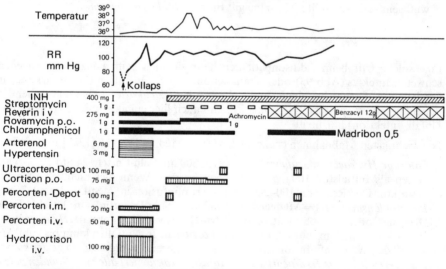

Abb. 93. *Schwerste Addisonkrise nach Operation mit konsekutivem Infekt* (K.S., 45jähr. Frau, KG 100420/61): Morbus Addison (Tbc) seit 10 Jahren bekannt. Curettage wegen Menorrhagien ohne entsprechende Erhöhung der Substitutionsdosis und ohne antibiotische Abschirmung. Dekompensation 8 Tage nach Eingriff, Erbrechen und Kreislaufkollaps. Allmähliche Erholung nach Kreislaufstimulation und hochdosierter intravenöser Applikation von *Kortikosteroiden* und *Antibiotika*. Weiterhin *Tuberkulostatika* wegen subakuter Augentuberkulose.

Addisonkrise kommen kann. Antibiotikaabschirmung. Bei mittleren Infekten genügen 37,5–50 mg *Cortison* täglich. Bei schweren Infekten tägl. *Hydrocortison* 100–150–200 mg in die Infusion plus 50 mg wasserlösliches **Percorten**®, und nach der Besserung allmähliche Reduktion.

4. *Bei noch aktiver Nebennierentuberkulose*: Verdachtsmomente sind: erhöhte Temperatur und BSR, Nachtschweiße und das evtl. gleichzeitige Vorliegen einer aktiven Nieren- oder Genitaltuberkulose. Hier ist die obige Substitutionstherapie unbedingt mit einer *Tuberkulose-Chemotherapie zu kombinieren*. Als Tuberkulostatika werden am besten INH und *Streptomycin* vertragen, während *PAS* von Addisonpatienten oft nicht gut toleriert wird. Näheres siehe Tuberkulose-Kapitel, S. 601.

5. *Zusätzliche Maßnahmen bei evtl. nötigen chirurgischen Eingriffen (Gallenblase, Magen usw.)*: Am Abend vor der Operation Infusion von 100 mg *Hydrocortison* i.v. und während des Operationstages 150 mg *Hydrocortison* als Tropfinfusion. Am folgenden Tag noch 100 mg, dann 75 mg und am 3. Tage noch 50 mg, um dann wieder mit der Normaldosis von 25 mg *Cortison* p.o. weiterzufahren (s. Abb. 93).

6. *Zusätzliche körperliche Belastung*: Bergtouren, Schwimmen usw. erfordern eine Steigerung der Cortison-Dosis auf das 2 bis 3fache.

7. *Wichtig ist, daß jeder Addisonpatient einen Personalausweis mit der Diagnose bei sich führt*: Auf diesem sind neben der Diagnose auch der Name und die Adresse des behandelnden Arztes und Ratschläge für die Therapie anzugeben, im Falle daß der Patient durch einen Unfall oder eine schwere interkurrente Erkrankung das Bewußtsein verlieren sollte. Dasselbe gilt für die *Sheehan-Patienten*.

Akute Addisonkrise:

Eine solche tritt beim Addisonpatienten hauptsächlich beim Hinzukommen eines schweren Infektes (Abb. 93) oder Traumas oder einer Operation (Stresswirkung) in Erscheinung. Ferner bei einem unter chronischer *Kortikosteroid*therapie stehenden Patienten mit atrophischer Nebenniere, wenn auch hier ein akuter Stress (Operation, Unfall, Infektion) hinzutritt.

Die wichtigsten Maßnahmen (siehe auch MACH: Méd. et Hyg. 15 [1957] 138) sind:

1. *Sofortige Hydrocortisonzufuhr*: 200 bis evtl. 300 mg **Solu-Cortef**® 24 Std., wobei am besten als Initialstoß 100 mg i.v. gegeben werden. Wenn dies nicht möglich ist, dann i.m. Der Rest von 100–200 mg als Tropfinfusion in 24 Std. Oder 50–75 mg *Prednisolonsuccinat* (= **Meticortelon solubile**®, **Solu-Dacortin**®, in Dtschl. **Solu-Decortin**® oder das -phthalat (**Ultracorten-H**® usw.). Das normale *Hydrocortison* ist wahrscheinlich in schweren Fällen vorzuziehen. In Notfällen kann bis zum Anschluß der i.v. Tropfinfusion ein i.m. Depot verabreicht werden. *Zufolge der kurzen Halbwertzeit ist das Hydrocortison der Infusion fraktioniert alle zwei Stunden beizufügen!*

2. *Sofortige Injektion von wasserlöslichem Cortexon* (**Percorten**® [Ciba-Geigy]): 20 mg i.v. Dann später 50 mg in die Infusion, siehe unten. Bei Auftreten von Ödemen oder Bewußtlosigkeit während der Behandlung stellt man die parenterale NaCl- und DOCA-Zufuhr ab, fährt aber mit der *Cortsisontherapie* weiter.

3. *Bei Abfall des systolischen Blutdrucks unter 80 mm, Noradrenalininfusion*: 4–8 mg/

/500 ml und Tropfenzahl so einstellen, daß der systolische Druck nicht unter 100 mm abfällt, um eine tubuläre Schädigung der Niere zu vermeiden.
4. *Wiederauffüllen des intrazellulären Flüssigkeitsdefizits und Ersatz des Kohlehydratmangels (Hypoglykämie)*. Sofortige Infusion von 1 Liter 10%iger Lävuloselösung (**Laevosan**® [Laevosan-Ges.]) aa mit physiologischem NaCl zusammen plus 50 mg wäßrigem **Percorten**®. Gesamtmenge der Infusion in 24 Std. nicht über 3 Liter, da sonst Gefahr eines Lungenödems.
5. *Antibiotikaabschirmung*: 3 Millionen E *Penicillin* i.m. oder je nach der vorliegenden Infektion ein *Breitspektrum-Antibiotikum* (**Achromycin**®, **Reverin**®, **Urfamycin**® usw.).
6. *Aldosteron*: Dieses ist beim Einhalten der obigen Maßnahmen im allgemeinen gar nicht nötig und heute noch sehr teuer, 1–2 mg **Aldocorten**® [Ciba-Geigy], i.m.
7. *Stündliche Kontrolle und fortlaufende Protokollierung von Puls, Respiration, Temperatur und Blutdruck. Diurese und Körpergewicht überwachen.*

Morbus Cushing

Hier liegt eine übermäßige Produktion von Glukokortikoiden, meist durch einen Nebennierentumor, seltener durch eine Nebennierenhyperplasie bei basophilen Hypophysenadenomen, einem Chorionepitheliom oder durch eine primäre Störung im Hypothalamus vor. Vereinzelte Fälle sind durch maligne Tumoren (z.B. Bronchus-, seltener Thymus-, Pankreas-, Prostata-Karzinom, mit gleichzeitiger Hypokaliämie!), welche ACTH sezernieren, bedingt. Sekundär kann ein Cushingoid durch Überdosierung oder eine langdauernde Behandlung mit ACTH oder Kortikosteroiden ausgelöst werden.

Diagnose: Wichtig ist die Bestimmung der 17-Hydroxykortikosteroide und des Cortisols im Urin, die hier deutlich erhöht sind, wie auch der formaldehydogenen Steroide. Die 17-Ketosteroide sind in der Regel erhöht. Entscheidend ist der *Metopiron-Test*. Wesentlich für die Lokalisation ist das *Retropneumoperitoneum*.

Therapie: Bei Nebennierenrindentumor Exstirpation, bei Nebennierenrindenhyperplasie totale, beidseitige Adrenalektomie mit anschließender *Substitutionstherapie* (siehe Morbus Addison). Alle anderen Behandlungen sind sehr fragwürdig und bringen nur in seltenen Fällen Erfolg. Für inoperable Fälle kommt evtl. ein Versuch mit dem *DDT-Derivat* **o, p-DDD*** in Frage, siehe DANOWSKI u. Mitarb. (Amer. J. Med. 37 [1964] 235), oder eine Bestrahlung der Hypophyse od. *Aminoglutethimid* (**Elipten**®).

Postoperative Überwachung und Substitutions-Therapie: siehe Morbus Addison-Kapitel, S. 414.

Aldosteronismus (Conn-Syndrom)

Eine seltene Erkrankung, die gewöhnlich auf dem Vorhandensein eines Aldosteron produzierenden Adenoms der Nebenniere beruht und die sich klinisch durch folgende

* Präparat: *Mitotane*, **Lysodren**® [Calbio Pharm., California].

Adrenogenitales Syndrom

Hauptsymptome auszeichnet: Hypokaliämie, Hypernatriämie, Alkalose, H_2O-Retention, ausgeprägte Muskelschwäche und Hypertonie. Daneben existieren normokaliämische Formen, die am besten durch Bestimmung des nach kochsalzarmer Diät (3–4 g tägl.) und aufrechter Körperposition sich erniedrigenden Plasma-Reninspiegels erfaßt werden können (siehe CONN u. Mitarb.: J. Amer. med. Ass 193 [1965] 200). Selten kann ein analoges Bild durch ein Malignom anderer Genese ausgelöst werden.

Therapie

1. *Operation* und Exstirpation des Tumors unter reichlicher Kaliumzufuhr.
2. *Spirolakton*: Wenn Operation unmöglich, zur Hemmung der Aldosteronwirkung (siehe Ödemkapitel, S. 98).

Adrenogenitales Syndrom

Allen Formen im engeren Sinne liegt eine Minderproduktion von Cortisol bei gleichzeitiger Überproduktion von androgenen Steroiden und ACTH-Hypersekretion zugrunde. Die Störung tritt wegen eines *Defektes in der Steroid-Synthese-Enzymkette* auf. Neben der „klassischen" kongenitalen Form gibt es eine erworbene Form und ein adrenogenitales Syndrom bei Nebennierenrindentumor. Bei der Frau ist eine Virilisierung typisch, beide Geschlechter zeigen eine Vermehrung der 17-Ketosteroide. In der Fraktionierung sind es hauptsächlich Androsteron und Aetiocholanolon.

Therapie

a) *Kongenitales adrenogenitales Syndrom*

Das *Cortisol* bewirkt eine Hemmung der ACTH-Produktion des Hypophysenvorderlappens, normalisiert durch die verminderte ACTH-Ausschüttung die vorher stark erhöhte Androgenproduktion und ersetzt zugleich die bei dieser Krankheit herabgesetzte Cortisolproduktion. *Dosierung*: Man läßt sich hierbei von der 17-Ketosteroidausschüttung im Urin leiten, die das untengenannte Maß nicht überschreiten soll. Noch stärker ACTH-hemmend wirkt das *Dexamethason* ($^1/_5$ der *Prednisondosis*). Dosierung nach PRADER (in A. Labhart: Klinik der inneren Sekretion. 2. Aufl. Springer, Berlin 1971):

Alter (Jahre)	Prednison (mg/Tag, p.o.)	17-Ketosteroide (mg/Tag)
unter 2	3– 7	0,3– 1,5
2–6	3–10	2 – 4
über 6	5–25	8 –15

Klitorisexstirpation: Wenn möglich schon beim Kleinkinde.

b) Beim *erworbenen adrenogenitalen Syndrom* durch einen Nebennierenrindentumor: operative Entfernung.

Phäochromozytom

Ein meist gutartiger Tumor des chromaffinen Gewebes, der durch Produktion adrenergischer Substanzen zu *fixer Hypertonie* und vor allem zu *paroxysmalen hypertensiven Krisen* führen kann. Der Tumor kann in der Nebenniere oder auch im Bereiche der sympathischen Ganglien liegen. Diagnose durch *Katecholamin*-Bestimmung im Urin, siehe auch Hypertonie-Kapitel, S. 166. Die Trias *Hypertonie, Hypermetabolismus, Hyperglykämie* bei jungen Leuten muß den Verdacht auf ein Phäochromozytom lenken.

Therapie: Operative Exstirpation des Tumors, nach präoperativer Vorbereitung mit β-Rezeptoren-Blockern, z. B. *Propranolol*. Postoperativ kommt es meist zu schweren *hypotensiven Krisen*, die mit Noradrenalin-Tropfinfusionen kombiniert mit Hydrocortison (ohne Cortison ungenügende Wirkung der Adrenalinpp.) während 5–6 Tagen in absteigender Dosierung behandelt werden. Für die *hypertonischen Krisen* hat sich das **Regitin**®, 5 mg i.m., am besten bewährt. Wenn keine Wirkung innerhalb 5 Minuten, dann langsam 5 mg i.v., wenn nötig, später 10 mg. In schweren Fällen wiederholt *Phentolamin* (**Regitin**®) 5–10 mg i.m., je nach Wirkung mehrmals täglich. Als Dauermedikation **Dibenzyline**® (*Phenoxybenzamin*) 20–150 mg tägl. p.o.

Klimakterium virile

Normalerweise erst im höheren Alter auftretend, kann sich diese Involution evtl. schon in den 40–50er Jahren einstellen, häufig kombiniert mit Depressionen und Abnahme der Aktivität und Leistungsfähigkeit. Oft genügt die psychisch stimulierende Wirkung des *Thymoleptikums* **Tofranil**® [Ciba-Geigy], das aber wie die Thymoplegika durch den Fortfall von Spannungsmomenten wirkt.

Dosierung: Beginn 1 Drag. zu 25 mg morgens und mittags, später evtl. Steigerung auf je 2 Drag.

Man hüte sich bei rein psychischen Potenzstörungen vor einer unkritischen Anwendung von Androgenen, da sie eine Hodenatrophie bewirken. Beim echten Klimakterium können sie aber manchmal sehr erfolgreich sein.

Dosierung: Leichte Fälle wöchentlich eine Mikrokristall-Ampulle i.m. (1 ml) zu 50 mg *Methyltestosteron*, z. B. als **Perandren**® [Ciba-Geigy]. In ausgesprochenen Fällen 100 mg. Diese wöchentliche Behandlung bringt oft auch eine Besserung der depressiven Komponente.

Hypogonadismus und Kastration

Zur Bekämpfung der Ausfallserscheinungen bei Hypogonadismus oder bei völligem Fehlen der Gonaden infolge operativer Entfernung oder traumatischer Zerstörung beider Hoden benötigen die Betreffenden ca 75 mg *Methyltestosteron* pro Woche. Heute wird das Hormon am besten perlingual in Form der **Perandren**®-Linguetten (Resorption in der Mundschleimhaut) zugeführt. Tägl. 1–2 Linguetten zu 10 mg sublingual oder in die Backentasche.

Diabetes mellitus

Kryptorchismus s. S. 331.

Hyperinsulinismus

Eine durch gesteigerte Insulinproduktion (meistens Inselzelladenome, seltener Karzinome) hervorgerufene schwere Hypoglykämie, die sich klinisch gelegentlich in Hyperhidrose oder in durch Hypoglykämie bedingten Ohnmachtsanfällen, evtl. in Krämpfen äußert. Typisch ist in vielen Fällen das Auftreten in den frühen Morgenstunden. Nicht selten handelt es sich um *mesenchymale Tumoren* anderer Organe (Sarkome, Fibrome), die ähnliche protrahierte Hypoglykämien provozieren.

Therapie: Wenn möglich operative Entfernung der Adenome (Insulome), was aber nicht immer gelingt. In solchen Fällen kann ein Versuch mit Diazoxid (**Eudemine**® [ALLEN u. HANBURYS, London] **Mutabase**® [Schering] gemacht werden. Die Dosierung ist variabel und schwankt etwa zwischen 150–400 mg täglich. Nebenerscheinungen sind erheblich. Unter anderem müssen gleichzeitig zur Vermeidung von Hypertonie und Na-Retention Saliuretika gegeben werden. Literatur: Brit. med. J. 4 (1972) 417 bis 418.

Das spezifisch die B-Zellen zerstörende Glucosaminderivat und Antibiotikum *Streptozotocin* [Upjohn] ist 1973 noch nicht in der Routinetherapie eingeführt.

Weiter ist eine *Cortison*-Therapie (25 mg *Cortisol* oder 5 mg *Prednison* täglich) eine mögliche Alternative, die zu einer Blutzuckererhöhung bei gleichzeitig verminderter Glucoseeinnahme führen kann.

Hypoglykämie. Vorkommen vor allem postprandial bei *Vagotonikern*, zu behandeln mit kleinen Zwischenmahlzeiten. Weiter kann sie Symptom eines *Insulinoms* oder einer *Glykogenspeicherkrankheit* sein.

Diabetes mellitus

(in Zusammenarbeit mit meinem Oberarzt Dr. Hugo Steiner)

Die Bemühungen, Aetiologie und Pathogenese dieser in den westlichen Ländern sehr weit verbreiteten und mit zunehmendem Wohlstand häufiger werdenden Krankheit besser zu verstehen sind insofern erfolgreich gewesen, als man mit Sicherheit feststellen konnte, *daß erstens das Syndrom Diabetes mellitus* eine komplexe *hereditäre Komponente* aufweist, daß *zweitens verschiedene exogene oder insulinunabhängige Faktoren* die Art und den Zeitpunkt des Auftretens der Zuckerkrankheit bestimmen und daß *drittens keineswegs immer ein absoluter Insulinmangel* besteht. Mit direkter radioimmunologischer oder biologischer Bestimmung von Insulin und insulinartiger Aktivität im Serum konnte man sogar zeigen, daß besonders beim blanden Altersdiabetes häufig ein fast normaler Insulinspiegel besteht, daß aber der Reiz zur Insulinausschüttung mit der Blutglucosesteigerung offenbar nicht genügend oder nicht genügend rasch beantwortet wird, oder daß das freigesetzte Insulin nicht seine volle Wirksamkeit haben kann, sei es, daß es rascher inaktiviert wird, sei es, daß das Körper-

Milieu dessen Wirkung hemmend beeinflußt. Man hat festgestellt, daß die *Inaktivierung von Insulin im Serum von Verwandten manifest kranker Diabetiker wesentlich rascher vonstatten geht, als im Serum von Kontrollpersonen,* die offenbar keine familiäre Diabetesbelastung aufweisen (C. Roy et al. Lancet 2/1966, 1433). Es muß also eine hereditär determinierte humorale Komponente geben, die bei der Auslösung der Zuckerkrankheit mitspielt. Es ist auch eine alte Tatsache, daß ein *Diabetiker in der Regel mehr Insulin braucht als ein total pankreatektomierter Mensch*. Realisationsfaktoren sind Infekte, endokrinologische Faktoren (Wachstumshormon, Corticosteroide etc., vielleicht auch Stress). Adrenalin und Noradrenalin verhindern eine richtige Reaktion des Inselapparates auf Hyperglykaemiestimulierung.

Noch immer ist unerklärt, wie es einerseits zu einer starken Stimulierung, nicht aber zu einer Hyperplasie des insulinsezernierenden B-Zellsystems der Langerhans'schen Inseln und andererseits nicht selten zu einer eigentlichen Atrophie und Erschöpfung kommt. Beim Diabetes juvenilis scheint immerhin eine in den Rahmen der Autoimmunkrankheiten zu stellende Erscheinung, die Insulitis (v. Meyenburg, 1939) an den Anfang der inselzerstörenden Geschehnisse zu kommen. Bei diesen Kindern pflegt deshalb auch der Diabetes auf einem schweren Insulinmangel zu beruhen.

Eine der Hauptwirkungen von Insulin ist die Beeinflussung des Glukosetransportes in die Zellen und der Umformung von Glukose in die Depotformen Fett und Glykogen. Das Peptid hemmt in ausgeprägtem Maße die Lipolyse und kann produziertes L-α-Glycerophosphat wieder verestern. Fällt die letztere Insulinwirkung aus, kann es zu Ketose und Hyperlipämie kommen. Die später auftretenden Gefäßschäden sind zum Teil als Folge dieser insulinbedingten Fettstoffwechselentgleisungen anzusehen.

Es scheint, daß für die Entwicklung von Insulinresistenz und von diabetischen Komplikationen (z.B. Glomerulosklerose Kimmelstiel-Wilson), die Qualität des zugeführten Insulins von Bedeutung ist. Einerseits sind die zugeführten Insuline ausschließlich tierischen Ursprungs und unterscheiden sich strukturell mehr oder weniger vom menschlichen Insulin (Abb. 94), andererseits werden mit dem Insulinpeptid in verschiedenem Maße weitere Fremdeiweiße als Verunreinigungen zugeführt. Es ist möglich, daß die in den Praekapillaren und in den Glomerulusschlingen deponierten Substanzen, welche eine hohe Affinität zu verschiedenen Antiimmunglobulinen haben (D. Larsson, Acta Med. Scand. Suppl. 480 : 5 [1967]), in vermehrtem Maße unter der Einwirkung von nicht reinen Insulinen gebildet werden und damit zur zeitlichen Vorverlegung des Manifestwerdens einer Angiopathie führen können. Auf der anderen Seite können Resistenzbildungen auf ein Insulin zum Wechsel auf ein von einer anderen Tierspezies herrührendes oder ein besonders gereinigtes Insulin zwingen (s. S.434).

	Mensch	Rind	Hund	Schwein	Pferd	Aminosäure-Nr.
	Glu	Glu	Glu	Glu	Glu	4
A-Kette	Thr	Ala	Thr	Thr	Thr	8
	Ser	Ser	Ser	Ser	Gly	9
	Ileu	Val	Ileu	Ileu	Ileu	10
	Asp	Asp	Asp	Asp	Asp	3
B-Kette	Lys	Lys	Lys	Lys	Lys	29
	Thr	Ala	Ala	Ala	Ala	30

Abb. 94. Strukturunterschiede im Insulin verschiedener Spezies.

Diabetes mellitus

Die ersten klinischen Erscheinungen sind oft Durst und eine gesteigerte Urinmenge, Abmagerung trotz guten Appetits, ferner Rubeose, Anogenitalekzem, Pruritus und Neigung zu Infekten (Furunkel). Meistens liegt eine hereditäre Erkrankung vor. Nach Beginn und Verlauf kann man klinisch 4 Formen unterscheiden:

1. *Juveniler Diabetes* („Diabète maigre" der Franzosen).
   Dieser sowohl beim kleinen Kind als auch beim Erwachsenen bis ins 4. Lebensjahrzehnt auftretende und sehr oft akut im Rahmen oder im Gefolge eines Infektes auftretende Diabetestyp pflegt einen absoluten Insulinmangel aufzuweisen. Dementsprechend wird er mit Diät und Insulin, kaum mit oralen Antidiabetika zu behandeln sein. Die Hypophyse und vielleicht besonders dessen Somatotropin scheinen den Verlauf der Krankheit nicht unwesentlich zu beeinflussen.

2. *Erwachsenen-Diabetes* („Diabète gras" der Franzosen).
   Diese Form tritt meist erst in höherem Lebensalter auf, ist oft mit Fettsucht kombiniert und weist meist nur einen relativen Insulinmangel auf, sodaß neben Diät die oralen Antidiabetika in 70% erfolgreich angewendet werden können. Aus therapeutischen Erwägungen kann vielleicht noch der häufig blande verlaufende, oft mehr oder weniger insulinresistente, aber auf orale Antidiabetika gut reagierende *Altersdiabetes* abgegrenzt werden.

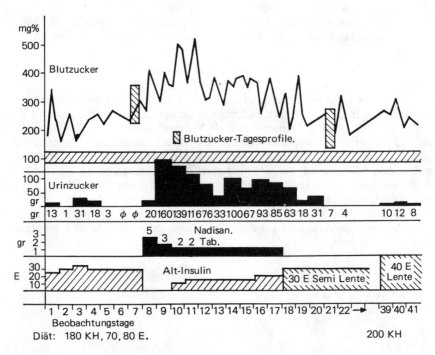

Abb. 95. *Hämochromatose und Bronzediabetes* (45jähr. Frau), der unter *Carbutamid* dekompensiert und auf *Insulin* wieder gut anspricht. Hier handelt es sich um eine Diabetesform, die in der Regel nicht auf orale *Antidiabetika* reagiert und klinisch auch häufig eine gewisse Insulinresistenz aufweist.

3. *Pankreatischer Diabetes*
 Neben dem oft auffallend hohen Insulinbedarf aufweisenden Bronzediabetes im Rahmen einer Hämochromatose (Abb. 95) können im Verlauf einer akuten Pankreatitis, bei Pankreasfibrose oder nach Pankreatektomie auftretende Diabetesformen in der Regel mit viel weniger Insulin kompensiert werden.

4. *Sekundärer Diabetes* kann auch im Rahmen einer Akromegalie, eines Cushing-Syndroms, auch iatrogen, einer Hyperthyreose oder eines „hyperadrenalen" Zustands auftreten. *Thiazide* und gewisse „*Gichtpräparate*" können ebenso eine diabetische Stoffwechsellage aufdecken. Beachte auch die vereinzelt ungünstig wirkenden *Ovulationshemmer*.

Im Rahmen dieses Buches ist es uns nur möglich, die Hauptlinien zu skizzieren. Für weitere Einzelheiten sei auf die speziellen Diabetesbücher verwiesen. *Literatur für den Diabetespatienten, siehe S.458.*

Diagnosestellung: Die Bestimmung des Urinzuckers allein genügt nicht, immer ist auch der *Nüchtern-Blutzucker* zu kontrollieren und eine Zuckerbelastung (Staubsche Blutzuckerkurve), evtl. auch ein i.v. *Tolbutamid-Test* durchzuführen.

Bei älteren Diabetikern findet man zufolge der hohen Urin-Nierenschwelle häufig einen negativen Urinzucker, trotz eines bereits deutlich erhöhten Blutzuckers.

Prinzipien bei der Behandlung des Diabetes

1. Patienten nie überernähren, jedes Übergewicht ist schädlich! Untergewichtige sollen möglichst ein Normalgewicht erreichen.

2. Möglichst fettarme Ernährung, um den hier sehr häufigen, späteren Gefäßschäden vorzubeugen. Die nötige Kalorienzahl besser mit Kohlehydraten und Eiweiß kompensieren als mit zuviel Fett und, wenn nötig, lieber mehr Insulin verabreichen. Halbjährliche Kontrollen von Cholesterin und Triglyzeriden Abb. 94.

3. Der Diabetiker soll täglich *5-6 Mahlzeiten* einnehmen, um die Kohlenhydratzufuhr möglichst zu verteilen und hohe Spitzen zu vermeiden. Sehr wesentlich wird dies bei den mit Insulin behandelten Diabetikern.

4. *Regelmäßige ärztliche Kontrollen.* Der Diabetiker soll ein weitgehend normales Leben führen können. Doch sind dazu ärztliche Überwachung und Führung des oft mit der Zeit gegenüber seinem Diabetes etwas nachlässig werdenden Menschen unerläßlich.

 Wesentlich ist es auch, daß die Patienten selbst ihren Urinzucker überwachen (z. B. **Clinistix**® [Hirzel]-Methode erfaßt Spuren bis 0,15%; 0,25–2% lassen sich an einer Farbskala abschätzen).

5. *Kalorienzahl:* Leichte Arbeit 30 Kal./kg
    Mittlere Arbeit 35 Kal./kg
    Schwere Arbeit 40 Kal./kg.

Mit zunehmendem Erwachsenenalter nimmt der Kalorienbedarf oft ab und muß dann nach dem Körpergewicht eingestellt werden.

Diabetes mellitus

Alter:	1jährig 1000 Kal., dann für jedes Jahr +100 Kal., d.h. 10jährig 1900, 16jährig 2500; Mädchen ab 13 Jahren 200 Kal. weniger als Knaben.
Kohlenhydrate:	40–45% der Gesamtkalorienzahl, d.h. 180–300 g.
Eiweiß:	20% der Gesamtkalorienzahl, d.h. 1–1,5 g/kg.
Fette:	35–40% bis zur Erfüllung der Gesamtkalorienzahl, d.h. 60–120 g.

6. *Kaloriengehalt:* 1 g Kohlenhydrat = 4 Kalorien,
   1 g Eiweiß = 4 Kalorien,
   1 g Fett = 9 Kalorien,
   1 g Alkohol = 7 Kalorien.
   Kohlenhydrate gleichmäßig oder je nach Tageskurve auf Mahlzeiten verteilen.

7. *Einstellen der Diabetesdiät und genaue Instruktionen über späteres Verhalten* (Diät, Insulin, Hypoglykämie, Koma, Infekte usw.) bei einem hierfür ausgebildeten Arzt, Internisten oder Pädiater. In schweren Fällen besser in einer Klinik.

8. *Eigentliche Diabetesdauerdiät:* Entsprechend der ermittelten Toleranz, dem Beruf des Patienten (Kalorienbedarf), dem bestehenden Unter- oder Übergewicht wird die eigentliche Dauerdiät aufgestellt und je nach Bedarf mit Insulin oder bei der Altersform mit oralen Antidiabetika kombiniert. Für Einzelheiten solcher Diäten verweisen wir auf die (S. 458 im unteren Abschnitt) aufgeführten Diätbücher.

9. *Gravidität:* Hier sind alle oralen Antidiabetika verboten. Einstellung mit Diät und Insulin.

10. Bei einem mit oralen Antidiabetika eingestellten Patienten sind in der Regel größere operative Eingriffe nicht ohne vorübergehende Umstellung auf Insulin möglich.

11. *Jedem Diabetiker ein Merkblatt mitgeben:*
    Diese Merkblätter und eine gemeinsame Besprechung deren Inhalts sind bewährte Hilfsmittel. Bei uns verwenden wir folgendes Blatt:

1. Die festgelegte *Insulindosis* muß alle Tage gespritzt werden. Sie darf nie ohne Wissen des Arztes geändert werden. Wenn aus irgendeinem Grunde keine Nahrung aufgenommen werden kann, so muß man sofort den Arzt benachrichtigen. Falls er nicht zu erreichen ist, soll die Insulindosis auf die Hälfte reduziert und leicht gezuckerter Tee getrunken werden.

2. Bei *fieberhaften Erkrankungen* muß man den Arzt kommen lassen, wenn das Fieber nicht innert 24 Stunden verschwindet.

3. *Spritzen:* Nur die Einmal-Plastikspritze und Wegwerfnadeln verwenden! (Spritzen vernichten, weil Drogensüchtige diese möglicherweise weiter verwenden würden.)

4. Zur ärztlichen Kontrolluntersuchung bringe man eine Probe des abgemessenen *24-Stunden-Urins* mit.

5. Patienten, die sich Insulin spritzen, sollen immer 6–8 Stück Würfelzucker bei sich tragen, und davon soll man 2 Würfel sofort einnehmen, sobald Zeichen von Unterzuckerung (Hypoglykämie) auftreten. Diese sind: Schwitzen, Kopfdruck, Hungergefühl, Schwarzwerden vor den Augen, Zittern.

6. Ständiges *Erbrechen* und vertiefte *langsame Atmung* sind Gefahrzeichen, welche dringend ärztlicher Behandlung bedürfen (drohendes Koma!).

7. Jährlich einmal soll der Augenarzt aufgesucht werden.

Diabetes mellitus

8. *Hygienische Ratschläge*: Gute Hautpflege, insbesondere gute Fußpflege. Vorsicht beim Schneiden der Zehennägel. Diese sollen in den Ecken lang gelassen werden. Hühneraugen dürfen nie selbst geschnitten werden. Kleine Hautverletzungen sind mit *Mercurochrom* oder **Merfen**® [Zyma] oder einer anderen desinfizierenden Lösung zu betupfen und sofort zu verbinden.

9. *Kontrolle des Urins* mit **Clinistix**®-*Papier* [Hirzel] (in Deutschl. [Merck]): Hellgrünwerden des Papiers unbedenklich. Die Kontrolle soll zweimal wöchentlich mit Abend-Urin und einmal wöchentlich mit 24-Std.-Urin durchgeführt werden. Bei *blaugrüner bis blauer Verfärbung der Teststreifen*, muß die Menge an stärkehaltigen Nahrungsmitteln herabgesetzt werden. Bleibt dies ohne Erfolg, soll der Arzt aufgesucht werden.

Beispiel einer Diabetes-Einstellungsdiät

		Eiweiß	Fett	Kohlenhydr.
Tagesverpflegung:		80 g	70 g	180 g
300 g Milch		10 g	10 g	15 g
500 g zuckerarmes Obst		10 g	–	55 g
800 g zuckerarmes Gemüse				
100 g Kartoffeln		–	–	20 g
180 g Brot (Graham oder Schwarzbrot)		15 g	–	90 g
1 Ei		5 g	5 g	–
30 g Käse		10 g	10 g	–
150 g Fleisch (mager)		30 g	5 g	–
40 g Butter oder Fett oder Öl		–	40 g	–
	Total:	80 g	70 g	180 g
Verteilung:	*Frühstück*:	150 g Milch mit Kaffee		
		90 g Brot		
		10 g Butter		
		30 g Quark oder Käse		
	9 Uhr:	Tee oder Bouillon mit Ei		
		200 g Obst		
	Mittagessen:	75 g Fleisch (mager)		
		400 g Gemüse		
		(10 g Butter oder Fett oder Öl)		
		50 g Kartoffeln		
		150 g Obst		
	4 Uhr:	150 g Milch mit Kaffee oder Tee		
		90 g Brot		
		10 g Butter		
	Nachtessen:	75 g Fleisch oder 2 Eier		
		400 g Gemüse		
		(10 g Butter oder Fett oder Öl)		
		50 g Kartoffeln oder 15 g Reis		
		oder 15 g Teigwaren roh		
	Vor der Bettruhe:	150 g Obst		

Zum Würzen dürfen Knorr- oder Maggiextrakte verwendet werden. Anstelle von Gemüse auch Salat. Zum Süßen: **Assugrin**®, **Disorb**®, *Saccharin*, **Sionon**®, **Sucaryl**® etc.

Diabetes mellitus

A. Patienten, bei denen primär ein Versuch mit oralen Antidiabetica gemacht werden soll.

Altersdiabetes („Diabète gras")

Auftreten meistens erst nach dem 40. oder evtl. 50. Lebensjahr. Im allgemeinen besteht Neigung zu Korpulenz.

Gutes Ansprechen auf die heutigen *oralen Andidiabetica* in ca. 70% der Fälle. Doch verhalten sich diejenigen Fälle, die schon mehr als 5 Jahre mit Insulin behandelt wurden, sowie Patienten, die mehr als 40 E Insulin bedürfen, im allgemeinen gegenüber diesen Substanzen refraktär und benötigen Insulin. **Kontraindiziert** ist die Anwendung der oralen Präparate ferner beim *Diabetes mit Azidose*, bei *Gravidität* oder *möglicher Gravidität*, bei der *Hepatitis epidemica* und *in der Regel während operativer Eingriffe*. Die *Kombination mit Insulin ist mit Ausnahme von Fällen, die gegen 100 und mehr Einheiten Insulin benötigen, möglichst zu umgehen*. In solchen Fällen soll aber *zuerst* die *Kombination mit Biguaniden* versucht werden.

Bei adipösen Diabetikern kann nach vorausgegangener Gewichtsreduktion ein Versuch zum Übergang auf Sulfonylharnstoffe gemacht werden, auch wenn die 5-Jahres-Limite oder die Höchstgrenze der täglichen Insulinmenge überschritten wird.

Praktisches Vorgehen: Immer Diät, kombiniert mit einem oralen Antidiabetikum.

Leichte Fälle

Unter *leichten Fällen* verstehen wir hier Patienten mit einer Tagesglykosurie, die 30 g nicht übersteigt und negativem Azeton im Urin. Die Einstellung läßt sich ohne weiteres ambulant durchführen.

1. *Diät*: Man gibt die obige Einstellungsdiät: E 80 g, F 70 g, KH 180 g (S.425).
2. *Orale Antidiabetika*: Es lassen sich heute praktisch fünf verschiedene wirksame chemische Gruppen unterscheiden:

α) *Sulfonylharnstoffe und Pyrimidinderivate:* *(= SH)* Stimulation der β-Zellen

a) Carbutamid   b) Chlorpropamid   c) Glibornurid

d) Tolbutamid   e) Acetohexamid   f) Glibenclamid

β) *Biguanide:* *Metformin* und *Buformin* (potenzieren die Wkg. der SH).

Die Biguanide beeinflussen auch den juvenilen Diabetes und können dort, wo dies nötig wird (Insulinüberempfindlichkeit, sehr labiler Diabetes), mit Insulin kombiniert werden.

Durchführung: Die Einschleichmethode hat sich für die leichten Fälle am besten bewährt, z. B.:

Tolbutamid	0,5–0–0	⎫
Carbutamid	0,5–0–0	⎬ allmählich innerhalb von 5 Tagen auf Maximal-Dosis steigern
Metformin	0,5–0,5–0,5	
Buformin	0,1–0–0,1	
Glibenclamid	0,0025–0,005–0,01	⎭

Diabetes mellitus

Sofern das ausgewählte Präparat innerhalb von 5 Tagen nicht eine gute Wirkung zeigt, wechselt man auf ein stärker wirkendes Präparat: Chlorpropamid, Glibornurid, Azetohexamid. Tritt auch damit kein Erfolg ein, so kombiniert man mit einem Biguanid. Ist auch dies nicht genügend, so wechselt man auf Insulin.

Verabreichung der Tabletten: Sulfonylharnstoffe immer **vor** dem Essen in etwas lauwarmem Wasser. Biguanide immer **nach** dem Essen.

Sulfonylharnstoffe [SH]

a) *Carbutamid*: Handelspräparate: **Nadisan**® [Boehringer, Astra], **Invenol**® [Hoechst], **Inbuton**® [Vitrum] und zahlreiche andere Präparate. Tabl. zu 0,5 g. Nötige Erhaltungsdosis: 1–2 Tabl. tägl. morgens mit dem Frühstück einzunehmen. *Mischpräparate* von *Carbutamid* und *Tolbutamid* (z. B. **Antidiabetikum Haury**®) sind nicht zu empfehlen, da im Falle einer Sensibilisierung der hierfür ursächliche Stoff unklar bleibt und man nicht einfach auf ein anderes Präparat wechseln kann.

Vermehrte Gefäßkomplikationen? Die USA-UGDP kooperative Studie zeigte gehäufte kardiovaskuläre Komplikationen unter der SH-Gruppe als in der nur mit Diät, oder Diät plus Insulin behandelten Gruppe. Die Auswahl der Fälle und die Schlußfolgerungen sind aber mit Recht sehr kritisiert worden (s. Editorial: Lancet 1971/I, 171) und keineswegs beweisend. *Bis jetzt (1973) besteht keine Ursache, diese wertvollen Antidiabetika aufzugeben.*

Potenzierung der SH durch andere Medikamente: Vorsicht bei zusätzlicher Gabe von **Orisul**®, *Salizylaten*, **Treupel**®, **Butazolidin**®, **Tanderil**®, *Antikoagulantien, Saluretika, Chlorpromazin* etc. Evtl. SH-Dosis reduzieren! –

Nebenwirkungen: Die evtl. Nachteile liegen beim *Carbutamid* wie bei allen Sulfonamiden in der möglichen Sensibilisierung, was zu *Exanthemen* und ganz selten zu Agranulozytosen (bis jetzt ist mir unter Tausenden von behandelten Patienten nur 1 sicherer Fall bekannt) führen kann. Hautsensibilisierungen haben wir nur selten gesehen.

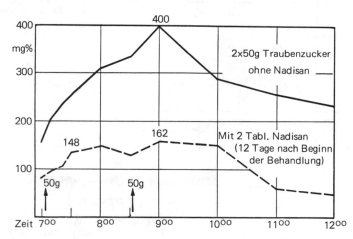

Abb. 96. *Carbutamideffekt auf den Verlauf der Blutzuckerkurve:* Ohne *Carbutamid* (**Nadisan**®) Blutzuckeranstieg bis auf 400 mg% (Doppelbelastung nach STAUB mit je 50 g Glukose), währenddem die Glykämie mit 2 Tabl. 12 Tage nach Beginn der Behandlung maximal 162 mg% erreicht.

Diabetes mellitus

Leichte Nebenerscheinungen sind evtl. anfänglich etwas Übelkeit, weiche Stühle und ein Völlegefühl im Oberbauch, die aber bei den nachher niedrigeren Erhaltungsdosen verschwinden. Selten kommt es zu vorübergehenden initialen Refraktionsanomalien. *Heute darf das Carbutamid nach 20jähriger Prüfung an Millionen von Patienten ohne Bedenken verabreicht werden.* N.B.: Die Wirkung alkoholischer Getränke wird durch SH gesteigert.

Die Glukosebelastungskurven zeigen bei Ansprechen nach 1 Woche eine weitgehende Normalisierung, s. Abb. 96.

Carbutamiddosierung für die ambulante Einstellung: 1. Tag 1 Tabl., 2. Tag 2 Tabl., 3. Tag 3 Tabl., 4. Tag und weiter je 2 Tabl. (selten 3 Tabl.) morgens nüchtern. Evtl. kann die Dosis in leichten Fällen auf 1, ja u. U. sogar auf $^1/_2$ Tabl. tägl. reduziert werden, je nach dem weiteren Verhalten des Blutzuckers. In der Regel soll die Tagesdosis in einem Mal verabreicht werden (Halbwertszeit ca. 40 Stunden).

Tägliche Kontrollen bei Therapiebeginn, d. h. in den ersten 10 Tagen:

1. Zuckerausscheidung (quantitativ) und Azeton im 24-Std.-Urin.

2. Blutzucker täglich (unter Umständen mehrmals täglich).

Ziel: Mit Diät zusammen einen normalen Nüchternblutzucker und negativen Urinzucker zu erreichen (s. Abb. 97). Wird dieses Ziel mit maximal 3 Tabletten nicht erreicht, soll die Dosis nicht mehr weiter erhöht werden. Bei Grenzfällen kann ein Wechsel auf *Acetohexamid* (**Dimelor**®) oder *Glyburid* (**Daonil**® oder **Glutril**®) versucht

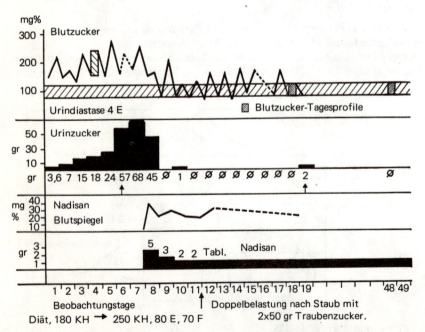

Abb. 97. Relative Frischerkrankung. Allmählicher Beginn vor 2 Jahren mit zeitweisem Durstgefühl. Sehr gutes Ansprechen auf *Carbutamid* (**Nadisan**®).

werden (siehe unten). Tritt auch mit diesen Präparaten trotz Maximaldosis keine befriedigende Einstellung ein, kann noch die Kombination von Sulfonylharnstoffen mit *Biguaniden* versucht werden, **Silubin®** [Grünenthal] oder das besser verträgliche *Metformin*, **Glucophage®** (Aron, Specia) tägl. 3 × 1–(2) Tabl. Ist auch diese Maßnahme erfolglos, so muß man auf *Insulin* übergehen.

Grundlage der Behandlung ist aber immer eine konstante Diabetes-Diät.

Hinzutreten eines Infektes: Jeder schwerere Infekt, z. B. eine *Pneumonie*, verschlimmert sofort die Stoffwechsellage, so daß auch ein vorher gut auf ein orales Antidiabetikum eingestellter Patient jetzt häufig Insulin benötigt (Blutzuckerkontrolle), s. Abb. 98. Nach dem Überwinden des Infektes geht man wieder auf die orale Therapie zurück.

Vorsicht bei großen körperlichen Anstrengungen (Bergtouren, Skifahren etc.): SH-Dosis auf $^1/_2$ reduzieren und 30–50 g KH mehr einnehmen.

Sekundärversagen: Der Altersdiabetes neigt dazu, sich mit zunehmendem Alter zu verschlechtern. So kommt es vor, daß nach einigen Jahren auch bei anfänglich gutem Ansprechen auf die Insulintherapie übergegangen werden muß. Die Verschlechterung der Diabeteslage ist aber bei den mit oralen Antidiabetika behandelten Fällen keineswegs häufiger oder ausgeprägter, sondern sogar eher seltener als bei Insulin- oder reiner

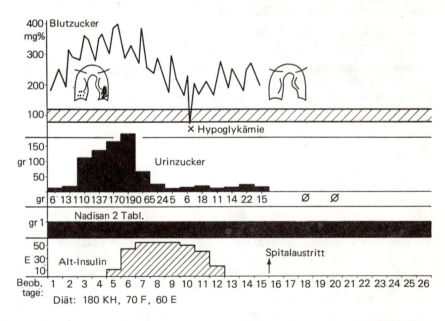

Abb. 98. *Dekompensation eines oral gut eingestellten Diabetesfalles durch einen Infekt* (73jähr. Mann, KG 76805/56): Seit 3 Monaten mit *Carbutamid* (**Nadisan®**) normale Blutzuckerwerte. Dekompensation des Diabetes beim Auftreten einer Pneumonie, so daß vorübergehend zusätzlich *Altinsulin* verabreicht werden mußte. Die Diabetestherapie wurde zu Beginn der Pneumonie absichtlich nicht geändert. Der weitere Verlauf zeigt aber deutlich, daß bei fieberhaften Komplikationen *Insulin* verabreicht werden muß, da hier die oralen Mittel nicht mehr genügen. Nachher kann ohne weiteres wieder auf das orale Mittel umgestellt werden.

Diabetes mellitus

Diätbehandlung. In allen diesen Fällen muß aber das Vorliegen einer Zweitkrankheit z. B. *Hyperthyreose* oder eines *Infektes* ausgeschlossen werden.

b) *Tolbutamid*, ein Sulfonylharnstoff ohne Sulfonamidwirkung (HWZ 8 Stunden). Präparate: **Rastinon**® [Hoechst], **Artosin**® [Boehringer], **Orinase**® [Upjohn] und zahlreiche andere Firmenpräparate. Tabl. zu 0,5 g und protrahiert wirkende Tabl. à 1,0 g.

Dosierung: 1. Tag 1 × 1 g, 2. Tag 1 + 0,5 + 0,5 g, 3. Tag 1,5 g, 4. Tag und weiter morgens und abends je 1 Tabl., d. h. 2 Tabl. tägl. à 0,5 oder besser 1 × tägl. 1 Tabl. mit protrahierter Wirkung, z. B. die **Rastinon**® oblong Tabl. à 1,0 g.

c) *Chlorpropamid* = **Diabinese**® [Pfizer], dtsch. Präparate = **Chloronase**® [Hoechst], **Diabetoral**® [Boehringer Mannh.]: Es wird langsamer ausgeschieden (HWZ 34 Stunden) und ist schon in kleineren Mengen wirksam. Beginn mit 500 mg (= 2 Tabl. à 250 mg) tägl. und dann am 5. Tage langsam um tägl. 125 mg = $^1/_2$ Tabl. reduzieren. Die ED schwankt zwischen 25 bis 250 mg. Bewirkt evtl. Alkohol-Intoleranz. Vorsicht bei Niereninsuffizienz (Kumulation).

d) *Glyburide*. Das *Glibenclamid* **Daonil**® [Hoechst], **Euglucon**® [Boehringer] wird in langsam steigernder Dosierung von $^1/_2$–1–2 Tabl. zu 5 mg verabreicht.

Das *Glibornurid* **Glutril**® [Roche] hat vielleicht den Vorteil, etwas weniger häufig zu Hypoglykämien zu führen als vergleichbare andere orale Antidiabetika (evtl. Kumulationswirkung bei Leber- und Nierenschaden).

Dosierung: Tabl. à 25 mg. Beginn mit $^1/_2$ Tabl. und langsam bis maximal 3 Tabl. steigern. Verabreichung in 2 Tages-Dosen (Halbwertszeit ca. 8 Stunden).

e) *Azetohexamid* = **Dimelor**® [Lilly]. Initialdosis von 1500 mg (= 3 Tabl.) am 1. Tag, dann 2 Tabl. am 2. Tag und 1 Tabl. à 500 mg, evtl. $^1/_2$ Tabl. als ED. In der Regel genügt zufolge der protrahierten Wirkung eine einmalige Tagesdosis.

Biguanide und analoge Präparate

Hier handelt es sich um nicht toxische Abkömmlinge des früheren *Synthalins*. Sie unterscheiden sich sowohl chemisch als in ihrer Wirkungsweise vollkommen von den Sulfonylharnstoffen. Wahrscheinlich begünstigen sie die zelluläre Aufnahme der Glukose wie auch den Abbau derselben auf anaerobem Wege bis zur Milch- und Brenztraubensäure und wirken auch ohne Anwesenheit von Insulin. Weiter hemmen Biguanide die Glukoseresorption. Um *Nebenerscheinungen* wie Nausea, Magenbrennen, evtl. Durchfälle zu vermeiden, ist es wesentlich, die Tabletten *am Schluß der Mahlzeiten* einzunehmen. Die optimale Einstellung wird erst nach ca. 14 Tagen erreicht. Deshalb ist beim Einstellen des Diabetes mit Biguaniden eine Dosissteigerung erst nach etwa 5 Tagen durchzuführen. Die Präparate wirken oft appetithemmend. Magen-Darm-Krankheiten, Untergewicht, Kreislaufstörungen und potentielle Gravidität sind Kontraindikationen für die Verwendung dieser Stoffklasse.

1. *Indikationen*:

Versager mit Sulfonylharnstoffen (ältere, übergewichtige Patienten. Auch Kombination dieser Präparate mit einem *Biguanid* in der Dosis von 2–3 × 1 Tabl. pro die. Weiter *bei Patienten mit Hypoglykämien auf SH*, besonders wenn auch **Glutril**® [Roche] diese Komplikation bringt.

Kombination mit Insulin beim hyperlabilen juvenilen Diabetes. Hier gelingt manchmal eine Stabilisierung der Stoffwechsellage mit zusätzlicher Verabreichung von 3 × 1–2 Tabl. eines Biguanids.

Bei ausgesprochen adipösen Diabetikern, nach bereits eingeleiteter, vorsichtiger diätetischer Kalorienbegrenzung zur weiteren Förderung des Fettabbaus, der sowohl durch endogenes (Sulfonylharnstoffe) als auch durch exogenes Insulin gehemmt wird. *Dosierung*: 3 × 1–2 Tabl. tägl.

2. *Präparate*: **Phenformin** [DCI] = **DB® retard** [Brunnengräber], **Fenformin®** [Vitrum], **DBT** [US Vit. Corp.], **Dibein®** [Pharmacia], **Kataglicina®** [Marxer]. *Dosierung*: 150 bis 300 mg tägl. auf 3 Dosen verteilt, nach dem Essen.

Buformin: **Silubin retard®** [Grünenthal]. Tabl. à 100 mg, 200–400 mg tägl.

Metformin: **Glucophage®** [Specia], Tabl. à 500 mg, 1500–3000 mg tägl.

3. *Komplikationen*: Neben Sensibilisierungen, vereinzelten Agranulocytosen, kann es selten zu einer Laktat-Acidose kommen, v.a. bei Herz- oder Leber-Insuffizienz, Urämie (Lancet I/1972, 69–70).

B. Patienten, bei welchen primär eine Einstellung mit Insulin nötig ist.

Schwere Altersdiabetesfälle

Schwere Altersdiabetesfälle mit starker Glykosurie und eventueller Azetonurie

Hier stellt man vorerst den Patienten mit Insulin und Diät ein, bis er zucker- und azetonfrei wird. Dann versucht man anhand der Belastung mit 6 Tabl., ob eine Umstellung auf ein orales Antidiabetikum möglich ist. *Ein Erfolg ist aber nur zu erwarten, wenn der Patient unter 40 E Insulin benötigte*. Zeigt die Belastungsprobe kein weiteres Abfallen, so fährt man mit der Insulinbehandlung fort.

Juveniler Diabetes („Diabète maigre")

1. *Leichte Fälle*: Glykosurie in 24 Std. nicht über 30 g. Azeton negativ. Hier eine *Schonkost* mit E 70 g, F 80 g, KH 150 g versuchen.

    a) *Wenn der Patient mit dieser Schonkost nach ein paar Tagen negativ wird, so benötigt er vorläufig kein Insulin*, und man kann nun die KH langsam bis zur oberen Toleranzgrenze aufbauen.

    b) *Wird der Patient mit dieser Schonkost nicht negativ oder liegt sein Kalorienbedarf sehr hoch (Schwerarbeiter), dann erhöht man die KH-Menge entsprechend dem Kalorienbedarf und gibt zusätzlich Insulin.*

    Als Faustregel kann man sich dabei für die nötige Insulinmenge ungefähr merken: Für je 1 g Urinzucker benötigt der Patient ca. 0,5 E Insulin. Also z.B. bei 30 g Zuckerausscheidung ungefähr 15 E Insulin.

2. *Schwerere Fälle*: Tagesglykosurie über 30 g, evtl. Azeton positiv oder alle Fälle mit

Diabetes mellitus

einer infektiösen Komplikation oder beginnenden peripheren arteriellen Durchblutungsstörungen (Gangrän).

Hier verabreicht man von Anfang an *Insulin* plus eine *Initialdiät* von: E 80 g, F 80 g, KH 200 g.

Insulin: Man gibt anfänglich besser 3 × tägl. *Altinsulin*, bis der Patient richtig eingestellt ist. Dann geht man auf ein *Depot-Insulin* in einmaliger morgendlicher Injektion über, d. h. ca. 80% der vorher total verabreichten Insulintagesdosis. Wenn der Patient also vorher, z. B. 3 × 20 E Altinsulin benötigte, so fährt man nun mit 48 E Lente weiter. Solange noch ein ausgesprochener Infekt vorhanden ist, beläßt man den Patienten besser auf Altinsulin, das gleiche gilt für frisch operierte Patienten. Beim **Rapitard**® bleibt sich die Insulinmenge gleich.

Bei gleichzeitiger Adipositas: Hier versucht man durch eine niedrige Kalorienzahl das Gewicht möglichst zu reduzieren, aber Vorsicht vor eigentlicher Hungerkur. Günstig ist es, pro Woche einen *Gemüsetag* einzuschalten, an dem man nur die halbe Insulinmenge verabreicht. An diesem Tag kein Brot, keine Kartoffeln, nur reichlich Blattgemüse (Bohnen, Kohl, Salat usw.) und Früchte sowie ungesüßten Tee oder Kaffee. Nehmen die Patienten trotz all dieser Maßnahmen nicht ab, so versucht man eine Kombination mit *Biguaniden* oder, sofern sich dies als möglich erweist, das Insulin sogar ganz durch *Metformin* (tägl. 3000 mg) zu ersetzen (siehe Ausführungen im Abschnitt Biguanide, S. 430).

Azetonurie: Neigt der Patient trotz sorgfältiger Einstellung zu gelegentlichen Azetonschüben, so empfiehlt es sich, evtl. zwischendurch einen Hafer-Obst-Tag einzuschalten: E 21 g, F 8 g, KH 150 g. Nachstehend ein Beispiel eines solchen *Hafer-Obst-Tages*:

Frühstück:	40 g Haferflocken in 200 ml Wasser.
9.30 Uhr:	10 g Haferflocken in 3 Löffel Wasser einweichen, Saft von $^1/_2$ Zitrone zuletzt 100 g Äpfel dazu raffeln.
Mittagessen:	40 g Hafergrütze in 200 ml Wasser, 100 g Apfelkompott (ohne Zucker).
4 Uhr:	10 g Hafergrütze als dicke Suppe.
Nachtessen:	30 g Hafergrütze als dicke Suppe. 200 g Obst (Äpfel, Birnen).

Insulinsorten

Die meisten Präparate enthalten 40 E pro ml. Die *Grunddosis beträgt deshalb 4 E* (nicht 5 E), die 0,1 ml entsprechen. Man verordnet deshalb besser ein Mehrfaches der Grunddosis, also z. B. 32 oder 36 E. Als Spritzen genügen solche mit einer 0,1-ml-Einteilung, bei unter 40 E eine 1-ml-Spritze, bei bis zu 80 E eine 2-ml-Spritze. Injektionsstelle systematisch wechseln, um *Lipodystrophien* und „*Insulin-Lipome*" zu vermeiden.

Bei der Verwendung von Altinsulin injiziert man am besten 3 × tägl. je $^1/_2$ Std. vor der Mahlzeit s.c.

1. *Altinsulin*: Sehr zuverlässig sind die Präparate der [Hoechst], [Lilly], [Novo], [Vitrum] u. a. Am häufigsten verwendet man die Insuline mit 40 E/ml, seltener die mit 80 E/ml. Deshalb immer die gewünschte Konzentration angeben. Die Altinsu-

line sind meistens Mischungen von Rinder- und Schweineinsulin mit einem stark sauren pH (2,8). **Actrapid**® ist ein sechsmal rekristallisiertes Insulin (**Insulin Actrapid**® [Novo]), das *neutral reagiert* und nur aus Schweinepankreas gewonnen wird. *Es zeigt die geringsten antigenen Eigenschaften* und eignet sich vor allem für Patienten mit Sensibilisierungserscheinungen (s. u. bei „Insulinresistenz"), ferner wegen seines neutralen pH zum evtl. Mischen mit *Lente-Insulin*. Ein weiterer Vorteil des **Actrapid**® (und auch des **Rapitard**®, s. u.) ist, daß durch das neutrale pH keine Fibrosierung im subkutanen Fettgewebe auftritt. *Wirkungsdauer*: 5–8 Std.

2. *Depotinsuline:*

a) *NPH* und *Protamin-Zink-Insulin* enthalten das vielleicht doch nicht ganz harmlose Protamin und sind heute durch die *neueren Dauerinsuline* weitgehend verdrängt worden, die eine individuellere Einstellung ermöglichen. Sind aber die Patienten von früher her schon gut auf eines dieser Mittel eingestellt, dann beläßt man in der Regel besser das betreffende Präparat. Der Körper hat sich hier schon jahrelang an einen gewissen Rhythmus gewöhnt, so daß eine Umstellung vor allem bei Patienten mit Protamin-Zink-Insulin evtl. schwierig ist. *Wirkungsdauer*: ca. 24 Std. und schwach noch weitere 4–6 Std.

b) *Lente-Insulin*: Eine Mischung von 30% Semilente und 70% Ultralente-Insulin. Die Wirkungsdauer beträgt ca. 24 Stunden ähnlich dem NPH-Insulin. Pp. z. B. **Insulin Lente**® [Novo]. Es besitzt eine protrahierte Wirkung, die bei morgendlicher Injektion vor allem in den Nachmittagsstunden am ausgeprägtesten ist. Es eignet sich für ca. 70% der Patienten. *Wirkungsdauer*: Haupteffekt in den ersten 10 Std., dann allmählicher Abfall in den folgenden Stunden.

c) *Semilente-Insulin* (**Insulin Semilente**® [Novo]): Eine neutrale Suspension von amorphem Insulin mit 2 mg Zink pro 1000 E. Es kann gut mit Ultralente gemischt werden. Semilente enthält nur *Schweine-Insulin* und kann bei der häufiger auftretenden Sensibilisierung gegen Rinder-Insulin oder bei Antikörpern gegen Rinder-Insulin noch verabreicht werden. Hier entfällt die Hauptwirkung mehr auf die Vormittags- und Mittagsstunden. Es eignet sich also vor allem für Patienten, die hohe Vormittags- und Mittagswerte aufweisen oder die morgens oder mittags eine größere Kalorienmenge vorziehen als abends. Günstig ist es auch für Patienten, die evtl. mit dem gewöhnlichen Lente-Insulin in den Nachmittags- und Nachtstunden zu Hypoglykämien neigen. *Wirkungsdauer*: Haupteffekt in den ersten 6–7 Std., praktisch erloschen nach 9–10 Std.

d) *Ultralente-Insulin* (**Insulin ultralente**® [Novo]): Ist vor allem bei Patienten mit hohen Abend- und Nachtwerten günstig und auch dort, wo z. B. Schwerarbeiter abends eine relativ hohe Kalorienmenge benötigen, ferner für *Nachtschichtarbeiter*. Es besteht aus einer Mikrokristallsuspension. *Wirkungsdauer*: entspricht derjenigen des Protamin-Zink-Insulins, d. h. 24–(30) Std.

(In der *englischen Pharmakopoe* figurieren diese Präparate unter folgenden Namen:
a) Insulin-Zinc Suspension Amorphous,
b) Insulin-Zinc Suspension,
c) Insulin-Zinc Suspension Cristalline.)

Zahl der Injektionen: Gewöhnlich kann man mit einer Spritze pro Tag auskommen. Nur wenn die tägliche totale Insulinmenge 40 E überschreitet, dann verteilt man die benötigte Insulinmenge besser auf eine Morgen- und eine Abendspritze (z. B.

bei 100 E je 70 E *Depot-Insulin* oder besser **Insulin Rapitard**® morgens und 30 E vor dem Nachtessen).

3. *Rapitard-Insulin*

Insulin Rapitard® [Novo] enthält kein Zink und keinerlei Zusatzstoffe und besteht aus einem Viertel gelöstem Insulin aus Schweinepankreas (Actrapid), sowie drei Viertel Insulinkristallen aus Rinderpankreas und reagiert neutral. Hierbei wirkt der Actrapid-Anteil rasch, während die Insulinkristalle eine prolongierte Wirkung von 8–12 Stunden zeigen. Nach unseren Erfahrungen *eignet es sich speziell für ausgesprochen schwere Fälle, die täglich 2 Injektionen benötigen. Als besonders günstige Indikationen erwiesen sich ferner Fälle mit nächtlichen Hypoglykämien, hohen Vormittagsblutzuckerwerten und die sogenannten „labilen Diabetiker".* Die benötigte Menge Insulin Rapitard liegt um ca. 20% höher als bei den andern Insulinen. Hierbei injiziert man z. B. mit Vorteil 70% der Dosis am Morgen und die übrigen 30% der Gesamtdosis vor dem Nachtessen. Bei Patienten mit hohen Vormittagswerten genügt evtl. eine einzige Injektion am Morgen. *Wirkungsdauer*: Hauptwirkung ca 8–10 Std., dann schwacher Effekt nach 12 bis 14 Std.

Mischung mit Altinsulin: Die Lente-Insuline dürfen ohne weiteres in der Spritze mit Altinsulin gemischt werden, z. B. Zusatz einer *kleinen Menge Altinsulin* zum gewöhnlichen *Insulin lente* bei ausgesprochenen morgendlichen Hyperglykämien, *doch müssen solche Mischungen sofort injiziert werden*, da sich sonst das Altinsulin zu einem großen Teil an die freien Zinkionen bindet. Es darf auch nicht ein großer Anteil Altinsulin (z. B. 2 Teile Altinsulin plus 1 Teil Lente) beigefügt werden, da sich sonst das pH des Lente (7,0) und das pH des Altinsulins (2,9) so beeinflussen, daß die Gesamtreaktion des pH unter den isoelektrischen Punkt (pH 5.3) fällt und die prolongierte Wirkung zum großen Teil verlorengeht. Besser ist es zum Lente in solchen Fällen $1/5$–$1/6$ **Insulin Actrapid**® [Novo] *beizufügen*, welches die *morgendliche Hyperglykämie* sehr gut beeinflußt.

Insulinsensibilisierung: Lokale Reaktionen mit Rötung, Pruritus, Ödem sind nicht selten. Oft verschwinden sie auf eine lokale *Cortison*- oder eine *Antihistaminikum*-Salbe. Schwerere Allgemeinreaktionen sind selten. Treten solche allergische Erscheinungen auf, so empfiehlt es sich, vorerst die Insulinmarke zu wechseln. Gehen die Reaktionen nicht zurück, so versucht man das rekristallisierte **Actrapid**® [Novo] (s. o.). Nur selten muß man zur Desensibilisierung greifen.

Insulinresistenz: In seltenen Fällen kann es durch Entwicklung von Antikörpern zu einer Inaktivierung des Insulins kommen, so daß der Patient immer höhere Dosen (120–500 E!) benötigt. Diese Komplikation ist aber *sehr selten*. (Unter vielen hundert Diabetikern ist sie mir selbst bisher nur zweimal begegnet.) Der Titer der Antikörper kann bestimmt werden. Vereinzelt gelang es, durch die kontinuierliche Verabreichung von 20 mg *Prednison* nach einem initialen Stoß von bis 60 mg diese AK-Bildung zu hemmen. Obschon andererseits die chronische Kortikosteroidverabreichung meistens den Diabetes verschlimmert, konnte dadurch bei diesen Patienten die benötigte Insulinmenge sogar reduziert werden. In anderen Fällen gelingt es, die Antikörperbildung durch rekristallisiertes *Altinsulin* **(Actrapid**®) 2–3 × tägl. zu umgehen. Neuerdings sind die hochgereinigten Schweineinsuline [Novo] (**Monokomponent-Insuline**) erhältlich, bei denen chromatographisch auch geringfügige Alterationen des Insulinmoleküls ausgeschaltet sind, um minimale Ansätze für Antikörperbildung zu geben.

Im Handel sind rasch wirkende (**Actrapid**® MC [Novo]), intermediär wirkende (Insulin Novo **Semilente**® MC [Novo] und neutrale Lente-Formen (Insulin **Monotard**® [Novo]).

Weil neben diesen Resistenzbildungen im engeren Sinne auch *resorptionsbedingte Störungen der Insulinwirkung* möglich sind, kann versuchsweise auch Altinsulin i.v. gegeben werden.

Das Auftreten einer zusätzlichen *Endokrinopathie*, bes. einer Hyperthyreose oder einer Akromegalie sowie *medikamentöse Einflüsse* (Kortikosteroide, Salidiuretica) können die Insulinempfindlichkeit herabsetzen. Ebenso führt *Ketoazidose* zu einer Insulinresistenz.

Perandren® [Ciba-Geigy] (jeden 2. Tag 25 mg i.m.) kann bei Endokrinopathien u. U. insulinsparend wirken.

Diabetesentgleisung: Die Hauptursachen sind nach ihrer Häufigkeit:

1. *Diätfehler*

2. *Infekt*

3. *Falsche Injektionstechnik* (gleiche Stelle anstatt abwechselnd rechts und links, und auch hier Stelle variieren).

4. *Somogyi-Effekt* (Steigerung der Gegenregulation durch Insulin-Überschuß).

5. *Antikörper* (s. o.)

6. *Ketoazidose*

Vorübergehende Weitsichtigkeit: Bei schweren Diabetesfällen, die sich unter der Insulintherapie rasch erholen, kommt es manchmal zu einer ausgesprochenen unangenehmen Weitsichtigkeit, die nach einigen Wochen wieder zurückgeht. Man hüte sich, dann allzu rasch eine teure Brille zu verschreiben.

Diabetes mellitus bei Kindern

Nach WHITE (In R. H. Williams: Diabetes. Hoeber, New York 1960) entfällt auf 2500 Jugendliche unter 15 Jahren ca. 1 Zuckerkranker. Am häufigsten beginnt die Erkrankung im 5.–7. und 10.–14. Jahr. Die *Neigung zu Azidose* und die *Labilität des Blutzuckers* sind besonders ausgeprägt. Außerdem entwickelt sich häufig bei schlechter Einstellung eine *Hepatomegalie*, und es kommt auch häufiger zu den diabetischen Komplikationen von seiten der Retina und der Niere als beim Erwachsenen. Bei schlechter Einstellung bleibt auch das Wachstum häufig zurück. Erstaunlich ist es, wie selbst bei kontrollierten Kindern oft wenige Tage nach dem Beginn der Erkrankung ein schweres *Coma diabeticum* auftreten kann.

Diätetisch verlangt das wachsende Kind vor allem *genügend Eiweiß und Kohlenhydrate*. Deshalb darf auch der Insulinbedarf beim Kinde nie auf Kosten der Ernährung herabgesetzt werden. Die *Fettmenge wird dem wechselnden Bedarf angepaßt*, bei körperlicher Arbeit erhöht, bei Abmagerung ebenso, bei fehlender Muskeltätigkeit und Neigung zu Azidose wird sie vermindert. Für Säuglinge sind die Vorschriften nach H. WILLI (in *F. Koller* u. Mitarb.: Die Gesunderhaltung von Mutter und Kind. 28. Aufl. Schulthess, Zürich 1970) zu beachten:

Milchregel: $1/10$ des Körpergewichtes in Milch, Maximum 600 g = 3 Milchwerte (siehe auch BELSER).

Kohlenhydratregel: $1/100$ des Körpergewichtes, wobei auf 5, resp. auf 10 g aufgerundet wird, also ein Kind von 4200 g Körpergewicht erhält 45 g Kohlenhydrate = $4^{1}/2$ Brotwerte in Form von Schleim oder Mehlabkochung, wobei Zucker, der bei Gesunden verwendet wird, weggelassen wird, ebenso alle Malzprodukte.

Wenn man im Alter von 2 bis 3 Monaten beginnt, Obstsäfte zuzulegen, so geschieht dies vorläufig nur teelöffelweise, d. h. in so kleinen Mengen, daß man sie nicht zu berücksichtigen braucht. Werden etwas später Gemüse beigefügt, so anfänglich ebenfalls in kleinen belanglosen Quantitäten. Sobald Kartoffeln zur Anwendung kommen, gewöhnlich vom 5. Monat an, so mißt man diese in Brotwerten ab, 1 Brotwert = 50 g Kartoffeln.

Wichtig ist neben der genauen Urinzucker-Kontrolle auch die ständige Überwachung der Azetonprobe im Urin durch die Eltern. Überhaupt verlangt die Kontrolle, Erziehung und therapeutische Führung des Zuckerkranken Kindes, wie CONSTAM (Diabetes mellitus bei Kindern. Pfizer, Zürich 1964) mit Recht hervorhebt, eine ganz besondere Erfahrung, und solche Patienten gehören deshalb unbedingt in die Hände eines Pädiaters oder spezialisierten Internisten. Man sende solche Kinder auch regelmäßig in die hierfür in den meisten Ländern speziell organisierten *Ferienlager für Diabetiker* (in der Schweiz vom Schweiz. Pfadfinderbund in Zusammenarbeit mit der Schweiz. Diabetes-Gesellschaft), was sich für diese Kinder ausgezeichnet auswirkt.

Diabeteskomplikationen

1. *Hypoglykämisches Koma*: Tritt vor allem beim *asthenischen Diabetiker* und bei ausgeprägter *vegetativer Labilität* auf. Hypoglykämien sind bei den Depotinsulinen (besonders ausgesprochen beim Protamin-Zink-Insulin) viel häufiger als beim Altinsulin, überfallen den Patienten hier viel plötzlicher und manchmal ohne wahrnehmbare subjektive Vorzeichen. Die klinische Diabeteseinstellung kann sich in solchen Fällen recht schwierig gestalten, doch gelingt es heute in der Regel, die Patienten durch Umstellung auf tägl. 2 Spritzen **Insulin-Rapitard®**, s. o. gut einzustellen. Bleibt auch dies unbefriedigend, so versucht man zusätzlich noch die *Kombination* mit *Biguaniden*. Auch beim gut eingestellten Diabetiker kann es zum hypoglykämischen Koma kommen, wenn er nach der Insulinspritze plötzlich keine Nahrung mehr zu sich nimmt, z. B. bei akuter Gastritis oder Magen-Darm-Störung, oder wenn er durch eine plötzliche körperliche Überlastung mehr KH verbraucht als sonst und dabei nicht genügend zusätzliche Nahrung zuführt (z. B. bei großen *Bergtouren* usw.).

Prophylaktisch soll jeder Diabetiker, der sich Insulin spritzt, angewiesen werden, bei den ersten Symptomen der Hypoglykämie 2 Stück Würfelzucker einzunehmen (immer eine Reserve von 6–8 Würfeln bei sich führen).

Diagnose: Diese ist durch das typische Schwitzen (im Gegensatz zur trockenen

Haut des Coma diabeticum), durch Krämpfe, gesteigerte Reflexe und den positiven Babinski, das gerötete Gesicht, das Fehlen von tiefer Atmung und Exsikkose gewöhnlich leicht zu stellen.

Therapie:

a) *Glukose i.v.* 20–40 ml 20–40%ige Traubenzuckerlösung. Im Zweifelsfalle, welche Art von Koma besteht, darf dies bedenkenlos getan werden, weil ein Koma diabeticum durch diese Glucose nicht verschlimmert wird, bei hypoglykämischem Koma der Patient aber zu erwachen pflegt.

Wacht der komatöse Patient auf, soll er mit gesüßtem Tee, etc. weiterbehandelt werden. Bei *Sulfonylharnstoff-Hypoglykämien* Glukose-Infusion während 2–3 Tagen wegen Rezidivgefahr.

b) **Glukagon**® [Lilly] $^1/_2$–1 mg i.v. oder s.c. Hat gegenüber Glukose den Vorteil, daß endogene Glykogenreserven mobilisiert werden und daß die Patienten früher erwachen (vor meßbarem Anstieg des Blutzuckers). Es darf in geeigneten Fällen auch den Angehörigen zur s.c.-Injektion für den Notfall anvertraut werden.

2. *Azetonurie*: Ist meistens die Folge eines nicht gut eingestellten Diabetes oder einer zu strengen Diät mit zu wenig KH. Häufig liegt als Ursache auch ein nicht erkannter Infekt vor (Zystitis usw.).

Bei gewissen, sehr labilen Patienten können Azetonämien aber auch ohne eine erkennbare Ursache, plötzlich trotz guter Einstellung auftreten. In solchen Fällen schaltet man einen Hafer-Obst-Tag ein oder erhöht vorübergehend die verabreichte KH- und Insulinmenge.

3. *Infekte*: Jeder Infekt ist bei einem Diabetes immer sehr ernst zu nehmen und sofort mit Antibiotika zu behandeln. So kann schon ein kleiner Furunkel die ganze Stoffwechsellage zum Entgleisen bringen und sich rasch zu einer gefährlichen Phlegmone oder Sepsis weiterentwickeln, wenn man ihm keine Beachtung schenkt. Bei schweren Infekten sind die oralen Antidiabetika (Tolbutamid usw.) durch Altinsulin zu ersetzen. Ebenso sind die Depotinsuline bei schweren Infekten besser mit dreimal tägl. gespritztem Altinsulin, unter 2–3maliger tägl. Kontrolle des Blutzuckers, zu vertauschen. Denn gerade bei Infekten ist ein guteingestellter, nicht erhöhter Blutzucker sehr wesentlich für die Abwehr einer bakteriellen Invasion! –

4. *Tuberkulose*: Siehe Tuberkulose-Kapitel, S. 601.

5. *Gravidität*: Prinzipiell bedeutet Zuckerkrankheit der Frau keine vermehrte Gefahr für die Austragung einer Schwangerschaft mehr. Von der Ehe von 2 Diabetikern ist aber abzuraten. Eine Gravidität bei einem sehr schwer einstellbaren Diabetes ist mit erhöhten Risiken verbunden, die mit vermehrten Schwangerschaften eher steigen. Jeder Diabetes muß während der Gravidität besonders sorgfältig kontrolliert werden. Zu Beginn der Schwangerschaft besteht oft eine *erhöhte Insulinempfindlichkeit*, während später der Insulinbedarf oft stark ansteigt, weil offenbar das plazentäre „Wachstumshormon" und andere Insulinantagonisten hinzukommen und Insulin wahrscheinlich von der Plazenta abgefangen werden kann.

Diabeteskomplikationen

6. *Koronarsklerose*: Hier ist eine besonders gewissenhafte Einstellung und Überwachung des Diabetes unter Herabsetzung der täglichen Fettmenge auf 70 g wesentlich. Bleibt trotzdem ein hoher Lipidspiegel bestehen, so sind spezielle Maßnahmen nötig, siehe S. 157.

7. *Arteriosklerotische Gefäßstörungen und beginnende Gangrän*: Auch hier ist eine gute Einstellung des Diabetes wesentlich. Im übrigen gefäßerweiternde Mittel, Gefäßmassage, siehe hierüber im betreffenden Spezialkapitel, S. 161. Bei Gangrän sind orale Antidiabetika abzusetzen.

8. *Diabetische Polyneuropathie*. Diese auf die angiopathischen Veränderungen zurückgeführte Komplikation tritt besonders häufig bei schlecht eingestellten (Azeton) Patienten auf. Therapeutisch ist eine sehr gute Einstellung des Diabetes und die Vermeidung aller zusätzlichen Noxen wichtig. Siehe im übrigen Polyneuritiskapitel, S. 362.

9. *Diabetische Glomerulosklerose* (Morbus Kimmelstiel-Wilson): Ausgeprägte Nierenschädigungen sind als Endzustand eines schweren Diabetes häufig. Neben einer starken Eiweißausscheidung, Ödemen und Azotämie besteht meistens auch eine stärkere Blutdruckerhöhung. Anfänglich muß man vor allem die Kochsalzzufuhr einschränken, in den Spätstadien auch die Eiweißmenge. Die Behandlung stößt dann aber auf große Schwierigkeiten, und die Dauerprognose ist in diesen Fällen schlecht.

10. *Retinopathia diabetica*: Die meisten Fälle von Erblindung sind in der westlichen Welt auf die Zuckerkrankheit zurückzuführen. Die eigentliche Ursache dieser Komplikation ist auch heute noch unbekannt. So sind wir immer wieder überrascht, daß diese Schädigung auch schon in Frühfällen, bei guter Einstellung des Diabetes und gewissenhafter Befolgung der Diät durch den Patienten beobachtet werden kann. Diese Komplikation ist aber bei nachlässigen Diabetikern oder bei schlechter Einstellung des Diabetes viel häufiger, so daß in jedem Fall eine sorgfältige Einstellung wesentlich ist. Ist der Cholesterinspiegel erhöht, und fällt er durch diese Maßnahme nicht auf normale Werte ab, so wendet man noch das im Arteriosklerosekapitel, S. 157, erwähnte **Regelan**® an. *In schweren Fällen ergibt eventuell die Hypophysenausschaltung durch ^{90}Yttrium-Implantation oder Operation eine auffallende Besserung.*

   Kollege R. G. Sprague von der Mayo Clinic formuliert die Indikationen in einem persönlichen Schreiben 1967 treffend wie folgt: „Progressive Retinopathie, die aber noch nicht zur Erblindung geführt hat. Genügende Nierenfunktion, d. h. Kreatinin-Clearance nicht unter 60 ml/Min. Ordentlicher Kreislaufzustand. Intelligenz und Kooperabilität, um einem strengen therapeutischen Regime zu folgen. Gesicherte familiäre Überwachung und Betreuung. Verständnis für das Risiko des Eingriffs und den Willen dies auf sich zu nehmen." Wesentlich erscheint auch die Dauertherapie mit *Clofibrate* (**Regelan**®). Die anabolen Androgen-Derivate haben versagt.

11. *Entgleisung des Diabetes durch andere Medikamente*: Vorsicht bei Verabreichung von *Saliuretika*, die beim Diabetiker in $^2/_3$ der Fälle den Blutzucker erhöhen (nicht beim Normalen). Bekannt ist die bedeutende Verschlechterung der Kohlenhydrattoleranz durch *Cortisonpräparate*, siehe hierüber im *Cortison*-Kapitel S. 465.

Diabetische Ketoazidose

Coma diabeticum ketoacidoticum

Die Behandlung eines Coma oder praecoma diabeticum ist immer sehr dringlich. Jeder Patient mit Coma diabeticum ist deshalb als Notfall zu betrachten und gehört grundsätzlich immer in eine Klinik. Bei *gesicherter Diagnose* sollten immer schon draußen vor dem Abtransport vom praktischen Arzt 50 E Insulin i.v. plus 30–50 E s.c. gespritzt werden. Diese Maßnahme kann gerade bei schweren Fällen lebensrettend wirken.

Für die Therapie sind vor allem die folgenden Punkte wichtig und zu beachten:

1. Sofortige und ausreichende Insulinzufuhr.
2. Bekämpfung der Azidose.
3. Bekämpfung der Exsikkose.
4. Schockbekämpfung.
5. Bekämpfung der Hypokaliämie.
6. Infektbekämpfung.

Nachstehend gliedern wir die Therapie nach vorwiegend praktischen Gesichtspunkten. Die Hauptprobleme sind der *hypovolämische Schock* und die *Hypokaliämie*.

Maßnahmen und Untersuchungen innerhalb der 1. Stunde nach Spitalaufnahme

In den ersten Stunden sollte der Patient von einer mit Diabetes und Diabetikern vertrauten Schwester speziell betreut werden, wenn möglich auf der *Intensivpflegestation*.

Status und Laboruntersuchungen:

a) *Urin:* Wenn nötig katheterisieren, in allen Fällen sofort untersuchen auf *Zucker, Azeton, Albumin, Sediment* (Komazylinder und evtl. Zystopyelonephritis). Katheter belassen, wenn Patient komatös.

b) *Blut: Blutzucker*, pH, K, Na. (Der Blutzucker ist nach 1 Stunde, dann alle 3 Stunden zu kontrollieren.) Zur raschen Orientierung bewährt sich die Bestimmung mit dem *Refraktometer* von Ames, gleichzeitig sollte aber die tatsächlich vorhandene Glukose durch eine der modernen exakteren Methoden (enzymatisch oder Orthotoluidinmethode) angesetzt werden (Labor orientieren). Wichtig sind ferner *Blutbild, Hämatokrit, Harnstoff, Kalium, Natrium* (Flammenphotometer) und *Chloride*. Die Kontrolle des pH (3stündlich) ist sehr wesentlich, um den Einfluß der Therapie und eine evtl. Nierenstörung zu erfassen. In kleineren Spitälern an Stelle des pH die Alkalireserve.

c) *Suchen nach Komplikationen:*

   I. Anamnestische Ursache des Komas.
   II. Rascher Status mit speziellem Vermerk der folgenden Zeichen: Bewußtsein, Art der Atmung, Puls, Blutdruck, rektale Temperatur.
   III. Wenn möglich Röntgenbild von Lunge und Abdomen.
   IV. EKG.

d) Stecken einer Dauertropfinfusion (bis zum Eintreffen der Laborwerte mit physiologischer NaCl-Lösung). Am besten *Subklaviakatheter*, Kontrolle des *ZVD*.

Diabetische Ketoazidose

Therapie: Mit der Therapie (Insulin) muß sofort nach der Blutentnahme begonnen werden. Jeder Zeitverlust kann sich bitter rächen. *Die ersten drei Stunden sind entscheidend für das spätere Schicksal des Patienten!*

1. *Insulin:*
    a) *Blutzucker zwischen 300–900 mg%*, pH unter 7,25; Alkalireserve 20 Vol% = 9 mval/l oder weniger: 100 E Altinsulin in 1 Liter hypoosmolare Lösung (siehe 2), die in 1 Std. infundiert werden, falls der ZVD das zuläßt (ZVD unter 10 cm H_2O). Die i.v. Injektion von Insulin als Initialstoß ist zwar auch möglich, doch ist der Effekt nur von sehr kurzer Dauer, weil die Halbwertszeit von Insulin im Menschen weniger als 15 Minuten beträgt. Subcutan injiziertes Insulin wird inkonstant resorbiert.

    b) *Blutzucker über 900 mg%:* Gleiche Behandlung; einzig ist der intravenöse Initialstoß von zusätzlichen 100 E. Altinsulin vertretbar.

2. *Flüssigkeitsersatz:* Infusion hypoosmolarer Lösung mit $^1/_3$ ($^1/_6$-molar) Natriumbikarbonat-Lösung, $^1/_3$ NaCl o. 9% und $^1/_3$ Wasser. (Erhältlich in ähnlicher Zusammensetzung in der Schweiz als fertige Coma diabeticum-Lösung, Hausmann, St. Gallen.) Ist der ZVD tief (unter 3 cm H_2O), muß die Infusionsmenge in der ersten Stunde *mindestens* 1 Liter betragen. Bei alten Leuten und wahrscheinlich Herzkranken muß die Zufuhr der Flüssigkeit unter Umständen gedrosselt werden. Ein rascher Anstieg des ZVD ist Zeichen beginnender Rechtsinsuffizienz.

3. *Wärmezufuhr:* Patienten warm halten.

4. *Kaliumzufuhr:* Während der Azidose strömt sehr viel Kalium aus den Zellen in den Extrazellulärraum, welches mit der Wirkung des Insulins wieder teilweise intrazellulär verschwindet oder mit dem Glykogenaufbau gebunden wird. Eine Normokaliämie zu Beginn der Komabehandlung weist deshalb schon auf ein absolutes Kaliumdefizit hin. In der ersten Stunde ist aber eine Kaliumsubstitution noch nicht nötig bei „Normokaliämie«, es sei denn, daß eine ausgiebige Diurese schon zustande kommt.

5. *Infektabschirmung mit Antibiotika:* In sehr vielen Fällen wird die akute Verschlechterung, d.h. das Koma, durch einen zum Diabetes hinzukommenden Infekt ausgelöst, z.B. Pyelitis, Pneumonie, Furunkel, Sinusitis, Otitis, Sepsis, Grippe usw. Auch wenn man bei der Einlieferung keinen solchen Infekt feststellen kann, soll man vorsichtshalber doch immer eine antibakterielle Therapie einleiten.

    In der Regel verabreicht man sofort 6 Mio. E *Penicillin* als Depot + 2 g *Streptomycin* i.m. Wenn ein Urininfekt oder ein anderer schwerer Infekt vorliegt, so verabreicht man anstelle des Penicillins besser *Tetracyclin* (**Terravenös®**).

6. *Hypovolämischer Schock:* Steigt der ZVD trotz maximaler Flüssigkeitszufuhr nicht an und setzt keine Diurese ein, so infundiert man *Plasma* oder *Plasmaexpander* 500 ml (**Macrodex®**). Bessert sich der Schock nicht, dann *Schocktherapie* s. S. 149ff. **Lasix®** soll nur gegeben werden, wenn man sicher ist, daß die ungenügende Diurese nicht durch Hypovolämie bedingt ist.

7. *Magensonde:* Wegen der Gefahr des Erbrechens soll eine Magensonde gelegt werden. Bei nicht Bewußtlosen kann eine vorsichtige Magenspülung von Nutzen sein.

Diabetische Ketoazidose

Maßnahmen in der 2. bis 6. Stunde nach Spitalaufnahme

8. *Weitere Infusion* von 1 Liter hypoosmolarer Lösung mit 100 E. Altinsulin, verteilt auf die 2. bis 4. Stunde unter Berücksichtigung von ZVD und Diurese.
9. *Wiederholung der Bestimmung von Blutzucker, pH* (Alkalireserve), *Harnstoff*, sowie *Natrium* und *Kalium* nach der dritten Stunde. Harnstoffbestimmung ist zur Beurteilung des allfälligen Nierenschadens von Bedeutung.
10. *Insulin*: Wenn der Blutzucker noch weiter ansteigt, muß anschließend an die 4. Stunde eine weitere Infusion von hypoosmolarer Lösung mit 100 bis 200 E. Altinsulin verabreicht werden. Laufzeit bis etwa zur 12. Stunde. Je nach Blut-pH und Natriumgehalt wird die Bikarbonat- und Wasserzufuhr gesteuert. Man vergesse nicht, daß Wasser nötig ist, um die Glukose und die Ketokörper auszuscheiden. Ist der Blutzucker schon gegen 200 mg% gesunken, soll die Infusion auf eine Mischung von 2 Teilen 5% Glukose und 1 Teil 0,9% NaCl-Lösung umgestellt werden. KH-Zufuhr soll in den ersten 24 h nach Beginn ca. 240 g betragen. Fällt der Blutzucker allzu rasch ab, bleibt wegen der langsamen Austauschgeschwindigkeit der Liquorzucker hoch und es kommt zum osmotisch bedingten Einstrom von Wasser in Liquorraum und Gehirn (W. BERGER: Schweiz. med. Wschr. 102 [1972] 1008); die Patienten bleiben trotz niedrigem Blutzucker subkomatös. Bei der Lumbalpunktion besteht ein hoher Druck. Therapie: **Lasix®**, Cortison s. S. 343.
11. *Kalium*: Fällt es schon in der 2. Stunde oder später ab, sind je nach Wert 20–60mval je Stunde zu substituieren (60 mval, wenn das Serum-Kalium unter 4 mval/Liter beträgt) s. S. 442.
12. *Flüssigkeit peroral*: Erst wenn der Patient nicht mehr komatös ist und kein Brechreiz besteht, kann Haferschleim, Orangensaft, Tee oder Kaffee kaffeelöffelweise (100–120 ml/Std.) versucht werden.
13. *Fortlaufende Kontrolle von Blutdruck, Puls, Temperatur und ZVD*

    a) Blutdruck und Puls $^1/_2$stündlich, Temperatur stündlich kontrollieren. Erneute *Infusion*, sofern weiter ein tiefer Schockzustand besteht.

    b) *Herzstimulation*: Bei älteren Patienten und schweren Fällen ist $^1/_8$ mg *Strophanthin* i.v. zu verabreichen. Bei schweren Herzpatienten evtl. Wiederholung nach 12 Std. Vorsicht bei Kammerextrasystolie und Hypokaliämie!
14. *Urinkontrolle* (evtl. Dauerkatheter): Zucker- und Azetonkontrolle stündlich durchführen. Stündlich Urinsekretion notieren, da dies die beste Kontrolle über den Rückgang der Exsikkose ermöglicht.

Maßnahme in der 6. bis 24. Stunde nach Spitalaufnahme

15. Bestimmung von Blutzucker, K, Na, pH (Alkalireserve) nach 6 Stunden.
16. *Insulin*: Ist der Blutzucker noch hoch (über 300), werden in einer weiteren Infusion mit hypoosmolarer Lösung (Blut-pH und Na-Spiegel beachten) 100 E Altinsulin gegeben, die während etwa 12 Stunden einlaufen (Diurese beachten). *Die benötigte Flüssigkeitsmenge beträgt in der Regel mindestens 4 Liter in den ersten 24 Stunden und kann bei herzgesunden, jüngeren Leuten auf mehr als das Doppelte*

gesteigert werden. Die Häufigkeit der Blutzuckerkontrollen bei jungen Leuten richtet sich nach dem Urinzucker. Bei der dargelegten Methode ist in der Regel erst wieder eine weitere Blutzuckerkontrolle nach weiteren 3 Stunden nötig. Wenn der Blutzucker annähernd normalisiert ist, kann auf subkutane Insulinbehandlung übergegangen werden (z. B. 20 E Altinsulin s.c.) unter gleichzeitiger Verabreichung von KH zur Vermeidung einer Hypoglykämie. Der Blutzucker muß in dieser Phase relativ häufig (z. B. jede 2. Stunde) kontrolliert werden, was mit dem Refraktometer von *Ames* mit genügender Exaktheit vom Pflegepersonal durchgeführt werden kann.

17. *pH*: Wird ein pH von 7,25 (Alkalireserve 16–17 mval/Liter) erreicht, so wird $NaHCO_3$ abgesetzt, da dann die Gefahr einer Überkorrektur besteht.

18. *Hypokaliämie*: Eine plötzlich beginnende *Muskelschwäche* sowie eine *oberflächliche Atmung* weisen auf eine Hypokaliämie hin (Kontrolle mit Flammenfotometer sollte in allen schweren Fällen nach 4, 6, 12, 24 Std. wiederholt werden, evtl. auch das EKG).

    Kalium kann *p.o.* oder *i.v.* gegeben werden, sobald EKG-Veränderungen nachweisbar sind oder eine Hypokaliämie im Serum festgestellt wurde. Für leichtere Fälle genügt evtl. die Zufuhr oraler Kaliumpräparate, z. B. **Kaliglutol®** [Streuli] (Dragées à 1 g; 1,5–2 g), in Dtschl. **Kalinor®**, KCL retard. Bei ausgeprägten Fällen i.v. als Dauertropfinfusion ca. 20 mval/Std., bei schwerer Hypokaliämie evtl. vorsichtig 50–70 mval/Std. mit hohem Kavakatheter. Total benötigen die schweren Hypokaliämien zwischen 100–150 mval, selten bis zu 350 mval, die während einer Zeitperiode von ca. 5–6 Stunden unter fortlaufender EKG- und Serum-Kalium-Kontrolle vorsichtig verabreicht werden. Wenn die Patienten nicht erbrechen, ist auch die orale Zufuhr des K-reichen Orangen- oder Karottensaftes sehr zu empfehlen (siehe auch Kapitel Hypokaliämie S. 69).

Kostform

19. *Diät 2. Tag*: Übergang auf flüssige, leichte Kost mit *KH 200 g, Protein 60 g* und *Fett 50 g*.
20. *Depotinsulin*: Man beginnt am besten mit einer morgendlichen Basisdosis von **Insulin-lente** und fügt je nach dem Verhalten des BZ noch Altinsulin hinzu. Der Blutzucker muß am 2. Tag noch mindestens 3stündlich kontrolliert werden und nachts wenigstens einmal, z. B. um 24 Uhr.
21. *Diät 3. Tag*: Rückkehr zur Standarddiät *200–250 g KH*, *80 g Eiweiß* und *80 g Fett*. Die erforderliche Insulindosis liegt nach einem Koma immer deutlich höher als vorher und geht oft nicht mehr völlig auf das frühere Niveau zurück. Ein Übergang auf *orale Antidiabetika* ist unter Umständen noch einmal erfolgreich.

Coma diabeticum hyperosmolare anacidoticum

Rossier u. Mitarb. (Dtsch. med. Wschr. 86 [1961] 2145) haben 1961 erstmals auf diese relativ seltene, aber noch viel zu wenig bekannte Komplikation hingewiesen.

Hyperosmolares Koma

Symptome: Fehlende Ketose und Azidose (normale Alkalireserve), exzessive osmotische Diurese. Da die Niere nicht mehr als 1100–1200 Milli-Osmol/Liter zu eliminieren vermag, bewirkt die massive Hyperglykämie eine osmotische Diurese und damit eine Dehydratation (hohe Hämatokrit- und Gesamteiweißwerte!). Das alarmierende Symptom der Anurie fehlt deshalb in den Anfangsstadien. Durch die Hyperosmolarität

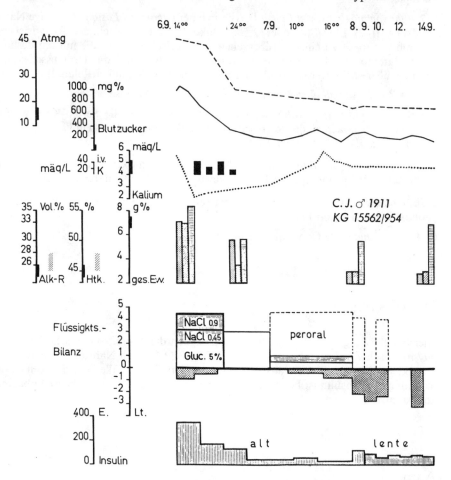

Abb. 99. *Anazidotisches, hyperosmolares Coma diabeticum* (C. J. Mann, 1911, KG 15562/954): Auftreten eines schweren Diabetes mellitus unter den Zeichen eines Komas. Bei dieser noch zu wenig bekannten Spezialform *fehlen aus noch nicht geklärten Gründen Ketose und Azidose*. Beim Eintritt pH des Blutes 7,40. Die durch die Hyperglykämie bedingte Hyperosmolarität im extrazellulären Raum führt einerseits infolge intrazellulärer Dehydratation zum Bewußtseinsverlust, anderseits durch die osmotische Diurese zu weiterem massivem Verlust von Wasser. Behebung der Stoffwechselstörung mit *Insulin,* Zufuhr von freiem Wasser in Form von hypotoner Lösung (NaCl 0,45%! und *Glukose* 2,5%!) führt zu normaler Osmolarität. Damit Beseitigung des Komas und Versiegen der osmotischen Diurese. Der in diesem Fall frühzeitige Abfall des Kaliums (3 Stunden nach Therapiebeginn auf 2,1 mval/l) weist auf die sehr wichtige Notwendigkeit einer intensiven Elektrolytkontrolle, speziell bei dieser Form des Komas, hin.

Diabetes renalis

kommt es zur intrazellulären Dehydratation und hierdurch zum Koma. Nach Einsetzen der Rehydratation tritt häufig ein Abfall des Natriums, vor allem aber des Kaliums ein. In Abb. 99 ist ein solcher von uns beobachteter typischer Fall dargestellt.

Therapie

1. *Zufuhr von möglichst viel freiem Wasser* in einer *hypotonen Lösung*: 0,45%ige NaCl-Lösung 1(–2) Liter/Std. oder 2,5% Glukoselösungen. Nach der Rehydrierung kommt es meist zu einer vorübergehenden anurischen Phase. Es müssen deshalb der Hämatokrit, das Gesamteiweiß, die Elektrolyte und die Urinausscheidung genau überwacht werden (Führung einer genauen Flüssigkeitsbilanz!).
2. *Cave Zufuhr von alkalisierenden Lösungen*, da keine Azidose besteht.
3. *Bekämpfung der Hypokaliämie*: Es ist sehr wesentlich, die Serum-Kaliumwerte genau zu überwachen, da sich rasch eine Hypokaliämie entwickeln kann. Therapie siehe *Coma diabeticum* unter 18 (S. 442).
4. *Nach Korrektur der Bluteindickung* (Abfall von Hämatokrit und pH auf normale Werte): Infusionstherapie analog dem gewöhnlichen Coma diabeticum (siehe dort).
5. *Insulindosierung*: Richtet sich nach dem Blutzucker wie beim gewöhnlichen Coma diabeticum, siehe dort.
6. *Abschirmung*, siehe Coma diabeticum.

Diabetes-Literatur für den Patienten siehe S. 458.

Diabetes renalis

Hier besteht lediglich eine erhöhte Durchlässigkeit der Niere, so daß schon bei einer physiologischen Erhöhung des Blutzuckerspiegels (z. B. nach Nahrungsaufnahme) im Urin kleine Mengen Zucker ausgeschieden werden. Diese Fälle bedürfen keiner Behandlung, und Insulin ist beim Vorliegen einer normalen Blutzuckerkurve unbedingt kontraindiziert.

Adipositas

Die Adipositas ist in vielen Ländern mit wirtschaftlicher Hochkonjunktur bald eine der häufigsten „Krankheiten", auch wenn es bei uns noch nicht so schlimm ist wie in Nordamerika, von dem CRAIG (Med. Tms [N.Y.] 2 [1955] 156) schreibt: "Obesity is fast becoming one of our nation's leading killers," und "We literally dig our graves with our teeth". Doch es bleibt jedem freigestellt, sein Leben so einzurichten, wie er es für gut hält, denn um OMAR KHAYYAM zu zitieren: "Fat people die happy." –

In allen Fällen von Adipositas sollten endogene Formen zuerst ausgeschlossen werden, d. h.:

1. Organische Läsion des Hypothalamus,
2. Morbus Cushing,
3. Hypogonadismus,
4. Dystrophia adiposogenitalis,
5. Laurence-Moon-Biedl-Syndrom,
6. Prader-Labhart-Willy-Syndrom,
7. Hypothyreoidismus,
8. Adipositas dolorosa (Dercum's Disease).

Eine Erhöhung des Körpergewichts um 10–15% über das theoretische Sollgewicht (einfachheitshalber Gew. in kg = cm über 100 cm der Körperlänge) kann noch als normal gelten.

1. *Konstitutionelle Form*: Oft familiär, evtl. kombiniert mit einem erniedrigten Grundumsatz, u. U. aber auch hypophysär bedingt. Der Fettansatz betrifft bei diesen Formen oft nur den Stamm oder beschränkt sich auf Brust, Oberarm, Hüften oder Oberschenkel. Im Gegensatz zur gewöhnlichen Mastfettsucht ist die konstitutionelle Form am schwersten zu beeinflussen.

2. *Exogene Form*: Es besteht ein Mißverhältnis zwischen Nahrungsaufnahme und benötigter Energiemenge, verbunden mit einem verminderten Bewegungsantrieb (evtl. psychisches Moment: „Kummerspeck"). Hier sind therapeutisch gute Erfolge zu erzielen.

3. *Mischform* (1 und 2): Diese ist vielleicht am häufigsten, z. B. erniedrigter Grundumsatz und zu reichliche Nahrungszufuhr, diese Fälle sprechen ebenfalls recht gut an.

Therapeutische Maßnahmen

Eine Gewichtsabnahme kann praktisch vor allem durch folgende prinzipielle Maßnahmen erzielt werden:

1. *Herabsetzung der täglichen Kalorienmenge* und zusätzliche Zufuhr von Ballaststoffen (Zellulose, Agar, Methylzellulose). Die Reduktion der Kalorienmenge ist die wichtigste Maßnahme. Siehe die unten angeführten Diätvorschriften und Präparate.

2. *Verminderung des Appetits*: Amphetaminpp. und ihre Derivate (**Dexedrin®**) sind heute nicht mehr erlaubt! Gefahr der *pulmonalen Hypertonie* sowie der *Amphetaminsucht*. Dagegen ist die Verwendung der relativ harmlosen *Biguanide* sehr zu empfehlen, da sie den Fettabbau begünstigen und den Appetit herabsetzen. Präparate und Dosierung siehe Diabetes-Kapitel, S. 430. Die Dosis darf hier evtl. verdoppelt werden.

3. *Verminderte NaCl-Zufuhr und Reduktion der Trinkmenge*: Ist vor allem bei Patienten mit der häufig zu beobachtenden Tendenz zu NaCl- und H_2O-Retention zu empfehlen. *Vorsicht mit Saluretika* wegen der erhöhten Thrombosegefahr dieser Patienten.

Adipositas

4. *Steigerung der Körperbewegung*: Ist in allen Fällen günstig, aber die Wirkung wird im allgemeinen überschätzt und oft auch durch das nachfolgende Hungergefühl wieder aufgehoben.

Leichte Fälle

Verbot von Fetten (einschl. Würste und Speck). Einschränkung der Brotmenge auf eine halbe Brotscheibe tägl., strikte Reduktion der Kohlenhydrate (Teigwaren, Mehlspeisen, Kartoffeln). Ernährung vorwiegend mit gegrilltem *Fleisch* (statt mit Öl mit reinem Paraffin bestreichen, das geschmacklos und unverdaulich ist) und *Salat*. Als Suppen sind Bouillon und Gemüsebouillon gestattet. Kaffee und Tee mit künstlichem Süßstoff ist frei zu jeder Mahlzeit.

Diätbeispiel

Zum Frühstück: 1 Ei, $^1/_2$ Scheibe Brot mit etwas Konfitüre, ohne Butter. Kaffee oder Tee mit etwas Milch, eine Frucht.

Mittagessen: Gemüsebouillon oder Bouillon, keine anderen Suppen, eine halbe Grapefruit. Grilliertes Fleisch mit grillierten Tomaten und grünem Salat. Als Dessert nur Früchte, aber keine Trauben und Bananen. Als Gemüse zum Fleisch dürfen alle KH-armen Gemüse gegeben werden. Nur mit wenig Fett zubereiten.

Zum Vieruhrtee: Nichts oder eine Frucht.

Nachtessen: Kaltes Fleisch mit Salat, ein Glas Joghurt; oder Eiersalat (2 Eier) mit grünem oder Tomatensalat; oder „Birchermüsli" (ohne Rahm!) und Früchte. Kein Brot, keinerlei Teigwaren und Kartoffeln.

Völliges Verbot, zwischen den Mahlzeiten etwas zu essen. Streng verboten sind Bonbons, Schokolade, Confiserie sowie alle Backwaren. Ferner Bier, konzentrierte Alkohole (Whisky!); erlaubt evtl. Diabetikerbier (KH-arm). Kein Salatöl, sondern *Salate mit reinem Paraffinöl zubereiten!*
Zusätzlich tägl. *Spaziergänge* von 1–2 Std., Reiten usw. Genaue tägl. Gewichtskontrolle morgens nüchtern. Nimmt der Patient trotzdem nicht ab, so sollte man einen *Obsttag* einschalten: 1500 g Obst und dazu nichts anderes als etwas ungesüßten Tee oder, wenn die Früchte nicht gut vertragen werden, pro Woche einen *Milchtag*, d.h. 1 Liter entrahmte Milch, verteilt auf den ganzen Tag und verdünnt mit Tee oder Kaffee. Solche Obst- oder Milchtage sind besser als reine Fastentage, da diese durch das gesteigerte Hungergefühl am folgenden Tag meistens wieder illusorisch werden. Die Gewichtsabnahme sollte pro Woche $^1/_2$–1 kg nicht übersteigen, da sonst evtl. Schwächegefühl und Arbeitsunlust auftreten. Wichtig ist es, daß in der Kost tägl. 60–70 g *Eiweiß* enthalten sind, damit keine Proteinverarmung auftritt.

Mittelschwere Fälle

Sehr bewährt hat sich uns hier die folgende *Antoine-Diät* (vgl. Abb. 100) mit einer tägl. Kalorienzahl von rund 700–800 Kal. Auch hier kein Fett und Öl verwenden – Salate mit reinem *Paraffinöl* zubereiten.

Zusätzlich kann bei dieser und bei der schweren Form von Adipositas (s. S. 447) mit

Vorteil noch folgendes Präparat gegeben werden: **Dispo**® [Aristopharm], $^1/_2$ Std. vor dem Essen 1–2 gehäufte Eßlöffel 3× tägl. zusammen mit 1 Glas Wasser (füllt durch starke Quellung den Magen und ruft so ein gewisses Sättigungsgefühl hervor). In Dtschl. **Sodener Komma-Briefe** [Much].

Abb. 100: (Nach Dr. med. Pierre Antoine)

Montag: Gemüsetag (600–700 Kal.)
Frühstück: 50 g Milch, Kaffee, 30 g Brot, 5 g Zucker.
Mittags: 1 Teller Suppe, Gemüse: Karotten, Spinat, Kohl, Rotkraut oder ähnliches.
Abends: 1 Portion Spargeln, dazu ein weiteres Gemüse, 20 g Brot, 20 g Käse.
Vor dem Schlafen: 1 Tasse Tee mit Zitrone.

Dienstag: Fleischtag (800 Kal.)
Frühstück: Kaffee, 5 g Zucker, 50 g Milch, 30 g Brot.
Mittags: Bouillon mit 50 g geh. Suppenfleisch, 100 g Kalbsbraten mager, Salat, 1 Apfel.
Abends: 100 g Schinken mager mit einigen Pfeffergurken, 100 g Poulet, Salat, 1 Apfel.

Mittwoch: Eiertag (700 Kal.)
Frühstück: Kaffee, 5 g Zucker, 50 g Milch, 1 weiches Ei.
Mittags: 3 Spiegeleier, 1 Apfel oder Melone.
Abends: 2 harte Eier, 30 g Brot, Salat, 1 Apfel.

Donnerstag: Milchtag (1200 Kal.)
Frühstück: 1 Tasse Tee, 5 g Zucker, 50 g Milch, 30 g Brot.
Mittags: 500 g Milch, 1 Kartoffel, 20 g Brot, 20 g Käse.
Abends: 500 g Milch, 1 Kartoffel, 5 g Butter, 1 Apfel.
Vor dem Schlafen: 1 Tasse saure Milch.

Freitag: Fischtag (700 Kal.)
Frühstück: 1 Tasse Tee, 5 g Zucker, 50 g Milch, 30 g Brot.
Mittags: 1 Tasse Bouillon, 100 g gek. Fisch, 20 g Brot, Salat, 1 Birne.
Abends: 1 Sardine, Tomatensauce, 1 Forelle, 1 gek. Kartoffel, 1 Apfel.
Vor dem Schlafen: 1 Tasse Tee mit Zitrone.

Samstag: Obsttag (700 Kal.)
Frühstück: 1 Tasse Kaffee, 5 g Zucker, 50 g Milch, 30 g Brot.
Mittags: 300 g Obst (ohne Bananen und Nüsse), 20 g Brot, 20 g Käse.
Abends: Wie mittags, andere Früchte.

Sonntag: Freier Tag.

Schwerere Fälle

Hier ist die strenge Reduktion der tägl. Kalorienzahl auf 600 nötig. Am besten hat sich uns die folgende strenge *„Schweden-Diät"* (vgl. Abb. 101) bewährt (in schwedischen Kliniken häufig verabreicht, da man in Skandinavien gerne viel und gut ißt). Medikamentös evtl. **Silubin**® [Grünenthal] 400–600 mg tägl. oder **Glucophage**® [Specia] 3000 mg tägl., siehe oben. Später kann man die Kost auf 1200 Kal. erhöhen. Läßt sich die Kur zu Hause nicht durchführen, da der Patient zu wenig Disziplin zeigt, so gehört er in eine Klinik. Gute Resultate evtl. auch mit *Choriongonadotropinkur* (**Pregnyl**®), tägl. i.m. Injektion von 150 E für 3–6 Wochen.

Adipositas

Abb. 101: **Schwedische Abmagerungsdiät** (600 Kalorien)

Frühstück	Mittagessen	16 Uhr	Nachtessen
Sonntag:			
Konservierte Aprikosen ohne Zucker Magermilch Kaffee oder Tee	Gekochter Lauch Rohe geriebene Karotten Apfel Magermilch	Kaffee oder Tee (ohne Milch und Zucker) 1 Zwieback	Grapefruit Kalbfleisch Gemüse Hagebuttensuppe
Montag:			
Apfelkompott Magermilch Kaffee oder Tee	Kalbssulze Rote Rüben (Randen) Gemüse Grapefruit Magermilch	Kaffee oder Tee 1 Zwieback	Klare Bouillon mit Blumenkohl Gekochter Fisch Gemüse Orange
Dienstag:			
Konservierte Stachelbeeren Magermilch Kaffee oder Tee	Fisch in Gelee Kartoffeln Rohe geriebene Karotten mit Orange Magermilch	Kaffee oder Tee 1 Zwieback	Klare Bouillon mit Spargeln Kalbfleisch gekocht Lauch Fruchtsalat
Mittwoch:			
Gekochte Pflaumen Magermilch Kaffee oder Tee	Gekochter Blumenkohl mit Tomatensauce Heringsalat Magermilch	Kaffee oder Tee 1 Zwieback	Rindskraftbrühe Karotten Spinatpüree Orange
Donnerstag:			
Heidelbeeren- kompott Magermilch Kaffee oder Tee	Gemüseteller mit rohem und gekochtem Gemüse Magermilch	Kaffee oder Tee 1 Zwieback	Klare Bouillon Kalbfleisch grilliert Pilze Kartoffeln Grapefruit
Freitag:			
Konservierte Stachelbeeren Magermilch Kaffee oder Tee	Fleischklößchen Spinat Grapefruit Magermilch	Kaffee oder Tee 1 Zwieback	Klare Bouillon Fisch grilliert Aprikosenkompott Magermilch
Samstag:			
Gekochte Pflaumen Magermilch Kaffee oder Tee	Fisch und Gemüse im Topf Magermilch	Kaffee oder Tee 1 Zwieback	Weißkohlsuppe Frikadelle Bratapfel

Völlige Hungerkur

In den letzten Jahren setzt sich zur raschen Gewichtsreduktion immer mehr die völlige Hungerkur durch, *die aber nur klinisch durchführbar ist*. Während 2 Wochen erhält der Patient *gar keine Nahrung*. Er trinkt nur reines Brunnenwasser und erhält täglich 50 mval = *3,5 g Kaliumsalze* (z. B. als **Kaliglutol®, Kalinor®**) und *2 g Kochsalz*. Die Gewichtsabnahme pro Woche erreicht ca. 6–8 kg. Es ist erstaunlich, wie gut die Patienten diese drastische Maßnahme durchstehen. Nach völliger Hungerkur kann noch 4–6 Wochen lang eine hypokalorische Diät eingehalten werden. Wir haben in letzter Zeit bei einigen Patienten 40 g Eiweiß in Form von gekochtem Hühnerei, 70 mval K, 70 mval Na, 800 mg Ca, z. B. als Bouillon und 3 × 1 Protovit gegeben. Die Patienten waren bei völligem Wohlbefinden. Dann kann mit der in Abb. 100 und 101 wiedergegebenen Diät weitergefahren werden. Prophylaktische *Antikoagulantien-Therapie* während der Kur (Thrombosegefahr), wegen Bettlägerigkeit.

Präpubertäts-Adipositas (Pseudo-Fröhlich-Syndrom)

Auf dieses Krankheitsbild kann hier nicht näher eingegangen werden. Für die nähere Differenzierung s. PRADER (Schweiz. med. Wschr. 85 [1955] 737).

Meistens handelt es sich um eine psychische Störung, wobei, wie PRADER schreibt, „ein unnatürliches Verhältnis zwischen Mutter und Kind eine entscheidende Rolle spielt (over-protective mother). Als Folge verkümmern diese Kinder emotionell, sind unzufrieden, mißmutig und finden nur noch im Essen eine Befriedigung". Manchmal spielen auch konstitutionelle Faktoren eine Rolle.

Klinisch steht die Adipositas und eine verzögerte Pubertät mit unterentwickelten Testes und Geschlechtsmerkmalen im Vordergrund.

Therapie

1. *Diätetische Behandlung*: s. Adipositas, S. 446 ff.
2. *Biguanide* (siehe oben unter Adipositas).
3. *Psychotherapie* (vor allem der Mutter!).
4. *Streng kontraindiziert sind Androgene*. Gestattet und ohne schädliche Folgen ist eine Behandlung mit *Choriongonadotropin* (die wir in 32 Fällen mit „Erfolg" und ohne jede andere Nebenerscheinung anwandten), doch ist es immer schwer zu beurteilen, ob dieses Hormon oder nur die normale Sexualausreifung zur Umstellung führte.

Dosierung: siehe Kapitel *Kryptorchismus*, S. 332.

Magersucht, Asthenie

Es ist bei jeder stärkeren Abmagerung vorerst die evtl. kausale Ursache abzuklären:

1. *Exogene Form*: Verminderte Kalorienaufnahme infolge schlechter Ernährung (schwierige soziale Verhältnisse), mangelnde *Eiweiß-* und *Fett*zufuhr usw.
2. *Psychische Nahrungseinschränkung oder -abstinenz*: Beginnende Schizophrenie, ferner Anorexia mentalis.
3. *Stoffwechselerkrankungen*: Diabetes mellitus, Addisonsche Krankheit, Morbus Sheehan, Hyperthyreose.
4. *Mangelnde Darmresorption*: Achylie, Pylorusstenose, Sprue, Darmamyloid, Magen-Kolonfistel, chronische Enteritis, Morbus Crohn.
5. *Neoplasien*: Vor allem zu Beginn eines Karzinoms des Magens, Pankreas, der Niere (Hypernephrom) und des Ösophagus, ferner bei chronischen Leukämien und anderen Hämoblastosen.
6. *Infektiöse Leiden*: Vor allem bei Lungen- und Nierentuberkulose, Inappetenz infolge chronischer eitriger Sinusitis, Pyelitis usw.
7. *Vergiftungen* (Arsen, Thallium, chronische Kohlenwasserstoffvergiftung usw.), nicht selten ist auch ein Nikotinabusus vorhanden.

Therapeutisches Vorgehen

a) In allen Fällen muß zuerst eine *genaue Untersuchung und evtl. klinische Abklärung* des Patienten stattfinden: Grundumsatz, Abklärung eines evtl. Malignomverdachtes, Infektabklärung und u. U. auch eine psychiatrische Kontrolle. Nicht zu vergessen ist die Magensaftaushebung und die Stuhluntersuchung nach Probekost. Laxantienabusus ausschließen.

b) *Kausale Therapie*: Je nach der vorliegenden Ursache.

c) *Appetitanregende Mittel*: In leichten Fällen genügt evtl. *Tinct. amara* 3 × 20 Tropfen $^1/_4$ Std. vor dem Essen, ferner *Vinum Condurango* 3 × 20 ml. Eine günstige Wirkung durch die nachfolgende Hypoglykämie zeigt u. U. der Traubenzucker (2 Eßlöffel **Dextropur**® oder **Dextromed**® $1^1/_2$ Std. vor dem Essen). Eine günstige Wirkung haben oft auch kleine Dosen Arsen (*Liquor Fowleri*): Beginn 1 Tropfen tägl. in etwas Wasser und jeden 3. Tag steigend um 1 Tropfen bis auf tägl. 1 × 7 Tropfen. Diese Dosis während 2–3 Wochen beibehalten und nachher wieder langsam absteigend ausschleichen.

d) *Insulinmastkur*: Ergibt nach unseren Erfahrungen die besten Erfolge. Je nach Empfindlichkeit (gerade schwere Magersuchtfälle sind oft empfindlich) Beginn mit 5 E und evtl. Steigen bis 10 E (selten bis 15 E) 3 × tägl. $^3/_4$ Std. vor den Hauptmahlzeiten. Durch die Hypoglykämie und leichte psychische Umstimmung wird der Appetit in sehr vielen Fällen angeregt. Bei dieser Behandlung muß natürlich eine kalorienreiche Diät (s. unten) verabreicht werden. Zeigt z. B. bei chronischen Tuberkulosefällen und evtl. auch bei Altersformen oft eine schlagartige Wirkung.

e) *Anabole Steroide*: Haben u. U. bei der senilen Kachexie und bei der Anorexia mentalis eine günstige Wirkung, z. B. das *Metandienon* = **Dianabol**® [Ciba-Geigy], tägl. 5–10 mg p. o.

f) *Kalorienreiche Kost: Prinzip*: Die kalorienreiche Kost muß sehr schmackhaft und auch äußerst verlockend zubereitet werden. Wichtig ist tägliche Abwechslung. Günstig sind auch kleine Zwischenmahlzeiten mit Rahm, Butter und Zucker. Wenn möglich, tägl. 1–2 dl Rahm als Zusatz zu Kompott und zum Kaffee. Butterzusatz zu Gemüsen und Teigwaren. Viel Zucker, evtl. mit Zitronensaft in Crèmes und Kompott, Ovomaltine, Malzpräparate, kalorienreiche Nachspeisen. Nach jeder Hauptmahlzeit $^1/_2$ Std. Verdauungsruhe.

g) *Schlundsondenernährung*: Evtl. künstliche Ernährung durch Nasensonde, bringt in resistenten Fällen manchmal einen schlagartigen Erfolg, wobei der Appetit sich nachher wieder spontan einstellt. Als Nahrung dann Milch mit Ovomaltine, Eiern und Rahm, 2000 Kal. pro Tag (siehe bei Anorexia mentalis).

Anorexia mentalis

Vorwiegend bei Frauen und bei jungen Mädchen und seltener bei Jünglingen in der Pubertätszeit. Die endokrinen Funktionen können sekundär gestört sein. Dies erschwert oft die Diagnosestellung. Nicht selten handelt es sich um Patienten, die dadurch das Mitleid und die Aufmerksamkeit der Eltern oder der Umgebung auf sich lenken wollen. Manchmal spielen auch sexuelle Konflikte eine Rolle.

Wichtig ist die Isolierung (von den Eltern, vom Arbeitsplatz usw.) durch die Überführung in eine Klinik.

Die Mahlzeiten müssen genau überwacht werden, da solche Patienten oft äußerst raffiniert vorgehen, um eine Nahrungsaufnahme vorzutäuschen.

Therapie

Die Prognose hat sich seit der Einführung der Psychopharmaka sehr gebessert. Mit Rezidiven ist in $^1/_3$ der Fälle nach Absetzen der Psychopharmaka zu rechnen. Die Patienten sprechen dann aber auf eine erneute Behandlung in der Regel wieder an. Das folgende Schema hat sich auch an unserer Klinik sehr bewährt.

1. *Chlorpromazin* (**Largactil®, Megaphen®**): 1. Tag 300 mg z. B. 6 × 50 mg p.o. und sofern nötig steigern auf 600 mg/Tag (ausnahmsweise bis 1600 mg). Kommt es dadurch zu evtl. Parkinsonismus, so kombiniert man mit *Antiparkinsonmitteln*, z. B. **Artane®, Akineton®**, 3–4 × 1 Tbl. (siehe Parkinsonismus). Einnahme muß kontrolliert werden, evtl. Injektion.

2. *Insulin-Kur* s. o., je 10 E. $^1/_2$ h. v. d. E. bis zu evtl. 40–60 E. pro die.

3. *Bettruhe*, Besuche anfänglich verbieten.

4. *Nahrungszufuhr: Bedrohliche Fälle*: Plasma- (und Blut)transfusion, um Hypoproteinämie rasch zu beheben. *Übrige Fälle*: Beginn mit Milch-Diät, z. B. 3 × tägl.

Gicht

500 ml Milch mit 30 g Ovomaltine; 3 Eier, 30 g **Dextropur**® oder **Dextromed**®, Saft einer halben Zitrone und einer Orange. Wenn nötig durch Nasensonde, die aber bei Chlorpromazin-Therapie gewöhnlich nicht mehr nötig ist. Allmählicher Übergang auf Normalkost und Steigerung auf 4000 Kalorien/Tag.

Gicht (Podagra)

Untersuchungen mit markierter Harnsäure zeigen, daß man zwei Arten unterscheiden muß, eine *metabolische* Form mit vermehrter Produktion und einen *renalen* Typ mit verminderter Ausscheidung. Durch die Retention kommt es dann allmählich zu Uratablagerungen, vor allem in den Gelenken, aber auch zu Harnsäuretophi unter der Haut, in den Schleimbeuteln und Sehnen und evtl. in den Ohrmuscheln. 90% der Gichtpatienten sind Männer. Wichtig ist die Behandlung der Erkrankung vor dem Auftreten der Hirn- und Nierengefäßschädigung. In 15–20% kommt es auch zu einer Nephrolithiasis (Uratsteine).

Therapie des akuten Anfalls

1. *Bettruhe*, nur bei starken Schmerzen.
2. *Hochlagerung* der befallenen Extremitäten, Einpacken in Watte.
3. *Medikamentös* wirken im akuten Anfall sehr günstig:

a) *Cortisontherapie*: Parenteral ebenfalls in vielen Fällen gut wirksam, z. B. die injizierbaren *Prednisolonpräparate* **Ultracorten-H**® [Ciba-Geigy], **Meticortelon solubile**® [Schering], **Solu-Dacortin**® in Dtschl. **Solu-Decortin**® [Merck] usw., 50 bis 75 mg i.v. oder *Dexamethasonacetat* = **Decadron**® [MSD], **Fortecortin** [Merck], **Millicorten**® [Ciba-Geigy], $^1/_5$ dieser Dosis.

b) **Irgapyrin**® [Ciba-Geigy]: 1 Ampulle à 3 ml tief i.m., nie oberflächlich und nie medial, da sonst Abszesse und Dauerschädigungen des Ischiadikus auftreten können. Immer lateral oben an der typischen Stelle spritzen. Ist der Anfall weniger schwer, so genügt auch:

c) *Phenylbutazon* = **Butazolidin**® [Ciba-Geigy]: p.o. 1 g innerhalb 24 Std., während 3 Tagen, oder die neue galenische Form **Butacote**®.

d) *Indometazin* (**Indocid**® in Dtschl. **Amuno**®): hat eine gute Wirkung auf den akuten Anfall. (Nebenerscheinungen siehe Polyarthritis-Kapitel).
Dosierung: Im Anfall 50 max. 100 mg alle 4 Std. bis zum Rückgang der Schmerzen, dann 15–50 mg alle 8 Std. für einige Tage.

e) *Colchicin-Pp.* sind heute (starke Nebenwirkungen) kaum mehr nötig. Wir kamen in den letzten Jahren ohne dieselben aus.

Gicht

B. Behandlung im Intervall

1. *Hemmung der Harnsäure-Synthese:* Allopurinol (**Zyloprim®**, **Zyloric®**) [Wellcome], ein Xanthin-Oxydasehemmer. Gute Wirkung vor allem bei der Knotengicht. Vorteil, daß die Harnsäure-Ausscheidung nicht gesteigert wird, so daß es auch keine Nephrokalzinose oder Steinbildung auslöst. Darf deshalb auch bei gestörter Nierenfunktion verabreicht werden! *Sehr gut auch bei hochdosierter Zytostatika-Therapie mit großem Zellzerfall* (Leukosen!), um die Gefahr der Nierenblockade zu vermeiden. Der Harnsäurespiegel sollte auf 5,5 mg% gesenkt werden. Die Tophi sollten sich im Verlaufe der *jahrelangen Therapie* (zusammen mit den *Urikosurika*) allmählich völlig zurückbilden.

   Dosierung: Leichte Fälle 200–400 mg täglich, schwere Fälle 600–(800) mg. Genügend Flüssigkeit. Zu Beginn kann es ebenfalls zur Auslösung akuter Anfälle kommen. Tabl. à 100 mg.

2. *Harnsäureausscheidung stimulierende Mittel, Urikosurika:*

   a) *Probenecid =* **Benemid®** [Merck, Sharp, Pharma-Stern], **Probecid®** [Astra]: Eine p-Dipropylsulfonamidbenzoesäure, die anfänglich zur Verzögerung der Ausscheidung von Penicillin verwendet wurde. Hierbei fiel zufällig die starke Ausscheidung der Harnsäure auf, die wahrscheinlich auf einer Hemmung der Rückresorption in den Tubuli beruht. Es vermag bei Gichtpatienten durch eine wesentliche Steigerung der Harnsäureausscheidung weitere Uratausfällungen zu verhindern und bevorstehende Ablagerungen (Tophi) sogar allmählich abzubauen. Zu Beginn der Behandlung führt es durch Mobilisation der Harnsäure oft zur Auslösung von akuten Anfällen.

   Benemid darf nicht mit Aspirin oder Salizylaten kombiniert werden, da dadurch seine Wirkung aufgehoben wird. Beim Auftreten eines akuten Anfalles stellt man *Probenecid* für einige Tage ab und verabreicht **Butazolidin®** oder *Cortison-Pp.* (s. oben). Nachher schleicht man sich allmählich wieder ein.

   Benemid®-*Dosierung:* Tabl. zu 0,5 g. Anfänglich sehr vorsichtig und nur langsam steigend. Erste Woche Beginn mit 1 × 0,5 g tägl. Wenn gut vertragen, in der 2.–3. Woche Erhöhung auf 1^1/$_2$ Tabl. = 0,75 g und dann auf die Dauerdosis von 2 × 0,5 g tägl. *Größere Mengen werden vielfach nicht gut toleriert, und für die meisten Fälle genügt diese Dosierung.* Wichtig ist es, daß man gleichzeitig dazu immer 3–8 g **Uralyt-U®** (ein Zitratkomplex-Salz) verabreicht bis der Urin alkalisch wird, um den *Ausfall der Urate in den Harnwegen zu verhüten* (Nierensteine). Diese Probenecidtherapie muß aber dauernd weitergeführt werden. Kontrolle des Harnsäurespiegels. Bei nicht sehr ausgeprägten Fällen kann die Dosis, nach Verschwinden der Ablagerungen, auf 0,5–0,75 g tägl. reduziert werden. Zahlreiche Patienten werden so vollkommen anfallsfrei, und die Tophi resorbieren sich innerhalb Jahresfrist oft weitgehend.

   b) *Benzbromaron =* **Uricovac®** (Dtschl.), **Desuric®** (Schweiz) [Labaz], ein neueres Urikosurikum zur *Behandlung im Intervall. Dosierung:* Anwendung der minimal wirksamen Dosis, i.d.R. 1 Tablette pro Tag; gleichzeitige Alkalinisierung des Urins und ausreichende Diurese besorgen. Vorsicht bei erhöhter Uratausscheidung im Urin oder Steinanamnese. Zur Anfallsbehandlung nicht geeignet.

   c) *Zoxazolamin =* **Flexin®** [Lab. Philadelphia], **Deflexol®** [Parena], Schweiz: ein Präparat, das vor allem bei probenecidresistenten Fällen günstig wirkt.

Tabl. à 250 mg. Auch hier hebt eine gleichzeitige Verabreichung von Salizylaten die Wirkung auf. *Nebenerscheinungen*: Evtl. leichtes Unwohlsein und Durchfälle. In solchen Fällen reduziert man die Dosis. *Dosierung*: Beginn mit $^1/_4$ Tabl. = 62,5 mg tägl. 2×, und langsam innerhalb von 2 Wochen auf die maximale ED von 4× $^1/_4$ Tabl. nach den Mahlzeiten (= 250 mg tägl.) steigern. Evtl. kommt es zu einer allmählichen Gewöhnung.

Gegenindikation: Cave bei bereits vorliegender Nierenschädigung mit Harnstoffsteigerung, da hier die Ausscheidung nicht mehr genügend vermehrt werden kann. Evtl. genügt dann eine tägl. Dosis von $^1/_4$ Tabl.

d) *Sulfinpyrazon* (**Anturan**®) [Ciba-Geigy]: 100–400 mg täglich bei Unverträglichkeit der anderen Präparate.

e) *Acidum acetylosalicylicum*: **Aspirin**® [Bayer]: Immer noch ein gutes Mittel, aber dem **Benemid**® deutlich unterlegen. Wirkt vor allem günstig auf die sekundären, durch die Ablagerungen ausgelösten arthritischen Symptome. Darf aber nie mit *Probenecid* kombiniert werden (s. oben).

Dosierung: 1–3 g tägl. zusammen mit der gleichen Menge *Natriumbikarbonat*.

3. *Diät*: Bei gleichzeitiger *Probenecidtherapie* kann nahezu eine Normalkost verabreicht werden. Verboten sind aber wegen ihres Kernreichtums (hoher Gehalt an Nukleinsäuren) die folgenden Fleischsorten: Nieren, Bries, Kaviar, Zunge, Lunge, Leber, Milz, Würste und Sardinen. Die in den Pflanzen enthaltenen Purine, wie im Tee, Kaffee und Kakao, sind harmlos.

4. *Bekämpfung eines evtl. Übergewichtes* (Adipositas): Wichtig ist in allen Fällen auch die Reduktion eines evtl. Übergewichtes durch eine kalorienarme Diät. Liegt bereits eine Nierenschädigung vor, so muß u. U. die Eiweißmenge reduziert werden. Kontrolle des *Lipidstatus* und evtl. Behandlung, s. dort.

5. *Genügende Flüssigkeitszufuhr*: $1^1/_2$–2 Liter pro Tag, um das Ausfallen von Uraten zu vermeiden.

6. *Therapie der chronischen arthronotischen Veränderungen*: Siehe Kapitel Arthronose, S. 383. Die Bäderbehandlung löst zu Beginn oft einen Anfall aus. Prophylaxe mit *Phenylbutazon* = **Butazolidin**® (3 × 0,2 g tägl. für 3–4 Tage und evtl. länger).

7. *Feuchtigkeit und Kälte sind zu meiden.*

8. *Nephrolithiasis*: Die Steine lassen sich oft durch eine konsequente **Uralyt**®-U-Therapie auflösen (s. o.), der Harn-pH muß zwischen 6,5–7,5 liegen. Also nie vorzeitig operieren!

Porphyria acuta intermittens und Porphyria variegata)

Hereditäre Stoffwechselstörung, bei der meistens durch eine unbekannte Ursache plötzlich große Mengen Porphobilinogen gebildet werden, das v.a. für die nervöse Substanz sehr giftig ist. Auslösend wirken sehr oft *Schlafmittel*; cave ferner *Sulfonamide*, *Pyrazolonpräparate* und *Anästhetika* (*Procain*). Schubauslösend wirkt auch

Griseofulvin (*Porphyria cutanea tarda* s. S. 456), *Pyrazinamid* (Tuberkulostatikum), evtl. *Östrogene* und *Progesteron*, ferner Meprobamat.

Prophylaxe: *Verbot aller obigen Präparate.* – Erlaubt sind nur *Tinctura Valeriana, Chloralhydrat, Paraldehyd* und im Notfall evtl. *Morphiumderivate* (Cave *Pethidin* und andere synthetische Derivate!) und als Antipyretikum *Acidum acetylosalicylicum.* Auch *Chlorpromazin* (**Largactil®**, **Megaphen®**), Diazepam (**Valium®**) sind als Beruhigungsmittel harmlos.

Therapie im akuten Schub

a) *Vermeidung aller zusätzlichen Noxen* (s. oben), bei der speziellen Gruppe von Frauen, die bei der Menses Exazerbationen aufweisen, bewährt sich die *Dauer-Verabreichung* eines *Antikonzeptivums* der Progesteron-Reihe.

b) *Forzierte Diurese:* Wurde von uns erstmals bei der Porphyrie mit Erfolg angewendet, um das pathologische Pigment möglichst rasch zu eliminieren. Siehe *Mannitol-***Lasix®**-*Diurese**. Die Urinmenge sollte die ersten 24 Stunden 8–12˙Liter erreichen. Elektrolyte überwachen (Kalium!).

c) *Gegen die intensiven Schmerzen:* Wenn nötig, **Dilaudid®** und *Morphium*, dazu zur Beruhigung *Chloralhydrat* 2 g tägl. als Klysma oder evtl. *Paraldehyd* 2–4 g, ferner *Chlorpromazin* 3 × tägl. 25 mg, in schweren Fällen bis total 150 mg/Tag oder *Diazepam* (**Valium®**).

d) *Gegen die starke Obstipation:* Neostigminbromid = **Prostigmin®** [Roche], 1–2 Ampullen zu 0,5 mg s.c. tägl. + Einlauf mit Seifenwasser rektal. **Prostigmin®** soll in gewissen Fällen vielleicht auch einen direkten günstigen Effekt auf die Porphyrinausscheidung ausüben. Daneben nur *pflanzliche Abführmittel* erlaubt (**Pursennid®**, **Agiolax®**).

e) *Medikamentös:* Kalziumglukonat 10% tägl. 20 ml i.v., noch besser **Calcibronat®** [Sandoz], ein Bromkalziumlactobionat, 1 Ampulle zu 10 ml i.v. 2 × tägl., da zugleich etwas beruhigend.

Alkalitherapie (zur psychotherapeutischen „Aufhellung" des dunklen Urins): *Natr. bicarb.* bis zu 20–40 g tägl., bis Urin alkalisch: bewirkt nur eine Entfärbung des Urins, sonst keine Wirkung, da Porphyrinproduktion nicht verändert.

Vitamine: Vor allem Vitamin B_1, B_2 und *Nikotinsäure. Leberpräparate* i.m. alle 2 Tage eine Injektion (Wirkung fraglich).

f) *Adenosinmonophosphorsäure:* Tägl. 200 mg i.m. Soll nach BARIETY (Presse med. 68 [1960] 825 die Purinsynthese wieder normalisieren, siehe auch GAJDOS u. Mitarb. (Presse med. 69 [1961] 2431).

g) *Bei den oft schweren hebephrenoiden psychotischen Schüben:* Evtl. muß man die Patienten internieren. Als *Psychopharmaka:* **Serpasil®** [Ciba-Geigy] i.v. 0,5–1 mg, 1–2–3 × tägl., sowie *Chlorpromazin* 3 × 25–50 mg täglich. Auch **Melleril®** ist erlaubt.

---

* Technik siehe S. Moeschlin, Klinik u. Therapie der Vergiftungen, 5. Auflage, Thieme, Stuttgart 1972, S. 8.

h) *Schwer paralytische Fälle*: evtl. Tracheotomie, Absaugen und nötigenfalls künstliche Beatmung. Vielleicht hat hier auch das ACTH einen günstigen Effekt, Dosierung siehe Guillain-Barré-Syndrom, S. 360.

Therapie im Intervall

a) *Prophylaktisches Verbot der gefährlichen Medikamente* (s. oben).

b) *Verhinderung von Schwangerschaften bei Frauen* (orale *Antikonzeptiva*).

c) *Evtl. Röntgenkastration*, wenn bei der Menses immer wieder Schübe auftreten.

d) *Reichlich Flüssigkeit*, künstliche Zufuhr von *Vitamin-B-Komplexen* (z. B. **Becozym**® [Roche], in Dtschl. **BVK** [Roche], **Polybion**® [Merck], **Polyvital**® [Bayer], **Besican**® [Nyegaard], **Becompar**® [Philips-Chem.]), Hefepp. Hohe Dosen KH u. Proteine hemmen die Porphobilinogen-Synthese.

e) *Vorsicht bei Narkosen*: Cave **Pentothal**® und Pethidin-Derivate.

Porphyria cutanea tarda hereditaria

Kommt v. a. bei Männern vor. Auf der Haut Blasenbildung u. Krusten, Pigmentierung. Im Urin Uroporphyrin III, kein Porphobilinogen. Starke Eiseneinlagerung in der Leber kann zu Pigmentzirrhose führen.

Therapie

1. *Alkoholabstinenz* sehr wesentlich! (oft Äthyliker).

2. *Aderlässe*: Periodisch jeden Monat 500 ml, bringt oft eine verblüffende Besserung (Verminderung der Eisenspeicherung). Reinfusion des Plasmas um eine Hypoproteinämie zu verhüten.

3. **Cholestyramin**®-*Therapie*:

Diese Spezialform scheint günstig auf die tägliche Verabreichung von 12 g **Cuemid**® [Merck, Sharp and Dohme] od. **Quantalan**® zu reagieren. Es bindet das Porphobilinogen nicht, wohl aber das Kopro- und Uroporphyrin. Günstiger Einfluß auf Photosensibilität und Hauterscheinungen.

4. *Lichtschutz*: Tragen eines Hutes, lange Ärmel. Schutzsalben für die belichteten Stellen (Gesicht, Hände) wie **Ultrazeazon**®, **Delial**® usw.

Hämochromatose

Das Eisen kann im Organismus praktisch nicht mehr ausgeschieden werden. So kann es prinzipiell entweder durch eine allzu starke Resorption oder durch eine dauernde schwere Hämolyse sowie infolge gehäufter Transfusionen (Hämoglobin-Eisen) zum Auftreten einer Hämochromatose kommen.

A. *Primäre hereditäre Hämochromatosen*: Hier erfolgt durch einen auch heute noch unbekannten Mechanismus eine über den Bedarf hinausgehende Eisen-Resorption.

B. *Sekundäre Hämochromatosen*: In diesem Fall ist eine andere Grundkrankheit die Ursache. Seltener tritt eine solche Form, z. B. bei *Leberzirrhosen* (Alkohol oder Hepatitis chron.), in den Spätstadien in Erscheinung. Häufiger sind sekundäre Formen durch gehäufte Transfusionen. Hier kommt es durch das weitgehende Fehlen der Erythropoese und der dadurch bedingten Unmöglichkeit, das aus dem Zerfall der zugeführten fremden Erythrozyten frei werdende Eisen wieder zu verwerten, ebenfalls zu einer Eisenspeicherung (z. B. bei aplastischen Anämien und beim Marchiafava). Bei hereditären Anämien mit pathologisch gesteigerter Eisenresorption und vermehrtem Hämoglobin-Abbau (*sideroachrestische Anämien, homozygote Thalassaemia major,* gewisse *hämolytische Anämien*) kann es ebenfalls zu schweren sekundären Hämochromatosen kommen (Lit.: MOESCHLIN, S., U. SCHNIDER: New Engl. J. Med. 269 (1963) 57).

Therapie

A. *Primäre Form*: Prophylaktisch ist es sehr wesentlich, besonders eisenhaltige Speisen (Blutwürste; Leber) zu vermeiden. *Verboten sind Bratpfannen und Kochgeschirre aus Eisen!* Darin zubereitete Speisen enthalten evtl. bis zu 200–400 mg Eisen pro Portion (C. V. MOORE.: Proc. Xth Congr. Internat. Soc. of Hematology, Stockholm, Sept. 1964). Verboten sind auch Wein und vergorene Obstsäfte. Ein Liter Rotwein enthält evtl. bis zu 100 mg Eisen.

1. *Gehäufte Aderlässe*: Man beginnt mit alle 14 Tage durchgeführten Aderlässen von 300 ml und verkürzt allmählich, nachdem sich das Knochenmark auf eine erhöhte Erythrozytenproduktion eingestellt hat, das Intervall auf alle 8 Tage. Die zu entnehmende Menge darf dabei zwischen 400 bis 500 ml betragen. Das Hämoglobin sollte dabei nicht unter 9,5–10 g abfallen, sonst muß das Intervall zwischen den Blutentnahmen verlängert werden. So gelingt es, große Eisenmengen aus dem Körper herauszubringen. Beim Auftreten einer Hypoproteinämie empfiehlt es sich, das sterile Plasma nach Abzentrifugieren der Erythrozyten zu reinfundieren.

   Wesentlich ist der frühzeitige Beginn mit der Behandlung, bevor eine schwere Leberschädigung und Zeichen einer portalen Hypertension vorliegen! – In allen Fällen sind deshalb alle Familienmitglieder (Serum-Eisen-Spiegel und evtl. durch Belastung mit radioaktivem Eisen LIBC und TIBC)genau zu kontrollieren. Technik siehe SCHMID u. Mitarb.: (Schweiz. med. Wschr. 94 [1964] 1158). (*Desferal-Test!*).

2. *Eisenchelat-Therapie* (**Desferal**® [Ciba-Geigy]): *Desferrioxamin-B* hat hier (außer bei schwer anämischen Fällen) keinen Sinn, da durch die Aderlässe viel mehr Eisen eliminiert werden kann, denn 100 ml Blut enthalten rund 50 mg Eisen.

B. *Sekundäre Formen*: Behandlung des Grundleidens. Vermeiden von allzu häufigen Transfusionen. Die Therapie der Wahl ist hier bei den schweren Formen das *Desferrioxamin-B*.

Desferrioxamin-B, **Desferal**® [Ciba-Geigy]: Ampullen à 500 mg zur i.m. Injektion (oder als i.v. Tropfinfusion). *Dosierung*: 500–1000 mg tägl. i.m.

Wirkung: Es handelt sich um eine neue eisenbindende und sehr gut tolerierte Substanz, die das Eisen an sich reißt und es dann aus dem Körper in einer löslichen Form (Ferrioxamin) durch die Niere ausscheidet. Durch die Injektion von täglich 1000 mg können zu Beginn bis zu 35 mg und auf längere Sicht bis zu 6 bis 12 mg Eisen täglich mit dem

Hämochromatose

Urin eliminiert werden (siehe Abb. 102). Diese leider noch kostspielige Behandlung vermag aber z. B. bei *aplastischer Anämie* und *Thalassaemia major* lebensrettend zu wirken, da hierdurch die vorher schließlich tödlichen sekundären Hämochromatosen verhindert werden können. Die Behandlung muß aber täglich oder 2tägig kontinuierlich weitergeführt werden. Bei der *sideroachrestischen Anämie* evtl. besser die Aderlaß-Therapie.

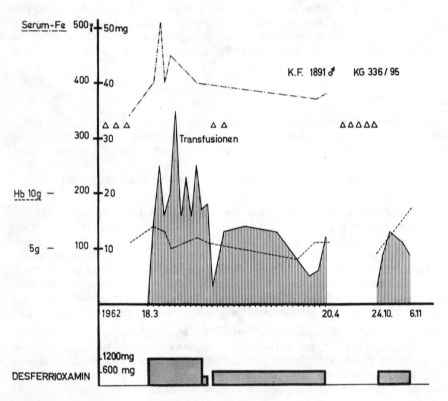

Abb. 102. 71jähriger Mann (KG 336/95/1962) mit *aplastischer Anämie*. Eisenausscheidung während stationrärer und ambulanter Behandlung mit 1200 bzw. 600 mg *Desferrioxamin-B* (**Desferal®**) pro Tag erreichte Maximalwerte von 39 mg. Während 35 Tagen wurden 750 mg Eisen ausgeschieden.

Dem Diabetiker zu empfehlende Literatur:
BELSER, F.: Die Diätbehandlung des Diabetes. [Pfizer], Zürich 1963.
BERTRAM/OTTO: ABC für Zuckerkranke, 14. Aufl. Thieme, Stuttgart 1970.
CONSTAM, G. R.: Leitfaden für Zuckerkranke. Schwabe und Co., Basel-Stuttgart.
EHRENHAFT, T.: Kochbuch für Zuckerkranke. Schwabe und Co., Basel-Stuttgart.
CONSTAM, G. R.: Nahrungsmitteltabletten. Schwabe und Co., Basel-Stuttgart.
RIVA/SCHERTENLEIB/TEUSCHER: Wegweiser für Zuckerkranke, Huber, Bern 1969.
SCHERTENLEIB/BELSER: Der gesunde Zuckerkranke, Schweiz. Diabetes-Gesellschaft.

ACTH, Cortison und Cortisonderivate

ACTH und Cortison

Diese Steroide stellen heute neben den Antibiotika wohl die größte medizinische Entdeckung der letzten 30 Jahre dar. Interessanterweise wurde das Hydrocortison schon 1937 von KENDALL isoliert, aber klinisch nicht beachtet. Erst durch die Untersuchungen von HENCH (Mayoklinik) über den Einfluß der Gravidität auf die Polyarthritis rheumatica 1941–1947 und dessen Versuche mit Schwangerenurin gelang es schließlich 1947, aus dem Urin das „Compound E" als Cortison zu identifizieren. Damit fand dieses Präparat erstmals Eingang in die Klinik. In den verflossenen 25 Jahren haben sich bestimmte Indikationen herausgeschält, und durch chemische Substitutionen der Grundsubstanz konnten auch Präparate mit weniger ausgeprägten Nebenwirkungen gefunden werden.

Wirkungsmechanismus

Bevor wir auf die verschiedenen Indikationen und die heute zur Verfügung stehenden Präparate eingehen, müssen wir zuerst einige Hauptpunkte des Wirkungsmechanismus dieser Stoffe rekapitulieren, um auch die evtl. Nebenwirkungen zu verstehen.

Das ACTH wird vom Vorderlappen der Hypophyse gebildet und erreicht auf dem Blutwege die Nebenniere, wo es die Produktion und Ausschüttung von Cortisol (Hydrocortison) und parallel dann auch von 17-Ketosteroiden anregt (s. Abb. 103). Dabei erreicht die normale Tagesproduktion von Hydrocortison beim Erwachsenen etwa 25 mg. Bei allen „Stresswirkungen" (SELYE), wie Fieber, Verletzungen, Operationen, Transfusionsschock usw., wird bei intakter Hypophyse die ACTH-Produktion gesteigert und damit – bei normaler Nebennierenfunktion – auch die ins Blut abgegebene Hydrocortisonmenge. Bei schweren Traumen kann die Tagesproduktion bis zu 150 mg und mehr erreichen. Normalerweise wird die Hauptcortisolmenge ($2/3$) von morgens 4 Uhr bis 12 Uhr gebildet.

Die ACTH-Wirkung ist also immer indirekt und setzt eine intakte und leistungsfähige Nebenniere voraus. ACTH ist deshalb bei Patienten mit einer Nebenniereninsuffizienz wirkungslos! (wie dies die Abb. 105 zeigt). Neben der Cortisolproduktion bewirkt das ACTH in der Nebenniere auch die Bildung von 17-Ketosteroiden, die im Urin ausgeschieden werden und klinisch eine genaue Messung der Nebennierentätigkeit ermöglichen (erweiterter Thorntest). Das ausgeschüttete Hydrocortison führt im Blut zu einem Abfall der Eosinophilen (einfacher Thorntest). Auf diese Weise läßt sich

ACTH, Cortison u. Derivate

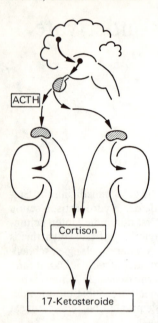

Abb. 103. Schema der ACTH-Wirkung. Diese ist immer eine indirekte durch Stimulation der Nebennierenrinde und setzt also eine intakte Nebennierenfunktion voraus.

durch die Injektion von 20 Einheiten ACTH i.v. an Hand der Eosinophilen feststellen, ob bei einem Patienten eine normale Nebennierenfunktion vorliegt oder nicht (z. B. Addison: fehlender Abfall der Eosinophilen, kein Ansteigen der 17-Ketosteroide im Urin).

Folgen der künstlichen Zufuhr von ACTH oder von Cortisonpräparaten für die Hypophyse und Nebenniere [s. Abb. 104]

Aus dem vorher Gesagten wird klar, daß eine fortgesetzte Zufuhr von ACTH zu einer Hypertrophie der Nebenniere führt, während umgekehrt eine längere Verabreichung von Cortison oder Prednison durch Bremsung des Hypophysenvorderlappens eine Inaktivitätsatrophie der Nebenniere hervorruft. Gleichzeitig wird durch alle 3 Mittel auch die Tätigkeit des Hypophysenvorderlappens, d. h. die Möglichkeit bei einem erhöhten Stress mit einer vermehrten ACTH-Ausschüttung zu reagieren, herabgesetzt. Es ist dies die Folge eines allgemein gültigen Gesetzes, daß bei einem Überangebot von künstlich zugeführten Hormonen das entsprechende Produktionsorgan seine Tätigkeit herabsetzt oder sogar vollkommen einstellt und so sekundär atrophiert.

Aus diesen Gründen sollte also eine prolongierte Cortison- oder Prednisontherapie immer nur ganz allmählich abgebaut werden, um der atrophisch gewordenen Nebenniere Zeit zur Regeneration zu geben. Oder noch besser beendigt man die Behandlung, indem man während 3 Tagen je 10 E ACTH i.m. verabreicht. Hierdurch wird die herabgedrosselte Nebennierentätigkeit wieder angeregt. Spezielle Maßnahmen werden nötig, wenn ein unter chronischer Cortison- oder Prednisonverabreichung stehender Patient eine schwere Operation oder ein größeres Trauma erleidet und seine Nebennieren dem

Therapeutische Wirkungen

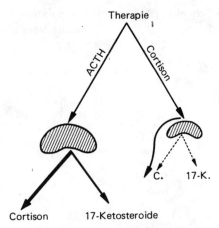

Abb. 104. ACTH-Therapie führt zur Hypertrophie der Nebenniere, Cortison zu einer Atrophie derselben mit Rückgang der Cortison- und 17-Ketosteroid-Produktion.

vermehrten Bedarf an Cortison nicht mehr nachkommen können (funktioneller Addisonismus). Hier hilft nur die sofortige Zufuhr großer Hydrocortisonmengen, um dem sonst eventuell auftretenden schweren Versagen der Nebennieren mit Blutdruckabfall usw. zu begegnen. Wir werden auf diesen speziellen Punkt noch zurückkommen.

Therapeutische Wirkungen

In der folgenden Tabelle 1 sind die therapeutischen Wirkungen zusammengestellt. Eine nähere Besprechung erübrigt sich, da diese Wirkungen heute allgemein bekannt sind.

Tabelle 1

1. **Entzündungshemmend**
   - Exsudation
   - Vernarbung
   - Fieber
   - Schmerz

2. **Antiallergisch**
   - Entzündungshemmung, Verminderung der AK-Produktion, Zerstörung der „Thymozyten".

3. **Antischock**
4. **Antitoxisch**
   - Nur Cortison oder Prednison verabreichen.
   - ACTH wirkungslos, da „funktioneller" Addisonismus

5. **Substitutionstherapie**
   - Morbus Simmonds (Hypophyse)
   - Morbus Addison (Nebennieren)

6. **Hemmung der ACTH-Produktion** durch Cortison oder seine Derivate (Prednison)
   - Adrenogenitales Syndrom

7. **Hemmung des Tumorwachstums** (v. a. retikuloendotheliale)

ACTH, Cortison u. Derivate

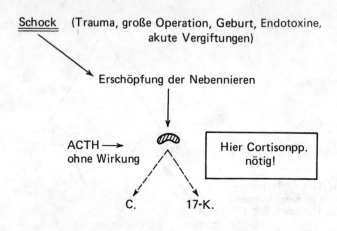

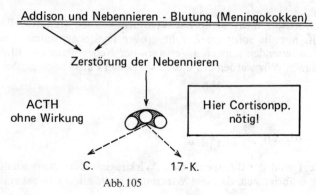

Abb. 105

Nebenwirkungen des ACTH und des Cortisons (Cushingoid)

Tabelle 2

Na-Retention	Akne
K-Ausscheidung	Entzündungshemmung (Infektanfälligkeit)
H_2O-Retention	Euphorie
Blutdrucksteigerung	Psychische Störungen (Klimakterium)
Ca-Ausscheidung	Teilweiser Ausfall der Kopfhaare
Hyperglykämie	Hautatrophie
Appetit-Steigerung	*Blut*: Eosinopenie
Fettansatz, rote Striae	Lymphopenie
Hirsutismus	

Wir werden auf die Besprechung dieser einzelnen Punkte noch zurückkommen. Aus diesen Nebenwirkungen ergeben sich für jede längere – oder bei Verwendung hoher Dosen auch über kürzere – Zeit durchgeführte Behandlung mit ACTH und *Cortison* die folgenden prophylaktischen Maßnahmen (Tabelle 3), die aber bei den neuen Deri-

Nebenwirkungen

Tabelle 3 *Prophylaktische Maßnahmen bei der ACTH- oder Cortison- und Hydrocortison-Therapie*

1. *Kein NaCl*, nur Brot gestattet, keine Milch, evtl. **Pennac®**-Milch
2. *Täglich 2 g Kalium citricum* p.o. oder z. B. **Kaliglutol®**, **Kalinor®**
3. *H$_2$O-Einschränkung* (nicht über 1000 ml, Gew.-Kontrolle)

} Bei *Prednison* und *Prednisolon* bei der üblichen Dosierung nicht nötig!

4. *Blutdruckkontrolle*
5. *Urin- und evtl. Blutzuckerkontrolle* (vor allem bei Leuten über 40 Jahren!)
6. *Evtl. Abschirmung mit Antibiotika bei Infektionsgefahr!*   *Bei allen Präparaten!*
7. *Tägliche Beinmassage und Gymnastik* zur Thromboseprophylaxe (evtl. Antikoagulantien).
8. *Evtl. Antazida bei Hyperazidität.*

Tabelle 4 *Eigenschaften und Nebenwirkungen der Cortisonderivate*
(*Prednison, Prednisolon, Dexamethason, Triamcinolon, Betamethason, Paramethason*) *bei niedriger Dosierung*

Antientzündliche Wirkung	+++	keine Na-Retention
Antiallergische Wirkung	+++	schwache H$_2$O-Retention
Hemmung der Lymphopoese	++	keine Blutdrucksteigerung
Hemmung der Nebennieren	+++	keine K-Verluste
Eosinophilenabfall	+++	keine N-Verluste
17-Ketosteroid-Abfall	+++	geringerer Gewichtsanstieg
Magenbeschwerden in ca. 10% (oft durch Antazida plus Belladonna zu vermeiden)		
Ulcus-pepticum-Rezidive	++	
Thrombosegefahr	++	

Bei Dauerdosen über 30 mg Prednison (oder über 10 mg Triamcinolon oder über 6 mg Dexamethason oder über 3 mg Betamethason oder über 12 mg Paramethason oder über 20 mg Fluocortolon) eventuell:

{ Cushingoid
Hypokaliämie
Blutdruckanstieg
Hirsutismus, rote Striae
psychische Störungen
und mangelnde Konzentrationsfähigkeit
Akne
Osteoporose
evtl. Steroiddiabetes
teilweiser Ausfall der Kopfhaare

{ Linsentrübungen und Kataraktbildung (Therapie mehr als vier Jahre)
Pankreatitis (eine sehr seltene Komplikation)

vaten wie *Prednison, Prednisolon, Dexamethason, Triamcinolon* und *Betamethason* wegfallen oder nur noch bei extrem hohen Dosen zu beachten sind (s. u.), da dort gewisse Nebenwirkungen fehlen oder viel weniger ausgeprägt sind.

In der weiteren Entwicklung hat man sich nun bemüht, diese Nebenwirkungen durch chemische Abänderung der ursprünglichen Präparate herabzusetzen, und dies ist mit der Auffindung des *Prednisons* und *Prednisolons* in hervorragender Weise geschehen, wobei diese Präparate gegenüber dem *Cortison* gleichzeitig eine 4–5 × größere therapeutische Wirksamkeit aufweisen. Die Weiterentwicklung im *Dexamethason* ($^1/_5$ der *Prednisondosis*), *Triamcinolon* ($^1/_3$ der *Prednisondosis*) und *Betamethason* ($^1/_{10}$ der *Prednisondosis*) brachte eigentlich nur die Möglichkeit einer weiteren Dosisreduktion, aber keine verbesserte Wirkungsweise, mit Ausnahme der beim *Triamcinolon deutlich weniger starken Neigung zur Wasserretention und zum Fettansatz*, wodurch dieses Präparat heute für die Fälle mit einer *Dauertherapie* eine bevorzugte Stellung einnimmt.

Die Kontraindikationen dieser Präparate sind deshalb heute nicht mehr so ausgedehnt wie für das frühere ACTH und *Cortison* (s. Tabelle 5).

Tabelle 5

Kontraindikationen der Behandlung mit Kortikosteroiderivaten

1. *Ulkuskrankheit.*
2. *Gewisse Infekte* (evtl. mit Abschirmung). Cave bei chron. Amöbiasis.
3. *Diabetes mellitus* (evtl. plus 3–5fache Insulindosis).
4. *Morbus Cushing.*
5. *Schwere Osteoporose.*
6. *Schwangerschaft* (vor allem in den ersten vier Monaten), Mißbildungen? Wachstumshemmung.
7. *Ausgedehnte Thromboseneigung* (hier nur unter gleichzeitiger Antikoagulantientherapie).
8. *Vorsicht bei Hypertonie* (zusammen mit Antihypertensiva aber gestattet).
9. Auftreten einer *Steroid-Myopathie*.

Besprechung der klinischen Nebenwirkungen und Komplikationen

Mineralokortikoide Wirkung

Beim *Prednison* und *Prednisolon* ist nur bei einer sehr hohen Dosis oder einer über längere Zeit durchgeführten Behandlung mit mittleren oder kleinen Dosen mit einer solchen Wirkung zu rechnen. Bei 60 mg und darüber (Leukämie) kommt es regelmäßig zum Cushingoid, ebenso bei den entsprechenden Dosen des *Dexamethasons* ($^1/_5$ der Prd.-Dosis), *Triamcinolons* ($^1/_3$) und *Betamethasons* ($^1/_{10}$). Im folgenden seien einfachheitshalber nur die *entsprechenden Prednisondosen* aufgeführt.

a) *Erwachsene*: Über 40 mg: schon nach 2–3 Wochen, 12,5–15 mg: nur bei langdauernder Therapie und *vor allem bei Frauen nach der Menopause!*

b) *Kinder*: Schon bei 10–20 mg deutliche cushingoide Wirkung bei längerer Therapiedauer.

Tabelle 6 *Hyperkortisonismus („Cushingoid") bei ACTH, Cortison oder Derivaten (ACTH = wie Cortison, da Wirkung via Cortisonausschüttung)*

	mineralokortikoide Wirkung	glukokortikoide Wirkung
Cortison	+++	++
Prednison	(–+)	+++
Prednisolon		
Dexamethason	+–	+++
Betamethason	+–	+++
Triamcinolon	–	+++
Fluorhydrocortison	++++	+

Adipositas

Eine mäßige Gewichtszunahme tritt in vielen Fällen auf und kann durch Reduktion der Kohlenhydrate und des Fettes und evtl. durch Verabreichung von **Silubin retard**® 3 × 1–(2) Drag. à 100 mg täglich beeinflußt werden.

Diät: vorwiegend Fleisch, Gemüse und Früchte.

Osteoporose

Eine solche ist vor allem bei Frauen nach der Menopause und Männern über 50 Jahren zu befürchten, wenn gleichzeitig ein Cushingoid auftritt. In diesen Fällen flache Matratze, Adipositas reduzieren, siehe oben. Man kann ferner versuchen, den Kalkansatz durch die *anabolen Androgene* zu fördern, z. B. **Dianabol**® [Ciba-Geigy] tägl. 2 × 5 mg während 10 Tagen, dann eine Erhaltungsdosis von 1 × 5 mg. Bei Dauertherapie und alten Leuten soll diese Kombinationstherapie die Regel sein. Man kann sie auch durch eine alle 3 Wochen durchgeführte i.m. Injektion, z. B. **Deca-Durabolin**®, ersetzen.

Glukokortikoide Wirkung

Die folgende Abb. 106 zeigt ein typisches Beispiel, wie bei einer älteren Frau mit Mamma-Ca durch die *Prednisontherapie* ein bisher latenter Diabetes ausgelöst wird, der dann auf *Carbutamid* gut anspricht.

Die Abb. 107 zeigt ein weiteres Beispiel der Provokation dieser relativ harmlosen Altersform bei einem latenten Insulinmangel eines 74jährigen Mannes, der auf *nur 10 mg*

ACTH, Cortison u. Derivate

Tabelle 7 *Diabetogene Wirkung der Cortisonpräparate*

1. *Bei jüngeren Leuten*

analog
{ Juveniler Diabetes
{ Akromegalie

Merkmale:
{ Schlechter AZ
{ Azidose
{ Insulineffekt gut

2. *Bei 40–50 und mehr Jahren*

analog
{ Cushing
{ „Achard-Thièrs"-Syndrom

Merkmale:
{ Relative Insulinresistenz
{ Gutartiger Verlauf
{ Glykosurierückgang beim Fasten ohne Azidose
  Ansprechen auf orale Antidiabetika

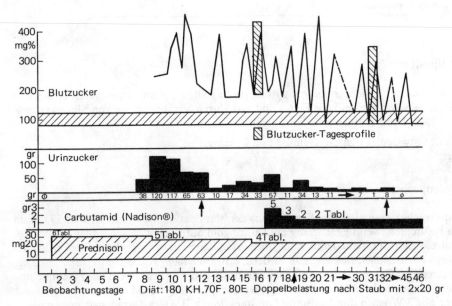

Abb. 106. *Schwere Mammakarzinose* (F. B., 75jähr. Frau, KG 77033/56): Aktivierung eines latenten Altersdiabetes durch *Prednisontherapie* mit gutem Ansprechen auf *Carbutamid* (**Nadisan®**).

Prednison täglich mit schwerster Hyperglykämie von 300 mg% und einer Glykosurie von bis tägl. 10% reagierte. Typisch ist auch hier das Fehlen der Azidose und das sehr gute Ansprechen auf die Reduktion der Kohlenhydrate sowie auf die *Sulfonylharnstoffe*. Der Patient brauchte später weder *Carbutamid* noch Diät und zeigte eine normale STAUB-Kurve. Zwei Jahre später wurde dann aber doch der latente Insulinmangel als leichter Altersdiabetes manifest, der wiederum auf **Nadisan®** gut ansprach.

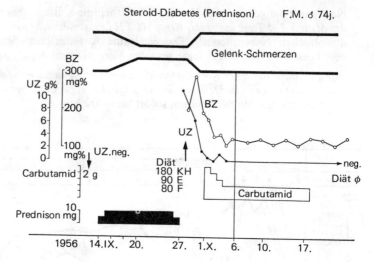

Abb. 107. 74jähr. Mann mit schwerer Koxarthrose und leichter Hypertonie, wo es durch die relativ sehr kleine Dosis von 10 mg *Prednison* täglich, während 12 Tagen, zu einer starken Glykosurie und einem Blutzucker von maximal 300 mg% kam *(Altersdiabetes)*. Rasche Kompensation innerhalb einer Woche mit Diät und *Carbutamid* (**Nadisan®**) und Weglassen des *Prednisons*.

Schließlich zeigt Abb. 108 die typische Verschlimmerung eines schon bestehenden, bekannten Diabetes unter der Steroidtherapie bei einem Patienten mit akuter Leukämie. Die Insulindosis mußte auf die fünffache Menge erhöht werden. Es gelang aber so, den Diabetes zu kompensieren und eine 6 Monate dauernde Leukämieremission zu erzielen.

Akuter Addisonismus [Nebennierenatrophie]

Wie wir eingangs erwähnten, führt eine langdauernde Behandlung mit *Cortison* oder seinen Derivaten durch die Hemmung der Hypophysenvorderlappentätigkeit zu einer Atrophie der Nebennieren. *Tritt bei solchen Patienten nun ein plötzlicher, zusätzlicher schwerer Stress auf:*

a) Operation   c) Schock

b) Unfall   d) schwerer akuter Infekt (z. B. Pneumonie, Meningitis),

so kann es zu einem relativen Addisonismus mit schwerstem Kollaps kommen. Es ist deshalb besonders wichtig, folgende Vorsichtsmaßnahmen zu beachten:

1. *Jede Behandlung mit Cortison oder seinen Derivaten ist nur langsam abzubauen,* damit man der Nebennierenrinde Zeit läßt, ihre Tätigkeit allmählich aufzunehmen. Bei täglich 7,5 mg Prednison setzt die Produktion wieder ein.

   Bei 2,5 mg täglich nomalisiert sich die Cortisol-Produktion (s. WESTERHOF u. Mitarb.: Brit. med. J. 4 [1970/II] 534–537).

ACTH, Cortison u. Derivate

2. Nach einer langdauernden Kortikosteroidtherapie soll *vor dem völligen Absetzen des Mittels 3–4 Tage lang tägl. 10 mg ACTH i.m. verabreicht werden* (Anregung der atrophischen Nebennieren!). Das langsame Ausschleichen der Cortisonpp. ist aber besser, da das ACTH seinerseits den Vorderlappen der Hypophyse hemmt.
3. *Alle Patienten mit einer Kortikosteroid-Dauertherapie müssen auf die Gefahren beim Auftreten eines evtl. zusätzlichen Stress aufmerksam gemacht werden* und ihren Arzt bei einer solchen Notfallsituation sofort benachrichtigen!

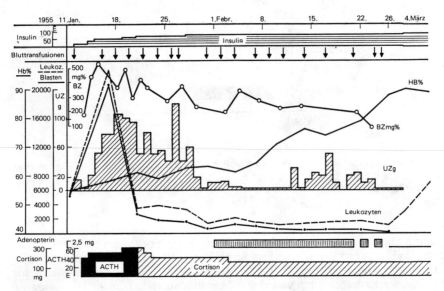

Abb. 108. *Akute Leukoblastenleukämie, Diabetes* (W.H., 66jähr. Mann, KG 72405/55): ACTH- und später *Cortisonbehandlung* einer akuten Leukoblastenleukämie mit Diabetes mellitus. Sehr schöne Remission. Typisch ist hier die nötig werdende Erhöhung der Insulindosis von 20 auf 80 E pro Tag unter der *Cortisonbehandlung*. Die Remission dauerte mit einer tägl. Erhaltungsdosis von 15 mg *Prednison* und 1 mg *Adenopterin* 6 Monate.

Therapie

Bei zusätzlicher Stressreaktion am gleichen Tag sofort 150–200 mg *Hydrocortison* i.v., 2. Tag 100 mg, 3. Tag 50 mg. Beim Unterlassen dieser Maßnahme, z. B. bei der Operation eines Rheumatikers, der unter einer Cortison-Dauertherapie steht, kann ein tödlicher Kollaps und Schockzustand nach der Operation auftreten. Ein schwerer Addisonismus kann bei solchen Patienten auch durch einen Transfusionszwischenfall ausgelöst werden wie in dem folgenden Beispiel (s. Abb. 109).

Gefahr der Ulkuskrankheit

Die Cortisonpräparate steigern die HCl-Produktion und bewirken durch ihre antientzündliche Wirkung eine verzögerte Heilung von evtl. Schleimhautläsionen. Die

Nebenwirkungen

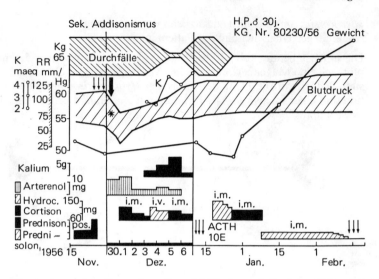

Abb. 109. 30jähr. Mann mit *genuiner Sprue*, der während 2 Wochen mit *Prednison* behandelt wurde. Nach plötzlichem Absetzen der Behandlung kam es 7 Tage später durch eine Bluttransfusion mit schwerstem Schüttelfrost zu einem plötzlichen akuten Versagen der Nebenniere mit *schwerstem Kollaps*, da es unterlassen wurde, die atrophisch gewordene Nebenniere durch ACTH wieder anzuregen. Der lebensbedrohliche Zustand konnte durch Dauertropfinfusionen mit *Noradrenalin* (**Arterenol**®) nicht behoben werden und sprach erst auf i. v. Applikation von *Hydrocortison* an. Die Sprue heilte aber durch die parenterale *Cortisontherapie* (siehe Spruekapitel) rasch aus.

Hauptgefahr besteht beim Vorhandensein einer früheren Ulkuskrankheit (Rezidive), seltener treten sie bei früher nicht ulkuskranken Fällen auf, hier besonders bei hyperaziden Patienten. Dabei kann es zu den folgenden Komplikationen kommen: 1. Blutung, 2. Perforation (evtl. stumm).

Prophylaxe: Beim Auftreten von Magenbeschwerden sollten immer folgende Vorsichtsmaßnahmen ergriffen werden:

1. *Antazida*: z. B. *Aluminium-* und *Mg-hydroxyd*, **Alucol**® [Wander] (3 × 2 Kaffeelöffel tägl.) **Aludrox**® [Asche] oder eines der zahlreichen anderen Antazida plus **Bellafolin**® [Sandoz] (3 × 10 Tropfen tägl. vor jeder Hauptmahlzeit). Günstig sind auch Kombinationspräparate, z. B. **Alutan**® [Siegfried] 3 × tägl. 1 Kapsel. Siehe auch S. 238.

2. *Röntgenkontrolle.*

3. *Kontrolle der Benzidinreaktion im Stuhl.* Ergibt sich der begründete *Verdacht für das Vorliegen eines Ulkus, so sollte die Kortikoidtherapie sofort abgesetzt werden.*

Eine *Weiterführung dieser Therapie ist nur bei vitalen Indikationen*, d. h. z. B. akute rheumatische Pankarditis, Lupus erythematodes disseminatus, lebensbedrohliches Asthma bronchiale, akute Hämoblastosen usw., *zu verantworten.*

Auch wenn es sich um einen Patienten mit einem früheren Ulkus handelt, darf die Kortikosteroidtherapie nur ausnahmsweise beim Versagen aller anderen therapeutischen Möglichkeiten oder bei vitalen Indikationen, und auch dann nur unter Berücksichtigung

ACTH, Cortison u. Derivate

aller Vorsichtsmaßnahmen (zusätzliche Verabreichung von Antazida s. o.) und genauer regelmäßiger Überwachung des Patienten, *durchgeführt werden.*

Die untenstehende Abb. 110 zeigt ein typisches Beispiel einer 52jähr. Frau, bei der plötzlich eine Magenperforation ohne vorausgegangene Ulkusanamnese mit schwerstem Schock auftrat. Dank der sofortigen *Hydrocortisontherapie* während der Operation und einer intensiven Abschirmung mit *Antibiotika* heilte dieser Fall glücklicherweise gut aus.

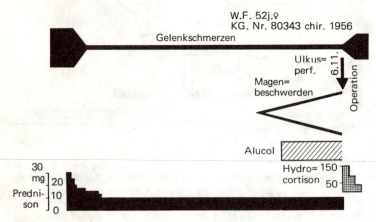

Abb. 110. 52jähr. Frau mit *schwerer chronischer Polyarthritis,* die während 11 Monaten täglich 10 mg *Prednison* einnahm. In den letzten 2 Monaten leichte Magenbeschwerden, worauf ganz plötzlich ein heftiger Oberbauchschmerz mit schwerstem Kollaps auftrat, der durch ein *perforiertes Magenulkus* ausgelöst wurde. Operation 6 Std. nach dem Ereignis unter dauernder zusätzlicher Abschirmung mit *Antibiotika* und Verabreichung von *Hydrocortison* i.v. während der ersten 3 Tage. Komplikationsloser postoperativer Verlauf.

Gefahr der Infektionsbegünstigung

Diese Gefahr wurde früher überschätzt. In der Regel dürfen die *Kortikosteroide* auch bei Infekten angewandt werden, aber nur, wenn gleichzeitig eine intensive Abschirmung mit *Antibiotika* erfolgt! Ja, *bei gewissen Infekten ist die Verabreichung der Cortisonderivate sogar lebensrettend* (Miliar- und Meningitis-Tbc; Meningitis meningococcica; schwerer toxischer Typhus usw.). Man kann dadurch die gefährliche *Herxheimersche Reaktion* zu Beginn der Chemotherapie überbrücken und die Toxineinwirkung dämpfen.

Vorsicht ist vor allem bei folgenden Infekten am Platz: Cave Kontakt mit Varizellen.

a) *Infekte im Bereich des Peritoneum: Colitis ulcerosa, Cholezystitis.* Hier kann evtl. eine Perforation ausgelöst werden, die anfänglich symptomlos verläuft. Deshalb in solchen Fällen immer zusätzlich Abschirmung mit *Penicillin plus Streptomycin* oder evtl. *Tetracyclin plus Streptomycin.*

Perforationssymptome: Hier oft fehlende Temperatursteigerung, aber Pulsanstieg, Kollaps. Häufig fehlt auch der Schmerz (sog. stumme Perforation).

b) *Pemphigus und Dermatitis exfoliativa*: Hier ist die *Kortikosteroidbehandlung* sicher indiziert, aber es kann dabei zu einer evtl. anfänglich unerkannten Staphylokokkensepsis kommen, deshalb Vorsicht und nur kombiniert mit Abschirmung: z. B. *Ampicillin* (**Penbritin®, Amblosin®, Binotal®**); oder bei schweren infizierten Fällen: *Erythromycin* mit *Novobiocin*.

Bei *Varizellen* und *Herpes corneae* interne Cortisontherapie sofort abbrechen!

c) *Intraartikuläre oder intrabursale Injektionen* (z. B. bei Arthronosen): Evtl. Gefahr der eitrigen Arthritis oder subkapsulären Phlegmone durch das Einschleppen von Hautkeimen (Talgdrüsen). Deshalb vorsichtshalber bei intraartikulärer Injektion von *Cortisonderivaten* immer 40 000 E *Penicillin* prophylaktisch dazugeben.

d) *Tuberkulose*: Die Gefahr einer Tbc-Aktivierung besteht nur dann, wenn gleichzeitig keine Abschirmung mit *Tuberkulostatika* erfolgt. Vorsicht bei früheren Tuberkulose-Erkrankungen und evtl. Abschirmung. Die Harmlosigkeit, ja der sogar sehr günstige Einfluß zeigt sich am eindrücklichsten bei der Kombinationstherapie (*Kortikosteroide* plus *Tuberkulostatika*) der Meningitis und Miliaris tuberculosa.

e) *Pilzsuperinfekte*: Besonders bei Agranulozytosen und Leukämien, wenn *Antibiotika* mit *Kortikosteroiden* kombiniert verabreicht werden. Gefahr der Pilzinvasion, siehe Leukämiekapitel.

Psychische Störungen

a) *Euphorie*: Bei einigen Patienten kann die *Cortisontherapie* durch eine gewisse euphorisierende Wirkung (vor allem wenn dadurch auch gleichzeitig unangenehme Krankheitserscheinungen aufgehoben werden) zu einem klinischen Bilde führen, das fast einer gewissen „*Cortisonsucht*" entspricht. Es ist dann gerade beim Asthmapatienten oft schwierig zu entscheiden, ob er dieses Medikament nun wirklich infolge seiner Grundkrankheit weiter benötigt oder ob schon eine gewisse Suchttendenz vorliegt.

b) *Schlaflosigkeit*: Eine relativ häufige Nebenerscheinung, die aber durch Sedativa leicht zu bekämpfen ist.

c) *Schwere psychische Störungen* sind selten, treten aber bei höheren Dosen und einer prolongierten Verabreichung bei psychopathischen Individuen gelegentlich auf. Besonders gefährdet sind stark schizoide Typen und Frauen im Klimakterium.

Beobachtet werden vor allem: *Angstzustände, schizoide Schübe, Suizidalität, Aufregungszustände*. Therapeutisch muß man in solchen Fällen die *Kortikosteroide* evtl. abstellen und *Sedativa* verabreichen. Günstig wirkt hier vor allem *Chlorpromazin* (**Largactil®, Megaphen®**).

Eventuelle Sensibilisierung auf Kortikosteroide

Von verschiedenen Seiten ist die Ansicht vertreten worden, daß durch eine chronische Verabreichung dieser Präparate auch Sensibilisierungen, z. B. *arthritische Beschwerden, Lupus-erythematodes*-ähnliches Bild und eventuell eine *Periarteriitis nodosa* ausgelöst werden können. Persönlich lehnen wir eine solche Auffassung ab. Der hier abgebildete Fall (s. Abb. 111) stellt eine typische Täuschung dar. Die Polyarthritis rheumatica,

ACTH, Cortison u. Derivate

und zwar vor allem die primär chronische Form, kann eben auch spontan in einen LE oder eine Periarteriitis übergehen, es bleibt eine rein akademische Frage, ob man dann schon im Beginn von einem LE-Syndrom sprechen will oder nicht. Diese Fälle würden ja sonst enorm zugenommen haben, da heute die *Kortikosteroide* sehr ausgedehnt verwendet werden, was aber sicher nicht der Fall ist. Es dürfte sich hier mehrheitlich um eine Resistenzentwicklung gegenüber den *Kortikosteroiden* handeln. Das *Triamcinolon* aber kann sichere Gelenkschwellungen auslösen, die nach dem Sistieren des Medikaments sofort wieder verschwinden. Drei eigene Beobachtungen (siehe auch: WELLES, R.: Lancet 1958/II, 498).

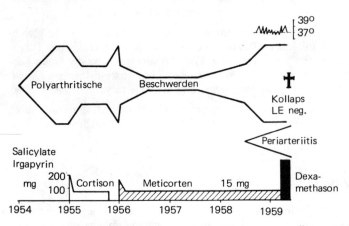

Abb. 111. *Primär chronische Polyarthritis mit terminalem Übergang in Periarteriitis nodosa* (E.F., 47jähr. Frau, KG 93108/59): Dieser Fall wirft die ganze Problematik dieser Mesenchymerkrankung auf. Wir haben auch vor der Cortisonära 3 Fälle gesehen, bei denen eine primär chronische Polyarthritis schließlich in eine Periarteriitis nodosa überging. Der Nachweis von LE-Zellen war bei der obigen Patientin immer negativ, so daß es sich kaum um einen primären Lupus erythematodes gehandelt haben dürfte. Histologisch fand sich eine *generalisierte Periarteriitis* mit Bevorzugung der *Koronarien* und *Nierenarterien*. Ursächlich kamen hier für beide Erkrankungen vielleicht die schweren superinfizierten Bronchiektasen in Frage. Einen kausalen Zusammenhang der Periarteriitis mit der Kortikosteroidtherapie halten wir *nicht* für wahrscheinlich, sonst wären solche Fälle heute viel häufiger geworden.

Linsentrübungen [Katarakt], Glaukom

Bei einer über 4 Jahre dauernden Behandlung mit Kortikosteroiden kann es zum Auftreten einer hinteren subkapsulären Katarakt kommen. Bei einer Dauertherapie daher jährliche Kontrollen durch einen Augenarzt (CREWS, S.J.: Brit. med. J. 1963/I, 1644). Vorsicht bei *Glaukomdisposition, Druckkontrolle*.

Steroid-Myopathie

Vor allem bei hohen Dosen und Langzeittherapie. Betroffen sind vor allem Rücken-, Becken- und Oberschenkel-Muskulatur. *Prophylaktisch* tägliche Übungstherapie

(Treppensteigen, Turnen). Medikamente sind wirkungslos. Absetzen der Steroid-Therapie bringt langsame Besserung.

Besprechung der Dosierung

Tägliche oder intermittierende [alle 2 Tage] Verabreichung

Nach den Untersuchungen von HARTER u. Mitarb. (New Engl. J. Med. 269 [1963] 591, die sich zu bestätigen scheinen, ist es bei intelligenten und zuverlässigen Patienten wahrscheinlich besser, die therapeutisch nötige Menge (ED) als intermittierend alle 2 Tage verabreichte doppelte Dosis zu verabfolgen. *Es zeigte sich, daß die Wirkung der 48-Stunden-Dosis genügend lange anhält, daß es aber zu weniger Nebenerscheinungen und zu einer geringeren Atrophie der Nebennieren kommt!* Bei unzuverlässigen Patienten ist die tägliche Verabreichung vorzuziehen.

Cave Kombination mit Phenobarbital (Luminal®) und Hydantoin-Pp.: Durch die Stimulation der Lebermitochondrien werden die Kortikosteroide dann allzu rasch abgebaut!

Tabelle 8

I. Die gebräuchlichsten **Prednison- und Prednisolondosierungen**

1. *Schwerste Fälle*: Beginn mit 1 mg/kg pro die, z. B. 60 mg (6 × 2 Tabl. zu 5 mg), allmählich abbauen (z. B. *schwere akute Polyarthritis, Pancarditis rheum., mäßiges Asthma, Erythrodermie* usw.)

   Beim Lupus erythematodes disseminatus beginnt man mit 2 mg/kg pro die (s. dort), ebenso bei schwerem Asthma.

   Für die noch höhere Stoßtherapie bei *Leukosen* s. dort.

   Auch bei schweren *Schockzuständen* gibt man evtl. bis zu 2 mg/kg.

2. *Mittlere Fälle*: Beginn mit $^1/_2$ mg/kg pro die, d. h. 30–40 mg tägl. (6 × 1 Tabl.), dann nach Eintreten der Wirkung ganz langsam auf die Erhaltungsdosis zurückgehen, d. h. z. B. alle 2 Tage 2,5 mg weniger.

3. *Erhaltungsdosis*: Kleinste Dosis, welche bei Dauertherapie noch die Krankheitssymptome genügend einzudämmen vermag.

   a) *Erwachsene*:
   A. *Asthma, Ekzem* und *chron. Polyarthritis*: gewöhnlich 15–20 mg, d. h. 3(–4) × 5 mg, evtl. nur 10 mg, d. h. 2 × 5 mg, selten genügen 5–7,5 mg täglich.

   B. *Lupus erythematodes disseminatus*: nicht unter 35–40 mg tägl., Versuch ED-Dosis durch IST-Therapie, (S. 640), auf 15–20 mg zu senken.

   C. *Hämoblastosen und andere Neoplasien*: nicht unter 20 mg tägl.

   b) *Kinder*:
   Hier reduziert man die Dosis entsprechend dem Körpergewicht, z. B.: A: $^1/_3$ mg, B: $^1/_2$ mg; C: $^1/_3$ mg pro kg.

II. **Dexamethason:** $^1/_5$ der Prednisondosis!
III. **Triamcinolon:** $^1/_3$ der Prednisondosis! (In den meisten Büchern zu hohe Dosis erwähnt.)
IV. **Betamethason:** $^1/_{10}$ der Prednisondosis!

Es entsprechen demnach 20 mg *Triamcinolon* in ihrer therapeutischen Wirkung 60 mg *Prednison*.

ACTH, Cortison u. Derivate

Klinische Applikationsmöglichkeiten und Erwähnung einiger Präparate

1. *ACTH = Corticotrophin*: 1 E = 1 mg. **Synacthen**® = *synthet. ACTH*: 100 E = 1 mg.

    Klinik: I.v. Tropfinfusion 8 Std. 10 25–50 E tägl. am wirksamsten, **Synacthen**® [Ciba-Geigy] Trockenamp. zu 0,25 mg = 25 E.

    Praxis: I.m. ACTH, initial 50–100 E tägl., am besten in Form der Depotpräparate: **Synacthen Depot**® [Ciba-Geigy], Ampullen (2 ml) à 1 mg pro ml, = 100 E ACTH pro ml; oder **Depot-Acethropan**® [Hoechst]; oder **Cortrophin-Z**® (mit Zinksalzen) [Organon]. **Cortrophin prolongatum**® [Pharmacia], **ACTH-Depot** [Schering], **ACTH-Retard**® [Sanabo]. *Erhaltungsdosis* 50–100 E = 0,5–1 mg **Synacthen Depot**® alle 2–3 Tage i.m. Initialdosierung für Kinder: bis 1 Jahr 5–10 E, bis 5 Jahre 10–25 E, bis 12 Jahre 25–50 E, 1 × tägl. i.m. Depotpräparate eignen sich heute auch für die *Dauertherapie*.

2. *Hydrocortison*: Für Notfälle i.v. in **Tropfinfusion**, entspricht dem physiologischen Cortisol der Nebenniere und zeigt eine sofortige Wirkung (50–100–150–[200] mg pro die). Bleibt im Blut nur ca. 1 Std. wirksam! Bei schwersten Leberschäden (beginnendes Coma hepaticum) das einzig wirksame Präparat, da die geschädigte Leber die Derivate nicht mehr in das aktive Cortisol umwandeln kann.

3. *Cortison*: Wird heute praktisch nur noch zur Ersatztherapie (Morbus Sheehan und Morbus Addison) in Tagesdosen von 25–37$^1/_2$ mg verwendet (Tabl. zu 25 mg).

4. *Prednison* (= *Dehydrocortison*), *Prednisolon* (= *Delta-Hydrocortison*): Ist von 5× stärkerer Wirkung als das *Cortison*.

    a) *Perorale Therapie*: Wird gut resorbiert, Tabl. zu 5 mg.

    b) *Parenterale Therapie:*

    Prednisolonazetat (1 ml = 25 mg) (z.B. **Dacortin**®, in Dtschl. **Decortin-H**® [Merck], **Hostacortin-H**® [Hoechst], **Meticortelonacetat**® [Schering] in Dtschl. **Scherisolon**®, **Nisolone**® [Lepetit], **Ultracortenol**® [Ciba-Geigy] [Trimethylazetat]), *spaltet deutlich langsamer Prednison ab als das Succinat.* Eignet sich deshalb vor allem für *intraartikuläre, i.m.* und *intrabursale* Injektionen, da es durch langsame Abspaltung eine Dauerwirkung während 2–3 Tagen entfaltet. *Es eignet sich aber nicht für Fälle, in denen eine rasche Wirkung erwünscht* ist, also cave bei akutem Asthma bronchiale, Schock usw. und auch nicht für die i.v. Therapie. Dagegen erweist es sich als sehr gut für die *intrapleurale Injektion* bei Pleuritis; 100 mg alle 3–4 Tage oder *intraartikulär* 5–20 mg (plus 50000 E *Penicillin* wegen Infektionsgefahr), oder i.m. 50 bis 100 mg mit Depotwirkung für ca. 48 Std. *Prednisolon-Na-tetrahydrophthalat*, **Ultracorten-H**® [Ciba-Geigy], -*succinat* = **Solu-Dacortin**®, in Dtschl. **Solu-Decortin**® [Merck] oder **Urbason**® [Hoechst] zeigen im Gegensatz zum Azetat eine sehr rasche Wirkung, praktisch wie das *Hydrocortison*, deshalb sehr vorteilhaft für *Schocktherapie, akute schwere Asthmaanfälle* usw. (5mal wirksamer als *Hydrocortison*). Dosierung deshalb je nach Indikation 50–75, evtl. bis zu 150 mg i.v.

Methyl-Prednisolon = 6- -methyl-Prednisolon: Hat eine stärker antiphlogistische Wirkung als das Prednisolon, Dosierung ca. $^3/_4$ der *Prednison-Dosis*. Pp.: **Urbason**® [Hoechst], Tabl. à 4 mg, ferner **Medrol**® [Upjohn] in Dtschl. **Medrate**®, etc.

5. *9-α-Fluorhydrocortison* = *Fluoroxycortonum aceticum*: Wird infolge seiner starken mineralokortikoiden Wirkung als Erhaltungstherapie bei *Morbus Addison* und *Adrenalektomie* verwendet, tägl. 0,1–0,3 mg, meist kombiniert mit *Cortison*.

Präparate: **Florinef**® [Squibb], **Fludrocortone**® [Merck-Sharp], **Scherofluron**® [Schering]. Daneben wird es vor allem als Salbe und Lotion zur lokalen Anwendung benutzt.

6. *Dexamethason* = 9-α-fluoro-16-α-methyl-Prednisolon:

Präparate: **Decadron**® [Merck-S.D.], **Deltafluorène**® [Lepetit], **Fortecortin**® [Merck], **Deronil** [Schering], in Dtschl. **Dexa-Scheroson**®, **Millicorten**® [Ciba-Geigy], **Oradexon**® [Organon]. Tabl. zu 1 mg im Handel und verschiedene injizierbare Formen. Diese Präparate zeigen eine ungefähr fünfmal stärkere Wirkung als die Prednisolonpräparate, können also entsprechend niedriger dosiert werden, zeigen aber nach unseren Erfahrungen keine geringeren Nebenwirkungen als die Prednisonpräparate und sind auch preislich nicht vorteilhafter. Ja, sie zeigen vielleicht nach unseren Erfahrungen eher etwas mehr Nebenwirkungen im Sinne eines stärkeren *Hirsutismus* und einer evtl. sehr ausgeprägten *Wirkung auf die Talgdrüsen* (Akne). Dazu kommt eine in gewissen Fällen von uns beobachtete Begünstigung einer Hypoproteinämie durch ihren besonders ausgeprägten *katabolen Effekt*, so daß sie sich *weniger für eine Dauertherapie eignen als für die initiale Stoßtherapie*, wo sie durch ihre fehlende Wasserretention und ihren starken antientzündlichen Effekt deutliche Vorteile zeigen (s. Abb. 112). Die Hemmung der Nebenniere ist durch die Fluorierung am stärksten ausgeprägt!

7. *Triamcinolon* = 9-α-fluoro-16-α-hydroxy-Prednisolon: Wirkt ungefähr dreimal stärker als *Prednison* und kann entsprechend niedriger dosiert werden. Tabl. zu 2 und 4 mg. Es hat gegenüber den *Prednison-Prednisolon*-Präparaten eine noch weniger ausgeprägte H_2O-retinierende Wirkung und den großen Vorteil einer geringeren Gewichtszunahme. Dagegen ist der Hirsutismus etwas ausgeprägter.

Es ist deshalb gerade für eine Dauertherapie, z.B. bei Polyarthritis, Asthma, Hämoblastosen und Nephrose, nachdem man die Erhaltungsdosis ermittelt hat, dem Prednison oder Prednisolon vorzuziehen! Leider ist es aber im Preis teurer, und deshalb beginnt man auch in diesen Fällen besser mit dem *Prednison* und fährt nachher mit $^1/_3$ der für das *Prednison* ermittelten Erhaltungsdosis weiter. Nicht $^2/_3$ oder mehr, wie dies in einzelnen Arbeiten angegeben wird. Wir haben durch genaue *Testserien bei der PCP und beim LE* gesehen, daß die *Äquivalenzdosis* ziemlich genau $^1/_3$ der Prednisondosis entspricht.

Präparate: **Adcortyl**® [Squibb], **Kenacort**® [Squibb] (in Dtschl. **Volon**® [Squibb/Heyden]), **Ledercort**® [Lederle] (in Dtschl. **Delphicort**® [Lederle]), **Triamcinolon** [Specia].

8. *Betamethason* = 9-α-fluoro-16-β-methyl-Prednisolon: Wirkt ca. 10mal stärker als *Prednison*.

Präparate: **Celestone**® [Schering Corp.], **Betnelan**® [Glaxo], Tabl. à 0,5 mg. Hat einen *besonders starken antientzündlichen Effekt* und ist wie das Dexamethason mehr

ACTH, Cortison u. Derivate

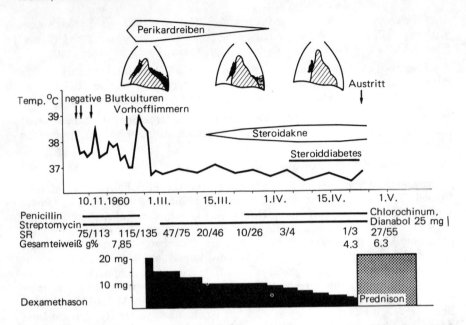

Abb. 112. *Rheumatische Pankarditis bei Marfansyndrom* (G. M., 32jähr. Mann, KG 96082/60): Die rheumatische Pankarditis mit schwerem Allgemeinzustand, hohem Fieber, Herzdilatation und Insuffizienzerscheinungen reagiert sofort sehr günstig auf *Dexamethason* allein. Der Patient entfiebert 12 Std. nach der ersten Dexamethasoninjektion, die Herzerweiterung, die Lungenstauung und Pleuraergüsse sowie das Perikardreiben und die Rhythmusstörung bilden sich in den folgenden Wochen zurück. Als Nebenerscheinung der Kortikosteroidtherapie kommt es zum Auftreten einer schweren Akne und eines Diabetes mellitus. Außerdem entwickelt sich trotz Verabreichung eines anabol wirkenden *Testosteronderivates* (**Dianabol**®) eine Hypoproteinämie, wie wir dies beim *Dexamethason* mit seiner ausgeprägten katabolen Wirkung gelegentlich sahen, die sich unter *Prednison* wieder korrigiert.

für die initiale Stoßtherapie geeignet als für die Dauertherapie, da seine Nebenwirkungen (Cushingoid) und sein kataboler Effekt ebenso ausgeprägt sind wie z. B. beim Dexamethason. (In Deutschland **Celestan**® [Byk-Essex]).

Celestone®-Chronodose® [Schering] (in Dtschl. **Celestan®-Depot** [Byk-Essex]): Eine „Solu-Suspension" von 3 mg Betamethasonnatriumphosphat und 3 mg Betamethasonazetat zur intraartikulären, i.m. und intrabursalen Injektion (Amp. à 1 ml). *Dieses Präparat stellt für den praktischen Arzt einen großen Fortschritt dar*, vor allem für die Dauerbehandlung des schweren *Asthma bronchiale* (s. dort), des *chronischen Ekzems*, der *Bursitis*, des *Heufiebers* und evtl. auch der *PCP*, sowie der *Arthrosen* (siehe unsere eigenen Erfahrungen: Ärztl. Fortbild. 5 [1957] 1–8). Viele unserer Patienten spritzen sich selbst. Dosierung je nach Fall 2× pro Woche 1 Amp. i.m. à 1 ml. Bei akuten Schüben (Bursitis, Arthrosis etc.) 2 ml. Durch die langsame Resorption und die benötigte kleine Dosis zeigt es auffallend wenig Nebenwirkungen.

9. *Paramethason* (**Haldrone**® [Lilly]), **Monocortin**® [Grünenthal] (6-α-fluoro-16-α-methyl-Prednisolon), Tabl. à 1 und 2 mg. Dabei entsprechen 2 mg ungefähr der

Wirkung von 5 mg *Prednison*. Hat gegenüber den anderen Derivaten keine besonderen Vorteile.

Salben und Lotionen (*Hydrocortison-, Prednisolon-, Triamcinolon-* und *Dexamethason-Salbe*): Sind in sehr zahlreichen, im Handel vertriebenen Präparaten vorrätig. Sie zeigen vor allem bei lokaler Anwendung (wodurch relativ hohe Konzentrationen zur Einwirkung kommen) bei *Augen- und Hautaffektionen*, ferner bei *Pruritus ani* und beim *Ekzem* eine sehr günstige Wirkung.

Zum Schluß geben wir noch eine Äquivalenztabelle der sich entsprechenden therapeutischen Dosen der verschiedenen Präparate (Tabelle 9).

Tabelle 9 *Äquivalenztabelle der verschiedenen Kortikosteroide*

25 E	ACTH i.v. (Tropfinfusion, bei erhaltener Nebennierenfunktion und genügender Zeit stärkste Wirkung), analog 0,25 mg wäßriges Synacthen®.
50 E	Synacthen®depot oder anderes Depot-Pp. i.m. (langsamer Abbau, weniger zerstört)
150 mg	Cortison p.o. oder i.m.
100 mg	Hydrocortison i.v.
40 mg	Prednisolonazetat i.m. (langsamer abgebaut)
36 mg	6-α-Methylprednisolon
30 mg	Prednison oder Prednisolon p.o.
30 mg	Prednisolon-Na-succinat i.v. oder i.m.
12–15 mg	Paramethason
10 mg	Triamcinolon p.o.
6 mg	Dexamethason p.o.
3 mg	Betamethason p.o.

Klinische Indikationen der Therapie mit ACTH, Cortison und seinen Derivaten

Die Gruppierung der Indikationen kann nach sehr verschiedenen Gesichtspunkten erfolgen. Aus praktischen Gründen ist vielleicht eine Gruppierung, die sich gleichzeitig nach der Dringlichkeit und den Erfolgsaussichten einer Therapie richtet, am zweckmäßigsten. In der folgenden Aufstellung (Tabelle 10) sind diejenigen Erkrankungen aufgeführt, die auf Grund der heutigen Erfahrungen eine dringliche Indikation für diese Therapie darstellen (S. Moeschlin: Schweiz. med. Wschr. 86 [1956] 81).

Wir gehen hier nicht auf die speziellen therapeutischen Maßnahmen der angeführten Krankheitsbilder ein, dies geschieht in den jeweiligen Spezialkapiteln. Es soll hier nur eine Übersicht über die wichtigsten Indikationen gegeben werden.

Bei diesen dringlichen Indikationen ist im allgemeinen die in Tabelle 8 (S. 473) aufgeführte Dosierung für die schweren Fälle anzuwenden, mit Ausnahme der 7 letzten angeführten Krankheitsbilder, wo die kleinere Dosierung entsprechend der in Tabelle 8 als „Mittlere Fälle" aufgeführten genügt. Dabei ist in außerordentlich schweren Fällen, sofern die Nebennieren noch funktionsfähig sind (also nicht bei schwerem

ACTH, Cortison u. Derivate

Tabelle 10

I. Therapie der Wahl, d.h. dringliche Indikationen

Akute rheumatische Polyarthritis (obligat bei Perikard- oder Herz-Beteiligung)
Lebensbedrohliches Asthma bronchiale
Quinckesches Ödem, Herxheimer
Akute Erythrodermie
Akute rheumatische Bursitis
Chorea minor
Erworbene, hämolytische Anämie, schwere Thrombozytopenie
Schwere Agranulozytose
Akuter Pemphigus bullosus (plus Abschirmung!)
Akuter Lupus erythematodes disseminatus
Frühstadium der Periarteriitis nodosa
Akute, nicht eitrige Thyreoiditis
Augenerkrankungen, allergische und z.T. entzündliche Ösophagus-Verätzungen
Substitutionstherapie (Sheehan, Simmonds, Addison)
Meningokokken-Menigitis und andere septische Meningitiden
(Waterhouse-Friderichsen-Syndrom)
Meningitis-Tbc
Miliar-Tbc
Morbus Behcet

Schock oder Infekt, wo die Nebennieren weitgehend funktionsunfähig sind), die i.v. ACTH-Infusion am wirksamsten. Sie kann aber heute in vielen Fällen durch die p.o. Therapie oder, wenn dies wegen Erbrechen oder größter Dringlichkeit unmöglich ist, durch die i.v. Injektion von *Prednisolonsuccinat* oder *-phthalat* (**Solu-Dacortin**®, in Dtschl. **Solu-Decortin**®, **Ultracorten-H**® usw.) ersetzt werden oder, wenn nicht eine Sofortwirkung nötig ist, durch die *Prednisolonazetate* (**Dacortin**®, in Dtschl. **Decortin**®-H, **Meticortelon**®, **Ultracortenol**® usw.).

Auch hier gilt die Regel, daß man bei diesen dringlichen Indikationen besser mit einer hohen Initialdosis beginnt und dann nach Erreichen eines guten therapeutischen Effektes

Tabelle 11

II. Fakultative, aber meist positive Indikationen

Bedrohliche Formen der Hepatitis epidemica
Hepatitis chronica agressiva
Schwere chronisch progressive rheumatische Arthritis, Arthrosen (akuter Schub)
Therapieresistentes chronisches Asthma bronchiale
Schwere akute Dermatitis
Serumkrankheit
Dermatomyositis im akuten Stadium
Schwerer Schock
Toxische Tbc-Formen ⎫
Fulminante Infekte ⎬ kurze Überbrückungstherapie
Schwere Vergiftungen ⎭
Juvenile Lipoidnephrose
Colitis ulcerosa
Sprue
Guillain-Barré-Syndrom (hier ACTH-Infusionen!)

Indikationen

die Dosis allmählich abbaut und auf eine Erhaltungsdosis zurückgeht. Diese schwankt von Krankheitsbild zu Krankheitsbild und von Fall zu Fall. So wird man beim *Lupus erythematodes* die Erhaltungsdosis anfänglich nicht unter *35–40 mg Prednisolon* senken, bei den rheumatischen Formen aber evtl. bis auf 7,5–15–25 mg herabgehen können.

Im allgemeinen kann hier mit der mittleren Dosierung begonnen werden (siehe Tabelle 8) mit Ausnahme des *Asthma bronchiale* und der *akuten Dermatitis,* wo immer mit einer hohen Dosis von 1–2 mg Prednison/kg/Tag begonnen werden muß.

Bei schwerem Schock und fulminanten Infekten ist das sofort wirkende *Prednisolonsuccinat* oder *-phthalat* (**Solu-Dacortin®, Solu-Decortin®, Ultracorten-H®**) oder *Hydrocortison i.v.* vorzuziehen, Näheres siehe in den einzelnen Spezialkapiteln.

Als *kurze Überbrückungstherapie* kommt sie vor allem für den schweren Schock sowie für fulminante Infekte (siehe auch Kinsell Rocky Mount. med. J. 50 [1953] 560), hier vor allem für die *Meningokokkensepsis des Kleinkindes,* evtl. für schwere andere fulminante Infekte, z.B. die *Miliartuberkulose, Meningitis tuberculosa, Typhus* und toxische Tuberkuloseformen, in Frage, außerdem auch für schwere Vergiftungen in den ersten 3–4 Tagen.

In allen diesen Fällen ist es aber wichtig, daß ein Cortisonderivat und nicht ACTH zugeführt wird! Denn auch hier handelt es sich ja um einen „*relativen Addisonismus*" mit Darniederliegen der Nebennierenfunktion.

Tabelle 12

III. Begrenzte oder relative Indikationen
Generalisierter Pruritus
Hämoblastosen: Lymphat. L. (**VAP**), ak. myel. L. (**COAP**), Hodgkin (**MOPP**), Myelom (**MP**)
Hormonresistentes Mamma- oder Prostatakarzinom
Nephrose des Erwachsenen
Schwerer Lungen-Boeck
Initiale Leberzirrhose (Spätformen kontraindiziert)
Impfenzephalitis, allerg. Enzephalitiden
Masernenzephalitis (Rubeola, Varizellen)
Akute periphere Fazialisparese
Akuter Schub einer multiplen Sklerose (nur als ACTH-Tropfinfusion oder evtl. ACTH i.m.)
Sklerodermie
Schlangenbiß
Leberhämangiom und andere Hämangiome
Lokale Anwendung: Pruritus ani et vulvae
                        Lokalisiertes Ekzem
                        Gewisse Augenaffektionen

Synthese: Wenn man die evtl. Nebenerscheinungen und Gefahren dieser Steroide kennt, so können uns diese Mittel bei vielen Erkrankungen sehr wesentliche therapeutische Hilfe leisten. Vor allem die sehr wirksamen Derivate, wie *Prednison, Prednisolon* und *Triamcinolon*, haben eine sehr große Bereicherung des therapeutischen Vorgehens auch für den Praktiker gebracht, welche wir heute auf keinen Fall mehr missen möchten.

ACTH, Cortison u. Derivate

Man muß sich aber immer bewußt sein, daß es sich nicht um eine spezifische Therapie, sondern um eine symptomatische handelt. Trotzdem haben diese Mittel uns gerade bei einzelnen, vorher schwer zu beeinflussenden Krankheitsbildern einen wesentlichen Schritt vorwärts gebracht.

Antibiotika und Chemotherapeutika

Im folgenden Abschnitt sollen vorerst die wichtigsten Prinzipien der Chemotherapie sowie ihre Nebenwirkungen kurz gestreift und zusammengefaßt werden und dann folgt ein Überblick über die bis heute erprobten Mittel. Dieses Gebiet hat sich in den beiden letzten Jahrzehnten ungeheuer entwickelt, so daß es für den praktischen Arzt heute schwierig geworden ist, den Überblick über diese so wichtigen therapeutischen Mittel zu bewahren. Für nähere Einzelheiten und seltenere Stoffe sei der Leser auf die ausführliche und vortreffliche Darstellung von WALTER und HEILMEYER (Antibiotika-Fibel. 3. Aufl. Thieme, Stuttgart 1969) verwiesen.

Voraussetzungen für die Wirksamkeit dieser Mittel

Alle diese Mittel kommen nur dann richtig zur Wirkung, wenn die folgenden Voraussetzungen erfüllt sind:

1. *Vorhandensein normaler humoraler und zellulärer Abwehrkräfte*, denn alle diese Mittel üben meist nur eine *bakteriostatische Wirkung* aus, und die endgültige Vernichtung muß durch die körpereigenen Abwehrkräfte erfolgen. Deshalb ist ihre Wirkung, z.B. bei Agranulozytosen, Leukämien, wo die Abwehr durch das Fehlen der normalen Granulozyten gestört ist, sowie bei mangelnder Antikörperproduktion (z.B. bei chronisch-lymphatischen Leukämien, bei Agammaglobulinämien) oder bei toxischen Schädigungen des RE-Systems (Äthyliker usw., wo z.B. die normale Phagozytose der Pneumokokken durch die Alveolarzellen weitgehend fehlt) oft mangelhaft.

2. *Die Erreger müssen gegenüber den betreffenden Antibiotika empfindlich sein* (evtl. primäre oder sekundäre Resistenzentwicklung).

3. *Das Antibiotikum muß die betreffenden Erreger in genügend hoher Konzentration erreichen* (schwierig z.B. bei Abszessen, eingekapselten Herden usw.).

Allgemeine Regeln bei Anwendung dieser Mittel

1. *Gezielte Anwendung: Antibiotika sollten nur gezielt verwendet werden, d.h. wenn ein bestimmter Infekt diagnostiziert oder äußerst wahrscheinlich ist.* Auf keinen Fall dürfen Patienten mit unklaren banalen fieberhaften Erkrankungen schon von vorn-

herein mit Antibiotika behandelt werden, bevor eine nähere Untersuchung und Beobachtung von 1–2 Tagen verstrichen ist. Wird dies nicht beachtet, so können dadurch für den Patienten und den Arzt schwerwiegende Folgen eintreten (Resistenzentwicklung, Verschleierung der Grundkrankheit usw.). Eine Ausnahme bilden funktionelle Agammaglobulinämien und natürlich alle lebensbedrohlichen Infektionen.

2. *Wenn möglich Erregernachweis* oder Einleitung der entsprechenden diagnostischen Maßnahmen (z. B. Kulturen mit Urin, Eiterproben, Sputum, Blut usw.), bevor diese durch die Anwendung der Antibiotika gestört werden.

3. *Bei schwerwiegenden Infekten sollte, wenn möglich, gleichzeitig eine Resistenzprüfung eingeleitet werden. – Antibiogramm.*

4. *Prophylaxe und Bekämpfung der Resistenzentwicklung:* Für nähere Einzelheiten über die Resistenzentwicklung verweisen wir auf die im Tuberkulose-Kapitel (S. 587) gemachten Ausführungen. Hier seien nur kurz die Möglichkeiten ihrer Verhütung und Bekämpfung erwähnt.

Primäre Resistenz (z. B. Staphylokokken). Ihr kann nur durch eine sehr hohe Konzentration des Antibiotikums (z. B. *Penicillin*) begegnet werden oder durch Wahl eines anderen Antibiotikums, gegen das noch keine Resistenz vorliegt (z. B. die halbsynthetischen penicillinase-resistenten Penicilline).

Sekundäre Resistenz: Eine solche ist immer dann zu befürchten, wenn mit einer längeren Behandlung zu rechnen ist (z. B. Empyeme, Pyurien).

Wichtig sind in diesen Fällen die folgenden Prinzipien:

a) *Immer zwei Mittel gleichzeitig verabreichen:* In allen diesen Fällen sollte von Anfang an eine *kombinierte Antibiotikatherapie* durchgeführt werden, da damit:

1. die *Resistenzentwicklung verzögert* oder sogar verhindert wird;

2. *auch eine Potenzierung der chemotherapeutischen Wirkung erfolgt* (vorausgesetzt allerdings, daß keine antagonistische Wirkung vorliegt), indem sich durch die verschiedenen Angriffspunkte der einzelnen Mittel die Wirkung derselben summiert oder häufig sogar potenziert.

b) *Wechsel der Zweierkombination nach 5–7 Tagen, um eine Resistenzentwicklung nach Möglichkeit zu verzögern:* Es genügt, dabei ein Mittel zu wechseln.

Antagonismus und Synergismus

Neben der klinisch häufigsten Summation oder Potenzierung bei der Verwendung einer Kombination verschiedener Antibiotika gibt es leider auch Beispiele dafür, daß bei gewissen Erregern die gleichzeitige Verabreichung von 2 Mitteln antagonistisch wirken kann.

Antagonismus

Antagonistisch wirkend und deshalb nicht zu verwenden ist bei Kokkeninfekten die folgende Kombination: Tetracycline plus Penicillin (d. h. Tetracyclin, Chlortetracyclin und Derivate) kann sich z. B. bei Pneumokokkenpneumonien sehr ungünstig auswirken! Dies gilt auch für die halbsynthetischen Penicilline, siehe Editorial: Brit. med. J. 1966/I, 811.

Synergismus oder Verbreiterung des Wirkungsbereiches

1. Penicillin + Streptomycin
   Penicillin + Sulfonamide
   Penicillin + Sulfonamide + Streptomycin
2. Tetracycline + Streptomycin
3. Tetracycline + Oleandomycin
4. Ampicillin + Sulfonamide
5. Ampicillin + Nitrofurantoin
6. Ampicillin + Gentamicin
7. Erythromycin + Streptomycin
8. Erythromycin + Sulfonamid
9. Erythromycin + Ampicillin
10. Erythromycin + Gentamicin
11. Gentamicin + Cefalotin

Resistenzverzögernde und evtl. synergistische Wirkung bei der Tuberkulose

1. PAS + Streptomycin
2. PAS + INH
3. PAS + INH + Streptomycin
4. Streptomycin + INH
5. Pyrazinamid + Streptomycin + PAS
6. PAS + Viomycin
7. PAS + INH + Viomycin
8. Cycloserin + Streptomycin
9. Ethionamid und alle andern Tuberkulostatika.
10. Ethambutol und alle anderen Tuberkulostatika

Nebenwirkungen und toxische Erscheinungen

Hier sollen nur die allgemeinen, bei der Therapie mit Antibiotika möglichen Komplikationen besprochen werden. Für die spezifischen Nebenwirkungen und evtl. toxischen Erscheinungen der einzelnen Präparate sei auf die betreffenden Abschnitte verwiesen.

1. *Gefahr der Zerstörung der normalen Schleimhautflora*: Dadurch können pathogene Keime, vor allem Pilze und resistente, hämolytische Staphylokokken, die Schleimhäute überwuchern und zu schweren Krankheitserscheinungen führen. Besonders erhöht ist diese Gefahr bei *Agranulozytosen, Leukosen* oder schwer *kachektischen Patienten*, ferner bei *Frischoperierten* (besonders abdominale Eingriffe) sowie bei der gleichzeitigen Verabreichung von hohen *Kortikosteroid*-Dosen (Hämoblastosen).

Prophylaxe: Verabreichen von 3×1 Yoghurt täglich vermag die Verträglichkeit für die Antibiotika deutlich zu steigern und verhindert vielfach (v. a. bei den Breitspektrum-A.) das Auftreten von Komplikationen.

Mögliche Komplikationen:

a) Schwerer *Soor* (Candida albicans): *Glossitis, Pharyngitis, Ösophagitis, Enteritis, Proktitis, Vulvitis, Vaginitis.*

b) *Soor des Respirationstraktes* evtl. mit *Pilzpneumonie.*

c) *Pyozyaneus- und Proteusüberwucherung*, als *Stomatitis* und *Harnwegsinfektionen.* Seltener im Intestinum.

d) *Haemophilus influenza-Pharyngitis* (z. B. bei *Penicillin*).

e) *Staphylococcus-aureus-haemolyticus-Superinfektionen*: Seltene, aber sehr gefährliche Superinfektionen: vor allem bei *Tetracyclinpräparaten*, aber auch bei *Penicillin* mit gegen diese Präparate resistenten Stämmen. Äußert sich klinisch am häufigsten als *schwere Enteritis* mit plötzlichen schwerem Kollaps und profusen Durchfällen.

Man kann folgende Formen unterscheiden:

A. *Benigne Fälle*, ohne irgendwelche toxischen Erscheinungen. Hier genügt es, die Antibiotika abzusetzen oder, wenn es die Grundkrankheit erfordert, das Mittel zu wechseln.

B. *Fälle mit Staphylokokken und Koli im Stuhlausstrich:* Relativ ungefährlich. Prophylaktisch 2 g *Erythromycin* p.o. oder eines der halbsynthetischen *penicillinaseresistenten Penicilline* (s. dort).

C. *Fälle mit reiner Staphylokokkenflora im Stuhl und schwer toxischen Erscheinungen:* Sehr *gefährlich!* In solchen Fällen sofort die folgende **Therapie:**

I. *Spezifisch* **gegen Staphylokokken** *wirkende Präparate:*

Cloxacillin (**Orbenin**®, in Dtschl. **Gelstaph**®) 2 g pro die, bei Resistenz *Methicillin* (**Celbenin**®, in Dtschl. **Cinopenil**®) alle 4 Std. 1 g intravenös als Tropfinfusion. *Cephalosporine* (**Keflin**®, in Dtschl. **Cephalotin**®), *Gentamicin* siehe S. 505.

II. *Gegen die schwere* **Dehydratation:** Infusionen; in bedrohlichen Fällen mit profusen Durchfällen benötigt man bis zu 8000 ml in 24 Std. Elektrolytkontrolle und evtl. Korrektur (Na, K).

f) *Staphylokokkenfurunkulose* (vor allem bei *Penicillin* allein und bei längerer Anwendung) ebenfalls durch resistente Staphylokokken.

Therapie: Absetzen des *Penicillins*, evtl. *Erythromycin* oder *Cloxacillin.*

2. *Ausfall der vitaminsynthetisierenden Darmflora*: E. coli., A. aerogenes usw., wodurch es zu einem *Mangel* von B_1, B_2, Nikotinsäure, Folsäure, usw. kommen kann.

Klinische Symptome: Rhagaden der Mundwinkel, *Stomatitis, Glossitis*. Eigentliche Avitaminosen sind nur bei langdauernder Therapie möglich, und in solchen Fällen sollte *prophylaktisch* ein *Vitamin-B-Mischpräparat* injiziert werden, z. B. **Becozym**® [Roche] (in Dtschl. **BVK** [Roche], **Polybion**® [Merck]), **Besiccan**® [Nyegaard], **Becompar**® [Philips-Chem. Oe.] 2 × 2 ml i.m. tägl.

3. *Überempfindlichkeits- und toxische Erscheinungen durch die Antibiotika selbst:* Siehe in den folgenden einzelnen Spezialkapiteln.

4. Vorsicht bei *Niereninsuffizienz*: Bei erhöhtem Harnstoff in der Regel *nicht mehr als* $^1/_3$ *der Tagesdosis verabreichen*, da sonst toxischer, stark erhöhter Blutspiegel; oder man richtet sich nach „Tabellen mit den Halbwertzeiten von Antibiotika bei verschiedenen Graden von Niereninsuffizienz". Wenn man nicht durch ein Antibiogramm gezwungen ist, gilt auch die Regel: Bei Niereninsuffizienz Antibiotika verwenden wie *Ampicillin, Cefalotin, Oxacillin, Erythromycin, Doxycyclin* usw., da diese auch bei einer erniedrigten renalen Clearence kurze Halbwertzeiten aufweisen.

Prophylaktische Anwendung der Antibiotika und Chemotherapeutika, d. h. sogenannte „Abschirmung"

Die prophylaktische Anwendung ist wegen der Gefahr der Resistenzentwicklung besonders streng zu handhaben.

Die folgenden Indikationen können aber nach unserer Auffassung ohne weiteres verantwortet werden:

1. *Chirurgische Eingriffe.*

2. *Haut-, Weichteil- und vor allem Gelenkverletzungen, Knochenbrüche.*

3. *Zahnextraktionen* (Granulome), vor allem bei Polyarthritis rheumatica, Nephritis, Endokarditis, Myokarditis.

4. *Alle schweren Leukopenien und Agranulozytosen.*

5. *Streptokokkenprophylaxe bei der Polyarthritis rheumatica* (Dauer-Prophylaxe).

6. *Rezidivierende Zystopyelitiden* (in Rotation).

7. *Gammaglobulinmangelzustände* (z.B. chronisch-lymphatische Leukämien) bei evtl. Eingriffen oder beim Auftreten von Superinfektion auslösenden Virusinfekten (Grippe) bei Pneumonie-Gefährdeten (*Silikose, Morbus Boeck* etc.).

8. *Bronchiektasen, stenosierende Bronchitis chronica.*

Sulfonamide

Übersicht der gebräuchlichsten Chemotherapeutika und Antibiotika

Sulfonamide

Die Sulfonamide sind auch heute im Zeitalter der Antibiotika noch sehr wertvolle Mittel. Sie haben den großen Vorteil einer recht guten Verträglichkeit, und durch die heutigen neuen Präparate, die viel langsamer ausgeschieden und azetyliert werden, konnte die Dosierung stark reduziert werden, was gerade bei Schwerkranken und bei Kindern einen wesentlichen Vorteil darstellt.

Bakteriologisches Spektrum: Die Wirkung ist relativ gut gegen Pneumokokken und Koli. Gegen einzelne andere Erreger (Streptokokken, Meningokokken) sind sie hauptsächlich in Kombination mit gewissen *Antibiotika* von deutlich potenzierender Wirkung, oft vielleicht mehr durch eine Resistenzverzögerung.

Hauptindikationen: Diese sind heute noch pulmonale Kokkeninfektionen, weiter die häufig durch gramnegative Bakterien hervorgerufenen Cholangitiden, ferner in Kombination mit *Streptomycin* oder *Ampicillin* bei Harnwegsinfekten. Außerdem als Dauerprophylaxe gegen die Streptokokkenansiedlung im Nasen-Rachen-Raum bei Polyarthritis rheumatica und bei immer wieder rezidivierenden Entzündungen durch Bronchiektasien. Ferner als wichtiges Kombinationsmittel bei Meningokokken-Sepsis, Hämophilus-influenzae-Meningitis.

Verabreichung: Gewöhnlich genügt die orale Therapie, bei Kindern am besten als Sirup. Bei Unverträglichkeit oder Schwerkranken können die verschiedenen Präparate gewöhnlich auch als Na-Salz i.v. verabreicht werden. Da die Lösungen meistens stark alkalisch sind, besser nicht i.m., weil es sonst zu Nekrosen oder Abszessen kommen kann.

Dosierung: Wichtig ist in allen Fällen eine hohe Anfangsdosis zur raschen Erzielung eines hohen Blutspiegels und dann eine meistens niedrigere Erhaltungsdosis, um diesen Spiegel aufrechtzuerhalten.

Nebenwirkungen: *Exantheme* treten bei längerer Verabreichung in ca. 10% auf. Seltener sind *Agranulozytosen* und *Thrombozytopenien*. Das *Stevens-Johnson-Syndrom* wurde vor allem bei den Langzeit-Sulfonamiden gelegentlich beobachtet. Vorsicht bei Niereninsuffizienz (hoher Blutspiegel), hier nur $1/3$ der Dosis verabreichen. Bei Serumkreatinin über 2,5 mg% sind SA kontraindiziert!

Heute gebräuchliche Präparate

Wichtig ist es zu wissen, daß einige der Langzeitpräparate schlecht in den Liquor diffundieren (z.B. *Sulfadimethoxin*, **Madribon®**), und deshalb ist es bei *eitrigen Meningitiden* sehr wesentlich, ein sehr gut in den Liquor diffundierendes Präparat wie *Sulfafurazol* (z.B. **Gantrisin®**) zu verabreichen, das aber eine kurze Eliminationszeit hat.

a) **Pp. mit kurzer Eliminationszeit:** *Sulfisoxazol = Sulfafurazol* **Gantrisin®** [Roche]. Tabl. zu 0,5 g; Amp. mit 0,4 g/ml. Suspension 10%ig = 0,1 g/ml.

Dosierung: p.o. 2–4 Tabl. alle 4–6 Std.; oder i.v. 5 ml (= 2 g) alle 4–6 Std. Kinder: Suspension $^1/_2$–1 Teelöffel/10 kg Gewicht alle 4–6 Std.

Sulfadimidin: **Sulfamethazin**® [Savac], **Sulphix**® [Protina], und andere Pp. und Derivate (Anfangsdosis 2–3 g, dann alle 6 Std. 2 Tabl.).

b) Pp. mit langsamer Eliminationszeit: Wir führen anschließend eine kleinere Auswahl der langwirkenden Präparate an, welche für die gewöhnlichen Indikationen die rasch ausgeschiedenen oder azetylierten Präparate verdrängt haben. *Sulfaphenazol* (**Orisul**® [Ciba-Geigy]): Tabl. zu 0,5 g, Sirup 10%.

Dosierung: 1. Tag 4 Tabl. = 2 g, dann tägl. 2 Tabl. = 1 g. Kinder bis zu 2 Jahren anfänglich 0,05 bis 0,07 g/kg, dann reduzieren auf die Hälfte.

Sulfadimethoxin (**Madribon**® [Roche]): Tabl. zu 0,5 g, Ampullen 500 mg/5 ml, Tropfen 200 mg/ml.

Dosierung: Erwachsene: Initialdosis 2 Tabl. oder 2 Ampullen. Erhaltungsdosis alle 24 Std. zu verabreichen: 1 Tabl. oder Ampulle. Kinder: Initialdosis 2 Tropfen oder 0,2 ml Ampullenlösung pro kg Körpergewicht, $^1/_2$ Tabl. pro 10 kg Körpergewicht. Erhaltungsdosis 1 Tropfen oder 0,1 ml Ampullenlösung pro kg Körpergewicht, $^1/_4$ Tabl. pro 10 kg Körpergewicht. Die Ampullenlösung wird üblicherweise tief i.m. oder langsam i.v. injiziert. Verträglichkeit und Wirkung sind sehr gut. Die *Diffusion in den Liquor ist schlecht, so daß es für meningeale Infektionen ungeeignet ist*.

Sulfamethoxypyridazin = **Lederkyn**® [Lederle], **Myasul**®, **Midikel**® [Parke, Davis] (in Dtschl. **Davosin**®), **Sulfurene**® [Specia]: Tabl. zu 0,5 g, Sirup mit 0,25 g/5 ml, ferner **Sulfdurazin**® [Asta]. Analog wirkend **Sulfa-Perlongit**® [Ingelheim].

Dosierung: Erwachsene 1. Tag 1–2 g, dann tägl. 0,5 g weiter. Bei Kindern ein bis zwei Kfl. pro 10 kg, ED $^1/_2$ Kfl. pro 10 kg. Man gebe bei diesen Präparaten immer genügend Flüssigkeit.

Sulfamethoxydiazin: ED 0,5 g/die, **Bayrena**® [Bayer] und **Kiron**® [Schering] (in Dtschl. **Durenat**® [Bayer-Schering]) hat eine analoge Wirkung. Amp. à 0,1 g/ml. Tropfen 0,2 g/ml, Susp. 0,1 g/ml. *Kinder* bis 2 Jahre: 1. Tag $^1/_2$ Meßlöffel zu 5 ml = = 0,25 g; ED die Hälfte. Kinder 2–6 Jahre: 1. Tag $^3/_4$ Meßl., dann ED $^1/_4$–$^1/_2$ Meßl., Kinder 6–10 Jahre: 1. Tag 1 Meßl. oder 1 Tabl., ED die Hälfte.

c) Mischpräparate: Diese haben evtl. eine noch tärkere bakteriostatische Wirkung, z. B. das **Dosulfin**®, **Trional**®, **Trisulfon**® [Streuli] usw.

Dosulfin® [Ciba-Geigy]: Eine Mischung von *Sulfamerazin* plus *Sulfaproxylin*. Tabl. zu 0,75 g, 10%iger Sirup.

Dosierung: 1. Tag: 5× 1 Tabl. = 3,75 g, 2. Tag: 4× 1 Tabl. = 3,00 g, 3. Tag: 3× 1 Tabl. = 2,25 g, 4. Tag und weiter: morgens und abends je 1 Tabl. = 1,5. Zur Prophylaxe bei Harnwegsinfekten genügen meistens 2× $^1/_2$ Tabl.

Eine neuartige Kombination stellt das **Bactrim**® [Roche] dar, in welchem Sulfamethoxazol **Gantanol**® mit *Trimethoprim*, einem neueren Pyrimidinderivat, im Verhältnis 5:1 gemischt ist. Trimethoprim blockiert die Synthese von Bakterienkoenzymen und potenziert die Wirkung von Sulfonamiden. Das Spektrum ist ähnlich den Sulfonamiden, wobei von großem Interesse ist, daß das Mittel eine langsamere Resistenzentwicklung zeigt (Kombination). Es eignet sich überdies gut für die *Langzeitbehandlung* von *chron. Bronchitiden* und *Harnwegsinfekten*. *Dosierung*: 2× 2 Kaps. tägl. Bei Langzeitbehandlung Blutbildkontrolle (Folsäurehemmer). Die gleiche Mischung stellt das **Eusaprim**® [Wellcome] dar.

Vorsicht bei gestörter Nierenfunktion: Bei einem Kreatinin von über 2 mg/100 ml darf **Bactrim**® oder **Eusaprim**® nicht verabreicht werden! Es kann zu schweren Störungen der Nierenfunktion kommen. Meistens sind sie reversibel, aber in einzelnen Fällen bleiben sie irreversibel (s. KALOWSKI, St. u. Mitarb.: Lancet 1973/I, 394).

d) **Schwer resorbierbare Sulfonamidpräparate:** Diese haben nur bei gewissen Darmerkrankungen (Enteritiden) Bedeutung, weil dadurch im Darm selbst sehr hohe Konzentrationen erzielt werden können. Es sind verschiedenen Pp. im Handel, z. B. **Carbo Guanicil**® [Cilag] (Tabl. à 0,13 Guanicil und Carbo adsorbens 0,31 + Excip.), in Dtschl. **Sulfa-Kohle-Compretten**®.

Dosierung: Erwachsene 3× 4 Tabl. am 1. u. 2. Tag, dann 3× 2 Tabl. tägl. Kinder (auch Kleinkinder): ¹/₂ der Erwachsenen-Dosis.

Nebenwirkungen: Die Nebenwirkungen der heutigen Präparate sind sehr gering, Ein Ausfallen der neueren Sulfonamide bei saurem Urin kommt praktisch nicht mehr vor, ebenso ist die Innenkörperbildung nur minimal, und damit sind auch die hämolytischen Erscheinungen sehr selten geworden. Am häufigsten kommt es vor allem bei langdauernder Therapie evtl. zu Sensibilisierungen (drug-fever, Exantheme von rubeoliformem und skarlatiniformem Charakter). Sehr selten sind heute Agranulozytosen und auch die Periarteriitis nodosa.

Weitere *Chemotherapeutika* siehe im Tuberkulose-Kapitel unter Tuberkulostatika.

Penicilline

Das Penicillin ist auch heute immer noch das wichtigste Antibiotikum für die Behandlung bakterieller Infekte geblieben, es verdankt dies vor allem einer sehr guten Verträglichkeit bei einem Minimum an Nebenwirkungen.

Bakterielles Spektrum: Es beschränkt sich auf grampositive und -negative Kokken und z. T. grampositive Bakterien (Tetanus usw.), Spirochäten und gewisse Aktinomyzesarten. Das Problem der *penicillinresistenten Staphylokokken* ist heute durch die Schaffung der *penicillinase-resistenten* **halbsynthetischen Penicilline** zu einem großen Teil überwunden worden. Die übrigen Kokken und auch die Spirochäten zeigen im allgemeinen keine Entwicklung einer Resistenz, *wenn von Anfang an genügend intensiv dosiert wird* (Meningokokkenmeningitis, Go, Lues usw.).

Nebenwirkungen und evtl. toxische Erscheinungen der Penicillinpräparate

1. *Vernichtung der normalen Schleimhautflora und Staphylokokkenenteritis*: Siehe Einführungskapitel, S. 484.

2. *Vitamin-B-Ausfall,* siehe S. 485.

3. *Überempfindlichkeitsreaktionen. Wichtigster Grundsatz*: Jeder Patient muß vor Verabreichung von *Penicillin* befragt werden, ob er schon früher Überempfindlichkeits-

reaktionen gegenüber *Penicillin* zeigte. War dies der Fall oder treten plötzlich allergische Erscheinungen auf, so darf der Patient unter keinen Umständen je wieder *Penicillin* erhalten, da sonst *tödliche anaphylaktische Schockerscheinungen auftreten können!* Allergische Reaktionen können auch durch die neuen *halbsynthetischen Penicilline* ausgelöst werden!

a) *Intralumbale oder subokzipitale Toxizität des Penicillins*: So harmlos das *Penicillin* sonst ist (z. B. 50–100 Millionen E i.v. in 24 Std. gut verträglich), so gefährlich kann es für das zentrale Nervensystem sein. Es sollte daher für die intralumbale Injektion nie höher als 10 000 E pro Injektion dosiert werden und nicht mehr als 2000 E pro ml. Innerhalb 24 Std. sollte die Totaldosis von 20 000 E nicht überschritten werden, da sonst nervöse Reizerscheinungen und evtl. Dauerschädigungen (Cauda-equina-Syndrom) auftreten können. Bei hohen Dosen, z. B. 100 000 E, kann es zu schweren Krämpfen und innerhalb $^1/_2$ Std. zum Exitus kommen. Cave hohe i.v. Penicillindosen bei *Urämie*, die das gleiche Syndrom auslösen können.

b) *Allergische Erscheinungen* treten bei langdauernder Verabreichung in 5–10% der Fälle auf. Sie äußern sich vor allem als:

I. **„Drug fever".**

II. **Hautexantheme:** Am häufigsten skarlatiniform oder morbilliform (seltener als Dermatitis exfoliativa generalisata).

III. **Anaphylaktischer Schock,** evtl. bei primärer Idiosynkrasie oder häufiger durch Sensibilisierung. Diese letztere Komplikation ist die *gefährlichste*. Unter Tausenden mit *Penicillin* behandelten Patienten sah ich selbst nur ein einziges Mal einen Fall mit schwerstem Schockzustand und Lungenödem, der nach 10 Min. ad exitum kam. HUBER (Dtsch. med. Wschr. 79 [1954] 1120) hat einen tödlichen Fall mit Gehirnödem und Diapedeseblutungen veröffentlicht.

IV. **Periarteriitis nodosa:** Solche Fälle sind von RICH (Sensitivity reactions to drugs. Blackwell, Oxford 1958) mitgeteilt worden. Diese Komplikation ist aber sehr selten.

V. **Agranulozytosen:** Solche sind nur bei den halbsynthetischen Pp., z. B. *Methicillin*, selten beobachtet worden.

c) *Austestung der Penicillin-Überempfindlichkeit*: Eine sichere Methode gibt es noch nicht. Der Konjunktivaltest (1 Tropfen einer Penicillin-Lösung 1:100) fällt leider auch bei Überempfindlichkeit nicht immer positiv aus. Der Hauttest (i.c. Hautquaddel mit einer Verdünnung von 1:1000) ist nicht ungefährlich. Der *indirekte Degranulationstest der Basophilen* nach SHELLEY (J. Amer. med. Ass. 184 [1963] 171) ergibt nur in ca. 50% ein positives Resultat.

So bleibt eine **sorgfältige Anamnese** *noch immer das wichtigste Kriterium! Jeder Patient, der einmal mit allergischen Erscheinungen auf Penicillin reagierte, darf unter keinen Umständen je wieder Penicillin erhalten!!*, da er sonst evtl. an einem tödlichen Schock zugrunde gehen kann. – *Warnkarte für Brieftasche mitgeben!*

Prophylaxe und Therapie der allergischen Erscheinungen:

1. Prophylaxe:

a) *Alle Patienten, die irgendwie einmal mit allergischen Erscheinungen auf Penicillin*

Penicilline

reagierten sind anzuweisen, sich strikte nie mehr dieses Antibiotikum applizieren zu lassen, da dies lebensgefährlich sein kann. **Warn-Karte** mitführen!

b) Jeder Patient sollte vor der Anwendung von *Penicillin genau nach evtl. früheren Reaktionen befragt werden*, und im Zweifelsfalle ist ein anderes Antibiotikum zu verwenden!

c) *Verwendung penicillinfreier Vakzine* bei Sensibilisierten! Cave *Penicillin*-Zahnpasta oder *Penicillin*-Tabletten bei Überempfindlichkeit!

d) *Sofortiges Absetzen des Penicillins* bei Auftreten von allergischen Erscheinungen.

e) Verwendung des *Antihistamin-Penicillins = Clemizol-Penicillinum* (**Megacillin**® [Grünenthal], **Prevecillin**®, **Neopenyl**® usw.) bei allen allergisch disponierten Patienten (eine molekulare Verbindung von *Penicillin* mit einem *Antihistaminikum*). Scheint sich nach jahrelanger Anwendung auch in Skandinavien zu bewähren.

f) *Verbot von Hauttesten* bei Verdacht auf Überempfindlichkeit, da selbst dadurch Todesfälle auftreten können.

2. **Therapie:**

a) **Bei Schockerscheinungen:**

1. *Penicillinase* (z. B. **Neutrapen**® [Riker]). Sofortige Injektion von 800 000 E 1 Amp. tief i.m. Bei schwerem Schock empfiehlt es sich, 800 000 E i.v. zu geben und gleichzeitig 800 000 E i.m. (Kann auch prophylaktisch z. B. vor der Verabreichung einer vielleicht Spuren Penicillin enthaltenden Vakzine gegeben werden.) Bei Depotpenicillin muß die Injektion evtl. nach 3–4 Tagen wiederholt werden. Wird aus Kulturen von *B. cereus* gewonnen. Leider kann vereinzelt auch die *Penicillinase* zu anaphylaktischen Erscheinungen führen.

2. *Hydrocortison* 500 mg i.v. (nur bei schweren Fällen nötig) oder 150 bis 250 mg *Prednisolon* i.v. (z. B. **Ultracorten-H**®, **Solu-Dacortin**®, in Dtschl. **Solu-Decortin**® usw.).

3. *Bei schwerem Kollaps*: Sofort *Adrenalin* $^1/_2$ mg i.v., dann *Noradrenalin*(**Arterenol**®) Tropfinfusion 10 mg/500 ml i.v.

4. *Antihistaminika*: Nur in Kombination mit *Adrenalin* und *Cortisonpräparaten*.

b) **Bei schweren Hautreaktionen:**

Penicillinase wie oben, dazu *Prednison* p.o. Beginn mit 60 mg tägl., dann sukzessive reduzieren.

Penicillin-Anwendungsarten

1. **Wasserlösliches krist. Penicillin (Penicillin G):** Für eine kurzfristige Einwirkung oder wiederholte Zugabe zu *Infusionen, Spülflüssigkeiten* oder zur *lokalen Anwendung* (intrapleural, intraartikulär).

   Infusionen: 1 bis evtl. 70 (–100) Mio. E pro die erlaubt. *Vorsicht bei Niereninsuffizienz.*

   Lokal (intrapleural, intraperitoneal usw.): 2–6 Mio. E.

Für Spülflüssigkeiten: 200000–300000 E.

Intraartikulär: 50000–100000 E.

2. **Depot-Penicilline:** Zur Erzielung eines langdauernden, wirksamen Blut- oder eines dauernden Ausscheidungsspiegels im Urin, ferner in großen Dosen zur Erzielung eines hohen Liquorspiegels.

    a) *Procain-Penicillin in wasserlöslicher Suspension*: Hat den Vorteil, daß durch die Procainverbindung die Injektion fast schmerzfrei ist. Initialdosis *600000* bis *1 Mio E für die Durchschnittsfälle*. Der Penicillinspiegel bleibt ca. 24 Std. wirksam, die Injektion muß also tägl. wiederholt werden. Sehr zahlreiche Pp. im Handel.

    Für schwere Infekte mindestens *3–6 Mio E* tägl. bis zum Abfall der Temperatur. Wesentlich sind hohe Dosen auch bei allen Infekten, die ältere oder in ihrer Abwehr reduzierte Patienten betreffen.

    b) *Benzathin-Penicillin-G* (z. B. **Benzathin-Leo**® [Leo] oder **Penadur-LA**® [Wyeth], in Deutschland **Tardocillin**® [Bayer], in Skand. **Benapen**® [Glaxo]): Wird sehr langsam resorbiert und zeigt deshalb eine langdauernde Wirkung von ca. 14 Tagen Dauer. Injektionsdosis ca. 1,2–2 Mio. E i.m. Günstig z. B. bei *Polyarthritis rheumatica, Nephritis*, zur *Abschirmung gegen Streptokokken* usw.

    Nachteile: Injektionsstelle etwas schmerzhaft (Kinder), Nachwirkung bei Sensibilisierung oder bei Übergang auf *Tetracycline* (wobei die bakteriostatische Wirkung evtl. durch gegenseitigen Antagonismus aufgehoben wird, solange beide Mittel zusammen im Blute kreisen).

3. **Orale Penicilline:** Sie sind vor allem bei der Behandlung von Kindern wichtig geworden. Ferner für die Abschirmung von Leukämien und für die Patienten, die unter Antikoagulantien stehen (Herzinfarkt, Embolien usw.), um hier die Blutungsgefahr durch Injektionsstiche zu vermeiden.

    Phenoxymethyl-Penicillin (**Penicillin V**): Gegen Säuren (Magen) relativ resistent im Gegensatz zum gewöhnlichen *Penicillin G*, doch ist es ebenfalls penicillinaseempfindlich, eignet sich also nicht für Staphylokokken. Für diese greife man zum oralen *Cloxacillin* (s. u.).

    Oratren® [Bayer]: Tab. zu 200000 E = 120 mg.

    Pluscillin® [Bayropharm], Tabl. zu 500000 E.

    Stabicillin® [Vifor, Genf]: Tabl. zu 500.000 E und 1 Mio. E.

    Beromycin® [Boehringer]: Tabl. zu 200000 E = 130 mg. Susp. 1 ml = 30000 E.

    Fenoxypen® [Novo]: Tabl. à 200-, 400- und 800000 E sowie Mixtur 5 ml = 150000 E.

    Anwendung und Dosierung: Erwachsene 1–2× tägl. 1 Tabl. zu 500000 E (z. B. **Stabicillin forte**®), Kinder 3× tägl. 1 Tabl. zu 100000 E, Säuglinge und Kleinkinder 6× tägl. ¼ Tabl. zu 100000 E.

    Bei schweren Infektionen, z.B. Pneumonien usw., gibt man die doppelte oder dreifache Dosierung.

    Die 1. Dosis soll auf den nüchternen Magen gegeben werden, um eine rasche Resorption zu gewährleisten, später ist dies nicht mehr nötig. Um die Nachtruhe nicht zu stören, können die 5. und 6. Dosis zusammen gegeben werden.

Prophylaktisch: Hier genügt bei Erwachsenen die einmalige tägliche Einnahme einer Tablette zu 500 000 E, bei Kindern die Hälfte dieser Dosis.

4. **Halbsynthetische Penicilline.** Die Isolierung des eigentlichen Penicillinkerns ermöglichte es, durch den Einbau künstlicher Seitenketten die halbsynthetischen Penicilline herzustellen. Die zahlreichen Präparate können nach ihren Eigenschaften in drei Gruppen eingeteilt werden: *die säurefesten Penicilline*, die sich besonders für die orale Penicillintherapie eignen, *die penicillinase-resistenten Penicilline*, besonders gegen die penicillinase produzierenden resistenten Staphylokokkenstämme wertvoll, und *die Breitspektrum-Penicilline*, die zusätzlich gegen eine Anzahl von gramnegativen Erregern wirksam sind.

a) *Die* **säurefesten** *halbsynthetischen Penicilline:*

Phenoxyäthyl-Penicillin = **Phenethicillin**. Sein Wirkungsbereich deckt sich mit demjenigen des *Penicillin G* und des *Penicillin V*. Wie letzteres, ist es durch seine Säurefestigkeit für die orale Penicillintherapie bestimmt. Mit dem *Phenethicillin* werden aber höhere Serumspiegel erreicht als mit dem *Penicillin V*, was allerdings nicht mit einer höheren antibakteriellen Aktivität gleichzustellen ist. *Phenethicillin* wird durch die Staphylokokkenpenicillinase zerstört, obschon es dagegen etwas resistenter ist als das Penicillin G oder V.

Broxil [Beecham]. *Dosierung*: 125–250 mg vier- bis sechsstündlich. Bei Bedarf kann die Einzeldosis bis auf 500 mg gesteigert werden. Tabl. zu 125 und 250 mg; Sirup zu 125 mg in 5 ml.

Weitere Präparate: **Alpen**® [Schering], **Chemipen**® [Squibb], **Maxipen**® [Pfizer-Roerig], **Pen 200** [Pfizer], usw.

b) *Die* **penicillinase-resistenten** *halbsynthetischen Penicilline:*

Ihr besonderer Vorteil liegt in ihrer Resistenz gegen die Staphylokokken-Penicillinase. Sie sind daher ganz besonders gegen resistente Staphylokokken indiziert. Bei Allergien zeigt sich kein Unterschied.

Dimethoxybenzamido-Penicillin = **Methicillin**. Nicht für die orale Therapie geeignet. Methicillin ist besonders gegen resistente Staphylokokken indiziert. Superinfektionen durch gramnegative Erreger, besonders durch Pseudomonas aeruginosa, sind beobachtet worden. Da der Serumspiegel innerhalb der ersten vier Stunden relativ rasch abfällt, ist unbedingt auf eine in regelmäßigen Abständen wiederholte Verabreichung des Antibiotikums zu achten. Führt ganz selten zu *Agranulozytosen*, s. o.

Celbenin® [Beecham], **Cinopenil**® [Hoechst]. *Dosierung*: Bei Erwachsenen vierstündlich 1 g i.m. Reduktion der Dosis auf 1 g sechsstündlich bei Eintreten der gewünschten Wirkung. Säuglinge bis 5 kg Körpergewicht: 500 mg pro Tag auf vier Injektionen verteilt. Säuglinge von mehr als 5 kg Körpergewicht und Kinder bis 12 Jahre: 100 mg/kg täglich auf vier Injektionen verteilt. **Celbenin**® kann auch intravenös gegeben werden. In Infusionslösungen von saurem pH wird es inaktiviert. *Analoge Präparate:* **Belfacillin**® [Astra].

Methyl-Phenylisoxazolyl-Penicillin und Chlorophenyl-Methylisoxazolyl-Penicillin = = **Oxacillin** *und* **Cloxacillin**. Ebenfalls besonders gegen resistente Staphylokokken indiziert. Diese Derivate wirken etwas stärker als Methicillin und werden meistens oral verabreicht. Diffusion in Liquor und Pleura ist nicht sehr gut.

Orbenin® [Beecham]. *Dosierung*: 500 mg per os alle 6 Stunden nüchtern eine Stunde vor den Mahlzeiten. Intramuskulär: 250 mg alle 4 bis 6 Stunden. Intravenös: 500 mg alle 4 bis 6 Stunden. **Orbenin**® kann auch einer Infusionslösung beigegeben werden. Kinder bis zu 2 Jahren: $^1/_4$ der Dosis für Erwachsene. Kinder von 2 bis 10 Jahren: die Hälfte der Dosis für Erwachsene. Kapseln zu 250 mg, Flaschen-Ampullen zu 250 mg (in 5 bis 10 ml aqua dest. auflösen), und Sirup 125 mg in 5 ml für die Pädiatrie.

Weitere Präparate: Deutschland: *Cloxacillin* = **Gelstaph**®, **Staphobristol**®; *Oxacillin* = **Cryptocillin**®, **Stapenor**®. Skand.: **Ekvacillin**® [Asta], **Micropenin** [Kabi]; **Prostaphlin**® [Bristol], **Resistopen**® [Squibb].

c) **Breitspektrum-Penicilline**

Gegen grampositive Kokken ist ihre Aktivität um weniges geringer als diejenige des *Penicillin G*. Hingegen haben sie gegen gramnegative Erreger eine Wirkung, die mit derjenigen der *Tetracycline* und des *Chloramphenicols* verglichen werden kann. Sie sind aber gegen *Penicillinase* nicht resistent und daher gegen resistente Staphylokokken wirkungslos.

Nebenwirkungen: Ampicillin ist oral gut verträglich. Selten wurden gastrointestinale Störungen beschrieben. In einigen Einzelfällen sind *aplastische Anämien* gesehen worden.

Aminobenzyl-Penicillin = **Ampicillin** = **Penbritin**® [Beecham]. *Dosierung*: für Erwachsene: 250 mg alle 6 Stunden. Im Bedarfsfall kann die Dosis bis 500–750 mg alle 4 Stunden erhöht werden. Kinder bis 2 Jahre: 62,5–125 mg sechsstündlich. Kinder von 2 bis 10 Jahren: 125–250 mg alle sechs Stunden. *Weitere Präparate*: **Polycillin**® [Bristol], **Amblosin**® [Hoechst], **Binotal**® [Bayer], **Penbristol**® [Dt. Bristol], **Penbrock**® [Dt. Beecham]. Analog wirkt **Hetacillin** = **Penplenum**® [Bristol], nur oral verabreichbar.

Indikationen: Haemophilus influenzae, empfindliche Staphylokokken, Streptokokken, Diplococcus pneumoniae, Neisseria catarrhalis, E. coli, B. proteus.

Amoxycillin B.P. Clamoxyl® [Beecham]: wird *im Darm noch besser resorbiert* als Ampicillin. Wirkt ebenfalls auf gramnegative und auch auf Mischinfektionen mit grampositiven Erregern. *Dosierung*: 3 × 375–750 mg tägl. Kinder: 25–50 mg/kg tägl. in 3 Einzel-Dosen. Handelsformen: Kaps. à 375 mg, Sirup: 4 ml = 100 mg, Tropfen: 1 ml = 100 mg.

Nebenerscheinungen: Exantheme, evtl. etwas Darmbeschwerden. Cave bei Penicillinempfindlichkeit (Literatur s.: J.W. HARDING u. Mitarb.: Practitioner 9 [1972] 363–368). Für resistente Staphylokokken *wirkungslos*!

Carbenicillin (α-Carboxybenzylpenicillin = **Pyopen**® [Beecham], **Microcillin**® [Bayer]. Wirkt weniger stark als das Ampicillin, aber besserer Effekt für Pseudomonas und Proteus. Vor allem für *Zystopyelitis*. Kann nur parenteral verabreicht werden. Tagesdosis: 6 g bis max. 30 g (Sepsis) i.v. 2–4 stdl. od. als Tropfinfusion.

Carindacillin (**Geopen**® [Pfizer]), ein „*orales Carbenicillin*", s. Nachtrag S. 515.

Ampicillin-Oxacillin-Kombinationen: Haben keinen großen Sinn, z.B.: **Ampiclox**®.

Streptomycin

Aus Actinomyzeten (z. B. Streptomyces griseus) gewonnenes Antibiotikum, ist noch immer sehr wichtig für die *Kombinationsbehandlung* z. B. mit *Penicillin* oder mit den *Tuberkulostatika*, ferner bei Urininfekten.

Bakterielles Spektrum: Vor allem gramnegative Bakterien und Kokken, weniger grampositive, hier aber evtl. additive Wirkung (siehe oben).

Diffusionsverhältnisse: Nach i.m. Gabe rasche Resorption; ist ein therapeutischer Spiegel noch bis ca. 9–12 Std. nachweisbar, so genügt im allgemeinen 1 Injektion pro 24 Std. Die Diffusion in den Liquor ist bei normaler Liquorschranke mangelhaft bei Entzündungen der Meningen etwas besser.

Intralumbal darf Streptomycin nicht angewandt werden, weil toxische Reizerscheinungen auftreten (evtl. Akustikus-Lähmung).

Eine gute Diffusion zeigt es in Pleura-, Perikard-, Aszites- und Gelenkhöhlen; ferner wird durch die Ausscheidung in Galle und Urin dort ein hoher wirksamer Spiegel erzielt.

Nebenwirkungen und toxische Erscheinungen

Das *Streptomycin* hat eine toxische Wirkung auf den Vestibularis und Akustikus und kann bei langdauernder Anwendung zu einer völligen Atrophie der beiden Nerven führen. Das *Dihydrostreptomycin* zeigt eine mehr elektive schädigende Wirkung auf den Akustikus, weniger auf den Vestibularis. Die geringste toxische Wirkung zeigt heute wohl das **Streptothenat®**, d.h. ein Präparat, das neben dem *Streptomycin* noch *Pantothenat* enthält und dadurch die Toxizität vermindern soll (Literatur siehe Zusammenstellung von SIEVERS (Med. Klin. 55 [1960] 809).) In USA wird diese Ansicht jedoch bestritten. Selten ist das Auftreten eines *neuromuskulären Blocks*, sowie die auffallende *Potenzierung ganglienblockierender Mittel*, wodurch es vor allem bei Pyelonephritiden zum *Kollaps* kommen kann. Therapeutisch dann sofort: *Neostigmin* 1–1,5 mg plus 0,6 mg *Atropin* i.v.

Allergische Reaktionen sind häufig bei der Zubereitung von Lösungen (Dermatitis, Konjunktivitis), treten aber relativ selten auf, und zwar als *Exanthem*, *Drug-fever* oder ganz selten als Thrombozytopenie oder Agranulozytose.

Resistenzentwicklung: Wenn es allein verabreicht wird, entwickelt sich auffallend rasch eine Resistenz, und zwar um so ausgesprochener, je kürzer das Teilungsintervall der betreffenden Bakterien ist. So können Kolibazillen schon nach 3 Tagen vollkommen resistent werden, während die sich langsamer teilenden Tbc-Bazillen bei alleiniger Behandlung mit *Streptomycin* frühestens nach 4–6 Wochen eine Resistenzentwicklung aufweisen. (Näheres siehe Übersicht im Tuberkulose-Kapitel.)

Verabreichungsart: Subkutan sollte es wegen seiner Reizerscheinungen besser nicht angewandt werden. Das heutige **Streptothenat®** kann aber ohne weiteres neben der i.m. Applikation i.v. verabreicht werden, z. B. in die Infusion.

Dosierung: Erwachsene 0,5–2 g, sie soll aber nicht über 20 mg/kg Körpergewicht pro die betragen. Routinedosis 1 g tägl., Minimaldosis 0,5 g. Kinder 30–40 mg/kg Körpergewicht bei längerer Verabreichungsdauer bei Kokkeninfekten. Besser nur kurzdauernd anwenden, 5–6 Tage, wegen Resistenzentwicklung. (Bei Tuberkulose immer nur kombiniert verwenden!). Bei kurzdauernden Infekten kann man beim Erwachsenen ruhig auf 40 mg/kg des **Streptothenat®** oder der Mischpräparate gehen; *große Vorsicht bei Störung der Nierenfunktion*, da hier der Serumspiegel evtl. abnorm hoch ausfällt (gestörte Ausscheidung). Als Zusatz zu Lösungen (i. pl. oder als Spülung usw.) besser nicht über 200 mg pro ml, um lokale Reizerscheinungen zu verhüten.

Schwere Fälle: Anfänglich tägl. 2 g i.m. oder i.v. für einige Tage, dann tägl. 1 g und später als Optimum 3 × pro Woche 1 g, kann so monatelang weiter gegeben werden.

Gebräuchlichste Streptomycinpräparate

1. **Pantothenate:** Mischungen von *Pantothenat-Streptomycin* mit gewöhnlichem *Streptomycin* oder *Dihydrostreptomycin*, z. B. **Streptothenat®** [Grünenthal]. Es enthält 20% *Streptomycin-Pantothenat*. Nach unseren Erfahrungen und denjenigen der Literatur ist es heute das am wenigsten toxische Präparat; oder dann das ebenfalls sehr wirksame **Didrothenat®**: 20% *Dihydrostreptomycin-Pantothenat* + 80% *Dihydrostreptomycinsulfat*. Amerikanische Autoren fanden eine größere Toxizität. Die Verträglichkeit beider Präparate ist gut, praktisch treten Akustikusschäden bei kurzer Verabreichung nur noch selten auf. Die Dosis darf für kurze Zeit evtl. bis auf 3 g tägl. gesteigert werden. Bei längerer Gabe aber die ersten 2 Wochen nicht über 1 g tägl. und später nicht über 3 × wöchentlich 1 g. Bei längerer Behandlung (Tbc!) regelmäßige Audiogramm-Kontrollen. Schweden: **Streptothenat®** [Kabi] (1 g/4 ml).

2. **Andere Mischstreptomycine:** Je 50% *Dihydrostreptomycin* + *Streptomycin*, z. B. **Ambocin®**, **Stellamycin®** usw. Sehr gute Verträglichkeit, geringe Toxizität. Doch weisen diese Präparate bei längerer Anwendung eine deutlich höhere Toxizität auf als die Thenate.

3. **Streptomycin:** Gewöhnliches *Streptomycin* wird i.m. appliziert. Die Dosis beträgt 1 g tägl., nicht zu überschreiten wegen Toxizität auf Vestibularis beim Erwachsenen, und bei tägl. Anwendung nicht allzulange zu verabreichen. In diesen Fällen dann immer auf **Streptothenat®** übergehen.

4. **Dihydrostreptomycin:** Sollte heute allein nicht mehr verwendet werden, da es viel zu gefährlich für den Akustikus ist.

Tetracycline

Die verschiedenen Derivate zeigen untereinander eine weitgehende Ähnlichkeit und gehören heute zu den wichtigsten Breitsprektrum-Antibiotika.

Bakterielles Spektrum: Dieses erstreckt sich sowohl auf die *grampositiven* wie auf die *gramnegativen Erreger*. Sie sind auch noch bei erworbener *Streptomycin-* oder *Penicillinresistenz* dieser Erreger wirksam. *Tetracycline* zeigen noch eine deutliche Wirkung bei *Rickettsien* und größeren Viren (*Psittakosis*), nicht aber gegen kleinere Viren.

Unwirksam sind sie gegen Proteus, Pseudomonas und heute auch gegen zahlreiche Staphylokokken. Gegen die Tuberkelbakterien erweist sich nur das *Oxytetracyclin* (**Terramycin®**) in Kombination mit anderen Tuberkulostatika als schwach wirksam. *Resistenzentwicklungen sind seltener als beim Streptomycin und Chloramphenicol. Mit anderen Tetracyclinpräparaten zeigt sich aber eine gekreuzte Resistenz.* Auch hier kann durch eine Kombinationstherapie die Entwicklung einer Resistenz vergrößert werden.

Nebenwirkungen und toxische Erscheinungen: Gelegentlich kommt es zu Reizerscheinungen bei vermehrten Darmentleerungen, evtl. zu Durchfällen und Erbrechen. Bei längerer Anwendung besteht durch Vernichtung der normalen Schleimhautflora die Gefahr der Überwucherung mit Pilzen oder anderen pathologischen Keimen, worunter der Staphylococcus aureus haemolyticus der gefährlichste ist. Als Folge davon kann es eventuell zu schwersten Durchfällen mit Kollaps kommen, worauf wir im Übersichtskapitel Seite 484 näher eingegangen sind. Bei hohen Dosen *Tetracyclin* (3–4 g tägl.) kann es zu Todesfällen durch Azotämie und beim *Chlortetracyclin* zu schweren hepatorenalen Schädigungen kommen. *Vorsicht deshalb auch bei gestörter Nierenfunktion, da evtl. selbst durch therapeutische Dosen toxische Blutspiegel auftreten können.*

Cave Tetracyclin bei Schwangeren, Säuglingen und Frühgeburten sowie Kleinkindern bis zu 2 Jahren: Da sich die *Tetracycline* in den Zähnen und Knochen ablagern und hier zu Wachstumsstörungen führen wie Braunfärbung und Schmelzdefekte, sowie Mißbildungen der Zähne und Verzögerung des Knochenwachstums, sollten *Tetracycline* bei Schwangeren und Säuglingen *nur bei vitaler Indikation* verabreicht werden.

Heute werden die früheren Tetracycline immer mehr durch die neuen niedriger dosierbaren Pp. wie **Ledermycin®**, **Vibramycin®** und **Minocin®** verdrängt.

Diffusionsverhältnisse und Resorption: Die Präparate werden sowohl p.o. wie i.m. rasch und gut resorbiert. *Die Liquorkonzentration liegt wesentlich unter der Blutkonzentration, deshalb eignen sich die Tetracycline weniger für die Meningitisbehandlung.* Sehr gut ist der Spiegel in Galle, Urin und Fäzes. Die Diffusion in die serösen Höhlen erreicht nur $1/3 - 1/2$ der Serumkonzentration.

Dosierung: In der Mehrzahl der Fälle genügt die orale Verabreichung. Ist diese unmöglich, so benützt man die *i.m. injizierbaren Präparate* oder die *i.v. Präparate*, s.u. Orale *Initialdosis* für Erwachsene mindestens *1 g tägl.*, in schweren Fällen 2–3 g, verteilt auf 24 Std. Dann ED von 1,0 g. (Beim *Demethylchlortetracyclin* [**Ledermycin®** [Lederle]] entsprechen in der Wirkung 600 mg je 1000 mg der übrigen Präparate.) Durch die langsamere Resorption der *Tetracycline* (**Achromycin®**, **Tetracyn®**, **Hostacyclin®** usw.) bei der *i.m. Applikation* kann niedriger dosiert werden als peroral, normal *200–400 mg* pro die. Diese ist deshalb sehr vorteilhaft und der *i.v.* Injektion überlegen, bei der der Blutspiegel relativ rasch wieder abfällt. Für die i.v. Injektion wählt man das gut verträgliche **Reverin®** oder **Terravenös®**, das ebenfalls niedriger dosiert wird. Muß bei Infusionen direkt in den Schlauch injiziert werden (zu niedriger Spiegel oder Zerfall).

Gebräuchlichste Tetracyclinpräparate

Die 6 gebräuchlichsten Präparate sind heute *Chlortetracyclin* (**Aureomycin®**), *Tetracyclin* (**Achromycin®**, **Tetracyn®**, **Hostacyclin®**), *Oxytetracyclin* (**Terramycin®**), die alle drei in ihrer Wirkung ungefähr gleichwertig sind. Dazu kommen das *Pyrrolidino-*

Tetracycline

Methyltetracylin (**Reverin**®), das i.v. gegeben werden kann, und die neuen oralen Präparate *Demethylchlortetracyclin* (**Ledermycin**® = **Declamycin**® USA), sowie *Doxycyclin* (**Vibramycin**®), *Minocyclin* (**Minocin**®), die alle eine stärkere Wirkung zeigen und niedriger dosiert werden können.

1. *Tetracyclin* (**Achromycin**® [Lederle], **Hostacyclin**® [Hoechst], **Tetracyclin**® [Bayer], **Tetracyclin**® [Vitrum] usw.): Nicht auf den leeren Magen einnehmen. Vorher etwas essen und mit dem Medikament reichlich Flüssigkeit trinken. Sehr vorteilhaft ist die Einnahme zusammen mit 1 Glas Yoghurt (Milchsäure). Bei oraler Unverträglichkeit gibt man das Präparat i.m.

Oral: Kapseln und Dragées zu 50, 100 und 250 mg. Sirup 125 mg/5 ml. Tropfen 100 mg/ml.

Tagesdosis 0,1 g pro 8 kg Körpergewicht, entspricht 12,5–20 mg pro kg Körpergewicht. Minimaldosis 1 g tägl. In schweren Fällen Anzahl der Verabreichungen vermehren, pro Dosis nie mehr als 250 mg, bis auf tägl. 2–3 g. Kinder erhalten oral proportional eine etwas geringere Dosis, z. B. bei 20 kg Körpergewicht 4–5mal 50 mg tägl., da sie häufiger Unverträglichkeitserscheinungen aufweisen.

Intramuskulär: Tiefe i.m. Injektion, nur wenn oral nicht vertragen.

Tagesdosis für Erwachsene 200–300 mg = 100 mg alle 8–12 Stunden. Bei hartnäckigen Fällen 4–6mal 100 mg i.m.

Trockenampullen zu 100 mg mit 2 ml H_2O dest. oder physiologischer NaCl auflösen, nur 24 Stunden haltbar.

Intravenös: gibt man mit Vorteil das für die Venenwand sehr gut verträgliche Tetracyclin-Derivat **Reverin**® s. u.

2. *Pyrrolidino-Methyltetracyclin* (**Reverin**® [Hoechst]): Ampullen zu 275 mg für die i.v. Injektion, sollte bei Infusionen nur in den Schlauch injiziert werden, da es sonst evtl. zerfällt, von guter Verträglichkeit und Wirkung.

Dosierung: 1–2 Ampullen pro die i.v.; bei schweren Sepsisfällen evtl. 3–4 Ampullen tägl. Zeigt eine gute Diffusion in die verschiedenen Körperhöhlen, aber geringe Ausscheidung im Darm.

3. *Chlortetracyclin* (**Aureomycin**® [Lederle]): Ist heute durch das besser verträgliche *Tetracyclin* und *Demethylchlortetracyclin* weitgehend verdrängt worden.

Oral: *Pastillen* zu 15 mg. Anzuwenden bei Erkrankungen der Mund- und Rachenschleimhaut (grampositive, gramnegative und bakterielle Mischinfektion). *Alle 1–2 Std. 1–2 Pastillen* je nach Schwere des Falles.

Tropfen: 1 ml = 20 Tr. = 100 mg. Verabreichung 1 g tägl. = 4 × 250 mg mit viel Fruchtsaft oder anderen säuerlichen Flüssigkeiten.

Sirup (*Chlortetracyclin Calcium*): 125 mg pro 5 ml (1 Kfl.)

Kapseln zu 50, 100 und 250 mg. Minimaldosis für Erwachsene 1 g pro die in 4 Dosen zu 250 mg.

Intramuskulär: Keine i.m. Applikation.

Intravenös: Heute für i.v. Gabe durch **Reverin**® (s. o.) überholt.

4. *Oxytetracyclin* (**Terramycin**® [Pfizer]).

Oral: *Kapseln* zu 50, 100 und 250 mg. Wie *Tetracyclin*, siehe dort. *Tropfen* und *Sirup* wie **Achromycin**®.

Tetracycline

Intramuskulär: Trocken-Ampullen zu 100 mg, *200–400 mg tägl.* in einzelnen Dosen von 100 mg anzuwenden; bei Kindern 10 mg/kg Körpergewicht.

Ferner **Terramycin-Depot**® [Pfizer], Amp. zu 250 mg (Erw.) und 100 mg (Kd.), Wirkung ca. 24 Std.

Intravenös: z. B. **Terravenös**® [Pfizer], Amp. à 250 mg, 1–2 Amp. i.v.

5. *Demethylchlor-Tetracyclin* = **Ledermycin**® oder **Declamycin**® [Lederle] in USA, wurde aus einem Mutationsstamm des Streptomyces aureofaciens gewonnen und ist bis auf eine fehlende Methylgruppe am 2. Kohlenwasserstoffring chemisch identisch mit dem *Chlortetracyclin*. Seine Vorteile sind vor allem: *Höherer und länger anhaltender Blutspiegel* durch bessere Resorption und verlangsamte Ausscheidung durch die Niere, daher ist auch eine niedrigere Dosierung möglich, was andererseits wieder eine bessere Verträglichkiet ergibt. Im übrigen entspricht es in seiner Wirkung weitgehend dem *Tetracyclin*.

Dosierung: Kapseln zu 300 mg und 150 mg. *Tagesdosis:* 600 mg = 2 × 1 Kapsel tägl. resp. 4 × 1 Kapsel. Besondere Vorsicht bei gestörter Nierenfunktion, da es durch seine langsamere Ausscheidung evtl. zu allzu hohen toxischen Blutspiegeln führen könnte.

6. *Doxycyclin:* Ein neues Tetracyclin = **Vibramycin**® [Pfizer], **Vibravenös**® [Pfizer].

Bakt. Spektrum: Entspricht weitgehend denjenigen der Tetracycline. Eine deutlich höhere Wirksamkeit zeigt Doxycyclin jedoch gegen Staphylokokken, Streptokokken (besonders Enterokokken) E. coli. Kreuzresistenzen gegenüber dem Tetracyclin können nachgewiesen werden. Die besondere Resistenzprüfung auf Doxycyclin ist jedoch zweckmäßig, da sich dieses bei Staphylokokken und Koli, die auf Tetracycline und andere Breitspektrum-Antibiotika resistent waren, als noch wirksam erwies.

Resorptions- und Diffusionsverhältnisse: Rasche Resorption bei oraler Verabreichung. Maximale Serumkonzentration nach 2 Std., gefolgt von einem eher langsamen Abfall: Halbwertszeit: 22 Std. Relativ hohe Gewebskonzentrationen werden in der Niere und Lungen erreicht. Ausscheidung vor allem durch Galle und Urin.

Indikationen: Die gleichen wie für die übrigen Tetracycline.

Nebenwirkungen: Die orale Verträglichkeit ist gut. Leichte Unverträglichkeitserscheinungen wie Nausea, Erbrechen und Diarrhöe kommen vor.

Präparat: **Vibramycin**® [Pfizer], Kaps. à 100 mg, Sirup à 10 mg/ml. **Vibravenös**® [Pfizer], Ampl. à 100 mg.

Dosierung: Beim Erwachsenen: 1. Tag: 2 Kaps. à 100 mg in einer einzigen Dosis, folgende Tage: 1 Kaps. à 100 mg täglich. In schweren Fällen 200 mg in einer einzigen Dosis während der ganzen Behandlungsdauer. Beim Kind: 1.Tag: 4 mg/kg in einer einzigen Dosis, folgende Tage: 2 mg/kg täglich. **Vibravenös**®. *Dosierung:* Gleich wie bei der oralen Applikationsform.

7. *Minocyclin:* **Minocin**® [Lederle], **Klinomycin**®. Neu jetzt auch **Minocin**®-**Intravenös**.

Bakt. Spektrum: gleicht dem Doxycyclin s. o.

Resorption und Diffusion: Rasche Resorption, wirksamer Spiegel für 36 Std. Diffusion analog den Tetracyclinen.

Dosierung: Tabl. à 100 mg. Anfangsdosis für Erwachsene und Kinder 2 Tabl., dann nach 12 Std. 1 Tabl. u. weiter alle 24 Std. 2 Tabl. Kleinkinder besser **Minocin®-Sirup**. *Nebenwirkungen und Kontraindikationen* die gleichen wie für die anderen Pp.

Chloramphenicol

Chloramphenicol kann auch schon nach Dosen von 10–40 g zu tödlichen aplastischen Anämien führen! Hauptgefahr bei *Kindern und Frauen vor allem bei langer hochdosierter Verabreichung*. So z. B. bei *Bronchiektasen* (so sahen wir 2 tödliche Fälle durch den gleichen Hausarzt mit je 200–300 g), *Pyelonephritiden*, hier besonders gefährlich, da Kumulation durch verzögerte Ausscheidung. Wir sahen innerhalb eines Jahres (1968) 5 tödliche Fälle, von denen 4 vom Hausarzt behandelt wurden. Ein Fall betraf eine eigene Patientin, die zufolge eines schweren penbritinresistenten Typhus abdominalis total 45 g Chloramphenicol erhielt. Die tödliche aplastische Anämie entwickelte sich erst ein halbes Jahr später. Solche Mitteilungen mehren sich in der letzten Zeit in erschreckendem Maße in allen Ländern. In der Regel 1 Fall auf 50000 Behandelte. Näheres siehe: S. MOESCHLIN: Klinik und Therapie der Vergiftungen. 5. Auflage, Thieme, Stuttgart 1972, S. 443–446.

Thiamphenicol

Das *Thiamphenicol* (**Urfamycin®**) ist im *Gegensatz zum Chloramphenicol relativ harmlos*. Es wurde bisher bei über 20 Millionen Patienten in England, Frankreich, Holland, Italien und der Schweiz verabfolgt, ohne daß eine einzige aplastische Anämie beobachtet wurde! *Ganz im Gegensatz zum ursprünglichen* Chloramphenicol, *das heute nicht mehr verwendet werden darf!* –

Bakterielles Spektrum: Wirksam vor allem gegen *gramnegative Bakterien* und die größeren Virusarten und *Rickettsien*, ferner Pneumokokken, *Lymphogranulome inguinale*.

Diffusion: Rasche Resorption nach oraler Gabe, schnelle Diffusion in den *Liquor 30–50%* des Serumspiegels, ebenso in die Pleura- und Peritonealflüssigkeit. Mittlere Konzentration in *Galle, Urin* und *Fäzes*.

Resistenzentwicklung: Erfolgt relativ *rasch*, deshalb *Thiamphenicol* immer *kombiniert* mit anderen synergistisch wirkenden Antibiotika (z. B. *Streptomycin, Tetracycline, Sulfonamide*) anwenden.

Nebenerscheinungen und Toxizität

Es besteht eine sehr gute Verträglichkeit von seiten des Magen-Darm-Kanals. Gelegentlich treten *leichte Verdauungsstörungen* (Meteorismen, evtl. Durchfälle) auf, aber viel seltener als bei den Tetracyclinen. Ausnahmsweise können auch Nebenerscheinungen durch *Verdrängung der normalen Darmflora* auftreten (siehe einleitendes Kapitel).

Drug-fever und *Exantheme* sind äußerst selten.

Bei allen Patienten kommt es zu einem vorübergehenden Ansteigen des Serum-Eisens durch die Blockierung des Fe-Einbaus in das Haemoglobin-Molekül (Hemmung der Mitochondrien-Proteinsynthese und der Ferrochelatase). *Im Gegensatz zum Chloramphenicol, das die DNA-Synthese hemmt,* bewirkt das *Thiamphenicol nur eine Hemmung der Messenger-RNA* an den *Ribosomen.* Es ist deshalb auch ein gutes *Immunosuppressivum* (s. IST-Kapitel), z. B. beim *Lupus erythematodes* s. dort und Abb. 52. Die Entgiftung des *Thiamphenicols* erfolgt nicht über die Glukuronsäure, deshalb fehlt auch das bei Chloramphenicol bei Säuglingen beobachtete Gray-Syndrom.

Reversible zytopenische Wirkung: Das Thioamphenicol kann, wie wir in Übereinstimmung mit den Angaben der Literatur feststellen konnten, bei einem Teil der Patienten Zytopenien, v.a. *Thrombozytopenien* u. *Leukopenien,* die aber im Gegensatz zum Chloramphenicol immer reversibel sind, auslösen. Bei *gestörter Nierenfunktion* ist aber für die Dosierung große Vorsicht am Platz. So sahen wir unter 12 solchen Fällen ein Abfallen der Thrombozyten bis zu 8000, die nur langsam wieder anstiegen. *Also kurze Behandlung und vorsichtige Dosierung bei gestörter Nierenfunktion!* – Mit seltenen Ausnahmen (Sepsis, Typhus usw.) Sollte es nicht länger als 5 Tage verabreicht werden.

„*Zytostatische Wirkung*": Es hat, wie wir an anderer Stelle ausführten, zu einem deutlichen IMS (immunosuppressiven Effekt) geführt und ist daher bei LE evtl. ein ausgezeichnetes zusätzliches Mittel für eine kurze Stoßtherapie, s. dort.

Haarausfall (reversible Alopezie): Von keiner anderen Seite wurde bisher auf die Hemmung des Haarwachstums und die dadurch ausgelöste evtl. Alopezie hingewiesen (MOESCHLIN u. Mitarb. 1973). Wir verfügen bisher über 12 Fälle und verweisen auf die sich im Druck befindliche Arbeit. Auch aus diesen Gründen soll das Präparat wenn möglich nicht länger als 5 Tage verabreicht werden.

Urfamycin® (*Thiamphenicol*) [Zambon Mailand]; in den übrigen Ländern unter dem gleichen Namen im Handel (Vertretung in der Schweiz: [Inpharzam], Lamone, in Dtschld. gleiche Firma in München, in Österreich [Gerot Pharmaz. Wien.]

Trockenampullen-Flaschen: à 500 und 750 mg + 5 ml Amp. physiolog. Lösung (vor dem Gebrauch in die Amp. Flasche einspritzen, 1 ml = 100 oder 150 mg).

Parenteral verwende man eine 10%ige Lösg.

Intravenös eine 5%ige Lösg., ebenso *intrapleural* u. *intraperitoneal.*

Kapseln à 500 mg, Sirup à 25 mg/ml, Flaschen à 60 ml à 1,5 g Palmitat.

Dosierung: Erwachsene Anfangsdosis 50 mg/kg = 3 g als Anfangsdosis, verteilt auf 4× 1 Injektion à 750 mg oder 3× 2 Kapseln à 500 mg/24 Std. Vom 2. Tag an 1,5–2 g tägl. Bei Typhus abdom. und andern schweren Salmonellosen bleibt man einige Tage auf 3 g tägl.

Bei *Kleinkindern*: 20–30 mg/kg i.m. oder i.v. Oder peroral vom Sirup gleiche Dosis, verteilt auf 3 Tagesportionen. In septischen Fällen darf man auf 50 mg/kg steigern.

Dauer der Behandlung: Wenn möglich nur 5 Tage, um Anämien und Leuko- und Thrombozytopenien zu vermeiden (die aber immer reversibel sind, s. o.). Bei Salmonellosen bis zur Sanierung.

Spezielle Indikationen: Typhus, gramnegative Sepsis, Peritonitis, Meningitis, Superinfektionen bei Hämoblastosen, Lymphogranuloma inguinale, Rickettsiosen.

Vorsicht: Bei *Nieren-Affektionen* mit deutlich herabgesetzter Clearence $^1/_3$ der therapeutischen Dosis! Bei einem Harnstoff von 100 mg% oder darüber nicht über 1 Dragée à 500 mg/Tag! (Siehe auch oben über Zytopenien und Alopezien.)

Erythromycin

Wird aus dem Stamm „Streptomyces erythreus" gewonnen. In seiner Wirkung und sehr guten Verträglichkeit steht es dem *Penicillin* sehr nahe.

Präparate: **Ilotycin®** [Lilly], **Erythrocin®** [Abbott], **Erycinum®** [Schering], **Erythromycin®** [Upjohn], **Ilosone®** [Lilly].

Bakterielles Spektrum: Ähnlich dem *Penicillin* grampositive Kokken und Bakterien sowie gramnegative Kokken. Es wirkt auch gegen Staphylokokken und meist auch dann, wenn sie resistent gegen Tetracycline geworden sind.

Resistenzentwicklung: Verhält sich ähnlich wie beim *Streptomycin*.

Diffusion: *Diffundiert schlecht* in den Liquor, nur 5–10% der Serumkonzentration. Auch die Diffusion in die Pleura- und Peritonealflüssigkeit ist nicht so gut wie bei den anderen Antibiotika.

Nebenwirkungen und toxische Erscheinungen: Sehr geringe Nebenerscheinungen. Nur in hohen Dosen kann es evtl. Diarrhöe auslösen. Drugfever und Exantheme sind eine große Seltenheit.

Wichtigste Indikationen: Eines der bestverträglichen Antibiotika zur Kombinationstherapie bei grampositiven und -negativen Kokken, ferner zur Abschirmung bei Hämoblastosen. Bei schweren Infekten immer mit andern kombinieren, da allein relativ rasche Resistententwicklung.

Dosierung:

Oral: Dragées zu 100 und 250 mg. *Erwachsene 1–2 tägl.*, verteilt auf 4–6 Dosen. Bei schweren Infektionen Erhöhung auf *1,6–3,0 g pro die* (Staphylokokkensepsis). *Kinder: 10 mg* bzw. *15 bis 20 mg/kg alle sechs Stunden.*

Paediatrie: Flasche mit 2,4 g kristallisiertem **Ilotycin®**. Herstellen einer 4%igen Suspension mit 45 ml Wasser unmittelbar vor Gebrauch. Ergibt 60 ml Suspensionen mit 2,4 g Substanz. 5 ml ist 1 Teelöffel = 200 mg. *Tropfen*: Flasche mit 1 g **Ilotycin®**. Herstellen einer 10%igen Suspension mit 6 ml H_2O (ergibt 1 g Substanz/10 ml). 1 Tropfen = 5 mg.

Parenteral, intramuskulär (tief intragluteal, nie s.c.!): Ampullen zu 10 ml mit 0,05 g/ml. Pro Dosis nicht über 300 mg injizieren. Tagesdosis: 1–1,2 g.

Intravenös: Ampullen zu 250 mg und 1 g Trockensubstanz *Erythromycin*. Auflösen in mindestens 10 resp. 20 ml H_2O. Zur Auflösung darf nur Aq. dest. und kein anderes Lösungsmittel verwendet werden. Die Ausgangslösung darf dann aber mit der Tropfinfusion gemischt werden. *Dosis 24 Std. für Erwachsene: 1–2 g*, langsam i.v. infundiert als Tropfinfusion. *Kinder: 10–12 mg/kg Körpergewicht* alle 6 Std.

Oleandomycin

Ein Antibiotikum aus dem Streptomyces-antibioticus-Stamm, welcher 1947 isoliert wurde. Handelspräparat: *Triazetyloleandomycin* = **Wytrion®** [Wyeth], Kapseln à 250 mg, Suspension (1 Kfl. = 125 mg). In Deutschl. **Oleandocyn®** [Pfizer].

Oleandomycin

Bakterielles Spektrum: Es ist vor allem sehr wirksam gegen grampositive Erreger, besonders Kokken, und auch gegen gewisse gramnegative Stäbchen (Neisser, Brucellagruppe und Haemophilus influenzae). Deutlich wirksam ist es auch gegen die größeren Viren wie Rickettsien und Psittakosis. Unwirksam aber gegen Salmonella, Shigella und Tbc. Von den Koli-, Proteus- und Pseudomonas-Erregern sprechen nur einige auf *Oleandomycin* an.

Gekreuzte Resistenz: mit *Erythromycin* und *Spiramycin*.

Diffusion: In den Liquor diffundiert es schlecht, d.h. nur ca. 5–10% der Serumkonzentration. Die Liquorwerte sind also therapeutisch ungenügend. Gute Konzentration in Urin, Galle und Stuhl.

Nebenwirkungen und Toxizität: Es verursacht gelegentlich etwas Nausea und Erbrechen und kann durch Veränderung der normalen Schleimhautflora die gleichen Erscheinungen wie die übrigen Breitspektrum-Antibiotika auslösen.

Dosierung:

Oral: *Erwachsene*: Anfangsdosis nicht unter *2 g tägl*. In schweren Fällen 3 g, verteilt auf 4–6 Einzeldosen. *Kinder: 30–50 mg/kg pro Tag*, in 6stündlichen Dosen.

Parenteral (bei Unmöglichkeit oraler Verabreichung): 1–2 g tägl., am besten verteilt auf 3 Einzeldosen von 500 mg oder mehr i.v. (mit 10 ml physiologischer NaCl-Lösung oder 5%iger Traubenzuckerlösung) oder als Zusatz zu Infusionen.

Indikation: Der Hauptvorteil des *Oleandomycins* scheint uns in der Kombinationsbehandlung mit *Tetracyclinen* zu liegen, da es schon in kleinen Dosen deren Wirkung deutlich zu potenzieren oder die Resistenzentwicklung zu verzögern vermag, z.B. bei Staphylokokken (siehe **Sigmamycin®**).

Kombination mit Tetracyclin: Sigmamycin® [Pfizer].

Eine klinisch ausgezeichnete Kombination ($^1/_3$ *Oleandomycin* plus $^2/_3$ *Tetracyclin*). Es zeigt eine sehr gute Wirkung bei Pneumokokken-Pneumonien, ferner bei Streptokokken- und auch bei Staphylokokkeninfektionen. Durch seine additive, potenzierende und resistenzverzögernde Wirkung kann es niedriger dosiert werden und ist trotz seines Preises eines der beliebtesten antibiotischen Präparate geblieben.

Nebenwirkungen und Toxizität: Siehe oben.

Bakterielles Spektrum und Indikationen: Synergistische Wirkung bei Staphylokokken, Streptokokken, Pneumokokken, Diphtheriebazillen, Listeria monocytogenes, Bacillus subtilis. *Inaktiv gegen Coli, Salmonella, Shigella, Pseudomonas und Pilze!* Klinisch sehr günstig bei Mischinfekten (Bronchiektasen) und Pneumonien, Sinusitiden usw.

Diffusion: **Sigmamycin®** wird rasch resorbiert und diffundiert gut in die Gewebe. Hohe Konzentration in Galle und Urin, dagegen *unwirksame Konzentration im Liquor!*

Dosierung: Kapseln (der Mischung) zu 250 mg und 50 mg. Ampullen zu 250 und 500 mg, 1%ige Lösung herstellen.

Oral: Tagesdosis 1 g, in schweren Fällen 2 g.

Intravenös: Von der 1%igen, unmittelbar vor Gebrauch hergestellten Lösung alle 12 Std. 500 mg = 50 ml langsam injizieren (5 Min. pro 100 mg). (1%ig = 10 ml Aqua dest. für je 100 mg **Sigmamycin®**). Für i.v. Tropfinfusion Verdünnung auf 0,1% = 1 mg pro ml.

Säuglinge und Kleinkinder: Bei leichteren Infektionskrankheiten 10–20 mg/kg Körpergewicht, in schwereren Fällen 30–50–60 mg/kg Körpergewicht. In 4 Teildosen zu verabreichen.

Für Kinder gibt es orale Suspensionen mit Geschmackskorrigentien; Flaschen zu 60 ml mit 1,5 g **Sigmamycin®**. 1 Teelöffel = 5 ml = 125 mg.

Cephalosporine

Sehr wertvolle, aus dem *Cephalosporium acremonium* gewonnene und in der Folge halbsynthetisch weiter entwickelte Antibiotika. Ihr Grundgerüst (*7-amino-Cephalosporansäure*) ist der Penicillinsäure verwandt. Formen: *Cefalotin, Cefaloridin, Cefalexin, Cefacetril, Cefradine.* Ihr Wert beruht 1. auf dem *relativ breiten Wirkungsspektrum* bei gleichzeitiger Penicillinase-Resistenz und *bakterizider Wirkung auf viele, auch gramnegative Keime*, 2. auf der fehlenden Kreuzallergie mit Penicillin und 3. auf der *sehr guten Verträglichkeit.*

Bakt. Spektrum: Umfaßt die Mehrzahl der grampositiven Keime, insbesondere Staphylokokken (auch penicillinresistente). Im Bereich der gramnegativen Erreger ist die Wirkung der Cephalosporine mit der des Ampicillins vergleichbar.

Obwohl die Cephalosporine chemisch mit Penicillin verwandt sind, sind sie gegen Penicillinase resistent. Gewisse Keime produzieren eine Cephalosporinase, welche imstande ist, einen Ring des Grundgerüstes zu sprengen. Dazu gehören Aerobacter aerogenes, Proteus, Enterokokken und E. coli.

Resistenzentwicklung: langsam.

Kreuzresistenz gegen Methicillin ist beschrieben worden.

Resorptions- und Diffusionsverhältnisse: Mit Ausnahme des *Cefalexin* und des *Cefradine* werden die halbsynthetischen Cephalosporine oral kaum resorbiert. Die Übrigen *parenteral verabreichen*, maximale Serumkonzentration 30–60 Min. nach i.m. Injektion. Halbwertszeit: 90 Min. Die Diffusion in die Gewebe und die Pleurahöhle ist gut, in das ZNS und den Liquor dagegen schlecht. Die Ausscheidung erfolgt fast vollständig durch die Nieren, vor allem durch glomeruläre Filtration. Dadurch werden hohe Urinkonzentrationen erreicht. Bei schlechter Nierenfunktion steigt die Halbwertszeit jedoch auf 20 Std. an.

Indikationen: 1. Penicillinempfindliche Infektionen bei Patienten mit Penicillinallergie. 2. Harnwegsinfektionen mit empfindlichen gramnegativen Erregern (Resistenzprüfung sehr wichtig!) 3. Infektionen mit Penicillin-G-resistenten Staphylokokken.

Nebenwirkungen: Sehr gute Verträglichkeit bei allgemeiner und lokaler Verabreichung. Allergische Reaktionen wurden in Einzelfällen beobachtet, doch besteht keine Kreuzsensibilisierung gegenüber Penicillin. Bei mit 6 g täglich behandelten Patienten wurde eine reversible Zylindrurie festgestellt, bleibende Nierenschäden wurden jedoch nicht beobachtet. Auch bei herabgesetzter Nierenfunktion wurde diese nicht verschlechtert, die Dosis muß aber in solchen Fällen (verzögerte Ausscheidung) *auf ein Drittel* reduziert werden! Evtl. positiver Coombs-Test.

Präparate: Cefalotin: **Keflin®** [Lilly], in Dtschl. **Cephalotin®**, *Cefaloridin:* **Ceporin®** [Glaxo], **Keflodin®** [Lilly]; *Cefacetril:* **Celospor®** [Ciba], s. S. 515, *Cefradine:* **Eskacef®** [SKF], letzteres parenteral und oral.

Dosenangaben: Cefalotin = **Keflin®**: Beim Erwachsenen: 0,5–1 g alle 4–6 Std. i.v. oder i.m.

Cephalosporine

(tief in einen großen Muskel injizieren). *Cefaloridin*: 0,5–1 g tief i.m. alle 8 Std., bei schwereren Infekten alle 6 Std. Intravenöse Applikation: gleiche Tagesdosen wie für intramuskuläre Applikation. Bei hochsensiblen Erregern reichen Mengen von 0,5–1,5 g tägl. unter Umständen aus. Zur Dauertropfinfusion wird die gesamte Tagesdosis der über den Tag i.v. zuzuführenden Flüssigkeitsmenge zugesetzt. Beim Kind: Für beide Antibiotika: 50 mg/kg i.m. auf mehrere Einzelgaben verteilt.

Cefalexin, **Keflex®** [Lilly], **Oracef®** [Lilly]: Ein halbsynthetisches Pp. *Es hat den großen Vorteil, daß es oral verabreicht werden kann.*

Seine Indikationen sind die gleichen wie für die parenteralen Pp. Es ergibt bei den gewöhnlichen Harnzuckerbestimmungen falsch-positive Resultate, nicht aber mit den **Tes Tape®**-*Streifen*. *Nebenwirkungen*: Seltene gekreuzte Allergie mit Penicillin, also bei Penicillinüberempfindlichkeit Vorsicht (4,6% dieser Allergiker). Selten gastrointestinale Erscheinungen (Diarrhöe), selten Exantheme. *Dosierung*: Erwachsene 1–4 g tägl., z. B. 4 × 1 Kaps. à 250 mg alle 6 Std., bei schweren Infekten evtl. bis zu 4 × 4 Kaps. = 4 g. Bei höheren Dosen besser parenterale Pp., s. o. Kinder 25–50 mg/kg verteilt auf 4 Dosen. Neues Oralpräparat: **Eskacef®** [SKF].

Colistin: Ein gutes, dem *Polymyxin* nahe verwandtes Antibiotikum, das 1950 in Japan aus filtrierten Kulturen von Bacillus colistinus gewonnen wurde. Sein Wirkungsspektrum ist relativ schmal und beschränkt sich im wesentlichen auf gramnegative Keime wie Salmonellen, Shigellen, Escherichia, Pseudomonas und Hämophilus. Dafür zeigt es hier aber eine ausgezeichnete, sehr rasche bakterizide Wirkung. Seine Toxizität ist ausgesprochen gering. Beim Kleinkind diffundiert es recht gut in den Liquor, was hingegen beim Erwachsenen nicht mehr der Fall sein soll. Es besteht eine gekreuzte Resistenz mit dem *Polymyxin*. Verbindungen von *Colistin* mit Antibiotika der *Penicillingruppe* zeigen eine additive Wirkung, solche mit den *Tetracyclinen* eine synergistische.

Indikationen: Gastro-intestinale und urogenitale Infektionen, Meningitiden mit gramnegativen Erregern (E. coli, B. pyocyaneus, usw.), Sepsis mit gramnegativen Erregern.

Anwendung und Dosierung: **Colimycin®** [Bellon] wird vom Verdauungstrakt nur in sehr geringen Mengen aufgenommen. Deshalb bleibt die orale Applikationsform den gastro-intestinalen Infektionen vorbehalten, während bei Urogenitalinfektionen und allgemeinen Infektionen die parenterale Anwendung die richtige ist. Per os werden 100000–150000 E/kg/24 Std. in 3–4 Gaben verabreicht. Intramuskulär beträgt die Durchschnittsdosis 50000 E/kg/24 Std. verteilt auf 3–4 Injektionen. Tabl. zu 250000 E und 1500000 E. Ampullen zu 500000 und 1000000 E. **Colimycin®** soll nicht intravenös gegeben werden.

Weiteres Präparat: **Colistin®** [Grünenthal], i.m., i.v. (Infusion), oder p.o.

Dosierung: 3–6 Mio E (100–300 mg) verteilt auf 3 Einzeldosen täglich, während 7 bis 12 Tagen.

Cycloserin: Siehe Tuberkulostatika, Seite 598.

Fucidinsäure: Ein aus dem Fucidium coccineum isoliertes Antibioticum, dessen Grundgerüst durch ein Steroid charakterisiert ist.

Bakteriologisches Spektrum: Grampositive Kokken, vor allem *Staphylokokken* (auch penicillinasebildende) sowie Diphtheriebakterien. Gramnegative Kokken: *Meningokokken und Gonokokken*. Resistenzentwicklung relativ rasch, deshalb resistenzverzögernde Kombinationstherapie notwendig.

Resorptions- und Diffusionsverhältnisse: Nach oraler Gabe relativ gut resorbiert. Maximale Serumkonzentrationen nach 2 bis 4 Std. Halbwertszeit 4 bis 6 Std. Die Diffusion in den Liquor ist ungenügend. *Ausscheidung vorwiegend über die Galle*, im Urin nur Spuren.

Indikationen: Verschiedene Kokkeninfekte, *vor allem Staphylokokken*. Wegen recht guter Gewebskonzentrationen wurden bei *Pneumonien, Furunkeln* und *Osteomyelitiden* gute Wirkungen gesehen. *Kontraindiziert* ist es bei Urogenitalinfekten (kein wirksamer Spiegel).

Nebenwirkungen: Bei einem Teil der Patienten werden Schmerzen in der Magengegend, Brechreiz und, seltener, Diarrhoen beobachtet. Steroidartige Nebenwirkungen wurden nicht beschrieben.

Präparat: **Fucidine**® [Löwens Pharma], Tabl. à 250 mg, Suspension à 40 mg/ml. *Dosierung*: Die orale Gabe ist die Applikationsart der Wahl. Beim Erwachsenen: 3×2 Tabl. = 1,5 g, bei schweren Infektionen 3×4 Tabl. = 3 g in 8stündigen Intervallen. Beim Kind: 20–30 mg/kg.

Fumagillin: Aus „Aspergillus fumigatus", mit guter Wirkung gegen *Amöben* (*Entamoeba histolytica*), ist wasserunlöslich und führt, oral verabreicht, zu evtl. Nebenerscheinungen von seiten des Magens und zu Durchfällen und Leukopenien. Der klinische Effekt ist aber demjenigen der *Tetracycline* nicht überlegen. *Präparate:* **Fumidil**® [Abbott], **Fugillin**® [Upjohn], **Phagopedin** [Sigma].

Gentamicin

Wichtiges aus Micromonospora purpurea isoliertes Antibiotikum, verwandt mit den Oligosaccharid-Antibiotika (Neomycin, Kanamycin, Paromomycin). Ähnliches antibakteriologisches Spektrum wie diese und gemeinsam mit ihnen die schlechte intestinale Resorption und das Problem der *Neuro- und Nephrotoxizität*.

Bakteriologisches Spektrum: In erster Linie *Pyocyaneus* (*Pseudomonas aeruginosa, B. pyocyaneus*), Klebsiellen, Aerobacter aerogenes und E. coli, in zweiter Linie die Proteusgruppe, Salmonellen und Shigellen sowie Staphylokokken (auch penicillinresistente). *Gute Wirkung bei Influenza-Meningitis und bei Brucellosen* s. dort.

Resistenzentwicklung: Nur langsam. *Gekreuzte Resistenz gegen*: Neomycin, Paromomycin und Streptomycin, jedoch z. T. nur einseitig, d. h. gegen letztere resistente Keime können auf *Gentamicin* noch empfindlich sein, aber nicht umgekehrt.

Gentamicin wirkt in niederen Konzentrationen bakteriostatisch, und schon bei wenig erhöhten Konzentrationen bakterizid.

Diffusionsverhältnisse: Resorption, Ausscheidung. Nach oraler Gabe praktisch nicht resorbiert, nach *intramuskulärer Injektion* jedoch rasch: Max. Serumkonzentrationen schon nach 1 Std. (Halbwertszeit 60–90 Min.). Diffusion in den Liquor bei leichteren Meningitisfällen genügend, bei schweren ist außerdem die intrathekale Gabe nötig. Ausscheidung zu 60% in aktiver Form im Urin.

Im alkalischen Milieu ist Gentamicin mehrfach wirksamer als im sauren, weshalb der Urin alkalinisiert werden soll (Optimum pH 7,8).

Gentamicin

Indikationen: Harnwegsinfektionen mit gramnegativen Erregern, die auf andere Antibiotika resistent sind. Bei *Pyocyaneusinfektionen* (s. S. 542, 555) *das Mittel der Wahl!* Gramnegative Meningitiden und Sepsis. Staphylokokkeninfektionen (auch penicillinresistente). Siehe Z. Novotny u. S. Moeschlin: Schweiz. med. Wschr. 102 [1972], 24–29.

Nebenwirkungen: Das Präparat zeigt eine selektive Neurotoxizität gegenüber dem *N. IV* und *VIII*. Bei der empfohlenen Dosierung, die etwa $^1/_5$ bis $^1/_{10}$ derjenigen der Oligosaccharid-Antibiotika beträgt, wurden Vestibularschädigungen selten beobachtet und konnten *fast stets auf zu hohe Serumkonzentrationen infolge mangelnder Ausscheidung bei Niereninsuffizienz* oder zu hoher Dosierung zurückgeführt werden, z. B. durch wiederholte Gentamicinbehandlung und bei Gesamtdosen von über 4,5 g, ferner bei *Vorbehandlung mit Streptomycin, Kanamycin, Neomycin*.

Nephrotoxische Reaktionen mit Rest-N-Anstieg und Proteinurie wurden v. a. bei Patienten mit vorbestehenden Nierenerkrankungen beobachtet, selten bei Normalen.

Kombinationen: Synergistische Wirkung bei Kombination mit *Ampicillin* (**Penbritin**®, **Amblosin**®, **Binotal**) und *Tetracyclin*-Pp.

Präparat: **Garamycin**® [Schering Corp. USA], **Refobacin**® [Merck], Amp. à 80 mg (40 mg/ml). **Sulmycin**® [Byk-Essex] *Anwendung auf 7–10 Tage beschränken, dann keine Nebenwkg.*

Dosierung: Die *intramuskuläre Verabreichung ist die Applikationsart der Wahl! Beim Erwachsenen*: 2–3 × 40 mg täglich, während 7–10 *Tagen*; bei schweren Fällen bis max. 240 mg/die. Beim *Kind*: 1 mg/kg täglich, in 3 Einzeldosen, 8stdl. Verabreichung. *Intravenös*: 1 mg/ml phys. NaCl oder Glukose, z. B. 3 × 70 mg tägl. in je 100 ml NaCl bei 70 kg.

Bei *Pyocyaneusmeningitis beim Kleinkind* (nach Meningozelenoperationen etc.): zur intramuskulären zusätzlich noch eine *tägliche intrathekale oder intraventrikuläre Dosis* von 0,1–0,5 mg/kg. Bei *gramnegativer Sepsis* (bei guter Nierenfunktion) *maximal* 5 mg/kg/die.

Dosierung bei Nierenschädigung:

Körpergewicht kg	Dosis	Kreat. Clear. ml/min.	Ser. Kreat. mg%	Urea mg%	Intervall
über 60	2 ml (80 mg)	über 70	unter 1,4	unter 18	alle 8 Std.
		35–70	1,4–1,9	18–29	alle 12 Std.
		24–34	2,0–2,8	30–39	alle 18 Std.
		16–23	2,9–3,7	40–49	alle 24 Std.
		10–15	3,8–5,3	50–74	alle 36 Std.
		5–9	5,4–7,2	75–100	alle 48 Std.
60 oder weniger	1,5 ml (60 mg)	(wie oben)			

Weitere, weniger gebräuchliche Antibiotika

Bacitracin: Aus Kulturfiltraten von „Bacillus licheniformis", wird heute hauptsächlich noch lokal verwendet.

Nebenwirkungen: Wird oral praktisch nicht resorbiert und ist bei oraler Verabreichung in täglichen Dosen von 80000–120000 E deshalb harmlos. *Bei i.m. Verabreichung* muß man wegen seiner *stark nephrotoxischen Wirkung* sehr vorsichtig sein und den Urin und die Urinmengen laufend überwachen. Es kann vom 2. und 3. Tag an zu *tubulären Schädigungen* mit Rest-N-Anstieg, Albuminurie und Schädigung der Konzentrationsfähigkeit kommen, die am 7. Tag gewöhnlich einen Kulminationspunkt erreichen. Daher täglich Flüssigkeitszufuhr von mindestens 2,5 l, der Urin sollte dabei dauernd neutral oder alkalisch, *aber auf keinen Fall sauer sein* (zusätzliche Verabreichung von Natriumbikarbonat). Die Nierenschädigung kann sich im Verlaufe von 7–9 Wochen wieder langsam zurückbilden.

Indikationen: Haut- und Schleimhautinfekte, Pyodermien (Dermatologie, Ophthalmologie). Intern sollte es heute nicht mehr verwendet werden.

Kontraindikationen: Alle Patienten mit einer vorbestehenden Nierenschädigung.

Präparate: **Bacitracin**® [Pfizer], Trockenampullen zu 50000 E. **Bacitracin**® [Upjohn], Ampullen zu 2000 und 10000 E. Vorsicht!, s. oben. Lokale Anwendung als Salben, Tropfen und Puder. In Dtschl. **Bacitracin**® [Heidelberger Pharma].

Carbomycin

Aus Streptomyces halstedii, hat sich klinisch nicht durchzusetzen vermocht.

Clotrimazol (Bayer b 5097) **Canesten**® [Bayer]: Beim Druck der 4. Auflage noch nicht im Handel, doch von der Firma beziehbar. Ein sehr *gutes lokales Mittel* gegen *Pilzinfektionen* (G. B. Roemer, K. Matz: Dtsch. med. Wschr. 97 [1972] 1878–1885). *Lokal:* Creme 1%ig, Lösung 1%ig, und Vaginal-Tabl. *Oral:* Dosierung etc. siehe unter „Moniliasis", S. 530.

Nebenerscheinungen und Toxizität sind gering, bei hohen Dosen kommt es vor allem zu Unverträglichkeiten von seiten des Magens mit Nausea und Erbrechen.

Kanamycin

Ein Antibiotikum (aus einer Streptomycesart), das dem Neomycin sehr nahe steht und wegen seiner Toxizität klinisch nicht mehr verwendet werden sollte.

5-Fluorocytosin

Zeigt eine deutliche Wirkung gegenüber verschiedenen *Pilzen.* (Siehe SCHOLER, H. J.: Chemotherapie von Mykosen innerer Organe. Schweiz. med. Wschr. 98, Nr. 16, (1968), 602–611.

Wirkungsmechanismus: Einbau in die RNS der Pilze ergibt fungistatischen Effekt. Beim Säuger dagegen ist Cytosin kein Metabolit, deshalb 5-Fluorocytosin auch kein Antimetabolit. Zeigt leider eine sehr rasche Resistenzentwicklung schon nach 36–48 Std.

Indikationen: Candidiasis, Cryptococcosis und Chromomycosis.

Nebenerscheinungen: Nausea, evtl. Erbrechen, Vorsicht bei *Leberaffektionen,* da es schon normalerweise zu SGOT- und SGPT-Anstieg führen kann. Sonst wird es bis zu 100–200 mg/kg/Tag verteilt auf 4 Tagesdosen auch bei bis zu 3-monatiger Verabreichung im allgemeinen gut toleriert. Gelegentliche Leuko- u. Thrombozytopenie.

Verabreichung und Dosierung: **Ancotil**® [Roche] Tbl. à 0,5 mg, tägl. 100–200 mg/kg KG verteilt auf 4 Dosen (Halbwertszeit 4–8 Std.). Bei Harnwegsinfekt 100 mg/kg. *10%ige Salbe* zur lokalen Anwendung.

Intrathekale Anwendung: 10 ml einer 1%igen Lösung zweimal pro Woche, da der Titer lange hoch bleibt, werden gut ertragen und sind bei Mykose-Meningitiden mit der oralen oder i.v. Verabreichung zu kombinieren.

Abschließende Angaben über klinischen Wirkungsbereich und Indikationsbereich stehen noch aus. Die besten Resultate ergeben sich (dort wo das Pp. noch p.o. eingenommen werden kann) in der *Kombination mit Amphotericin-B* (s. S. 527). [Persönliche Mitteilung von H. J. SCHOLER].

Nalidixinsäure

Analgetisch und antipyretisch wirksames Chemotherapeuticum. Es stellt einen *sehr großen Fortschritt für die Behandlung der infektiösen Pyelonephritiden dar.*

Bakteriologisches Spektrum: Gramnegative Erreger mit Ausnahme von Pyocyaneus (Pseudomonas aeroginosa).

Resistenzentwicklung: Eher rasch, sollte daher nur kombiniert verabreicht werden. Keine Kreuzresistenzen bekannt.

Resorptions- und Diffusionsverhältnisse: Wird aus dem Verdauungstrakt rasch resorbiert (max. Serumkonzentration nach 2 Std., Halbwertszeit 90 Min.). In Folge der starken Eiweißbindung sind therapeutisch ausreichende und wirksame Blut- und Gewebskonzentrationen nicht zuverlässig erreichbar. Elimination überwiegend durch den Urin. Maximum der Ausscheidung nach 3 bis 5 Std; infolge der raschen Ausscheidung ist ein Verabreichungsintervall von 6 Std. erforderlich.

Indikationen: Hauptindikationen sind Harnweginfektionen mit gramnegativen Erregern, Blaseninstillationen prophylaktisch oder bei Proteusinfektionen bei Patienten mit Dauerkatheter. Heute eines der wichtigsten oral verabreichbaren und mit andern Antibiotika kombinierbaren Chemotherapeutica bei Nierenaffektionen.

Nebenwirkungen: Meist harmlose Nebenerscheinungen wie Übelkeit, Brechreiz, Exantheme werden bei etwa 40% der Patienten beobachtet. Bei ihrem Auftreten ist das Absetzen des Medikamentes nicht nötig. Bisher ungeklärt sind in Einzelfällen beobachtete Reaktionen: Reversible Leukopenie, pathologische Leber- und Nierenfunktionsproben, Depressionen des Atemzentrums. Nalixidinsäure kann im Urin unter Umständen eine Pseudoglykosurie hervorrufen.

Kontraindikationen: Patienten mit Leberstörungen. Es wird empfohlen, das Präparat im ersten Drittel der Schwangerschaft sowie bei Neugeborenen der ersten 4 Lebenswochen nicht zu verabreichen.

Präparat: **Negram®** in Dtschl. **Nogram®** [Winthrop], Tabl. à 500 mg. Suspension à 60 mg/ml. *Dosierung*: Beim *Erwachsenen* 4× 1 g tägl. p.o. in 5stündigen Intervallen für 10–14 Tage, dann evtl. 2 g täglich. *Kinder*: 60 mg/kg in 4 Einzeldosen.

Neomycin

Ein Antibiotikum aus Streptomyces fradiae. Wird nur noch zur Darmsterilisation bei Magen-Darm-Blutungen mit gleichzeitiger Leberschädigung (Zirrhose), ferner bei *Leberkoma* (Bekämpfung der Ammoniakbildung im Darm) und vor *Operationen* verwendet, da es praktisch oral nicht resorbiert wird. Parenteral ist es infolge seiner **Nebenwirkungen und Toxizität** auf den N. cochlearis und vestibularis, ferner durch seine nephrotoxische Wirkung (Nephrose mit evtl. Rest-N-Steigerung, Albuminurie) viel zu gefährlich und wird heute nur noch ganz ausnahmsweise verwendet. *Gekreuzte Resistenz* zu *Kanamycin*.

Präparate: **Neomycin-sulfat®** [Upjohn], **Néomycine®** [Medial] Tabl. à 0,25 g, **Bykomycin®** [Byk-Gulden], **Myacyne®** [O.W.G.-Chemie] usw.

Indikation und Dosierung:

1. *Darmsterilisation*: 1 g *Neomycin* alle 4 Std., 6× vor der Operation. Tagesdosis nicht über 6 g. Im Handel: Tabl. zu 0,25 und 0,5 g.

2. *Darmsterilisation* zur Verhütung der evtl. lebensgefährlichen Ammoniakvergiftung bei *Leberkoma*, bei schweren *Darmblutungen*, bei *Zirrhosen* (Ösophagusvarizen): Hier genügen 4 g *Neomycin* tägl.

3. *Lokale Anwendung*: Für *Augen- und Hautinfekte* bei Resistenz gegen Staphylokokken, Proteus und Pyozyaneus.

4. *Cave i.m. Anwendung, da zu toxisch.*

Nitrofurantoin

Furadantin® [Boehringer, Pharmacia], **Furadoine®** [Oberval], **Fua Med®** [Med, Berlin], **Ituran®** [Promonta]. Ein Hydantoinderivat und kein Antibiotikum. Bewährt gegen *Kolibakterien bei Zystididen* sowie bei *Proteusinfektionen*. Nitrofurantoin wird schlecht vertragen und bewirkt Appetitlosigkeit, Nausea und Erbrechen. Es hat sich vor allem in der Kombination mit *Ampicillin, Sulfonamiden, Streptomycin* oder *Tetracyclinen* bei Harnwegsinfekten sehr gut bewährt. Soll nie allein, sondern nur in Kombination verabreicht werden.

Evtl. toxische Wirkungen: Bei chronischem Gebrauch (vor allem bei allzu hoher Dosierung, 200 mg tägl.) kann es zu einer gemischt sensorischen und motorischen *Polyneuritis* kommen. Bei Auftreten von Parästhesien sofort abbrechen! Häufiger ist *Drugfever*, selten sind allergische Lungeninfiltrate und Pleuritis. Vorsicht bei Niereninsuffizienz (hoher Blutspiegel!).

Novobiocin

Aus Streptomyces niveus mit saurem Charakter. Handelspräparate: **Albamycin®**, [Upjohn], **Cathomycin®** [Merck-Sharp] und **Inamycin®** [Hoechst].

Bakterielles Spektrum: Wirksam vor allem gegen grampositive, wenig gegen gramnegative Bakterien mit Ausnahme von Proteus. Bedeutung hat es vor allem durch seine deutliche Wirkung gegen *Staphylococcus aureus* erlangt. Zufolge seines billigen Preises ist es bei Staphylokokkeninfekten in der Praxis und im Krankenhaus den teuren halbsynthetischen Penicillin-Derivaten oft vorzuziehen.

Resistenzentwicklung: Diese tritt gerade bei Staphylokokkeninfekten der Harnwege relativ rasch auf, und *Novobiocin darf deshalb nur in Kombination mit anderen Mitteln* (*Tetracycline, Ampizillin, Oleandomycin, Streptomycin, Erythromycin*) verwendet werden. Keine gekreuzte Resistenz.

Diffusion: p.o. wird es rasch resorbiert und diffundiert gut in das Pleuraexsudat und Aszitesexsudat, doch *praktisch nicht in den Liquor*. Gute Konzentrationen auch in der Galle sowie im Stuhl und Urin.

Nebenwirkungen und Toxizität: Zeigt relativ eine sehr geringe Toxizität. Bei Verabreichungen von bis zu 1 Woche und länger kann es häufig zu Urtikaria oder zu Exanthemen führen. Gelegentlich tritt ein gelbes Pigment im Serum auf, das aber ohne Bedeutung ist. In verschiedenen Fällen wurde eine Eosinophilie und leider auch *Leukopenie* beobachtet, *so daß bei längerer Verabreichung unbedingt regelmäßige Leukozytenkontrollen und Differenzierungen durchgeführt werden sollten*. Die heutigen gereinigten Präparate zeigen keine nephrotoxische Wirkung mehr.

Dosierung: Erwachsene: 1–2 g, z. B. 500 mg alle 12 Std. oder in schweren Fällen alle 6 Std. Nach Besserung des Infektes evtl. während einiger Tage mit 1 g weiterfahren.
Kinder: 15–30 mg/kg tägl. Bei schweren Infekten 30–45 mg/kg tägl.

Polymyxin B

Indikationen: **Hauptindikationen sind Staphylokokkeninfekte**, z. B. bei Grippepneumonien, Staphylokokkensepsis usw. Vor allem auch durch seine potenzierende Wirkung in Kombination mit *Tetracyclinpräparaten, Ampicillin, Erythromycin* und *Sulfonamiden.* Ferner gewisse empfindliche Proteus-Urininfekte. Sinnlos bei Koli, Salmonellen. Pseudomonas s. o.

Nystatin

Aus Streptomyces noursei, das zahlreiche Pilzarten und Hefen in ihrem Wachstum hemmt. Wird speziell gegen Moniliasis verwendet.

Präparate: **Mycostatin**® [Squibb], **Moronal**® [Heyden].

Dosierung: 3× 1–2 Dragées tägl., 1 Dragée = 500000 E, Näheres siehe im Kapitel Pilzinfektionen, Seite 530.

Paromomycin

(**Humatin**® [P.D.]). Aus einem Streptomyces-Stamm gewonnenes Breitspektrum, das sich vor allem bei Darminfekten zu bewähren scheint, da es nur sehr wenig resorbiert wird.

Dosierung: 2 g p.o. tägl.

Indikationen: Akute und chronische Enteritiden, Dauerausscheider von Salmonellen und Shigellen.

Polymyxin B

Ursprünglich aus Bacillus polymyxa gewonnen.

Bakteriologisches Spektrum: Nur indiziert bei *Pyozyaneusinfekten* (z. B. *Pseudomonas aeruginosa*), wo es lebensrettend wirken kann. Bei anderen gramnegativen Erregern ebenfalls eine gute Wirkung. Es sollte aber wegen seiner Neuro- und Nephrotoxizität nur ausnahmsweise verwendet und dann besser mit anderen Mitteln, wie *Ampicillin, Tetracyclinen* usw., kombiniert werden. Eignet sich auch bei *Leberkoma* zur Darmsterilisation.

Diffusion: Parenteral verabreicht rasche Resorption, gute Ausscheidung im Urin. *Oral wird Polymyxin nicht resorbiert.* Praktisch zeigt es keine Diffusion in den Liquor, muß deshalb nötigenfalls i.l. (Pyozyaneus-Meningitis) injiziert werden.

Nebenwirkungen und Toxizität: Heute darf nur noch das *Polymyxin B* verwendet werden, da die anderen (A, C–D) noch toxischer sind. *Wirkt neurotoxisch*, sollte deshalb nie länger als 2–3 Tage verabreicht werden (Parästhesien, Schwindel, Ataxie usw.). Daneben *stark nephrotoxisch:* Albuminurie und evtl. Tubulusschädigung. Die Hauptgefahr besteht bei Patienten mit gestörter Nierenfunktion, da hier der Blutspiegel zu hoch ansteigt. Jene Untersuchungen haben gezeigt, daß es mit einer gewissen Sicherheit bei Nierengesunden gegeben werden darf, wenn man die Dosis nicht über 2,5 mg/kg und Tag steigert.

Kontraindikationen: Für alle Patienten mit *gestörter Nierenfunktion*, außer wenn das Medikament hier evtl. lebensrettend wirken kann. Dann gibt man es besser nur für kürzere Zeit, 2 oder 3 Injektionen, und setzt darauf die Therapie ganz ab.

Präparate: **Polymyxin-B-Sulfat** [Pfizer], **Aerosporin**® [Burroughs Wellcome Ltd.], **Polymyxin-B-Novo**®.

Dosierung:

a) *per os:*

Erwachsener: 400–500 mg/die, auf 3–4 Dosen verteilt.

Säugling: 50 mg/die, auf 3–4 Dosen verteilt.

Da *Polymyxin*, per os gegeben, nicht resorbiert wird, eignet es sich in dieser Applikationsform nur zur Behandlung enteraler Infekte.

b) *intramuskulär:*

1,5–2,5 mg/kg/die auf 3–4 Injektionen verteilt. Der wirksame Blutspiegel wird in 30 Min. erreicht, der maximale Blutspiegel nach 2 Stunden. Die Injektion ist schmerzhaft und soll zusammen mit *Procain* verabreicht werden.

c) *intravenös:*

Dosis: 200 mg/die, in 2000 ml phys. NaCl-Lösung.

d) *intralumbal:*

1–5 mg/die, je nach Alter (siehe Pyozyaneusmeningitis). Man benützt dazu eine Lösung von 0,5 mg *Polymyxin*-B/ml.

e) *Lokal:* 0,1 bis 1%ige Lösung. Tagesdosis maximal 20 mg. Die Salben enthalten in 1 g: 2 mg.

Besonders zu beachten: I.m. und i.l. *nur bei schwersten Pyozyaneusinfekten* und nicht länger als 3–5 Tage, am besten in Kombination mit einem *Tetracyclinpräparat*.

Pristinamycin

Gehört mit Staphylomycin und Mithramycin zur Peptolidgruppe (zyklische Polypeptide, die aus „Streptomyces pristinae spiralis" gewonnen werden und deren zwei Einzelkomponenten synergistisch wirken).

Bakteriologisches Spektrum: Vorwiegend grampositive Kokken, deutliche Wirkung aber auch auf die gramnegativen Gonokokken. In geringen Konzentrationen bakteriostatisch, in höheren bakterizid.

Resistenzentwicklung: Deutlich langsamer als bei Erythromycin. Kreuzresistenz besteht gegen die Peptolid-Antibiotika, sowie partiell mit Erythromycin und Oleandomycin.

Diffusionsverhältnisse: Bei täglichen fraktionierten oralen Dosen im therapeutischen Bereich werden stets Serumkonzentrationen erreicht, welche für Staphylokokken genügen. Da jedoch nur 10% des Präparates im *Urin* ausgeschieden werden, bestehen ungenügende Urinkonzentrationen. Keine Diffusion in den *Liquor*!

Verabreichungsart: Nur peroral! Dies ist bei schweren Sepsisfällen leider ein großer Nachteil, evtl. Verabreichung durch liegende Nasen-Sonde.

Indikationen: Schwere *Staphylokokkeninfektionen* (Sepsis, Endokarditis, Enterocolitis, Osteomyelitis, besonders bei Resistenz gegen andere Antibiotika). Relative Indikationen sind Enterokokkeninfektionen, Pertussis und Gonorrhöe. Bei der letzteren kann man, da das Pp. gegen Spirochaeta pallida unwirksam ist, die Gefahr einer „nur anbehandelten" Syphilis vermeiden.

Rifamycin

Nebenwirkungen: Sehr gute Verträglichkeit peroral, insbesondere keine Zerstörung der Darmflora beobachtet. Intestinale Symptome (Nausea, Erbrechen, Durchfälle) und Exantheme bei ungefähr 10% der Patienten.

Präparat: **Pyostacine®** [Specia], Tabl. à 250 mg. *Dosierung:* Bei *Erwachsenen* 2–3 g/die p.o., auf 3–4 Tage verteilt; in schweren Staphylokokkenfällen: bis 4 g/die. Bei *Kindern:* 50–100 mg/kg.

Rifamycin, Rifampicin

Rifamycin SV gehört zu einer Gruppe von Substanzen, die aus Streptomyces mediterraneus isoliert wurden.

Bakteriologisches Spektrum: Grampositive Keimarten und Tuberkelbakterien. Die Resistenzentwicklung der Keime erfolgt rasch, weshalb unbedingt eine Kombinationsbehandlung wichtig ist.

Resorptions- und Diffusionsverhältnisse: Im Verdauungstrakt wird Rifamycin nur geringgradig resorbiert. Es tritt nicht in den Liquor über, dagegen werden sehr hohe Konzentrationen in Leber und Galle erreicht, bei niedrigen Serum- und Gewebskonzentrationen. Die Ausscheidung mit dem Urin ist minimal.

Indikationen: In Kombination mit anderen Antibiotika bei grampositiven Erregern. Tbc S. 595.

Nebenerscheinungen: Geringgradig. Gelegentlich lokale Reizerscheinungen mit Infiltratbildung und Eosinophilie. Braunrote Verfärbung des Urins.

Kombination: Wirkt synergistisch mit Erythromycin, Chloramphenicol, Pristinamycin, antagonistisch mit Penicillinen und Cephalosporinen.

Kontraindikationen: Leberaffektionen, also auch Ikterus, da dann schlechte Ausscheidung und zu hoher Spiegel.

Präparat: **Rifocin®** [Lepetit], Ampullen à 500 mg (i.v.) 250 und 125 mg (i.m. und lokal). *Dosierung:* Beim Erwachsenen: 0,5 g i.m. täglich, in 2 Einzeldosen, bis max 3 g täglich. Bei Kindern: 20–30 mg/kg. Lokale Instillationen bei eitrigen Infektionen in einer 0,5%igen Lösung.

Rimactan® [Ciba-Geigy] (oder **Rifoldin®** [Lepetit]): Hat eine stärkere Wirkung. Kaps. à 150 mg. *Dosierung:* Erwachsene: 2 × 2 Kaps. tägl. (1 Std. v. d. E.!), bei gramnegativen Erregern doppelte Dosis! Kinder: 20 mg/kg pro Tag.

Ristocetin

Mischung von *Ristocetin A* und *B*, die aus „*Nocardia lurida*" gewonnen wurde. Auch dieses Mittel hat sich gegen resistente Staphylokokken- und Enterokokkeninfektionen als wertvoll erwiesen, ist heute aber durch die neuen halbsynthetischen penicillinaseresistenten Penicilline überholt. Es kann nur als Infusion i.v. verabreicht werden und führt gerne zu Thrombophlebitiden. *Eine Resistenzentwicklung konnte bisher nicht beobachtet werden.*

Nebenerscheinungen und toxische Wirkungen: Bis jetzt wurden neben der erwähnten, durch lokale Reizerscheinungen bedingten Phlebitis vor allem Eosinophilien und als ernstere Komplikationen *Thrombopenien, Leuko- und Neutropenien* (PESTEL: Presse méd. 68 [1960] 109) 6 von 80 behandelten Fällen) beobachtet (Lit. siehe auch WEBER: J. Amer. med. Ass. 168 [1958] 1346). Die Leukozyten sollten also immer täglich kontrolliert werden. Die Leukopenie tritt in den mitgeteilten Fällen 15 Tage nach Beginn der Behandlung mit 42 bzw. 44 g *Ristocetin* allmählich in Erscheinung und normalisiert sich nur langsam. Dabei kommt es zu Durchfällen und evtl. allergischen Erscheinungen wie Drug-fever und Exanthem. Die hämatologischen Komplikationen scheinen sehr von der Dosis abzuhängen und vor allem wieder vom Blutspiegel, der hier bei nierengeschädigten Patienten evtl. viel zu hoch ansteigt. Daneben kommen auch Nieren- und Akustikusschäden vor.

Staphylomycin

Kombinierte Anwendung: Es empfiehlt sich nach den bisher vorliegenden Erfahrungen, das *Ristocetin* mit dem *Erythromycin* zu kombinieren.

Indikationen: Resistente Staphylokokken- und Enterokokken-Infekte.

Dosierung: Ampullen mit lyophilisierter Lösung von **Spontin®** [Abbott] zu 0,5 g. Die Dosierung hängt von der Schwere der Infektion ab. Nach PESTEL gibt man bei Pneumokokken- und Streptokokkeninfekten 25 mg/kg tägl., bei Staphylokokken 25–50 mg/kg pro die und bei Endokarditis mit resistenten Erregern oder bei Mischinfektionen evtl. sogar bis zu 75 mg/kg pro die. Es ist vorteilhaft, die Tagesdosis auf 2–3 Infusionen im Abstand von 8–12 Std. zu verteilen. Praktisch ist eine i.v. Infusion mit 5%iger Glukose-Lösung mit 0,5 g **Spontin®** pro 500 ml zu empfehlen. Infusionsgeschwindigkeit 2 ml/min. Sterile Lösungen sind im Kühlschrank bis zu 1 Monat haltbar. Nach Ansprechen soll die Dosis auf 25 mg/kg pro die reduziert werden.

Spiramycin

Ein oral und rektal gut resorbierbares und klinisch gut wirksames Antibiotikum aus „Streptomyces ambofaciens", mit *deutlichem Effekt gegen grampositive Erreger und auch gegen Amöben*. Ein weiterer Vorteil liegt darin, daß die Darmflora nicht vernichtet wird. Hervorzuheben ist auch seine gute Verträglichkeit. *Es ist bisher im deutschen Sprachgebiet zu wenig beachtet worden und ist vor allem bei erworbener Resistenz gegen andere Antibiotika wertvoll.* Ferner sehr gut zur Abschirmung bei chronischen Infekten und zur Kombinationsbehandlung. Es entspricht in seiner Wirkung ungefähr dem *Erythromycin*. *Gekreuzte Resistenz* mit *Erythromycin* und *Oleandomycin*.

Nebenerscheinungen und Toxizität: Sie sind sehr gering, gelegentlich Nausea und Durchfälle, evtl. Drug-fever und Exanthem.

Präparate: **Rovamycine®** [Specia] Tabl. zu 0,25 g und **Selectomycin®** [Grünenthal], Kapseln zu 0,25 und Tabl. zu 0,1 g.

Dosierung: Beim Erwachsenen 2–3 g tägl. p.o. in 3–4 Einzeldosen. Kinder 50–100 mg/kg.

Staphylomycin

Ein im Jahre 1954 aus einem der Streptomyces virginiae verwandten Streptomycesstamm isoliertes Antibiotikum. Das Wirkungsspektrum kann mit demjenigen des *Erythromycins* verglichen werden und umfaßt die grampositiven Erreger. Hauptvorteil des *Staphylomycins* ist seine Wirksamkeit gegen Staphylokokken, die gegenüber andern Antibiotika resistent sind. Die Resorption durch den Magen-Darm-Trakt ist gut. Die Ausscheidung erfolgt hauptsächlich durch die Galle und den Urin. Die Verträglichkeit ist ausgesprochen gut, was für gewisse Autoren ein Vorteil gegenüber anderen Antibiotika wie *Vancomycin* und *Ristocetin* sein soll. Es besteht sehr wahrscheinlich eine gekreuzte Resistenz mit dem *Pristinamycin*, das übrigens einen fast identischen Indikationsbereich hat wie *Staphylomycin*.

Indikationen: Infektionen durch grampositive Erreger, besonders aber durch gegenüber anderen Antibiotika resistente Staphylokokken: Staphylokokkensepsis, Staphylokokkenenteritis (bes. nach Antibiotikatherapie), Staphylokokkenpneumonie, Osteomyelitis, usw. Es ist evtl. auch bei *Methicillin*-Resistenz noch wirksam (2 eigene Fälle).

Anwendung und Dosierung: **Staphylomycin®** [R.I.T.]. Beim Erwachsenen 2,0 g tägl.

Vancomycin

als Anfangsdosis. Sobald eine merkliche Besserung eintritt, Übergang auf eine Erhaltungsdosis von 1,0 g tägl. Bei Kindern Anfangsdosis 50 mg/kg pro Tag, dann Übergang auf die Erhaltungsdosis von 25 mg/kg pro Tag. Dragées zu 250 mg. Außerdem gibt es *Staphylomycin*-Puder und -Salbe sowie „pro instillatione" zur lokalen Applikation.

Tyrothricin

Aus Bacillus-brevis-Filtraten hergestellt. Es enthält 2 verschiedene Polypeptide: *Gramicidin* (ca. 20%), das mehr auf grampositive, und *Tyrocidin* (ca. 80%), das mehr auf gramnegative Bakterien wirkt. *Es soll nur für oberflächliche Behandlung angewandt werden.*

Parenteral wirkt es stark toxisch und hämolytisch und darf deshalb *nie parenteral* verabreicht werden.

Hauptindikation: Oberflächentherapie als höchstens 0,5% Lösung zur eventuellen Blasenspülung oder als Salben (z. B. **Tyrosolvin**® 0,25 mg/g Salbe) in der Ophthalmologie, Otologie und Dermatologie.

Vancomycin

(**Vancocin**® [Lilly], in Dtschl. **Vancomycin**®). Ein aus „*Streptomyces orientalis*" gewonnenes Antibiotikum, das nicht nur eine bakteriostatische, sondern direkt bakterizide Wirkung gegen Staphylokokken entfaltet. Im Vergleich zu allen übrigen Antibiotika bisher einzigartig ist das völlige Fehlen einer Resistenzentwicklung der Staphylokokken, was es neben den halbsynthetischen penicillinase-resistenten *Penicillinen* zu einem wertvollen Mittel im Kampfe gegen schwere Staphylokokkeninfekte macht. Aus dem gleichen Grunde ist auch eine gekreuzte Resistenz nicht bekannt. Ein Nachteil ist der hohe Preis.

Diffusion: Vancomycin diffundiert gut in die serösen Höhlen, doch schlecht in die Meningen, bei entzündeten Meningen ist die Diffusion aber besser. In der Galle, im Stuhl und Urin kommt es ebenfalls zu sehr wirksamen Konzentrationen.

Nebenwirkungen und Toxizität: Evtl. lokale Reizerscheinungen von seiten der Vene, gelegentlich kommt es zu Urtikaria, Drug-fever und Exanthemen, häufig zu Nausea. Als toxische Nebenerscheinungen kann es zu Akustikusschädigungen führen (1 Fall unter 18 behandelten Fällen). Die Hauptgefahr hierfür besteht bei gestörter Nierenfunktion, da der Blutspiegel dann zu hoch ansteigt.

Indikationen: Schwere Staphylokokkeninfektionen, z. B. Sepsis. So berichten GERACI und HEILMAN (Proc. Mayo Clin. 31 [1956] 654) aus der Mayo Clinic über 18 Staphylokokken-Endokarditisfälle mit 12 geheilten Patienten! KIRBY (Antibiot. Ann. 1957/57, 107) konnte von 33 Staphylokokkensepsis-Fällen 20 zur Heilung bringen, obschon sie zum Teil erst in desperatem Zustand zur Behandlung kamen. Selbst konnten wir ein Staphylokokkenempyem, dessen Erreger auf die vorherigen Spülungen und i.pl. Applikationen von anderen Antibiotika im Ausstrich nicht verschwanden, durch die zweimalige Injektion von je 500 mg im Abstand von 4 Tagen zur Ausheilung bringen! – Heute ist es vor allem noch wertvoll für die seltene, aber doch schon vorkommende *Resistenz von Staphylokokken gegen die penicillinaseresistenten Penicilline*! Ferner zur Instillationsbehandlung solcher Empyemfälle.

Dosierung: 0,5 g alle (6–8) Std., d. h. total 2 g pro Tag als 2–4malige Infusion von je 20–30 Min. Dauer und mit $^1/_2$ g in 200 ml 5%iger Glukose. Bei Kindern total 40 mg/kg tägl. in 10 ml. Trockenampullen zu 500 mg im Handel. Bei Empyemen 0,5–1 g tägl. intrapleural injizieren.

Viomycin: Siehe Tuberkulostatika, Seite 596.

Nachträge:

Celospor® [Ciba], *Cefaletrin*, ein neues Derivat der 7-Aminocephalosporansäure. Für i.m. (Xylocainzusatz!) und i.v. Applikation.

i.v.: Vial zu 15 ml mit 1 g Trockensubstanz und Vial zu 50 ml mit 4 g Trockensubstanz.

i.m.: Vial mit 500 mg Trockensubstanz (+ Amp. mit 1,5 ml 2%iger Lidocain-Lösung) und Vial mit 1 g Trockensubstanz (+ Amp. mit 2,5 ml 2%iger Lidocain-Lösung).

Indikationen: Siehe Cephalosporine S. 503.

Dosierung: 2–12 g/die, 4–6 stdl. oder in Infusion, bei gramnegativen Keimen nicht weniger als 4 g tägl. (bei intakter Nierenfunktion).

Bei *stabiler Niereninsuffizienz* erhält man brauchbare *Schätzwerte der Halbwertzeiten durch Multiplikation der Serumkreatininkonzentration mit der Zahl* 1,5 *oder durch Division der Harnstoffkonzentration durch die Zahl* 14. (Spring, P. u. Mitarb., Schweiz. med. Wschr. 103 (1973) 783–788).

Geopen® [Pfizer], *Carindacillin*, ein neues orales Breitspektrum-Penicillin. Es ist chemisch der Indanylester des *Carbenicillins* und dadurch magensäurestabil. Nach Resorption erfolgt durch Hydrolyse die Freisetzung des wirksamen *Carbenicillins*. Tabletten zu 500 mg.

Indikationen: Wirkungsspektrum entspricht demjenigen des *Carbenicillin* (**Pyopen®**), S. 493, mit entsprechend strengen Indikationen. Besonders geeignet bei resistenten Pseudomonas-/Proteus-Infekten der Harnwege. Kontraindiziert bei bekannter Penicillinallergie.

Dosierung: In der Regel 4× 1 Tabl. à 500 mg/die, evtl. 4× 2 Tabl. Infekte, die eine höhere Dosierung als 4 g/die erfordern, sollten parenteral (**Pyopen®**) behandelt werden.

Infektionskrankheiten

In diesem Kapitel werden nur diejenigen bakteriell oder durch ein Virus bedingten Erkrankungen besprochen, die nicht schon in den einzelnen Abschnitten, d. h. bei Besprechung von Lungen, Herz, Leber und Nieren, aufgeführt sind. Die Behandlung jeder Infektionskrankheit gliedert sich in:

1. *Eine wenn möglich spezifische Behandlung*, d. h. in eine gegen die Erreger selbst *chemotherapeutisch gerichtete Behandlung* oder die evtl. mögliche *Immunotherapie* (z. B. Diphtherie).
2. *Eine allgemeine, d. h symptomatische Behandlung*, die sich gegen das Fieber und die evtl. Organsymptome richtet und die auch eine Hebung der allgemeinen Abwehrkräfte zum Ziele hat.

Allgemeine therapeutische Verhaltensregeln bei infektösen Erkrankungen

1. **Isolierung:** Aufklärung der Angehörigen über die evtl. Ansteckungsmöglichkeiten (z. B. Angina oder Grippe). Einzelzimmer, separates Geschirr, das z. B. getrennt vom übrigen Familiengeschirr im Badezimmer oder im Zimmer des Patienten gewaschen wird.
2. **Unbedingte Bettruhe** *während der fieberhaften Phase* und wenn möglich 1 bis 2 Tage länger bei schwereren Erkrankungen. Ausnahmen sind ältere Leute; hier ist es bei leichteren Erkrankungen evtl. besser, die Patienten früh wieder aufstehen zu lassen oder von Anfang an eine sitzende Stellung (Sofa, Stuhl usw.) zu gestatten, solange keine hohen Temperaturen vorliegen.
3. **Lagerung des Patienten:** Bei allen Erkrankungen der Luftwege: Hochlagerung des Oberkörpers, d. h. in halbsitzender Stellung. Mit Vorteil spannt man ein doppelt zusammengelegtes Leintuch quer über das Bett, das man mit Sicherheitsnadeln festmacht und auf diese Weise auch besser anspannen kann. Damit erübrigt sich ferner das allzu häufige Wechseln der Leintücher. Bei Schwerkranken sind Gummiringe, Wasserkissen usw. nicht zu vergessen.
4. **Körperpflege:** Wichtig sind tägliche Abwaschungen des ganzen Körpers, wenn der

Patient diese Hygiene nicht mehr selbst besorgen kann, um Wundliegen und Hautinfekte zu vermeiden. Sie heben auch das Allgemeinbefinden des Patienten. Selbstverständlich ist ferner bei starken Schweißen der häufige Wechsel der Wäsche, der Leintücher und das Abfrottieren des durchnäßten Patienten.

Mundpflege: Bei Schwerkranken ist vor allem der Bekämpfung des *Soors* durch tägliches Auswaschen des Mundes mit 10%iger Borax-Glyzerinlösung, Gurgeln mit Eibischlösung, Salbeitee, **Odol**®, besondere Beachtung zu schenken. *Gefährdet sind vor allem Patienten, die unter hohen Cortisondosen oder einer intensiven Chemotherapie stehen!* Sehr günstig auch **Gumox**® [Astra], Solubletten für Mundbad.

Gesäß: Besondere Beachtung muß das Pflegepersonal der Haut und Analgegend nach der Defäkation widmen (kalte Abwaschung, sorgfältiges Trocknen, evtl. mit Föhn, und sorgfältiges Einpudern). Tägliche Abwaschungen der Haut der Gesäßgegend mit Franzbranntwein usw. und sorgfältige Lagerung vermögen oft die Entwicklung eines Dekubitus zu verhüten.

5. **Verhalten gegenüber dem Fieber:** Das Fieber ist eine Abwehrmaßnahme des Körpers, die nur dann bekämpft werden sollte, wenn es allzu hoch ansteigt und so evtl. für den Kreislauf oder die Gehirnzellen (42°) gefährlich wird, oder wenn der Patient dadurch dauernd sehr mitgenommen wird. Temperaturen über 40,5° können für den Organismus evtl. schädlich werden, und in solchen Fällen sollte man eingreifen. Ausgesprochene Hyperthermien können z. B. bei *Grippe, Malaria, Typhus, Dysenterie* usw. vorkommen. Oft genügen in solchen Fällen die folgenden einfachen Maßnahmen:

Waden- oder Beinwickel: Körpertemperatur vor- und nachher kontrollieren. Temperatur des Wassers nicht über 15°, Umschläge alle 2–3 Min. wechseln und so lange weiterfahren, bis die Hyperpyrexie auf ca. 38,5° abgefallen ist. Diese Maßnahmen haben auch bei Patienten mit getrübtem Sensorium eine sehr günstige Wirkung.

Abreibungen mit Essigwasser (1 Eßlöffel pro 1 l H_2O): Temp. 20–25°. Abwaschungen des ganzen Körpers erfrischen den Patienten und wirken günstig auf die Vasomotoren.

Leichte Ganzpackungen: Wirken für kurze Zeit, 10–15 Min. angewendet, temperatursenkend und anregend auf Kreislauf und Atmung. Über längere Zeit angewandt, 1–2 Std., führen sie zu einer Wärmestauung und können für Schwitzkuren benützt werden. Man hüllt den ganzen Körper des Patienten bis zum Hals in ein mit lauwarmem Wasser benetztes Leintuch, das man vorerst über ein Wolltuch gebreitet hat, und läßt nur Arme und Kopf frei. Der Patient bleibt zugedeckt für 10–15–30 Min. in dieser Packung. Will man die Packung als Schwitzprozedur verwenden, so beläßt man ihn 2 Std. darin und frottiert nachher den ganzen Körper mit vorgewärmten trockenen Tüchern tüchtig ab.

Brustwickel: Gleiche Prozedur, wobei man aber die Packung rund um den Thorax appliziert und je nach der beabsichtigten Wirkung für 15 Min. oder $1^1/_2$–2 Std. beläßt.

Schwitzkuren: Bei gewöhnlichen Erkältungen, vor allem bei banalen Pharyngo-Tracheobronchitiden, ein gutes altes Volksmittel. Vielleicht gelingt es dadurch manchmal, den Ausbruch einer Erkrankung zu verhindern. Am harmlosesten ist wohl hierfür die Kombination von Salizylpräparaten wie *Acidum acetylosalicylicum* oder *Calcium acetylosalicylicum* 0,5–1,0 g zusammen mit der Einnahme von einem Liter heißem Lindenblüten- oder Pfefferminztee. Nachher völliges Zudecken mit warmen Decken oder Daunenkissen, wobei darauf zu achten ist, daß auch die Hände unbedingt unter die Decke gehören. Anschließend kräftiges Abfrottieren mit vorgewärmten trockenen Frottiertüchern. *Kontraindiziert sind aber diese Schwitzkuren bei allen Erkrankungen, die zu einem Vasomotorenkollaps neigen* (Typhus, toxische Grippe usw.), oder bei Patienten in einem sehr schweren Allgemeinzustand oder mit schlechtem Herzen.

Antipyretika: Sind im allgemeinen nur dann indiziert, wenn man bei schweren Hyperpyrexien mit den physikalischen Maßnahmen (Wickel, Packungen) nicht zum Ziele kommt, oder wenn durch langdauerndes hohes Fieber der Allgemeinzustand des Patienten allzu schwer mitgenommen wird. Am harmlosesten sind noch kleine Dosen Salizyl, z. B. *Calcium acetylosalicylicum* 0,5 g, oder ein anderes Derivat, d. h. 1 Tabl., die man in einem Glas Wasser auflöst und nur schluckweise trinken läßt, wenn das Fieber steigt. Durch die verzettelte Einnahme kann man allzu brüske Schweißausbrüche und Temperaturstürze vermeiden. Treten abendlich hohe Temperaturen auf, die den Schlaf des Patienten stören (vor allem bei Kindern wichtig!), so gibt man abends ein **Treupel-Suppositorium**® [Treupha und Homburg] (= Phenacetin 0,5 + Acid. acetylosalicylicum 0,25 + Codein. phosphoric. 0,02) zu 1 g für Erwachsene, für Kinder die kleineren Suppositorien mit $^1/_4$ dieser Dosierung. In schweren Fällen darf man ruhig evtl. gegen und nach Mitternacht nochmals 1 Suppositorium verabreichen. Für Kleinkinder, 1–2 Jahre, ist das *Phenacetin* besser nicht zu verwenden (Zyanose,) und hier eignen sich *Salizyl*-Kindersuppositorien (z. B. **Alcacyl**® [Wander] 0,125 g), als Beruhigungsmittel kleine Dosen *Phenobarbital* (**Luminaletten**®).

6. **Schlafmittel:** In zahlreichen Fällen kann man sie durch Bekämpfung des Fiebers (**Treupel**®) oder der Schmerzen umgehen, doch kann man vielfach gerade durch die kombinierte Anwendung von Analgetika und Schlafmitteln einen besseren Effekt erzielen.

7. **Analgetika:** In leichten Fällen genügt häufig das oben erwähnte **Treupel**® in Form von Tabl. oder Suppositorien (zu 0,25 g für Kinder und 1 g für Erwachsene). In schweren Fällen das *Novaminsulfon* (**Novalgin**® [Hoechst]), ein sehr gutes Mittel. Nur wenn man mit diesen Mitteln nicht zum Ziele kommt, soll man zu den *Morphiumderivaten* (z. B. **Dilaudid**®, **Eukodal**® usw.) oder synthetischen Ersatzmitteln, z. B. *Pethidinum hydrochloric.*, **Dolantin**®, **Dolosal**® usw., greifen, doch muß man sich hier immer bewußt sein, daß man diese Präparate, um keine Suchtgefahr heraufzubeschwören, nie über längere Zeit geben sollte.

8. **Ernährung:** Im allgemeinen haben fieberhafte Patienten keinen großen Hunger und verlangen von sich aus nach einer flüssigkeitsreichen und leichten Kost mit viel Früchten. Haben die Patienten Appetit und wünschen sie Fleisch, so kann man ihnen dies ruhig in leicht verdaulicher Form (grilliert oder gekocht) geben, wenn nicht eine Kontraindikation von seiten einer Nieren- oder Leberaffektion vorliegt. Bei lange andauernden Erkrankungen und darniederliegendem Appetit muß die Kost vor allem genügend kalorienreich sein. Hier gelingt es durch Zusatz von reichlich Traubenzucker in den Tee und Sirup mit Zitronensaft, ferner in Form von Fruchtsaft-Quark-Zucker-„Cocktails", im Mixer zubereitet, oder in Form von schmackhaften Cremen und Kompotten mit geschlagenem Rahm, das nötige Mini-

mum an Kalorien zuzuführen. Bei chronischen Erkrankungen bewähren sich hier evtl. auch kleine Dosen von Insulin, siehe im Kapitel Magersucht, S. 450.

9. **Stuhlgang:** Hierauf ist namentlich bei hochfieberhaften Kranken zu achten und entsprechend durch Einläufe oder eine fördernde Diät sowie Laxativa nachzuhelfen.

Protozoen und andere größere Erreger

Malaria

Immer noch ca. 200 Mio Fälle pro Jahr (WHO 1973)!

Es sind die folgenden Formen bekannt:

1. *Malaria quartana* (Plasmodium malariae),
2. *Malaria tertiana* (Plasmodium vivax),
3. *Malaria tropica* (Plasmodium falciparum).

Die schwerste Form ist die *Tropika*. Wird bei uns nach Europa selten durch Fluggäste, die sich in Zentralafrika angesteckt haben, mitgebracht, kann sich aber hier nicht weiter verbreiten. Früher war die *Quartana* in Europa und bis zum Ende des letzten Jahrhunderts auch in der Schweiz relativ häufig (Aarelauf zwischen Bielersee und Solothurn, Linthebene, Rhonedelta); ferner Elsaß, Polen. Heute mit Ausnahme von Süditalien und Griechenland in Europa praktisch verschwunden. Die Behandlung der Tropika muß so rasch als möglich erfolgen (vor dem 9. Tage der manifesten Erkrankung!), da sie sonst meistens tödlich verläuft.

Nachweis: Blutuntersuchung, evtl. dicker Tropfen, Sternalpunktat.

Prophylaxe: Heute am besten mit einer der folgenden 3 Stoffgruppen:

Chlorochin (**Resochin®** [Bayer] und **Aralen®** [Winthrop]): *Erwachsene und Kinder über 10 Jahre*. Einleitung: 1. Woche zweimal je 0,5 g, z. B. Di u. Fr. je 2 Tabl., dann weiterhin einmal wöchentlich 0,5 g (2 Tabl.). *Kinder unter 10 Jahren* 1 Tabl. wöchentlich. Die Tropika kann hierdurch völlig unterdrückt werden, die Tertiana nur während der Anwendungsdauer. Nach Rückkehr 4 Wochen weiter einnehmen.

Pyrimethamin (**Daraprim®** [Wellcome]; **Malocid®** [Special]): Einmal pro Woche 1 Tabl. à 25 mg, Kinder unter 10 Jahren $^1/_2$ Tabl. Nach Rückkehr noch 1 Woche einnehmen.

Proguanil (**Paludrin®** [I.C.I. Ltd.]): Täglich 1 Tabl. à 0,1 g. Kinder unter 10 Jahren $^1/_2$ Tabl. Nach anderen Autoren genügen bei Erwachsenen 3 × 1 Tabl. wöchentlich. Nach Rückkehr noch 1 Woche einnehmen.

Die *Chininprophylaxe* ist, da sie gegen die Tropika nicht so zuverlässig ist, heute weitgehend überlebt, z. B. *Chininum sulfuricum* jeden 6. und 7. Tag 5mal 0,2 g pro die, nach Verlassen der Malariagegend noch 6–8 Wochen fortzusetzen. Nur bei Unverträglichkeit von *Chlorochin*, *Pyrimethamin* oder *Proguanil*.

Malaria

Therapie

a) *Akutes Stadium und Initialbehandlung der chronischen Form*: Die zuverlässigsten Mittel sind auch hier heute die Derivate der *4-Amino-Chinolinreihe* (**Resochin**®, **Aralen**®). Tabl. zu 0,25 g (Abb. 113).

Dosierung: Tertiana, Quartana und Tropika nach EARLE: 1 g Initialdosis (4 Tabl.), gefolgt von 3 Tabl. (0,75 g) nach 8 Std. und 2 Tabl. (0,5 g) tägl. an 2 folgenden Tagen. *Bei schwersten Fällen* evtl. i.v. Verabreichung. 1. Tag 2 × 0,25–0,5 g i.v., dann p.o.

Kinderdosierung: 0–1 J.: 1 Tabl. + nach 6 Std. 1 Tabl.
  2–5 J.: 2 Tabl. + nach 8 Std. 1 Tabl.
  6–10 J.: 3 Tabl. + nach 8 Std. 1 Tabl.
  11–15 J.: 4 Tabl. + nach 8 Std. 1 Tabl.

Bei neuerdings resistenten Tropika-Fällen ist **Fansidar**® [Roche] überlegen, eine Kombination von *Sulfadoxine* (**Fanasil**®) und *Pyrimethamine* (**Daraprim**®). Amp. (2 ml) zu 200 mg Sulfadoxine +10 mg Pyrimethamine pro ml. Tabl. zu 500 mg +25 mg.
Dosierung: 0,12 ml/kg KG i.m. oder 2–3 Tabl. als Einzeldosis. Kinder 6–12 J. 1 Tabl., 2–6 J. $^1/_2$ Tabl.. Wie beim **Resochin**® keine Wirkung auf die Gametozyten!

b) *Sanierungsbehandlung*:

Tropika: Anschließend an die obige Behandlung nach Ansprechen und Entfieberung unbedingt Zerstörung der Gametozyten durch *8-aminochinolin* (**Primaquine**® [Bayer]) 1 Tabl. à 0,015 g tägl. für 3 Tage.

Tertiana und *Quartana*: Hier ebenfalls Nachbehandlung mit tägl. 1 Tabl. **Primaquine**® während 14 Tagen, da sonst eine große Rezidivgefahr besteht.

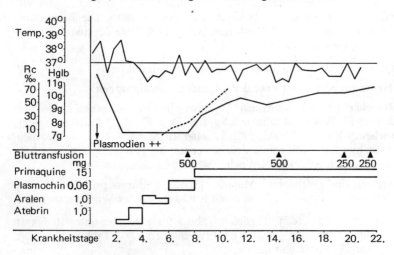

Abb. 113. *Malaria tropica* (H.K., Frau, 1900, KG 79802/56): Verhalten von Temperatur, Hämoglobin und Retikulozyten unter der Therapie. Krankheitsbeginn 1 Woche vor Hospitalisation nach Rückkehr aus Afrika, wo die Patientin „Elefanten gejagt" hatte, ohne aber eine Prophylaxe gegen „Mücken und Plasmodien" durchzuführen. – Bei der Einlieferung schwerer AZ, soporös, war anfänglich zu Hause als Typhus verkannt worden.

Leishmaniosen

Bei uns in Europa selten, in Spanien und Nordafrika häufiger.

1. *Kala-azar* (tropische Splenomegalie).
   Erreger: *Leishmania Donovani*. Wird durch die Sandfliege übertragen.
   Vorkommen: Mittelmeerländer (Mallorca), Nordafrika, Südamerika, Asien.
2. *Orientbeule* (Hautleishmaniose).
   Erreger: *Leishmania tropica*.
   Vorkommen: Vor allem in Vorderasien, Westafrika, Südamerika.
3. *Leishmania brasiliensis*.
   Vorkommen: Peru und Brasilien.
   Schwerere Form mit Neigung zu chronisch fortschreitendem Verlauf (Lymphknoten, Schleimhaut und Haut).

Therapie

a) *N-methylglucamin-Antimoniat* **Glucantime**® [Specia]: Ampullen zu 5 ml mit 1,5 g, d.h. eine 30%ige Lösung.
Dosierung: 0,1 g/kg i.m. an 10–15 aufeinanderfolgenden Tagen, nach 2 Wochen Pause kann die Kur evtl. vorsichtig wiederholt werden. Wenn kein Erfolg, dann Versuch mit *Pentamidin*.

b) *Neo-Antimosan* **Fuadin**® [Bayer] (dreiwertiges Antimonpräparat), Ampullen zu 3,5 und 5 ml. 1 ml = 8,5 mg Sb^{III} (= 6,3%ige Lösung).
Dosierung: Kur von 10–20 Injektionen i.m. ca. alle 2 Tage, beginnend mit 3,5 ml, von der 2. Injektion an je 5 ml.

c) *Diamidine*: Bei antimonresistenten Fällen: *Pentamidin* (**Lomidin**® [Specia]) i.m., 4%ige *frisch zubereitete Lösung*. 8–15 Injektionen zu je 2 mg/kg in zweitägigen Abständen.
Hat keine toxischen Nebenerscheinungen wie das *Stilbamidin*, das nicht mehr gebraucht werden sollte.

d) Bei resistenten Fällen evtl. *Suramin*: **Germanin**®, **Moranyl**®: *Dosierung* siehe Trypanosomiasis.

e) *Bei resistenten Fällen*: Versuch mit *Chlorochin* (**Resochin**®) plus *Streptomycin* und in schwierigen Fällen mit *Amphotericin B*.

Trypanosomiasis

1. *Schlafkrankheit* (Trypanosoma gambiense, Trypanosoma rhodesiense).
   Vorkommen: tropisches Afrika.

2. *Chagaskrankheit* (Trypanosoma cruzi). Diese Form ist viel therapieresistenter. Vorkommen: Südamerika.

Chemoprophylaxe: Bei Aufenthalten in Endemiegebieten (Ingenieure, Touristen, Expeditionen usw.) gibt 0,2 g *Pentamidin* (**Lomidin**® [Specia]) i.m. für 6 Monate Schutz.

Therapie:

Frühfälle:

1. *Suramin*: **Germanin**® = **Bayer 205**®, **Moranyl**® [Specia]. Nur wirksam, bevor das Gehirn befallen ist, deshalb frühzeitige Behandlung.

    Prophylaxe nach WALTER und HEILMEYER: (Antibiotika-Fibel. 3. Aufl. Thieme, Stuttgart 1969) Erwachsene: 1 g, Kinder: 0,3–0,75 g, Säuglinge: 0,15–0,2 g. Nach 8 Tagen zu wiederholen. Schutzwirkung für ca. 3 Monate, da es sehr lange im Körper bleibt.

    Dosierung für manifeste Fälle: 10%ige Lösung i.v., Initialdosis bei Erwachsenen 1–1,5 g, Kinder 0,2–0,75 g, Säuglinge 0,15–0,2 g. Während 3 Tagen je eine Injektion, Wiederholung nach 5 Tagen. Gesamtinjektionszahl 5–10, evtl. Wiederholung nach 3 Monaten.

2. **Tryparsamid** (DCI, Ph. I., [M. & B., Specia]). Für die zerebralen, liquorpositiven Formen, weniger für die Frühfälle.

    Dosierung: 20%ige Lösung i.v. Erwachsene: 40–45 mg/kg Körpergewicht. Injektionen nach 3–7 Tagen wiederholen, bis zur Gesamtdosis von 24–30 g in frischen Fällen und 50–80 g in fortgeschrittenen Fällen.

3. *Pentamidin* (**Lomidin**® [Specia]): 2 mg/kg in 2tägigen Abständen, total 8 Injektionen. Kontrolle des Heilerfolges durch Elektroenzephalogramm und Untersuchung des Liquor cerebrospinalis, nach 6 Monaten erneute Kontrolle. Zunahme der Eiweißwerte deutet auf einen noch aktiven Prozeß.

Schwere fortgeschrittene Fälle:

4. *Kombinationstherapie von Suramin und Tryparsamid.*

    Dosierung: 3–5 Injektionen von 1 g **Germanin**®. Anschleißend 5–10 Injektionen von 2 g **Tryparsamid**® in je 5tägigen Abständen.

5. *5wertige As-Derivate*: **Arsobal**® [Specia]. Seine Giftigkeit ist durch die Mischung mit BAL herabgesetzt. *Dosierung*: 3 mg/kg i.v. als Infusion an vier aufeinanderfolgenden Tagen, Wiederholung nach einer 14tägigen Pause. Noch weniger toxische Wirkung haben: **Melarsen-W**® oder **Trimelarsan**®. *Dosierung*: 3–5 mg s.c. Injektion an drei aufeinanderfolgenden Tagen, Wiederholung nach einer Woche Pause.

Toxoplasmose (Toxoplasma gondii)

Eine viel häufigere Erkrankung, als man für gewöhnlich annimmt. Die Toxoplasmose ist eine der häufigsten Ursachen für Totgeburten und Mißbildungen. In unseren Breiten ist das Drüsenfieber relativ oft eine Toxoplasmose. In seltenen Fällen führt es auch zu einer chronischen Hepatitis. Näheres über die Klinik siehe MOHR (Dtsch. med. Wschr. 89 [1964] 1373; 1400), BACHMANN u. Mitarb.: (Helv. med. Acta 29 [1962] 74; 156), RHOMBERG (Schweiz. med. Wschr. 94 [1964] 533) und JOST (Schweiz. med. Wschr. 27 [1972] 953). Bei Myokarditis immer danach suchen.

Diagnostisch wichtig sind der Dye-Test, die Komplementbindungsreaktion und der Hauttest. Der Dye-Test bleibt das ganze Leben positiv. Eine aktive Erkrankung liegt nur vor, wenn der Titer auf das 6–8fache ansteigt und die KBR vorübergehend (2.–6. Monat) positiv wird. Der Hauttest wird erst vom 3. Monat an positiv und bleibt es dann das ganze Leben lang. Ein negativer Hauttest bei positivem Dye-Test weist also mit großer Wahrscheinlichkeit auf eine frische Erkrankung hin.

Übertragung durch infizierte Tiere oder intrauterin. Häufiger vielleicht durch ungekochtes Fleisch (Beefsteak tartare)! Schwangere sollten jeden Kontakt mit Tieren meiden. Auch die von Kindern gehaltenen Goldhamster sind eine häufige Ansteckungsquelle, ferner alle Haustiere, speziell *Katzen* und Hunde.

Therapie:

a) *Zweierkombinationstherapie:* Pyrimethamin (**Daraprim**® [Wellcome] = ein Malariamittel): Tabl. à 25 mg. 1. Tag 3 × 25 mg, 2. Tag 3 × 25 mg, 3. Tag 2 × 25 mg, dann tägl. als ED während 5 Wochen je 1 Tabl., d. h. 25 mg. *Vorsicht!* Man achte auf eine sich eventuell entwickelnde Anämie, Leukopenie oder Thrombozytopenie. Dazu ein *Sulfonamid*, z. B. **Orisul**® [Ciba-Geigy] oder **Trisulfon**® [Streuli] oder hohe Dosen *Sulfisoxazol*, **Gantrisin**® [Roche], 6 g tägl. Durch diese Behandlung werden aber die Dauerzysten nicht vernichtet.

b) *Erythromycin*: MICHEL u. Mitarb. (Schweiz. med. Wschr. 85 [1955] 488) berichten über sehr gute Resultate bei einem Patienten mit 1,2 g tägl. p.o. Es betraf dies einen schweren Fall mit Enzephalo-Meningitis, Iritis, Pneumonie und hepatorenalem Syndrom. Deshalb kann auch *Erythromycin* in hohen Dosen, 3 g tägl., versucht werden.

Schwangere: Pyrimethamin (**Daraprim**®) nicht vor dem 4. Monat der Gravidität verabreichen, da sonst evtl. Abort. *Sulfonamide* und *Erythromycin* vorher erlaubt. In der Frühgraviditätsphase *Spiramycin* (**Rovamycin**®) 2 g/die.

Amöbiasis (Entamoeba histolytica)

Bei uns meistens eingeschleppt aus den Mittelmeerländern, verläuft im allgemeinen gutartig.

Bei der akuten Amöbenruhr, der Amöbenhepatitis und dem Amöbenleberabszeß ergibt das *Metronidazol* (**Clont**® [Bayer], **Flagyl**® [Specia]) die besten Resultate (POWELL), dann folgt die ebenfalls gute Kombination von *Chlorochin* plus *2-Dehydroemetin*. Als weiteres Mittel kommt auch das *Niridazol* (**Ambilhar**®) [Ciba] in Betracht (siehe Bilharziose), das aber mehr Nebenwirkungen zeigt.

Amöbiasis

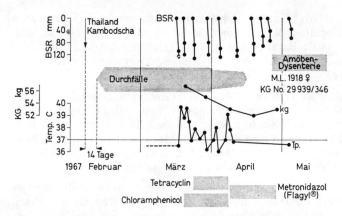

Abb. 114. *Amöben-Dysenterie* (M. L., 50jährige Frau): 14 Tage nach Rückkehr aus Südostasien traten Durchfälle auf. Einen Monat später Eintritt mit Fieber bis 39,6°. Nur mäßige Besserung auf Tetracyclin und Chloramphenicol. Neuer Fieberschub unter Therapie, darauf Umstellung auf Metronidazol. Prompte Entfieberung. Sistieren der Durchfälle.

Therapie:

I. Gewebsamöbizide für die schweren Fälle. Leberabszeß und akute Amöbenruhr.

Metronidazol (**Clont**® [Bayer], **Flagyl**® [Specia]): Ursprünglich für die Trichomonas vaginalis entwickelt, erwies es sich bei *hoher Dosierung als ausgezeichnetes Mittel für alle Formen der Amöbiasis*. Es wird sehr gut vertragen und zeigt *keine toxischen Nebenwirkungen* (siehe Abb. 114). (Kann auch mit *Emetin* kombiniert werden.) Bei Leberabszessen immer mit Tetracyclin kombinieren (Mischinfektion).

Dosierung: 30 mg/kg, d. h. 3 × tägl. 800 mg! (Tabl. à 500 mg und 250 mg) d. h. total 2400 mg täglich während 10 Tagen, dann weiter 10 Tage $^1/_2$ Dosis. **Clont**®, **Flagyl**® ist auch bei Leberabszessen wirksam, wenn kein Erfolg, Übergang auf: **Dehydroemetin Roche**®, Basel, plus *Tetracyclin* (**Achromycin**®), da dann gewöhnlich eine Superinfektion vorliegt.

Dosierung: 0,12 g *2-Dehydroemetin* i.m. 1. und 2. Tag, dann 0,006 g/die während 8 Tagen. Abszesse können vom 3. Tage an punktiert werden. Hohe BSR und eventuell Leukozytose nach Abschluß der Kur weisen auf Mischinfektion oder Nekrosen hin. Diese Fälle müssen *chirurgisch* angegangen werden.

Nebenerscheinungen der *Emetintherapie*: Gastrointestinale Störungen, Muskelschwäche, Dyspnoe, Myokardschädigung (EKG-Veränderungen). *Emetin*-Präparate sind *kontraindiziert* bei Herzaffektionen, Nierenstörungen und bei älteren Leuten.

Niridazol **Ambilhar**® [Ciba-Geigy], zeigt ebenfalls eine gute Wirkung, siehe im folgenden Abschnitt über Bilharziosis, 3 × 500 mg p.o. tägl. während 1 Woche.

II. Kontaktamöbizide für die leichteren Fälle.

Wirken nur oberflächlich im Darm. Es empfiehlt sich, dieselben mit einem *Tetracyclin*-Präparat täglich 1 g zu kombinieren, z. B. *Tetracyclin* (**Achromycin**®).

Chlorochin (**Resochin**® [Bayer], **Aralen**® [Winthrop]). Oral: Tägl. 2 × 0,5 g für 2 Tage, dann weiter 1 × tägl. während 2–3 Wochen.

Nebenerscheinungen: Kopfschmerzen, Pruritus, gastrointestinale und psychische Störungen, Sehstörungen.

Alle diese Mittel können auch mit **Clont**®, **Flagyl**® oder **Dehydroemetin Roche**® kombiniert werden. *Dauerausscheider*: 2–3 Monate lang tägl. 500 mg **Furamide**® [Boots].

Rückfälle sind bei den chronischen Fällen häufig. Cave *Cortisonp*. bei *latenter Amöbiasis*, die ein schweres Rezidiv eventuell mit Generalisation auslösen können.

Ein absolut sicheres Mittel gibt es heute noch nicht. – Sehr oft sind wiederholte Behandlungen mit dem gleichen oder einem anderen Mittel nötig. Zwischen den abwechselnden Behandlungsphasen sollten Ruhepausen von 7–10 Tagen Dauer eingeschaltet werden. Siehe auch *Fumagillin* S. 505.

Lambliasis (Lamblia intestinalis)

Meistens harmlose Saprophyten, können aber gelegentlich Beschwerden von seiten der Gallenwege verursachen.

Nachweis im frischen Duodenalsaft. Wenn nicht *sofort* untersucht wird, gibt man gleich 2–3 Tropfen *Formalin* hinzu, weil sie sonst sehr rasch verdaut werden und nachher nicht mehr nachweisbar sind.

Therapie:

Acranil® [Bayer]: Tabl. zu 0,1 g. Erwachsene 3 × 0,1 g, Kinder 4–8jähr. 2 × 0,1 g, Kinder unter 4 Jahren 1 × 0,1 g tägl., während 5 Tagen. Es tritt hierauf eine grünlich-gelbliche Verfärbung der Haut auf, die aber wieder verschwindet und harmlos ist.

Trichomoniasis

Trichomonas vaginalis. *Urethritis* beim Mann, *Kolpitis* bei der Frau. Immer beide Partner behandeln. Gleiche Therapie wie bei Lambliasis, s. oben. **Flagyl**® [Specia].

Filariosis

Prophylaxe: Bei Reisen in gefährdete Gebiete: *Diäthylcarbamazin* (**Hetrazan**® [Lederle], **Banocid**® [Wellcome], **Notezin**® [Specia]) 1 Tabl. à 0,1 g zweimal monatlich.

Therapeutische Dosen: Diäthylcarbamazin (wie oben) 1. Tag 0,05 g, 2. Tag 0,1 g, 3. Tag 0,2 g usw. bis zu einer Tagesdosis von 0,4–0,5 g steigern, sofern es vertragen wird, und 10 Tage auf dieser Dosis bleiben. Dann 1 Monat Pause und Wiederholung 1–2mal.

Nebenerscheinungen: Die zerfallenden Filarien können zu schweren allergischentzündlichen Reaktionen führen, die man mit *Cortisonpräparaten, Antikoagulantien* und *Antihistaminika* mildern kann.

Gewisse geschlechtsreife Formen (Onchocerca) bleiben vom *Diäthylcarbamazin* unbeeinflußt. Hier kombiniere man es mit einem Harnstoffderivat, z. B. *Suramin* **Germanin**®, **Moranyl**® [Specia], **Antrypol**® [I.C.I.]. Dosis: 0,5–1 g i.v. pro Woche während 8–12 Wochen. *Vorsicht*, bei Albuminurie abbrechen!

Bilharziosis

Nimmt in der ganzen Welt durch die künstlichen Bewässerungsanlagen stark zu. Der Zwischenwirt ist eine Süßwassermolluske.

Therapie:

a) *Niridazol*, **Ambilhar**® [Ciba-Geigy]: Tabl. à 500 mg für Erwachsene und 100 mg für Kinder. Das neue Mittel der Wahl zur Behandlung der *Bilharziose* und der *Dracunculose*. Auch bei der *Amöbiasis* wirksam. Gleich wirksam für alle 3 Schistosoma-Arten (*haemotobium, mansoni* und *japonicum*). Wirkt auf die Ovarien und Hoden der geschlechtsreifen Formen in der Peripherie, unwirksam auf die reifen Larven in den Lebergefäßen. Die Darm- und Blasen-Symptome verschwinden rasch.

Nebenwirkungen: Hemmung der Spermiogenese beim Mann. Gravidität der Frau unbeeinflußt. Bei gestörtem Abbau, z. B. durch splenoportalen Hochdruck der Spätfälle, kann es zu *epileptiformen Krämpfen* kommen. Selten Erregungs- und Angszustände. Bekämpfung mit *Diazepam* (**Valium**®).

Dosierung: Schistosomiasis urogenitalis: 5–7 Tage 25 mg/kg **Ambilhar**® täglich = 3 Tabl. à 500 mg täglich p.o. ergeben nahezu 100% Heilung.

Schistosomiasis intestinalis: Bei Erwachsenen mit gleicher Dosis gute Erfolge, bei Kindern weniger rasch, hier ist eine 2. Behandlung 2–3 Wochen nach der ersten nötig.

b) Organische Derivate des dreiwertigen Antimons, nämlich *Sb-dimercapto-Bernsteinsäuresalze* (**Astiban**® [Roche]). *Dosierung*: 5 i.m. oder i.v. Injektionen zu 4,5 ml einer 10%igen Lösung, d. h. je am 1., 3., 5. und 6. Tag, die fünfte Spritze je nach Verträglichkeit zwischen dem 8.–15. Tag. Gesamtdosis maximal 2,5 g. Bei Sch. japonica war bis jetzt nur **Astiban**® wirksam.

Trichinose (Trichinella spiralis)

Nachweis: Evtl. in den genossenen Fleischresten, Biopsie erst von der 4. Woche an positiv, Kutanprobe nicht vor der 3. Woche, aber dann in 90% positiv. Komplementbindungsreaktion positiv ab 16.–28. Tag in 96%.

Therapie: Ein sicher wirksames Mittel gibt es bis heute nicht. Die schweren allergischen Erscheinungen (Fieber, Eosinophilie usw.) kann man durch Cortisonpräparate, *Prednison*, vermeiden. Beginn mit 1 mg/kg pro die und dann allmählich auf eine Erhaltungsdosis von $^1/_2$ mg/kg abbauen und nach 3–4 Wochen ausschleichen. Das einzige die Larven beeinflussende Medikament, *Thiabendazol* (**Mintezol**® [Merck, Sharp & Dohme] ist durch den ausgelösten Zerfall der Larven (anaphylaktische Reaktionen!) nicht ungefährlich. Oral 2× 1–1,5 g tägl. (doch immer plus Cortison und Vorsicht), für 2–8 Tage.

Mykosen

An spezifischen Antibiotika stehen uns heute vor allem vier Pp. zur Verfügung: *Griseofulvin, Amphotericin B, 5-Fluorocytosin* (s. S. 507) u. *Clotrimazol* (S. 507).

Oberflächliche Mykosen (Fadenpilze): *Griseofulvin*, **Likuden**® [Hoechst]. *Dosierung*: Erwachsene 4× 1 Tabl. à 0,25 g tägl., bei Kindern die Hälfte dieser Dosis. Ferner mit doppelter Wirksamkeit **Likuden**®**-M**, **Fulcin**® **forte** [I.C.I.], in Dtschl. **Fulcin**®**S**. und **Grisovin**®**-FP** [Glaxo] (Tabl. zu 125 mg). Die Medikation muß über Wochen und bei Befall der Haare und Nägel über Monate fortgeführt werden. *Nebenerscheinungen*: Verdauungsstörungen, Kopfschmerzen, evtl. Leukopenien und Hautexanthem. Cave Prophyrieanlage!

Tiefe Mykosen: Amphotericin B = **Fungizone**® intravenous [Squibb]

Entdeckung: 1956. Gruppe der Polyen-Antibiotika.

Wirkungsmechanismus

Schädigung von Zytoplasmamembranen des Pilzes (und von Lysosomenmembranen des Wirts!).

Spektrum

Alle wichtigen „systemischen" Pilzkrankheiten (Candidiasis = moniliasis, Kryptokokkose, Aspergillose, Mukomykose, Histoplasmose, südamerikanische Blastomykose). Selbst sahen wir zwei schwere Fälle von *Lungenmoniliasis*, der eine bei Leukose, der andere bei einem Morbus Hodgkin, die auf Amphotericin B ausheilten.

Dosierung

Herstellung der Infusionslösung mittels Aufnahme des trockenen Pulvers zunächst mit 10 ml sterilem Wasser, danach Verdünnung mit Glukose 5% bis auf Konzentration von 0,1 mg Wirkstoff/ml Lösung (= 100 I.E.), pH 5,0–5,5; wenn Glukoselösung niedrigeren pH hat, Neutralisation mit auf Packungsprospekt angegebener Pufferlösung; keine anderen Verdünnungsmittel, da sonst Präzipitation; *vor Licht schützen!*

Dosierung *einschleichend* von ca. 0,10 mg/kg bis auf 1 (bis 1,5 (!)) mg/kg 1× täglich oder 1,5 mg/kg (!) jeden 2. Tag, über Wochen bis wenige Monate; Cave Gesamtdosis über 5 g und Harnstoff-Stickstoff über 50 mg/%.

Intrathekal

0,5 mg/Dosis, jeden 3. Tag (zusammen mit *Hydrocortison*).

Mykosen

Toxische Wirkungen
Akut: Fieber, Schüttelfrost. Nausea, Erbrechen.
Chronisch: Dosisabhängige Verminderung der Konzentrationsfähigkeit und Clearence der Niere; auch mögliche Reversibilität dosisabhängig. Dosierung nach Harnstoff und Kreatinin richten! Dazu Anämie, Elektrolytverluste. (Kaliumkontrollen!)
Prophylaxe
Salicylate, Antihistaminika, Antiemetika, *Corticosteroide*, Heparin.

Häufigste Mykosen

1. *Aktinomykose* (Actinomyces israeli [bovis]): In unseren Breiten die häufigste Pilzerkrankung der inneren Organe und *Nocardiosis* (z. T. durch aerobe Aktinomyzeten, z. B. Madurafuß).

2. *Aspergillose*: Vorkommen in Europa, USA (selten).

3. *Blastomykose*: Vorkommen in USA (20% der Bevölkerung in den Endemiegebieten), Kanada, Südamerika häufig, bei uns sehr selten.

4. *Kokzidioidomykose*: Selten

5. *Histoplasmose*: Vorkommen in Nord- und Südamerika, Europa seltener.

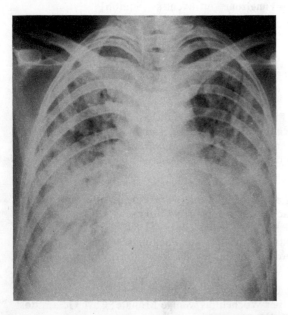

Abb. 115. *Typische akute letale Candida-Infektion* (Moniliasis) der Lungen bei einer akuten (sich in Remission befindenden) lymphatischen Leukämie, die durch eine infolge Ureterstein-Einklemmung nötig gewordene, hochdosierte Antibiotika-Behandlung in Kombination mit Kortison und vorausgegangener zytostatischer Behandlung aufgetreten war.

6. *Moniliasis* (Candida albicans) = Candidiasis, vgl. Abb. 115: Relativ sehr häufig als Folge der *Antibiotika-* und *Cortisonstoßtherapie* (s. dort), vor allem bei kombinierter Anwendung und speziell bei gleichzeitiger Granulozytopenie (Agranulozytose, Leukämie).

7. *Sporotrichose*: Vorkommen in Europa, Amerika (weniger häufig als die Aktinomykose).

8. *Cryptococcus neoformans*: Beginn in Lunge, dann evtl. *Meningoenzephalitis* (s. u.).

9. *Geotrichose* (Geotrichum): Eine seltene Erkrankung des Darmes oder der Lungen.

10. *Dermatomykosen*.

Daneben kommen noch zahlreiche seltene andere Pilzerkrankungen vor, für die wir auf die spez. Handbücher verweisen.

Aktinomykose (Actinomyces israeli)

Es gibt zahlreiche Typen, die auch in ihrer Empfindlichkeit auf Antibiotika z. T. verschieden sind, daher wenn immer möglich Resistenzprüfung. Am besten bewährt hat sich eine Zweierkombinationstherapie von:

a) *Sulfonamiden* und *Penicillin*: z. B. **Gantrisin**® [Roche] (Sulfafurazol). *Tagesdosis*: 8–10 g während 2–3 Monaten plus *Penicillin* tägl. 6 Mio. i.m.

b) Zweierkombination von *Oleandomycin* (**Wytrion**®) 2 g tägl. oder *Erythromycin* 3 g (Pp. siehe dort) plus **Supronal**®, wie oben, hat sich uns ebenfalls gut bewährt.

c) *Streptomycin*: Hat nur einen Sinn bei meningitischer Beteiligung sowie bei schlechtem Ansprechen der obigen Kombinationen. Es wird dann als 3. Mittel dazugegeben. *Dosierung*: **Streptothenat**® tägl. 2 g i.m. für einen Monat, dann 1 g 2. und 3. Monat.

d) *Tetracycline*: Sind vereinzelt wirksam (Dosis 3 g tägl.), aber den obigen Kombinationstherapien meistens unterlegen.

e) *Chirurgische Therapie*: Sollte, wenn möglich, immer mit der chemotherapeutischen Behandlung kombiniert werden.

f) *Röntgentherapie*: Diese ist heute überholt.

Nocardiose: Hier sind die *Sulfonamide* deutlich wirksamer als das *Penicillin*. Bei Infektionen des Zentralnervensystems versuche man das *Amphotericin B* (Dosierung siehe oben).

Aspergillose

Gleiche Therapie wie Blastomykose, in ernsteren Fällen am besten *Amphotericin B* plus evtl. chirurgische Behandlung. Die durch den gleichen Pilz hervorgerufene *schwarze Zunge* spricht oft auf Pinselungen mit einer 10%igen *Salizylsäurelösung* in 9%igem Alkohol und nachherigen Spülungen mit 10% *Natriumbikarbonatlösung* gut an.

Blastomykose

Nordamerikanische Form: **Stilbamidin**® plus *Amphotericin B*.

Mykosen

a) **Stilbamidin®** [May und Baker]: Zuerst 50 mg i.v., dann am 2. Tag 100 mg, am 3. Tag 150 mg in 5%iger Glukoselösung. Totale Therapiedauer ein Monat, s. a. SCHÖNBACH u. Mitarb. (J. Amer. med. Ass. 146 [1951] 1317). Maximale Totaldosis 4,5–6 g.

Weniger toxisch ist *Hydroxystilbamidin*.

b) *Amphotericin B*: Erweist sich heute in resistenten Fällen als am wirksamsten, Dosierung s. oben.

Südamerikanische Form: *Sulfonamide* plus *Amphotericin B* (siehe oben).

c) *Sulfonamide*: In der Regel nur bei der Südamerikaform, aber dort sehr gut wirksam. Dosierung s. unter Aktinomykose.

d) *Tetracycline* (*Chlortetracyclin* oder *Tetracyclin*, Pp. s. dort): In gewissen Fällen bei hoher Dosierung, 3 g tägl., erfolgreich.

Kokzidioidomykose

In disseminierten Fällen erweist sich evtl. das *Amphotericin B* als wirksam, dazu evtl. chirurgische Therapie (Lobektomie).

Histoplasmose (Histoplasma capsulatum):

Verläuft meistens benigne. Diagnose hauptsächlich durch den Histoplasminhauttest oder die Komplementbindungsreaktion. Leichte Fälle heilen spontan ab, schwere Fälle (= nur 1% der endemischen Erkrankung) unter *Amphotericin B*. Dosierung siehe oben, bis total evtl. ca. 90 Infusionen in 4 Monaten.

Moniliasis (Candida albicans) = **Candidiasis**:

a) *5-Fluorocytosin* [Roche], siehe S. 507.

b) *Amphotericin B* (s.o.) war in zwei eigenen Fällen (Lungen) erfolgreich. Auch SEABURG und DESCOMB (J. Amer. med. Ass. 188 [1964] 509) sahen bei 16 Fällen positive Resultate.

c) *Nystatin*: **Mycostatin®** [Squibb], in Dtschl. **Moronal®** [Squibb/Heyden], 3 × 1 bis 2 Dragées tägl. (Dragées zu 500000 E); in *schweren Fällen* (Lunge) 6–(16) Mio. E tägl. per os. Gewonnen aus *Steptomyces noursei*, also auch ein Antibiotikum mit fungistatischer und fungizider Wirkung.

d) *Pentamidin* (**Lomidin®**, **Pentamidin®**): WOLF u. Mitarb. (Lancet 1955/I, 991) und STENDERUP u. Mitarb. (Lancet 1956/I, 20) sahen in schweren Fällen sehr gute Erfolge. *Dosierung*: Pentamidin 2 × 200 mg tägl. i.m.

e) **Canesten®** [Bayer] ein *Tritylimidazol*-Derivat. *Oral* anwendbar, Kaps. à 500 mg. *Dosierung*: Erwachsene 3 × 20 mg/kg/Tag, d. h. 8–12 Kaps. tägl. *Kinder* pro kg doppelte Dosis. Nebenwirkung: Übelkeit, Erbrechen. *Lokal* als 1%ige Lösung oder Crème sowie als Vaginal-Tabl.

Sporotrichose

Gute Wirkung von *Natrium-* und *Kalium jodatum*: i.v. $^1/_2$%ige Lösung, mit 2 × 5 ml beginnend und auf 2 × 10 ml ansteigend. Evtl. auch oral verabreichbar: Gesättigte

Lösung von *Natrium-* oder *Kalium jodatum* mit 30 ml Wasser oral 3 × 5 Tropfen tägl., langsam ansteigend auf 3 × tägl. 20–100–300 Tropfen. Auf Jodismus achten!
Für disseminierte Fälle ist das *Amphotericin B* am wirksamsten.

Cryptococcosis (Torulosis)

Cryptococcus Neoformans = *Torula histolytica*
Hefeartiger Pilz, große Schleimkapsel. In der Schweiz ca. 1 Fall pro Jahr. In USA 1952–1963 für 800 Todesfälle verantwortlich.

Infektkette ungeklärt. Spore ubiquitär in Erde; Reproduktionsformen vor allem in Vogelmist; Taube als Vektor.

Klinik: Beginn mit Lungenbefall, Prädilektionsalter 30–50 Jahre, Männer 2 × häufiger befallen. Hämatogene Streuung führt vor allem zu *Meningoenzephalitis* mit insidiösem Beginn; Hirndrucksymptomatik; neurologischen Ausfallserscheinungen. Liquor u. U. Pilzreinkultur; Zucker tief, kein Absinken der Chloride wie bei der Tuberkulose. Fehldiagnose häufig: Hirntumor?
Bedeutung prädisponierender Faktoren wie Defektimmunopathie oder maligne Hämoblastose unklar, nur in 30–50% der Fälle vorhanden.

Therapie:
5-Fluorocytosin (s. S. 507) oder das *Amphotericin B* (*Dosierung:* siehe oben). Evtl. Anlegen eines *Ommaya-Reservoirs,* s. S. 46!

Geotrichosis

(z. B. Geotrichum candidum u. a.)

In milden Fällen erweisen sich *Jodide, Neomycin* und *Nystatin* als wirksam. In schweren Fällen versuche man *Amphotericin B*. Dosierung s. o.

Dermatomykosen

(Trichophyton, Epidermophyton, Microsporum usw.): Neben der Lokalbehandlung zeigt hier *Griseofulvin* eine gute Wirkung, Pp. und Dosierung s. o.

Bakterielle Erkrankungen

Typhus abdominalis (Salmonella typhi)

Der Typhus abdominalis ist dank der allgemein wesentlich verbesserten Hygiene sehr stark zurückgegangen, kommt aber vereinzelt oder in kleineren Epidemien immer noch gelegentlich vor, wie es erneut die Ereignisse in Zermatt (1963), England (1964)

Typhus abdominalis

usw. gezeigt haben. Häufig wird er in Mitteleuropa durch Bazillenträger (Saisonararbeiter) aus den Mittelmeerländern eingeschleppt oder von Reisenden dort erworben.

Prophylaxe: In südlichen Breiten (Mittelmeer, Kleinasien usw.) sollte man aus Vorsicht besser weder Milch noch Wasser ungekocht genießen und sich zweckmäßiger an Mineralwasser und Weine halten. Zu vermeiden sind in gefährdeten Gegenden vor allem auch mit Wasser gespülter Salat oder mit Wasser gewaschene Früchte. Auch die Zähne sollten nur mit Mineralwasser geputzt werden.

Impfung: In Kriegszeiten oder beim Antritt von Orientreisen usw. zu empfehlen. S.c. 0,5 ml der Phenol-*Mischvakzine*, dann erneut nach 7 Tagen 1 ml. Die *orale Impfung* ist nicht so sicher, wird aber in Südamerika sehr viel verwendet. (Trinkampullen z. B. vom „Schweiz. Serum- und Impfinstitut", Bern.)

Therapie

Das beste Mittel ist heute das *Thiamphenicol*. Anfänglich erlebte man sehr häufig Rezidive, da durch die Frühbehandlung und die ununterbrochene Chemotherapie die Antikörperbildung ausblieb. Bei resistenten Stämmen am besten die Kombinations-Therapie mit *Ampicillin* (**Amblosin**®, **Binotal**®, **Penbritin**®) plus *Thiamphenicol. Leider kommt es bei der Behandlung mit Ampicillin allein häufig zu Resistenzentwicklung.* (Gefahren des Chloramphenicols, siehe S. 499). *Ampicillin-Dosis für Kinder* von 6 bis 12 Jahren 0,75 g alle 6 Std., unter 6 Jahren 0,5 g alle 6 Std. Eine gute Wirkung zeigt auch *Gentamicin* = **Garamycin**®, **Refobacin**®. Seitdem das ungefährliche *Thiamphenicol* (**Urfamycin**®) eingeführt wurde, soll das *gewöhnliche Chloramphenicol auf keinen Fall mehr verwendet werden!*

Das **Eusaprim**® [Wellcome], **Bactrim**® [Roche] hat nach unseren eigenen Untersuchungen *bei den Salmonellosen vollkommen versagt!* Dies im Gegensatz zu verschiedenen Mitteilungen in der Literatur. Auch bei Dauer-Ausscheidern sahen wir keinen Effekt.

Kombinationstherapie mit Thiamphenicol und Ampicillin

a) *Behandlung der Frühfälle*

Um schwere Herxheimer Reaktionen zu verhüten, am 1. Tag Einzeldosis von je 0,5 g *Thiamphenicol* und *Ampicillin*, am 2. Tag je 0,5 g alle 4 Stunden bis zur Normalisierung der Temperaturen. Fünf Tage nach völliger Entfieberung Pause von 5 Tagen, um die Immunisierung nicht zu stören und eine Resistenzentwicklung der Keime zu vermeiden. Dann weiterhin 12 Tage lang täglich je 2 g. Die Entfieberung erfolgt in schweren Fällen häufig erst nach 8–9 Tagen.

b) *Schwere toxische Spätfälle*: Siehe Abb. 116.

Hier ist die Gefahr für das Auftreten einer Herxheimerschen Reaktion mit Kreislaufkollaps besonders groß, und man verabreicht vorsichtshalber mit der Initial-Dosis von je $2 \times 0{,}25$ g der beiden Pp. am ersten Tag gleichzeitig *Prednison* $^1/_2$ mg/kg, d. h. $4-6 \times$ 5 mg p.o., um die Wirkung der freiwerdenden Toxine herabzusetzen, und steigert dann die Dosis der beiden Pp. bei guter Verträglichkeit am 2. Tage auf je 1 g, 3. Tag auf 3 g, wobei man die *Prednisondosis* jeden Tag um $^1/_2$ Tabl. reduziert, um die evtl. Gefahr einer „stummen Darmperforation" zu vermeiden.

Typhus abdominalis

c) *Gentamicin*® (**Garamycin**®, **Refobacin**®) Dosierung s. S. 506; mit *Ampicillin* = **Penbritin**® kombinieren. Gentamicin nur für evtl. resistente Fälle.

Pflege des Patienten: Diese ist besonders bei schwerkranken Fällen sehr wichtig. Bei peinlicher Sauberkeit ist eine Ansteckung nicht zu befürchten.

Mundpflege: Täglich gurgeln mit Eibischlösung, Auspinseln des Pharynx mit Borax-Glyzerin.

Dekubitus vermeiden durch Luft und Wasserkissen, tägliches Abreiben der druckgefährdeten Stellen mit Spirit. camphorat. oder Franzbranntwein.

Diät: Alles in pürierter Form, es soll eine leicht verdauliche, aber kalorienreiche Kost sein, d. h. wenig Zellulose. Mehlspeisen, Fleisch und Eier, Cremen usw. Fein gehackte grüne Salate sind gestattet. Fruchtsalate und Früchte sind nur beim Fehlen von Durchfällen erlaubt, doch können tägl. Zugaben von ausgepreßtem Zitronensaft gegeben werden.

Schockbekämpfung: Siehe Schock-Kapitel S. 149.

Komplikationen

Die früher so gefürchteten Komplikationen des Typhus sind heute vor allem bei der Frühbehandlung der Fälle praktisch verschwunden, doch kommen sie bei Spätfällen gelegentlich noch vor.

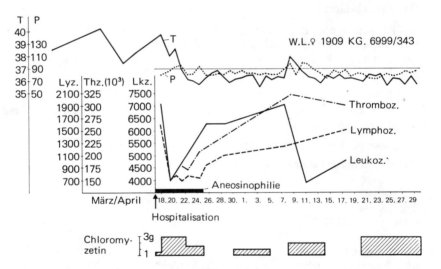

Abb. 116. *Typhus abdominalis* (54jährigen Frau, KG 69999/343): Erkrankte 8 Tage nach der Rückkehr von einem einwöchigen Ferienaufenthalt in Zermatt mit Unwohlsein, Temp. über 39°, Verwirrtheit und Kopfschmerzen. 3 Tage später Durchfälle. Weiterdauern des Fiebers. Bei der Aufnahme hochfebrile Pat., leicht verwirrt, leichte Splenomegalie. Aneosinophilie bei normaler Leukozytenzahl. Unter *Chloramphenicol* und Infusionen Entfieberung nach 4 Tagen. Nach 3 Wochen erneuter Temperaturanstieg, der auf weiteren *Chloramphenicolstoß* prompt reagiert. Nach der vierten antibiotischen Kur 3 bakteriennegative Stühle, darauf Entlassung in gutem AZ.

Paratyphus

a) *Darmblutung*: Wiederholte Transfusionen. Bei schwerkranken Patienten immer vorsorglicherweise schon vorher die Blutgruppe bestimmen lassen und Konserve bereithalten. Im Notfall bis zum Eintreffen der Blutkonserve sofort Blutersatz (**PPL®**, **Macrodex®**, **Physiogel®** usw.). Eisblase auf Abdomen.

Therapeutisch ferner ε-*Aminokapronsäure* (s. Hämorrh. Diath., S. 18), *Tinctura opii* 3× 20 Tropfen tägl. für 2 Tage, um den Darm ruhigzustellen. Nahrung für 1–2 Tage sistieren, nur etwas Flüssigkeit und i.v. Infusionen; dann wieder Breie usw.

b) *Perforation*: Diese ist heute ebenfalls sehr selten geworden. Bei gutem Zustand des Patienten sofortige Operation nach prophylaktischer Gabe eines *Tetracyclinpräparates*, z.B. **Achromycin®** 400 mg i.m. oder **Reverin®** 275 mg (gegen die Mischinfektion der Perforation, Peritonitis). Bei schweren toxischen Fällen wartet man evtl. besser ab, bis sich der Schock und die Infektion durch die konservative Therapie gebessert haben, d.h. **Achromycin®** tägl. 2× 200 mg i.m., *Thioamphenicol* 2–3 g weiter und gegen den Schock Plasma i.v. 300 ml, zusammen mit 150–200 mg *Hydrocortison*.

c) *Pneumonie, Otitis usw.*: Oft durch Superinfektion mit anderen Erregern (Pneumokokken, Staphylokokken) bedingt. Deshalb sollte man in solchen Fällen immer zusätzlich ein *Tetracyclinpräparat* (1–2 g tägl.) verabreichen. Evtl. Antibiogramm.

d) *Osteomyelitis typhosa*: Hier evtl. zusätzlich operative Behandlung.

e) *Phlebitis* (siehe Kap. Thrombose): *Heparin* ist besser nicht zu verwenden.

Dauerausscheider:

Das Problem der Sanierung der Bazillenträger ist auch heute noch nicht restlos gelöst, leider versagen meistens auch die neuen *Breitspektrum-Penicilline*. Auch die Cholezystektomie hat keinen Sinn mehr. Sehr oft verschwinden die Bazillen aber spontan 3–4 Wochen nach Beendigung der Kur.

Folgende Methoden versprechen heute teilweise einen Erfolg:

1. *Breitspektrum-Penicilline*: s.o. bei Resistenz. Stoßtherapie von acht Tagen mit 250 mg alle 6 Stunden.
2. *Neomycin*: Tägl. 3 g während 5 Tagen. *Gentamicin* 2× 40 mg tägl. i.m. für 5 Tage.

Weitere Methoden sind zweifelhaft.

Übrige Salmonellosen

Die Salmonellosen nehmen heute in allen Ländern immer mehr zu. Ihre Verbreitung wird durch den zunehmenden Gebrauch „konfektionierter" Nahrungsmittel sehr begünstigt (Poulets, Eierpulver, Streichwürste, Saucen, tiefgefrorene Speisen, Fertig-Salate etc.) und durch den zunehmenden Reiseverkehr (Fluglinien) und den internationalen Austausch von Nahrungsmitteln stark begünstigt. Sie stellen heute neben der Hepatitis epidemica das Hauptkontingent der klinisch eingewiesenen Infektionsfälle dar. –

Therapie: Gewöhnlich genügt das *Ampicillin*. Bei A, B (Resistenz) evtl. mit *Thiamphenicol* kombinieren, wie beim Typhus. Bei den übrigen genügt eine Dosis von 6×

0,25 g täglich und so weiter, bis zu total 4 fieberfreien Tagen. Bei Resistenz Kombination mit *Thioamphenicol,* gleiche Dosierung wie beim Typhus. Für schwere Fälle evtl. *Gentamicin* (s. o.).

a) *Paratyphus A* (Salmonella paratyphi) = ähnlich dem Typhus abdominalis, aber milder im Verlauf. (Hier besser *Thiamphenicol* plus *Ampicillin*).

b) *Paratyphus B* (Salmonella Schottmuelleri), meist akuter, hochfiebriger Beginn, aber raschere Entfieberung (Abb. 117), evtl. aber fast gleicher Verlauf wie beim Typhus abdominalis. (Auch hier in schweren Fällen Kombinations-Therapie).

c) *Paratyphus C* (Salmonella Hirschfeldii): *Ampicillin*.

d) *Salmonella cholera suis* (suipestifer). Bei Kindern evtl. gefährliche toxische Form, bei Erwachsenen mehr das Bild einer schweren akuten Gastroenteritis.

e) *Salmonella typhi murium* (Breslau). In seltenen Fällen auch schwerer typhöser Verlauf, meistens aber nur als akute Gastroenteritis.

f) *Salmonella enteritidis* (Gärtner), ähnlich Salmonella typhi murium. Hier häufig mit einer *Nephrose* und einem Anstieg des Rest-N kombiniert. Man denke bei ungeklärten akuten Nierenschäden mit Hyposthenurie und Azotämie immer an diese Möglichkeit. Häufig als „Anstaltsinfektion".

g) Dazu kommen heute sehr zahlreiche aus Übersee eingeschleppte Stämme *Panama, Bangkok* etc.

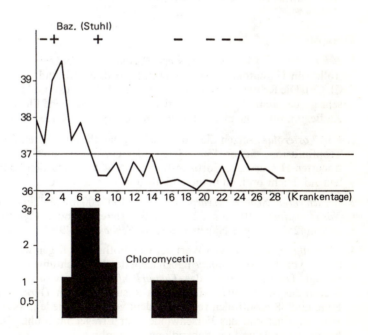

Abb. 117. *Paratyphus B* (Schottmüller) (L. M., 17jähriges Mädchen, KG 86055/58): Prompter Abfall auf *Chloramphenicol*. Zweiter Stoß nach einem Intervall. Patientin kann nach 4 Wochen bazillenfrei entlassen werden.

Botulismus

Keine Infektionskrankheit, sondern eine Vergiftung durch die mit Botulinus infizierten Fleischwaren (Würste, Schinken, Konserven) oder Gemüsekonserven (Erbsen, Bohnen usw.) durch das darin gebildete Botulinustoxin.

Prophylaxe und Therapie: Siehe S. MOESCHLIN: Klinik und Therapie der Vergiftungen, 5. Aufl. Thieme, Stuttgart 1972, S. 466–472.

Cholera asiatica (Vibrio cholerae)

Prophylaxe: Schutzimpfung nicht immer wirksam, eine evtl. spätere Erkrankung verläuft aber leichter. 0,5 ml s.c., nach 7 Tagen 1 ml. Immunitätsdauer $^1/_2$ bis 1 Jahr. Inkubation sehr kurz, sodaß zu uns verschleppte Fälle selten vorkommen (1973!). Bei Ausbruch einer Epidemie hat sich die Tetrazyklin-Prophylaxe am besten bewährt, z.B. tägl. 1 Kapsel **Vibramycin**® verhindert die Ansteckung. Sauberkeit, abgekochtes Wasser, Zähneputzen mit Mineralwasser, kein Salat, keine ungeschälten Früchte, Verbot von Eis, sind die wichtigsten Maßnahmen.

Therapie:

1. *Bekämpfung des schweren Wasser-, Plasma- und Kochsalzverlustes:* Genaue Kontrolle von Hämatokrit, Gesamteiweiß, Alkalireserve und der Elektrolyte (Na, K, Cl, Ca). Die Rehydratation und der Ausgleich des NaCl- und K-Verlustes benötigen sehr große Mengen, desgleichen der Plasmaverlust, siehe Elektrolyt-Kapitel, S. 66. Zu Beginn oft 1500 ml/15 Min! mit mval/l Na 135, K 15, HCO_3 40, Cl 100.

2. *Kortikosteroide:* setzen die Toxinwirkung herab. Am besten *Hydrocortison* in die Tropfinfusion, täglich 150–200 mg oder ein injizierbares *Prednisolonderivat* (**Ultracorten-H**®, usw., s. Cortison-Kapitel, S. 479) 75 mg tägl., dann allmählich abbauend. Nicht oral, da in diesen Fällen nicht resorbiert.

3. *Bei schwerem Schock:* Hydrocortison i.v. 100–200 mg tägl. in die Infusion und evtl. *Noradrenalin* (4–10 mg auf 250 ml, z.B. **Arterenol**®) oder *Angiotensin*, **Hypertensin**® 2–5 mg/250 ml, siehe Näheres im Kap. *Schock*, S. 149.

4. *Chemotherapie:* Über den Wert der Chemotherapie liegen widersprechende Nachrichten vor. Die *Sulfonamide* haben nach den Beobachtungen der letzten Epidemien versagt. Dagegen scheint das *Thiamphenicol* eine gewisse Wirkung zu entfalten, ebenso das *Streptomycin*. Die besten Resultate zeigen *Tetracycline*, 39 behandelte Fälle und 38 Kontrollen zeigten eindeutige Unterschiede in bezug auf Durchfälle, Wasserverlust und das Verschwinden der Erreger im Stuhl. Hierbei ist wohl am besten die orale und i.v. Behandlung zu kombinieren.

Dauerausscheider: Ebenfalls *Tetracycline*, z.B. **Achromycin**®: *Dosierung:* 1. Tag 3 g, 2. Tag 2 g, dann weiter 1 g tägl. für 10 Tage.

Lepra

Eine in Mitteleuropa nur noch sehr seltene Erkrankung. In der Schweiz war sie im letzten Jahrhundert noch endemisch, auf den Lofoten und in SE-Europa kommt sie auch heute noch sporadisch vor. Durch den großen Flugverkehr ist eine Einschleppung aus Endemiegebieten möglich, wodurch in den letzten Jahren namentlich auf dermatologischen Stationen vermehrt Fälle gesehen wurden. Auch heute rechnet man in Asien und Afrika noch mit ungefähr 10 Mio Leprösen (WHO 1973).

Therapie:

1. *Sulfone*: Leiten sich gewöhnlich vom *Diaminodiphenyl-sulfon* ab, das auch heute noch Verwendung findet (**Promin®, Diazon®, Dapson®** und **Sulphetron®**). Täglich 0,2–0,3 g, Sonntag Pause. Jeden Monat 1 Woche Pause. Jahrelange Behandlung. Es sprechen vor allem Frühfälle an.
   Nebenerscheinungen: Heinzsche Innenkörper, Hämolyse (prophylaktisch Eisen).
2. *Neue und weniger toxische Derivate: Thioureapräparat* **Ciba 1906®**. Täglich 0,5 g p.o. und alle 2 Wochen um 0,5 g steigend bis zum Erreichen einer ED von 3 g. Jahrelange Behandlung ist auch hier notwendig.
3. *Iminophenazin*-Farbstoff, **Lampren®** [Ciba-Geigy]. Normale Dosis 300 mg p.o. pro Woche, hat sich ebenfalls als sehr gutes Mittel neuerdings bewährt.

Leprareaktionen: Hohes Fieber, Schmerzen, Neuralgien, usw., treten bei der Behandlung häufig auf. Die Chemotherapie kann dann evtl. nur kombiniert mit *Kortikosteroidpräparaten* weitergeführt werden.

Pertussis (Haemophilus pertussis)

Cave Impfung bei schon ausgebrochener Pertussis, da die Krankheit evtl. schwerer verläuft! –

Prophylaxe: Die aktive Impfung erfolgt am besten mit der amerikanischen Mischvakzine*, z.B. **Cutter** [Berkeley, Calif.]. Die Wirksamkeit ist nicht vollständig, aber verschafft bei Kleinkindern doch einen weitgehenden Schutz oder eine Abschwächung bei einer späteren Infektion. 3 Injektionen im Abstand von je 1 Woche. Antikörper in genügender Menge sind erst nach der 3. Impfung zu erwarten. Schutzdauer ca. 1 bis 2 Jahre. Einmalige Revakzination nach 1–2 Jahren ergibt wieder einen weitgehenden Schutz. *Wesentlich ist diese Schutzimpfung vor allem bei schwächlichen Kindern und Säuglingen* (*vom 3. Lebensmonat an*), ferner in *Kinderheimen*. Bei besonders gefährdeten Kindern (Frühgeburten, Status nach Masern usw.) empfiehlt sich evtl. prophylaktisch auch die zusätzliche Verabreichung von *Gammaglobulin*, siehe unten.

---

* Vorteilhaft z.B. mit der kombinierten Vakzine (Diphtherie, Pertussis, Tetanus) vom Serum- und Impfinstitut, Bern; DPT Behringwerke.

Shigellosen

Therapie:

1. *Chemotherapie:* Die Chemotherapie ist nur im Frühstadium wirksam. (Dieses kann man klinisch, mit Ausnahme von Geschwisterinfektionen, gar nicht erkennen.) Die Endotoxine werden damit nicht beeinflußt. Trotzdem soll sie in allen Fällen durchgeführt werden, da dadurch die früher häufigen pneumonischen Komplikationen nur noch sehr selten auftreten.

   Tetracycline. Dosierung: 30 mg/kg Körpergewicht täglich. Bei Kindern in Form von Sirup oder Tropfen. Bei 1–2jährigen wegen der Hemmung des Knochenwachstums nicht anzuwenden, oder dann nur für 6 Tage, z. B. als **Vibramycin®**, das niedriger dosiert wird (siehe dort). *Ampicillin* hat die gleiche Wirkung.

2. *Für schwere Fälle:* Chemotherapie mit *Gammaglobulintherapie* kombinieren. Innerhalb 48 Stunden 3 Injektionen von je 20 ml Pertussis-Hyper-Immunserum oder 2,5 ml von der Gammaglobulin-Fraktion. Bei *rachitischen* Kindern ist die Gabe hoher Dosen sehr wichtig.

3. *Symptomatische Therapie:* gegen die Hustenanfälle.

a) *Leichtere Fälle:* Ein sehr gutes Mittel ist das französische **Rectoquintyl®** [Lelong], d.h. Suppositorien, die orthoameisensaures Äthyl, Eukalyptol, Thymianol und Natriumkampfersulfonat enthalten. Wirkung: Antispastisch durch die Ameisensäurekomponente, gleichzeitig sedativ und sekretionsfördernd durch die aromatischen Öle.

Dosierung: Säuglinge und Kinder bis zu 2 Jahren: 2–3 halbe Kindersuppositorien tägl., wenn nötig kann auch höher dosiert werden. Kinder von 2–6 Jahren: 2–5 Kindersuppositorien tägl., Kinder von 6–10 Jahren: 2–3 Suppositorien für Erwachsene tägl., Erwachsene: 3–4 Suppositorien für Erwachsene tägl.

b) *Schwere Anfälle:* Ein sehr gutes Mittel bei schweren Anfällen ist immer noch das **Bromoform** Ph. H $3\times$ X (X = Alter des Kindes) Tropfen tägl. in etwas Milch. Bei Erwachsenen $3\times$ 20 Tropfen tägl. Genügt dieses Mittel nicht, dann ist folgende Mischung zu empfehlen:

Rp. Chlorali hydrati		
Stront. bromat. aa	2,0	Kleinkinder $2-3\times$ tägl. 1 Kaffeelöffel
Tinct. Op. benz.	1,0	Erwachsene $2-3\times$ tägl. 1 Eßlöffel
Sirup. simpl.	20,0	je nach Bedarf
Aq. dest. ad	100,0	

4. *Enzephalitis:* *Kortikosteroide* plus *Antibiotika*-Abschirmung ermöglichen heute bei sofortigem Eingreifen häufig, auch diese gefährliche Komplikation zu überwinden, siehe Masern-Enzephalitis, S. 582.

Dysenterie

Shiga-Kruse-Ruhr (Shigella dysenteriae), Typ I und II, schwere Verlaufsform.
Shigella dysenteriae, Typ III bis VII, gutartige Form.
Flexnerruhr (Shigella flexneri), Gruppe B, häufiger leichter Sommerdurchfall.

Sommerruhr (Shigella boydii), Gruppe C, vor allem in Asien.

E-Ruhr: Häufigste Form (Shigella sonnei, Sonne-Duvalbakterium).

Therapie: Die beste Behandlung ist heute diejenige mit *Tetracyclinpräparaten* (**Achromycin®**, **Aureomycin®**) oder *Thiamphenicol*, in schweren Fällen kombiniert.

Dosierung: Hohe Anfangsdosis 3–4 g, jeden Tag um 1 g zurückgehend bis zur Erhaltungsdosis von 1 g, bis zum Verschwinden der Bakterien im Stuhl. Dauer 6–10 Tage.

E-Ruhr: Orales *Streptomycin* = **Streptomagma®** [Wyeth].

Dosierung: 0–1 J. 250 mg tägl., 1–5 J. 500 mg, 5–10 J. 750 mg, 10–15 J. und Erwachsene 1000 mg tägl. verteilt auf 6 h Einzeldosen und während 5 Tagen.

Listeriose (Listeria monocytogenes)

Wird durch einen ubiquitären Schmutzkeim, der vor allem in Säugetieren und Vögeln vorkommt, auf den Menschen übertragen. Beim Menschen verursacht diese nicht so seltene Infektion (Näheres siehe Übersicht meines Mitarbeiters ENDER, M.: Helv. med. Acta 30 (1963) 461) folgende Krankheitsbilder:

1. *Meningoenzephalitis* (häufigste und gefährlichste Form): 200–2000/3 Zellen mit vorwiegend mononukleären Formen im Liquor.
2. *Septische Granulomatose* mit typhösem Verlauf, wobei Leber, Milz, Lungen und evtl. das ZNS miliare Granulome und Nekrosen aufweisen. Evtl. als Tbc verkannt.
3. *Granulomatosis infantiseptica* des Föten: Führt zu Abort oder zu meist tödlicher Erkrankung beim Neugeborenen.
4. *Anginös-septische Form* unter dem klinischen Bilde einer „*Mononucleosis infectiosa*".
5. *Okulär-glanduläre Form* mit Konjunktivitis, Parotitis und Lymphknotenschwellungen.
6. *Zerviko-glanduläre Form* (evtl. als Tbc verkannt).
7. *Graviditäts-Listeriose*: Evtl. symptomlos oder mit Zystitiden, Schüttelfrösten und häufigem Abort.

Diagnose: Kultureller Nachweis aus Blut oder Liquor, Tonsillenabstrich, Drüsenpunktat, Lochien, usw. Die serologischen Reaktionen (KBR, Listerien-Widal) sind nicht streng spezifisch.

Prognose: bei den Formen 1 und 3 sehr ernst, bei den übrigen gut.

Therapie: MACNAIR (Lancet 1968/I, 16) berichtet 1968 erstmals über sehr gute Erfolge mit *Ampicillin* bei 2 Fällen. *Dosierung:* Ampicillin (**Amblosin®**, **Binotal®**, **Penbritin®**) 1 g parenteral alle 4 Std. bis zur Entfieberung, dann alle 6 Std., dazu *intrathekal* 50 mg *alle 6 Std.* für 7 Tage, dann 25 mg für weitere 5 Tage. Dies scheint uns die Zukunftstherapie zu werden. Falls kein Erfolg: Täglich 3 g *Tetracyclin* plus *Sulfonamide*, z. B. *Sulfisoxazol*, **Gantrisin®** 12 g/die (kein *Sulfadimethoxin*, **Madribon®**, das schlecht in den Liquor diffundiert!), dazu hohe Dosen *Penicillin* 30–40 Mio. E i.v. Anfänglich am 1. und 2. Tag auch intrathekal je 10000 E. Bei den septischen Fällen plus *Prednison*. 1. Tag 1 mg/kg, dann $1/2$ mg/kg weiter. CHRIST u. Mitarb. (Dtsch. Arch. klin. Med. 207 [1961] 223 sah in 3 von 4 Fällen der 1. Gruppe Heilung durch die Kombination von *Penicillin* mit *Sulfonamiden*. Auch *Gentamicin* soll wirksam sein.

Diphtherie

Diphtherie (Corynebacterium diphtheriae)

Meistens als *Rachendiphtherie* auftretend, seltener als isolierte Nasen-, Konjunktival-, Vaginal- oder Wunddiphtherie.

Bei allen Verdachtsfällen immer sofort *Rachenabstrich* einsenden; ferner besonders bei Kindern, mit der Therapie *sofort* beginnen, um ja keine Zeit zu verlieren.

Prophylaxe: *Aktive Immunisierung* kein völliger Schutz, aber die Erkrankung tritt doch seltener und in leichterer Form auf. *Impfung* vom 6. Monat an, 2 Injektionen. Immunität beginnt ca. 2–3 Wochen nach der 2. Injektion. Evtl. Wiederholung nach 2–3 Jahren zu empfehlen. Am besten mit dem *Aluminiumhydroxyd* (Formoltoxoid), z. B. **Di Anatoxal®** [Berna], **Diphtherie-Impfstoff®** [Behringwerke].

Kinder bis zu 7 Jahren: 2× 0,5 ml s.c. im Abstand von 3–5 Wochen
Kinder von 7–16 Jahren: 2× 0,3 ml s.c. im Abstand von 3–5 Wochen
Erwachsene: 2× 0,2 ml s.c. im Abstand von 3–5 Wochen

Passivprophylaxe: Bei begründetem Verdacht auf Exposition (Kinder) 1000–3000 E Serum i.m., das durch die Antikörper für 2–3 Wochen einen Schutz ergibt. Immer mit Schutzimpfung kombinieren.

Therapie: *Heutiges Prinzip: Hohe Serum-Dosen plus Penicillin plus Prednison bei toxischen Fällen!*

1. *Serum:* Im Verdachtsfall, noch bevor das Resultat eintrifft, immer 5000–10000 E spritzen. Bei den sicheren schweren Fällen sofort 10000 E. *i.m.*, sofern am folgenden Tag nicht wesentlich besser, nochmals 10000–20000 E. Bei ganz schweren, toxischen Fällen bis zu 60000 E Gesamtmenge! *Bei Kindern in schweren Fällen 500 E pro kg Körpergewicht,* bei sehr toxischer Verlaufsform sogar bis 1000 E/kg.

I.v. Verabreichung: Da bei der i.m. Verabreichung der Antitoxinspiegel nur langsam ansteigt (48 Std.), empfiehlt es sich, in schweren Fällen immer $^1/_5$ der Serumdosis *i.v.* zu verabreichen, aber nur wenn eine Stunde nach der i.m. Injektion keinerlei Reaktionen aufgetreten sind.

Gefahr der Anaphylaxie: Braucht am 2. und 3. Tag noch nicht befürchtet zu werden, sofern die 1. Injektion gut ertragen wurde. Hatte der Patient schon früher einmal Serum erhalten, so empfiehlt sich eine vorherige *Konjunktivalprobe:* Ein Tropfen einer Serumverdünnung 1:10 in den unteren Konjunktivalsack einträufeln. Eine positive Reaktion zeigt sich als starke Rötung nach 25–30 Min. Ist zuverlässiger als die *Kutanprobe. Bei allen positiven Proben auf keinen Fall i.v. verabreichen!*

Man gibt dann in Abständen von je 15 Min. $^1/_2$, 1 und 2 ml des Serums *s.c.* und darauf erst die ganze Menge *i.m.*, nachdem man 15 Min. vorher ein *Antihistaminikum*, z. B. *Antazolin* **Antistin®** (1 ml) oder *Thenalidin-Ca* (**Sandosten-Calcium®** 10 ml i.v.) verabreicht hat.

Bei Serum-Schock: Sofort 1 mg *Adrenalin* i.m., evtl. $^1/_2$ mg langsam i.v. und 100 bis 150 mg *Hydrocortison* i.v.

Serumkrankheit: Prednison 1. Tag 40 mg, 2. Tag 30 mg und dann allmählich abbauen. *Calcium* 20 ml 20% *i.v. Antihistaminika,* s. o.

2. *Penicillin- und Streptomycintherapie:* 6 Mio. E i.m. plus 2 g **Streptothenat®** pro die

für die schweren Fälle. Bei Kindern die Hälfte der Dosis. Das *Penicillin* hat nur eine unterstützende Wirkung, indem es die weitere Toxinbildung abstoppt. *Lokal*: Sprayen des Rachens mit einer Penicillinlösung 1:1000.

3. *Cortisontherapie*: Für alle schweren toxischen Fälle. Im Notfall sofort *Hydrocortison* i.v. (Erwachsene 150–200 mg, Kinder 3 mg/kg) oder *Prednison*, Erwachsene 60 mg am 1. Tag, 40 mg am 2. Tag, dann langsame Reduktion, Kinder 2 mg/kg.

4. *Bei Krupp* (das erste Anzeichen ist gewöhnlich der inspiratorische Stridor): *Intubation oder Tracheotomie*. Im Notfall *Koniotomie* evtl. mit Taschenmesser.

5. *Schocktherapie*: siehe spez. Kapitel S. 149.

In schwersten Fällen *Noradrenalininfusionen* (5–10 mg pro 250 ml) oder *Angiotensin* (**Hypertensin**®). Bei drohender Atemlähmung *Prethcamid* (**Micoren**®) 1–2 Ampullen i.m. = 0,225–0,450 g.

Therapie der Diphtheriekomplikationen

a) *Diphtherieneuritis*: Während der paralytischen Phase Bettruhe. *Strychnin* tägl. 2× 1 mg. *Vitamin B₁* i.m. oder i.v. (z.B. **Benerva**®, **Betaxin**® usw.) tägl. 50–100 mg. *Cortisontherapie*: Sollte zusätzlich in den Anfangsstadien durchgeführt werden. In der Rekonvaleszenz physikalische Therapie: aktive und passive Bewegungstherapie, Massage, Bäderbehandlung. Badekur in hierfür speziell eingerichteten Zentren (in der Schweiz Leuk, Rheinfelden, Bad Ragaz oder Schinznach).

b) *Schlucklähmung*: Nur teelöffelweise Nahrung zuführen, in schweren Fällen Ernährung durch Nasenkatheter. 3× tägl. 500 ml Milch mit je 2 Eßlöffeln Ovomaltine und 2 geschlagenen Eiern und dem Saft einer halben Zitrone.

c) *Diphtherie-Myokarditis*: Das Wichtigste scheint ebenfalls die Kombination der *Cortisonpräparate* mit der obigen Therapie zu sein. Bei schwerem Blutdruckabfall auch hier *Noradrenalin* (**Arterenol**®). *Digitalis*- und *Strophanthinpräparate* haben meistens keinen Sinn und sollten nur im äußersten Notfall gegeben werden.

Behandlung der Diphtheriebazillenträger:

Wichtig sind die lokalen Maßnahmen. Tägl. *Penicillinspray* und Gurgeln mit *Penicillinlösung* 1:1000. Einträufeln von $^1/_2$–1 ml *Penicillin* 1:1000 in jedes Nasenloch 2× tägl. Dazu tägl. 900 000 E *Penicillin* plus 2 g **Streptothenat**®. Wenn kein Erfolg, dann Versuch mit *Tetracyclin*, tägl. 3 g bei Erwachsenen, bei Kindern 50 mg/kg tägl., für 8 Tage. (Nicht bei 1–2jährigen!)

Die Abgrenzung von avirulenten Diphtheriestämmen hat keinen großen Sinn, da sich durch bestimmte Bakteriophagen jederzeit auch avirulente Stämme in pathogene umwandeln können

Pyozyaneusinfektionen (Pseudomonas aeruginosa, Bacillus pyocyaneus)

Der Pyozyaneusbazillus ist meist resistent gegen *Streptomycin*, *Tetracycline* und *Sulfonamide* (*Sulfadiazin*), Er ist immer resistent gegen *Penicillin*, *Erythromycin* und *Spiramycin*. Der Erreger ist empfindlich auf *Polymyxin-B* und *Colistin* und besonders auf *Gentamicin* (**Garamycin®**, **Refobacin®**). Evtl. Kombination mit Ampicillin und Thiamphenicol. In septischen Fällen zusätzlich Prednison! *Pseudomonas-Meningitis*: S. 548.

a) *Applikationsart und Dosierung von Gentamicin* (**Garamycin®**, **Refobacin®**): s. S. 505: Nie länger als 7–10 Tage verabreichen, um Schädigungen (Vestibularis, Niere) zu vermeiden!

Bei Sepsisfällen des Erwachsenen: Täglich 3× 60 mg intramuskulär (Vorsicht bei Nierenschädigung); in schwersten Fällen bis maximal 240 mg/die! In *Meningitisfällen* zusätzlich *intrathekal oder intraventrikulär* 0,1–0,5 mg/*kg*, da die Diffusion in den Liquor ungenügend ist.

Bei Kindern: 1 mg/kg i.m. verteilt auf 3 Einzeldosen pro Tag, 8stdl. Bei Meningitis zusätzlich intrathekal oder intraventrikulär wie oben.

Wenn kein Erfolg oder Resistenz, dann Versuch mit *Polymyxin-B* oder *Colistin*.

b) *Applikationsart und Dosierung von Polymyxin-B* siehe S. 510. Man vergesse nie die nephro- und neurotoxischen Eigenschaften des *Polymyxin-B*.

c) *Applikationsart und Dosierung von Colistin* (**Colimycin®**, **Colistin®** [Grünenthal]). s. auch S. 504. *Colistin* wird oral nicht resorbiert und soll nur bei enteralen Infekten per os verabreicht werden. *Colistin* darf mit *Tetracyclinen* kombiniert werden.

Intramuskulär: (nicht intravenös!) 50000 E/kg/die auf 3–4 Dosen verteilt, d. h. ca. 3 Mio. E beim Erwachsenen. Die maximale Konzentration wird in 30–60 Min. erreicht und bleibt während 6–7 Std. erhalten.

Intrapleural und intraperitoneal: 500000–1000000 E in 25–50 ml phys. NaCl-Lösung.

d) *Ampicillin* und *Thiamphenicol* verstärken die Wirkung der beiden anderen Antibiotika. *Carbenicillin* (**Pyopen®**) u. *Carindacillin* (**Geopen®**) s. S. 493 u. 515.

Bakterielle Meningitiden

Alle Meningitiden mit Ausnahme der Virusformen können heute optimal mit der Chemotherapie angegangen werden. Bei Fällen mit Meningismus sind deshalb folgende Punkte zu beachten:

1. Sofortige *Lumbalpunktion* mit bakteriologischer Untersuchung plus Antibiogramm.

2. Bei bereits trübem Liquor sofortiger Beginn der Chemotherapie vor dem Eintreffen des bakteriologischen Resultates. Gerade bei Meningo- und Pneumokokkenmeningitiden sind die Bakterien häufig im direkten Ausstrich nicht zu finden und gehen oft auch kulturell nur schlecht an.

3. In schweren, eitrigen Fällen sofort *Penicillin* i.m., am ersten und zweiten Tag evtl. intralumbal. Bei kleinen Kindern ist dies u. U. nicht nötig, da hier die Diffusion durch die entzündeten Meningen sehr rasch erfolgt.

Intralumbale Injektionen:
Bei intralumbaler Injektion beachte man bei besonders toxischen Präparaten (z. B. *Polymyxin*) eine genügende Verdünnung. Die totale Liquormenge beträgt bei Säuglingen 50, Kleinkindern 80, 10–15jährigen 100 und beim Erwachsenen 130 ml. Man muß also das Präparat entsprechend verdünnen, und man kann dies z. B. am besten dadurch erreichen, daß man bei genügendem Liquordruck das Präparat durch Aspiration von Liquor mit diesem vermischt und sukzessive reinjiziert.

4. Evtl. Resistenzbestimmung.

Meningitis epidemica (meningococcica) und Meningitis pneumococcica

Diagnose
a) Lumbalpunktion.
b) Nasen-Rachen-Abstrich, aber Resultat nicht abwarten, sofortige Behandlung.
c) Blutkultur, fortlaufende Blutdruck- und Puls-Kontrolle!

Heutige Therapie der Wahl

Penicillin kombiniert mit *Sulfonamiden*. Kann wegen *Überempfindlichkeit gegen Penicillin* dieses Mittel nicht verabreicht werden, so kombiniert man ein hochwirksames *Sulfonamid mit Tetracyclin* (Anfangsdosis 20–30 mg/kg Körpergewicht, nach Entfieberung und Klarwerden des Liquors Rückgang auf 10–15 mg pro kg Körpergewicht). Bei *schwerem, septischem Bild* oder bei *Kleinkindern Penicillin, kombiniert mit Cortisonderivaten (Prednison, Prednisolon, Dexamethason)* (s. Abb. 118).

1. *Penicillin*: a) *Intralumbal*: Beim *Erwachsenen* 10000 E, gelöst in 5 ml (d. h. 2000 E pro ml), nie darüber, da sonst Schädigung des Rückenmarks. *Kinder*: 1–2jähr. 2000 E, 2–5jähr. 3000 E, 5–10jähr. 5000 E, 10–20jähr. 10000 E. 2. Injektion nach 12 Std. Nachher nicht mehr nötig, da unterdessen der Spiegel im Liquor genügend angestiegen ist.

   b) *I.m.*: *Erwachsene* 10 Mio. E am 1. und 2. Tag, evtl. in Tropfinfusion, wenn Patient durch Erbrechen ausgetrocknet ist und Gefahr einer Nierenschädigung durch die *Sulfonamide* droht. Dann weiter 3 Mio. tägl. bis zur Entfieberung und bis zum Klarwerden des Liquors. Zur völligen Sanierung noch 5 Tage weitergeben. *Kinder*: Immer hoch dosieren! I.m. oder i.v. tägl. 3 Mio. E.

2. *Bei Penicillinunverträglichkeit*: Hier ist es wichtig, das *Sulfonamid mit Tetracyclinpräparaten* zu kombinieren, z. B. **Achromycin**® i.m. oder **Reverin**® i.v., alle 24 Std., 250 mg beim Erwachsenen, da so trotz nicht intensiver Diffusion ein hoher Liquorspiegel erzielt werden kann. Bei Säuglingen 40 mg/kg und bei Kleinkindern 20 mg/kg, bis zum Klarwerden des Liquors.

3. *Sulfonamid*: Bei den älteren, rasch eliminierten Präparaten (*Sulfisoxazol* = **Gantrisin**® usw.) für den Erwachsenen 0,15 g/kg pro die; bei Kindern 0,2 g/kg pro die; bei Säuglingen 0,3 g/kg pro die; die neueren Langzeit-Sulfonamide mit langsamer

Eitrige Meningitis

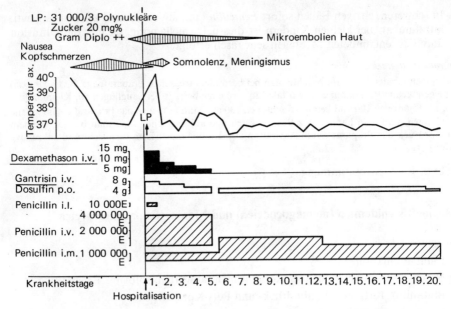

Abb. 118. *Typische schwere Meningokokkenmeningitis* (58jähr. Mann, KG 97181/60): Prodromi seit 5 Tagen. Hospitalisation wegen Meningismus mit „Purpura" (Haut-Mikroembolien!) und zunehmender Somnolenz. Im Lumbalpunktat 31000/3 polynukleäre Zellen, im direkten Ausstrich gramnegative Diplokokken nachweisbar. Entfieberung und Aufhellung des Bewußtseins innerhalb Stunden unter hohen Dosen *Penicillin* i.v. und i.m. sowie 10000 E intralumbal (nie höher!) und *Kortikosteroiden* i.v. (*Dexamethason*). Allmähliches Abblassen der Hauteffloreszenzen.

Ausscheidung 0,075 g/kg pro die, für Säuglinge auch hier die doppelte Dosis (Näheres siehe Sulfonamidkapitel) für die ersten 2 Tage, dann weiterhin $^3/_4$ der Dosis. (*Sulfadimethoxin* = **Madribon®** [Roche] darf hier nicht verwendet werden, **diffundiert nicht in den Liquor!**

Bei Kindern, die man in diesem schwerkranken Zustand nicht wägen kann, hält man sich für das *Sulfisoxazol* (**Gantrisin®**) an die folgenden Alterstotaldosen für 24 Stunden:

6 Monate:	3 g	10 Jahre:	7,5 g
2 Jahre:	4,5 g	15 Jahre und älter:	9 g
5 Jahre:	6 g		

Perorale Verabreichung, sofern der Patient noch schlucken kann und nicht erbricht.. Wenn die Patienten bewußtlos sind, so gibt man das *Sulfonamid* direkt in die Tropfinfusion und setzt diese Behandlung bis zur Entfieberung und zum Klarwerden des Liquors fort. Nach Entfieberung und Klarwerden desselben fährt man mindestens noch 5 Tage mit $^3/_4$ der obigen Dosierung weiter.

Wichtig ist in allen Fällen die Kontrolle der Diurese. Die Urinmenge darf beim Erwachsenen nicht unter 600–800 ml absinken, da sonst evtl. die Gefahr des Aus-

Eitrige Meningitis

kristallisierens des *Sulfonamids* in den Nierentubuli eintritt. *Deshalb entsprechende Infusionen vor allem bei bewußtlosen und exsikkotischen (Erbrechen!) Patienten!*

4. *Cortisonpräparate*: In den schwer septischen Fällen mit Koma und evtl. Kollaps am besten *Hydrocortison* in die Tropfinfusion. 1. Tag 3 mg/kg = 200 mg beim Erwachsenen, 2. Tag 150 mg, 3. Tag 50 mg. An Stelle des Hydrocortisons kann auch *Prednisolonsuccinat* (z. B. **Solu-Dacortin®**, in Dtschl. **Solu-Decortin®**, **Ultracorten-H®**) verwendet werden. 1. Tag 1 mg/kg = 60 mg beim Erwachsenen, Kinder unter 3 Jahren doppelte Dosis/kg! 2. Tag $^1/_2$ mg/kg = 30 mg beim Erwachsenen, 3. Tag $^1/_4$ mg/kg = 15 mg beim Erwachsenen.

Absolut notwendig und lebensrettend ist die Verabreichung eines Kortikosteroidpräparates in der obigen Dosierung pro kg Körpergewicht bei Kindern unter 2 Jahren mit Meningokokkensepsis oder Meningokokkenmeningitis, da hier sehr oft zu der toxischen Schädigung der Nebenniere noch ein weitgehender Funktionsausfall durch Blutungen hinzukommt (*Waterhouse-Friderichsen Syndrom*, s. Abb. 119). *Schocktherapie*, siehe dort.

5. *Weiterbestehen eines schlechten AZ und evtl. von Temperaturen trotz Besserung des Liquors*: Weist auf *Verwachsungen, Abszeßbildung* oder das Vorliegen eines *Ventrikelempyems* hin. In solchen Fällen zuerst subokzipitale Punktion plus *Penicillin*. Wenn diese keinen eitrigen Liquor ergibt, Konsultation eines Hirnchirurgen und Ventrikelpunktion plus *Penicillininstillation*. Bei Herdsymptomen und negativem

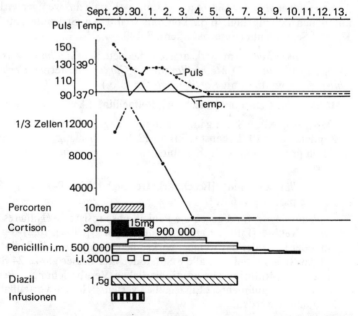

Abb. 119. *Meningokokkenmeningitis* bei einem 9 Monate alten Mädchen. Beim Eintritt schwerster Kollapszustand, ante mortem! – Auf Kombinationstherapie von *Cortison* und *Antibiotika* Rückkang des Kollapszustandes, nach 8 Tagen geheilt entlassen. Bei Kindern unter 2 Jahren ist die Kombination der antibiotischen Therapie mit den *Kortikosteroiden* absolutes Gebot!

Eitrige Meningitis

Ergebnis des Ventrikelpunktates evtl. Operation. So haben wir in einigen Fällen doch noch eine Heilung erzielt.

6. *Andere Komplikationen*: Häufig ist bei den perakuten Fällen eine *Hautpurpura* (Hautmetastasen), seltener eine *Endokarditis* oder *Osteomyelitis*.

7. *Serumtherapie*: Diese ist heute überholt.

8. *Prophylaxe*: Bei Ansteckungsgefahr (Meningokokkenträger) in Kinderheimen, Kasernen usw. tägl. *Sulfonamidverabreichung*. Von den neuen, niedrig dosierbaren Präparaten wie *Sulfaphenylpyrazol, Sulfamethoxypyridazin* usw. genügen hierfür 0,02 g/kg pro die während 6 Tagen.

9. *Suche der Ausgangsherde bei Pneumokokken- und Streptokokkenmeningitis*: Genaue Untersuchung in bezug auf eine evtl. *Sinusitis, Mastoiditis* oder *Otitis*. Manchmal entsteht die Infektion auch durch eine traumatisch erworbene *Liquorfistel*.

10. *Prognose*: In den Frühfällen gut, in Spätfällen fraglich bis schlecht.

Übrige eitrige Formen

a) *Gonokokken* (sehr selten) und *Streptokokken*: Gleiche Therapie wie oben.

b) *Enterokokken*: Je nach der Resistenzprüfung Therapie wie oben, aber hier sehr *hohe Penicillindosen*, evtl. als Tropfinfusion i.v. tägl. bis zu 100 Mio. E *Penicillin*. Dazu 3 g **Streptothenat**® oder **Didrothenat**® i.m., evtl. auch das weniger wirksame *Doxycycline* anfänglich 200 mg tägl. p.o., kombiniert mit 3 g **Streptothenat**® i.m., siehe ferner Kapitel Sepsis lenta (Enterokokken), S. 140.

c) *Staphylokokken*: Am wirksamsten die neuen *penicillinaseresistenten, halbsynthetischen Penicilline* = 1) *Methicillin* und 2) *Cloxacillin*, ferner *Cephalotin*. In *schweren Fällen* Kombination mit *Kortikosteroiden* (s. o.).

1. *Methicillin*: **Celbenin**® [Beecham], **Belfacillin**® [Astra], **Cinopenil**® [Hoechst].

    Dosierung: Alle 4 Std. 1 g i.m. während 3 Tagen, dann 1 g alle 6 Std. bis zur Heilung. Kinder: Vom 10. Lebenstag bis zu 12 Jahren 100 mg/kg/Tag verteilt auf 4 Einzeldosen pro Tag i.m. Evtl. Kombination mit *Streptomycin* 2 g i.m. tägl. bei Erwachsenen.

2. *Cloxacillin*: **Orbenin**® [Beecham], **Gelstaph**® [Dt. Beecham], **Ekvacillin**® [Astra] 500 mg p.o. alle 4–6 Std.

3. *Cephalosporine*: Sind gegen die Penicillinase resistent! (Näheres S. 503), z. B. *Cefalotin* = **Keflin**® [Lilly], *Cefacetril* = **Celospor**® [Ciba], (0,5)–1 g alle 4–6 Std. tief i.m. oder i.v., oder das weniger wirksame *Cefaloridin* = **Keflodin**® [Lilly], **Ceporine**® [Glaxo] 0,5–1 g tief i.m. alle 6 Std. oder hier besser ganze 24 Std.-Menge = 4–6 g in die Tropfinfusion zur kontinuierlichen Verabreichung. *Beim Kind*: 50 mg/kg KG i.m. tägl. auf mehrere Einzelgaben verteilt. Können vorteilhaft mit *Streptomycin* kombiniert werden.

4. Bei evtl. Resistenz oder Penicillinüberempfindlichkeit gebe man *Gentamicin* (**Garamycin**®, **Refobacin**®), doch *nur bei guter Nierenfunktion* (s. S. 506) sonst lieber:

5. *Staphylomycin*, siehe Antibiotika-Kapitel. Dieses Präparat zeigte uns in einigen schweren Fällen, die auf *Methicillin* nicht ansprachen, eine promte Besserung. Das

Eitrige Meningitis

Staphylomycin weist eine gekreuzte Resistenz mit dem ebenfalls wertvollen *Pristinamycin* (s. Antibiotika-Kapitel, S. 511) auf.

6. *Vancomycin* (**Vancocin**® [Lilly], in Dtschl. **Vancomycin**) bewährt sich vor allem lokal bei evtl. Abszessen (siehe *Vancomycin*, S. 514), Pleuraempyemen usw.

7. *Novobiocin* (**Albamycin**® [Upjohn], **Cathomycin**® [Merck Sharp], **Inamycin**® [Hoechst]): Diffundiert nicht in den Liquor! Ergibt aber in Kombination mit andern *Antibiotika* bei anderweitigen Staphylokokkeninfektionen eine recht gute Wirkung siehe Antibiotika-Kapitel, S. 509.

d) *Gramnegative Bakterien. Influenzabakterien* (H. influenzae): Beste Resultate nach der Literatur mit der Dreierkombination: *Thiamphenicol* plus *Sulfonamid* plus *Streptomycin*, plus *Kortikosteroide* (s. o.). Neuerdings (persönliche Mitteilung von Kollege SCHAEFER, Hamburg) hat sich das *Ampicillin* sehr bewährt, 200 mg/kg für 14 Tage als alleiniges Mittel, oder kombiniert mit *Thiamphenicol* 3 g tägl.

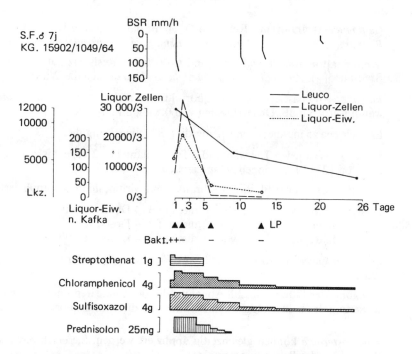

Abb. 120. *Haemophilus-influenzae-Meningitis* (7jähr. Knabe, KG 15902/1049). Akuter Beginn mit rasenden Kopfschmerzen, Temp. bis 40°, Somnolenz, etwas später Erbrechen und Bauchschmerzen. 2 Tage später Hospitalisation als „toxische Enteritis mit Meningismus". Im Status extremer Meningismus, Somnolenz, chron. Tonsillitis (RA: H. influenzae!). Leukozytose mit sehr starker Linksverschiebung. Liquor trüb, 8500/3 Zellen (davon 96% polynukleäre), im direkten Ausstrich massenhaft gramnegative Stäbchen, Kultur: H. influenzae. Unter der hier unbedingt nötigen, extrem hochdosierten Therapie mit *Chloramphenicol, Sulfonamiden, Kortikosteroiden* und *Streptomycin* nur allmähliche Erholung. Als Folge der schweren Erkrankung bleiben häufig Dauerschäden zurück, hier Vestibularisausfall bds. und Schwerhörigkeit links.

Eitrige Meningitis

Dosierung: Beim Erwachsenen: *Thiamphenicol* 3 g tägl. bis zum Klarwerden des Liquors, dann noch 2 g für 2 Tage und 1 g für weitere 4 Tage. *Sulfonamide* siehe oben, *Streptomycin* 3 g die ersten 2 Tage und dann 1–2 g bis zur Normalisierung des Liquors. (*Thiamphenicol* = **Urfamycin**®)

Bei Säuglingen und Kleinkindern: Hier muß höher dosiert werden: *Thiamphenicol* 100–200 mg/kg, nach Klarwerden des Liquors 50 mg/kg für weitere 5 Tage. *Sulfonamide* s. oben, *Streptomycin* 50 mg/kg. Wie weit sich das Breitspektrumpenicillin *Ampicillin* (**Amblosin**®, **Binotal**®, **Penbritin**®) auch hier wirksam erweist, ist noch nicht abgeklärt. Siehe den typischen Fall in Abb.120.

e) *Coli*. Kommt praktisch nur bei Säuglingen vor. Gleiche Therapie wie bei den Influenzabakterien (*Thiamphenicol* plus *Sulfonamide* plus *Streptomycin*). Die Prognose ist hier sehr ernst, da die Krankheit meistens zu spät erkannt wird.

f) *Pyozyaneus*. Vor allem nach operativen Eingriffen an den Meningen oder am Gehirn. Prognose immer sehr ernst, so daß man Behandlungsschäden eventuell in Kauf nehmen muß.

1. *Gentamicin* (**Garamycin**®, **Refobacin**®): Heute das Mittel der Wahl. Dosierung siehe *Pyozyaneus-Kapitel* S. 542 und *Gentamicin*, S. 505. *Carbenicillin* s. S. 493.

2. Kombination von *Polymyxin-B* und *Colistin* bei Resistenz auf *Gentamicin* (Siehe S. 510 u. 504). *Ampicillin* und *Thioamphenicol* verstärken die Wirkung.

Polymyxin-B: passiert die Blutliquorschranke nicht, so daß es *intralumbal* angewandt werden muß. Dosis (Lösung von 0,5 mg/ml phys. NaCl):

Erwachsene: 5 mg/die; Kind: 2 mg/die; Säugling: 1 mg/die.

Diese Dosis ist jeden Tag während 3 Tagen, dann alle 2 Tage, bis zu einer Gesamtzahl von 12–15 Injektionen zu applizieren.

Colistin: passiert die Blutliquorschranke und wird deshalb *i.m.* appliziert.

Dosis: Erwachsene: 3–6 Mio. E/die, auf 3–4 Dosen verteilt.
Kind: 2–4 Mio. E/die, auf 3–4 Dosen verteilt.
Säugling: $^1/_2$–1 Mio. E/die, auf 3–4 Dosen verteilt.

Der Therapieerfolg wird beurteilt an: Fieberabfall, Besserung des Allgemeinzustandes.

Abnahme der Liquorzellzahl, Abnahme der polynukleären Leukozyten im Liquor, Besserung des bakteriologischen Befundes im direkten Liquorausstrich und in der Kultur.

Kortikosteroide können gleichzeitig appliziert werden. Sie erschweren jedoch die Beurteilung des Behandlungserfolges.

g) *Proteus und Friedländer*. Sehr selten. Gleiche Therapie wie bei Influenzabazillen, s. oben.

h) *Tbc-Meningitis*, s. S. 613.

Lyssa (Rabies, Tollwut)

Virus: Bei uns meistens durch Hunde übertragen, in Amerika sind es die Squirrels, durch welche das Virus weiterverpflanzt wird. Wenn sie von Hunden gebissen werden, gehen die Viren auf diese über. Eine wichtige Quelle sind in Europa neuerdings die Füchse. Die *Inkubation* beträgt glücklicherweise 20–60 Tage, evtl. länger, wodurch bei rechtzeitiger Schutzimpfung eine wirksame Bekämpfung möglich wird. Die Krankheit äußert sich in einer *Enzephalomyelitis* mit schweren Erregungszuständen. *Prophylaktisch* Impfung der Hunde und Katzen! Tiere, die den Menschen gebissen haben, nicht töten, sondern in Quarantäne verbringen (Tierspital)!

Therapie: Antibiotika haben keinen Sinn.

1. Sofortige Wundtoilette.
2. *Sofortige Impfung mit Lyssa-Totvakzine* täglich 1 Amp. s.c. während 14 Tagen und nach 10–20 Tagen Wiederauffrischungs-Impfung. Heute in allen großen Spitälern vorrätig. (*Vakzine:* [Behringwerke] Marburg; [Pasteur] Paris und Schweiz. Serum- und Impfinstitut, Bern.)

   Kennt man das Tier und bleibt dieses während der nächsten 5 Tage gesund, so kann die Vakzination abgebrochen werden.

3. *Schwere Verletzungen im Bereiche des Kopfes, Gesichts oder Halses*: Hier zufolge der hohen Gefährdung zusätzlich Hyperimmunserum (Pferdeserum „**Antirabies Lederle**®" oder **Tollwutserum** „**Berna**®" vom Maultier oder Tollwut-Vakzine [Behringwerke] Marburg) 0,5 ml/kg plus *Vakzination*. Aber Achtung auf evtl. Überempfindlichkeit!

4. *Bei manifester Erkrankung*: Das Hyperimmunserum vermag den sonst letalen Verlauf evtl. aufzuhalten.

5. *Schutzimpfung der Tiere*: Beim Auftreten von Tollwutfällen sofort prophylaktisch alle Katzen und Hunde impfen. Dies ergibt den besten Schutz für Tier und Mensch.

Pasteurellosis

Eine ebenfalls von Tieren (z. B. von toten Vögeln) übertragene akute abszedierende Erkrankung der Lymphknoten, die klinisch häufig als *Pseudo-Appendizitis*, seltener als *Ileus* oder Darminvagination verläuft. Primär eine Rhinopharyngitis, 14 Tage später oft Bauchschmerzen. Knaben viel häufiger befallen.

Diagnose: Nachweis des Bazillus in den exzidierten Lymphknoten. Titeranstieg im Blut von 1:200 ist beweisend. Intrakutan-Reaktion (Antigen vom Institut Pasteur, Paris, beziehbar) kann nach 24 Std. abgelesen werden.

Therapie: Krankheit heilt nach Appendektomie meist spontan ab. Als Antibiotika gibt man am besten eine Dreierkombination von *Thioamphenicol*, *Streptomycin*, *Tetracyclin* je 1 g täglich.

Pest (Pasteurella pestis)

Biologisch variierende Typen I bis III. Verläuft klinisch in verschiedenen Formen:
a) Bubonenpest,
b) Lungenpest,
c) septische Form.

Der Erreger kann im Punktat der Bubonen, in exzidierten Drüsen sowie evtl. im Sputum oder Blut am besten kulturell nachgewiesen werden. Zum Tierversuch eignen sich Ratten und Meerschweinchen.

Im Blut ab 9. Tag Pest-Widal evtl. positiv.

Infektion durch infizierte Säugetiere und Keimträger (Ratten), durch Flohstiche sowie evtl. direkte Ansteckung von Mensch zu Mensch und durch Inhalation von Läusefäzesstaub.

Prophylaxe: Rattenprophylaxe! Aktive Immunisierung mit lebender, nicht pathogener Vakzine. Der Schutz tritt nach 5 Tagen ein. Allgemeine *Sulfonamid-Prophylaxe* während Epidemiezeiten, bei Einzelfällen für die Ärzte und Schwestern. Dosis: Anfänglich 2, dann tägl. 1 Tabl. zu 0,5 g der langwirkenden *Sulfonamid-Präparate Sulfaphenazon* (**Orisul**®), *Sulfadimethoxin* (**Madribon**®), oder *Sulfamethoxypyridazin* (**Myasul**® [P.D.] in Dtschl. **Davosin**®; **Lederkyn**® [Lederle]), siehe Sulfonamidkapitel.

Therapie: Zweierkombination von *Streptomycin* und *Sulfonamid*. Durch diese Behandlung sank in Indien (Bubonenpest) die Letalität von 80–50% auf 20%! Gut spricht auch die Pestsepsis an, weniger gut die Lungenpest. Noch bessere Resultate ergibt die Dreier-Kombination mit *Streptomycin* und *Thioamphenicol*.

1. *Sulfonamide: Dosierung*: Anfangsdosis für die älteren Präparate (*Sulfisoxazol*, *Sulfadimidin* usw.) 4–6 g, dann weiter alle 4 Std. 1,5 g. Total 8–12 g tägl. während 10–14 Tagen. Bei den neueren, langsam eliminierten Sulfonamiden (*Sulfaphenylpyrazol* usw.) Beginn mit 4 g in den ersten 24 Std., dann tägl. 1–2 g weiter. Handelspräparate siehe Sulfonamid-Kapitel.

2. *Streptomycin*: 1. Tag 3–4 g **Streptothenat**® i.m., d. h. 0,5 g i.m. alle 3 Std., 2. Tag 3 g, 3. Tag 2 g. Nach Entfieberung 2 g tägl. während 6–10 weiteren Tagen.

3. *Thiamphenicol* (**Urfamycin**®): 1. und 2. Tag je 3 g, dann tägl. 2 g.

4. *Antipestserum*: Bei Lungenpest zusätzlich zu verabreichen, bei den andern Fällen nicht nötig, 60–150 ml s.c. oder i.v. Evtl. stehen bald auch Gammaglobulinfraktionen zur Verfügung, worüber aber Erfahrungen noch fehlen.

Brucellosen

1. Morbus Bang (Brucella abortus).
2. Maltafieber (Brucella melitensis). Siehe Abb. 121, S. 551!
3. Schweinebang des Menschen (Brucella suis).

Brucellosen

In der Schweiz und Deutschland kommen vor allem Brucella abortus vor, Brucella suis selten, Brucella melitensis wurde nur gelegentlich eingeschleppt (Schafherden).

Am schwersten verläuft der Schweinebang des Menschen, dann das Maltafieber und etwas leichter die Bangsche Krankheit.

Heutige Therapie der Wahl: Die *besten Resultate* erzielt man heute, wie wir erstmals nachweisen konnten (Z. NOVOTNY u. S. MOESCHLIN: Schweiz. med. Wschr. 102, (1972) 24–29) mit *Gentamicin*. Drei akute Fälle, die wir so behandelten (s. Abb. 121) entfieberten innerhalb von 5–7 Tagen und zeigten keine Rezidive.

Dosierung: Bei guter Nierenfunktion Beginn mit zweimal tägl. 80 mg Gentamicin (**Garamycin®**, in Dtschl. **Refobacin®**). Entfieberung gewöhnlich innerhalb von 6–8 Tagen. Nach 14 Tagen reduziert man die Dosis auf die Hälfte. Totale Behandlungsdauer 3 Wochen.

Bangkomplikationen: Arthritis, Spondylitis, Enzephalomyelitis, Endokarditis, Pleuropneumonie usw. gleiche Behandlung wie oben. Dazu evtl. orthopädische Maßnahmen (Gipshülse, Gipsbett).

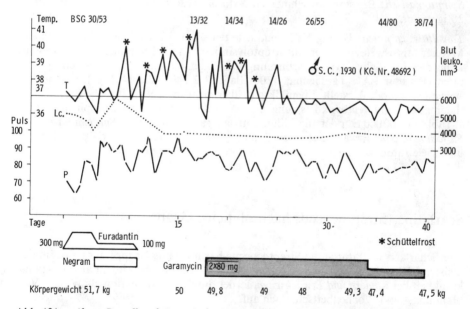

Abb. 121. *Akute Brucellose bei spanischem Gastarbeiter*: (S.C. 41jähriger Mann, KG 48692, *Brucella melitensis* „Maltafieber"). Seit 2 Wochen Fieber mit Gelenk- und Gliederschmerzen. Leukopenie von 4000 dann 1200. Beim zweiten Schub septische Tp. und Schüttelfröste (s. Kurve). *Blutkulturen* auf Brucella melitensis positiv. Auf **Gentamicin** 2 mal tägl. 80 mg entfiebert der Patient innert sieben Tagen. Die Dosierung wird nach 19 Tagen auf die Hälfte reduziert und nach 26 Tagen ganz abgesetzt. Kein Rezidiv. Völlige Ausheilung dieser sonst viel therapieresistenteren Maltaform. Zwei weitere Fälle sprachen ebensogut an.

Angina und Tonsillitis

Meistens durch Streptococcus heamolyticus ausgelöst, evtl. aber auch durch verschiedene Viren (Coxsackie: Angina herpetiformis), selten auch andere Erreger.

Die *Angina Plaut-Vincent* ist häufig eine Komplikation des Drüsenfiebers (Mononucleosis inf.), wobei es in den vergrößerten Tonsillen zu einer Mischinfektion mit fusiformen Stäbchen, Spirillen, Strepto- und Staphylokokken kommt.

Therapie:

Akute Angina: Chemotherapie nur für die schweren Fälle nötig. Hier *Penicillintherapie* tägl. 2 Mio. E während 10 Tagen i.m. oder einfacher oral *Penicillin-V* (**Stabicillin forte**®, **Pluscillin**®) tägl. 2× 1 Tabl. zu 500 000 E. *Bei Kindern* sollte die *Penicillinabschirmung* mit $^1/_2$ der obigen Dosis immer durchgeführt werden, da hier die Polyarthritis rheumatica eine relativ häufige Komplikation (siehe dort) darstellt. Aus diesem Grunde ist auch die *protrahierte Penicillinabschirmung* während 10 Tagen! außerordentlich wichtig. Urinkontrollen!

Plaut-Vincent: *Tetracyclin-pp.*: Zum Beispiel **Vibramycin**®, **Minocin**®, **Klinomycin**®. *Streptomycin* (**Streptothenat**®) 2 g tägl. i.m. 1. und 2. Tag, dann 1 g für 5 Tage.

Symptomatisch: Bei starken Schmerzen **Xylocain viskös**® [Vifor] u. [Pharma Stern] 2%ig per os.

Tonsillitis chronica: Häufig als Streuquelle der Toxine bei Polyarthritis, Nephritis, Myokarditis usw. (evtl. hoher Antistreptolysintiter). In solchen Fällen Tonsillektomie, wenn dies unmöglich evtl. Abschirmung mit langdauernden *Penicillin*-Depotpräparaten (**Penadur LA**®, **Tardocillin**® 1200 [Bayer]1,2 Mio. alle 14 Tage), welches die sicherste Methode darstellt. Ebenfalls gut, aber nicht so sicher (Lit. siehe Polyarthritis rheumatica) und relativ kostspielig ist die orale *Penicillin*-Dauerprophylaxe, tägl. 1 Tabl. zu 500000 E, oder die billige mit langsam eliminierten *Sulfonamiden*, z. B. *Sulfadimethoxin*: Erwachsene jeden Sonntag 2,0 g = 4 Tabl., Kinder 1,0 g = 2 Tabl., über viele Jahre. Bei *Tonsillektomie* immer Penicillin-Abschirmung.

Scarlatina (Streptococcus haemolyticus, Gruppe A)

Der Scharlach wird durch die Streptococcus-haemolyticus-Gruppe ausgelöst, in den meisten Fällen durch den Typ A, selten C oder G. Die Krankheit tritt als Infektionskrankheit bei *Kindern und Erwachsenen*, ferner durch Superinfektion als Wund-, Verbrennungs- und Wochenbettscharlach auf.

Nachweis: Durch die Typisierung im Nasen- und Rachenabstrich sowie durch das *Auslöschphänomen*.

Therapie: Die Therapie der Wahl ist das *Penicillin*. Dadurch sind die früher gefürchteten Komplikationen wie *Otitis*, *Nephritis*, *Arthritis* und *Lymphadenitis* sehr selten geworden. Bei Penicillin-Allergie *Tetracyclin*.

Da bei einer sofortigen Behandlung mit *Penicillin* die Immunisierung unterbrochen wird oder überhaupt nicht eintreten kann, haben wir seit 1954 ein spezielles Therapieschema, d. h. eine verspätete *Penicillinanwendung*, entwickelt, das die Immunisierung nicht unterbricht. Es kommt dabei, wie wir in mehrfachen Kontrollen feststellen konnten, zu einem deutlichen Ansteigen der Schutzkörper, was für später (z. B. Schwangerschaft, bei welcher diese Antikörper teilweise auch auf das Neugeborene übergehen) von Vorteil ist. Seitdem wir diese Methode anwenden, haben wir keinen einzigen Fall der sonst bei sofortiger *Penicillin* Verabreichung so häufigen Rückfälle (return cases) oder eine spätere Neuerkrankung mehr erlebt. Beim Verschwinden der Antikörper gegen Streptokokken vom Typus A in der ganzen Bevölkerung könnte es sonst evtl. später zu schweren Pandemien kommen, z. B. in Kriegsverhältnissen usw. Unabhängig von uns hat auch DYSTERDIEK (Berl. Ges. Bdz. (1957), Heft 16) darauf hingewiesen. Scharlach-Komplikationen haben wir seit der Einführung dieses Schemas nicht mehr gesehen.

Therapieschema: Beginn der *Penicillinbehandlung* am 5. Tag, vorausgesetzt natürlich, daß kein septisches Bild oder Komplikationen vorliegen.

Dosierung: Erwachsene: 1. Dosis (erst am 5. Krankheitstag) 3 Mio. E *Penicillin* i.m. oder *Phenoxymethyl-Penicillin* 3 g p.o. Dann genügen mit Ausnahme septischer Fälle tägl. weiter 1 Mio. E i.m. oder 1 Mio. E (600 mg) *Penicillin-V* p.o. während total 10 Tagen. *Kinder*: 30000 E *Penicillin*/kg vom 5. Tage an.

Therapie der Komplikationen: Hier gibt man hohe Dosen *Penicillin*, 3–12 Mio. E, kombiniert mit **Amblosin®**, **Binotal®** oder **Penbritin®** 1–2 g tägl. Bei Einschmelzung chirurgische Behandlung.

Nephritis: Siehe Nephritiskapitel, S. 302.

Erysipel

Wird in der Regel durch *Streptococcus pyogenes* (Typ A) hervorgerufen. Beschränkt sich im allgemeinen auf die Haut oder Schleimhaut, greift selten in die Tiefe und kann dann zu Phlegmonen und Abszessen führen. Ausgangspunkt ist meistens eine Hautverletzung (Ulcus cruris, Nasenschleimhaut sowie Wunden bei Säuglingen).

Therapie der Wahl: *Penicillin* i.m. 1. Tag 3 Mio. E, nach der Entfieberung nach 4 Tagen weiter je 1 Mio. E, um ein Rezidiv zu verhüten.

Phenoxymethyl-Penicillin: In der Praxis ist die p.o. Therapie mit diesen Präparaten einfacher (**Pluscillin®**, **Stabicillin forte®**), tägl. 2 × 1 Tabl. zu 500000 E.

Andere wirksame Medikamente: Nur bei Resistenz oder Überempfindlichkeitserscheinungen gegen *Penicillin* indiziert. In diesen Fällen *Sulfonamide*, z. B. die Langzeitsulfonamide (**Orisul®**, **Bayrena®**, **Madribon®** usw. 1. Tag 2 Tabl., dann 1 Tabl. tägl.) oder *Tetracycline* z. B. **Vibramycin®** tägl. 1 Tabl. oder **Minocin®** (**Klinomycin®**) 1. Tag 3 Tabl., dann 2 × 1 Tabl. für 4 Tage.

Grampositive Sepsis

Sepsis

Häufigste Formen

1. *Endocarditis septica und Sepsis lenta* (Streptococcus viridans, Enterokokken usw. siehe unter Endokarditiskapitel Herzkrankheiten, S. 140).
2. *Puerperalsepsis*: Ausgehend von einem infizierten Uterus (post partum, Abort), der hämatogen streut (oft mit sept. Phlebitis der Beckenvenen). Verschiedene Erreger sowie Mischinfektionen möglich, siehe auch gramnegative Sepsis.
3. *Thrombophlebitis purulenta* mit septischer Aussaat (am häufigsten Staphylo-, Strepto-, evtl. Pneumokokken oder Anaerobier).

   Weitere Sepsisfälle, ausgehend von pyämischen Herden (Verletzungen, Furunkel, Sinusitis, Otitis, Abszesse, Gallenempyeme, Prostatitis, Adnexitis usw.).
4. *Gramnegative Sepsis.* (siehe S. 555).

Therapie:

1. *In allen Verdachtsfällen sofort 2–3malige Blutkultur vor Beginn der Chemotherapie!* Am wichtigsten bei Staphylokokken, da heute namentlich in Spitälern zu einem sehr hohen Prozentsatz gewöhnlich gegen *Penicillin* und *Tetracyclin* resistente Erreger vorliegen. Am besten während des Schüttelfrostes oder auf dem Höhepunkt des Fiebers. Manchmal ergeben die Kulturen aus dem Sternalpunktat mehr positive Ergebnisse. Man spritzt das ganze aspirierte Material direkt in einen Bouillonkolben, den man für 24 Std. in den Brutschrank stellt und erst dann weiterverimpft. Sehr bewährt haben sich uns die **Vacutainer-Castaneda**® Fläschen [Becton, Dickinson – France, B.P. 4 Pont-De-Claix-38 (Vertretung: G. A. Flaigg AG, 4002 Basel)].
2. *Resistenzprüfung*: Immer sofort anordnen.
3. *Chemotherapie*: Immer gezielt je nach dem vorliegenden Erreger und dem Resultat der Resistenzprüfung, am besten in Form einer Zweier- bis Dreierkombinationstherapie.

   Staphylokokken: Die Mittel der Wahl sind die penicillinaseresistenten *Penicilline*, *Methicillin* u. *Cloxacillin* (**Celbenin**®, **Cinopenil**®, **Gelstaph**®, **Orbenin**®) 1 g alle 4 Stunden i.m. bis zur Entfieberung, dann 1 g alle 6 Stunden. In schweren Fällen (Agranulozytose, Leukosen) muß man evtl. auf 2–3 g/alle 4 Std. erhöhen oder kombinieren mit *Cefalotin* (**Keflin**®, **Cephalotin**®) 1 g alle 4 Std. oder *Gentamicin* (**Garamycin**®, **Refobacin**®), s. S. 546. Weitere Mittel siehe S. 546.
4. *Sanierung der evtl. Eintrittspforte oder des streuenden Herdes*: Diese Maßnahme ist sehr wesentlich! Genaue Untersuchung der Sinus, evtl. Duodenalsondierung (Gallenwege als Herd), Untersuchung der Adnexen, Prostatamassage (Sekret), Tonsillen, Zahngranulome usw.
5. *Unterstützung der allgemeinen Abwehrkräfte*: Kleine Bluttransfusionen, Vitaminpräparate.
6. *Kortikosteroide*: Bei schweren toxischen Fällen evtl. Kombination der Antibiotikatherapie (aber nie ohne diese Abschirmung) mit kleinen Dosen *Prednison*, *Dexa-*

methason oder *Triamcinolon* (Meningokokken- und Staphylokokkensepsis, Tbc-Sepsis Landouzy usw.), um die schweren, toxischen Wirkungen zu blockieren und dem Körper Zeit zu geben, seine Abwehrkräfte zu mobilisieren. (Näheres siehe Cortisonkapitel, S. 477). Eventuell lebensrettend bei gramnegativer Sepsis!

7. *Stimulation*: In schweren Fällen bei bedrohlichem Blutdruckabfall mit *Noradrenalin* (**Arterenol**®), je nach Schwere des Falles 4–8 oder mehr mg/250 ml Inf. oder *Angiotensin* (**Hypertensin**®), 2–5 mg/250–500 ml Infusionslösung. Einzelheiten siehe Kap. *Schock*, S. 151 ff.

Gramnegative Sepsis

Unter gramnegativer Sepsis wird ein Zustand der Bakteriämie mit gramnegativen Bazillen verstanden, der durch *Fieberanstieg, Blutdruckabfall* und *Oligurie* charakterisiert ist. In 50% beginnt die Erkrankung mit einem Schüttelfrost, der Schock ist in 40% der Fälle vorhanden. Bei allen *unklaren Schockfällen muß man immer an diese Möglichkeit denken!* Am 2. und 3. Tage kommt es in 50% der Fälle zur Oligurie und in 45% zu einer metabolischen Azidose. (69% Hypophosphatämie!).

Die gramnegative Sepsis nimmt seit Beginn der Antibiotika-Aera (51% betreffen Antibiotika-Vorbehandelte!) ständig zu. Sie ist in 70% *der Fälle eine Spitalinfektion*, kommt bei Männern und Frauen sowohl auf medizinischen wie chirurgischen Kliniken gleich häufig vor.

Gefährdet sind vor allem Frauen zwischen 20 bis 50 Jahren und Männer über 50 Jahren, ferner prädisponieren *Diabetes mellitus, Niereninsuffizienz, Zirrhose, Neoplasien, Hämoblastosen* und *Agranulozytosen* (Zytostatika!) zu dieser Komplikation.

Eintrittspforten: a) *Urogenitaltrakt*: 70% (in ³/₄ aller Fälle nach Operationen, Katheterismus und Zystoskopien. b) *Gastrointestinaltrakt*: 20% meist postoperativ. c) *andere*: 10% (v.a. Pseudomonas) Verbrennungen, Auge, Lunge, Venen.

Infektionsquellen: Operationen, urologische Manipulationen, Instrumente, Dauerkatheter, verunreinigte Lösungen.

Erreger: E. coli 28%, A. aerogenes 28%, Pseudomonas 18%, Paracolobactrum 8%, Proteus sp. 5%, andere Gramnegative 3%, Mischinfektionen 10%.

Prognose: Immer sehr ernst, die Letalität beträgt auch heute noch immer ca. 45%.

Therapie: Die bakteriologischen Resultate können nicht abgewartet werden, der Patient muß bei Verdacht des Vorliegens einer solchen Komplikation (Antibiotika-Vorbehandlung, vorausgegangener Eingriff, Schock etc.) sofort behandelt werden!

1. *Antibiotika-Viererkombination:* Gentamicin (**Garamycin**®, **Refobacin**®) 80 mg alle 12 Std. i.m. *Streptomycin* 2 g i.m. oder 2× 1 g i.v. tägl. *Tetracyclin* (**Reverin**®) 2 Amp. = 550 mg alle 12 Std. i.v. plus *Thiamphenicol* (**Urfamycin**®) 3 g/24 Std. Bei fehlender Diurese und Harnstoffanstieg entsprechende Dosisreduktion auf ⅓ oder mehr, siehe *Gentamicin* S. 506. In leichteren Fällen *Gentamicin* (80 mg) plus *Cefalotin* 1,59 8stdl. i.v.
Nach Bekanntwerden der Erreger und ihre Empfindlichkeit „in vitro":

a) *Bei Besserung mit empirischer Therapie*: Kein Antibiotikawechsel, trotz „in vitro"-Resistenz der empirisch gegebenen!

b) *Bei Verschlechterung mit empirischer Therapie*: Hier ist Verlaß auf „in vitro"-Empfindlichkeit, deshalb Antibiotikawechsel. **Pyopen**® und **Geopen**® s. S. 493 u. 515, günstig evtl. auch Cephalosporine (**Keflin**®, **Celospor**®), alle 8 Std. 1,5 g i.v.

2. *Schock-Behandlung*: S.151. Kortikosteroide (Hydrocortison, in hohen Dosen lebensrettend) **Solu Cortef**® 300–500 mg initial i.v., dann alle 4–5 Std. 200–300 mg! Senkung der Letalität auf 90%, CHRISTY u. Mitarb. (Amer. J. Med. 50 [1971] 77).

3. *Chirurgisch*: Inzision und Drainage von evtl. Abszessen.

4. *Dialyse*: Bei Oligurie von beträchtlichem Ausmaß sollte frühzeitig und evtl. mehrmals hämo- oder peritonealdialysiert werden.

Spirochätosen

1. *Lues* (Spirochaeta pallida).
2. *Frambösie* (Treponema pertenue).
   Vorkommen: Tropengegenden.
3. *Pinta* (Treponema carateum).
   Vorkommen: Mittel- und Südamerika.
4. *Febris recurrens*
   Vorkommen: Mittelmeerländer, Afrika, Asien und Amerika. In verschiedenen Variationen verbreitet.

Therapie: Therapie der Wahl in allen Fällen *Penicillin* in hohen Dosen 3–6 Mio E täglich. Auch *Streptomyvin* und *Tetracyclin* zeigen eine deutliche Wirkung, sind aber dem *Penicillin* unterlegen und können so evtl. die Diagnose verschleiern.

Lues (Syphilis, Spirochaeta pallida)

Die Lues zeigt nach einem vorübergehenden Rückgang in den letzten Jahren vor allem durch die häufige Infektion der Homosexuellen und Bisexuellen eine erneute Zunahme. Das Mittel der Wahl für alle Stadien ist heute das *Penicillin*. Die primären und sekundären Luesfälle sollten einem erfahrenen Dermatologen überwiesen werden, und nur die späteren Manifestationen, wie die Mesaortitis und Neurolues, fallen in den Bereich des Internisten und Neurologen. Siehe Mesaortitis, S. 182 und Neurolues, S. 356. Die Zahl der serologisch falsch Negativen nimmt zu, so daß der Nelson-Test immer wichtiger wird. Bei Penicillin-Allergie Tetracycline.

Leptospirosen

In Europa am häufigsten die

1. *Leptospira grippotyphosa* (Feldfieber, Erntefieber).

2. *Leptospira pomona* (Schweinehüterkrankheit).

3. *Leptospira canicola* (Hundeseuche).

4. *Leptospira ictero-haemorrhagica* (Morbus Weil).

Es gibt noch zahlreiche andere Typen, die aber seltener sind.

Therapie der Formen 1–3: *Tetracyclinpräparate* (**Aureomycin**®, **Achromycin**®) oral 1. Tag 3 g, 2. Tag 2 g, 3. Tag und weiter bis zur Entfieberung 1 g. Die Entfieberung tritt gewöhnlich innerhalb 2×24 Std. ein. Die Therapie sollte dann noch 5 Tage weitergeführt werden.

Morbus Weil: Diese Form verläuft mit einer schweren *Hepatitis* und *Nephritis* und wird bei uns hauptsächlich durch den Rattenurin (von Dauerausscheidern) übertragen, z.B. beim Baden im warmen Sommer (Umgebung von Zürich, Limmat-, Aare- und Rheingebiet usw.) durch kleine Hautverletzungen erworben. Seltener sind Infektionen durch von Ratten verunreinigte Eßwaren. Die Behandlung gestaltet sich hier viel schwieriger. Größere Erfahrungen liegen aus den Zuckerplantagen von Jamaica vor.

Tetracyclinpräparate (**Aureomycin**®, **Achromycin**®, **Reverin**®) wie oben, nur hier besser parenteral, da meistens Erbrechen, 4×200 mg tägl. i.m. Evtl. wäre eine Kombination mit *Streptomycin* zu empfehlen, da es in der Veterinärmedizin gute Erfolge gezeigt hat, d.h. tägl. 2 g **Streptothenat**® i.m. oder in die Tropfinfusion. Auch das *Penicillin* hat in sehr hohen Dosen (10 Mio. E tägl.) schon Erfolg gebracht, doch sind die Versager relativ häufig. BATCHELOR u. TODD (Lancet 1958/II, 1143) empfehlen die Kombination von **Aureomycin**® 3 g tägl. plus *Penicillin*, z.B. 3 Mio. E tägl., obschon man sonst bei andern Infektionen (z.B. Pneumokokken) beobachtet, daß diese beiden Antibiotika sich gegenseitig antagonistisch beeinflussen können.

Rekonvaleszentenserum: Gute Erfolge sahen wir in einigen schweren Fällen mit Bluttransfusionen von Rekonvaleszenten, doch wird solches gruppengleiches Blut in den meisten Fällen schwer zu beschaffen sein. Das durch Immunisierung von Tieren gewonnene Antileptospiroseserum ist wirkungslos.

Weil-Nephritis: Hier tritt in schweren Fällen immer auch eine ausgesprochene *Hypochlorämie* und *evtl. Hyponatriämie* in Erscheinung. Deshalb ist die NaCl-Zufuhr evtl. 30–40 g (= 500–700 mval) tägl., unter Kontrolle des Chlorspiegels sehr wichtig. Überwachung auch der übrigen Elektrolyte (siehe Kap. Nephritis).

Weil-Hepatitis: zusätzl. gleiche Behandlung wie bei schwerer Hepatitis epidemica (s. dort).

Pneumonie: Gleiche Behandlung wie gewöhnlicher Weil.

Milzbrand (Anthrax)

Penicillin in hohen Dosen zeigt eine gute Wirkung.

Dosierung: Tägl. 6 Mio. E während einer Woche, bei meningitischer Beteiligung zusätzlich tägl. 2×10000 E i.l. während einer Woche. Ungefähr die gleiche Wirkung zeigen *Tetracyclinpräparate* in hohen Dosen (**Aureomycin**® und **Achromycin**®), tägl. 3 g während 6–7 Tagen. Bei *Sepsis* oder *Lungenmilzbrand* 30–40 Mio. E *Penicillin* als Tropfinfusion.

Rotz (Malleomyces mallei)

Gefährdet sind vor allem Leute, die mit rotzkranken Pferden oder anderen Tieren in Kontakt kommen.

Therapie: Zweierkombination von *Streptomycin* (**Streptothenat®**) 2 g tägl. zusammen mit *Tetracyclinpräparaten* (**Achromycin®**) 2 g tägl. oder *Thioamphenicol* 2 g tägl. hat eine sehr gute Wirkung.

Tularämie (Pasteurella tularense)

Vorkommen: Europa (Schweden, Polen, Ungarn), Amerika, Asien.

Ansteckung: Meistens durch Hasen oder Kaninchen, selten durch andere Tiere.

Therapie: Die beste Behandlung ist eine Zweierkombination von *Streptomycin* und einem *Tetracyclinpräparat* tägl. je 2 g während einer Woche, dann 1 Woche je 1 g. Kann auch mit *Thiamphenicol* (**Urfamycin®**) kombiniert werden, siehe Pest S. 550.

Tetracycline sollten nie allein verabreicht werden, da sonst häufig Rezidive auftreten.

Bartonellosis

Oroya-Fieber. Bis jetzt nur im Nordwestteil von Südamerika beobachtet.

Therapie: *Thioamphenicol*, 1. Tag 3 g, 2. Tag 2 g, und dann weiter 1 g für 2–3 Wochen, plus *Streptomycin* 2 g tägl. bis zur Entfieberung, dann 1 g tägl. ist die spezifische Behandlung. Gut wirkt auch *Penicillin* (3–6 Mio. E tägl.) plus *Streptomycin* wie oben.

Tetanus (Clostridium tetani)

Die Infektion erfolgt meistens durch verunreinigte Wunden, sehr selten durch i.m. Injektionen, in USA nicht selten durch verunreinigtes Heroin bei Süchtigen.

Prophylaxe: *Einen sicheren Schutz gibt heute nur die kombinierte aktive und passive Immunisierung.*

a) *Aktive Schutzimpfung:* z. B. **Tetanus-Anatoxal®** [Schweiz. Serum- und Impf-Institut, Bern], 2× 0,5 ml s.c. (fern von der Serum-Antitoxininjektionsstelle) im Abstand von 6–8 Wochen. Bei suspekten Verletzungen „injection de rappel" 0,5 ml, wodurch der Antikörpertiter innerhalb von 24 Std. wieder stark ansteigt. Andere Präparate: **Tetanol®** [Behring], **Tetanus Adsorbat®** [Serotherap. Inst. Wien].

b) *Humanes Antitetanus-Globulin:* Sofortige Injektion von 500 E i.m. Dieses Präparat

(s. u.) gibt für 4–5 Wochen einen passiven Antitoxin-Schutz im Serum, während das durch Immunisierung von *Tieren* gewonnene Tetanusantitoxin viel zu rasch abgebaut wird und *leider keinen sicheren prophylaktischen Schutz ergibt*.

c) *Kombination von a und b* ist heute bei allen verschmutzten Wunden ein Gebot, wodurch die beste Prophylaxe erzielt wird.

Prognose: Die Letalität beträgt auch heute noch 20–30%, wobei vorallem die Fälle mit einer kürzeren Inkubation, d. h. von weniger als 7 Tagen, eine sehr ernste Prognose zeigen, ferner diejenigen Fälle, bei denen das Intervall zwischen dem Auftreten der Rigidität und dem ersten Erscheinen der „Reflexspasmen" zwei oder weniger als zwei Tage beträgt. Eine ernste Prognose haben auch alle Fälle mit hohen Temperaturen.

Behandlung des Tetanus: Jeder Tetanusfall gehört in Spitalbehandlung, wobei hierfür ein speziell eingespieltes und mit der Behandlung des Tetanus vertrautes Personal vorhanden sein sollte.

1. *Operative Entfernung des Bakterienherdes*: Infiltration der Wunde mit 10 000 E Tetanusserum, dann Exzision des nekrotischen Gewebes und evtl. Fremdkörpers, gegebenfalls Amputation verstümmelter Glieder.

2. *Chemotherapie*: Tägl. 3 Mio. E *Penicillin* plus *Streptomycin* 2 g zur Beeinflussung der Mischinfektion oder um eine Superinfektion zu verhüten. Die Tetanuserreger selbst werden durch diese Mittel wahrscheinlich nur wenig gehemmt.

3. *Humanes Antitetanus-Globulin*: Ist heute auch für die Behandlung der manifesten Erkrankung deutlich überlegen. Nur wenn es nicht zu beschaffen ist, greift man zum früher verwendeten tierischen Serum.

   Präparate: **Tetuman®** [Serum- und Impf-Inst., Bern], Packg. à 250 E/ml und à 500 E/ml. Ferner **Hyper-Tet®** [Cutter], **Tetanus-Hyperimmun-Globulin** [Behringwerke].

   Dosierung: Bei schweren Fällen genügen 1000 E i.m. Bei i.v. Anwendung ist Vorsicht geboten.

4. *Aktive Impfung: Bei jeder frischen Verletzung* mit Tetanus-Adsorbat-Impfstoff (**Te-Anatoxal®** [S.I. Bern], **Tetanol®** [Behringwerke]):

   a) *wenn mit Sicherheit früher regelrecht aktiv geimpft* (d. h. 2 oder 3mal 1 ml in Intervallen von 6–8 Wochen): **Wiederauffrischungs-Impfung** mit 1 ml.

   b) *Wenn keine regelrechte Impfung vorausgegangen*: **Aktive Schnellimpfung:** 4–5malige subkutane Injektion von zuerst 1 ml, dann 0,5 ml Anatoxal in Abständen von 48 Stunden (zur Schnellimpfung eignet sich der Adsorbat-Impfstoff besser, da er neben der relativ sofortigen Wirkung auch eine protrahierte hat). Kinder gleiche Dosis.

   Die passive Impfung mit Pferde-Antitoxin (Serum) ist heute verlassen. Dagegen sind 250 Einheiten *menschliches Tetanus-Immunglobulin* (**Tetuman Berna**) **Hyper-Tet®** [Cutter] oder **Tetagan®** (Hyperimmunglobulin) [Behringswerke] zu verwenden, wenn es sich bei Ungeimpften um Bißverletzungen, Laborinfektionen oder um Verletzungen handelt, die bei landwirtschaftlichen Arbeiten auf gedüngtem Boden erfolgten. Gleichzeitig aktive Schnellimmunisierung, wie oben.

5. *Tracheotomie: In allen Fällen, bei denen deutliche Krämpfe auftreten, soll schon prophylaktisch die Tracheotomie durchgeführt werden*, damit im Falle einer Dyspnoe

Tetanus

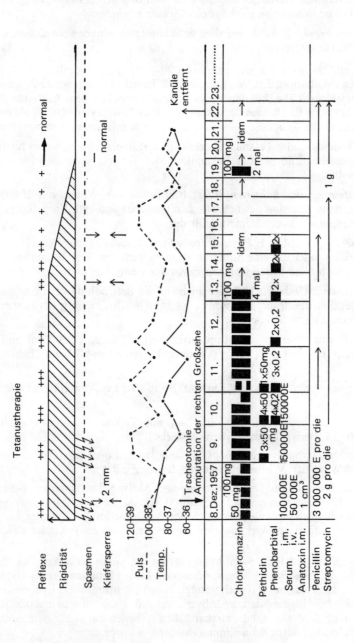

Abb. 122. *Tetanus* (A.V., 18jähr. Mann, KG 80728/56): Zwei Wochen vorher Nagelverletzung an der rechten Großzehe beim Fußballspiel. 3 Tage vor der Aufnahme Kiefersperre, Opisthotonus, Nackenstarre, bretthartre Bauchdecken, allgemein gesteigerter Muskeltonus, Hyperreflexie und Muskelkrämpfe. Behandlung siehe Kurve. In den ersten 2 Tagen nahmen die Krämpfe an Zahl und Intensität eher noch zu, ließen sich aber in der Folge mit *Chlorpromazin* und kleinen Dosen von *Phenobarbital* (**Luminal**®) völlig unterdrücken. Heilung innerhalb von 2 Wochen.

oder Apnoe (Glottiskrampf) sofort künstlich beatmet werden kann. Diese Maßnahme ist in schweren Fällen außerdem wesentlich, um die Tracheal- und Bronchialtoilette zu erleichtern. Der Patient ist so auch für den evtl. späteren Anschluß an den Respirator vorbereitet. Peinliche Asepsis bei allen Trachealeingriffen, um die Superinfektion mit den gefährlichen resistenten Spitalstaphylokokken zu vermeiden.

6. *Chlorpromazin*: Beim Auftreten von Krämpfen genügt auf Grund unserer Erfahrungen (siehe GERSTER und MOESCHLIN (Dtsch. med. Wschr. 86 [1961] 890) und dort aufgeführte andere Autoren) in zahlreichen Fällen das *Chlorpromazin* allein (s. Abb.122). Wir geben *Chlorpromazin* in regelmäßigen 2–8stündlichen Intervallen 25 oder 50 mg i.m. Wenn sich diese Therapie als zu wenig wirksam erweist, schreitet man je nach dem Schweregrad zu den unter 7, 8 und 9 besprochenen Verfahren. *Diazepam* (**Valium**®) i.v. 10–20 mg und Wiederholung je nach Bedarf. Leichte Fälle 1–4 mg/kg pro Tag, verteilt auf 3–4 stündlichen Einzeldosen und in Kombination mit den übrigen Sedativa.

7. *Sedierung und teilweise Hibernation für Fälle mit schweren Krämpfen und Hyperthermie*: Anwendung des folgenden „Cocktails" (nach ROSSI (Schweiz. med. Wschr. 84 [1954] 1329):

Chlorpromazin (**Largactil**®, **Megaphen**®)	1 ml = 25 mg	
Promethazin (**Atosil**®, **Phenergan**®)	1 ml = 25 mg	davon 3stündlich 1 ml
Pethidinum hydrochloricum (**Dolantin**®, **Dolosal**®)	1 ml = 50 mg	
Aqua dest.	1 ml	

Beim Kind ist die Dosis auf 0,02 ml/kg Körpergewicht zu reduzieren. Die Dosierung ist individuell von Fall zu Fall zu handhaben, am besten richtet man sich nach dem Auftreten leichter Krämpfe und Zuckungen. Sobald diese wieder erscheinen, muß erneut injiziert werden. Das Zimmer soll verdunkelt werden.

8. *Leichtere Fälle*: Die schmerzhaften Muskelspasmen können durch Verabreichung des Relaxans *Diazepam*, **Valium**®, tägl. 3 × 10–20 mg, günstig beeinflußt werden. Dazu „Cocktail" wie oben.

9. *Schwere Fälle: Vollkurarisierung und künstliche Beatmung mit dem Engströmapparat. Tubocurarin-d-hydrochlorid* (= **Tubocurarin**® [Abbott], **Tubarin**® [Wellcome], **Intocostrin-T**® [Squibb], **Curarin** [Asta]): 5 mg in den Tropfer der Dauerinfusion spritzen, in den schweren Fällen benötigen die Patienten je nach Krämpfen alle 5–15 Min. die gleiche Dosis für die ersten Stunden, später weniger. Totaldosen pro die 100–300 mg (s. Abb. 123).

10. *Cortisonverabreichung*: Wie bei anderen Toxineinwirkungen kann durch die zusätzliche Verabreichung von *Kortikosteroiden* die Wirkung des Tetanustoxins auf die Nervenzellen herabgemindert werden; so sank z.B. die Mortalität beim Puerperaltetanus unter *Prednison* von 62 auf 25%. *Dosierung*: ·1. und 2. Tag *Prednison* je 1 mg/kg pro die, dann weiter $^{1}/_{2}$ mg bis zum Abklingen der Erscheinungen und nun langsames Ausschleichen. Darf nur zusammen mit *Antibiotika*-Abschirmung verabreicht werden (s.o.). *Intralumbale Injektion*: SEYFFERT und WILBRANDT (Dtsch. med. Wschr. 89 [1964] 1218) sahen in 2 Fällen eine auffallende Besserung nach

Gasbrand

Injektion von 25 mg in Form einer Kristall-Susp., die nach 2 Tagen wiederholt werden mußte.

11. *Ernährung*: Während der schweren Phase kann die Ernährung fast nur auf parenteralem Wege erfolgen. I.v. Dauertropfinfusion mit *Glukose* und physiologischer NaCl-Lösung. Kontrolle der Elektrolyte und der Alkalireserve. Pro Tag sollten anfänglich 2000 Kal., später bis zu 4000 Kal. zugeführt werden, da der Grundumsatz erhöht ist. Versuch der Sondenernährung, eventuell Gastrostomie. Beim Erwachsenen nicht mehr als 3000 ml Flüssigkeit i.v. (wegen der Gefahr der Überlastung des Herzens), dazu 1000 ml s.c.

12. *Sauerstoff-Überdruck-Kammer*: Periodische Anwendung zeigt wie beim Gasbrand ausgezeichnete Resultate, so daß in den leichteren Fällen sogar auf die übrigen Mittel verzichtet werden konnte.

13. *Pflege*: Diese hat durch ein speziell geschultes Personal zu erfolgen. Tägl. Umlagerung, Bronchialtoilette, Okklusivverband der Augen, um Hornhautschädigung zu verhüten.

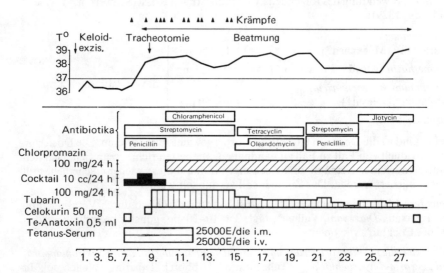

Abb. 123. *Schwerster Tetanus nach einer Verletzung* (R.H., 18jähr. Mann, KG 96664/60): Bei diesem bedrohlichen Fall mußte der Patient tracheotomiert und künstlich beatmet werden. Auch hier konnte die **Tubarin**® -Dosis durch das *Chlorpromazin* reduziert werden.

Gasbrand (Clostridium-Arten, C. perfringens etc.)

Durch infizierte, meist tiefere Wunden, seltener durch Injektionen (Morphinisten). *Diagnose*: Braune Marmorierung der Haut in der Umgebung. Typisches Knistern durch subkutane Gasbildung, Röntgenbild, rasche und heftige Ausbreitung der Schmerzen, hohe Temperatur, rascher Puls. Bakterieller Nachweis kommt zu spät.

Therapie:

1. *Genaueste Wund-Ausschneidung und breite Eröffnung* und Spaltung der Muskulatur, in verschleppten Fällen evtl. hohe Amputation.
2. *Tetracyclinpräparate*: z. B. **Reverin**® 3–4× 1 Amp. à 275 mg i.v., kombiniert mit *Trisulfonamiden* (S. 487) und sehr hohen Dosen *Penicillin*, 70–100 Mio. E i.v. in 24 Std.! *Kein Gentamicin*, da rasche *Resistenzentwicklung*.
3. *Sauerstoff-Überdruck-Kammer*: 2–3 Std. pro Tag bei 2 Atm., soll auch in verzweifelten Fällen noch helfen. Heute wohl das beste Mittel.
4. *Gasbrand-Serum*, polyvalentes, in hohen Dosen, obschon seine Wirkung fraglich ist.
5. *Gleichzeitige Tetanus-Prophylaxe* s. o.

Kleinere Erreger und Viren und vermutliche Viruserkrankungen Rickettsiosen

Eine Krankheitsgruppe, die immer größere Bedeutung erlangt.

1. *Typhus exanthematicus = Fleckfieber* (Rickettsia prowazeki).

   Vorkommen: Vorwiegend Rußland, Balkanstaaten und Asien. Spätrückfälle noch nach 20–50 Jahren möglich (Brill-Zinssersche Krankheit). Wird durch den Kot der Kleiderläuse übertragen.

   Prophylaxe: Bekämpfung der Kleiderläuse durch gute hygienische Verhältnisse und Anwendung von Kontaktgiften (DDT-Präparaten).

   Schutzimpfung: möglich und speziell in Kriegsverhältnissen unbedingt nötig.

2. *Wolhynisches Fieber* (5-Tage-Fieber, Rickettsia quintana). Spätrückfälle noch bis zu 15–20 Jahren möglich.

3. *Murines Fleckfieber* (Rickettsia mooseri).

   Vorkommen: Mexiko, Mandschurei, USA. Wird vorwiegend durch Rattenflöhe übertragen.

4. *Rocky Mountain Spotted Fever* (Rickettsia rickettsi).

   Vorkommen: USA, vorwiegend in den Bergregionen des Westens, sowie Mexiko und Anden, d. h. dort, wo sich Holzböcke (eine in Wäldern vorkommende Zeckenart) vorfinden. Eine Verschleppung durch Flugzeuge wäre also für später auch für Mitteleuropa durchaus möglich.

5. *Tsutsugamushifieber* (Rickettsia tsutsugamushi).

   Vorkommen: Vor allem in Japan, Indien.

6. *Q-fever* (Q-Fieber): Eine ebenfalls durch eine Rickettsie (*R. burneti*) vom Tier (Schafe, Kühe, Ziegen und andere Säugetiere) auf den Menschen durch Zecken oder ihre Exkremente oder das Fleisch der Tiere übertragene Erkrankung, die in Mittel- und Südeuropa heute sehr verbreitet ist. Die Infektion erfolgt vor allem als

Rickettsiosen

„Staubinhalation" (Straßen, Ställe, Stroh, Pelze usw.), siehe auch MOESCHLIN und KOSZEWSKI (Schweiz. med. Wschr. 80 [1950] 929). Klinisch sind die starken Kopfschmerzen, eine leichte Milzschwellung und das Auftreten von „*atypischen Pneumonien*" (Viruspneumonie) mit relativer Bradykardie und Penicillinresistenz charakteristisch. Die Diagnose wird durch das Ansteigen des Komplementtiters im Blut gesichert.

Komplikationen: sind hier nicht selten. Am häufigsten kommt es zu *Thrombophlebitis*, *Epididymitis*, *Myokarditis*, seltener zu *Enzephalitis* und *Pankarditis*. Typisch ist der folgende Fall, Pat. G.H., 44jähriger Mann (Abb. 124):

Befund: Schweres Krankheitsbild, Patient blaß, zyanotisch, Respiration 36, Puls 144, Temp. 39,6°C, Blutdruck 120/85 mm Hg, ausgedehnte, linksseitige zentrale Pneumonie, Leukozyten 14800, Linksverschiebung von 28% Stabkernigen bei 76% Neutrophilen, mäßig toxisch mit 12,5% Lymphozyten. SR 34/48, später 53/56. Unter **Aureomycin**®-Behandlung Entfieberung am 20. Krankheitstage, s. Abb. 124. Im EKG Sinustachykardie und *Myokardschädigung*. Die Pulsfrequenz bleibt hoch, und man denkt vorerst an das Vorliegen einer Myokarditis. Am 22. Krankheitstag typische *Lungenembolie* mit *Lungeninfarkt* und leichtem *hämorrhagischem Erguß*. Am 28. Krankheitstage tritt die *Phlebitis* dann auch klinisch deutlich in Erscheinung (V. saphena magna li.). Therapie mit **Tromexan**®. In der Folge rasche Entfieberung, Rückgang der Phlebitis, ordentliches Allgemeinbefinden. Im Blutbild leichte lymphatische Reaktion (s. Kurve). Die Komplementbindung auf Q-fever (Hygiene-Institut Zürich, Prof. MOOSER) wird am 19. Tage positiv 1:160 + + + + und bleibt dann weiterhin auf diesem Titer während der ganzen Erkrankung. Am 43. Krankheitstage Auftreten einer schmerzhaften *Schwellung des rechten Nebenhodens*,

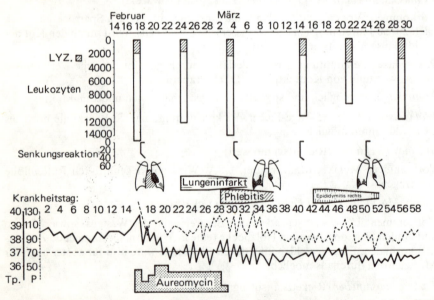

Abb. 124. *Typisches Q-fever mit Komplikationen* (Fall G.H., 44jähr. Mann): Akute Erkrankung mit Abgeschlagenheit, Gelenkschmerzen, Stirnkopfschmerzen und Temperaturen bis 39°. Teilweise Entfieberung auf **Aureomycin**®. Komplementtiter am 19. Tag 1:160 + + + +. Trotz der *Tetracyclinbehandlung* Auftreten einer *Phlebitis* mit *Lungeninfarkt*, am 43. Tage *Epididymitis* rechts. Typisch ist in diesem Falle das späte Auftreten der Epididymitis mit erneutem Fieberanstieg (in zwei anderen Fällen am 26. und 28. Tage).

die sich innerhalb einer Woche allmählich zurückbildet. Subfebrile Temperaturen s. Kurve. Tierversuch auf Tbc mit dem Gesamturin fiel negativ aus, alle Untersuchungen auf Go. negativ. Die Myokardschädigung bildete sich nach Abklingen des Lungeninfarktes allmählich zurück. Entlassung am 58. Krankheitstage in gebessertem Allgemeinzustand, SR noch erhöht auf 27 mm, keine Zeichen der Phlebitis mehr, Nebenhoden noch etwas vergrößert, aber nicht mehr schmerzhaft.

Therapie der Rickettsiosen: Sprechen sowohl auf *Tetracycline* wie auf *Thiamphenicol* an. *Therapie der Wahl* heute z. B. *Tetracyclin* p.o. 2 g tägl. (alle 6 Std. 0,5 g) bis zum Fieberabfall, dann noch 3 Tage Erhaltungsdosis von tägl. 1 g. Beim *Typhus exanthematicus* entfiebern die Patienten gewöhnlich innerhalb drei Tagen, die Behandlung sollte aber unbedingt während 3 Wochen weitergeführt werden, um Rückfälle zu vermeiden.

Ornithose (Psittakose)

Ist heute in Europa sehr verbreitet und wurde ursprünglich durch Papageien und Wellensittiche eingeschleppt. Die erste Beobachtung beim Menschen stammt von dem Schweizer J. RITTER (1879). Das Virus (Miyagawanella psittacii) ist heute aber auch

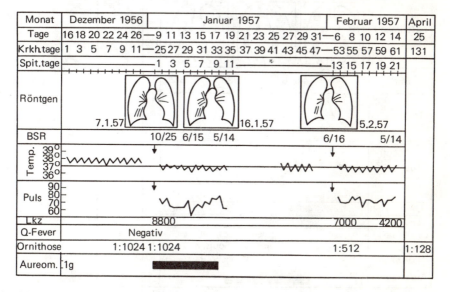

Abb. 125. *Sogenannte atypische grippöse Form der Ornithose* (*Psittakose*). (K. L., 43jähr. Frau, KG 81053/57): Erkrankt mit starken bitemporalen Kopfschmerzen, Rückenschmerzen und Katarrh der oberen Luftwege. Temperatur zwischen 37,3–38 °C. Nach 10 Tagen allmähliches Nachlassen der subjektiven Beschwerden. Patientin erholt sich aber nie völlig, es kommt zu Anstrengungsdyspnoe, weiteren subfebrilen Temperaturen und auffallender Müdigkeit. Im Röntgenbild vermehrte Hiluszeichnung rechts. Komplementbindungsreaktion 1:1024, sinkt nach Abheilung auf 1:128. Im Gegensatz zu anderen Fällen war die Senkung hier praktisch nicht erhöht.

Ornithose

bei Hühnern, Enten, Tauben, Fasanen, Kanarienvögeln, Finken, Spatzen usw. verbreitet und wird von diesen Vögeln direkt oder durch Kot und Urin auf den Menschen übertragen (Lit. siehe meine Mitarbeiter MEYER und GENEWEIN: Helv. med. Acta 24 [1957] 427). Klinisch muß man die atypische, aber wahrscheinlich häufigere *chronische, subfebrile „grippöse" Form* mit einer sich über lange Zeit hinziehenden *chronischen Bronchitis*, hoher Senkung und evtl. positivem Wassermann (früheres WaR-pos. Lg.-Infiltrat von HEGGLIN (Schweiz. med. Wschr. 22 [1941] 578), s. Abb. 125) von dem *akuten pneumonischen Typus* (s. Abb. 126) unterscheiden.

Diagnose: Diese kann durch den *Anstieg des Komplementtiters* (mindestens 2 Titerstufen; steigt erst ungefähr vom 10. Tage an deutlich an) gesichert werden (Einsenden von 10 ml Nativblut). Schwieriger ist der Virusnachweis (Maus). Klinisch muß man vor allem bei einer atypisch verlaufenden Pneumonie (*Penicillin*-Resistenz, fehlende Leukozytose und evtl. Bradykardie) an diese Erkrankung denken.

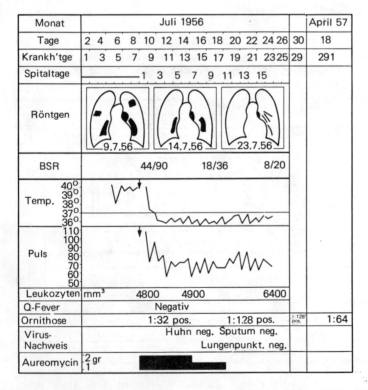

Abb. 126. *Typische pneumonische Form der Ornithose* (A.M., 30jähr. Mann, KG 78754/56): Patient ist im Nebenberuf Züchter von Wellensittichen und erkrankte akut mit bandförmigen Kopfschmerzen, Frösteln, zu dem sich nach 3 Tagen Reizhusten und Temperaturen bis zu 40,2° gesellten. Leichter Meningismus. Einweisung am 8. Krankheitstage, pneumonische Befunde beiderseits. Prompte Entfieberung auf **Aureomycin**®. Komplementtiteranstieg von 1:32 auf 1:128. Ohne Behandlung mit *Tetracyclinpräparaten* erfolgt die Entfieberung spontan erst am 12. bis 13. Tage.

Therapie: Die Mittel der Wahl sind die Antibiotika der *Tetracyclingruppe*, d. h. z. B. *Tetracyclinhydrochlorid* (**Achromycin**®) oder *Chlortetracylin* (**Aureomycin**®), beginnend mit 2 g und dann nach Entfieberung noch 1 g weiter während 5–6 Tagen. Ein typischer Fall ist in Abb. 126 dargestellt.

Variola (Pocken)

Wird durch ein relativ großes Virus hervorgerufen. Inkubationszeit 12–13 Tage. *Mortalität* bei Ungeimpften noch immer über 50%! Deshalb ist eine systematische *Impfung*, wie die aus Indien, usw., wiederholt durch Flugzeuge (London, Düsseldorf), ferner durch Schiffe (Stockholm usw.) eingeschleppten Epidemien 1961, 1963 und 1972 (Jugoslawien) erneut eindrücklich gezeigt haben, heute *unbedingt nötig!*

Diagnose: Das klinische Bild und der Verlauf sind die wichtigsten Kriterien, da die Labordiagnose Zeit braucht und evtl. im Stich läßt. Die Hautläsionen treten akut auf und zeigen von der Makula bis zur Entwicklung der Papula und Vesikula ganz bestimmte Zeitabläufe (2–3 Tage). Der Ausschlag beginnt am oberen Teil des Körpers und schreitet nach unten fort. Haarboden und Gesicht sind fast regelmäßig befallen. *Sicherung der Diagnose* durch Untersuchung des Blasen- und Pustelinhaltes auf das Virus, Überimpfung auf Hühnerembryo; Komplement-Fixations- und Präzipitationstest können bei Geimpften evtl. täuschen.

Prophylaxe: Vakzination; auch im Inkubationsstadium noch möglich, doch nur in den ersten Tagen. Cave Vakzination bei Patienten mit einem Gammaglobulinmangelsyndrom! Wir sahen dadurch bei einem auswärts geimpften Patienten mit *chronisch lymphatischer Leukämie* eine über Handbreite bis auf den Humerus reichende schwere Nekrose und hämatogene Dissemination in Schleimhäuten und Lunge. Kontraindiziert ist die Vakzination auch bei *Gravidität*, außer bei Lebensgefahr, da es zu Abort oder Mißbildungen kommen kann. *Cave bei diss. Ekzem!*

Vakzinationsmodus: Primäre Impfung: am besten alle Kinder zwischen 1–3 Jahren, Erwachsene nur vom 17. Jahr an. Kinder zwischen 3 und 17 Iahren sollten einer primären Impfung nur unterzogen werden, wenn dies unbedingt nötig ist, da hier die Gefahr der Vakzinations-Enzephalitis am größten ist. Muß man sie z. B. in Epidemiezeiten doch einer primären Vakzination unterziehen, so gibt man am besten vorher die *abgetötete Vakzine*, 1–1,5 ml subkutan (z. B. **Vaccine Antigen**) [Behringwerke] und erst nach 14 Tagen die kutane Impfung mit der lebenden Vakzine. Oder was auch einen ziemlich sicheren Schutz gewährleistet: *man spritzt, wenn die Situation rasches Handeln verlangt, am Tage der Impfung 1 ml hyperimmunes spezif. Gammaglobulin i.m.,* z. B. **Vacuman Berna**® [Schweiz. Serum-Inst., Bern] Dies gilt auch für Fälle mit langem Impfintervall.

Revakzination: Die Vakzination schützt nur für ca. 3 Jahre, es muß daher bei gefährdeten Personen (Flugreisen, Spitalpersonal etc.) alle 3 Jahre revakziniert werden. Dadurch verhütet man auch unangenehme Impfreaktion.

Die flüssige Vakzine darf für die Revakzination nicht mehr benützt werden. Das Ausbleiben einer Reaktion nach der Revakzination mit flüssigem Impfstoff beruht auf der großen Temperaturempfindlichkeit dieses Impfstoffes. Für die *Revakzination* ist deshalb nur der *trockene, lyophilisierte Impfstoff* zu verwenden. Nur dieser Impfstoff hat eine konstante Viruskonzentration. Nach einem 3- oder mehrjährigen Impfintervall gibt er in 90% eine positive Reaktion, die den Impfling wieder für ca. 3 Jahre schützt.

Tritt vor dem 4. Tage nach der Impfung nur ein Knötchen auf, so muß die Impfung nach dem 7. Tag wiederholt werden, da dann nur eine allergische Reaktion vorliegt. Die Impfung mit dem lyophilisierten Impfstoff ist etwas komplizierter, da der pulverförmige Impfstoff zuerst mit dem mitgelieferten Lösungsmittel aufgelöst werden muß. Dieser Impfstoff ist auch teurer. Es hat aber gar keinen Sinn, *scheinbare Revakzinationen* durchzuführen.

Therapie bei überstarken Vakzinationsreaktionen: Neben den *Kortikosteroiden* (nur mit Antibiotikaabschirmung: *Methicillin* oder *Cloxacillin*, da Staphylokokken!) kleine Dosen **Butazolidin**® (3× 200 mg tägl.). Bei *Impfenzephalitis Kortikosteroide* (siehe Masernenzephalitis) plus hohe Dosen hyperimmunes, d. h. *spezifisches Gammaglobulin* (s. o.). **Vacuman Berna**®.

Spezifische Virus-Chemotherapie: *Cytosin-Arabinosid* (**Alexan**®) ergibt nach vorläufigen Mitteilungen (M. S. Hossain u. Mitarb.: Lancet 1972/II, 1230) bei den D.N.A. Virusinfektionen Herpes Zoster, Varicellen und Variola gute Resultate. *Dosierung*: i.m. oder i.v. oder als s.c. Infusion 60 mg/m² /Tag über 2 Tage, dann $^1/_2$ der Dosis für weitere 2 Tage. Selbst sahen wir einen sehr schönen Erfolg bei einer sehr schweren Varizellen-Pneumonie, s. u. Abb. 127 u. 128.

Chemotherapie der Variola-Mischinfektion: Verhütung schwerer Superinfekte durch eine kombinierte Abschirmung mit *Methicillin* (**Celbenin**®, **Cinopenil**® usw.) alle 6 Stunden 1 g plus *Erythromycin* 4× 250 mg tägl., dazu kleine Dosen ($^1/_2$ mg/kg) *Prednisolon*, was die Prognose deutlich verbessert. Ob sich das „virusspezifische" *Metisazone*, **Marboran**® [Wellcome], das in Indien gewisse Erfolge zeigte, bewähren wird, muß noch abgewartet werden.

Varizellen (Windpocken)

Der Erreger ist ein Virus, das dem des Herpes zoster nahesteht oder evtl. mit ihm identisch ist.

Inkubationszeit: Rund 15 Tage. Eine Immunisierung ist bis jetzt nicht sicher gelungen.

Verlauf: Gewöhnlich gutartig, in seltenen Fällen kommt es zu gangränösen Bläschen oder eitrigen Sekundärinfektionen. Gefürchtet und lebensgefährlich ist die schwere virusbedingte, meistens doppelseitige Varizellenpneumonie (interstitielle Form), s. Abb. 127 und Abb. 128.

Komplikationen: Pneumonie, Meningitis, Meningoenzephalitis (siehe Abb. 129), Otitis, Nephritis, Orchitis, selten eine Osteomyelitis.

Therapie:

a) Chemotherapie: *Cytosin-Arabinosid*, **Alexan**®, wirkt hier spezifisch, es bleibt aber für die schwer toxischen Fälle (nekrotisierende Form) und für die interstitielle Pneu-

Varizellen

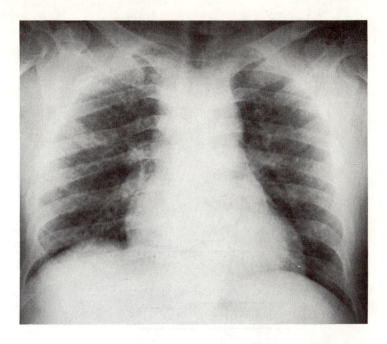

Abb. 127. Interstitielle Varizellen-Pneumonie (43jähr. Italiener, KG 68822/604/73): Der Mann wurde von seinem Kind angesteckt und durch die schwere nekrotisierende Form bestand zuerst Verdacht auf eine echte Variola, die durch das Fehlen der Effloreszenzen in den Hand- und Fußflächen, ferner durch die schubweise aufgetretenen Blasen und den negativen Nachweis im Blaseninhalt (Prof. H. LÖFFLER, Basel) ausgeschlossen werden konnte. Der Patient war soporös und schwebte anfänglich in akuter Lebensgefahr. Auf Cytosinarabinosid Besserung innerhalb 3 Tagen, Entfieberung am 4. Behandlungstag und Entlassung nach 14 Tagen.

monie reserviert. So war es in dem folgenden Falle (Abb. 127 und 128) lebensrettend. Dosierung s. o. bei *Variola*. (Lit.: PIERCE L. E., R. B. JENKINS: Lancet 1973/I, 21–24; HOSSAIN u. Mitarb.: Lancet 1972/II, 1230.) Gegen die *Sekundärinfektionen: Tetracycline* sowie *Thiamphenicol, Streptomycin* oder **Sigmamycin**®.

b) Cave *Kortikosteroide*, die evtl. das Krankheitsbild aktivieren können. Sehr wesentlich sind sie aber bei der Behandlung der *Enzephalitis* (s. o.), die ja auf einer Antigen-Antikörperreaktion beruht (s. Abb. 129), am besten **Synacthen**®. Auch hier hat sich das *Cytosin-Arabinosid* neuerdings bewährt.

Coxsackie-Viren

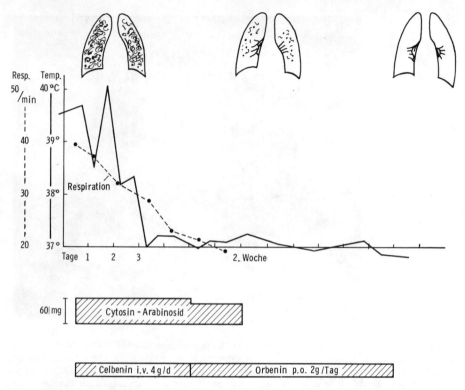

Abb. 128. Sehr *schwere nekrotisierende Varizellen* bei 43jähr. Italiener mit *interstitieller Varizellen-Pneumonie*. Der deletäre Zustand des Patienten besserte sich deutlich unter der Therapie mit *Cytosin-arabinosid* (**Alexan®**). Vgl. das zugehörige Thoraxröntgenbild Abb. 127!

Herpes zoster (s. S. 359)

Coxsackie-Virus

Vorwiegend Gruppe B, evtl. Gruppe A, sehr viele Untergruppen. Nachweis in Stuhl, Liquor, seltener im Blut. Nach 14 Tagen evtl. Antikörper im Blut durch positive Komplementbindungsreaktion nachweisbar.

1. Bei Kindern vor allem *Herpangina* (zahlreiche Bläschen im Rachen),
2. beim Erwachsenen *Myalgien* (Bornholm), *Pleurodynie*, *Meningitis serosa* mit Fieber, evtl. *Myokarditis* und *Perikarditis*, siehe *Herzkapitel*, S. 146.

Therapie: Symptomatisch, Analgetika (z. B. *Novaminsulfon*, **Novalgin®** i.v.), keine spezifische Therapie bekannt. In einigen Fällen von Pleurodynie erschien uns die Wirkung der *Cortisonpräparate* einen günstigen Einfluß auf die subjektiven Symptome auszuüben.

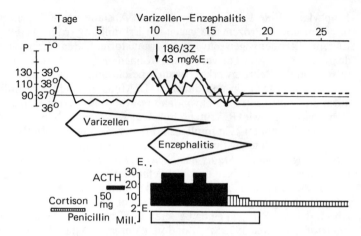

Abb. 129. *Varizellenenzephalitis* (10jähr. Knabe, KG 72087/54): 10 Tage nach Beginn der Erkrankung Eintritt mit Fieber bis 39°, Puls 120, schwer soporös. Mäßiger Meningismus. Totale Fazialisparese links, fehlende PSR und ASR, Babinski bds. vorhanden. Liquor: 186/3 Zellen, davon 39% Mononukleäre. Nonne und Pandy pos. Ges.-Eiw. 43 mg%. Liquorzucker 77 mg%. ACTH während 7, *Cortison* während 14 Tagen, siehe Kurve. Bleibt 5 Tage tief komatös, beginnt dann erstmals zu sprechen. Zurückgehen aller neurologischen Zeichen bis auf die zentrale Fazialisparese, die bestehenbleibt. Solche Fälle verliefen vor der *Kortikosteroidära* oft tödlich.

Virus-Pneumonien

Ätiologisch noch ungeklärte, siehe Thoraxkapitel, S. 204.

Grippe (Influenza)

Der Erreger ist ein Virus, das in verschiedenen Stämmen, z. B. A und B, vorkommt und bei der letzten Pandemie von 1957 als ein in bezug auf seine antigenen Eigenschaften differenter A-Stamm „*Typus Singapore*" auftrat. Noch nicht geklärt ist die Rolle des Haemophilus influenzae, der meistens das Grippevirus begleitet. Vielleicht tritt eine Erkrankung erst auf, wenn beide Erreger zusammenwirken. Jede Grippepandemie, die sich bisher in Abständen von 30–40 Jahren fast über die ganze Welt ausbreitete, ist dadurch gekennzeichnet, daß die Virulenz der Erreger der Epidemie im Verlaufe allmählich oder plötzlich zunimmt. So entfallen die schweren und tödlich verlaufenden Fälle gewöhnlich auf den absteigenden Ast einer Epidemie oder auf eine zweite und bösartigere Welle. Neu ist der A-„„*Typus Hongkong*" (1968), der meist gutartig verläuft, aber evtl. mit Durchfällen und Neuritiden einhergeht (Typus A_2, und die 1972/73 aufgetretene Variante A_2 „*London*"), und eine auffallende Müdigkeit hinterläßt.

Influenza

Prophylaxe: Eine 1–2-*malige Impfung* im Abstand von 8 Tagen mit je 0,5 ml schützt in einem hohen Prozentsatz gegen die Erkrankung (cave bei Empfindlichkeit gegen Eiereiweiß!) oder gegen schwerere Verlaufsform. Selten wird man den Impfstoff gegen den spezifischen Stamm verwenden können; man muß sich auf die Misch-Vakzine (z. B. [Lilly], [Behringwerke], [Asta]) beschränken. Der Impfschutz tritt erst nach ungefähr 14 Tagen ein und dauert 6–12 Monate. Wichtig ist in Pandemiezeiten vor allem die Impfung des Spitalpersonals (s. Abb. 130), ferner evtl. besonders gefährdeter Gemeinschaften wie Rekrutenschulen usw. Wesentlich ist die sofortige Absonderung der Erkrankten. Zu impfen sind ferner vor allem die in bezug auf ihre Lungenfunktion besonders gefährdeten Individuen, wie schwere *Silikosen*, schwere *Asthmatiker*, *Lungen-Boeck*, *Status nach Pneumektomien* usw., da hier die pneumonischen Komplikationen häufiger und viel gefährlicher sind, ebenso bei *Mitralstenosen*. Bei *chronischen lymphatischen Leukosen* mit symptomatischer Agammaglobulinämie sollte jeden Herbst geimpft werden. Hier erreicht man durch die dreimalige Impfung im Abstand von je 8 Tagen einen besseren Impfschutz. Bei Typus Hongkong spezifischer Impfstoff: A_2. Neu 1972: A_2 London. (**Alorbat®** [Asta], Vertr. Ritter, Zürich)

Adamantanamin-hydrochlorid = **Symmetrel®** [Geigy-Ciba], **Virofral®** [Boehringer Mannheim] eine antiviral gegen A, A-1, A-2 (Asia), C und Parainfluenza aber nicht gegen B wirksame Substanz scheint sich zur Prophylaxe zu bewähren, doch müssen weitere Untersuchungen abgewartet werden. Hemmt das Eindringen der Viren in die Zellen.

Dosierung: **Erwachsene** morgens und mittags vor der Mahlzeit 1 Kapsel à 100 mg oder 2 Teelöffel des Sirups (10 mg/ml). Wenn eine rasche Wirkung erwünscht ist, Beginn mit 200 mg (= 2 Kapseln). *Kinder*: 1.–9. Lebensjahr morgens und mittags 3 mg/kg vor der Mahlzeit, doch nicht über 150 mg Totaldosis täglich (1 Teelöffel Sirup = 50 mg, $^1/_2$ = 25 mg). Vom 9. Jahr an morgens und mittags je 2 Teelöffel Sirup (100 mg) oder 1 Kapsel (100 mg).

Nebenerscheinungen: Magenbeschwerden; Schwindel; Benommenheit. Die letzten beiden Symptome treten u. a. bei älteren Leuten auf. Cave bei Schwangerschaft.

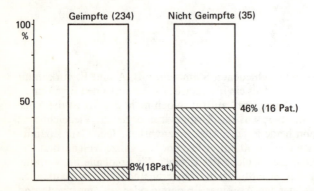

Abb. 130. Anzahl der Grippeerkrankungen 1957/1958 der Geimpften und Nichtgeimpften des Spitalpersonals (Bürgerspital Solothurn). Unter den Nichtgeimpften erkrankten praktisch die Hälfte, unter den Geimpften nur 8%. Wesentlich ist die frühzeitige und zweimalige Impfung.

Therapie der unkomplizierten Grippe

Die Behandlung der unkomplizierten Form ist allgemein bekannt und bedarf keiner besonderen Erwähnung. Bei allzu hohem Fieber gibt man etwas *Acidum acetylosalicylicum* (**Aspirin**®) oder *Calcium acetylosalicylicum* (**Alcacyl**®), 0,5 g, sowie reichlich Flüssigkeit als Tee oder Zitronensaft. Bekämpfung des sehr starken Hustenreizes siehe Pneumonie, S. 198. Die Kranken entfiebern in der Regel innerhalb 3, seltener innerhalb 5–6 Tagen. Wichtig ist es, daß die Patienten zwei fieberfreie Tage (mit Ausnahme ältere Leute, die man besser schon am ersten fieberfreien Tag heraussetzt) im Bett verbleiben und auf keinen Fall schon in der initialen Virusphase mit Antibiotika behandelt werden, um das Auftreten von resistenten Stämmen zu vermeiden. Eine Ausnahme bilden nur diejenigen Fälle, bei denen sich schon innerhalb der ersten 24 oder 48 Stunden die gefürchtete Superinfektion mit *Staphylococcus aureus* einstellt, d. h die unten besprochenen Laryngo-Tracheo-Bronchiolitis-Fälle mit schwerem toxischem Bild und rasch sich entwickelnder Dyspnoe, Zyanose und exspiratorischem Stridor, ferner eventuelle pneumonische Frühkomplikationen. *Verdächtig ist in beiden Fällen das Ansteigen des Pulses und der Respiration, die sonst bei der unkomplizierten Grippe in der Regel nicht wesentlich verändert sind.* Von verschiedenen Seiten (American Medical Association und British Medical Association) wird auch hervorgehoben, daß *normale Grippefälle* auf keinen Fall hospitalisiert werden sollten. Gerade in den Spitälern bilden Superinfektionen mit resistenten Staphylokokken heute eine besondere Gefahr. Aus dem gleichen Grunde sollte es auch vermieden werden, Grippepatienten in großen Sälen (z. B. in Rekrutenschulen) gemeinsam zu behandeln, da sich hier die Gefahr der gegenseitigen Superinfektion mit Staphylokokken wesentlich erhöht. Gripperezidive sind häufig. Die Rekonvaleszenz zieht sich bei auffallender Müdigkeit und Resistenzschwäche evtl. sehr in die Länge, und die Arbeitsaufnahme sollte nicht zu früh erfolgen.

Therapie der Grippekomplikationen

Die Hauptgefahr besteht im Auftreten der Komplikationen a, b und c. Ein prognostisch ernstes Zeichen sind schwere Leukopenien und eine Hämoptoe.

Die hauptsächlichsten Grippekomplikationen

a) *Hämorrhagische oder fibrinöse Laryngo-Tracheo-Bronchiolitis* (evtl. mit Krupp). Am häufigsten Staphylococcus aureus, evtl. Mischinfektion.

b) *Multiple, nekrotisierende, hämorrhagische Bronchopneumonien* (evtl. mit Hämoptoe).

c) *Lobäre Pneumonien* (häufig Pneumokokken, evtl. Staphylo- oder andere -kokken).

d) *Lungenabszesse und Empyeme* (häufig Mischinfektionen).

e) *Toxischer Kreislaufkollaps* (häufig durch Staphylokokkentoxine).

f) *Myokarditis* (evtl. durch Grippevirus selbst), vor allem 2. und 3. Woche.

g) *Sinusitiden* (häufig durch Staphylo- oder andere -kokken).

h) *Neuralgien.*

Das Grippevirus zerstört das schützende Flimmerepithel des Respirationstraktes und wirkt so als Schrittmacher für die Superinfektion mit allen möglichen pathogenen Erregern, unter denen die Staphylokokken im Vordergrund stehen und durch ihre

Grippe-Komplikationen

Ferment- und Toxineinwirkung eine *hämorrhagische, fibrinöse Exsudation* auslösen. Besonders gefährlich wirken sich deshalb die heute zu 50% gegen Penicillin und in 17% gegen Tetracycline resistenten Superinfektionen mit „Spital"-Staphylokokken aus.

Schwere, zum Teil tödliche Kreislaufkollapsanfälle kamen vor allem 1918 und vereinzelt bei den späteren kleinen Epidemien vor, ebenso *Frühtodesfälle* (innerhalb den ersten 24 Std.) *unter dem Bilde eines entzündlichen hämorrhagischen Lungenödems,* das manchmal geradezu an eine Hämoptoe erinnert. Heute wissen wir, daß diese Kollapstodesfälle, ferner die hämorrhagischen Lungenkomplikationen sowie die perakuten schweren fibrinösen Tracheobronchiolitiden und schwersten toxischen Pneumonien häufig durch die Superinfektionen mit den gefährlichen Staphylokokken (Staphylococcus aureus) bedingt sind und seltener primär durch die toxische Wirkung des Grippevirus.

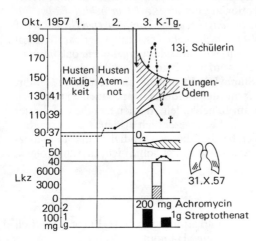

Abb. 131. *Tödl. membr. Grippe-Tracheo-Bronchiolitis* (K. K., 13jähr. Mädchen, KG 84773/57): Dieser Fall zeigt, wie bei schweren Staphylokokkensuperinfektionen oder bei ausgesprochen schweren Grippevirusfällen die Erkrankung manchmal so rasch verläuft, daß man mit den therapeutischen Maßnahmen nicht rechtzeitig genug einzugreifen vermag. Zum Glück sind diese Fälle aber relativ selten.

Perakute Laryngo-Tracheo-Bronchiolitis

(Primäre Viruspneumonie oder Superinfektion z. B. mit Staphylococcus aureus haemolyticus)

Kann als Frühkomplikation trotz sofort einsetzender Behandlung schon in den ersten 12 Std. der Grippeerkrankung zum Tode führen, häufiger tritt sie als Spätkomplikation am 2. oder 3. Tag der Erkrankung auf (s. Abb. 131). *Man erkennt sie sofort an der schweren Zyanose und exspiratorischen Dyspnoe des Patienten* ($R\ 40-70$) *bei gleichzeitigem Einsetzen von Lungenblähungen* und diffusem Auftreten von feinblasigen, feuchten Rg über der ganzen Lunge, am *starken Pulsanstieg* (140–160) und anfänglich am evtl. durch den O_2-Mangel bedingten *Blutdruckanstieg,* dem bald ein schwerer Kollaps folgt (s. Abb. 132).

Grippepneumonien

Können als *Frühkomplikation* (*Virus*) oder als *Superinfekt* durch verschiedene Kokken (häufig Staphylococcus aureus haemol.) fleckförmig oder lobulär und lobär auftreten (Abb. 133) und neigen sehr zu Nekrosen und Abszeßbildungen.

A. *Antibiotika*: Am besten haben sich nach unseren Erfahrungen (1957, 1966, 1971, 1973) *Dreierkombinationen* zusammen mit *Kortikosteroiden* bewährt. *Penicillin ist kontraindiziert und erhöht die Gefahr der Staphylokokken-Superinfektion!*

1. **Nicht bedrohliche Fälle:** Ein *Tetracyclinderivat* (**Vibramycin®**, **Minocin®**, **Klinomycin®**) plus *Thiamphenicol* (**Urfamycin®**) plus *Novobiocin* (**Albamycin®**). Sobald der Patient entfiebert, ersetzt man das Thiamphenicol mit einem *Sulfonamid*. Bei Kindern gibt man die Antibiotika als Sirup, z. B. **Minocin-Sirup®** (**Klinomycin®-Sirup**) und **Urfamycin-Sirup®**. Immer mit *Kortikosteroiden* kombinieren, s. u.

2. **Bedrohliche Fälle:** Da hier evtl. eine lebensgefährliche Superinfektion mit Staphylokokken (s. oben) vorliegt, sofortiger Beginn mit *Methicillin*, z. B. **Cinopenil®**, **Celbenin®**, **Belfacillin®** alle 4 Std. 1 g i.m., nach Temperaturabfall alle 6 Std. weiter für 4–5 Tage. Gabe in *Dreier-Kombination*, d. h. *Methicillin* plus *Gentamicin*

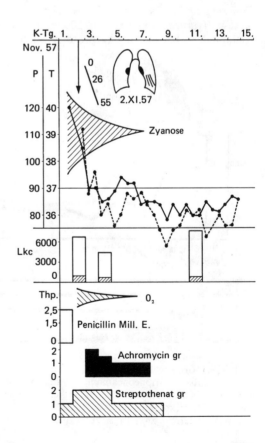

Abb. 132. *Schwere Grippebronchiolitis* (W. L., 36jähr. Hausfrau, KG 84797/57): Schwerste toxische Zyanose (Staphylococcus aureus), Leukopenie. Unter der Kombinationstherapie von **Achromycin®** und **Streptothenat®** sowie unter *Sauerstofftherapie* heilte die schwere fibrinöse Tracheobronchiolitis gut ab. Das vorher zu Hause verabreichte *Penicillin* war vollkommen wirkungslos gewesen.

Grippe-Komplikationen

(**Garamycin®**, **Refobacin®**), z. B. 2mal 80 mg tägl. plus *Thiamphenicol* (**Urfamycin®**) 1. Tag 3 g, dann 2 g weiter. Immer kombiniert mit *Kortikosteroiden*.

B. *Kortikosteroide*: Durch ihre zusätzliche Verabreichung gelingt es, die schweren toxischen Nebenwirkungen auf Nebenniere (Addisonismus) und Kreislauf weitgehend aufzuheben. So sah PLAZA DE LOS REYES (Lancet 1957/II, 278) in Santiago bei 365 schweren Grippenpneumonien ohne *Cortisonpräpate* eine Mortalität von 22%, während die kombiniert mit *Cortison* (100 mg) behandelten Fälle sich auffallend rasch besserten. Wir konnten diese Erfahrungen 1957 und 1972 voll bestätigen (Abb. 133).

Prednison: 1. Tag 1 mg/kg p.o., wobei initial sofort $^1/_2$ der Dosis gegeben wird. Kleinkinder 1–3 mg/kg pro die. In schweren Fällen als *Prednisolonphthalat* oder *-succinat* i.m. (**Ultracorten-H®**, **Solu-Dacortin®**, in Dtschl. **Solu-Decortin®**, usw., siehe Cortison-Kapitel) oder in die Infusion verteilt auf 3 Tagesdosen.

C. *Schockbekämpfung*: Gegen den hier vorliegenden toxisch bedingten schweren relativen Addisonismus sind die rasch wirkenden und hoch zu dosierenden Präparate *Hydrocortison* oder *Prednisolonsuccinat* besonders wichtig. Sie können vor allem bei den schweren, durch Superinfektionen mit Staphylokokken oder anderen Kokken (Strepto-, Pneumokokken) bedingten Schockzuständen evtl. lebensrettend wirken.

Dosierung und Präparate: Näheres siehe Cortisonkapitel, S. 473, und Schockkapitel, S. 154. *Hydrocortison* 100–150–200 mg i.v. oder *Prednisolonsuccinat* 75 mg i.v. Bei Kleinkindern bis zu 3 mg/kg pro die. Nach der Überwindung der toxischen Phase

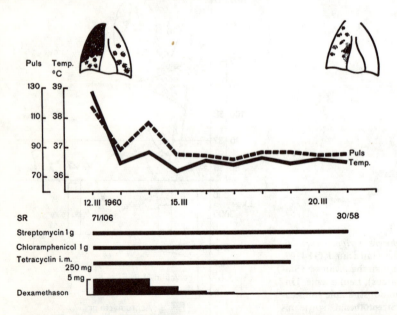

Abb. 133. *Grippepneumonie* (F.W., 38jähr. Frau, KG 96739/60): Rasche Heilung einer schwer toxischen lobären Grippepneumonie mit multiplen, beiderseits bronchopneumonischen Herden. Der anfänglich toxische Zustand bildet sich unter *Kortikosteroiden* (*Dexamethason*) zusammen mit einer Dreierkombination von *Breitspektrum-Antibiotika*, wie sie in diesen Fällen zu empfehlen ist, innerhalb zwei Tagen zurück. Die Lungeninfiltrate verschwinden nur langsam.

wieder allmählich abbauen. Diese Präparate dürfen aber immer nur kombiniert mit den Antibiotika gegeben werden.

D. *Bei Blutdruckabfall:* *Noradrenalin-* oder *Angiotensin-Infusion* (siehe Schock-Kapitel, S. 152). Draußen in der Praxis Versuch mit *Metaraminol,* **Aramin**®.

Cave zu viel oder zu rasche i.v. Infusion von Flüssigkeit im Hinblick auf die hier besonders große Gefahr des Lungenödems! (Pulmonaler Überdruck.)

E. *O₂-Inhalationen:* Gegebenenfalls mit Überdruckbeatmung. Die Patienten sind eventuell von der O₂-Zufuhr so abhängig, daß schon beim Wechseln der Flaschen Bewußtlosigkeit auftreten kann! Also Reserveflasche bereitstellen und periodische Kontrolle. Die Überwachung dieser Patienten verlangt ein gut aufeinander eingespieltes Team und eine enge Zusammenarbeit mit dem Anästhesisten. Kontrolle der CO₂- und O₂-Werte im Blut. (Verlegung auf Intensivpflege-Station).

F. *Prophylaktische Tracheotomie:* In bedrohlichen Fällen sowie bei allen Patienten mit schwerer exspiratorischer Dyspnoe, ferner auch bei allen Verdachtsfällen von Larynxödem. Diese Maßnahme kann lebensrettend wirken durch Vermeidung eines sonst eventuell tödlichen Krupp oder durch das wiederholte Absaugen der Fibrinmassen und des Sekretes (Tracheal- und Bronchialtoilette).

G. *Netzmittel:* Wirken günstig, s. **Tacholiquin**®- (**Alevaire**®-) Inhalationen, S. 206.

H. *Trypsin-Inhalationen:* Bei schweren Fällen **Trypure**® [Novo] evtl. 1–2× tägl. mit 2 ml = 10 mg als Aerosol-Inhalation, um die Ablösung der fibrinösen Ausgüsse zu erleichtern.

Übrige Komplikationen

Empyem, Lungenabszeß, Myokarditis, eitrige Perikarditis, siehe die Therapie in den betreffenden Spezialkapiteln.

Wie uns die Epidemie im Spätherbst 1957 gezeigt hat, sind wir heute gegenüber den schweren Komplikationen der Grippe in einer viel besseren Ausgangslage als 1918. Trotz den großen Fortschritten gelingt es aber auch jetzt beim Auftreten schwerer Superinfektionen der Atemwege, vor allem durch Staphylokokken, nicht, alle Fälle zu retten. *Es ist deshalb ein dringliches Erfordernis, daß der praktische Arzt seine Grippepatienten wachsam verfolgt und im Falle des Auftretens einer Lungenkomplikation sofort eingreift. Bei den schweren toxischen Fällen und vor allem beim Vorliegen einer schon vorbestehenden reduzierten Lungenreserve* (Asthma, Boeck, Silikose, Tuberkulose, schweres Emphysem, Lungenresektion, Herzfälle) *besteht Lebensgefahr, und solche Patienten sind besser sofort zu hospitalisieren* und prophylaktisch mit *Tetracyclinpräparaten* plus *Novobiocin* abzuschirmen. Derartige Fälle sollten zu Beginn der Epidemie deshalb geimpft werden.

Hepatitis A und B

Siehe Leberkapitel S. 275.

Parotitis epidemica

Der Mumps verläuft beim Kind im allgemeinen harmlos und hinterläßt eine langdauernde Immunität. Es ist wesentlich, daß gerade Knaben vor der Pubertät mit dieser Erkrankung in Kontakt kommen, da hier die Infektion nach der Pubertät in einem hohen Prozentsatz zur Orchitis führt, die, wenn sie beidseitig auftritt, eine dauernde Sterilität bewirkt. Gegen das Virus selbst gibt es noch kein wirksames Mittel. *Tetracycline* haben sich als vollkommen wirkungslos erwiesen.

Schutzimpfung: Mumps-Lebend Impfstoff von [Merck, Sharp & Dohme] ergibt nach den ersten Berichten bei 97% der 1mal geimpften Kinder einen zweijährigen Schutz. *Achtung bei Überempfindlichkeit auf Eiereiweiß*, Hühner, Hühnerfedern oder Neomycin. *Cave bei Gravidität.*

Komplikationen:

1. **Orchitis:** Dies ist weitaus die häufigste Komplikation und tritt nur nach der Pubertät in ca. $^1/_3$ der Fälle auf. Sie hinterläßt, wenn beidseitig auftretend, meistens eine Sterilität (Azoospermie).

    a) *Prophylaxe*: Bei geschlechtsreifen Männern gibt man sofort täglich 2 mg *Stilböstrol*, um die Spermiogenese abzustellen. Bei genügend frühzeitiger Verabreichung sollen auch *Gammaglobuline* (Dosierung siehe Masern) günstig wirken.

    b) *Bei Ausbruch einer Orchitis*: Hochlagerung, Eisbeutel. *Wichtig ist die sofortige kombinierte Anwendung von Stilböstrol und Kortikoiden! Stilböstrol* 5 mg i.m., um ein Übergreifen auf den anderen Hoden zu vermeiden, ferner *Prednison oder Prednisolon p.o.* 1 mg/kg pro die bis zum Abklingen der Schwellung, dann weiter $^1/_2$ mg/kg pro die bis zum 14. Tag, darauf jeden Tag um $^1/_2$ Tabl. abbauen.

    So kann nach unseren Erfahrungen in einem Teil der Fälle die Obliteration der Tubuli und damit die spätere Azoospermie verhütet werden. Evtl. mit *Gammaglobulin* (siehe oben) zu kombinieren.

2. **Enzephalitis:** Gleiche Therapie wie bei Masernenzephalitis (s. dort). Ein hoher Titer von z.B. 1:180 spricht für Parotitis, ein Titer von nur 1:20 für eine früher durchgemachte Parotitis und für eine andere Ätiologie der Enzephalitis.

Erythema exsudativum multiforme

Eine häufig durch Mykoplasma oder durch ein Virus, seltener medikamentös hervorgerufene, fieberhafte Erkrankung mit ausgedehnten anulären Hauteffloreszenzen, welche im Zentrum allmählich abheilen und an der Peripherie weiterschreiten. Klinisch zeigt die Erkrankung eine hohe Senkung, eventuell Eosinophilie und Leukozytose. Nicht so selten kann es ähnlich wie bei den Varizellen auch zu einer schweren Lungenbeteiligung kommen (s. Abb. 134), gelegentlich beobachtet man auch Gelenkschwellungen, ferner Schleimhautbeteiligung (Dermatitis pluriorific.).

Therapie:

1. *Kortikosteroide*: Die Mittel der Wahl sind heute *Cortisonderivate*, wobei man die hohe Dosierung (siehe Cortisonkapitel) wählt, z. B. *Prednison* 1 mg/kg pro die. Die Therapie darf nur langsam ausgeschlichen werden (siehe Abb. 134), da es sonst zu Rezidiven kommen kann. Im allgemeinen sollten die *Cortisonpräparate* nicht vor drei Wochen völlig abgesetzt werden.

2. *Antibiotikaabschirmung*: Diese ist sehr wichtig, weil sich sonst auf den offenen Hauteffloreszenzen, namentlich durch die Begünstigung der *Cortisonwirkung*, eine Superinfektion (vor allem mit Staphylokokken) einstellen kann. Es sind auch Fälle mit tödlichem Verlauf (Staphylokokkensepsis) beobachtet worden. *Erythromycin* plus *Novobiocin* je 2 g pro die. Kommt es bei evtl. Resistenz trotzdem zu einem schweren Infekt, dann Übergang auf *Methicillin* oder *Cloxacillin*, siehe Penicillinkapitel.

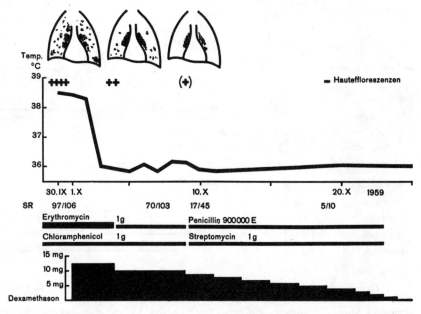

Abb. 134. *Erythema exsudativum multiforme mit Lungenbeteiligung* (M. H., 37jähr. Frau, KG 94384/59): Schweres Krankheitsbild mit ausgedehnten Hauteffloreszenzen und toxischem AZ. Unter *Kortikosteroiden* (*Dexamethason*) mit *Antibiotika*-Abschirmung tritt nach 72 Std. eine kritische Entfieberung ein. Die Hauteffloreszenzen blassen innerhalb 10 Tagen fast vollständig ab, wobei sich die Lungenveränderungen gleichzeitig ebenfalls zurückbilden. Die Senkung normalisiert sich rasch. Evtl. lag hier eine Mykoplasma-Infektion vor (s. dort).

Morbus Behçet

Eine sehr schwere und prognostisch wegen der möglichen Erblindung bisher meist ungünstig verlaufene Erkrankung, deren Genese noch unklar ist, aber am ehesten auf

M. Behçet

ein Virus bei besonderer Hyperergie des Organismus zurückzuführen ist. Klinisch zeigen sich bläschenförmige Schleimhaut- und Hautulzerationen sowie evtl. Gelenkschwellungen und eine schwere Uveitis sowie Neuritis der Nervi optici (s. Abb. 135 und 136).

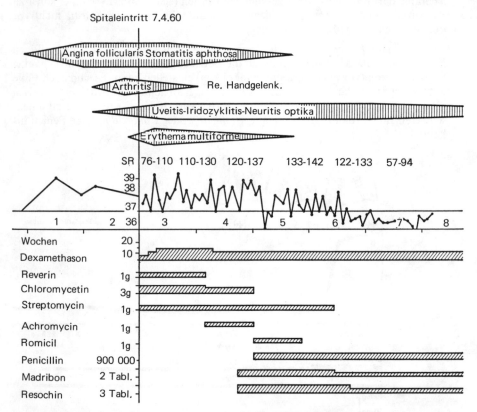

Abb. 135. *Morbus Behçet* (G. R., 25jähr. Frau, KG 97154/60): Deutliche Wirkung einer hochdosierten Behandlung mit *Dexamethason*. Erkrankte akut mit Angina und Fieber und Ulzerationen der Mundschleimhaut, Schwellung des Handgelenks, und dann mit einer schweren, zur völligen Erblindung führenden Uveitis und Neuritis des N. opticus sowie einem Erythema multiforme, z. T. mit Bläschenbildung. Man beachte auch die sehr hohe Senkung und die relative hohe Temperatur. Die Abschirmung wurde hier zur Verhütung von sekundären Infektionen (Staphylokokken) durch die Hautläsionen durchgeführt und nach Abklingen derselben abgesetzt. Nach 8 Wochen konnte die Patientin wieder grobe Schriften lesen und sich auf der Straße frei bewegen. Jede Reduktion der ED unter 30 mg *Prednison* oder der Versuch, es ganz abzusetzen, führte in den letzten 5 Jahren (1965) zu einem prompten schweren Rezidiv der Uveitis! 1968 schweres *Enzephalitis*-Rezidiv. Weitere Dauertherapie mit *Triamcinolon*. 1972 Exitus an einer Sepsis, ausgehend von Unterschenkelgeschwüren.

Therapeutisch konnten wir die sonst dauernde Erblindung in drei Fällen durch eine hochdosierte *Kortikosteroidtherapie* (*Dexamethason* 15 mg tägl. oder 75 mg *Prednison -olon* tägl.) wieder rückgängig machen. Nach Zurückgehen der Erscheinungen allmähliche Reduktion auf eine ED von nicht unter 30–40 mg *Prednison* während mindestens 8–12 Monaten. Zu Beginn, solange offene Hautläsionen bestehen, unbedingt zusätzliche *Antibiotikaabschirmung*, um eine Superinfektion (Staphylokokken) zu verhüten (s. Abb. 135), z. B. mit *Erythromycin* plus *Thiamphenicol* usw. Zusätzliche *Immunosuppression* ist ohne Effekt.

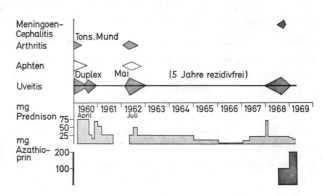

Abb. 136. *Morbus Behçet*, gleicher Fall wie in Abb. 135. Langzeitverlauf. Man beachte die sich wiederholenden Schübe der Uveitis und die typische Meningoenzephalitis mit Koma. Im Gegensatz zu früher ist aber diese Patientin dank der Dauertherapie nicht total erblindet.

Reitersches Syndrom

Klinisch charakterisiert durch Bevorzugung des männlichen Geschlechts (90%), leichte oder schwere Enteritis, nach ca. 14 Tagen Urethritis, meist Mono- oder Oligoarthritis, Konjunktivitis oder Uveitis, Hauterscheinungen, Balanitis und Tendenz zu Rückfällen. Die Pathogenese (Virus?) ist noch unklar.

Therapie: Spricht gut auf die *Kortikosteroidtherapie* an. Beginn mit der hohen Dosierung, siehe Cortisonkapitel, S. 473; oder tägl. 0,5 mg *Stilböstrol* p.o. für 3 Wochen.

Morbilli (Masern)

Eine Viruserkrankung, die auf die heutigen Antibiotika nicht anspricht. Die Inkubationszeit bis zum Erscheinen des Exanthems beträgt 14 Tage, bis zum Temperaturbeginn 9–11 Tage.

Schutzimpfung:

a) Mit einer *inaktivierten Vakzine* ([Lederle]-Lab., Pearl River, N. Y,). die in den USA schon in großen Serien mit Erfolg ausprobiert worden ist. Impfung kann schon im 3./4. Lebensmonat erfolgen, verteilt auf 3 Impfdosen im Abstand von je 1 Monat. Vakzine des Schweiz. Serum- und Impfinstitutes, Bern.

b) Mit der *abgeschwächten lebenden aktiven Vakzine*: Darf nicht vor dem 9. Lebensmonat durchgeführt werden, da es zu einer abgeschwächten Masernerkrankung kommt. Man gibt gleichzeitig an einer entfernten Injektionsstelle *Gammaglobulin*, um die Reaktion abzuschwächen oder führt 1–3 Monate vorher eine Impfung mit abgetöteter Vakzine durch. Präparat: **Moraten**® [S.I. Bern], **Masern-Lebend-Impfstoff** [Behringwerke], 0,5 ml s.c. oder i.m.

Therapie: Der Ausbruch oder der Verlauf einer schon begonnenen Erkrankung kann bei gefährdeten Personen durch Verabreichung von *Gammaglobulin* verhindert oder abgeschwächt werden. **Moruman Berna**®.

Dosierung: 0,2 ml pro kg Körpergewicht, i.m. Schutzdauer 2–3 Wochen.

a) *Komplikationen:* Otitis media, Bronchopneumonie, Bronchiolitis sind immer Superinfektionen. Abschirmung und Therapie wie bei Grippe, z.B. mit *Tetracyclin* plus *Erythromycin*. Bei Staphylokokkensuperinfektion evtl. eine Dréierkombination von *Methicillin*, *Ampicillin* und *Sulfonamiden* (kein *Streptomycin*, um Tbc nicht zu verschleiern!). Die *Enzephalitis* tritt meistens nach Ablauf der Erkrankung d.h. 6–7 Tage später, auf und ist wahrscheinlich wie bei anderen Virusenzephalitiden ein allergisches Phänomen.

Enzephalitistherapie: Sofort hohe Dosen *Prednison* oder *Prednisolon*. Erwachsene: 1 mg/kg pro die bis zum Eintreten der Besserung. (*Triamcinolon* $^1/_3$, *Dexamethason* $^1/_5$ dieser Dosis.) Im Falle von Nausea und Brechen besser parenteral als *Prednisolonsuccinat* oder *-phalat* i.v. in gleicher Dosierung. Näheres siehe Cortisonkapitel (siehe auch Abb. 129, Varizellenenzephalitis, S. 571). Bei *Kindern*: nicht unter 30 mg am 1. Tag. Bei Besserung langsamer Abbau und vorsichtiges Ausschleichen erst in der 2. Woche. Dazu evtl. *Gammaglobulin* i.m. 2–3 ml pro kg Körpergewicht innerhalb 24 Std. In sehr *schweren Fällen*: ACTH-*Tropfinfusion: Erwachsene:* 1. Tag 50 E, 2. Tag 40 E, 3. Tag 30 E. Weiter je nach Verlauf der Krankheit, nach Eintreten der Besserung Umstellung auf *Cortisonderivate* p.o. Bei *Kindern* 2 E pro kg pro die i.v. Dazu immer *Abschirmung* mit Antibiotika, z.B. *Penicillin* plus *Streptomycin*.

b) *Nachkrankheiten:* Gefährlich ist vor allem die Superinfektion mit *Tuberkulose*, da durch die Masern die Antikörper gegen Tbc vollkommen verschwinden (Negativwerden der Mantouxprobe, deshalb genaue Nachkontrolle bei Erwachsenen und Kindern). Weitere ernstere Komplikationen sind Superinfekte mit *Pertussis*, *Diphtherie* oder *Scharlach*. In allen diesen Fällen gebe man unbedingt *Gammaglobulin* und leite die entsprechende spezifische Therapie ein.

c) *Multiple Sklerose:* Wird heute als eine chronische Masernerkrankung aufgefaßt, siehe dort.

Mononucleosis (Drüsenfieber)

Siehe Kap. Blutkrankheiten, S. 64.

Rubeola

Die Inkubationszeit beträgt gewöhnlich 18 Tage. Bei Kindern verläuft die Krankheit gutartig, bei Erwachsenen evtl. schwer. Gefährlich ist vor allem die Erkrankung von

Schwangeren in den ersten 12 Schwangerschaftswochen, da dies in einem großen Teil zu Mißbildungen oder anderen schweren Schädigungen des Fötus führt (*Katarakt, Herzfehler, Taubheit*). Zu angeborenen Mißbildungen kommt es in den ersten beiden Monaten in ca. 40–80%.

Ein sicherer Schutz durch Gammaglobulin, Rekonvaleszentenserum usw. ist bis jetzt nicht erwiesen. *Impfung*: Gibt den besten Schutz.

Komplikationen: *Infektkarthritis*, oft dem Exanthem vorausgehend oder als Spätkomplikation, seltener *Angina, Bronchopneumonie, Otitis* und *Enzephalitis*.

Prophylaxe: Seit 1969 steht ein Lebendimpfstoff zur Verfügung. Es handelt sich um den abgeschwächten Virusstamm „Cendehill" aus Belgien, der auf Kaninchennieren gezüchtet wird. (Hersteller: „R.I.T.", Genval, B.), in der Schweiz unter dem Namen **Ervevax®** [Dr. Hirzel Zürich] erhältlich.

Empfohlen wird die individuelle Impfung nicht-schwangerer Frauen im gebärfähigen Alter und die systematische Impfung aller Mädchen zwischen 12 und 16 Jahren, die noch keine Rubeola durchgemacht haben.

Kontraindikation: *Gravidität*, da das Virus auch auf den Embryo übergeht.

Therapie: Rekonvaleszentenserum und Gammaglobulin sind für diese Fälle wirkungslos. Abschirmung mit *Antibiotika* wie bei den Masern, obschon hier meistens das Virus selbst für die Komplikation verantwortlich ist.

Enzephalitis (meist 5–8 Tage nach Rubeola): Gleiche Therapie wie bei der Varizellen- und Masernenzephalitis, siehe dort (*Kortikosteroide*!).

Mißbildungen: Eine Rubeola in den ersten 3 Schwangerschaftsmonaten ist zufolge der Häufigkeit der auftretenden Mißbildungen ein Grund zur Unterbrechung der Schwangerschaft. Prophylaktisch sollte man den Rubeolakontakt von Mädchen möglichst fördern, damit die Erkrankung nicht später während der Schwangerschaft auftritt. Hier empfiehlt sich die alte Familienregel, bei Erkrankungen eines Kindes gleich alle Kinder zusammen ins gleiche Bett zu legen! Ferner sind Schließungen der Schulen usw. zu vermeiden, um die Kontaktkette nicht künstlich zu unterbrechen.

Poliomyelitis acuta epidemica

Seit der allgemeinen Durchführung der *oralen Impfung* sind in der Schweiz und auch in anderen durchgeimpften Ländern Erkrankungen nur noch bei ungenügend und nicht Geimpften gesehen worden.

Erreger: Virus vom Typ I, II oder III. Bei uns in der Schweiz III selten, I häufiger.

Nachweis: a) *Blut*: Neutralisationstest, b) *Stuhl*: Erregernachweis, c) *Liquor*: Versuch des Erregernachweises (immer Angabe der Zellzahl des Liquors).

Nach 14 Tagen a–b wiederholen.

Beweisend für eine Polioinfektion sind, sofern das klinische Bild im Stich läßt:

1. Titeranstieg im Neutralisationstest um mindestens das Vierfache.

2. Meningitis serosa und positiver Erregernachweis im Stuhl.

3. Positiver Erregernachweis im Liquor.

Die Komplementbindungsreaktion hat nur dann einen Sinn, wenn abgeklärt werden soll, ob die betreffende Person durch eine evtl. frühere stille Feiung oder als Folge einer Polioimpfung Antikörper gegen einen der drei Poliostämme aufweist. Die Resultate der Komplementbindungsreaktion sind aber nur in ca. 80% verwertbar.

Inkubation: Wahrscheinlich 5–7 Tage bis zum Beginn der febrilen Phase, bis zur Lähmungsphase ca. 8–14 Tage.

Prophylaxe: Die aktive Impfung ist wohl einer der größten Fortschritte der letzten Jahre, denn sie ermöglicht, die Morbidität praktisch zu eliminieren. Sie wird grundsätzlich mit abgeschwächten lebenden Polioviren nach KOPROWSKI (Excerpta med. Internat. Congress Series Kopenhagen 27 [1960] 76) und SABIN (J. Amer. med. Ass. 171 [1959] 863; Live Poliovirus vaccines, Washington 1960) durchgeführt.

Durch die zunehmende *Hygiene* und die stets mehr verhinderte frühere Schmierinfektion im Kleinkindesalter hatte sich die Erkrankung vor der Impfära immer mehr auf das *Erwachsenenalter* verschoben. Früher machten die meisten Menschen als Säugling oder Kleinkind die Infektion durch und erkrankten in dieser Lebensphase nur selten mit Lähmungen, da sie durch die von der Mutter diaplazentar übergetretenen Antikörper noch genügend geschützt waren. Auch das Vorkommen dieser Antikörper ist bei der ganzen Bevölkerung stark zurückgegangen. So verfügten bei uns in der Schweiz nach den Untersuchungen von H. LÖFFLER u. A. HÄSSIG (Helv. med. Acta 23 [1956] 532) im Jahre 1956 4% der Bevölkerung überhaupt über keine Schutzstoffe, und 29% sind gegen einen der anderen zwei Typen nicht immun. *Dieses Verhältnis steht im Gegensatz zu der praktisch fast vollkommenen Durchseuchung im Kleinkindesalter und dem Vorhandensein von Schutzstoffen bei den Einwohnern in Ländern mit noch wenig entwickelter Hygiene wie Ägypten und Marokko. Deshalb ist die Impfung heute bei uns ein absolutes Gebot!*

Bei Ausbruch einer Epidemie sollte sofort die ganze noch nicht geimpfte Bevölkerung (Beispiel von Chicago 1956) durchgeimpft werden, da so die Epidemie abgebremst werden kann.

Orale Vakzine: Diese besitzt neben dem Vorteil der Billigkeit und der peroralen Applikationsmöglichkeit vor allem den Vorzug der Erzeugung einer Darmimmunität, welche die weitere Vermehrung der Viren im Darm im Gegensatz zur Salkschen Impfung unmöglich macht. Die Gefahr besteht in der Möglichkeit ihrer Virulenzsteigerung bei Menschenpassage, doch sind die bisherigen Erfahrungen günstig. Nach den bisherigen Titerbestimmungen (1960) ist der Impferfolg ausgesprochen gut, so daß die perorale Applikation heute als Methode der Wahl bezeichnet werden muß. Es empfiehlt sich, die früher parenteral Geimpften auch einer zusätzlichen oralen Impfung zu unterziehen, da so der Schutztiter im Blut erhöht wird, zusätzlich eine Darmimmunität entsteht und die Ausbreitung pathogener Stämme weiter reduziert wird.

Durchführung der oralen Impfung: Seit einigen Jahren ist die Grundimpfung gegen Poliomyelitis von zwei Dosen oralem trivalentem Impfstoff *auf drei Dosen* erweitert worden. Durch eine große kooperative Untersuchung deutscher Viruslaboratorien wurden erhebliche Immunitätslücken bei bloß zweimaliger Impfung aufgedeckt; selbst bei angeblich ordnungsgemäß geimpften Kindern waren nur bei 70–80% der Probanden neutralisierende Antikörper gegen alle 3 Poliovirustypen nachzuweisen!

Somit scheint heute eine **dreimalige Impfung mit trivalentem Impfstoff** *im Abstand von ca. 2 Monaten während der Herbst- bis Frühlingssaison* die beste Gewähr für lückenlosen Impfschutz zu geben. (s. Haas, R. u. Mitarb.: Dtsch. med. Wschr. 98 (1973) 476–479; weitere Lit. ebenda).

Impfkalender

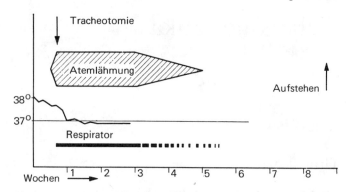

Abb. 137. *Poliomyelitis mit beidseitiger Atemlähmung* (K.U., 3jähr. Junge, KG 75119/55): Tracheotomie und dauernde künstliche Beatmung während 3 Wochen. Dann konnte die künstliche Beatmung intervallweise langsam abgebaut werden, und nach 6 Wochen war die Atemfunktion beim Liegen auch ohne Apparat genügend. Nach 8 Wochen konnte der Patient erstmals aufstehen. Er hat sich später vollkommen erholt und besucht heute die Schule. Dieser Fall zeigt, wie auch in sehr schweren Fällen unter einer intensiven Übungstherapie eventuell eine fast vollkommene Erholung eintreten kann.

Der Zeitpunkt der *Revakzination* ist heute noch nicht sicher festzulegen. Der Impfschutz dürfte normalerweise 6 Jahre anhalten. Dann Revakzination mit der Tripelvakzine.

Therapie bei akuter Poliomyelitis: Strenge Bettruhe bis zum Abklingen der Erscheinungen, nötigenfalls Respirator, s. Abb.137.

Impfkalender

Neugeborene: BCG
3.–7. Monat: Diphtherie/Tetanus/Pertussis (nicht vor dem 2. Monat!)
3.–9. Monat: Polio oral, trivalenter Impfstoff im Abstand von je 2 Monaten.
8. Monat: Pocken (nicht nach dem 2. Jahr bis zum 16. Jahr) (evtl. 4.–8. Monat)
8.–18. Monat: Masern, Rubeola
2. Lebensjahr: Diphtherie/Tetanus/Pertussis (Rappel!)
6. Lebensjahr: Diphtherie/Tetanus/Pertussis plus Polio-Trivalent
7. Lebensjahr: *Bei Schuleintritt* BCG-Wiederholung, falls negativ.
12.–14.: Pocken-Revakzination (nur wenn schon früher geimpft!)
Schulaustritt: evtl. BCG (falls negativ) nochmals oder 1.mal Rubeola
20jährig: Tetanus-Rappel

Tuberkulostatika

Tbc-Chemotherapie*

Grundlagen der Therapie

Die Chemotherapie der Tbc hat sich in den letzten Jahren ungeheuer entwickelt. Die akuten, frischen Formen können heute relativ rasch und sicher beeinflußt werden, schwieriger liegen die Verhältnisse bei den chronischen Formen. Hier ist die starke Vernarbungstendenz evtl. ein Hindernis für das Eindringen des Chemotherapeutikums in die Bazillenherde, ferner bedingt hier die nötige langdauernde Behandlung oft die Entwicklung von resistenten Stämmen.

Die Grundlagen für eine erfolgreiche Chemotherapie der Tbc sind von den folgenden Momenten abhängig:

1. *Herankommen des Chemotherapeutikums an die Tbc-Bazillen in einer genügend wirksamen tuberkulostatischen Konzentration.*
2. *Verhinderung oder Verzögerung einer Resistenzentwicklung* (deshalb immer Kombinationstherapie von mindestens 2–3 Chemotherapeutika).
3. *Kombination von mindestens 2 Tuberkulostatika mit verschiedenen Angriffspunkten zur Erzielung einer additiven, evtl. potenzierenden Wirkung.*
4. *Evtl. Drosselung einer ausgesprochen hyperergischen oder toxischen Phase durch zusätzliche Verabreichung von Cortisonpräparaten neben der Chemotherapie.*

Herankommen des Chemotherapeutikums an die Tbc-Bazillen in einer genügend wirksamen tuberkulostatischen Konzentration

Eine wirksame tuberkulostatische Konzentration, die bis an die Tbc-Bazillen oder sogar in dieselben selbst eindringt, ist eine der wichtigsten Voraussetzungen. So wissen wir heute, daß das *Streptomycin* vor allem auf die extrazellulären Tuberkelbakterien einwirkt, während die intrazellulären, phagozytierten Formen, wie sie gerade im Liquor, ferner in Exsudaten usw. vorkommen, relativ unbeeinflußt bleiben. Im Gegensatz hierzu wirkt das *INH* auch auf die intrazellulären Formen und unterstützt hierdurch ganz wesentlich den *Streptomycineffekt*. Das *PAS* erreicht bei der oralen Verabreichung mit 12–14 g eine viel zu geringe Konzentration in chronisch indurierten Herden. Mit der ausgezeichneten Infusions-Stoßtherapie (innerhalb 2–3 Stunden 20–30 g i.v.) erreicht man aber auch hier noch sehr wirksame Konzentrationen! Das

---

* Meinem Freund und früheren Mitarbeiter Dr. MAX BUSER, Chefarzt des Sanatoriums Barmelweid (Aargau), möchte ich für die Durchsicht dieses und des folgenden Kapitels sowie für seine zahlreichen Anregungen herzlich danken.

gleiche gilt für den Liquor. Hier dringt z. B. das *Streptomycin* nur in einer Konzentration von $^1/_5-^1/_2$ des Blutspiegels ein. Dagegen diffundiert INH und auch *Pyrazinamid* sehr rasch und in einem hohen Spiegel in den Liquor. *Pyrazinamid* weist noch den Vorteil auf, daß es auch im sauren Milieu der Käsemassen seine Wirksamkeit beibehält (MCDERMOTT. und TOMSETT: Amer. Rev. Tuberc. 70 [1954]), während *PAS* und *Streptomycin* sich hier (z. B. Tuberkulome) kaum mehr wirksam zeigen. *Ethambutol* greift nur die im Wachstum, d. h. zur Teilung sich vorbereitenden Formen der Tuberkelbakterien an.

Verhinderung oder Verzögerung einer Resistenzentwicklung

Dieses Moment hat sich im Verlaufe der Chemotherapie der Tbc als das wichtigste erwiesen. Am eindeutigsten geht dies aus den früheren Resultaten der Behandlung der Meningitis-Tbc hervor. So konnten früher mit *Streptomycin* allein beim Erwachsenen nur rund 20% geheilt werden, weil durch die schon nach 2-3 Monaten auftretende Resistenzentwicklung während der hier nötigen Behandlung von 4-6 Monaten das Mittel schon vor Abheilung der Herde unwirksam wurde. Nach BLATTBERG u. ERHORN (J. Lab. clin. Med. 34 [1949] 358) werden bei einer Behandlung mit *Streptomycin* allein nach 60 Tagen schon 13% und nach 120 Tagen sogar 45% der noch vorhandenen Stämme auch gegen sehr hohe Konzentrationen von *Streptomycin* resistent. Ähnlich liegen die Verhältnisse beim *INH*, wenn es allein gegeben wird; siehe Abb. 138 und für das Streptomycin Abb. 139.

Miß PYLE (Proc. Mayo Clin. 22 [1947] 465), die ihre grundlegenden, wertvollen Untersuchungen über die Resistenzentwicklung selbst mit einer schweren Laborinfektion bezahlen mußte, konnte in ihren gewissenhaften Arbeiten erstmals zeigen, daß unter 100000 Tuberkelbakterien, die noch nie mit *Streptomycin* in Kontakt gekommen waren, schon zu Beginn durchschnittlich 1-3 Bakterien eine deutlich erhöhte *Streptomycinresistenz* aufweisen (diese werden dann gewissermaßen durch ein Selektionsphänomen während der Chemotherapie herausgezüchtet und beherrschen nach 2 bis 3 Monaten die Infektion, während die empfindlichen Keime zugrunde gegangen sind, s. Abb. 139).

Wahrscheinlich gibt es auch eine erworbene Resistenzentwicklung und nicht nur eine vorbedingte, doch würde es zu weit führen, hier auf diese Probleme näher einzugehen.

Es liegt auf der Hand, daß durch die Kombination mehrerer Chemotherapeutika mit verschiedenem Angriffspunkt auch die vereinzelten, von Anfang an gegen das eine oder andere Mittel resistenten Bakterien durch das andere Kombinationsmittel in der

Monate	% Resistenz nach Monaten				
	I	II	III	IV	V
Streptomycin tgl.	10	20	60	75	80-90
PAS	0	0	0	33	40
INH	20	50	70	80	90-95

Abb. 138.

Tuberkulostatika

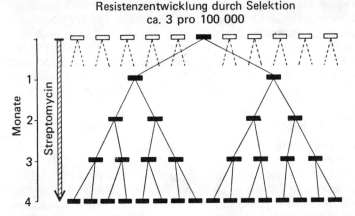

Abb. 139. Resistenzentwicklung durch Selektion bei alleiniger Behandlung mit *Streptomycin*. Schematische Darstellung. Auf 100000 Tuberkelbakterien entfallen nach Untersuchung von PYLE bei nicht vorbehandelten Stämmen durchschnittlich drei von vornherein schon vollkommen resistente Bazillen.

Entwicklung gehemmt werden und so zum mindesten das Auftreten einer „kombinierten Resistenz" dadurch sehr verzögert wird. Dies hat sich vor allem auf Grund der Erfolge der heutigen Kombinationstherapie bei der Tbc-Meningitis sowie auf Grund tierexperimenteller Untersuchungen einwandfrei erwiesen. Die Resistenzentwicklung bei den nachstehenden klinisch verwendeten Kombinationen ergibt die folgenden Resultate (Abb. 140).

Die Bekämpfung der Resistenzentwicklung kann vor allem durch die folgenden 3 Momente erfolgen:

a) *Anwendung zweier oder mehrerer Mittel mit verschiedenem Angriffspunkt.*

b) *Verzettelte und kleine Dosen von Streptomycin, wodurch die Resistenzentwicklung hinausgezögert wird.*

c) *Schaukeltherapie, d.h. daß eine Zweierkombination nach 2 Monaten durch eine andere Zweierkombination abgelöst wird.* (Heute wieder verlassen.)

Monate	% Resistenz nach Monaten				
	I	II	III	IV	V
Strepto + PAS	0	0	0	0	5-10
Strepto + INH	0	0	0	20 (?)	30 (?)
Strepto nur 2xwöchentlich	0			33	

Abb. 140. Resistenzentwicklung in Prozent der Fälle bei den verschiedenen Kombinationen von *Tuberkulostatika* und bei der alleinigen Anwendung von *Streptomycin*.

Tuberkulostatika

Es ist möglich, daß das Resistenzproblem später einmal durch ein viel stärker und rascher bakterizid wirkendes Tuberkulostatikum ohne Kombinationstherapie verhindert werden kann (z. B. analog der Wirkung des *Methicillins* und *Staphylomycins* bei den Staphylokokken). Im Moment gibt es aber ein solches Medikament noch nicht.

Kombination von 3 Tuberkulostatika mit verschiedenen Angriffspunkten zur Erzielung einer additiven und evtl. potenzierenden Wirkung

Die Angriffspunkte der einzelnen Tuberkulostatika sind ganz verschieden; so wirkt das *Streptomycin* wahrscheinlich durch Hemmung der *Paraaminobenzoesäure* und *Diaminooxydase*; das *INH* infolge Blockierung der *Tyraminoxydase*, um nur drei der gehemmten Enzymsysteme zu nennen. Die auf Grund dieser verschiedenen Wirkung resultierende *additive Wirkung* kann experimentell sowohl im Reagenzglasversuch durch die hierdurch mögliche Herabsetzung der kulturhemmenden Konzentration der einzelnen Mittel als auch im Tierversuch demonstriert werden (s. Abb. 141).

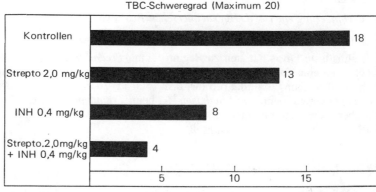

Abb. 141. Bei der Reduktion der INH-Dosis auf eine minimal aktive Dosis zeigt die Kombinationsgruppe von *Streptomycin* und INH bei der experimentellen Meerschweinchen-Tbc einen deutlich additiven Effekt. Kleine INH-Dosen, kombiniert mit kleinen *Streptomycinmengen*, vermögen sich also in ihrem therapeutischen Effekt gegenseitig zu addieren. (Aus MOESCHLIN und DOUVRES: Schweiz. med. Wschr. 85 [1955] 655.)

Evtl. Drosselung einer ausgesprochenen hyperergischen oder toxischen Phase durch Cortisonpräparate

Die ersten Tierversuche ergaben mit *ACTH* oder *Cortison* ohne gleichzeitige Chemotherapie eine deutliche Aktivierung der Impf-Tbc, und dies bestätigte sich vorerst auch klinisch. Es hat sich aber gerade bei der Tbc-Meningitis und der Miliar-Tbc mit aller Deutlichkeit gezeigt, *daß diese Steroide* und namentlich ihre heute vorliegenden verbesserten Derivate, wie *Prednison, Prednisolon* sowie das *Dexamethason* und *Triamcinolon, in Verbindung mit einer energischen tuberkulostatischen Chemotherapie lebensrettend wirken können.*

Tuberkulostatika

Die Kombination ist vor allem dann angezeigt, wenn es sich um *besonders toxische Fälle* (Tuberkulosepsis Landouzy) oder um eine *schwere Miliaris* usw. handelt, und ferner dann, wenn die *Hemmung der entzündlichen Exsudation* von evtl. vitaler Bedeutung ist (Verhinderung meningealer Verwachsungen mit evtl. Liquorstop, Hydrozephalus usw. oder von schweren narbigen Augenveränderungen bei einer Augen-Tbc sowie bei einer frischen Pleuritis exsudativa oder Tbc-Perikarditis). Besonders wichtig ist die *Cortison-Therapie* bei der *Lungen-Tbc des Kindes*, da hier Bronchusstenosen und Segment-Atelektasen viel häufiger sind als beim Erwachsenen und durch diese Kombinationsbehandlung vermieden oder rascher gebessert werden können.

Von Bedeutung ist in allen diesen Fällen, daß das Prednison oder Prednisolon nicht zu hoch dosiert und daß nach Überwindung der toxischen oder stark exsudativen Phase das Mittel allmählich abgebaut wird. Der günstige Effekt dieser *Prednison*-Kombinationstherapie mit den Tuberkulostatika (z. B. auch bei der Lungen-Tbc) beruht in der Hauptsache auf den folgenden Wirkungen:

1. *Entzündungshemmender Effekt.*

2. *Antitoxischer Effekt.*

3. *Herabsetzung der hyperergischen Reaktionslage.*

4. *Verhinderung einer evtl. Herxheimerschen Reaktion.*

5. *Gute Allgemeinwirkung* (Gewichtszunahme usw.).

Als günstigste Dosis hat sich zu Beginn $1/2$ mg *Prednison*/kg pro die, d.h. beim Erwachsenen eine Tagesmenge von 30 mg, und nach Besserung des Zustandes eine Erhaltungsdosis von $1/4$ mg/kg pro die, d.h. total 15–20 mg *Prednison* oder *Prednisolon* pro die erwiesen (beim *Dexamethason* $1/5$, beim *Triamcinolon* $1/3$ der *Prednisondosis*), die aber unbedingt mit einer entsprechend intensiven Zweierkombination von Tuberkulostatika kombiniert werden muß.

Wichtigste Tuberkulostatika

Die klinisch heute wichtigsten Mittel sind nach der Reihenfolge ihrer Wirksamkeit die folgenden:

Erster Ordnung:
1. INH.
2. Streptomycin.
3. PAS (bei intravenöser Verabreichung! und vor allem im Hinblick auf die langsame Resistenzentwicklung!).
4. Ethambutol.
5. Rifampicin.
6. Ethionamid (= Thionamid).
7. Viomycinpantothenat.
8. Pyrazinamid, Morphazinamid.

Zweiter Ordnung:
9. (Cycloserin, nicht mehr indiziert).
10. Zyansäure-Essigsäurehydrazid.
11. Thiocarbanilid.
12. (Kanamycin, zu toxisch)
13. (Capreomycin, keine Vorteile gegenüber Streptomycin).

1. INH (Isoniazid)

Das INH dringt wie das *Pyrazinamid* sehr rasch und in einem hohen Spiegel in den Liquor ein (Abb. 142). Ferner wirkt es im Gegensatz zum *Strepromycin* auch noch tuberkulostatisch auf die schon in Makrophagen phagozytierten Tuberkelbakterien. In unseren experimentellen Versuchen konnten wir zusammen mit DOUVRES (Schweiz. med. Wschr. 85 [1955] 655) eine sehr starke potenzierende Wirkung kleiner, für sich allein unterschwelliger Dosen von *PAS* und *INH* bei kombinierter Verabreichung feststellen. FAVEZ (Méd. et Hyg. (Geneve) 12 [1954] 1, 257) hat durch seine Untersuchungen gezeigt, daß schon durch eine kleine zusätzliche *PAS*-Dosis die Azetylierung des *INH* und damit sein Unwirksamwerden weitgehend verzögert wird. Als Nachteil ist bei alleiniger Verabreichung die sehr rasche Resistenzentwicklung hervorzuheben, so daß *INH* nur zusammen mit einem anderen Tuberkulostatikum verwendet werden darf. Eine gekreuzte Resistenz zeigt es mit dem ihm verwandten *Pyrazinamid*. Selten sind primär *resistente Individuen*, die *INH* inaktivieren, sog. „Inaktivatoren". Sie können im Verdachtsfall nur durch Bestimmung des hier sehr niedrigen Blutspiegels erfaßt werden.

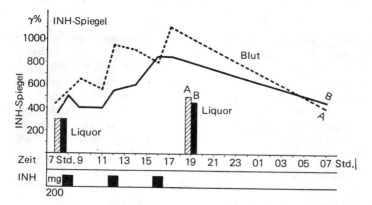

Abb. 142. Verhalten des INH-Spiegels in Blut und Liquor bei oraler Verabreichung von 200 mg INH. Man erkennt deutlich die hohen Diffusionswerte, die bei diesem Präparat im Liquor auftreten. (Fall A: gestrichelte Kurve; Fall B: ausgezeichnete Linie.)

Nebenerscheinungen und Toxizität: Bei Dosen von 5 mg/kg pro die ist es gewöhnlich harmlos. Empfindlich sind aber evtl. Äthyliker und Patienten mit einer Leberschädigung. Bei 10 mg/kg pro die kommt es häufig durch Pyridoxinmangel zu neuritischen oder hepatotoxischen Erscheinungen, Vorsicht bei Kindern. Exantheme sind selten, ebenso Thrombozytopenien. Für die weiteren Nebenerscheinungen und evtl. seltenen toxischen Erscheinungen siehe unsere Vergiftungsmonographie (Klinik und Therapie der Vergiftungen 5. Aufl., Thieme, Stuttgart 1972) S. 298–299. Hervorzuheben ist eine evtl. Antabus-analoge Wirkung (Alkohol). Bei den heutigen hohen Dosen empfiehlt es sich, *prophylaktisch immer zusätzlich Pyridoxin, Vitamin B_6* zu verabreichen, z.B. **Benadon**® [Roche] tägl. 1 Tabl. zu 40 mg, oder **Austrovit-B_6**® [Chemofux], **Hexobion**® [E. Merck], **Hexapyral**® [Ferrosan] usw. Bei diesen Dosen von 30–40 mg tägl. ist kein antagonistischer Effekt zu befürchten, der erst bei tägl. 300 mg und höher auftreten kann.

Tuberkulostatika

Eine seltene Komplikation, die man aber kennen muß, ist die nach längerer Behandlung evtl. auftretende „Pseudoarthritis" oder besser „*fibrosierende Tendinitis* und *Pseudoarthritis*", die vor allem die Hände und Füße befällt. Wir sahen sie in 2 Fällen (siehe Mitteilung meines Mitarbeiters GEMPERLI: Schweiz. med. Wschr. 99 (1969) 1762). Die schweren Veränderungen sind bei sofortigem Absetzen reversibel, können aber sonst zu schwerer Invalidität führen. Als erstes Symptom kommt es zum behinderten Faustschluß der Hand, der bei langdauernder Therapie (z. B. Meningitis-Tbc) und höherer Dosierung von Zeit zu Zeit kontrolliert werden sollte. Sicher entgehen viele Fälle der Beobachtung.

Dosierung: Wenn möglich 10 mg/kg pro die verteilt auf 3 Tagesdosen. Bei unzuverlässigen Leuten (Massenexperiment in Indien [Editorial: Lancet 1961/II, 532]) kann diese hohe Dosis auch als einmalige Tagesdosis verabreicht werden. Es kann auch i.m. gespritzt werden. Bei Meningitis und Miliaris Stoßtherapie mit 10–15 mg/kg pro die während 3–4 Wochen, dann Reduktion auf 10–(5) mg/kg pro die. Französische Autoren berichten über 24% bessere Erfolge mit der sehr hohen *INH*-Dosierung von 15 mg/kg, unter dreimal 200 mg *Pyridoxin* i.m. pro Woche, ohne polyneuritische Komplikationen!

Präparate: Rimifon® [Roche], Tabl. zu 50 und 100 mg, Ampullen ad injectionem zu 50 mg und 250 mg; **Isoniazid**® [ACO], Tabl. à 100 mg; **Neoteben**® [Bayer], Tabl. zu 50, 100 und 200 mg, Ampullen zu 100 mg.

Kombinationspräparate: Iso-Benzacyl® [Wander], **Pasinid**® [Ferrosan] usw., siehe bei PAS. **Iso-Benzacyl forte**® enthält neben *INH* und *PAS* noch *Pyridoxin*. **Tebafen**® [Ciba-Geigy]: Kombination von INH mit einem neuen weniger toxischen *Thiosemicarbazonpräparat*, das gegenüber dem reinen *INH* die Resistenzentwicklung verzögert. Es bewirkt aber bei höheren Dosen oder empfindlichen Individuen nach unseren Erfahrungen oft ausgesprochene Inappetenz und kann durch das *Thiosemicarbazon* auch zu Anämien (Innenkörper), selten von stärkerem hämolytischem Charakter, führen; eignet sich aber manchmal sehr gut für Überbrückungstherapie bei Nieren-Tbc-Fällen. Tabl. zu 40 mg *Isoniazid* plus 10 mg *Nicotinaldehydthiosemicarbazon*.

Dosierung: Durchschnittliche Dosis 5 mg **Tebafen**®/kg pro die oder = 1 Tabl. pro 10 kg Körpergewicht. Die durchschnittliche Tagesdosis für einen 60 kg schweren Erwachsenen = 3 × 2 Tabl. tägl. zu den Mahlzeiten oder kurze Zeit nachher.

Kontraindikationen: Schwere Leberstörungen, ferner bei Auftreten von Inappetenz oder ausgesprochener Anämie.

p-aminosalizylsaures Salz des Isoniazids: Eine chemische Verbindung und keine Mischung (Pp. *Rd. 328*® [Lab. Albert Rolland-Hépatrol, Paris]) hat vielleicht einen besonders guten Effekt. Das Präparat erwies sich nach ISRAEL (De Med. Tuenda 1 [1965] 101) auch bei Resistenz gegen *PAS* oder *INH* noch als wirksam. Außerdem schützt die chemische Bindung das *PAS* vor dem Abbau in der Leber.

2. Streptomycin

Siehe ausführliche Besprechung im Antibiotikaabschnitt (S. 494). Hier sollen nur einige Punkte, die bei Tbc wichtig sind, erwähnt werden. Das *Streptomycin* wirkt hemmend auf die Tuberkelbakterien, wahrscheinlich tuberkulostatisch durch Blockierung der für den Stoffwechsel dieser Erreger wichtigen Diaminooxydase.

Streptomycin war das erste deutlich wirksame Antibiotikum, das gegen die Tbc gefunden wurde, und es hat seine Bedeutung bis zum heutigen Tag bewahrt. *Die sehr rasche Resistenzentwicklung (s. oben) bedingt aber, daß das Präparat nur in Kombination mit einem zweiten Tuberkulostatikum gegeben werden darf* und daß auch dann diese Kombination nach 2 Monaten gewechselt werden sollte. Wie wir schon im Streptomycin-Kapitel ausführten, gibt es auch heute noch kein völlig harmloses Präparat. Viele Autoren bevorzugen das *Streptomycinsulfat*, da es evtl. nur zu der weniger gefährlichen Vestibularisschädigung führt, während das *Dihydrostreptomycin* bei der hier immer nötigen, sehr langen Behandlung häufig zu den für den Patienten viel tragischeren Ausfällen des Akustikus führen kann. Audiogramm-Kontrollen alle 3–4 Wochen sind zur Verminderung schwerer Schäden wünschenswert. Vorsicht bei Nierenschäden (hohe Blutspiegel!). Im übrigen siehe Streptomycin-Kapitel, S. 494.

Dosierung: Bei der Tbc genügt es vollkommen, 3× wöchentlich 1 g i.m. oder i.v. zu verabreichen, z.B. Mo., Mi., Fr. Bei perakuten Infektionen, Miliaris, Meningitis, ist eine anfängliche Stoßtherapie mit 2 g tägl. i.v. zu empfehlen. Dann weiter tägl. evtl. 1 g. Nach deutlicher Besserung genügt auch hier die wöchentlich dreimalige Injektion. **Streptothenat®** und **Didrothenat®** dürfen i.v. und auch als Zusatz zu Infusionen verabreicht werden. *Die intrathekale Injektion (sub.occ.; i. lumb.) ist bei der Tbc streng verboten!*

3. PAS (p-amino-salicylsäure)

Seit der Entdeckung seiner tuberkulostatischen Wirkung durch LEHMANN (Svenska Läk.-Tidn. 33 [1946]) ist es bis heute das wichtigste und eines der wirksamsten Chemotherapeutika geblieben.

Diffusionsverhältnisse: Diffundiert gut in den Liquor und in die Pleurahöhle. (Wirkt v.a. auf freiliegende Tuberkelbakterien. Hier ist zwar das *INH* dem *PAS* überlegen, aber wegen seiner raschen Resistenzentwicklung nicht immer von Vorteil.) Seine Wirkung beruht nach den übereinstimmenden Untersuchungen von LEHMANN, YOUMANS (J. Bact. 54 [1947] 409), HURNI (Schweiz. Z. Path. 12 [1949] 282) usw. vor allem auf einer Hemmung der Aminobenzoesäure, wahrscheinlich aber auch auf der Blokkierung gewisser Fermente, die für den Stoffwechsel der Tuberkelbakterien wesentlich sind. *PAS* kann oral oder i.v. gegeben werden. Bei oraler Therapie müssen mindestens 12–14 g tägl. verabreicht werden. Die parenterale, vor allem *i.v. Behandlung* ist erheblich wirksamer, da man ohne weiteres Dosen von 20–30 g tägl. verabreichen kann.

Nebenwirkungen: Bei peroraler Verabreichung sind *dyspeptische Erscheinungen* vor allem bei empfindlichen Frauen häufig. Man kann diese Erscheinungen dadurch weitgehend herabmindern, daß man die Präparate an 1–2 Tagen der Woche wegläßt, z.B. So. oder Sa./So. *I.v. wird das Präparat viel besser ertragen*, aber auch hier empfiehlt sich eine Unterbrechung von 1–2 Tagen pro Woche. Auch eine Infusion alle 2 Tage ist noch wirksam. *Urtikarielle* und andere allergische Erscheinungen treten in ca. 5% der Fälle auf. Es kann zu *Fieber*, *Urtikaria*, in seltenen Fällen auch zu einem an das *Drüsenfieber* erinnernden Bild kommen (zwei eigene Beobachtungen). Häufig ist bei der i.v. Therapie ein *Abfallen des Prothrombins*, deshalb gelegentliche Kontrolle des Prothrombinspiegels, und bei dem seltenen Abfall bis auf 10–30% verabreicht man sofort das natürliche, in Öl emulgierte *Vitamin K*, z.B. **Konakion®** [Roche] (Tropfen oder i.v.). Bei Frauen kann es zu *Struma* kommen. *Karies* ist häufig und verlangt eine sehr sorgfältige Zahnpflege. Cave pseudopositive Zuckerprobe im Urin, da *PAS* reduzierend wirkt.

Präparate: Benzacyl® [Wander]: Das Ca-Salz des Benzoyl-PAS ist nach unseren Erfahrungen am besten verträglich. Granulatform in Beuteln zu 4 g und Tabl. zu 1 g.

Oder **Bepas®** [Ferrosan] Tabl. à 1 g; oder Granulate wie **PAS Ferrosan®**, **PAS-Cilag-Granulat®**, **Pasalon®**-Granulat [Bayer], **PAS-Kalium Cassella®** usw.

Dosierung: 3×4 g tägl. nach dem Essen.

PAS-Infusionen: Die Infusionen müssen äußerst sorgfältig zubereitet werden, damit nicht durch Zerfall der Substanz toxische Nebenprodukte entstehen. Man hält sich am besten an die PAS-Infusionsflaschen (zu 24 g) gut bekannter Firmen wie: [Wander Bern], [Große Apotheke Interlaken], [Cilag], **PAS-Stabil®**-Lösung [Braun], etc.

Dosierung: Pro Infusion 20–25–30 g tägl. Man läßt die Infusion innerhalb 2–4 Std. morgens nüchtern i.v. einlaufen, wobei der Patient die Tropfenzahl selbst reguliert, und zwar nur so schnell, daß kein Brechreiz auftritt. Man setzt ihr je nach Bedarf gleichzeitig das *Streptomycinpräparat* und das *INH* zu. Nachher kann der Patient das Frühstück einnehmen und sich frei bewegen.

Diese Stoßtherapie, die ursprünglich von uns für die Tbc-Meningitis eingeführt wurde, hat sich sowohl dort wie auch bei anderen Tbc-Infektionen, vor allem aber für die Lungentuberkulose (zusammen mit einem anderen Tuberkulostatikum) als eine sehr lange wirksame Therapiemethode bewährt. (Eigene Erfahrungen in den letzten 18 Jahren sowie zahlreiche französische und schweizerische Autoren.) Durch die dabei erzielten sehr hohen Blutspiegel gelangt das *PAS* auch bei schlechter Diffusion (Kavernen usw.) in genügend wirksamer Konzentration in den Randwall der aktiven Herde hinein. Wie HANNGERN (Acta radiol. [Stockh.], Suppl. 175 [1959] 1 mit radioaktiv markiertem *PAS* experimentell zeigen konnte, findet sich dabei die Hauptkonzentration im Kavernen- oder Abszeßwall und nur wenig *PAS* in den Käsemassen. Der rasche Abfall im Blut spielt dabei keine wesentliche Rolle, der hohe Initialspiegel ist das wichtigste. Die Dauerinfusionstherapie ist der Stoßtherapie keineswegs überlegen und für den Patienten und das Pflegepersonal eine unnötige große Mehrbelastung. Die *PAS*-Infusion wird mit *INH* und *Streptomycin* – zusätzlich in die Infusionsflüssigkeit – oder je nach der evtl. Resistenz mit einem anderen zusätzlichen Tuberkulostatikum kombiniert verabreicht. Wie wir beim *INH* ausführten, verlangt auch dieses keine kontinuierliche Verabreichung. Leider ist die Infusionstherapie in England und USA viel zu wenig bekannt! *Wegen der Resistenzentwicklung sollte PAS immer mit einem anderen Tuberkulostatikum kombiniert werden. PAS zeigt, namentlich in Kombination verabreicht, die langsamste Resistenzentwicklung* (s. oben).

Kombinationstherapie mit INH: Hat sich vor allem für die Praxis bewährt (deutliche additive und potenzierende Wirkung sowie Verzögerung der Resistenzentwicklung und Vermeidung der schwierigeren Injektionstherapie mit *Streptomycin*. Die orale PAS-Therapie ist heute durch das *Ethambutol* weitgehend verdrängt worden, da dieses p.o. von vielen Patienten besser ertragen wird als das *PAS*.

Präparate: **Iso-Benzacyl®** [Wander], Tabl. zu *Benzacyl* 1 g plus *Isoniazid* 0,025 g. Heute besser das stärkere **Iso-Benzacyl forte®** [Wander], Tabl. zu 1 g *Benzacyl*, 0,050 *Isoniazid* plus 0,0025 g *Pyridoxin*.

Dosierung: Erwachsene: durchschnittliche Tagesdosis 5–10 mg *INH* und 0,2 g *PAS*/kg pro die, Kinder: bis 7,5 mg *INH* und 0,3 g *PAS*/kg pro die. Also für einen 50–70 kg schweren Erwachsenen 3–4 × 4 Tabl. der 1 g *PAS* enthaltenden Tabletten (**Benzacyl**®) oder 3–4 × 8 Tabl. der Tabl. zu 0,5 g (**Pasiniazid**®) während der Mahlzeiten.

4. Ethambutol

Ein neues orales synthetisches Tuberkulostatikum, das nur auf die wachsenden Tuberkelbakterien einwirkt. Keine Aktivität gegenüber anderen Bakterien, Viren oder Pilzen. *Resistenzentwicklung* nur langsam. *Kreuzresistenzen* gegenüber den übrigen Tuberkulostatika sind bisher nicht bekannt. Gute Resorption aus dem Verdauungstrakt. Ausscheidung zum größten Teil im Urin und Stuhl.

Indikationen: Bei Lungen-Tbc, jedoch nur in Kombination mit einem oder zwei andern Tuberkulostatika. Es hat sich besonders bei Patienten mit chronischen Formen, die bereits gegen die übrigen Mittel resistent geworden sind, wirksam erwiesen.

Nebenwirkungen: Die perorale Verträglichkeit ist gut. Dagegen kommt es bei ca. 2% der Patienten zu einer Neuritis optici, die eine Verminderung der Sehschärfe verursacht, die jedoch nach Absetzen des Medikamentes wieder völlig reversibel ist. Nach Wiederherstellung der Sehschärfe kann Ethambutol weiter verabreicht werden, ohne daß diese Nebenerscheinungen wieder auftreten. Bei Patienten mit Sehstörungen, z. B. Katarakt, rezidivierende Entzündungen des Auges und diabetische Retinopathie soll die Behandlung mit besonderer Vorsicht vorgenommen werden (Visustestung). Bei längerer Therapie immer periodische Kontrolle des Augenhintergrundes durch Augenarzt.

Präparat: **Myambutol**® [Lederle], Tabl. à 400 und 100 mg.

Dosierung: Die orale Verabreichung ist die Applikationsart der Wahl. Erstbehandlung: 25 mg/kg per os 1 × täglich nach dem Frühstück (bei vorgeschädigter Niere reduziere man auf 15 mg/kg per os 1 × täglich). Nach 60 Tagen Kombination mit zwei anderen Tuberkulostatika (wenn immer möglich mit Isoniazid) reduziere man die Dosis auf 15 mg/kg, während die Dosierung der übrigen Tuberkulostatika beibehalten wird. Hat heute die orale PAS-Therapie weitgehend verdrängt.

Myambutol®-*INH-II* [Lederle]: Dieses praktische Kombinationspräparat enthält pro Tabl. 300 mg Myambutol und 100 mg Isoniazid. Unbedingt zusätzlich noch mit einem dritten Tuberkulostatikum kombinieren.

5. Rifampicin (Rimactan®)

Rifampicin ist ein Breitspektrums-Antibiotikum aus Streptomyces mediterranei, das peroral verabreicht werden kann und das sich als sehr wirksam gegen die Tuberkulose erwiesen hat. Es hat den Vorteil, daß es auch die Mischinfektionen (vor allem die grampositiven Erreger) günstig beeinflußt. Kann mit allen anderen Tuberkulostatika kombiniert werden. Sehr gut ist die Kombination mit *Ethambutol* (**Myambutol**®), die vielleicht heute der Kombination von Strepto., *PAS* und *INH* gleichzusetzen ist. Gute Wirkung auch auf Gonorrhoe.

Kreuzresistenz: keine. *Diffusion*: ins Gewebe gut, in den Liquor schlecht.

Resistenzentwicklung: relativ rasch, deshalb immer kombinieren.

Tuberkulostatika

Dosierung: **Rimactan**® [Ciba-Geigy], **Rifoldin**® [Le Petit], Kaps. à 150 mg tägl. nüchtern!, 0,45–0,6 g/die, wobei die ganze Dosis am Morgen verabreicht werden kann, oder auf 2 Einzeldosen verteilt wird. *Kinder*: 20 mg/kg täglich. Immer mit 1–2 andern Tuberkulostatika kombinieren, am besten mit *Ethambutol* (**Myambutol**®).

Kontraindikationen: Patienten mit Ikterus; erstes Trimenon der Gravidität.

Nebenerscheinungen: bräunlich-rote Färbung des Urins. Bis jetzt keine toxischen Erscheinungen beschrieben. Bei i.v. Verabreichung Gelbfärbung von Haut und Schleimhäuten, die nach einigen Stunden verschwindet.

6. Ethionamid, Thionamid

Ein Derivat des *Isothionikotinsäureamids*, d. h. *Äthylisothionikotinsäurethionamid*, im Handel als **Trécator**® [Lab. Théraplix, Paris] bekannt, Tabl. zu 250 und 500 mg, ferner Ampullen für Infusionen und **Trécator**® Supp. **Iridocin**® [Bayer], Tabl. zu 0,25 g und Supp. à 0,5 g; oder **Trescatyl**® [M &B] Drag. à 0,125 g, Tabl. à 0,25 g. *Ethionamid* erreicht im *Liquor* ähnliche Konzentrationen wie im Blut. Führt allein angewendet zu rascher Resistenzentwicklung nach ca. 60 Tagen, weist aber *keine gekreuzte Resistenz mit INH* auf. Es kann deshalb erfolgreich mit diesem oder mit anderen Tuberkulostatika kombiniert werden, wodurch die Resistenzentwicklung wie bei anderen Kombinationen deutlich verzögert wird. Die Verträglichkeit ist schlechter als beim *INH*, $^2/_3$ der Patienten zeigen gastrointestinale Nebenerscheinungen.

Dosierung: 10–50 mg/kg pro die oral, verteilt auf 3 tägl. Dosen nach den Mahlzeiten. Höhere Dosen werden vom menschlichen Darm schlecht vertragen, sonst keine Nebenerscheinungen. Bei Unverträglichkeit evtl. als Supp. oder Infusion zu verabreichen. VERAN u. Mitarb. (Presse méd. 70 [1962] 1608) sahen sehr gute Erfolge mit der Infusions-Therapie. Beginn mit 0,25 g pro Infusion, langsam steigern auf bis 0,5 g tägl. in 500 ml isotonischer Glukose, kombiniert mit *INH* und *Streptomycin*.

7. Viomycin

Aus „Streptomyces puniceus" und anderen Typen isoliert, besitzt es vor allem eine sehr gute Wirkung gegen Tuberkulosebakterien und wird heute viel verwendet. Es zeigt keine gekreuzte Resistenz mit dem *Streptomycin*. Es sollte wie alle Tuberkulostatika nur in einer Zweier- oder Dreierkombination verabreicht werden, um die Resistenzentwicklung möglichst zu verzögern.

Nebenerscheinungen und Toxizität: *Viomycin* wirkt *nephrotoxisch* (tubuläre Schädigung) und *neurotoxisch* (vor allem *Vestibularis* und *Cochlearis*). Bei längerer Verabreichung sollten also regelmäßig *Audiogramme* und *Vestibularisprüfungen* durchgeführt werden. Störungen der *Serumelektrolyte* (Hypokaliämie und Hypokalzämie) sind sehr selten. Praktisch hat sich vor allem das **Vionactan**® [Ciba-Geigy], ein *Pantothenat*, als weniger toxisch erwiesen. Vorsicht ist aber auch hier bei vorbestehenden Nierenstörungen angezeigt, indem einerseits evtl. zusätzlich eine Nierenschädigung und andererseits durch die herabgesetzte Ausscheidung ein hoher Blutspiegel und dadurch evtl. schwere Läsionen des Akustikus und Vestibularis beobachtet werden können. (Ein eigener Fall mit vollkommener Ertaubung bei schwerer Nierentuberkulose mit vorbestehender ausgesprochener renaler Insuffizienz!). Sonst haben wir aber bei Nierengesunden in der letzten Zeit mit **Vionactan**® keine schweren Läsionen mehr gesehen. Drug-fever und Exantheme kommen vor, sind aber relativ selten.

Kontraindiziert ist also eine Anwendung bei allen Patienten mit gestörter Nierenfunktion. Bei Leberkranken (Hepatitis epidemica, Leberzirrhose) hat es sich im Gegensatz zum evtl. gefährlichen *INH* und mit Vorsicht zu verwendenden *PAS* als außerordentlich gut toleriertes Mittel erwiesen.

Präparate: Heute sollten infolge der geringeren Toxizität nur noch die Pantothenate verwendet werden: **Vionactan**® [Ciba-Geigy], **Viothenat**® [Grünenthal], = *Viomycin-Pantothenatsulfat*. Andere Präparate wie die Sulfatverbindung *Viocin*® [Pfizer] = *Viomycinsulfat*, i.m. und kurze Zeit (z.B. postoperativ) auch i.v. möglich, sollten nicht als Dauertherapie verabreicht werden.

Der Hauptnachteil ist heute leider der noch immer relativ hohe Preis.

Dosierung: Wöchentlich $3 \times 1-(2)$ g i.m., oral wird es nicht resorbiert.

8. Pyrazinamid

Chemisch dem *INH* nahe verwandt. Von sehr guter Wirkung, weil es als einziges Tuberkulostatikum in die sauren Tbc-Käsemassen gut eindringt und seine Wirkung sogar an ein saures Milieu gebunden ist. *Seine Nachteile sind*: sehr *rasche Resistenzentwicklung*! (schon ca. nach 3. Wochen) und seine *ausgesprochene Toxizität für die Leber*, die aber bei niedriger Dosierung weitgehend vermieden werden kann. Zeigt evtl. auch eine Antabuswirkung.

Kombination: Es kann mit allen andern Tuberkulostatika kombiniert und sollte nie allein verabreicht werden. DOWLING (Antibiotics and Chemotherapy 8. Karger, Basel 1960) rät von der Kombination mit *INH* ab. WANNER u. KAUFMANN (Schweiz. med. Wschr. 85 [1955], 339, 370) und MORDASINI (in: Klinik und Therapie der Nebenwirkungen. Hrsg. H. P. KUEMMERLE u. Mitarb. Thieme, Stuttgart 1960) sahen mit der Kombination *INH* plus *Pyrazinamid* eine sehr gute klinische Wirkung (Begründung s. dort), was wir anhand eigener Fälle bestätigen können, s. auch KUNTZ (Méd. et Hyg. [Geneve] 20 [1962] 237.

Präparate: Pyrazinamid® [Savac], Tabl. zu 0,5 g. *Morphazinamid*, **Piazolina**® [Savac] scheint weniger lebertoxisch zu sein.

Dosierung: Nie über 30 mg/kg Körpergewicht. Fortlaufende Kontrolle der Leberfunktionen. $3-4 \times 1$ Tabl. zu 0,5 g tägl. je nach Körpergewicht. Bei Frauen nie länger als 4 Wochen.

Morphazinamid: Eine Weiterentwicklung des *Pyrazinamids*. *Präparat*: **Piazolina**® [Bracco, Italien] (in der Schweiz durch „Savac" vertreten). Tabl. à 0,5 g.

Dosierung: 40 mg/kg = 4–6 Tabl. tägl. *Sehr viel besser verträglich als* **Pyrazinamid**®! *Kreuzresistenz*: keine. Gegen *Typus humanus* gut wirksam, aber bei *Typus bovinus unwirksam*!

Tuberkulostatika

9. Cycloserin

Dieses Antibiotikum aus gewissen Streptomycesarten hat ebenfalls eine *antituberkulöse Wirkung* und zeigt gegenüber dem *Streptomycin keine gekreuzte Resistenz*. Heute wird es auch synthetisch hergestellt. Die chemotherapeutische Wirkung ist klinisch aber deutlich weniger ausgesprochen als diejenige der unter 1–8 aufgeführten Mittel. Seine Verwendung ist daher heute nicht mehr angezeigt.

10. Zyansäure-Essigsäure-Hydrazid (ZEH)

Ist ein Hydrazid der Zyanessigsäure, das eine geringe Toxizität, eine gute Diffusion und einen hohen Serumspiegel ($10 \times$ höher als beim *INH*) aufweist. Zeigt aber gegenüber *INH* eine viel geringere therapeutische Wirkung.

Nebenerscheinungen: Diese sind selten. Evtl. gesteigerte Erregbarkeit oder Antriebslosigkeit und selten leichte Übelkeit, Parästhesien oder allergische Hauterscheinungen.

Präparate: Reazide® [Laboratoires OM, Genf] Tabl. zu 50 mg und 100 mg. **Leandin®** [Sanabo], Tabl. à 100 mg.

Dosierung: Mit 5 mg/kg beginnen und bei guter Verträglichkeit auf 7–8–10 mg/kg steigern. Es läßt sich gut mit den anderen Tuberkulostatika kombinieren. Klinisch eignet es sich vor allem als Zwischenbehandlung bei chronischen Fällen. Nach Mordasini (in: Klinik und Therapie der Nebenwirkungen. Hrsg. von H. P. Kuemmerle u. Mitarb. Thieme, Stuttgart 1960) soll *ZEH* mit *INH* eine gekreuzte Resistenz aufweisen, was wir aber nach eigenen Resistenzuntersuchungen an unseren Fällen nicht bestätigen konnten.

11. Thiocarbanilid

Eine sich von den Thioharnstoffen ableitende neue Substanz, die 1961 zuerst in Belgien ausgetestet wurde. Sie zeigt, soviel man bis heute überblicken kann, eine gute tuberkulostatische Wirkung und relativ gute (evtl. Magen-Darm-Symptome) Verträglichkeit. Es besteht eine gekreuzte Resistenz zu den *Thiosemicarbazonen*, aber nicht zum *INH*.

Präparate: Isoxyl® [Continental Pharma, Brüssel] und **DAT®** [Wander, Bern] Tabl. à 0,5 g **Isoxyl®** jetzt auch als Pulver in Beuteln zu 2 g, in allen Getränken lösbar.

Dosierung: 100 mg/kg und die, d. h. 6–7 g/die verteilt auf 3 Dosen unzerkaut während der Mahlzeit. Es kann je nach Resistenz mit INH oder einem der andern Tuberkulostatika kombiniert werden.

Kanamycin

Sollte wegen seiner großen Toxizität *nicht verwendet werden!* (s. Antibiotika-Kap. S. 507).

Tuberkulostatika-Therapie-Schema

Anhand einer langjährigen Erfahrung an zahlreichen schweren und chronischen Fällen haben wir immer wieder gesehen, wie wesentlich und therapeutisch überlegen die *Infusionsbehandlung mit PAS* ist. Sie zeigt ferner den großen Vorteil einer sehr langsamen Resistenzentwicklung. Dabei genügt es vollkommen, wenn die Infusion intermittierend, d.h. jeden Morgen während 2-4 Std., verabreicht wird. Der dadurch erzielte sehr hohe Blutspiegel bewirkt durch sein größeres Diffusionsgefälle eine größere Durchschlagskraft (s. *PAS*-Kapitel, S. 593) und ist der Langzeitinfusion keineswegs unterlegen.

1. Schwere Fälle

Dreierkombination + *Prednison* 20-30 mg tägl. (oder $1/5$ dieser Dosis als *Dexamethason* oder $1/3$ als *Triamcinolon*), z.B. Miliaris, schwere Lungenstreuung, Tbc-Meningitis.

a) *PAS*: 24-30 g als Tropfinfusion tägl. morgens i.v. in 2-4 Std. Bei Unverträglichkeit *Ethambutol* 25 mg/kg p.o.

b) *INH*: 15 mg/kg/die, sofern ertragen (Leber!), sonst 10 mg/kg, nach Besserung noch 5 mg/kg/die. Immer plus 40-80 mg *Pyridoxin* (B6) s.o.

c) *Streptomycinsulfat* oder **Streptothenat**®: Erste Woche tägl. 1-2 g i.m., oder i.v. in die Infusion (oder **Didrothenat**®): dann 2. Woche tägl. 1 g und von der 3. Woche an noch 3× wöchentlich 1 g. (Diese Dosis nur bei normaler Nierenfunktion gestattet.)

Im Fall einer vorbestehenden Resistenz oder schon lange vorausgegangener Behandlung mit einem dieser Mittel, Auswechslung des betreffenden Präparates mit einem der anderen Tuberkulostatika (z.B. *Viomycin-Pantothenat* statt *Streptomycin*, *Ethionamid* oder *Rifampicin* statt *INH* usw.).

d) *Prednison oder Prednisolon*: Anfänglich 0,5 mg/kg/die, z.B. 4-6× 5 mg tägl. Aber nie ohne gleichzeitige tuberkulostatische Therapie! Oft genügen für die Fortführung nach 1-2 Wochen tägl. 15-20 mg. Langsames Ausschleichen, wenn es dem Patienten wieder gut geht, d.h. nach 6-8 Wochen. Bei sehr toxischen Fällen (z.B. Miliaris, schwere hämatogene oder bronchogene Streuung) beginnt man mit 1 mg *Prednison*/kg und Tag.

2. Mittlere Fälle

Zum Beispiel Tbc-Frühinfiltrat, Infiltrat mit Pleuritis, Sekundärinfiltrat oder obige Fälle im Stadium der Erhaltungstherapie.

Sicherheitshalber kann man je nach dem Fall auch hier zuerst für 4 Wochen eine Dreierkombination geben, z.B. *Ethambutol* 25 mg/kg + *INH* 10 mg/kg + *Streptomycin* 1 g 3× pro Woche oder *Rifampicin* 0,45-0,6 g tägl.

Danach genügt in der Regel eine *orale Zweierkombination* (bei Verdacht auf Resistenz das betreffende Mittel auswechseln). Sehr wirksam ist die Kombination von *Ethambutol + INH* z.B. im Kombinationspräparat **Myambutol**®-**INH-II** [Lederle] z.B. 5 Tabl. tägl. (1 Tabl. = 300 mg *Ethambutol* und 100 mg *INH*). Die Mittel können aber auch einzeln kombiniert werden.

3. Gebesserte Fälle

Meist handelt es sich um eingekapselte Herde, die jederzeit wieder aufbrechen können. Deshalb *Behandlung mindestens $1^1/_2-2$ Jahre weiterführen*, wobei meistens eine Zweiertherapie in gleichbleibender Dosierung ausreicht, s. auch oben.

4wöchige alternierende Rotationstherapie von 2 Mitteln heute besonders noch bei Nierenbefall; solche Patienten benötigen jahrelange Dauerbehandlung.

Wichtig vor Absetzen jeder tuberkulostatischen Therapie ist die genaue Kontrolle auf noch vorhandene Aktivitätszeichen (evtl. Krankenhausaufnahme).

4. **Resistenzprüfung:** Bei allen *offenen* und vor allem bei den *chronischen* und *rezidivierenden* Fällen. Bei Resistenz auf eines der obigen Mittel gibt man zusätzlich in erster Linie das *Ethambutol* (**Myambutol®**) und *Rifampicin* (**Rimactan®**) und erst in zweiter Linie *Ethionamid* (**Iridocin®**, **Trecator®**) oder *Thiocarbanilid* (**Isoxyl®**).

Tuberkulöse Erkrankungen

Prophylaxe der Tbc

Am wichtigsten bei der Tbc ist die Prophylaxe!
1. *Impfungsindikationen*:
    a) *Alle Kinder im Vorschulalter*, am besten als *Kleinkinder*, wenn 6 Monate alt.
    b) Alle *tuberkulinnegativen* Schüler, Soldaten und gefährdeten Erwachsenen (Schwestern, Ärzte, Medizinstudenten, Spitalpersonal usw.).
2. *Durchführung der Impfung*:
    a) Erwachsene: *Mantouxreaktion* bis 1:1000 soll negativ sein.
    b) Kinder bis zu 10 Jahren: *Moro-Patchreaktion* soll negativ sein.
    c) *Keine fieberhaften Infekte*.
    d) Bei evtl. frischer Infektion abwarten, da ungünstig, wenn während der Inkubation geimpft wird! Ist der Moro oder der Mantoux negativ, so wartet man unter Kontrolle 6–8 Wochen. Ist die Reaktion auch jetzt noch negativ, so kann geimpft werden.

BCG-Impfstoff: In der Schweiz z. B. vom „Serum- und Impfinstitut", Bern. Dosis 0,1 ml intrakutan = 8 Mio. Keime, am besten am Oberschenkel lateral, um störende Narben zu vermeiden. Nach 3 Wochen tritt ein kleines Infiltrat auf evtl. mit Fistel, das u. U. mehrere Wochen bestehen bleibt, was aber ohne Bedeutung ist. Steriler Verband, der alle Tage gewechselt wird. Andere Impfstoffe: BCG-Vakzine „Behringwerke", Bundest. Impfgew. Wien"; „Inst. Pasteur", Paris; „Statens Bakt. Institut", Stockholm; „Staatl. Serum Inst.", Kopenhagen. *Tuberkulinreaktion* (Moro-Patch oder Mantoux 1:1000) sollte nach 3 Monaten positiv sein, sonst Wiederholung der Impfung.

Impfschutzdauer: Wahrscheinlich 3–5–7 Jahre. Wenn die Mantouxreaktion bis 1:1000 negativ wird, muß die Impfung wiederholt werden. Sehr oft erfolgt bei den Geimpften unter dem Schutz der Antikörper im Laufe der Zeit eine Superinfektion mit virulenten Humanbazillen, die dann inapperzept verläuft und einen dauernden Schutz hinterläßt.

3. *Reihen-Röntgenkontrollen*: Heute auf Grund der Strahlengefährdung bei periodischer Kontrolle besser durch Thoraxaufnahmen oder die verbesserten, beinahe auch so treffsicheren neuen *großen* Schirmbildaufnahmen.

    a) *Bei jedem Fall von frischer Tbc* oder offener Tbc die ganze Umgebung (Familie, Schule, Arbeitsplatz usw.).

Lungentuberkulose

b) *Obligatorische Schirmbild- oder Thoraxaufnahme-Kontrolle* aller Berufstätigen, die mit Kindern, Soldaten usw. Kontakt haben: Lehrer, Pflegepersonal, Angestellte von Spitälern, Kinderheimen usw., Kasernenpersonal.

c) *Periodische Schirmbilduntersuchungen* in Fabriken, Geschäften usw. und Kontrolle aller frisch eingestellten Personen.

d) Genaue *Kontrolle* durch Schirmbild- oder Thoraxaufnahme aller *Fremdarbeiter und Saisonarbeiter an* der Grenze!

e) *Periodische Kontrolle aller früheren Tbc-Erkrankten* durch Röntgenaufnahme, SR usw. durch Tbc-Fürsorge oder Lungenspezialarzt.

4. *Isolierung aller offenen Tbc-Fälle* und chemotherapeutische und, falls nötig, chirurgische Behandlung derselben.

5. *Pasteurisierte Milch und periodisch nachkontrollierte tuberkulinnegative Kühe!*

Spezielle Formen der Tuberkulose

Lungen-Tbc

Prinzipien der Behandlung

a) *Bei Fieber und schwerer Exsudation* immer *Bettruhe*. Geht das Fieber und auch die SR zurück, so soll der Patient wieder aufstehen, und nun beginnt man mit einer Beschäftigungstherapie.

b) *Liegekur und Tagesordnung*: Es ist vorteilhaft, wenn der Patient ein gewisses Schema einhält, z.B.:

7.00	Morgenessen im Bett, dann aufstehen.
9.30	Imbiß
10.00–11.30	Liegekur auf Terrasse oder im Zimmer bei offenem Fenster. Bei schon gebesserten Fällen Beschäftigungstherapie.
11.45	Mittagessen
12.15–14.30	Liegekur
15.00	Tee oder Kaffee mit Zwischenverpflegung
15.30–16.30	Spazieren
16.30–18.00	Liegekur oder Arbeitstherapie
18.30	Nachtessen
19.00–20.00	Spazieren
20.30	zu Bett
21.00	Lichterlöschen

Therapeutisches Vorgehen

a) **Chemotherapeutische Vorbehandlung** (siehe vorhergehendes Kap., S. 599) von mindestens 4–8 Monaten, dann Beurteilung, ob eine operative Behandlung noch angezeigt ist oder nicht. Wenn nicht nötig, dann weitere Chemotherapie. Für frische Infiltrate total wenigstens 12 Monate, für chronische Lungentuberkulosen aber mindestens total 2 Jahre oder evtl. länger, verbunden mit einer Sanatoriumskur. Im allgemeinen ist es besser, den Patienten aus der Spitalbehandlung in eine Höhen- oder Klimakur erst dann zu entlassen, wenn die Erkrankung nicht mehr frisch exsudativ ist, d. h. wenn SR und Temperaturen zurückgegangen sind. Dies ist gewöhnlich nach 4–6 Wochen Spitalbehandlung der Fall.

Häusliche Behandlung: Natürlich kann man bei disziplinierten Patienten und regelmäßiger Kontrolle Tbc-Patienten auch dauernd zu Hause behandeln. Wir möchten aber hier ausdrücklich davor warnen! Die häusliche Behandlung sollte nur als *Nachbehandlung* bei einer vorausgegangenen Spital- oder Sanatoriumskur gestattet werden. Vorher ist dies unseres Erachtens zu gefährlich und für den Patienten meistens nicht von dauerhaftem Erfolg.

b) Wenn nötig **Operation** *nach frühestens 3, besser aber erst nach 4–6 Monaten.*

c) **Chemotherapeutische Nachbehandlung** im Anschluß an die Operation von mindestens 12 Monaten, am besten zusammen mit einer Höhenkur (Sanatoriumskur) im Sinne einer Klimakur (mildes Meer- oder mittleres Höhenklima oder bis zu 1800 m Höhe), wobei die Sanatoriumskur auf alle Fälle 3–4 Monate dauern sollte. Dann Behandlung und Nachkontrolle unter weiterer Chemotherapie, wenn möglich während total $1^1/_2$–2 Jahren. Die *Arbeitsaufnahme* sollte (sofern keine Komplikation) frühestens 4 Wochen nach der Sanatoriumsentlassung, d. h. in der Regel (4)–5 Monate nach dem Eingriff erfolgen und dann nur zu 50%. Je nach dem Verlauf des Falles müssen diese allgemeinen Richtlinien geändert werden. Die *Behandlung hat sich in jedem Fall dem Verlauf und dem einzelnen Patienten individuell anzupassen.*

Die Lungen-Tbc kann unter der heutigen Chemotherapie auch im Tiefland allein sehr gut ausheilen. Eine klimatische Kur in Mittel- und Höhenlagen wirkt sich aber auf Appetit, Allgemeinbefinden und Verlauf der Krankheit gerade in Kombination mit der Chemotherapie sehr günstig aus. Außerdem verfügen wir in Mitteleuropa in diesen Sanatorien über sehr erfahrene Lungenärzte und ein weitgehend spezialisiertes Pflege- und Operationspersonal.

Frage des Pneumothorax: Der Pneumothorax ist sicher ein sehr gutes Mittel zur Behandlung von kavernösen Einschmelzungen. Heute ist er aber mit Recht zugunsten der operativen Behandlung fast *vollkommen verlassen worden*. Erstens wird dadurch die Behandlungsdauer ganz wesentlich abgekürzt. Zweitens kommt es beim Pneumothorax häufig zu Reizergüssen mit anschließender Verschwartung und Immobilisation der Lungen, was sich bei evtl. chirurgischen Eingriffen auf der anderen Seite in einer deutlich *verschlechterten Lungenfunktion* äußert. Oft wird auch die Beweglichkeit des Zwerchfelles für später stark herabgesetzt.

Cave starke Sonnenbestrahlungen: Die Heliotherapie bleibt für die Gelenk- und Knochentuberkulose reserviert. Bei der Lungentuberkulose und bei der Pleuritis exsudativa können durch eine stärkere Sonnenbestrahlung (Erythem) schwere Exazerbationen und Streuungen ausgelöst werden.

Lungentuberkulose

Symptomatische Mittel

a) *Mittel gegen die oft sehr lästigen Schweiße*: **Salvysatum®** [Bürger] 3 × 20 Tropfen tägl. p.o. Die Wirkung tritt erst nach ein paar Tagen ein. *Acidum camphoricum* 1,0 g (in Oblaten) p.o. **Bellergal®** 3 × 1 Drag. tägl. p.o.

b) *Appetitlosigkeit*: Diese verschwindet meistens rasch nach Einsetzen der Chemotherapie. Wenn keine Besserung, Versuch mit:

Tinctura amara
Tinctura aromat. aa. 15,0 } 3 × tägl. 20–30 Tropfen 1 Std. vor dem Essen
Tinctura Strychni 5,0

oder in hartnäckigen Fällen *Prednison* (siehe oben) oder *Prednisolon*. Sehr gut kann, wenn sich die obige Maßnahme als wirkungslos erweist, auch eine „*Insulinmastkur*" mit kleinen Dosen helfen: 5–10 E $^1/_2$ Std. vor jeder Hauptmahlzeit (Gew.-Zunahme von 10 kg in 6 Wochen bei einem schweren Tbc-Fall (68jähr. Mann), der vorher monatelang ständig abgenommen hatte).

c) *Schlaflosigkeit*: Verlangt zu Beginn oft leichte Beruhigungsmittel wie *Chlorpromazin* 25–50 mg oder *Diazepam* (**Valium®**) [Roche] (5)–10–20 mg oder leichte Schlafmittel wie *Cyclobarbital* (**Phanodorm®**), *Heptabarbital* (**Medomin®**) oder Kombinationspräparate wie **Belladenal®** [Sandoz]; **Hova forte®** [Zyma] (in Dtschl. **Hovaletten® forte**); **Dormopan®** [Bayer]; **Neurobutal®** [Ferrosan], usw. Diese Mittel sollten aber nicht dauernd verabreicht werden.

d) *Hohe Temperaturen*: In solchen Fällen empfiehlt sich eine Kombination der Chemotherapie mit kleinen *Prednison*- oder *Prednisolondosen* (siehe unter Prednison oben). Antipyretika sind wegen der starken Schweißbildung eher kontraindiziert.

e) *Begleitbronchitis*: Bei chronischen indurativen Fällen häufig. Hier gute Wirkung von *Guajakolpräparaten*, z.B. **Hicoseen®**, 2–4 × 1 Eßlöffel oder × 20–30 Tropfen tägl., oder 1–3 Past. stdl., oder **Resyl®** 3 × 20 Tropfen tägl. p.o. Evtl. empfiehlt sich hier auch ein 5–7tägiger *Penicillinstoß* (tägl. 3 Mio. E) oder *Tetracyclin*, 1 g tägl. p.o., um eine evtl. Superinfektion mit anderen Erregern zu beheben. Siehe auch Bronchitis, S. 205.

Am besten richtet man sich nach dem *Ausfall der Resistenzprüfung mit dem ausgewaschenen Sputum oder dem direkten Bronchialsekret* (Bronchoskopie). Diese Prüfung und Vorbehandlung ist vor allem vor der chirurgischen Therapie (Resektionen) sehr wesentlich.

Indikationen der Chemotherapie bei den verschiedenen Tbc-Formen

a) *Sehr gute Erfolge der Chemotherapie*: *Bei allen frischen Infiltraten*, d.h. Primoinfiltraten, Frühinfiltraten, frischen Sekundärinfiltrierungen, frischen hämatogenen Streuungen, käsigen Pneumonien, Tbc-Aspirationen, frischen Einschmelzungen usw.

b) *Mäßige bis evtl. geringe Erfolge der Chemotherapie*: Bei allen chronischen Tbc-Fällen mit schon vorhandener Induration. Hier muß die Chemotherapie, wenn irgend möglich, später mit einer chirurgischen Therapie kombiniert werden, d.h. Segmentresektion, Lobektomie, Pneumonektomie, extrapleuralem Pneumothorax, Thorakoplastik usw.

Lungentuberkulose

1. **Primo-Tbc:** Chemotherapie bei allen Fällen, die zufällig entdeckt werden, da man nie wissen kann, wie sich die Erkrankung weiter entwickelt. Besonders wichtig ist diese während der *Schwangerschaft*, bei *Kleinkindern, Kindern im Pubertätsalter* und bei allen Patienten mit einer *stark herabgesetzten Resistenz* (z. B. nach Masern usw.), ferner bei Verdacht auf eine *beginnende Einschmelzung* oder wenn große Hilusdrüsen auftreten. Es empfiehlt sich ein anschließender *Kur- oder Höhenaufenthalt* von 3–6 Monaten.

2. **Pleuritis exsudativa:** Wenn möglich histologische Sicherung der Diagnose mittels der *Abrams-Biopsienadel*. Hier immer:

   a) *Chemotherapie zur Unterbindung der Streuherde*: Gegen die Pleuritis exsudativa, die ein stark allergisches Geschehen darstellt, ist sie wirkungslos. Bei einer Pleuritis erfolgt gleichzeitig eine hämatogene Streuung, wobei die Herde in den Nieren und Knochen evtl. nicht abheilen und später nach Jahren zu isolierten Organtuberkulosen führen können (Nieren-Tbc, Spondylitis usw.). Deshalb ist hier die prophylaktische Chemotherapie für den späteren Verlauf sehr wichtig.

   b) *Entlastungspunktion*: Wegen der Gefahr des Lungenödems sollten nicht mehr als 600–800 ml auf einmal abpunktiert werden. Dringend indiziert ist die Entlastung beim Kompressionserguß mit dem sogenannten „Trousseau-Syndrom":

   Zyanose Mediastinumverlagerung
   Dyspnoe Bronchialatmen
   Schwellung der Halsvenen

   c) *Intrapleurale Prednison-Injektionstherapie*: Um den Erguß rasch zur Resorption zu bringen und spätere Verklebungen und Verschwartungen zu vermeiden. Nach den Ergebnissen von LÖFFLER (Ergebn. ges. Tuberk.- u. Lung.-Forsch. 13 [1956] 299) und JACCARD (Erkrankgn. d. Pleura. In: Hdb. d. inn. Med. Bd. IV/4. Springer, Berlin 1956), die wir voll bestätigen konnten, hat sich das folgende Schema am besten bewährt: Abpunktieren und in 3tägigen Abständen je 50 mg *Prednisolonazetat* (z. B. **Decortin® H, Meticortelonacetat®**) i.pl. injizieren (Erguß vorher immer abpunktieren). Gegebenenfalls Wiederholung, bis ergußfrei; zuletzt genügen evtl. 25 mg. Der Erguß und das Fieber verschwinden meistens schon nach 4 Injektionen (s. Abb. 143 und 144).

   d) *Klimakur* von 3–4, evtl. bis zu 6 Monaten nach der Entfieberung und total 6 Monate Chemotherapie, um die evtl. Streuherde zur Ausheilung zu bringen. *Pleuritis exsudativa rheumatica*: Kommt vor, ist aber sehr selten. Vor allem im Verlauf einer Polyarthritis rheumatica bei gleichzeitiger Mitbeteiligung des Perikards. In solchen Fällen bringt die *Kortikosteroidtherapie* ebenfalls eine rasche Besserung, vor allem wenn gleichzeitig i.pl. in der gleichen Dosis injiziert wird.

3. **Tbc-Empyem:** Chemotherapeutische Vorbehandlung mit Spülungen und Instillation von 1 g *Streptomycin*, 600 mg INH (60 ml einer 1%igen Lösung) und 100–200 ml *PAS* (2,5%) i.pl. alle 2 Tage und evtl. $^1/_2$ Ampulle *Streptokinase* (**Varidase®**) zur Verflüssigung des Sekretes. Dann evtl. chirurgische Behandlung. Bei *Tbc-Mischinfektionen* versucht man mit i.pl. verabreichten *Breitspektrum-Antibiotika* (siehe Kapitel Empyem, S. 199) diese zu beeinflussen, leider meist ohne Dauererfolg, so daß man dann besser frühzeitig operativ vorgeht.

4. **Verschiedene Formen der Lungentuberkulose:**

   a) *Infiltrat ohne Einschmelzung*: Auch hier eine *Dreier-Chemotherapie* und Über-

Lungentuberkulose

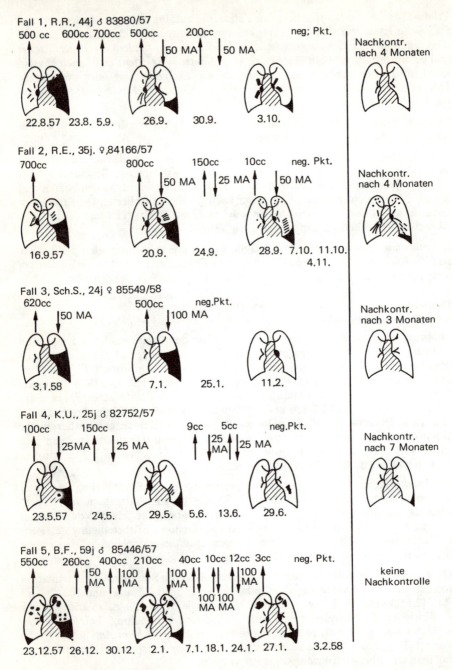

Abb. 143. (Text siehe Seite 608 unten.)

Lungentuberkulose

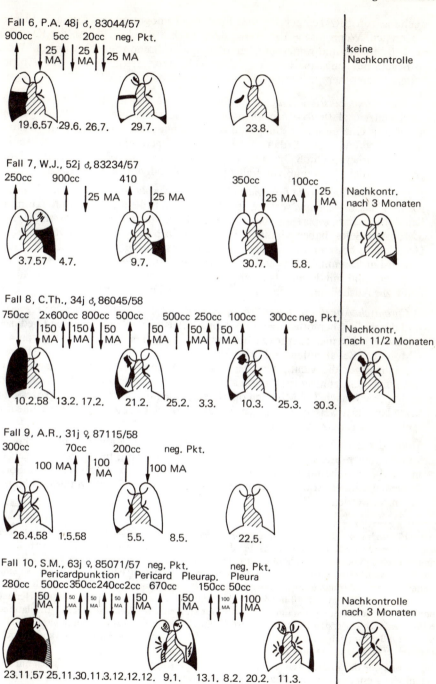

Abb. 144. (Text siehe Seite 608 unten.)

wachung von SR, Temperatur und Sputum, Tomogramm zu Anfang und nach 3 Monaten. Wenn rasche Besserung, dann nach 6 Wochen Beginn der Klimakur für 4–6 Monate und weiterhin Chemotherapie während total 12 Monaten. Wenn zu Beginn nur langsame Erholung, dann Höhenkur erst nach 2–3 Monaten plus weitere Chemotherapie für evtl. $1^1/_2$–2 Jahre.

b) *Infiltrat mit Einschmelzung*: Bei schweren Fällen Schema 1 für „schwere Fälle" dann weiter oral *Dreier-Chemotherapie* für mindestens 4 Monate. Wenn während dieser Zeit eine gute Abheilung und Verschwinden der Kaverne sowie negativer Bakterienbefund eintritt, dann kann auf eine Operation oft verzichtet werden. Die Chemotherapie muß aber auch dann mindestens über total $1^1/_2$–2 Jahre durchgeführt werden. Man muß von Fall zu Fall ganz individuell entscheiden.

Wenn nach 4 Monaten die Kaverne nicht ganz verschwunden ist und evtl. auch noch ein positiver Bakterienbefund vorliegt, so führt man heute die Resektion durch. Einzelne Sanatoriumsärzte operieren bei vorwiegend indurativen Prozessen schon nach 3 Monaten. Selbst haben wir mit 4–5 Monaten Vorbehandlung aus psychologischen Gründen die besseren Erfahrungen gemacht. Anschließend an die Operation Sanatoriumskur von mindestens 4–6 Monaten und chemotherapeutische Nachbehandlung von total mindestens 1–2 Jahren, um evtl. restliche hämatogene Streuherde völlig zur Ausheilung zu bringen und spätere Rezidive zu vermeiden!

c) *Chronische kavernöse indurative Lungen-Tbc*: Starrwandige indurative Kavernen sind durch die Chemotherapie nur selten zur Ausheilung zu bringen und bedürfen, wenn möglich, einer operativen Behandlung nach einer Vorbehandlung von 4 bis 6 Monaten. Bei allzu langer Vorbehandlung besteht die Gefahr der Resistenzentwicklung gegen die wichtigsten chemotherapeutischen Mittel, was für die Nachbehandlung nicht günstig ist. (Hierin stehen wir im Gegensatz zu vielen Autoren, die auch hier erst nach 7–8 Monaten operieren.) Auch bei doppelseitigen Prozessen ist heute bei schrittweisem operativem Vorgehen oft mit der Zeit doch noch eine u. U. völlige Sanierung zu erzielen.

Unter der heutigen Chemotherapie können sich auch Kavernen makroskopisch völlig reinigen und epithelisieren, doch findet man dann histologisch eingebettet im Narbengewebe noch immer einzelne Herde von aktivem Tbc-Gewebe. Solche Patienten können trotz der verbleibenden Reste evtl. für Jahre symptom- und bakterienfrei werden.

Abb. 143 und 144. *Zusammenstellung von 10 mit Kortikosteroiden behandelten* (*Prednisolonazetat*) *Pleuritis-exsudativa-Fällen*: Unter den 10 Beobachtungen war bei 7 Fällen (Fälle 1–6 und 9) nach 6 Wochen kein Erguß mehr nachweisbar, wobei in 3 Fällen schon nach 3 Wochen die Punktion negativ ausfiel (Fall 2, 3, 9). Von den restlichen 3 (Fälle 7, 8, 10) war bei einem Patienten nach 3 Monaten noch immer ein kleinerer Erguß vorhanden (Fall 7). Fall 8 reagierte nur anfänglich gut. Im Fall 10 handelte es sich um eine Pericarditis tuberculosa mit Herztamponade. Die Behandlung bestand in Perikardpunktionen und *Prednisolonazetat*-Instilationen. 6 Wochen nach der ersten Injektion war weder durch Punktion noch röntgenologisch ein Herzbeutelerguß mehr nachweisbar. Ein interkurrent auftretender Pleuraerguß verschwand 6 Wochen nach der ersten pleuralen Injektion von *Prednisolonazetat*.

Mit Ausnahme des Falles 7 zeigten die Patienten nach Kontrollen von 3–4 Monaten nur noch vereinzelte Restschwielen, im Gegensatz zu den früheren, vor der Cortisonära beobachteten starken Verschwartungen. (Näheres siehe Arbeit MEYER und MOESCHLIN, Schweiz. med. Wschr. 89 [1959] 613).

d) *Inoperable Kavernen*, z. B. bei ungenügender Lungenfunktion oder bei schlechten Kreislaufverhältnissen. Hier sollte immer überprüft werden, ob sich nicht eine *Monaldidrainage* durchführen läßt, die in ausgesuchten Fällen oft noch sehr gute Resultate ergibt.

e) *Hiluskavernen*: Sie sind besonders therapieresistent, können gewöhnlich nicht kollabieren und sollten deshalb operativ angegangen werden, was manchmal aber technisch schwierig sein kann.

f) *Bronchus-Tbc*: Zahlreiche Fälle heilen durch die Chemotherapie allein aus. Wenn keine Heilung eintritt und sich evtl. eine Stenose mit Retention und Atelektase entwickelt, dann unbedingt Operation, d. h. *Resektion*, da sonst immer die große Gefahr der Einschmelzung des atelektatischen Gebietes mit Aspiration in die anderen Lappen droht. *Aus diesem Grunde sind unbedingt auch immer alle Lungen-Tbc-Fälle zu bronchoskopieren!* Neben der gewöhnlichen Behandlung empfiehlt sich hier eine zusätzliche Inhalationsbehandlung mit *Prednison* und *INH* (10 mg *INH* und 10 mg *Prednisolonsuccinat* oder $^1/_8$ g **Streptothenat**® plus 10 mg *Prednisolonsuccinat* $2\times$ tägl.).

g) *Lungenblutung* siehe Hämoptoe S. 217.

Vorbedingungen für die operative Behandlung der Lungen-Tbc

1. *Genügende Erhaltung der Lungenfunktion* auch nach der Lobektomie oder Pneumonektomie, was in jedem Fall durch eine vor der Operation durchgeführte Lungenfunktionsprüfung (Speziallaboratorien) erhärtet werden muß (*getrennte bronchoskopische Spirometrie* von rechts und links).

2. *Gute Herzfunktion. Keine Anzeichen von Niereninsuffizienz.*

3. *Fehlen eines schweren Emphysems.*

4. *Sanierung von Bronchus- und Kavernensuperinfekten vor der Operation* durch eine zusätzlich zu den Tuberkulostatika eingeleitete Behandlung mit Breitspektrum, *Tetrazykline*, *Ampicillin* (**Penbritin**®, **Amblosin**®) u. a., je nach dem Ausfall der Resistenzprüfung mit dem ausgewaschenen Sputum oder dem direkt gewonnenen Brochialsekret (Bronchoskopie).

5. *Genaue Bronchoskopie, um eine evtl. Bronchus-Tbc* auszuschließen oder zu erkennen.

Tbc und Gravidität

Bei einer noch aktiven Lungen- oder anderen Organtuberkulose sollte eine Gravidität vermieden werden. Nach Abheilung einer Lungentuberkulose kann eine Schwangerschaft bei rezidivfreiem Verlauf und einem Intervall von mindestens 2 Jahren je nach dem AZ der Patientin ohne besondere Gefahr gestattet werden.

Eine aktive Lungen- oder Organtuberkulose ist jetzt kein Grund mehr zur Unterbrechung einer Schwangerschaft. Der Verlauf der Tbc wird heute im Zeitalter der Chemotherapie dadurch höchstens unwesentlich verschlimmert, ja, die Unterbrechung stiftet oft, vor allem durch das psychische Trauma, mehr Schaden als eine normal verlaufende Schwangerschaft.

Chemotherapie während der Gravidität: Am besten vertragen werden *INH* p.o. und *PAS*-Infusionen, ferner *ZEH* (**Reazide®, Leandin®**). Vorsicht mit *Streptomycinsulfat* oder **Streptothenat®** (verzettelte Anwendung: nicht über 3× 1 g wöchentlich), um eventuelle Schädigung des Akustikus und Vestibularis beim Foetus zu vermeiden. Nach dem 3. Monat sind auch *Ethambutol* plus *Rifampicin* gestattet.

Nach der Geburt: Sofortiges Abstillen, intensive Chemotherapie und, wenn nötig, kleine Dosen *Prednison*, da jetzt die Erkrankung nicht selten exazerbieren kann.

Andere Organtuberkulosen

Lymphknoten-Tbc

In Frühfällen gute Erfolge mit der Chemotherapie (4–6 Monate), Spätfälle mit Verkäsung reagieren weniger gut, und man geht hier nach einer Vorbehandlung von 4 bis 6 Wochen besser operativ vor. Anschließend an die Exzision Höhenkur und Chemotherapie während 6 Monaten.

Liegt schon eine Einschmelzung mit Fluktuation vor, dann besser vorsichtige Punktion (am oberen Pol) und Injektion von 1 g *Streptomycinsulfat* plus 100 mg INH plus 20 mg *Prednisolonazetat* in die Abszeßhöhle alle 2–3 Tage plus allgemeine Chemotherapie (ohne *Streptomycin*, da schon lokal!), später evtl. Exzision und Weiterbehandlung wie oben.

Spondylitis tuberculosa

Diagnostisch wichtig sind neben den gewöhnlichen Röntgenaufnahmen vor allem die Schichtaufnahmen (Tomogramme), um die Herde frühzeitig zu erkennen.

Therapie: Diese wird auch heute noch sehr unterschiedlich gehandhabt.

1. *Ruhigstellung*: Ist immer sehr wesentlich, am besten in einer Gipsschale oder einem Gipskorsett. Aufstehen nicht vor 3–4 Monaten Chemotherapie und auch dann nur mit einem Stoffstützkorsett.

2. *Chemotherapie*: Intensive Rotationschemotherapie, wobei sich uns für die Anfangsbehandlung wiederum *PAS*-Infusionen zusammen mit *INH* oder *Streptomycin* sehr bewährt haben. Die Dauer bis zum evtl. operativen Eingriff wird sehr unterschiedlich bemessen. Einzelne Tbc-Spezialisten behandeln nur 3–4 Monate, andere 6 Monate und länger, bis zum operativen Eingriff.

3. *Operative Behandlung*: Nach vorausgegangener Chemotherapie kann die Ausheilungsdauer durch operative Ausräumung der Herde (Enukleation) stark abgekürzt werden. Die Spanimplantation wird heute durch die Einpflanzung von Spongiosa in die ausgeräumte Höhle und das Einlegen eines Polyvinylkatheters (tägl. Instillation von 250000 E *Penicillin* plus $^1/_4$ g *Streptomycin* zusammen oder 25 mg INH allein während insgesamt 3 Wochen) mehr und mehr verdrängt und ergibt gute Resultate. Im Gegensatz zu den früher verwendeten Gummikathetern haben sich die Polyvinylkatheter ausgezeichnet bewährt, da praktisch keine Gewebsreaktion entsteht und deshalb die relativ langzeitige lokale Behandlung ohne Schwierigkeit

durchgeführt werden kann. Nach der Operation darf der Patient nicht vor 3–4 Monaten aufstehen. Wichtig ist auch hier eine systematische, vorsichtig gesteigerte Übungstherapie, mit der man schon während der Liegekur (Bettwebstuhl!) beginnt. Chemotherapie muß nach der Operation mindestens 4–6 Monate weitergeführt werden. (Nach F. SUTER, Thurgauisch-Schaffhausische Heilstätte, Davos.)

4. *Eine Klimakur und vorsichtige Heliotherapie* vermögen die Behandlung wirksam zu unterstützen.

Knochen- und Gelenktuberkulose

Auch hier können in Frühfällen durch eine langdauernde Chemotherapie sehr schöne Erfolge erzielt werden. Bei der Gelenk-Tbc empfiehlt sich, um die schweren Verwachsungen zu verhindern, die in Abständen von 3–4 Tagen durchgeführte intraartikuläre Injektion von 10–15 mg *Prednisolonazetat* (wird langsam abgebaut, nicht das *Succinat*). Nach 3–4 Wochen nur noch 1 × wöchentlich. Am besten spritzt man gleichzeitig 0,5–1 g *Streptomycin* intraartikulär und verabreicht i.v. *PAS*-Infusionen mit *INH*, siehe früheres Schema bei Lungen-Tbc.

Im übrigen Gipshülse, Höhenkur, Heliotherapie und, wenn man konservativ nicht weiterkommt, schließlich chirurgisches Vorgehen mit Exzision des kranken Gewebes und bei der Gelenk-Tbc evtl. Resektion und Versteifung des Gelenkes.

Nierentuberkulose

Die initiale Tbc-Streuung in die Niere erfolgt oft beidseitig, wobei aber häufig die Tbc in der einen Niere spontan abheilt und später evtl. nur eine Niere erkrankt ist.

Die Nierentuberkulose vermag heute unter einer *langdauernden und konsequent* durchgeführten Chemotherapie in der Mehrzahl der Fälle auszuheilen. Es empfiehlt sich vorerst, eine zweimonatige Infusionstherapie mit *PAS* und *INH* (*Streptomycin* nur sofern keine Niereninsuffizienz besteht!) durchzuführen, am besten in einer Klinik, dann mindestens eine *zweijährige Dauerrotationstherapie*, wobei man vorteilhaft alle 3 Monate die Zweierkombination wechselt (siehe auch S. 600) und schließlich auch die selteneren Tuberkulostatika verwendet. *Viomycin* (**Vionactan®**) sollte nicht länger als 2 Monate und in einer Dosis von nicht mehr als 2 g i.m. 2mal wöchentlich verabreicht werden. Es ist ganz erstaunlich, wie so selbst schwere und doppelseitige Fälle ausheilen können (s. Abb. 145)! Für die Praxis hat sich, da die Patienten nicht gerne wechseln, der 2–3monatige Turnus sehr gut bewährt. LATTIMER (Trans. 21st Res. Pul. Conf. in Pulm. Dis., VA-Armed Forces 1962, S. 79) sah auffallend gute Resultate mit einer dauernden Tripel-Chemotherapie (*PAS, INH, Streptomycin*) von 2 Jahren. Auch PFUETZE (J. Amer. med. Ass. 187 [1964] 805) behandelt 2 Jahre und evtl. länger. Auch *Ethambutol* und *Rifampicin* sind hier sehr wirksame Pp.

Chirurgisches Vorgehen: Nephrektomie: Ist eine Niere sehr schwer befallen und beinahe zerstört, bei gut erhaltener Funktion der anderen Niere, dann ist es oft besser, nach einer chemotherapeutischen Vorbehandlung von 6–8 Wochen die betreffende *Niere chirurgisch zu entfernen*, doch muß der Patient während und nach der Operation unbedingt tuberkulostatisch abgeschirmt werden, um Streuungen zu vermeiden.

Keilexzisionen können in gewissen Fällen die Ausheilung sehr beschleunigen und für

Nierentuberkulose

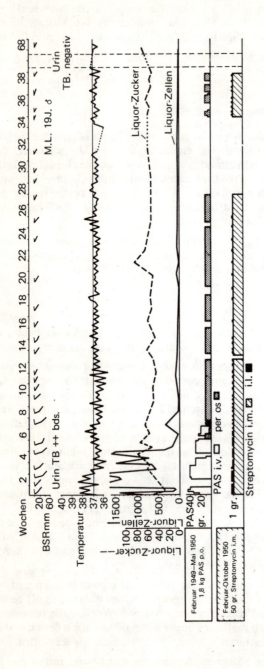

Abb. 145. *Doppelseitige, schwere Nieren-Tbc* mit wiederholten Blutungen und beidseitig positivem Tierversuch. Erhielt vor dem Klinikeintritt total 1,8 kg PAS und 50 g SM. Unter dieser Therapie Auftreten einer *Tbc-Meningitis*. Rasche Besserung der Meningitis auf die kombinierte Infusionstherapie. Heute ist der Patient nach 22 Jahren Kontrolle von seiten der Nieren und der Meningen vollkommen symptomfrei; Tierversuch negativ. Voll arbeitsfähig. Der Fall zeigt, wie durch eine langdauernde, hochdosierte Kombinationsbehandlung auch eine Nieren-Tbc klinisch symptomfrei werden kann.

später evtl. doch wertvolles, gesundes Nierengewebe erhalten. Aber auch in diesen Fällen sollte anschließend über ein Jahr weiter chemotherapeutisch behandelt werden, um die häufig vorliegenden übrigen Streuherde ebenfalls zu vernichten.

Genitaltuberkulose

Mann: Wenn einseitig, dann besser Exzision, wenn beidseitig Tripel-Chemotherapie während mehreren Monaten, eventuell kombiniert mit Teilresektion.

Frau: Hier ist, wenn möglich, zuerst eine Laparoskopie durchzuführen. Bei Verkäsung auf alle Fälle operative Behandlung mit chemotherapeutischer (3–6 Monate) Nachbehandlung.

Darmtuberkulose

Ist meistens die Folge einer offenen Lungentuberkulose und heute sehr selten geworden. Heilt im allgemeinen durch eine Kombinationstherapie von *Streptomycin* plus *INH*. Die orale *PAS*-Therapie ist hier zu vermeiden, doch werden Infusionen i.v. gut vertragen. Es empfiehlt sich, die Behandlung mit einer kleinen Dosis *Prednison*, 20 mg tägl., zu kombinieren. Die Therapiedauer richtet sich nach dem Verlauf der Lungen-Tbc.

Miliar-Tbc

Hier muß (s. S. 599) die *Dreierkombination plus Prednison* (am besten als Infusionsbehandlung während der ersten 4–6 Wochen) angewandt werden, um einerseits einen möglichst intensiven und raschen chemotherapeutischen Effekt zu entfalten und andererseits durch die gleichzeitige Kombination mit dem *Cortisonpräparat* die toxische Komponente durch die Tbc-Toxine möglichst herabzusetzen und auch, um die bindegewebige Reaktion möglichst zu vermindern. In der Regel muß total 12–18 Monate lang chemotherapeutisch behandelt werden, davon die ersten 2–3 Monate in einer Klinik. Am besten schließt man nachfolgend zur Verbesserung der allgemeinen Resistenz noch einen Klimakuraufenthalt in einem Sanatorium (3–6 Monate) an, wo die Chemotherapie weitergeführt wird.

Meningitis tuberculosa

Behandlungsgrundsätze und -schema

Prophylaxe: Durch die heutige (teilweise obligatorische) BCG-Impfung und Frühbehandlung der Organ-Tbc ist die Tbc-Meningitis und Miliaris im Verschwinden begriffen. Die größte Gefahr besteht bei tuberkulin-positiven Säuglingen und Kleinkindern bis zu 3 Jahren, die auch ohne erfaßbaren Organbefund als manifest krank betrachtet werden müssen. Deshalb in solchen Fällen immer *INH*-Prophylaxe (5 bis 6 mg/kg) für 5–6 Monate.

Meningitis tbc

Therapie:

I. *Frühbehandlung aller Fälle.*

II. *Zweimalige Lumbal- oder Subokzipitalpunktion*: Im Abstand von 12–24 Std., in allen Fällen vor Beginn der Chemotherapie mit Anlegen von je 2 *Kulturen auf Tbc* und Kontrolle der Liquorverhältnisse unter besonderer Berücksichtigung der *Zucker-* und *Chloridwerte,* ferner der *Eiweißwerte* und der *Zellzahl.* Dann wöchentliche Kontrolle des Liquors im 1. Monat, 14tägig im 2. Monat, später monatliche Kontrolle im 3.–5., evtl. 6. Monat.

III. *Dreierkombinationstherapie mit INH-, PAS- plus Streptomycininfusionen und Kortikosteroidzusatzbehandlung:*

1. Chemotherapie:

a) *INH:* Erster Monat tägl. 10–15 mg/kg Körpergewicht in die Infusion, zweiter und dritter Monat je 10 mg/kg, vom 4. Monat an je 5 mg/kg. Prophylaktisch tägl. 40–80 mg *Pyridoxin* (B_6), s. INH-Kapitel. Anfänglich plus täglich INH intrathekal für 8–14 Tage 1 mg/kg, maximal 50 mg.

b) *PAS:* Immer als Infusion, beim Erwachsenen eine 4%ige wasserfreie *PAS*-Natriumlösung ($= 20$ g wasserfreies *PAS*-Na/500 ml) oder 4,8%ige wasserhaltige *PAS*-Natriumlösung ($= 24$ g *PAS*-Na crist./500 ml) i.v. in 2–4 Std. einlaufen lassen. Bei Drugfever Versuch der Desensibilisierung (Beginn mit 10 ml i.v. und allmähliche Steigerung der Dosis), wenn nicht erreichbar, Umstellung auf *Ethambutol, Pyrazinamid, Ethionamid* oder *Viomycin.*

Bei Kleinkindern evtl. s.c. PAS-Infusion in die Oberschenkel (0,5 g/kg Körpergewicht) als isotonische 2,7%ige Lösung zusammen mit 1 Ampulle *Hyaluronidase* zur rascheren und besseren Resorption.

Dosis: 0,5 g/kg Körpergewicht, d.h *beim Erwachsenen 25–30 g täglich!* Während der ersten 4 Wochen, sonntags Pause. Dann je nach Liquorbefund und Heilungstendenz evtl. auch die 5. und 6. Woche 3–4 Infusionen wöchentlich. Allfällige Nebenerscheinungen und Verhalten in solchen Fällen siehe im PAS-Kapitel.

Orale Therapie: Von der 5., in schweren Spätfällen besser von der 7. Woche an, kann auf orale PAS-Therapie, tägl. 12–14 g, übergegangen werden. Dann am besten in Form eines Kombinationspräparates mit INH (siehe PAS-Kapitel), z.B. **Iso-Benzacyl forte**®, usw.

c) *Streptomycinsulfat oder* **Streptothenat**® *oder* **Didrothenat**®.

Dosis: 1. Woche tägl. 2 g in die Infusion, 2.–4. Woche 1 g i.v. (Infusion) oder i.m., dann weiter 3× wöchentlich (Mo., Mi., Fr.) je 1 g i.m. bis zu 4–5 Monaten Totalbehandlung. *Intralumbal darf auf keinen Fall injiziert werden!*

Bei Kindern von 1–3 Jahren ist die *Streptomycindosis* auf 0,25 g, von 4–10 Jahren auf 0,5 g und von 10–14 Jahren auf 0,75 g zu reduzieren.

d) *Pyrazinamid:* Als Ersatz des *INH* oder *PAS.* Nur für diejenigen Fälle, bei denen die anderen Mittel wegen vorbestehender Resistenz oder bei Rezidiven sich evtl. nicht mehr als wirksam erweisen würden (s. Abb. 146).

Dosierung: Täglich 0,03–0,05 g/kg Körpergewicht per os während 4–5 Wochen, d.h. durchschnittlich 3 g (3× 2 Tabl. zu 0,5) täglich.

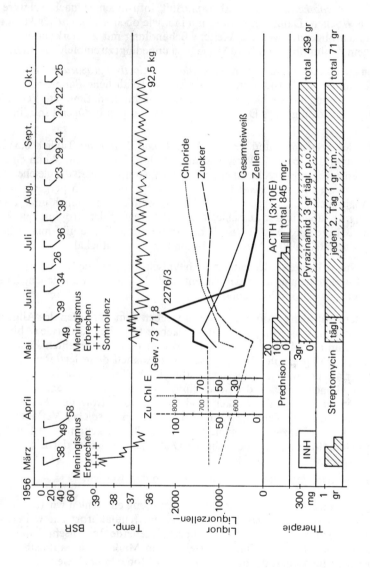

Abb. 146. *Meningitis-Tbc.* (B. G., 36jähr. Frau, KG 78179/56): Behandlungsbeginn in einem auswärtigen Spital etwa am 14. Krankheitstag. Anfänglich gutes Ansprechen auf *Streptomycin* und *INH*. Diese Therapie wird jedoch nach 19 Tagen abgebrochen. 5 Wochen später Auftreten eines schweren Rezidivs mit rascher Verschlechterung bis zu Somnolenz während ungefähr 6 Tagen. Einweisung in unsere Abteilung. Besserung unter *Pyrazinamid* plus *Streptomycin* und zusätzlich *Prednison* während 7 Wochen. Völlige Heilung innerhalb von 5 Monaten.

Meningitis tbc

e) *Ethionamid* kann bei Unverträglichkeit auch an die Stelle von *PAS* treten. Dosierung 0,5 g (**Trécator®**, **Iridocin®**) in 500 ml isotonischer Glukose für Tropfinfusion i.v.

f) *Viomycin* (siehe dort): bei *INH*-Resistenz, **Vionactan®**.

Dauer der Chemotherapie: Tripeltherapie mit Infusionen je nach Schwere des Falles 4–6 Wochen. Dann weiter oral und i.m. wie oben. *Streptomycin* kann nach 4–5 Monaten abgesetzt werden. Weitere Behandlung mit Zweierkombination in 2monatigem Zyklus für total 12–14 Monate ist unbedingt zu empfehlen (siehe S. 600)

2. **Prednison oder Prednisolon:** *Die Kombination mit Cortisonpräparaten ist unbedingt notwendig*, da sie die Exsudation und die hier so gefährliche Pannusbildung und spätere Vernarbung mit Verkleben der Meningen verhindern. Eine evtl. Verschlechterung oder Auslösung eines Diabetes mellitus muß durch genügend Insulin korrigiert werden.

Dosierung des *Prednisons* und *Prednisolons*: *1. und 2. Woche*: Täglich 0,5 mg/kg Körpergewicht, d.h. beim Erwachsenen täglich 30–35 mg per os. Wenn eine perorale Therapie wegen Erbrechen nicht möglich ist, so spritzt man die gleiche Menge *Prednisolonacetat* oder *-succinat* i.m. *3. Woche*: 0,3 mg/kg Körpergewicht (d.h. beim Erwachsenen ca. 20 mg), in der *4. Woche* Medikament täglich um $^1/_2$ Tabl., d.h. $2^1/_2$ mg, abbauen und so ausschleichen. Zur Anregung der atrophischen Nebenniere dann 3 Tage lang je 10 E *ACTH* i.m. In schweren Fällen gibt man während 8–14 Tagen zusätzlich 20–50 mg Prednisolon täglich intrathekal.

3. **Bettruhe:** Nur so lange, als der Patient noch typische meningeale Reizerscheinungen aufweist. Im allgemeinen kann der Patient nach 3–4 Wochen aufstehen. Längere Bettruhe führt zu schwerer Osteoporose.

4. **Kriterien der Ausheilung:** Am wichtigsten ist neben dem Verhalten des Allgemeinbefindens die Normalisierung der Liquorzuckerwerte und der Chloride (Abb. 146). Die Zellzahl und der Eiweißgehalt bleiben oft auch bei ausgeheilten Fällen noch eine Zeitlang mäßig erhöht. Wichtig ist nur, daß auch diese letzteren Werte im weiteren Verlauf der Beobachtungen eine allmähliche Tendenz zur Normalisierung aufweisen und nach Absetzen der Behandlung nicht wieder ansteigen. Sehr wesentlich ist ferner auch, daß die Zucker- und Chloridwerte trotz des Absetzens der Therapie keine erneute Tendenz zum Abfall zeigen. Ein solches Verhalten weist darauf hin, daß der Prozeß noch nicht ganz zum Stillstand gekommen ist und einer weiteren Behandlung bedarf. Vorsicht bei Diabetes, hier hängt der Liquorzucker vom Blutspiegel ab.

Das *Elektroenzephalogramm* sollte immer kontrolliert werden.

5. **Nachkur:** Im Anschluß an die spezifische Behandlung empfehlen wir für alle Fälle eine *mehrmonatige Sanatoriumskur* z.B. in einem Klimakurort zur weiteren Sanierung evtl. noch vorhandener Organ-Tuberkuloseherde. Im Anschluß daran darf der Patient seine Arbeit in allmählich steigendem Maße wieder aufnehmen, man führt aber die Chemotherapie bis zu total 12–14 Monaten noch weiter.

6. **Nachkontrolle:** In den folgenden 2 Jahren sollte der Patient alle $^1/_4$ Jahre nachkontrolliert werden (Durchleuchtung, Urinbefund, SR). Eine Lumbalpunktion ist im allgemeinen nicht mehr nötig, wenn keine meningealen Reizerscheinungen auftreten. In Verdachtsfällen erneute elektroenzephalographische Kontrolle.

Meningitis tbc

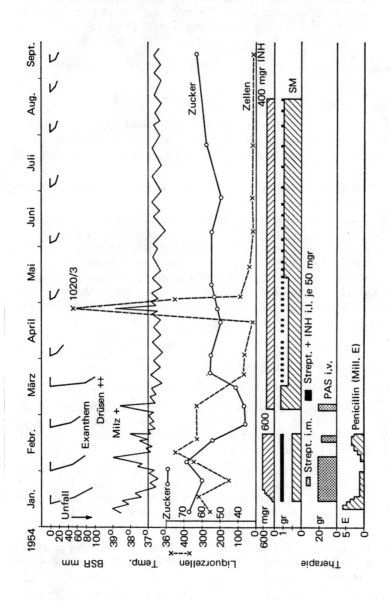

Abb. 147. *Meningitis tuberculosa*: 14jähr. Knabe, bei dem 3 Tage nach einem Turnunfall eine akute Meningitis-Tbc. (siehe die niederen Zuckerwerte!) manifest wird. 1 Monat nach Krankheitsbeginn Auftreten eines medikamentösen *PAS*-Exanthems (*PAS*-Drüsenfieber) mit Drüsen- und Milzschwellung, das nach Absetzen der *PAS*-Infusionen verschwindet. Komplikationslose Ausheilung unter *Streptomycin-INH*-Therapie innerhalb von 8½ Monaten.

7. **Eventuelle Rezidive:** Solche haben wir seit der Einführung der Kombinationstherapie überhaupt nicht mehr erlebt. Sollte ein solches trotzdem einmal auftreten, *so ist ein Rezidiv immer wie eine frische Erkrankung zu betrachten* und muß von diesem Zeitpunkt an erneut für 4–5 Monate intensiv mit einer Dreierkombination behandelt werden, wobei jetzt ein zusätzliches anderes Chemotherapeutikum (z. B. *Viomycinpantothenat, Pyrazinamid, Ethambutol*) anzuwenden ist.

Komplikationen

Durch die Therapie bedingt

1. *Streptomycinschäden*: Seit Einführung des *Streptomycinpantothenats* (= **Streptothenat**® oder **Didrothenat**®) selten geworden. Es empfiehlt sich aber, bei allen behandelten Patienten periodisch alle 2–3 Monate ein *Audiogramm* aufnehmen zu lassen.

2. *Kortikosteroidkomplikationen*: Für die allgemeinen Komplikationen siehe Cortison-Kapitel, S. 464 ff.

   Eine speziell diagnostisch, aber auch therapeutisch wichtige Komplikation ist namentlich bei Leuten im schon fortgeschrittenen Alter die dadurch eventuell eintretende Blutzuckererhöhung (diabetogene Wirkung), wodurch es auch zu einer vorgetäuschten Erhöhung, d. h. fälschlicherweise als Normalisierung gedeuteten Erhöhung, des Liquorzuckers kommen kann! *Man darf sich also auf den Liquorzucker nur dann verlassen, wenn keine Erhöhung des Blutzuckers vorliegt.* Sonst baut man eventuell die Behandlung zu rasch ab, und es kann zu einem Rezidiv kommen.

3. *Isoniazid-Schäden* (s. dort).

Komplikationen durch die Tbc-Meningitis

Auch diese sind heute seit der Frühbehandlung sehr selten geworden.

Bei spät diagnostizierten Fällen (Säuglingen und Kleinkinder) sind sie aber noch heute möglich. *Da die Nackenstarre bei Säuglingen nicht auftritt, muß als äußerst wichtiges Zeichen auf die gespannte oder vorgewölbte Fontanelle geachtet werden*; gegebenfalls ist in solchen Fällen eine Liquoruntersuchung vorzunehmen.

1. *Folgeerscheinungen durch Verwachsungen und Fibrosierungen*: Hierdurch kann es zur Behinderung der normalen Liquorzirkulation, einem ein- oder beidseitigen *Hydrozephalus*, aber auch zu einer *Neuritis nervi optici* sowie eventueller Dauerlähmung der *Nn. oculomotorius, trigeminus, facialis, glossopharyngeus* oder *acusticus* kommen.

   Als Zeichen des zunehmenden Hirndrucks entwickelt sich eine ein- oder beidseitige *Stauungspapille*. Daneben können auch Paresen und eventuell *epileptische Anfälle* in Erscheinung treten.

   Prophylaktisch am wichtigsten zur Vermeidung dieser Folgeerscheinungen ist die *möglichst frühzeitige Diagnosestellung und Frühbehandlung mit Tuberkulostatika und Cortisonderivaten*, um gerade die Exsudation und Fibrosierung möglichst abzubremsen. Operative Eingriffe durch einen Neurochirurgen kommen nur für die völlig abgeheilten Spätstadien in Frage und müssen von Fall zu Fall individuell entschieden werden.

2. *Chronische Meningo-Enzephalopathie*: Tritt in seltenen Fällen mit mehr chronischem Verlauf auf. Heute sieht man sie vor allem noch im Verlauf einer chemotherapeutisch behandelten Miliar-Tbc, bei der die Meningitis inapperzept verlief. Ferner bei Fällen, die zu spät zur Behandlung kommen (Kleinkinder).

Es kommt einerseits zu chronisch *produktiven Gewebsprozessen der Meningen* mit ihren eventuellen Folgeerscheinungen (Hydrozephalus, Liquordruck) und andererseits zu *chronisch obliterierenden Gefäßprozessen*, die durch die tuberkulintoxische Wirkung eventuell nur kleiner Tuberkulome ausgelöst werden. Infolge der daraus sich eventuell entwickelnden Gefäßverschlüsse können *Enzephalo- und Myelomalazien* auftreten. Klinisch sind die entsprechenden Bilder sehr vielseitig. Sie können sich in schweren Fällen durch *Lähmungen*, ferner durch das enzephalomalazische Stuporsyndrom sowie durch die *Enthirnungsstarre* oder das sog. Mittelhirnsyndrom äußern.

3. *Arachnitis opticochiasmatica*: Ist meistens durch ein chronisch produktives Granulations- und Narbengewebe im Bereiche des Chiasma opticum bedingt. Sie ist seit Einführung des *INH* häufiger geworden. Es beruht dies nicht auf toxischen Einflüssen des *INH*, sondern darauf, daß jetzt auch früher hoffnungslose Spätfälle durch die heutige Behandlung noch gerettet werden können. Ein therapeutisches Angehen dieser Optikusschäden ist leider ziemlich aussichtslos. *Wichtig erscheint uns die sehr lange Verabreichung von Cortisonderivaten* mit weitergeführter tuberkulostatischer Abschirmung. So erlebten wir in einem Fall mit vorher fast totaler Erblindung doch noch eine weitgehende Besserung des Sehvermögens.

4. *Chronische Meningitis tuberculosa spinalis*: Kann durch Blockierungen zu schweren Schäden, eventuell sogar mit Auftreten eines Querschnittsyndroms, führen.

5. *Tuberkulome*: Solche müssen, sofern die klinische Abklärung eine genaue Lokalisation erlaubt, operativ angegangen werden. Wir haben 2 Fälle gesehen, wobei sich im Anschluß an die operative Entfernung eines vermeintlichen Gehirntumors, der sich nachher als Tuberkulom erwies, eine Tbc-Meningitis entwickelte. Beide Fälle heilten aber mit einer entsprechenden Tripeltherapie mit *PAS-Streptomycin* und *Isoniazid* ab.

Über weitere und seltenere Komplikationen siehe MOESCHLIN und BUSER (Hdb. d. Tub. [Hrsg. J. HEIN u. Mitarb.] Bd. IV. Thieme, Stuttgart 1964, S. 247)

Zytostatika oder tumorhemmende Substanzen

Die Forschung der letzten 30 Jahre hat auf diesem Gebiet beachtliche Fortschritte erzielt. 1865 hat LISSAUER, angeregt durch ROSENKRANZ, das Arsen (Kaliumarsenit = Fowler'sche Lösung) erstmals bei chronischen Leukämien ausprobiert. 1896 hat in England der Chirurg BEATSON auf die hormonale Beeinflussung des Mammakarzinoms durch Ovarektomie hingewiesen und bereits damals gezeigt, daß 30% der Fälle auf diese Maßnahme ansprechen. Beide Beobachtungen blieben jahrzehntelang vergessen. Die ganze Forschung erhielt erst zufällig, als man im letzten Kriege experimentell Mittel gegen das Senfgas suchte, durch die Entdeckung der starken tumorhemmenden Eigenschaften der alkylierenden Substanzen neuen Auftrieb, und so sind namentlich in den letzten 30 Jahren eine ganze Reihe neuer Tumorhemmstoffe entdeckt und ausprobiert worden. Die ganze Forschung auf diesem Gebiet befindet sich aber noch in intensiver Entwicklung. Deshalb ist es im jetzigen Zeitpunkt noch schwierig, allgemein gültige Leitsätze aufzustellen.

Wir beschränken uns hier auf die bis jetzt einigermaßen gesicherten Mittel und möchten vor allem auf diesem Gebiete vor einer Polypragmasie warnen.

Wirkungsmechanismus

Alle diese tumorhemmenden Substanzen wirken irgendwie hemmend auf die Zellteilung (zytostatisch). Einenteils liegt die Wirkung darin, daß die DNA (Desoxyribonukleinsäure) durch den schädigenden Einfluß dieser Substanzen nicht mehr in genügender Menge für die sich hier sehr rasch aufeinanderfolgenden Kernteilungen bereitgestellt werden kann, andernteils ist es ein direkter toxischer Effekt auf die Mitose selbst und in andern Fällen (Hormone) ist der Wirkungsmechanismus überhaupt noch völlig ungeklärt.

Alle *Zytostatika* mit Ausnahme der tumorhemmenden Hormone hemmen nicht nur die Proliferation der neoplastisch entarteten Zelle, sondern auch alle andern sich in rascher Teilung befindenden Gewebszellen. Wenn man bedenkt, daß das Knochenmark beim normalen Menschen täglich 2,5 Milliarden weiße Blutkörperchen (Granulozyten) bildet und daß bei schweren Infekten die Produktion sogar auf 2500 Milliarden ansteigen kann (MOESCHLIN: Schweiz. med. Wschr. 76 [1946] 1051), so leuchtet es ohne weiteres ein, daß speziell die Leukozyten und Thrombozyten gefährdet sind. Daneben wird aber auch die Proliferationsfähigkeit des lymphatischen Gewebes, der

Magen-Darm-Schleimhaut und in gewissen Fällen auch das Haarwachstum gehemmt. Sehr ausgesprochen ist natürlich auch die Wirkung auf die sich rasch teilenden Zellen des *Hodens* und der *Ovarien.* Diese „Nebenwirkung" jeder zytostatischen Substanz ist von Präparat zu Präparat sehr unterschiedlich. *Die hemmende Wirkung auf die Granulozytopoese ist mit Ausnahme der Hormone regelmäßig vorhanden, sofern sich eine solche Substanz überhaupt als allgemein tumorhemmend erweist.* Wenigstens war es bis jetzt nicht möglich, eine solche nicht hormonale Substanz aufzufinden, mit Ausnahme gewisser nur elektiv auf ganz bestimmte Tumorzellen einwirkender Substanzen (z. B. *Nitrofurazon* beim Seminom).

Wirkungsoptimum

Viel intensiver wirken die tumorhemmenden Stoffe natürlich, wenn sie nicht wie gewöhnlich peroral oder intravenös verabreicht werden, sondern in einer sehr hohen Konzentration direkt an die Tumorzellen herangebracht werden können. Dies ist leider nur in Ausnahmefällen möglich, so z. B. bei der Injektion von alkylierenden *Substanzen* in *karzinomatöse Ergüsse* der *Pleura* und des *Peritoneums* (WEISBERGER u. Mitarb.: J. Amer. med. Ass. 159 [1955]), ferner in gewissen Fällen durch die *intraarterielle Injektion.*

Lokale intraarterielle Injektion: So z. B. von *Thiotepa* in die Karotis bei Gehirn- (DAVIS u. Mitarb.: J. Amer. med. Ass. 167 [1958] 726), Parotis-, Zungen-Tumoren, etc. (SULLIVAN: J. Amer. med. Ass. 179 [1962] 293) eindrücklich und auch in andere Arterien, wie z. B. die katheterisierte Leberarterie (Reed New Engl. J. Med. 269 [1963] 1005). Ferner bei der Injektion direkt in die Bauchspeicheldrüse beim Pankreaskarzinom während der Operation und nachheriger i.v. Weiterbehandlung (siehe BATEMAN: J. Amer. med. Ass. 175 [1961] 1116. Dasselbe bei Tumoren, die *nur eine Extremität* befallen haben (z. B. Melanome, nämlich Anfluten sehr hoher Dosen auf *intra-arteriellem Wege,* z. B. in dem vom übrigen Körperkreislauf isolierten Bein (KLOPP u. Mitarb.: Ann. Surg. 132 [1950] 811; BIERMAN u. Mitarb.: J. Nat. Cancer Inst. II [1951] 890). So sind sogar schon Totalheilungen beobachtet worden. Hierbei wird die betreffende Extremität für längere oder kürzere Zeit künstlich durchblutet, so daß das Zytostatikum nur gerade die betreffende Extremität durchströmt. Dadurch kann die toxische Wirkung auf die andern Organe auf ein Minimum herabgesetzt werden, und es gelingt so, eine sonst letale Dosis anzuwenden! Vergleiche auch S. 397.

Retransfusion des Knochenmarks nach der Stoßtherapie: Die heute schon mehrfach klinisch erprobte Methode der vorherigen Knochenmarksentnahme, wobei 4–5 Tage nach der Zytostatika-Anwendung einer sonst tödlichen Dosis das tiefgefrorene eigene Knochenmark reinfundiert wird, eröffnet wahrscheinlich noch bessere Erfolge (SPRAGUE: Cancer Chemother. Report 10 [1960] 109). Es gelingt auf diese Weise, sonst tödliche Mengen eines Zytostatikums für kurze Zeit einwirken zu lassen und so eventuell sonst hoffnungslose Fälle (z. B. Lymphosarkome) zu beeinflussen. Gerade bei diffus metastasierenden Fällen werden aber vielleicht mit dem vorher entnommenen Mark auch erneut Tumorzellen reimplantiert.

Tourniquet-Methode: Bei dieser Methode werden während der Infusion einer sonst tödlichen Menge eines Zytostatikums drei Extremitäten durch Ligaturmanschetten und einen Druck von 375 mm Hg am Arm und 575 mm Hg am Bein während 15 Minuten abgeklemmt. (Technik siehe CONRAD und CROSBY Blood 16 [1960] 1089). Hierdurch werden große Teile des Knochenmarks von der Einwirkung des Zytostatikums verschont, und es gelingt auf diese Weise, eine sehr große Gesamtmenge von z. B. *Tretamin* (in Einzeldosen von 10 mg in den Infusionsschlauch) zu injizieren. Dabei hat sich die Verabreichung in 2–3 Applikationen am besten bewährt, wobei bis zu 1,5–1,75 mg/kg verabfolgt werden können. Die schwere Agranulozytose am 6.–8. Tage kann klinisch in den meisten Fällen durch sorgfältige Abschirmung und Isolierung und die schwere Thrombozytopenie durch Plättchentransfusionen beherrscht werden. Diese sehr heroische Therapie ist natürlich nur bei verzweifelten Fällen indiziert, kann aber dort Erstaunliches leisten.

Wahl des Mittels

Die Wahl des betreffenden Zytostatikums richtet sich ganz nach dem vorliegenden Tumor. Ein einmal begonnenes Mittel sollte aber konsequent in der nötigen Dosierung über mindestens 3–4 Wochen verabreicht werden, da sonst die evtl. therapeutische Wirkung überhaupt nicht beurteilt werden kann. Erst nach dieser Zeit soll, sofern keine Wirkung eintritt, das Zytostatikum gewechselt werden.

Kombinations- und Stoßtherapie

Immer deutlicher zeigt es sich, daß die Zukunft in der *Kombinations- und Stoßtherapie* liegt. Siehe diesbezüglich unsere Ausführungen bei den akuten Leukämien und beim Lymphogranuloma Hodgkin, sowie beim Mammakarzinom.

Die verschiedenen Mittel haben durch ihre verschiedenen Angriffspunkte eine additive und z. T. auch potenzierende Wirkung. Die Stoßtherapie, d. h. die kurzdauernde, hochdosierte Verabreichung, vermag viel mehr Zellen zu vernichten, als die kontinuierliche Verabreichung.

Klinische Vorsichtsmaßnahmen

Bei jeder Anwendung von Zytostatika müssen die betreffenden Patienten genau überwacht und kontrolliert werden. Bei relativ toxischen Substanzen, z. B. *Vinblastin* und bei allen *Antimetaboliten* sollte die Einstellung der Patienten unbedingt klinisch erfolgen. Eine Entlassung in hausärztliche Behandlung sollte bei diesen gefährlichen Mitteln erst dann erfolgen, wenn die individuell sehr verschiedene, für den betreffenden Patienten relativ gefahrlose Erhaltungsdosis ermittelt worden ist. Die Einstellung mit weniger gefährlichen Präparaten, wie z. B. mit *Chlorambucil* (**Leukeran®**), *Cyclophosphamid* (**Endoxan®**), kann ohne weiteres in der Praxis erfolgen, sofern keine vor-

Zytostatika

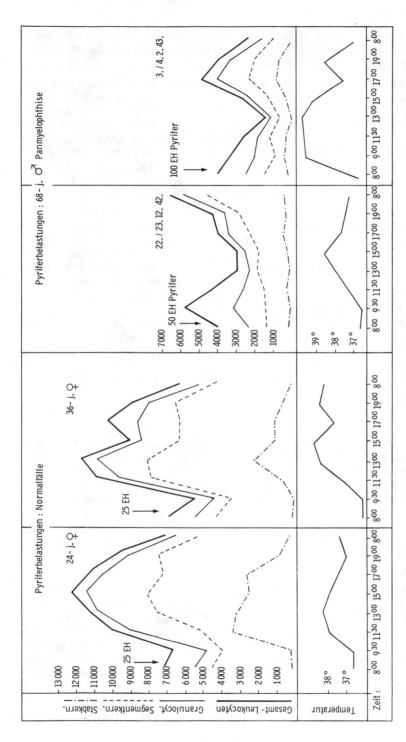

Abb. 148. *Knochenmarkfunktionstest nach* MOESCHLIN. *Links*: Verlauf bei normalem Knochenmark. Beachte den Anstieg der Leukozyten mit einem Maximum nach 7 Std. (s. MOESCHLIN S.: Helv. med. Acta 12 (1945) 229–245). *Rechts*: Der pathologische Verlauf bei mangelnder Knochenmarkreserve zeigt einen protrahierten Abfall über mehrere Stunden mit nur sehr langsamem Wiederanstieg. Sogar die Applikation der vierfachen Dosis zwei Monate später ergibt kein wesentlich besseres Resultat. Dieser Test kann mit verschiedenen Substanzen durchgeführt werden, z. B. i.v. wie hier mit 25 E **Pyrifer**® (abgetötete apathogene Kolibakterien), oder tief i.m. mit *Etiocholanolon* (0,1 mg/kg) (hier Maximum nach 12 Stunden). Die Zytostatika-Dosis kann so individuell besser dem *funktionellen Zustand* des Knochenmarks des betreffenden Patienten angepaßt werden.

Zytostatika

bestehende Leukopenie (z. B. frühere Röntgenbestrahlung) vorliegt. In allen diesen Fällen müssen aber die Leukozytenwerte und bei manchen Patienten auch die Thrombozytenwerte fortlaufend überwacht werden.

1. *Kontrolle des Blutbildes und kritische Leukozytenzahl*: Das menschliche Knochenmark produziert normalerweise 2,5 Milliarden Granulozyten pro Tag (MOESCHLIN: Schweiz. med. Wschr. 76 [1946] 1051, CRADDOCK: Blood 15 [1960] 840). Diese Zahl entspricht ungefähr einer normalen Zahl von ca. 3000–5000 Granulozyten im Blut, die für die tägliche Abwehr der bakteriellen Invasion in den Schleimhäuten nötig ist. Je nach den Abwehrkräften kann diese Abwehr auch noch bei 500–1000 Granulozyten erfolgen. Diese Zahl wird aber eventuell schon gefährlich, wenn Verletzungen oder Ulzerationen vorhanden sind, oder eine Infektionskomplikation hinzutritt. *Maßgebend ist dabei nicht die totale Leukozytenzahl*, sondern die *absolute Anzahl der Granulozyten*. In der Regel sollte man, wenn ihre Anzahl auf 1000 abfällt, die weitere Verabreichung von Zytostatika einstellen oder mit sehr kleinen Dosen weiterführen, da es sonst zu einem eventuell lebensgefährlichen Abfall kommen kann. Bei Abfall der Granulozyten unter 500 (Lymphozyten abgerechnet!) sollte bei solchen Patienten immer mit einer Abschirmung begonnen werden. In der Regel genügt hier das *Penicillin* (1–2 Mio.). Fällt die Granulozytenzahl unter 300, so wird die Situation kritisch, und dann muß mit einer Zweier- oder Dreierkombination abgeschirmt werden (z. B. *Thioamphenicol + Erythromycin*). Bei Auftreten eines Infektes sind Breitspektrum-Antibiotika nicht zu umgehen, doch eröffnet sich damit auch immer die Gefahr der Pilzinvasion (Moniliasis usw.). Bleibt das Fieber trotzdem bestehen (Staphylokokken!), so greift man zu den penicillinaseresistenten halbsynthetischen Penicillinen (z. B. *Meticillin*, für leichtere Fälle das oral verabreichbare *Cloxacillin*). Bei septischem Fieber siehe Angaben im Kapitel der akuten Leukämien, S. 44.

Besondere Vorsicht ist bei *vorbestrahlten* Patienten und ferner bei *ausgedehnten Knochenmarksmetastasierungen* (z. B. terminale Hodgkinfälle, Mammakarzinom, Myelom, Retikulosen usw.) geboten. Hier ist die normale Knochenmarksreserve durch die evtl. ausgedehnte Bestrahlung oder die Durchsetzung mit Tumorzellen weitgehend eingeschränkt, und solche Patienten können schon auf eine Behandlung mit kleinen Dosen eines Zytostatikums mit schweren Leukopenien reagieren. In allen diesen Fällen muß also die Dosierung und Überwachung besonders vorsichtig erfolgen. Es lohnt sich in diesen Fällen, vorher die erstmals von uns entwickelte *Knochenmarkfunktionsprobe* (s. Abb. 148) durchzuführen, die uns eine genaue Auskunft über die tatsächlich vorhandene Knochenmarkreserve ergibt. MOESCHLIN S.: Helv. med. Acta 12 (1945) 229–245). Technik u.a. siehe Abbildungtext sowie IST-Kapitel, S. 642.

Thrombozyten: Die Gefahr der Thrombozytopenie wird im allgemeinen überschätzt. Solange die übrigen Gerinnungsfaktoren nicht gestört sind (Prothrombin, spez. Fakt. VII und V, evtl. Fibrinogen), kann man bei zuverlässigen Auszählungsresultaten (Phasenkontrast-Methode), wenn eine intensive und evtl. dauernde Behandlung nötig ist, die Plättchen bis auf 30000 abfallen lassen, ohne daß Blutungen auftreten. Bei *Leukosen* und *malignen Retikulosen* gehen wir sogar noch tiefer, d.h. bis auf Werte von 10000 bis 20000. Eine allfällige Hypertonie muß dann aber durch Antihypertensiva normalisiert werden. Ferner sollten in solchen Fällen evtl. auch prophylaktisch Plastik-Frischbluttransfusionen verabreicht werden (Näheres siehe Thrombozytopenie-Kapitel, S. 14 und Leukämie-Abschnitt, S. 45).

2. *Haarausfall*: Man kann ihn (MOESCHLIN) weitgehend verhindern, wenn man die Kopfhaut mit einem Gummischlauch auf der Höhe des Haaransatzes für ca. 20 bis 30 Min. kurz vor der Stoßinfusion fest abbindet, da dann die sich rasch zersetzenden Zytostatika (z. B. Vincristin, nicht aber Cytosin-Arabinosid) die Haarwurzeln in ungefährlicher Dosis erreichen.

3. *Schleimhautschädigungen*: In hohen Dosen können alle Zytostatika zu einer vorübergehenden Schädigung der ebenfalls rasch wachsenden Schleimhautepithelien führen. So kann es von seiten des Magen-Darm-Kanals zu Durchfällen, Magen- und Darmschmerzen und vor allem bei den Antimetaboliten zu *Glossitis* und *Gingivitis* kommen. Eine Gefahr stellen diese Komplikationen eigentlich nur dar, wenn gleichzeitig der Allgemeinzustand sehr reduziert ist und es zu Pilzinvasionen oder bei gleichzeitiger Granulozytopenie durch bakterielle Infektionen zum Auftreten von Geschwüren kommen kann. *Die Gefahr der Schleimhautinvasion mit Pilzen und Bakterien ist vor allem bei einer gleichzeitigen Cortisontherapie sehr ausgesprochen!* Bekämpfungsmaßnahmen siehe *Agranulozytose*- und *Mykose*-Kapitel.

4. *Harnsäure-Nephropathie*: Bei einem massiven Kernzerfall, speziell unter der Stoß-Therapie, kann es zu einer Verstopfung der Nieren durch die ausfallenden Harnsäurekristalle kommen. Es ist deshalb wesentlich, z. B. bei Leukämien mit sehr hohen Zellwerten und ausgedehnten Wucherungen, ferner beim Lymphosarkom, auf diese Komplikationsmöglichkeit zu achten. Prophylaktisch sind wesentlich: genügend Flüssigkeit (2–3 Liter/die) und in allen hierfür disponierenden Fällen (Lympho-Sa., Leukämien etc.) zusätzlich die Harnsäuresynthese mit *Allopurinol* (**Zyloric®** 3mal 1 Tabl.) hemmen. Bei Auftreten von Harnsäurekoliken *Natriumbikarbonat* (10–20 g) bis zum Alkalischwerden des Urins. Ein gutes Pp. ist z. B. das **Uralyt-U**, *Dosierung*: 2–10 g pro Tag, individuell nach Urin-pH (Lackmuspapier!).

5. *Zytostatika und Gravidität*: Im Tierversuch konnten FRIZ und MEY (Dtsch. med. Wschr. 85 [1960] 931) in sehr schönen Experimenten bei der Taube nachweisen, daß prinzipiell drei Möglichkeiten der Schädigung durch diese Substanzen bestehen:

a) kann das Ei vor der Nidation bei der Tubenpassage durch die dann im Sekret enthaltenen Zytostatika abgetötet werden,

b) kommt es durch Endometrium-Schädigung eventuell zum *Ausbleiben der Nidation* und

c) kann es bei schon eingetretener Gravidität durch Schädigung der Keimblätter zu *teratogenen Mißbildungen* oder zum *Absterben* und *Abort* kommen (siehe auch SOKAL u. LESSMANN: J. Amer. med. Ass. 172 [1960] 1765). Leider werden gerade zum letzteren Zwecke das *TEM* und *Aminopterin* in den USA im Schwarzhandel sehr mißbraucht, was aber doppelt gefährlich ist, wenn man bedenkt, daß evtl. dadurch Mißgeburten und *vielleicht sich erst bei späteren Schwangerschaften auswirkende irreversible Keimschädigungen auftreten können*, ganz abgesehen von den eventuell möglichen KM-Schädigungen.

Auf eine *vierte Möglichkeit* ist schon 1954 durch BOLLAG (Experentia 9 [1953] 268, Schweiz. med. Wschr. 84 [1954] 393) auf Grund seiner experimentellen Versuche hingewiesen worden. Er konnte zeigen, daß es durch *Busulfan*-Behandlung der schwangeren Rattenmutter *bei den Nachkommen durch die zytostatische Schädigung während der Fetalperiode zu einer dauernden Zerstörung der Gonaden kommt.* Prinzipiell könnte genau das gleiche auch für den Menschen zutreffen. Die Schädigung würde sich aber dann erst in einer viel späteren Lebensperiode (Ausbleiben der Pubertät) äußern. *Zytostatika sollten also nicht vor oder während einer Schwangerschaft angewandt werden.* Kann man zum Beispiel bei einer chronischen myeloischen Leukämie oder bei einem Hodgkin zuwarten, so wird man dies tun, ist aber das Leben der Mutter in Gefahr, dann wird man von Fall zu Fall die Indikation genau abwägen und mit den Angehörigen besprechen müssen.

Verbot der Konzeption: Alle Zytostatika können zu schweren Schädigungen der Ovarien und der Testes führen. Durch chromosomale Veränderungen (z. B. Chromosomenverluste) kann es zur Bildung von defekten Eizellen und Spermien kommen, die zu Mißbildungen oder Defektbildungen bei der Nachkommenschaft führen. Im allgemeinen *sollte daher nach oder während einer Zytostatika-Behandlung beim Manne wie auch bei der Frau auf weitere Nachkommenschaft verzichtet werden.* Man darf es deshalb nicht unterlassen, vor allem die jüngeren Patienten auf diese eventuell möglichen schweren Folgeerscheinungen speziell aufmerksam zu machen.

In Ausnahmefällen kann, sofern die Grundkrankheit dies gestattet, nach einem *3monatigen Absetzen des Zytostatikums* eine Befruchtung oder Konzeption erlaubt werden (9 eigene Beobachtungen mit gesunden Kindern).

Klinische Indikationen der Zytostatikabehandlung

Eine totale Heilung durch tumorhemmende Stoffe ist heute bei malignen Tumoren nur in seltenen Ausnahmefällen möglich. In erster Linie wird man also immer den *chirurgischen Eingriff* eventuell *kombiniert mit der Röntgenbestrahlung* oder die *Röntgenbestrahlung allein* anwenden. Die Zytostatika können uns aber in den folgenden Indikationen eventuell sehr wertvolle Dienste leisten:

1. *Akute und chronische Leukosen* und andere *Hämoblastosen*: hier als Therapie der Wahl.
2. *Behandlung schon disseminierter und inoperabler sowie nicht mehr bestrahlungsfähiger Fälle.*
3. *Eventuell prä- und postoperative Anwendung zur Prophylaxe der Tumorzellmetastasierung* (diese Indikation ist noch nicht bewiesen).
4. *Als unterstützende Maßnahme, z. B. nach operativer Behandlung oder während oder nach der Röntgenbestrahlung.*
5. *Als immunodepressive („suppressive") Therapie bei Organ-Transplantationen und bei bestimmten Autoimmunerkrankungen* (siehe Kapitel Immunsuppressive Therapie, S. 638).

Übersicht über die heutigen tumorhemmenden Stoffe

Alkylierende Substanzen

In fast allen diesen, ursprünglich vom Stickstofflost abgeleiteten Präparaten, ist die folgende, rasch zerfallende aktive Gruppe vorhanden:

$$\cdots N \begin{matrix} CH_2-CH_2-Cl \\ CH_2-CH_2-Cl \end{matrix} \quad \cdots \overset{\oplus}{N} \begin{matrix} CH_2-CH_2-Cl \\ \triangle \end{matrix} \quad Cl^{\ominus}$$

Diese letztere sich im Organismus sofort bildende sehr aktive Gruppe führt wahrscheinlich durch Anlagerung an die NH_2-Gruppe der Aminosäuren (Alkylierung!) bei den langen Eiweißmolekülen der Kernsubstanz (DNA) zur Aufsplitterung in kurze Ketten (STACEY: Ann. N.Y. Acad. Sci. 68 [1958] 682). Durch diese Wirkung wird die für die Zellteilung so wichtige Vermehrung der DNA empfindlich gestört. Darin liegt wahrscheinlich der Hauptmechanismus dieser Stoffe. Bei ihrer Anwendung müssen die Leukozyten- und von Zeit zu Zeit die Thrombozytenwerte gut überwacht werden! Die wichtigsten Vertreter sind heute die fogenden:

Chlorméthine (DCI) = **Nitrogen Mustard** = *Stickstoff-Lost* = *Senfgas*, ist mit Vorsicht anzuwenden, da es die am stärksten wirkende Substanz dieser Reihe darstellt. Kopfhaut abbinden 20 Min., s. o.!

Verabreichungsart: Kann *i.v.*, *i.a.*, als Tropfinfusion und auch als Injektion in seröse Ergüsse (z. B. bei Pleuritis und Peritonitis carcinomatosa) verabreicht werden. Am besten abends zusammen mit einem stärkeren Sedativum und Antiemetikum.

Handelspräparate: z. B. **Cloramin**® [Simes], Trockenampullen, Schachtel à 5 Ampullen zu 5 mg. Weitere Präparate: **Mustargen**® [Merck, Sharp & Dohme], **Stickstofflost**® [Ebewe].

Dosierung: 0,05 mg bis maximal 0,4 mg pro kg Körpergewicht, nächste Dosis i.d.R. nicht vor 14 Tagen und je nach Verhalten der Leukozyten. Wegen seiner raschen Zersetzung müssen angebrochene Ampullen sofort verwendet werden.

Tretamin = *TEM* (*Triäthylenmelamin*): Ein relativ stark wirkendes Mittel, das in Tablettenform oral verabreicht werden kann. Es wird im sauren Milieu zerstört und sollte deshalb immer zusammen mit *Natr. bic.* 2 g verabreicht werden. Es ist dort indiziert, wo man, wie mit *Nitrogen mustard*, eine rasche Wirkung erzielen will (z. B. komprimierende Tumoren des retikuloendothelialen oder lymphatischen Systems). Bei *Lymphosarkom* oft von verblüffender Wirksamkeit.

Handelspräparate: **TEM**® [Avolon, Hoechst, Lederle, Simes], Tabl. à 5 mg; **Triamelin**® [Imp. Chem.] usw.: Tabl. à 5 mg, oder **TEM**® [Simes], Kaps. à 2 mg, Amp. à 2 mg.

Dosierung: *Initialdosis* 5–7,5–10 mg max., ausnahmsweise (aber Vorsicht!) einmal 15 mg p.o., nächste Dosis nicht vor 14 Tagen je nach dem Verhalten der Leukozyten

Alkylierende Stoffe

und jetzt nicht mehr als 5–7,5–(10) mg. *Totaldosis* nicht über 40–50 mg. Am besten berabreicht man das Mittel abends zusammen mit 2 g *Natr. bic.* und zusammen mit einem Sedativum, z.B. *Phenobarbital* 0,2 g, dann verspürt der Patient am wenigsten Nebenwirkungen.

Chlorambucil: Sehr gut toleriertes Präparat, dessen Dosierung und Handhabung auch in der Praxis (große therapeutische Breite) gut überwacht werden kann. Hat eine ziemlich lange Nachwirkung von 2–3 Wochen.

Handelspräparat: **Leukeran®** [Wellcome], Drag. à 2 und 5 mg.

Dosierung: 4–10 mg (max. 12,5 mg) täglich p.o. Bei einem stärkeren Abfall der Granulozyten reduziert man die ED auf 3–4 mg täglich. Kann bei *Morbus Hodgkin, Lympho-Sarkom, Lymphoblastoma* (= *Morbus Brill-Symmers*) und *Makroglobulinämie Waldenström* eventuell jahrelang gute Dienste leisten (MOESCHLIN: Schweiz. med. Wschr. 90 [1960] 1117, 1141; 95 [1965] 221, 268). Bei *chronisch lymphatischen Leukämien* eines der besten heutigen Präparate. Immer mit einer kleinen Prednison-Dosis kombinieren.

Cyclophosphamid: Heute eines der bestverträglichen Pp. Starke *Depression der Spermiogenese* und bei 6-monatiger Therapie evtl. dauernde Sterilität (K.F. FAIRLEY u. Mitarb.: Lancet 1972/I, 568). Um *Blasenschädigungen* bei *Stoßtherapie* zu verhüten, reichlich Flüssigkeit und häufig urinieren!

Handelspräparate: **Endoxan®** [Asta], **Cytoxan®** [Mead Johnson], **Proxytox®** [Atorner], **Sendoxan®** [Pharmacia]; Drag à 50 mg. Amp. à 100 mg und 200 mg.

Dosierung: Um eine prompte Wirkung zu erzielen, beginnt man je nach dem Verhalten der Granulozyten und dem Körpergewicht mit der täglichen i.v. Verabreichung von (100)–200–(400) mg, wenn möglich bis zu einer Totaldosis von 4–6 g. Fallen die Leukozyten stärker ab (*nicht unter 2000 Leukozyten*!), so reduziert man die Dosis auf 100 mg. Dann weiter eine ED von 50–100 mg oral (in Dragées) je nach dem Verhalten der Granulozyten und der Neoplasie. *Stoßtherapie* s. Leukosen.

Triäthylenthiophosphoramid: Ein gut toleriertes und ausgezeichnetes Pp. für schwere, evtl. auf alkylierende Substanzen ansprechende Polymitosen. Seine Wirksamkeit bei Pankreaskarzinomen (BATEMAN: J. Amer. med. Ass. 175 [1961] 1116) ist oft ganz erstaunlich, davon konnten wir uns anhand eigener Fälle selbst überzeugen, ferner bei Pleura-, Perikard- und evtl. *Peritonealkarzinosen* mit serösen Ergüssen. Gute Wirkungen wurden auch bei i.a. Injektionen bei *Gehirntumoren* und *-metastasen* sowie bei auf eine Extremität beschränkten *Melanomen*, ferner bei der i.v. Behandlung bei Mammakarzinomen (RAVINA: Presse méd. 67 [1959] 633) und erstaunliche Remissionen bei den Ovarialkarzinomen (BRULE u. Mitarb.: Path. et Biol. 11 [1963] 742) gesehen.

Handelspräparate: **Thio-Tepa®** [Lederle], **Tifosyl®** [Asta]; Flacon à 15 mg. Beim Lösen der Trockensubstanz kommt es oft zu einer Trübung der Lösung, die aber für die Wirksamkeit des Pp. ohne Bedeutung ist!

Verabreichungsart: Das Pp. kann *i.v.*, *i.a.*, *i. pleural* und *i. perikardial* injiziert werden. Die Lösung kann auch *p.o.* getrunken werden.

Lokaldosis: 50 mg, bei sehr reduziertem AZ oder niedrigen Leukozytenwerten 45 mg. Für die weitere Erhaltungstherapie richte man sich nach der folgenden Tabelle: Die wöchentlichen ED sollten sich nach den ermittelten Leukozytenwerten (vor der In-

Alkylierende Stoffe

jektion) richten. Bei Leukozyten unter 4000 ist unbedingt die absolute Granulozytenzahl zu berücksichtigen. Bei Werten unter 1000 Granulozyten muß eine Pause eingeschaltet werden.

Leukozyten	Dosis
6000 oder mehr	60 mg
5000–6000	45 mg
4500–5000	30 mg
4000–4500	20 mg
3500–4000	10 mg
3000–3500	5 mg
unter 3000 (= unter 1000 Granulozyten)	–

Kindern unter 12 Jahren gebe man die halbe Dosis!

Intravenöse Dosis: Man verwende die Hälfte der oben erwähnten Lokal- und Erhaltungsdosis. Auch hier ist die genaue Überwachung des Blutbildes (Granulozyten) sehr wichtig. BRULE u. Mitarb. (Path. et Biol. 11 [1963] 742) geben beim *Ovarialkarzinom* täglich 10 mg während 5–10 Tagen. Nach ca. 20 Tagen kommt es zu schweren Leukopenien und evtl. Thrombozytopenien. Wiederholungen je 6 Wochen nach Abschluß der jeweiligen Kur usw. bis zu einer Totaldosis von 100–300 mg je nach Toleranz.

Procarbazin, ein *Methylhydrazinderivat*, das bei Resistenz auf die andern alkylierenden Substanzen beim *Lymphogranuloma Hodgkin* und *Lymphosarkom* häufig noch ein sehr wirksames Mittel ist. Kaps. à 50 mg. *Dosierung*: Je nach Leukozyten. Beginn mit: 1. Tag 50 mg, 2. 100 mg, 3. 150 mg, 4. 200 mg, 5. 250 mg, 6. und folgende Tage 250–300 mg (in 3 Dosen verteilt), sofern Leukozyten nicht unter 3000 abfallen bis zur Remission, dann tägl. weiter 50–100 mg/die. Anfänglich häufige Leukozyten-Kontrollen. Sofern Leukozyten unter 2000 abfallen, Pause von 10–14 Tagen und vorsichtig ED wieder aufnehmen. Bei Fällen mit initialer Leukopenie kann mit 50 mg alle 2 Tage versucht werden, manchmal steigen dann die Leukozyten wieder an (Milz-Reduktion!). *Thrombozyten* dürfen bis auf 30000 abfallen. Wie beim Chlorambucil immer mit einem Kortikosteroid kombinieren. Präparat: **Natulan**® [Roche].

Nebenwirkungen: Nausea und evtl. Erbrechen können mit *Perphenazin* bekämpft werden; Durchfälle mit *Codein*.

Busulfan, ein *Dimethylsulfonyldioxybutan*. Siehe auch Leukämie-Kap., S.23.

Handelspräparate: **Myleran**® [Wellcome], **Miolucin**® [Simes], **Sulfabutin**® [Sanabo]. Drag. à 2 mg, Tabl. à 5 mg.

Dosierung: Bei chronischen Leukämien anfänglich 6–8 mg täglich. ED von Fall zu Fall sehr verschieden, 1–2 mg täglich oder evtl. sogar nur 1–2mal wöchentlich. In einigen Fällen muß das Mittel wegen starker Thrombozytopenie abgesetzt werden. Selten sind als toxische Nebenerscheinungen Lungenfibrosen und Hautpigmentierungen (OLINER u. Mitarb.: Amer. J. Med. 31 [1961] 134). Weitere Mittel s. S.23ff.

Sarkolysin-L = Melphalan: hat sich beim *Myelom* als eines der bisher besten Mittel bewährt (WALDENSTRÖM; BERNARD: Nouv.Rev.franc. Hémat. 2 [1962] 611, MOESCHLIN und JUBIN: Praxis 53 [1964] 1471).

Antimetaboliten

Handelspräparate: **Alkeran**® [Wellcome], **Sarcoclorin**® [Simes], **Sarkolysin**® (UdSSR); Tabl. à 5 mg.

Dosierung: Initialstoß 5 mg pro die p.o. während 14–20 Tagen, dann je nach dem Verhalten der Leukozyten und Thrombozyten als Dauertherapie alle 2–3 Tage eine ED 2,5–5 mg p.o.; evtl. jahrelang weitergeben. Hat eine lange Nachwirkung wie das **Leukeran**®, Kumulationsgefahr, daher sorgfältige Überwachung des Blutbildes!

BCNU siehe S. 397. – **Mitobronitol** (*Dibromomannitol*) siehe S. 25.

Triaziquon, *Trisäthyleniminobenzochinon* (**Trenimon**® [Bayer]):

Diese und ähnliche Substanzen spalten im sauren Milieu Karbeniumradikale ab, wodurch es zu ähnlichen Schädigungen der DNA wie bei den alkylierenden Substanzen kommt.

Trenimon® zeigt sicher klinisch eine deutliche Wirkung und hat den Vorteil, daß es sich auch bei einer allfälligen Resistenzentwicklung gegen *Busulfan* bei chronisch myeloischen Leukosen noch als wirksam erweist. Es ist aber ziemlich toxisch und zeigt klinisch Nebenwirkungen im Sinne von Übelkeit und Störungen des Allgemeinbefindens als z. B. das *Cyclophosphamid*. Es kann bei gezielter Anwendung sehr Gutes leisten, wie beim Hodgkin und andern malignen Retikulosen. Bei andern Neoplasien ist es nach unseren Erfahrungen den übrigen Zytostatika kaum überlegen, doch gehen hier die Meinungen je nach den persönlichen Erfahrungen etwas auseinander (LINKE Dtsch. med. Wschr. 85 [1960] 1928).

Handelspräparat: Amp. à 0,2 mg (Trockensubstanz) für *i.v.*, *i. pleurale* und *i. peritoneale* Injektion (frisch gelöst in 2 ml phys. NaCl-Lösung und dann verdünnt mit den restlichen 18 ml!). Gelatine-Kapseln für orale Verabreichung à 0,5 mg.

Dosierung: *i.v.* täglich oder jeden 2. Tag 0,2 mg (= 1–3 gamma/kg) bis – je nach dem Verhalten der Leukozyten – zu einer Totaldosis von 3–5 mg. *Oral* 1 Kapsel täglich oder in größeren Abständen evtl. wöchentlich einmal, je nach dem Verhalten der Leukozyten und des Tumors (die orale Gabe von 0,5 mg entspricht in ihrer Wirkung ungefähr der Gabe von 0,2 mg i.v.).

Antimetaboliten

Diese Stoffe hemmen den für das Tumorwachstum so wichtigen Aufbau der DNA für die Kernsubstanz durch falsche Aufbausteine. Es handelt sich dabei um Substanzen, die den normalen Kettengliedern der DNA sehr ähnlich sind, welche aber nach ihrem Einbau in die Vorstufe den weiteren Aufbau zur DNA hemmen oder sogar völlig blockieren.

Antimetaboliten

Urethan: Dieses hat heute nur noch historisches Interesse. Es war aber einer der ersten Antimetaboliten, dessen Wirkung 1943 von HADDOW und SEXTON entdeckt wurde. Die Wirkung beruht vielleicht auf einer antagonistischen Wirkung zum *Adenin* (SKIPPER und SCHABEL: Arch. Biochem. 40 [1952] 476.) Es zeigte sehr gute Wirkung bei *chronisch myeloischen Leukosen* (MOESCHLIN: Experentia 3 [1947] 195), seltener bei andern Tumoren (Myelom), die heute aber durch *Melphalan* überholt sind. Bei Katzen und Kaninchen hemmt es vorwiegend die Granulozytopoese, bei der Maus mehr die Lymphopoese (MOESCHLIN und MEILI: Schweiz. med. Wschr. 77 [1947] 1351). Seine Entdeckung hat die Suche nach andern Zytostatika außerordentlich stimuliert.

Folinsäure-Antagonisten:

Diese gehen eine irreversible Bindung ein, die von der *Folinsäure-Reduktase* nicht mehr reduziert werden kann. Es ist das große Verdienst von FARBER u. Mitarb. (Science 106 [1947] 619; New Engl. J. Med. 238 [1948] 787), daß er, ausgehend von den Versuchen von LEUCHTENBERGER u. Mitarb. (Proc. Soc. exp. Biol. [N.Y.] 55 [1944] 204) bei Bakterien, systematisch nach solchen Substanzen suchte. Bis heute haben sich die folgenden weiteren Stoffe aus dieser Gruppe klinisch bewährt. Ihre Anwendung beschränkt sich fast ausschließlich auf die *akuten Leukosen*:

Aminopterin-Na (nicht mehr im Handel).

Amethopterin: Ebenfalls ein Folsäureantagonist, der aber besser vertragen wird als *Aminopterin-Na*.

Handelspräparat: **Methotrexate®** [Lederle].

Dosierung: Amp. à 5 mg und Stech-Amp. à 50 mg. Erwachsene: 2 × 10 mg pro Woche i.m. oder i.v., wirkt viel besser. Die orale Erhaltungsdosis schwankt zwischen 20–40 mg pro Woche. Kinder $^1/_2$–$^1/_3$ dieser Dosen. Bei schweren Leukopenien oder Ikterus Pause oder intermittierende Behandlung. Bei i.v.-Gabe Kopfhaut 20–25 Min abbinden.

Vorsichtsmaßnahmen: Schleimhautkontrolle! Bei Auftreten von Läsionen abbrechen und zuwarten und evtl. Intervall und Dosis vermindern. Große Vorsicht bei *gestörter Nierenfunktion*, da *nephrotoxisch!* Bei Urea über 60 mg% oder Kreatinin über 1,3 mg% Dosis auf 25% reduzieren, wegen der Niere und der *Kumulationswirkung*.

Neben den *akuten Leukosen* haben sich diese Stoffe bei der *Mammakarzinose* und beim *malignen Chorionepitheliom* der Frau (HERTZ u. Mitarb.: Amer. J. Obstct. Gynec. 82 [1961] 631) noch bewährt, wo es sogar zu Heilungen kommen kann. Beim Chorionepitheliom des Mannes sind sie leider meistens wirkungslos. Dosierung siehe dort.

Purinantagonisten:

Die erste Substanz dieser Gruppe war das *Azaserin* (ein von Streptomyces isoliertes Antibiotikum), heute nur noch von historischem Interesse, da es sich klinisch als wenig wirksam erwiesen hat. Weitere Präparate s. *Leukosen*.

Merkaptopurin (*6-Merkaptopurin*). Hemmt, da es sich an die Stelle des *Adenins* setzt, die Bildung der normalen DNA. Heute bei *akuten myeloischen Leukämien* eines der besten Präparate. Für die chronisch myeloischen Leukosen ist das *Busulfan* vorzuziehen, da es sich besser überwachen läßt.

Handelspräparate: **Purinethol®** [Wellcome], **Ismipur®** [Istit. Sieroterap.]. Tabl. à 50 mg.

Dosierung: Beginn mit 150–200 mg täglich und je nach dem Verhalten der Leukozyten nachher eine ED von 1–2,5 mg/kg (siehe akute Leukosen, S. 37).

Azathioprin (**Imurel®**, **Imuran®** [Wellcome]): ein Abkömmling des *Purinethols*, siehe letztes Kapitel: *Immunosuppressive Therapie*.

Antimetaboliten

Pyrimidinantagonisten

Flurazil = Fluoro-Uracil® [Roche] (ANSFIELD u. Mitarb.: J. Amer. med. Ass. 181 [1962] 295). Es handelt sich um ein 5-Fluoro-Uracil, d. h. am C-Atom 5 ist ein H-Atom durch ein Fluoratom ersetzt; dieses hat dieselbe Stellung wie die Methylgruppe in der Pyrimidinbase Thymidil. *Flurazil* ist ein *Antimetabolit*, der im Körper die Stufen des entsprechenden Nukleosids (5-Fluorodesoxy-Uridin) und Nukleotids (5-Fluorodesoxy-Uridylsäure) durchläuft. Das *Flurazil* selbst hemmt *die Synthese der DNS*, indem es wahrscheinlich die Thymidilatsynthese blockiert.

Akute Toxizität, Nebenerscheinungen: Das Fluoro-Uracil besitzt eine geringe therapeutische Breite. Seine toxischen Eigenschaften erklären sich durch die obligate Interferenz mit dem DNS-Stoffwechsel mitose-intensiver Gewebe (Knochenmark, Schleimhäute des Magendarmtrakts, Haarfollikel). *Toxische Erscheinungen sind frühestens nach drei Tagen, im Durchschnitt nach 5 Tagen zu erwarten.* Neben Anorexie, Nausea, Erbrechen (30–40%) kommt es häufig zu Durchfällen, Dermatitis und ca. nach 15 bis 20 Tagen zu einer evtl. schweren Leukopenie. Man achte in jedem Falle vor jeder intravenösen Infusion auf das *Auftreten von Ulzerationen* oder einer *Stomatitis* in der Mundschleimhaut. In diesem Falle muß die Therapie unterbrochen werden! Vorsicht bei *Leberschaden* oder Auftreten eines *Transaminasen- oder Bilirubin-Anstieges!* Gefahr der akuten gelben *Leberdystrophie!*

Chronische Toxizität: Fluoro-Uracil wird sehr rasch entgiftet (Ausscheidung im Urin als alpha-Fluor-beta-urido-propionsäure). Beobachtungen über bis zu 4 Jahre an Patienten, die einer Intervallbehandlung (bis zu 54 Stöße) unterzogen wurden, zeigten *keine* Anhaltspunkte für eine chronische Toxizität auf Blut, Knochenmark, Nieren, ZNS.

Indikation: Fluoro-Uracil ist das erste Zytostatikum, das bei Adenokarzinomen eine gewisse, wenn auch beschränkte Wirkung zeigt (ANSFIELD u. Mitarb. [1962], HALL und GOOD: Cancer Chemother. Reports [1962] 369). Die beste Wirkung zeigt es mit ca. 40–50% Besserungen bei *malignen Hepatomen* und *Thymomen*, dann beim *Mammakarzinom* mit ca. 30%, während die *Kolon-* und übrigen *Darmkarzinome* nur in 10 bis 30% der Fälle ansprechen; Pankreaskarzinome 25%.

Kontraindikation: Ältere Patienten und solche mit schlechtem EZ oder ulzerösen Prozessen sollen nicht behandelt werden. Vorsicht bei vorausgegangener Operation, Röntgenbestrahlung und bei Leukopenie sowie bei Leberschaden.

Anwendungsprinzip, Dosierung: **Fluoro-Uracil®** [Roche] ist in Amp. à 250 mg (5 ml) im Handel. Mit der parenteralen Applikationsform erreicht man bessere Verträglichkeit und längere Verweildauer im Organismus. Prinzipiell wird das Mittel *etappenweise in Form von Stößen mit dazwischengeschalteten Pausen gegeben*, damit sich die empfindlichen Gewebe (Knochenmark) in der Zwischenzeit wieder erholen können (ANSFIELD u. Mitarb., 1962).

Behandlung mit *serienweise verabfolgten Tropfinfusionen*: Geringste Toxizität (LEMAN: Cancer Chemother. Reports 8 [1960] 97). Errechnete Tagesmenge (15 mg/kg KG) in 300–500 ml 5% Glukose *über 4 Std.* einlaufen lassen. Je eine solche Infusion an 8 bis maximal 15 aufeinanderfolgenden Tagen bis zum Auftreten der ersten Nebenerscheinungen.

Maximaldosis für eine Behandlungsserie 7,0 g, je nach den gemachten Erfahrungen wird die Dosis in späteren Stößen eventuell reduziert.

Wöchentliche Dosierung aufgrund der Blutwerte:

Dosis	Leukozyten	Thrombozyten
15 mg/kg	5000	150000
10 mg/kg	3–5000	80–150000
7,5 mg/kg	2–3000	60– 80000
Stop	2000	50000

Dauertherapie: Nach Erfahrungen französischer Autoren (DELMON: Presse méd. 72 [1964] 1309) ist bei sicheren Metastasen auch hier wie bei andern Neoplasien eine Dauerbehandlung vorzuziehen. Man fährt dann nach dem initialen Stoß mit einer ED von 10–25 mg/kg, d.h. je nach dem AZ und dem Verhalten der Leukozyten einmal pro Woche 1–2 g als Infusion fort. Die Leukozyten sollten bei dieser Dauertherapie nicht unter 2000 abfallen, die Thrombozyten nicht unter 50000. Diese Form ergab uns die besten Resultate.

Cytarabin = *Cytosin-Arabinosid* (**Alexan**®) s. Leukämie-Kapitel, S. 37.

Mitose blockierende Pflanzenderivate (Alkaloide)

Vinblastin-Sulfat (Velbe® [Lilly]): Ein aus *Vinca rosea* (Immergrünpflanze) isolierter Stoff. Blockiert die Mitose in der *Metaphase*. Ist eine sehr toxische Substanz, die sich aber trotzdem für gewisse, auf andere Mittel *resistent gewordene Hodgkin-Fälle* und *Lympho-Sarkome* sowie bei den *Chorionepitheliomen des Mannes* zu bewähren scheint.

Dosierung: (Amp. à 10 mg). 1. Dosis 0,1 mg/kg, 2. Dosis 0,15 mg/kg, 3. Dosis 0,2 mg/kg usw. bis maximal 0,5 mg/kg. Injektion wöchentlich einmal i.v. bis zum Auftreten einer Remission, dann Stop und Übergang auf eine ED von *Methotrexat* (**Amethopterin®**, **Methotrexat®** [Lederle]), da für die Dauertherapie zu toxisch. Kontrolle der Leukozyten! Thrombozyten weniger empfindlich. ED so wählen, daß Leukozyten nicht unter 2000. Kopfhaut 20–30 Min. abschnüren!

Vincristinsulfat (Oncovin® [Lilly], in Dtschl. Vincristin®): Amp. à 1 und 5 mg.

Dosierung: Man dosiert am besten nach der *Körperoberfläche*, 1,2 mg/m². Beim *Erwachsenen* im allgemeinen *nicht über 2 mg i.v. pro Dosis*, da sonst zu toxisch (Neuritis!). Wiederholung nach 1 Woche, sofern es die Lkz erlauben, total 3–4 mal. Bei längeren

Intervallen von 1 Monat (Leukosen) evtl. besser toleriert. Bindet man die Kopfhaut für 20–(30) Min. mit einem Stauschlauch fest ab (MOESCHLIN), so kann man beim Vincristin den Haarausfall vollkommen verhindern. Bei Auftreten von ausgesprochenen neutrotoxischen Erscheinungen abbrechen (Paraesthesien, Handmuskelatrophien).

Vincristin ist v.a. ein ausgezeichnetes Mittel für die *Kombinationstherapie* der Haemoblastosen (siehe z. B. *akute lymphatische und myeloische Leukämien, Lymphosarkom* etc.) für die *Reinduktionsstöße*.

Colchicinderivate (**Colcemid®**) siehe S. 25.

Hormone

Männliche Hormone

Testosteron-Derivate: Größere vergleichende kooperative, klinische Austestungsversuche haben gezeigt, daß gerade für die Behandlung der Mammakarzinose das nicht virilisierende Derivat *Delta-l-Testololacton* (**Teslac®** [Squibb USA] eine ähnlich gute Wirkung zeigt wie das *Testosteronpropionat*.

Präparate: Testosteronpropionat: **Perandren®** [Ciba], Amp. zu 25 mg, Linguetten zu 10 u. 25 mg.
Depotpräparat: **Triolandren®** [Ciba], Amp. zu 250 mg. Näheres siehe Kap. Mammakarzinom S. 223.

Weibliche Hormone

a) **Oestrogene** und *seine Derivate*: Hemmen vor allem das Wachstum des Mamma- und Prostatakarzinoms. Deutlich ist seine Wirkung auch beim Myelom, kommt aber dort erst in zweiter Linie nach dem *Melphalan*, einem Sarkolysin-Pp., das zu den alkylierenden Substanzen gehört, in Frage. Eine deutliche Wirkung hat das *Eticyclin* nach eigenen Erfahrungen auch bei chronisch myeloischen Leukämien, was aber heute mehr von theoretischem Interesse ist, aber es zeigt doch, daß auch Hormone in hohen Dosen eine direkte zytostatische Wirkung entfalten können.

Präparate: **Honvan®** [Asta], Amp. zu 250 mg, Tabl. zu 100 mg. **Eticyclin forte®**, Tabl. zu 1 mg. **Estradurin®** [Leo] = Depotpräparat, Amp. zu 40 u. 80 mg. Vergl. auch **Estracyt®** S. 330.

Dosierung: s. Kap. Mammakarzinom S. 226 und Kap. Prostatakarzinom S. 330.

b) **Corpus-Luteum-Hormon Progesteron:** *Präparate:* **Lutocyclin®** [Ciba-Geigy]; **Lutocor®** [Stotzer]; **Progestin®** [Organon]; usw.

Dosierung: 10 mg täglich, i.m.

Indikationen: Endometrium-Tumoren: Es kommt in 33% zu Remissionen (KELLEY und BAKER: New Engl. J. Med. 264 [1961] 216), da die Tumorzellen eventuell analog den normalen Endometriumzellen unter der Hormoneinwirkung ihr Wachstum einstellen (Ausreifungsphase der Uterusschleimhaut!).

Cortison *und seine Derivate:* Seine Wirkung bei gewissen Tumoren des RE und blutbildenden Systems ist.noch nicht geklärt. – Einen guten therapeutischen Effekt zeigt das *Cortison* vor allem bei den *akuten lymphatischen Leukosen* des Jugendlichen, weniger bei Erwachsenen. In höheren Dosen wirkt es auch beim *Lymphosarkom*, *Hodgkin* und bei den *malignen Retikulosen* günstig, sehr eindrücklich beim *extrame-*

dullären lymphatischen Plasmozytom. Daneben zeigt es auch beim medullären Myelom eine Wirkung. In Kombination mit andern tumorhemmenden Stoffen kann es beim Mammakarzinom und Prostatakarzinom in den terminalen Phasen von guter Wirkung sein, wenn andere Mittel versagt haben. Bei Karzinomen hat es einen günstigen Einfluß auf AZ und den Appetit, Dosis 20–30 mg tägl..

Thyroxin: Zeigt eine deutliche Wirkung bei *Thyreoidea-Karzinomen*, die auf der Hemmung des von der Hypophyse produzierten TSH (Thyreoidea stimul. Hormon) beruht. Einen deutlichen Effekt sieht man gelegentlich auch beim Mammakarzinom (MOESCHLIN und THALMANN: Helv. med. Acta 23 [1956] 566), wenn die andern Mittel versagen.

Antibiotika und andere Stoffe

Aus Bakterien gewonnene Stoffe: *Aktinomycin* und *Mitomycetin* sind aus Bakterien gewonnene Substanzen („Antibiotika") die nur eine schwache tumorhemmende Wirkung entfalten und heute durch die andern Zytostatika überholt sind. Das *Aktinomycin* wird in Kombination mit Antimetaboliten beim Chorionepitheliom noch verwendet (Pp.: **Mitomycin® C** [Carcinophilin Ges., München] Actinomycin C [**Sanamycin®**]).

Rubidomycin: Cerubidine® [Rhône-Poulenc], Frankreich, Vertr. i.d. Schweiz: Barberot SA, Genf]. **Daunoblastin®** [Dt. Farmitalia]. Hat sich zur Behandlung der *akuten myeloischen* und evtl. *lymphatischen Leukosen* als weiteres Mittel bewährt, wenn diese gegen Purinethol und Methotrexat resistent geworden sind. Substanz-Amp. à 20 mg, die mit 4 ml Aqua dest aufgelöst werden. *Verabreichung*: am besten als *i.v. Tropfinfusion*. Näheres siehe Leukämie-Kapitel, S. 38.

Nebenwirkungen: Toxisch für Myokard, regelmäßig *EKG-Kontrollen!*

Dosierung: Da *toxisch* (*Myokard*) nicht über 1 mg/kg oder 28–35 mg/m². Beim *Erwachsenen nicht über 50–60 mg/die, je an drei aufeinanderfolgenden Tagen*. Am besten in Kombination mit andern Zytostatika, *siehe Leukämie-Kapitel*. Regelmäßige *EKG-Kontrollen!* Als *Gesamtdosis* darf die Menge von total 300 mg nicht überschritten werden, sonst kommt es fast immer zu Myokardiopathien (Berard, Paris).

Adriamycin: Ein Abkömmling des *Rubidomycins*, das insbesondere für das Myokard *weniger toxisch* ist (siehe im Kapitel akute Leukämien) mit guter zytostatischer Wirkung (Sarkome).

Bleomycin: Selektive Affinität zu Plattenepithelzellen, entsprechende Indikationen.

Nitrofurazon: Hemmt die Spermiogenese und kann in toxischen Dosen (Lit. siehe ENDREI: Helv. chir. Acta 31 [1964] 420) von 1–2 g tägl. während 1–2 Monaten bei Seminomen zu Remissionen führen, erweist sich aber bei andern Tumoren als wirkungslos. **Mithramycin** s. Hodenkarzinom S. 333.

Vitamine: SCOTT (Lancet 1949/I, 102) zeigte als erster, daß gewisse experimentelle Tumoren bei Tieren auf hohe Dosen von *Vitamin B* zurückgingen. Als einziges Beispiel beim Menschen fand man bis jetzt das *maligne Neuroblastoma* bei Kindern, das auf massive Dosen von Vitamin B_{12} oft auffallende Remissionen zeigt (BODIAN: Brit. Emp. Cancer Campaign. 38th Ann. Rep; part 2 [1960] 353). Der Mechanismus ist noch völlig ungeklärt.

Enzyme

L-Asparaginase (Crasnitin®), Näheres s. Leukämiekapitel S. 37.

Radioaktive Isotope

Alle diese Stoffe wie ^{198}Au, ^{131}J, ^{32}P wirken durch die Abgabe von Gammastrahlen und gehörten streng genommen also nicht zu den eigentlichen Zytostatika. Sie entfalten besonders dann einen deutlichen Effekt, wenn es gelingt, sie in den betreffenden Tumorzellen elektiv zu speichern, wie beim ^{32}P in den sich sehr rasch teilenden und den Phosphor gierig an sich reißenden Erythroblasten oder beim ^{131}J in den malignen Thyreoidea-Zellen. Das ^{198}Au ist vor allem dort wirksam, wo es sich lokal, z. B. in Pleuraergüssen, in hohen Konzentrationen an die neoplastischen Zellen heranbringen läßt. Für die Polyzythämien stellt die Behandlung mit ^{32}P heute die beste Methode dar (LAWRENCE: Polycythemia. Grune & Stratton, New York 1955). Näheres siehe Polyzythämie-Kapitel.

Kombinationstherapie

a) *Kombination mit Röntgentherapie*: Eine vielleicht vielversprechende Behandlung bildet für die Zukunft die vorausgehende Verabreichung von Zytostatika, die in einem gewissen Sinne die Tumorzellen für die kurz darauf durchgeführte Bestrahlung sensibilisieren. MITCHELL (Brit. Cancer 2 [1948] 351 konnte als einer der ersten zeigen, daß beim Bronchialkarzinom durch eine solche Kombination längere Remissionen zu erreichen sind (siehe auch POULSEN: Arzneimittel-Forsch. 11 [1964] 238). Beim Retinoblastom sahen REESE u. Mitarb. (Amer. J. Ophthal. 43 [1957] 865 gute Resultate, wenn vor der Röntgenbestrahlung in die gleichseitige Karotis TEM injiziert wurde. Diese Fragen bedürfen noch sehr eingehender Studien in großen Reihenuntersuchungen (Leukopenie hier viel ausgeprägter), bis man eine oder mehrere optimal dosierte Kombinationen herausfindet.

b) *Kombinationen verschiedener Zytostatika*: Bei experimentellen Tumoren hat man keine sehr eindrücklichen Erfolge der Kombinationstherapie gefunden (LE PAGE Clin. Pharmacol Ther. 2 [1961] 121). Bei akuten Leukämien des Menschen ist der Effekt einer Kombinationstherapie von *Cortisonderivaten* mit *Zytostatika* eindeutig besser als die Behandlung mit einem Mittel allein (BERNARD: Bull. Wld. Hlth. Org. 26 [1962] 563, TUNEYOSHI Acta haemat. jap. 22 [1959] 404, ebenso beim *Hodgkin*, bei der *Mammakarzinose* und beim Bronchuskarzinom (s. dort).

Ähnlich wie dort liegt es durchaus im Bereich der Möglichkeit, daß eine Kombinationsbehandlung einerseits eine *additive und eventuell sogar potenzierende Wirkung der einzelnen Mittel zeigt und andererseits durch eine verzögerte Resistenzentwicklung der Tumorzellen noch bessere Resultate ergibt*. Für die exper. akute Leukose der Maus ist dies von BURCHENAL (Persönl. Mitt.) eindeutig bewiesen worden. Für die Seminome, Chorionepitheliome, Teratokarzinome des Menschen (WHITMORE: Brit. J. Urol. 34 [1962] 436) scheint dies ebenfalls zuzutreffen.

Kombinations-Schema für die Behandlung von inoperablen soliden Tumoren (Karzinom und Sarkom)

(nach Ch. A. COLTMAN u. Mitarb.: Med. Sci. 261 (1971) 73–78)

a) Patienten mit Lkz bis 5000 u. Thz 150 000. Bei Werten von 3000–4000 Lkz reduziert man die Dosis des Cyclophosphamids auf die Hälfte, bei Werten von 2000 Stop.

I. Phase:

Cyclophosphamid: 300 mg am 1. u. 5. Tag
Vincristin: 0,015 mg/kg am 2. u. 5. Tag
Methotrexat: 0,5 mg/kg am 1. u. 5. Tag
5-Fluorouracil: 10 mg/kg/die vom 1. bis zum 5. Tag

Die starke aplastische Reaktion erreicht gewöhnlich am 10. Tag nach Abschluß der Kur ihren Kulminationspunkt.

II. Phase:

Die Kur wird nach 15–20 Tagen wiederholt, doch nur, sofern die Blutwerte und der AZ das erlauben! evtl. Reduktion der Dosis, s. o.

Die Remissionen betrugen bei den höheren Dosen von 35 Fällen 5 totale u. 16 partielle. Die Überlebenszeit bei den totalen Remissionen 300 Tage, bei den partiellen 290 Tage, bei den anderen Patienten 108 Tage.

Immunosuppressive Therapie

Die immunosuppressive Therapie (= IST) hat uns erstmals die Möglichkeit gegeben, die Autoimmunerkrankungen *kausal* zu behandeln. Ihre Entdeckung geht auf DAMESHEK und SCHWARTZ zurück, die 1960 sechs Fälle von *Lupus erythematodes* mit 6-Merkaptopurin (Purinethol) erfolgreich behandelten und 1962 auch bei 9 von 14 Patienten mit *erworbener hämolytischer Anämie* über gute Erfolge berichten konnten. Einen wesentlichen Impuls erhielt diese Therapie ferner durch die aktuellen Organ-Transplantations-Probleme.

Die führenden Mittel, die uns zur Behandlung der Autoimmunerkrankungen zur Verfügung standen, lassen sich unter dem Sammelbegriff der „Antirheumatika" zusammenfassen und sind allgemein bekannt. Wir nennen hier nur die wichtigsten: die Derivate der *Pyrazolongruppe*, ferner das *Resochin*, das *Gold* und die *Kortikosteroide*. *Alle diese bisherigen Mittel griffen vor allem hemmend in den Entzündungsprozeß ein.*

Nur dem Cortison (und vielleicht auch dem Gold) kommt bei hoher Dosierung ebenfalls eine leichte immunodepressive Wirkung zu, wie wir dies in früheren Untersuchungen nachweisen konnten. Sie reicht aber keineswegs an den viel stärker immunodepressiven Effekt der *Zytostatika* heran (diese Umschreibung wäre eigentlich zutreffender als das Wort „suppressiv", das sich aber schon eingebürgert hat): (Näheres über diese Substanzen siehe vorhergehendes Kapitel)

Alkylierende Substanzen

Chlorambucil (**Leukeran**®), *Cyclophophosphamid* (**Endoxan**®), *Lost*.

Antimetaboliten

Amethopterin (**Methotrexat**®)
6-Merkaptopurin (**Purinethol**®)
Azathioprin (**Imurel**®, **Imuran**®)
Cytosin-Arabinosid (**Alexan**®)
L-Asparaginase (**Crasnitin**®)
Cytosin-Arabinosid (**Alexan**®)

Hemmer der Ribosomen (Hemmer der Messenger-RNS)

Thiamphenicol (**Urfamycin**®) (siehe dort u. bei LE)

Antilymphozyten-Serum

In den letzten Jahren hat es sich gezeigt, daß das aus dem 6-Merkaptopurin weiterentwickelte *Azathioprin* unter diesen Mitteln eine Vorrangstellung einnimmt. Es spaltet wahrscheinlich erst intrazellulär das wirksame 6-Merkaptopurin ab. Außerdem ist es oral deutlich besser verträglich als die Muttersubstanz, das *6-Merkaptopurin* (**Purinethol**®). Natürlich können bei Unverträglichkeit auch die andern Mittel herangezogen werden, z. B. das **Leukeran**® und **Endoxan**®. Das toxische *Methotrexat* sollte nur ausnahmsweise verwendet werden (Transplantation).

Alle diese Mittel wirken nicht nur auf das immunokompetente System, d. h. das retikuloendtheliale und lymphatische System, sondern (mit Ausnahme des *Thioamphenicols*), auch auf alle sich rasch teilenden andern Zellsysteme, d. h. vor allem die Schleimhäute, die Gonaden und das aktive Knochenmark. Es kann also bei Anwendung von größeren Dosen und *vor allem auch bei der hier protrahierten* nötigen *Anwendung* dieser Mittel zu mehr oder weniger ausgeprägten Knochenmarks-Depressionen kommen. Möglicherweise kommt den Zytostatika auch eine gewisse direkte entzündungshemmende Wirkung zu, was aber noch nicht erwiesen ist.

Glücklicherweise ist das Antikörper-bildende lymphoretikuläre System empfindlicher auf diese Zytostatika als das blutbildende Knochenmark. So gelingt es bei vorsichtiger Überwachung und regelmäßiger Kontrolle des Patienten, die Granulozytopenie und Thrombozytopenie in ungefährlichen Grenzen zu halten. *Die individuelle „toxische" Dosis ist aber in dieser Hinsicht außerordentlich verschieden, wie man dies schon von der Behandlung der malignen Hämoblastosen her kennt.* Interessanterweise ertragen Patienten mit häufigen, vor allem chronischen Infekten, z. B. die Einwohner Indiens und Afrikas, viel höhere Dosen als unsere „überhygienisch" aufgezogene Bevölkerung der zivilisierten Zonen. Aus dem gleichen Grunde kann man z. B. Patienten mit einer *chronischen Pyelonephritis*, bei welchen zufolge der langdauernden Infekte eine vermehrte Umwandlung des inaktiven Fettmarks in das aktive rote Knochenmark vorliegt, in der Regel bei der Nierentransplantation höhere Dosen geben als Patienten, die zufolge eines anderweitigen Nierenversagens eine Nierentransplantation erhalten. In der Regel werden die Granulozyten am stärksten heruntergedrückt, während der Abfall der Thrombozyten und Erythrozyten sich weniger auswirkt.

Die Hauptgefahr droht dem Patienten, der unter einer chronischen Behandlung mit solchen Mitteln steht, von der hier *stark erhöhten Infektanfälligkeit*, wobei folgende Momente mitwirken:

1. *Antikörpermangel-Syndrom*

2. *Granulozytopenie*

3. *Hemmung der Phagozytose*

Das erstere Moment ist wohl besonders bei *Pneumonien* zusammen mit der Granulozytopenie für den hie und da deletären Verlauf solcher Pneumonien trotz hohen Antibiotikadosen verantwortlich. Es ist natürlich dabei weniger die eigentliche Granulozytopenie, sondern das Unvermögen des Knochenmarks, auf den enorm gesteigerten Granulozyten-Bedarf in der Peripherie mit einer genügenden Produktion reagieren zu können. Es ist also besonders bei diesen Fällen wesentlich, beim Auftreten solcher Komplikationen *Gammaglobuline zu verabreichen*. Bei den unter einer IST stehenden Patienten kann es auch zum Auftreten von sonst sehr seltenen *Infekten mit Viren und*

Protozoen (Coccidiose etc), sowie tödliche *Pilzinfektionen* (Moniliasis) analog den unter einer Zytostatikatherapie stehenden akuten Leukosen kommen, s. auch S. 528.

Dabei sind die folgenden prophylaktischen Maßnahmen zu beachten:

1. *Leukozyten-Kontrollen*
2. *Abschirmung bei Infektionsgefahr* und vorübergehendes Absetzen des Zytostatikums. In schweren Fällen zusätzlich Gammaglobuline verabreichen.
3. *Evtl. Dosis-Reduktion des Zytostatikums durch Kombination mit kleinen Kortikosteroiddosen.*

Die Einstellung des Patienten hat daher immer in einer Klinik unter sorgfältiger Überwachung zu erfolgen! Gewöhnlich kann der Patient nach 4 bis 6 Wochen in hausärztliche Behandlung entlassen werden. Doch muß er periodisch von der Klinik nachkontrolliert werden.

Leukozyten-Kontrollen: Diese sind in den ersten 2–3 Wochen täglich, später wöchentlich und später alle 2 bis 3 Wochen durchzuführen. Bei sehr gut eingestellten Patienten genügen, sofern keine Infekte auftreten, evtl. monatliche Kontrollen. Die Leukozyten sollten wenn möglich nicht unter 2000 abfallen, bei gewissen schweren AIE, wie z. B. LE, muß man ausnahmsweise, und sofern keine Infekte vorliegen, die Werte sogar auf 1500 herunterdrücken, doch müssen solche Patienten dann sehr sorgfältig überwacht werden. Meistens ist dies bei gleichzeitiger Kombination mit Cortisonpräparaten aber gar nicht nötig.

Thrombozyten: Die Gefahr einer Thrombozytopenie wird bei der Zytostatika-Therapie normalerweise überschätzt. Die *Thrombozyten* dürfen bei normalen Gerinnungsverhältnissen und jüngeren Patienten und beim Fehlen einer Hypertonie ohne weiteres auf 30–20000 abfallen (Phasenkontrastmethode), ohne daß es zu Blutungen kommt. Doch sollte man bei einem *Abfall auf 30000 die Medikation vorübergehend abbrechen*, um eine noch weitere Depression zu vermeiden. Fallen die Werte aber nicht weiter ab, so kann mit der evtl. gleichen oder etwas niedrigeren Dosis ruhig weitergefahren werden.

Abschirmung: Beim Hinzutreten eines Kokkeninfektes sind hohe Dosen nötig. Bei Pneumonien genügt das Penicillin, bei Staphylokokken-Infekten in leichteren Fällen das *Cloxacillin* (**Orbenin®**, **Gelstaph®**), in schweren Fällen am besten das *Meticillin* (**Celbenin®**, **Cinopenil®**), doch muß es hier in der doppelten Dosis, d.h. alle 4 Std. 2 g i.m. oder besser als i.v.-Tropfinfusion gegeben werden. Bei Anaerobiern (gramnegative Sepsis!), die gerade bei Nephrose-Patienten gelegentlich auftreten können, denke man an das sehr gut wirkende *Gentamicin* (**Garamycin®**, **Refobacin®**) sowie *Ampicillin*, **Penbritin®**, **Binotal®**, **Amblosin®**, siehe dort.

Kombination mit Kortikosteroiden

Bei Patienten (z. B. ältere oder früher bestrahlte Kranke etc.), die eine besondere Empfindlichkeit des granulozytären Systems aufweisen, oder bei Patienten, die durch ihre Grundkrankheit (z. B. beim LE) besonders zum Auftreten von Leukopenien neigen, empfiehlt sich die Kombination mit einer kleinen Menge Kortikosteroiden,

z. B. 10–12,5 mg Prednison, *wodurch einerseits höhere Dosen des Azathioprins verabreicht werden können, andererseits die Immunodepression verstärkt und vor allem die entzündlichen Begleiterscheinungen der Autoimmunerkrankung besser unterdrückt werden können.* Auf die Tatsache, daß gewisse Erkrankungen (*chronisch progressive Hepatitis, Nephritis mit nephrotischem Syndrom*) evtl. überhaupt besser auf die Kombinationsbehandlung reagieren, kommen wir später zurück.

Dosierung:

Aus den obigen Ausführungen ergibt sich, daß wir es hier mit einer sehr individuellen Dosierung zu tun haben. Der Patient sollte, wie schon erwähnt, zur Einstellung immer einer Klinik überwiesen werden und nachher mit einer von Fall zu Fall sehr variierenden *Erhaltungsdosis* des Mittels dem Hausarzt zur weiteren Behandlung übergeben werden. Hierbei muß aber die Klinik den Patienten periodisch nachkontrollieren. Nur sie kann entscheiden, wann und ob überhaupt das Zytostatikum wieder abgesetzt werden kann.

Prinzipiell können alle oben erwähnten Zytostatika verwendet werden. Für die Dauertherapie und in bezug auf die Verträglichkeit scheint man aber heute immer mehr dem *Azathioprin* (**Imurel**®) den Vorzug zu geben. In der Regel beginnt man mit 2–3 mg/kg und Tag (Tabl. à 50 mg) bei einem 60 kg schweren Patienten z. B. mit 150 mg täglich, die weitere Dosis wird je nach dem Verhalten der Leukozyten bestimmt. Bei der chronischen aggressiven Hepatitis beginnt man besser mit $1^1/_2$ mg/kg. Für die Thrombozyten genügen anfänglich wöchentliche, später monatliche Kontrollen. Bei Unverträglichkeit (z. B. Exantheme) Versuch mit *Chlorambucil* (**Leukeran**®) oder *Cyclophosphamid* (**Endoxan**®). **Leukeran**® ist bisher vor allem bei der *PCP* und der *Nephrose* mit gutem Erfolg ausprobiert worden.

Dosierung des *Chlorambucils* (**Leukeran**®): *Initialdosis*: 0,2 mg/kg KG bis zum Abfall der Leukozyten, dann weiter eine *ED* von 0,1 mg/kg KG je nach Leukozyten und Thrombozyten. Beim *Cyclophosphamid* (**Endoxan**®): *Initialdosis* von 3 mg/kg KG, *ED*: 1–1,5 mg/kg KG.

Dosierung des *Methotrexats*: Für die Dauertherapie pro Woche $3\times$ 2,5–5 mg p.o. Hier besondere Vorsicht.

Latenzzeit: Die Wirkung tritt sehr unterschiedlich ein. In der Regel ist erst nach 3 bis 4 Wochen mit einem deutlichen Effekt zu rechnen. Beim Morbus Werlhof ist man oft erstaunt, wie rasch die Wirkung eintritt. Vielleicht handelt es sich hierbei um eine schon initial eintretende Hemmung der Phagozytose.

Thiamphenicol (Urfamycin®)

Seine Anwendung kommt v.a. für evtl. auf Cortison und Azathioprin resistent gewordene LE-Fälle in Betracht (nähere Angaben siehe im LE-Kapitel, S. 143, vgl. auch Abb. 52).

Antilymphozyten-Serum

Hat bis jetzt nur für die Organtransplantation eine Bedeutung erlangt.

Immunsuppressiva

Kontraindikationen:

1. *Vorsicht bei Infekten* (Absetzen bei schweren Infekten)
2. *Gravidität* oder *Wunsch eines Kindes*

Es ergibt sich in der Praxis manchmal der Fall, daß eine gesunde Frau von einem mit immunodepressiven Mitteln behandelten Mann ein Kind wünscht. Hier wird man sich von Fall zu Fall verschieden verhalten müssen.

Gestattet die Erkrankung ein Absetzen der Zytostatika (Patient wird dann mit den konservativen Mitteln weiter behandelt) für die Dauer von 2–3 Monaten, so darf angenommen werden, daß die Spermiogenese sich dann wieder erholt hat und keine Keimschädigungen zu befürchten sind. Bei analogen mit Zytostatika behandelten Männern mit einer Hämoblastose haben wir bisher bei Einhaltung dieser Latenzperiode von 3 Monaten keine Keimschädigung bei der so erzeugten Nachkommenschaft gesehen (4 Fälle). In der Literatur liegen neben sicheren Keimschädigungen unter der Zytostatikatherapie interessanterweise auch Mitteilungen über die Geburt gesunder Kinder trotz höheren Zytostatikadosen vor. Bei *Frauen* ist die Entscheidung wesentlich schwerer. Auch hier haben wir bei 5 Hämoblastosen nach einem Unterbruch von 3 Monaten und erfolgter Konzeption keine Keimschädigungen gesehen. Doch fällt bei der Entscheidung das Moment der Dauerprognose der Mutter sehr ins Gewicht. Bei schweren Erkrankungen (LE) muß man von einem Kinde abraten. Natürlich wissen wir heute auch noch nicht, ob in der 2. und 3. Generation nicht evtl. Genmutationen zu erwarten sind. Theoretisch wäre dies ohne weiteres möglich.

3. *Vorsicht bei Kindern* (Wachstum! doch weniger hemmend als Kortikosteroide)

Auch bei Kindern wird man mit der Indikation und der Dosierung eher vorsichtig sein. Die stärksten Wachstumsverzögerungen sieht man hier unter den Kortikosteroiden. Bei der dauernden Behandlung mit Zytostatika sind vielleicht ähnliche Wirkungen zu erwarten, doch liegen bisher meines Wissens hierüber noch keine genauen Untersuchungen vor.

4. *Vorsicht bei Leukopenien* unter 2000, z. B. bei vorbestrahlten oder zytostatisch vorbehandelten Patienten. Entscheidend ist die absolute Zahl der Granulozyten, dürfen nicht unter 1000 liegen. Im Zweifelsfalle den „KM-Funktionstest nach Moeschlin" (s. Helv. med. Acta 12 (1945) 229) durchführen, s. Abb. 148. Heute verwendet man aber das bessere Etiocholanolon. *Dosierung*: 0,1 mg/kg KG i.m., tief intraglutäal (Ampullen zu 10 mg, noch nicht im Handel), Leukozytenzählung vor Injektion und 15, 18, 21 und 24 Stunden nachher; Zählung in üblicher Weise, Differenzierung von 200 weißen Blutzellen (s. MAYR, A.C. u. Mitarb.: Schweiz. med. Wschr. 102 (1972) 1608). Fehlt der normalerweise auftretende Leukozytenanstieg, oder kommt es sogar zu einem Abfallen, so ist die KM-Reserve sehr klein und man beginnt zuerst mit einem für das KM ungefährlichen Mittel, wie den Kortikosteroiden oder den weniger stark zytopenisch wirkenden Präparaten wie *Chlorambucil* etc.

5. *Kanzerogene Wirkung*

Es ist heute noch verfrüht, über die *evtl. spätere Zunahme der Entwicklung von Neoplasien unter einer solchen Dauertherapie mit Zytostatika* zu berichten. Theoretisch wäre dies aber ohne weiteres möglich. Persönlich konnten wir seinerzeit durch Urethan bei Mäusen Lungentumoren auslösen. MOESCHLIN, S., A. NAEF: Schweiz. med. Wschr. 78 (1958) 458); HADDOW und andere haben dies mit weiteren Zytostatika bewiesen. Es fällt dies aber bei der anhin schon ernsten Grundkrankheit nicht weiter ins Gewicht. Anders ist dies bei Erkrankungen, die (z. B. PcP) auch mit anderen Mitteln erfolgreich behandelt werden können.

Indikationen der immunosuppressiven Therapie

In fast allen Fällen handelt es sich um eine Dauertherapie.

Die Hauptindikation bilden heute die zwei Gruppen:

I. *Organ-Transplantationen*

II. *Autoimmunerkrankungen*

Auf die erste Gruppe gehen wir hier nicht ein, sie interessiert vor allem das hierfür spezialisierte Chirurgen-Team (Nieren-, Herz- und Leber-Transplantation). Bei den *Autoimmunerkrankungen* haben uns die Erfahrungen der letzten Jahre einen großen Schritt weitergebracht, bei gewissen Gruppen (z. B. der PCP) ist man noch nicht über das Stadium der initialen Erprobung weitergekommen, so daß für die Indikationsstellung die weiteren Erfahrungen der nächsten Jahre abgewartet werden müssen.

Eigene Erfahrungen: Im Verlaufe der letzten 7 Jahre haben wir total 68 Patienten, davon 51 über mehrere Jahre, mit Azathioprin behandeln und kontrollieren können. Diese Fälle sind in der folgenden Tabelle zusammengestellt:

Diagnose:	Anzahl	Erfolg	Versager
Morbus Werlhof	6	6	0
Autohämolytische Anämie	2	2	0
LE	9	8	1
Periarteriitis nodosa	3	3	0
Sklerodermie	2	2	0
Nephritis-nephrotisches Syndrom	3	2	1
Chronisch-aggressive Hepatitis	22	17	5
PCP	9	3	6
Morbus Behcet	1	0	1
Wegenersche Granulomatose	1	0	1+
Colitis ulcerosa	8	6	2
Morbus Crohn	1	1	0
Biliäre Zirrhose	1	1	0
	68	51	17

Umstellungs-Indikationen:

1. *Resistenz gegen Kortikosteroide* und übrige Mittel

2. *Ausgeprägtes Cushingoid* oder *Steroid-Komplikationen*

3. *Klinische Erfahrungen*, die einer IST den Vorzug geben.

Gesicherte Indikationen

Organ-Transplantationen
Lupus erythematodes
Periarteriitis nodosa
Dermatomyositis
Wegenersche Granulomatose

Goodpasture Syndrom
Idiopathische Lungenhämosiderose
Sklerodermie
Pemphigus

Immunsuppressiva

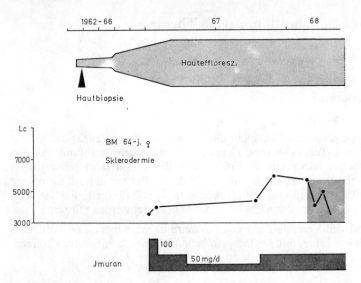

Abb. 149. *Sklerodermie* (B. M., 64jährige Frau): Hier kamen die ständig zunehmenden Hauterscheinungen, die durch die Biopsie gesichert sind, durch eine Imurel-Behandlung mit täglich anfänglich 100 mg, dann später eine Erhaltungsdosis von 50 mg täglich vollkommen zum Stillstand. Die geröteten Stellen blaßten ab und zeigten seither kein weiteres Fortschreiten. Kontrolle 1973: Sehr guter AZ, keine aktiven Herde.

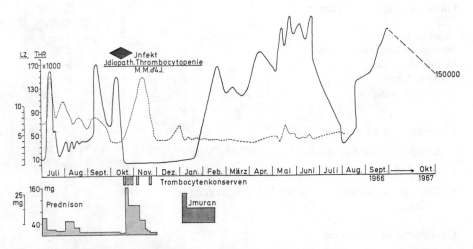

Abb. 150. *Schwere, wahrscheinlich infektiös ausgelöste idiopathische Thrombozytopenie* (M. M., 4jähriges Mädchen): Mit Prednison nur vorübergehend Erfolg. Nach einem katarrhalischen Infekt fallen im Oktober die Thrombozyten wieder auf 2000–3000 ab. Thrombozytenkonserven ohne jeden Erfolg, da die vorhandenen Autoantikörper diese sofort zerstören. Absetzen des Prednisons im Dezember ohne Erfolg. Im Januar 1966 Beginn mit Imuran. Hierauf sehr schöne Remission, die auch nach Absetzen des Mittels weiterbesteht.

Indikationen

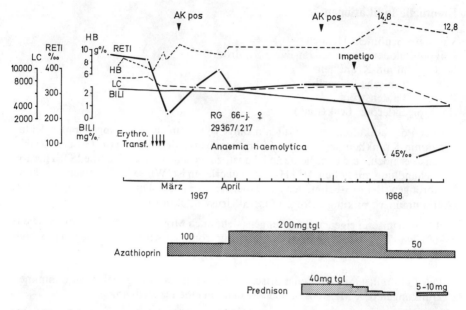

Abb. 151. *Schwere erworbene Anaemia haemolytica mit inkompletten Antikörpern* (R. G., 66jährige Frau): Die obige Patientin wurde mit einem Hämoglobin von 6,5 g und stark erhöhten Retikulozytenwerten aufgenommen. Sie hatte vorher draußen auf eine längere Cortisontherapie nicht angesprochen. Auf eine alleinige *Azathioprin*-Behandlung reagierte sie nur wenig. Auf eine kombinierte Behandlung mit Kortikosteroiden sprach sie aber sehr gut an.

Bei allen diesen Krankheiten hat sich die IST bewährt. Für Einzelheiten verweisen wir auf die einzelnen Abschnitte des Buches, in dem die betreffenden Krankheiten beschrieben sind.

Keine absoluten Indikationen, aber doch Erkrankungen, bei denen in der Regel gute Erfolge zu verzeichnen sind, stellt die II. Gruppe dar:

Gute Indikationen

Morbus Werlhof
Erworbene hämolytische Anämien
Chronisch agressive Hepatitis und lupoide Hepatitis
Biliäre Zirrhose
Akute membranöse Glomerulonephritis
Still-Syndrom
Colitis ulcerosa

In dieser Gruppe kommen Versager und Fälle mit nur teilweiser Remission häufiger vor. Nicht selten erreicht man auch mit den bisherigen konservativen Methoden eine Besserung.

Immunsuppressiva

Eventuelle Indikationen

Vasculitis Schönlein-Henoch
Polyradikuloneuritis (Guillain-Barré-Syndrom)
Kälteagglutinin-Krankheit
Primär chronische Polyarthritis (PCP)
Purpura Waldenström
(Multiple Sklerose, **Leukeran**®)

Bei der Polyradikuloneuritis (Guillain-Barré-Syndrom) und der sogenannten Kälteagglutinin-Krankheit liegen in der Literatur positive Ergebnisse vor. Größere Reihen fehlen aber noch, so daß es heute zu früh ist, zu entscheiden, ob hier die IST-Therapie der Behandlung mit hohen ACTH-Dosen überlegen ist. Wir selbst verfügen über keine Erfahrungen. Bei MS-Frühfällen als Dauertherapie nach dem ACTH-Stoß, siehe dort (Autoimmunerkrankung zufolge Masern-Virus-Induktion).

Auf Grund unserer eigenen Erfahrungen (siehe auch MOESCHLIN, S.: Therapiewoche 19 (1969) 748–755) und derjenigen der Literatur kommen wir zu den folgenden **Schlußfolgerungen:**

1. Die IST stellt einen großen Fortschritt in der Behandlung vieler Autoimmunerkrankungen dar. Meistens handelt es sich um eine Dauertherapie.

2. Der Effekt tritt gewöhnlich nach 3–4 Wochen in Erscheinung.

3. Beim Übergang von Kortikosteroiden auf Azathioprin ist deshalb Vorsicht am Platz, und die Steroide sind erst nach 3–4 Wochen allmählich abzubauen und evtl. ganz auszuschleichen.

4. Bei gewissen Autoimmunerkrankungen, z. B. der membranösen Glomerulonephritis mit Nephrose, erworbenen hämolytischen Anämien, ergibt die Kombinationstherapie mit Kortikosteroiden bessere Resultate, während die einzelnen Mittel allein für sich gegeben evtl. erfolglos sind. Die Kombinationsbehandlung ist auch für alle diejenigen Fälle zu empfehlen, bei denen man wegen einer auftretenden Leukopenie in Schwierigkeiten gelangt. Die zusätzliche, kleine Steroiddosis ermöglicht es, Nebenerscheinungen von Steroiden zu vermeiden, und auf der anderen Seite ertragen dann die Patienten evtl. eine höhere Azathioprin-Dosierung.

5. Die Erhaltungsdosis des Azathioprins variiert von Patient zu Patient außerordentlich. Sie sollte auf diejenige Dosis eingestellt werden, die gerade noch die Krankheitserscheinungen wirksam bekämpft und keine schwere Leukopenie auslöst.

6. Bei den *rheumatischen Erkrankungen* (PCP) lassen sich die Erfolge heute noch nicht genau überblicken. Doch scheint auch hier nach den Erfahrungen der Literatur in $1/3$ bis $1/2$ der Fälle mit einer deutlichen Wirkung gerechnet werden zu können. Bei der *aggressiven Hepatitis chronica* stellt die Azathioprin-Behandlung einen sehr großen Fortschritt dar, und es gelingt, etwa die Hälfte der Patienten wenigstens zu stabilisieren und manche Patienten sogar deutlich zu bessern. Beim *Lupus erythematodes* sprechen evtl. steroidresistente Patienten meist noch auf Azathioprin an, und es lassen sich vor allem oft auch die unangenehmen Folgen einer langdauernden Steroidtherapie (Osteoporose, Cushingoid etc.) vermeiden. Günstig scheint auch die *Colitis ulcerosa* anzusprechen, vor allem bei Kindern, doch müssen auch hier noch weitere Langzeit-Untersuchungen abgewartet werden.

7. Alle Patienten, die unter einer solchen IST-Langzeit-Therapie stehen, müssen genau überwacht und nachkontrolliert werden. Spezielle Vorsicht ist bei Infektionsgefahr (Grippe etc.) am Platz.

Nähere Angaben siehe: S. Moeschlin: „*Immunosupressive Therapy in Internal Medicine*": Verhandl. van de Kroninklijke Academie voor Geneeskunde van België 35 (1973) No. 1, 72–94.

Ulkusmilchmischung: halb Milch, halb Rahm   Abb. 152. **ULKUSKUR**

Zeit	Medikament	1. und 2. Tag	3.—5. Tag	6. Tag	7. Tag	8
6 Uhr		100 Milch und Rahm	100 Milch und Rahm	100 Milch und Rahm	100 Milch und Rahm	100 M ur
6½ Uhr 7 Uhr	Alucol	— — — 100 Milch und Rahm	— — — 100 Milch und Rahm	— — — 100 Milch und Rahm	— — — — — —	
7½ Uhr	Bellafolin 15 Tr.	— — —	— — —	— — —	— — —	200 Sc
8 Uhr		100 Milch und Rahm	100 Schleim	200 Schleim mit ½ Ei	200 Schleim 1 weiches Ei	1 we 1 Z
8½ Uhr 9 Uhr 9½ Uhr	Alucol	— — — Orangengelee	— — — Orangengelee			
10 Uhr		100 Milch und Rahm	100 Milch und Rahm	100 Milch und Rahm	100 Milch und Rahm	100 M ur
10½ Uhr 11 Uhr	Alucol	— — — 100 Milch und Rahm	— — — 100 Milch und Rahm	— — — 100 Milch und Rahm	— — — 100 Orangensaft	— 100 O
11½ Uhr	Bellafolin 15 Tr.	— — —	— — —	— — —	— — —	
12 Uhr		100 Milch und Rahm	100 Schleim	200 Schleim 200 Mondaminbrei	200 Cremesuppe von Zerealien 200 Grießbrei	200 C 200 G
12½ Uhr 13 Uhr	Alucol	— — — 100 Milch und Rahm	— — — 100 Milch und Rahm			
13½ Uhr 14 Uhr		100 Milch und Rahm	100 Milch und Rahm	100 Milch und Rahm	100 Milch und Rahm	100 M ur
14½ Uhr 15 Uhr	Alucol	— — — Orangengelee	Orangengelee	Orangengelee	— — — — — —	— —
15½ Uhr	Bellafolin 15 Tr.	— — —	— — —			
16 Uhr		100 Milch und Rahm	100 Schleim	200 Schleim	200 Schleim 1 weiches Ei	200 S 1 w 1 Z
16½ Uhr 17 Uhr	Alucol	— — — 100 Milch und Rahm	— — — 100 Milch und Rahm			
17½ Uhr 18 Uhr		100 Milch und Rahm	100 Schleim	200 Schleim mit ½ Ei	200 Cremesuppe von Zerealien 200 Mondaminbrei	200 C 200 Mc
18½ Uhr 19 Uhr	Alucol	— — — 100 Milch und Rahm	— — — 100 Milch und Rahm	— — —	— — —	— 100 C
19½ Uhr 20 Uhr	Bellafolin 15 Tr.	— — — 100 Milch und Rahm	— — — 100 Milch und Rahm	100 Milch und Rahm	100 Milch und Rahm	100 M ur
20½ Uhr 21 Uhr	Alucol	— — — 100 Milch und Rahm	— — — 100 Milch und Rahm	— — — 100 Milch und Rahm		—
21½ Uhr			eventuell 100 Milch u. Rahm			

fiziert nach Sippy)

Anschließend an 28. Tag
Magenschondiät nach Leube III

9.—10. Tag	11.—12. Tag	13.—15. Tag	16.—17. Tag	18.—22. Tag	23.—28. Tag
100 Milch und Rahm	100 Milch und Rahm 1 Zwieback mit Butter	100 Milch und Rahm 1 Zwieback mit Butter Alucol	100 Milch und Rahm 1 Zwieback mit Butter	100 Milch und Rahm 1 Zwieback mit Butter	100 Milch und Rahm 1 Zwieback mit Butter
— — —	— — —	— — —	— — —	— — —	— — —
		15 Tr. Bellafolin			
200 Schleim 1 weiches Ei 1 Zwieback mit Butter	200 Schleim 1 weiches Ei 1 Zwieback mit Butter	200 Schleim 1 Semmel mit Butter Alucol	200 Schleim 1 Semmel mit Butter	200 Schleim 1 Semmel mit Butter	200 Schleim 1 Semmel mit Butter
— — —	— — —		— — —	— — —	— — —
100 Milch und Rahm	100 Milch und Rahm	100 Milch und Rahm 1 Semmel und Schinken entsalzt oder Gervais (= Weichkäse) Alucol	100 Milch und Rahm 1 Semmel und Gervais oder Schinken	100 Milch und Rahm 1 Semmel mit Gervais oder Schinken	100 Milch und Rahm 1 Semmel mit Gervais oder Schinken
— — —	— — —		— — —	— — —	— — —
1 zerdrückte Banane	100 Karotten- oder Tomatensaft	100 Karotten- oder Tomatensaft 15 Tr. Bellafolin	100 Karotten- oder Tomatensaft	100 Karotten- oder Tomatensaft	
— — —	— — —		— — —		
200 Cremesuppe 200 Hafer- oder Reisbrei	200 Cremesuppe 200 Kartoffelbrei 1 Rührei	Suppe von Zerealien und Kartoffeln, Eier-Mehl-Milchspeisen als Brei, als Auflauf, als Pudding Alucol	wie 13.—15. mit Teigwaren 1 zerdrückte Banane Fruchtsäfte	wie 16. und 17. mit Hirn, Bries, Kalbfleisch, Poulet als Haschee Seefisch 50 g 100 g Birnenkompott Pfirsichkompott	Spargel, Blumenkohl, Karottenpüree, Kohlrabenpüree, ganz feine Bohnen und Erbsen geschälte, gedünstete Tomaten
100 Milch und Rahm	100 Milch und Rahm	100 Milch und Rahm	100 Milch und Rahm	100 Milch und Rahm	100 Milch und Rahm
— — —	— — —	— — —	— — —	— — —	— — —
		10 Tr. Bellafolin			
200 Schleim 1 weiches Ei 1 Zwieback mit Butter	200 Schleim 1 weiches Ei 2 Zwieback mit Butter	200 Schleim 1 Semmel mit Butter Alucol	200 Schleim 1 Semmel mit Butter	200 Schleim 1 Semmel mit Butter	200 Schleim 1 Semmel mit Butter
— — —	— — —		— — —	— — —	— — —
200 Cremesuppe 200 Grießbrei	200 Cremesuppe 200 Hafer- oder Reisbrei 1 Ei	10 Tr. Bellafolin wie 12 Uhr Alucol	wie 12 Uhr	wie 16.—17. Tag 100 Birnenkompott	wie 22. Tag
— — —	— — —		— — —	— — —	— — —
100 Orangensaft	100 Orangensaft	100 Orangensaft			
— — —	— — —	— — —	— — —	— — —	— — —
100 Milch und Rahm	100 Milch und Rahm	100 Milch und Rahm Alucol	100 Milch und Rahm	100 Milch und Rahm	100 Milch und Rahm
— — —	— — —		— — —	— — —	— — —

Arzneimittelverzeichnis

Hinweise bezüglich Pharmakagruppen, z. B. Antimetaboliten, Betarezeptorenblocker, Sulfonylharnstoffe usw., siehe Sachverzeichnis.

Acedicon® → Thebaconum
Acenocoumarolum (DCI) 186
– Sintrom® (Geigy)
Acetazolamidum (DCI) **93**, 210, 350
– Diamox® (Lederle)
Acetexa® → Nortryptilinum
Acetohexamidum (DCI) 430
– Dimelor® (Lilly)
Acetylcholinium (DCI) 231
– Acetylcholin® (Roche)
Acetylcysteinum (DCI) 206, 212
– Fluimucil® (Zambon)
Acetyldigitoxinum (DCI) 85
– Acylanid® (Sandoz)
Achromycin® → Tetracyclinum
Acidol-Pepsin® (Bayer) 239
Acidum acetylosalicylicum 192, 362, 395
– Aspirin® (Bayer)
– Colfarit® (Bayer)
Acidum aminohexanoicum 18
– Amikaprom® (Kabi)
– Epsamon® (Globopharm)
– Epsilon-Aminokapronsäure Roche® (Roche)
Acidum ascorbicum (DCI) 7
– Vitamin A
– Cebion® (Merck)
– Hybrin® (Pharmacia)
– Redoxon® (Roche)
Acidum dehydrocholicum (DCI) 287
– Decholin® (Riedel)
Acidum etacrynicum (DCI) 97
– Edecrin® (Merck)
– Hydromedin® (MSD)
Acidum flufenamicum 373
– Flufenaminsäure
– Arlef® (Parke Davis)
– Nifluril® (Agpharm)
Acidum folicum (DCI) 3, 4, **8**
– Cytofol® (Lappe)
– Folacin® (Astra)
– Folcidin® (Bayer)
– Folsan® (Kali-Chemie)
– Folvite® (Lederle)
Acidum fusidicum (DCI) 322, 505

Acidum fusidicum (DCI)
– Fusidinsäure
– Fucidin® (Leo)
Acidum mandelicum 323
– Magnesium-Mandalat® (Asta)
– Mandelsäure
Acidum mefenamicum 373, 382
– Ponstan® (Parke Davis)
– Parkemed® (Parke Davis)
Acidum nalidixicum (DCI) 508
– Nalidixinsäure
– Negram® (Winthrop)
– Nogram® (Winthrop)
Acidum nicotinicum (DCI) 161
– Niconacid® (Wander)
Acidum paraminosalicylicum 593
– Benzacyl® (Wander)
– Bepas® (Ferrosan)
– Pasalon® (Bayer)
– PAS-Cilag®
– PAS-stabil® (Braun)
Acranil® (Bayer) 525 (keine Kurzbezeichnung)
ACTH → Corticotrophinum
Actinomycin D® → Meractinomycinum
Actinomycin C → Meractinomycinum
Actol® (Heyden) 373
Acylanid® → Acetyldigitoxinum
Adcortyl® → Triamcinolonum
Adelphan® (Ciba) 173
Adelphan®-*Esidrex*® (Ciba) 173
Adenosintriphosphorsäure → Triphosadeninum
Adrenalinum 254, 490
Adrenoxyl® → Carbazochromii salicylas
Adriamycin 38, 635
– Adriblastin® (Farmitalia)
Aerophagyl® (Beytout) 249
Aerosporin® → Polymyxinum B
Aethinyloestradiolum (DCI) 226, 330, 394, 634
– Eticyclin® (Ciba)
– Lynoral® (Organon)

Aethinyloestradiolum (DCI)
– Progynon C® (Schering)
– Progynon M® (Schering)
Aethylium biscoumacetylatum 190, 564
– Tromexan® (Geigy)
Agarulin® (Siegfried) 269
AHG → Antihämophiles Globulin
Ajmalinum 105
– Gilurytmal® (Giulini)
Akineton® → Biperidenum
Akrinor® (Treupha) 121
Albamycin® → Novobiocinum
Albumin → Human-Albumin SRK®
Alcacyl® (Wander) 362, **371**
Alcaloidetum Belladonnae → Bellafolin®
Alcohol nicotinicus 161, 339
– Nicotinylalkohol
– Ronicol® (Roche)
Alcopar® → Bephenium
Aldactone® → Spirolactonum
Aldactone-Saltucin® (Boehringer) 174
Aldocorten® → Aldosteronum
Aldomet® → Methyldopa
Aldosteronum (DCI) 417
– Aldocorten® (Ciba)
Aldozone® (Searle) 169
Aldrox® → Aluminii hydroxydum colloidale
Alkeran® → Melphalanum
Aleudrin® → Isoprenalinium
Alevaire® (Winthrop) 206
Alexan® Cytosin-Arabinosid
Allopurinolum (DCI) 453
– Zyloric® (Wellcome)
– Zyloprim® (Wellcome)
Alpen® → Phenethicillinum
Altinsulin → Insulinum
Alubifilm® (Vifor) 232
Alucol® → Aluminii hydroxydum colloidale
Aludrox® → Aluminii hydroxydum colloidale
Aluminii hydroxydum colloidale 242, 411, 414

650

Arzneimittelverzeichnis

Aluminii hydroxydum colloidale
– Aldrox® (Wyeth)
– Alucol® (Wander)
– Aludrox® (Wyeth)
Alupent® → Orciprenalinum
Alutan® (Siegfried) 238
Amantadinum 346, 572
– Symmetrel® (Geigy)
– Virofral® (Boehringer Mannheim)
Ambilhar® → Nitrothiamidazolum
Amblosin® → Ampicillinum
Amikaprom® → Acidum aminohexanoicum
Aminophenazonum (DCI) 350, **376**
– Amidopyrin® (Ciba)
– Pyramidon® (Hoechst)
Aminophyllinum (DCI) 92
– Euphyllin® (Byk-Gulden)
– Labophyllin® (Labocentro)
– Purophyllin® (Siegfried)
– Neophyllin® (Seebach)
Aminopyrin → Aminophenazonum
Amiphenazolum (DCI) 210, 247
– Daptazole® (Nicholas)
Amitriptylinum (DCI) 161, 355
– Laroxyl® (Roche)
Amoxycillinum 493
– Glamoxyl® (Beecham)
Amphetaminum (DCI) 247, 445
– Amphetaminsulfat
– Dexedrine® (Smith)
Amphotericinum B (DCI) 527
– Fungizone® (Squibb)
Ampicillinum (DCI) 493
– Penbritin® (Beecham)
– Amblosin® (Hoechst)
– Penbristol® (Bristol)
– Penbrock® (Beecham)
– Polycillin® (Bristol)
– Binotal® (Bayer)
Amuno® → Indometacinum
Anadrol® → Oxymetholonum
Ancotil® → 5-Fluorocytosinum
Angiospasmyl® (Cophar) 116
Angiotensinamidum 153
– Hypertensin® (Ciba)
Antex® → Gonadotrophinum chorionicum
Anti-D-Globulin 12
– Rhesogam® (Behring)
– Rhesuman® (S.I., Bern)
Antigenum diphthericum praecipitatum seu adsorptum 540
– Diphtherie-Adsorbatimpfstoff
– DiAnatoxal® (Seruminstitut, Bern)

Antigenum pertussicum 537
Antigenum tetanicum praecipitatum seu adsorptum 558
– TeAnatoxal® (Seruminstitut, Bern)
– Tetanol® (Behring)
– TeAnatoxal® (S.I., Bern)
Antigenum typho-paratyphosum 532
– Typhus-Paratyphus-Impstoff
– TAB®-Impfstoff (Seruminstitut, Bern)
– Taboral® (Seruminstitut, Bern)
Antigenum variolicum 536
– Pockenimpfstoff
– Vaccine Antigen (Behring)
– Lancy Vaxina (Seruminstitut, Bern)
– Lancy Vaxina® (Seruminstitut, Bern)
Antihämophiles Globulin SRK® (Schweiz. Rotes Kreuz) 19
– Fraktion VIII
– AHG
Anti-Masern-Globulin 582
– Moruman Berna®
Anti-Pertussis-Globulin 358
– Hyperimmunserum (Pertussis)
– Tosuman® (S.I., Bern)
Anti-Tetanus-Globulin 559
– Tetuman Berna® (S.I., Bern)
Anti-Vaccinia-Globulin 567
– Vacuman Berna®
Antisacer® → Phenytoinum
Antrenyl® → Oxyphenonum
Anturan® → Sulfinpyrazonum
Anusol® (Goedecke) 265
Ara-C → Cytosin-Arabinosid
Aralen® → Chloroquinum
Aramine® → Metaraminolum
Arlef® → Ac. flufenamicum
Arovit® → Vitamin A
Adroyd® (Parke-Davis) 63
Arsobal® (Spezia) 522
Artane® → Trihexyphenidylum
Arterenol® → Noradrenalinum
Artosin® → Tolbutamidum
Arvin® 331
Asparaginase 37f
– L-Asparaginase
– Crasnitin® (Bayer)
Aspégic® (Lab. Egic.) 371
Aspirin® → Acidum acetylosalicylicum
Astiban® → Stibocaptat
A.T. 10® → Dihydrotachysterolum
Atosil® → Promethazinum
Atriphos® → Triphosadeninum

Atropinum 126, 298
– Atropinum sulfuricum (Ph. Helv.)
Aureomycin® → Chlortetracyclinum
Aureotan® → Goldpraeparate
Auro-Detoxin® → Goldpräparate
Aurosulfid® → Goldpräparate
Azapropazonum 373
– Prolixan® (Siegfried)
Azathioprinum (DCI) 613, 638, 641
– Imuran® (Wellcome)
– Imurel® (Wellcome)
– Imurek® (Wellcome)
Azulfidine® → Salazosulfapyridinum
Azulon® → Chamazulenum

Bacillus Calmette-Guérin 601
– BCG (Institut Pasteur, Seruminstitute Kopenhagen und Bern, Behringwerke)
Bacitracinum (DCI) 507
– Bacitracin (Abbott; Lundbeck; Parke Davis; Pfizer; Upjohn)
Bactrim® (Roche) 487
BAL® → Dimercaprolum
Bamyl® (Hössle) 371
Baralgin® (Hoechst) 247ff, 291, 324
Bayrena® → Sulfamethoxydiazinum
BCG-Impfstoffe → Bacillus Calmette-Guérin
BCNU 397
Becozym® (Roche) 7, 357, 363
Belladenal® (Sandoz) 412
Bellafolin® (Sandoz) 351, 355
– Alcaloidetum Belladonnae
Bellergal® (Sandoz) 604
Belfacillin® → Methicillinum
Benardryl® → Diphenhydraminum
Benapen® → Benzathinum Penicillinum G
Benemid® → Probenicidum
Benerva® → Thiaminum
Benzathinum Penicillinum G 491
– Benapen® (Glaxo)
– Penadur L-A® (Pfizer)
– Tardocillin® (Leo)
Benzacyl® → Acidum paraaminosalicylicum
Benzonatatum (DCI) 198
– Tessalon® (Ciba)
Benzylpenicillinum → Penicillinum G
Bepanthen® → Panthenolum

651

Arzneimittelverzeichnis

Bepas® → Acidum paraminosalicylicum
Bephenium 271
– Alcopar® (Wellcome)
Beromycin® → Phenoxymethylpenicillinum
Betabion® → Thiaminum
Betamethasonum (DCI) 475
– Betnelan® (Glaxo)
– Betnesol® (Glaxo)
– Celestan® (Schering)
– Celestone® (Schering)
– Celestone chronodose® (Schering)
Betaxin® → Thiaminum
Betnelan® → Betamethasonum
Betnesol® → Betamethasonum
Bifacton® → Cyanocobalaminum
Biguanide s. Sachverzeichnis
Bilifuge® (Plan) 293
Binotal® → Ampicillinum
Biperidenum 346
– Akineton® (Knoll)
Bisacodylum (DCI) 269
– Dulcolax® (Geigy)
– Rytmil® (Vicks)
Bishydroxycoumarinum (NNR)
– Dicumarol (Lilly; Roche; Squibb)
Bismuthi subgallas 251
– Bismutum subgallicum (Ph. Helv.)
Bislumina® (Pure-Drugs) 238
Bleomycinum 635
Bluttransfusionen → Sachverzeichnis
Bolus alba (Ph. Helv.) 251
Boraxglyzerin 517
Boxazin® (Thomae)
Bretylan® (Wellcome) 176
Broxil® → Phenethicillinum
Brufen® (Boots) 373
BVK → Becozym®
Buforminum 429, 431
– Butylbiguanid
– Silubin® (Grünenthal)
– Silubin retard® (Grünenthal)
Bulgakur® (Treupha) 346 Extrakt aus bulgarischer Belladonnawurzel
Buscopan® → (Boehringer) 357
Busulfanum (DCI) 23, 34, **629**
– Mielucin® (Simes)
– Myleran® (Wellcome)
– sulfbutin® (Sanabo)
Butacote® → Phenylbutazonum
Butazolidin® → Phenylbutazonum
Butylbiguanid → Buforminum
Bykomycin → Neomycinum

Cafergot® (Sandoz) 352
Calcamin® → Dihydrotachysterolum
Calcibronat® → Calcii bromidum lactobionas
Calcii benzoylparaminosalicylas 593
– Benzacyl® (Wander)
Calcii bromidum lactobionas 148, 455
– Calcibronat® (Sandoz)
Calcii glubionas 394
– Kalzium-glukono-laktobionat
– Calcium-Sandoz® (Sandoz)
Calcii gluconas (Ph. I.) 412
– Calcium glyconicum (Ph. Helv.)
– Kalziumglukonat
Calcii lactas (Ph. I.) 394
– Calcium lacticum (Ph. Helv.)
– Kalziumlaktat
– Kalzan® (Wülfling)
Calcitonin 395
Calcium-D-Redoxon® (Roche) 394
Calcium-D-Sauter® 394
Calciummandelat® (Wellcome) 323
Calcium-Sandoz® → Calcii glucono-lactobionas
Campolon® (Bayer) 274
Canesten® (Bayer) 530
Carbamazepinum (DCI) 350, 363
– Tegretol® (Geigy)
Carbantren (Ciba) 251
Carbenicillinum **493**, 515
– Microcillin® (Bayer)
– Geopen® (Pfizer)
– Pyopen® (Beecham)
Carbimazolum (DCI) 404
– Neo-Mercazole® (Schering)
– Neo-Thyrostat® (Herbrand)
Carbo adsorbens (Ph. Helv.) 251
– Carbo medicinalis
Carbo-Guanicil® (Cilag) 488
Carbutamidum (DCI) 427
– Inbuton® (Vitrum)
– Invenol® (Hoechst)
– Nadisan® (Boehringer)
Carindacillinum 515
– Geopen® (Pfizer)
Catapresan® → Clonidinum
Cathomycin® → Novobiocinum
Caved-s® 241
Cebion® → Acidum ascorbicum
Cedilanid® → Lanatosidum C
Cefacetrilum (DCI) 515
– Celospor® (Ciba)

Cefalexinum (DCI) 504
– Cephalexinum
– Ceporexine® (Glaxo)
– Keflex® (Lilly)
– Oracef® (Lilly)
Cefaloridinum (DCI) 503
– Ceporin® (Glaxo)
– Keflodin® (Lilly)
Cefalotinum (DCI) 503
– Keflin® (Lilly)
– *Cephalotin*® (Lilly)
Cefradine (DCI) 503
– Eskacef® (SKF)
Celbenin® → Methicillinum
Celestan® → Betamethasonum
Celestone® → Betamethasonum
Celestone Chronodose® → Betamethasonum
Celospor® → Cefacetrilum
Centrophenoxinum → Meclofenoxatum
Cephalexinum → Cefalexinum
Cephalosporine **503**, 515
Cephalotin® → Cefalotinum
Ceporexine® → Cefalexinum
Ceporin® → Cefaloridinum
Cérubidine® → Daunomycin
Cetobemidonum (DCI) 139
– Cliradon® (Ciba)
Chamazulenum 236
– Azulon® (Treupha)
Chemipen® → Phenethicillinum
Chinidinum → Quinidinum
Chininum → Quininum
Chlophenadionum 190
– Indalitan® (Geigy)
Chlorambucilum (DCI) 28, 355, **628**
– Leukeran® (Wellcome)
Chloramphenicolum (DCI) 499
– Chloromycetin® (Parke Davis)
Chlordiazepoxydum (DCI) 412
– Methaminodiazepoxydum
– Librium® (Roche)
Chlorethazinum (DCI) 52, **627**
– Chlormethinum
– Cloramin® (Simes)
– Mustargen® (Merck, Sharp & Dohme)
– Nitrogen Mustard® (Ciba)
Chlormethinum → Chlorethazinum
Chlorochinum → Chloroquinum
Chloroidoquinum (DCI)
– Iodchloroxychinolinum (Ph. Helv.)
– Vioform® (Ciba)
Chloronase® → Chlorpropamid
Chloroquinum (DCI) 377, 520

Chloroquinum (DCI)
– Chlorochinum
– Aralen® (Winthrop)
– Nivaquine® (Spécia)
– Resochin® (Bayer)
Chlorothiazidum (DCI) 168
Chlorpiprazinum → Perphenacinum
Chlorpromazinum (DCI) 340, 350, 412, 427
– Largactil® (Spécia)
– Megaphen® (Bayer)
Chlorpropamidum (DCI) 430
– Diabinese® (Pfizer)
– Chloronase® (Hoechst)
– Diabetoral® (Boehringer M.)
Chlortetracyclinum (DCI) 497
– Aureomycin® (Lederle)
Chlorthalidonum 96, 171
– Hygroton® (Geigy)
Chlorzoxazonum (DCI) 390
– Paraflex® (McNeil)
Cholecalciferolum 7, 394, 411
– Vitamin D₃
– Vi-De 3® (Wander)
– Vi-De-3 Hydrosol® (Wander)
– Vigantol-D₃® (Bayer)
Cholestyramin 159, 283
– Cholestyramin® (M.S.D.)
– Cuemid® (M.S.D.)
– Quantalan® (Lappe)
– Questran®
Choragon® → Gonadotrophinum chorionicum
Cibalgin® (Ciba)
Cinopenil® → Methicillinum
Circonyl® (Sapos) 367
Cliradon® → Cetobemidonum
Clofibratum (DCI) 114, 157ff
– Regelan® (Rhein-Pharma)
Clomethiazolum (DCI) 340
– Hémineurine® (Debat)
Clonidinum 175
– Catapresan® (Boehringer, Ingelheim)
Clont® → Metronidazolum
Cloramin ® → Chlorethacinum
Cloxacillinum (DCI) 491, 546
– Ekvacillin® (Astra)
– Gelstaph® (Beecham)
– Staphobristol® (Bristol)
– Orbenin® (Beecham)
Codeinum 193, **198**
– Codeinii phosphas (Ph.I.)
– Codeinum phosphoricum (Ph.Helv.)
Colfarit® (Bayer) 192
Colimycin® → Colistinum
Colistinum (DCI) 504
– Colistin® (Grünenthal)
– Colimycin® (Bellon)

Complamin® (Wülfing) 162, 339
Contacid comp.® (Ferrosan) 326
Coramin® → Nicethamidum
Cortef® → Hydrocortisonum
Cortexon → Desoxycortonum
Corticotrophinum (DCI) 354, 360, 395, **474**
– ACTH
– ACTH-Depot® (Schering)
– ACTH-Retard® (Sanabo)
– Cortrophin-Z® (Organon)
– cortrophin prolongatum® (Pharmacia)
– Synacthen® (Ciba)
– Synacthen Depot® (Ciba)
Cortisonum 459ff
Co-Salt® (Funk) 75
Cosmegen® → Meractinomycinum
Crasnitin® → Asparaginase
Cryptocillin® → Oxacillinum
Cuemid® → Cholestyramin
Curarin (Asta) 561
Cyanocobalaminum (DCI) 3, 363
– Vitamin B₁₂
– Cytobione® (Merck)
– Docigram® (Wynlit)
– Bifacton® (Organon)
Cyclobarbitalum (DCI) 604
– Phanodorm® (Bayer)
Cyclophosphamidum 28, 628
– Cytoxan® (Mead Johnson)
– Endoxan® (Asta)
– Proxytox® (Atorner)
– Sendoxan® (Pharmacia)
Cycloserinum (DCI) 598
– Cynomel® → Liothyroninum
Cytarabin → Cytosin-Arabinosid
Cytobione® → Cyanocobalaminum
Cytofol® → Acidum folicum
Cytosar® → Cytosin-Arabinosid
Cytosin-Arabinosid **37**, 568
– Cytarabin
– Ara-C
– Alexan® (Mack)
– Cytosar® (Upjohn)
Cytoxan® → Cyclophosphamidum

Dalzic® → Practololum
Daonil® → Glibenclamidum
Daptazole® → Amiphenazolum
Daraprim® → Pyrimethaminum
Darenthin® (Wellcome) 176
DAT® → Thiocarlidum
Daunoblastino® → Daunomycinum

Daunomycinum 38, **635**
– Cérubidine® (Spécia)
– Daunoblastin® (Farmitalia)
– Ondena® (Bayer)
– Rubidomycin
Davison® → Sulfamethoxypyridazinum
DAV Ritter® → Vasopressinum
D-Cycloserin → Cycloserinum
DB® retard → Phenforminum
Decadron® → Dexamethasonum
Deca-Durabolin® → Nandrolonum
Decentan® → Perphenacinum
Decholin® → Acidum dehydrocholicum
Declamycin® → Demecyclinum
Décongestine® → Pasta Boli glycerinata
Deflexol® (Winthrop) 390, 453
Dehydroemetinum 271, 524
– Dehydroemetin Roche® (Roche)
Delphicort® → Triamcinolonum
Delta-Butazolidin® (Geigy) 384
Deltacortril® → Prednisolonum
Deltafluorene® → Dexamethosonum
Demecyclinum (DCI) 498
– Declamycin® (Lederle)
– Demethyltetracyclinum
– Ledermycin® (Lederle)
Demethyltetracyclinum → Demecyclinum
Dendrid® 342
Depakine® (Labaz) 349
Depot-Acethropan® → Corticotrophinum
Depocillin® → Penicillinum G procainicum
Depostat® (Schering) 328
Depot-Novadral® → Novadral®
Depot Testosterone® → Testosteronum cyclopentylpropionylatum
Deronil® → Dexamethasonum
Deseril® → Methysergidum
Desferrinum 10, 457
– Desferrioxamin
– Desferal® (Ciba)
Desoxycortonum (DCI) **415**
– Desoxycorticosteronum
– Desoxycorticosteronum acetylatum
– Percorten® (Ciba)
Desuric® (Labaz) 453
Dexamethasonum (DCI) 475
– Decadron® (Merck)

Arzneimittelverzeichnis

Dexamethasonum
- Deltafluorène® (Lepetit)
- Deronil® (Schering)
- Dexa-Scheroson® (Schering)
- Fortecortin® (Merck)
- Millicorten® (Ciba)
- Oradexon® (Organon)

Dexa-Scheroson® → Dexamethasonum
Dexedrine® → Amphetaminum
Dextranum (DCI) 150
- Dextran Hausmann® (Hausmann)
- Macrodex® (Pharmacia Schweden)
- Rheomacrodex® (Pharmacia Schweden)

Dextromed® → Glycosum
Dextromoramidum (DCI) 247
- Palfium® (Eupharma)

Dextropur® → Glycosum
Dextrosum → Glycosum
Diabetoral® → Chlorpropamidum
Diabinese® → Chlorpropamidum
Diaethylstilboestrolum diphosphorylatum (DCI) 330, 634
- Honvan® (Asta)

Diaethylstilboestrolum (DCI) 578, 634
- Diethylstilbestrol (Abbott)

Diamox® → Acetazolamidum
Dianabol® → Metandienonum
DiAnatoxal® → Antigenum diphthericum praecipitatum
Diasal® (Nativelle) 75
Diazepamum (DCI) 348, 558
- Valium® (Roche, USA)

Diazoxidum (DCI) 420
- Eudemine® (Allen)
- Mutabase® (Schering)

Dibein® → Phenphorminum
Dibenzepinum (DCI) 161
- Noveril® (Wander)

Dibenzyline® 419
Dibrommannitolum 25
- Mitobronitol
- Myelobromol® (Labatec)

Dicodid® → Hydrocodonum
Dicumarol → Bishydroxycoumarinum
Didrothenat® 495, 592
Diethylstilbestrol → Diaethylstilboestrolum
Digilanid® (Sandoz) **85**, 404
Digitoxosidum (DCI) 84
- Digitoxinum (Ph.Helv.)
- Digimerck® (Merck)
- Digitaline Nativelle® (Nativelle)

Digitoxosidum (DCI)
- Digitoxin-Sandoz® (Sandoz)

Digoxinum (DCI) 85, 196
- Digoxin-Sandoz® (Sandoz)
- Lanicor® (Boehringer)
- Lanitop® (Boehringer)
- Lanoxin® (Wellcome)

Dihydergot® → Dihydroergotaminum
Dihydralazinum (DCI) 173
- Nepresol® (Ciba)

Dihydroergotaminum 164, 351
- Dihydergot® (Sandoz)

Dihydromorphinonum-hydrochloricum → Hydromorphonum
Dihydroquinidinum 103
- Hydroquinidine® (Houdé)

Dihydrotachysterolum (DCI) 411
- Dihydrotachysterin
- A.T.10® (Bayer; Merck)
- Calcamin® (Wander)

Dilantin® → Phenytoinum
Dilaudid® → Hydromorphonum
Dimelor® → Acetohexamidum
Dimenformon® → Oestradiolum benzoylatum
Dimenhydrinatum (DCI) 350
- Dramamine® (Searle)

Dimercaprolum (DCI) 347
- BAL® (Hynson Westcott)

Dimethpyrindenum 283
- Fenistil® (Zyma)

Dinatrii cromoglicinas (DCI) 214
- Lomudal® (Fisons)
- Intal® (Fisons)

Diphenhydraminum 355, 367
- Benadryl® (Parke Davis)

Diphenylhydantoinum → Phenytoinum
Diphtherie-Adsorbatimpfstoff → Antigenum diphthericum praecipitatum
Diphtherieanatoxin → Antigenum diphthericum detoxicatum
Diphtherieserum → Serum antidiphthericum
Dipyridamolum (DCI) 116, 118, 192
- Persantin® (Boehringer)

Dispo® (Aristopharm) 447
Dispril® (Reckitt) 371
Docigram® → Cyanocobalaminum
Dociton® → Propranololum
Dolantin® → Pethidinum
Dopa 345, 346

Dopa, Larodopa® (Roche)
- Madopar® (Roche)

Doryl® → Carbacholum
Doxorubicin → Adriamycin
Dosulfin® (Geigy) 487
Doxycyclinum (DCI) 498
- Vibramycin® (Pfizer)
- Vibravenös® (Pfizer)

D-Penicillaminum → Penisillaminum
Dramamine® → Dimenhydrinatum
Dulcolax® → Bisacodylum
Duogynon® (Schering) 226
Durenat® → Sulfamethoxydiazinum
Dyrenium® → Triamterenum

Edecrin® → Acidum etacrynicum
Ehydrid novum® → Hydrochlorothiazidum
Ekvacillin® → Oxacillinum
Elipten® 417
Eltroxine® → Laevothyroxinum
Emodella® (Gaba) 269
Encephabol® → Pyritinolum
Endojodin® (Bayer) 406
Endoxan® → Cyclophosphamidum
Enterosalicyl® (Sarein) 371
Entero-Vioform® (Ciba) 251, 402
Epanutin® → Phenytoinum
Eparmefolin® 274
Ephedrinum (L-D) 392
- Ephetonin® (Merck)
- Racedrin®

Ephetonin® → Ephedrinum
Epsamon® → Acidum aminohexanoicum
Epsilon-Aminokapronsäure Roche® → Acidum aminohexanoicum
Eraldin® → Practololum
Ergotaminum (DCI) 231, **352**
- Ergotaminum tartaricum
- Gynergen® (Sandoz)

Ervevax® (RIT, Belgien) (Hirzel) Röteln-Impfstoff 583
Erythrocin® → Erythromycinum
Erythroltetranitrat 115
Erythromycinum (DCI) 501
- Erycinum® (Schering)
- Erythrocin® (Abbott)
- Erythromycin (Upjohn)
- Ilotycin® (Lilly)
- Ilosone® (Lilly)

Esidrex® → Hydrochlorothiazidum

Esidrix® → Hydrochlorothiazid
Eskacef® → Cefradine
Estracyt® (Leo) 330
Estradurin® → Polyoestradiolum phosphorylatum
Ethambutolum (DCI) 595
- Myambutol® (Lederle)
Ethionamidum (DCI) 596
- Iridocin® (Bayer)
- Trécator® (Théraplix)
- Trescatyl® (M + B)
Ethosuximidum (DCI) 349f
- Petnidan® (Desitin)
- Suxinutin® (Parke Davis)
Eticyclin® → Aethinyloestradiolum
Etoscol® (Byk Gulden) 212
Eudemine® → Diazoxidum
Euglucon® → Glibenclamidum
Eupaverin® (Merck) 162
Euphyllin® → Aminophyllinum
Eusaprim® (Wellcome) 488
Euthyrox® → Laevothyroxinum
Evipan® → Hexobarbitalum
Extractum Belladonnae (Ph. Helv.) 251

Favistan® → Thiamazolum
F-Cortef® → Fludrocortisonum
Felamin® (Sandoz) 287
Felypressinum (DCI) 233
- Octapressin® (Sandoz)
Femandren M® (Ciba) 399
Fenistil® → Dimethpyrindenum
Fenoxypen® → Phenoxymethylpenicillinum
Ferrascorbin® (Streuli) 2
Ferri III oxydati saccharas 2
- Ferrum Hausmann® (Hausmann) (intravenös)
Ferro 66® (Promonta) 2
Ferronicum® → Ferrosi II gluconas
Ferrosi II gluconas 1
- Ferronicum® (Sandoz)
- Ce-Ferro® (Nordmark)
Ferrum Hausmann® (intravenös) → Ferri III oxydati saccharas
Fibrinogen SRK® (Schweiz. Rotes Kreuz) 18
Fraktion I nach Cohn
Flagyl® → Metronidazolum
Flexin® (Lab. Philadelphia) 453
Florinef® → Fludrocortisonum
Fludrocortisonum (DCI) 415, 475
- F-Cortef® (Upjohn)
- Florinef® (Squibb)
- Fludrocorton® (Merck)

Fludrocortisonum (DCI)
- Scherofluron® (Schering)
Fludrocorton® → Fludrocortisonum
Fluimucil® → Acetylcysteinum
5-Fluorocytosinum 507
- Ancotil® (Roche)
Fluorouracil Roche® → Fluorouracilum
Fluorouracilum (DCI) 632
- Fluorouracil Roche® (Roche)
Folacin® → Acidum folicum
Folcidin® → Acidum folicum
Folidine® → Acidum folicum
Folic acid → Acidum folicum
Folsan® ↔ Acidum folicum
Folsäure → Acidum folicum
Folvite® → Acidum folicum
Fortalgesic® (Winthrop) 120
Fortecortin® → Dexamethasonum
Fosfocrisolo® → Goldpräparate
Fructosum 287
- Laevulosum
- Laevoral® (Laevosan)
Fuadin® (Bayer) 521
Fua-Med® → Nitrofurantoinum
Fucidin® → Acidum fusidicum
Fulcin® → Griseofulvinum
Fungizone® → Anphothericinum B
Furadantin® → Nitrofurantoinum
Furadoine® → Nitrofurantoinum
Fuamide® (Boots) 525
Furosemidum (DCI) 96, 304, 343
- Lasix® (Hoechst)

Gantanol® → Sulfamethoxazolum
Gantrisin® → Sulfisoxazolum
Garamycin® → Gentamycinum
Gasbrandserum → Serum antivibrioseptikum
Gelstaph® → Cloxacillinum
Gentamycinum (DCI) 506
- Garamycin®(Schering)
- Sulmycin® (Byk-Essex)
- Refobacin® (Merck)
Geopen® → Carindacillinum
Gilurytmal® → Ajmalinum
Glibenclamidum (DCI) 430
- Daonil® (Hoechst)
- Euglucon 5® (Boehringer, Mannheim)
Glibornuridum 430
- Glutril® (Roche)
Glifanan® (Roussel) 363f

Glucagon® → Glucagonum
Glucagonum (DCI) 90, 437
- Glucagon® (Lilly)
Glucantime® (Spezia) 521
Glucophage® → Metforminum
Glucosum → Glycosum
Glutril® → Glibornuridum
Glycerolum 338, 344
Gly-Coramin (Ciba) 164
Glycosum 450
- Glucosum
- Dextrosum
- Traubenzucker
- Dextromed®
- Dextropur® (Corn Products)
Goldpräparate 378, **379**
- Aureotan® (Byk-Gulden)
- Auro-Detoxin® (Wülfing)
- Aurolsulfid® (Lab. Hillé)
- Fosfocrisolo® (Ist. Chimioterapico Italiano)
- Myochrysine® (Merck, Sharp + Dohme)
- Sanocrysin® (Dän. chemoth. Ges.)
Gonadex® → Gonadotrophinum chorionicum
Gonadotrophinum chorionicum (DCI) 332, 399, 447
- Antex® (Leo)
- Choragon® (Ferring)
- Gonadex® (Leo)
- Predalon® (Organon)
- Pregnyl® (Organon)
- Primogonyl® (Scherring)
Griseofulvinum (NND) 527
- Fulcin® (ICI)
- Grisovin® (Glaxo)
- Likuden® (Hoechst)
Grisovin® → Griseofulvinum
Guanethidinum **176**, 406
- Ismelin® (Ciba)
Guanicil® → Sulfaguanidinum
Gumox® (Astra) 229, 517
Guphen® (Siegfried) 205
Gynergen® → Ergotaminum

Haloperidolum 412
- Haloperidol Le Brun® (Le Brun) (Janssen)
Hémineurine® → Clomethiazolum
Hepabuzon® (Spirig) 183
Heparinum (DCI) 152, **190**
- Heparin-Novo® (Novo)
- Heparin-Novo-Lente®
- Liquemin® (Roche)
Heptabarbitalum (NNR) 604
- Medomin® (Geigy)
Hetacillinum (DCI) 493
- Penplenum®

Arzneimittelverzeichnis

Hexamethonum (DCI) 177
Hexantrine® (Bellon) 116
Hexobarbitalum (DCI) 148
– Evipan® (Bayer)
Hicoseen® (Hommel) 205
Hima-Paste® (Wander) 228
Hirudoid®-Salbe (Luipold) 183
Honvan® → Diaethylstilboestrolum diphosphorylatum
Hostacyclin® → Tetracyclinum
Hova® (Zyma) 604
Hova® forte (Zyma) 604
Humatin® → Paromomycinum
Hybrin® → Acidum ascorbinicum
Hydergin® (Sandoz) 353, 359
Hydrea® (Heyden) 25
Hydrochlorothiazidum (DCI) **93**, 401
– Dichlotride® (Merck, Sharp & Dohme)
– Ehydrid novum® (Ferring)
– Esidrex® (Ciba)
– Esidrix® (Ciba)
Hydrocodonum (DCI) 193
– Dihydrocodeinonum bitartaricum (Ph. Helv.)
– Dicodid® (Knoll)
Hydrocortisonum **416**
– Cortef® (Upjohn)
– Hydrocortone® (MSD)
Hydrocortisonum succinylatum natricum (DCI) **416**
– Solu-Cortef® (Upjohn)
Hydrocortone® → Hydrocortisonum
Hydromedin® → acidum etacrynicum
Hydromorphonum (DCI) 76, 198
– Dihydromorphinonum hydrochloricum (Ph. Helv.)
– Dilaudid® (Knoll)
Hydroquinidine® → Dihydroquinidinum
Hydroxychloroquinum (DCI) 377
– Plaquenil® (Winthrop; Bayer)
– Quensyl® (Winthrop)
Hygroton® → Chlorthalidonum
Humatin® → Paromomycinum
Hyperimmunserum (Pertussis) → Anti-Pertussis-Globulin
Hyperimmunserum (Rabies) 549
Hypertensin® → Angiotensinamid
Hypophysenhinterlappenextrakt → Pituitarium posterius

Hypostamine® → Tritoqualinum

Icteryl® (Delanane) 287
Idexur® 342
Idocyl® (Ferrosan) 371
Iectofer® (Astra) 2
Ilosone® → Erythromycinum
Ilotycin® → Erythromycinum
Imipraminum (DCI) **161**, 353, 355, 419
– Tofranil® (Geigy)
Impletol® (Bayer) 363, 384, 387, 390
Imuran® → Azathioprinum
Imurek® → Azathioprinum
Imurel® → Azathioprinum
Inamycin® → Novobiocinum
Inbuton³ → Carbutamidum
Indalitan® → Chlophenadionum
Inderal® → Propranololum
Indocid® → Indometacinum
Indometacinum (DCI) 320, 375, 384
– Indocid® (Merck, Sharp u. Dohme)
– Amuno® (Merck-Sharp)
INH → Isoniazidum
Insulin lente → Suspensio Insulini cum Zinco composita
Insulin semilente → Suspensio Insulini cum Zinco amorphi
Insulin ultralente → Suspensio Insulini cum Zinco cristallisati
Insulinum 432f
– Altinsulin
– Insulin Actrapid® (Novo)
Insulinum cum Zinco protaminatum 433
– Protaminzinkinsulin (PZI)
Intal® → Dinatrii cromoglicinas
Intocostrin-T® (Squibb) 561
Invenol® → Carbutamidum
Ipradol® (Ritter) 212
Irgapyrin® (Geigy) 350, 384
Iridocin® → Ethionamidum
Ismelin® → Guanethidinum
Ismipur® → Mercaptopurinum
Isobenzacyl® (Wander) 592
Isobenzacyl® forte (Wander) 592
Isometheptenum (DCI) 231, 352
– Octinum® (Knoll)
Isocillin® → Phenoxymethylpenicillinum
Isoniazidum 591
– INH® (Lilly)

Isoniazidum
– Isoniacid® (ACO)
– Neoteben® (Bayer)
– Rimifon® (Roche)
Isoprenalinum (DCI) 108, **121**, 132, **153**
– Isoprophylnoradrenalinum
– Isoproterenolum
– Aleudrin® (Boehringer)
– Aludrin® (Boehringer)
– Isuprel® (Winthrop)
– Proternol® (Key)
– Saventrine® (Pharmax)
– Suscardia® (Pharmax)
Isoprophylnoradrenalinum → Isoprenalinum
Isoproterenolum → Isoprenalinum
Isoptin® → Verapamilum
Isoxyl® → Thiocarlidum
Isuprel® Isoprenalinum
Ituran® → Nitrofurantoinum

Kaliglutol® (Streuli) 442
Kalinor® (Nordmark) 95, 449
Kalium Effervetten (Hausmann) 95
Kalzan® → Calcium lacticum
Kanamycinum (DCI) 507
Kataglicina® → Pheuforminum
KCl retard® (Zyma) 95, 442
Keflex® → Cefalexinum
Keflin® → Cefalotinum
Keflodin® → Cefaloridinum
Kenacort® → Triamcinolonum
Kinidin-Duriles® → Quinidinum
Kiron® → Sulfamthoxydiazinum
Klinomycin® → Minocyclinum
Kö 1173® → Mexiletine
Kombetin® → Strophanthinum

Labophyllin® → Aminophyllinum
Lactéol® (Boucard) 77
Laevohepan® 287
Laevoral® → Fructosum
Laevothyroxinum (DCI) 407
– L-Thyroxin
– Eltroxine® (Glaxo)
– Euthyrox® (Merck)
– Laevaxin® (Nyegaard)
Laevulosum → Fructosum
Lanatosidum C (DCI) 86
– Cedilanid® (Sandoz)
Lanicor® → Digoxinum
Lanitop® → Methyldigoxinum
Lanoxin® → Digoxinum
Largactil® → Chlorpromazinum

656

Arzneimittelverzeichnis

Larodopa® → L-Dopa
Laroxyl® → Amitriptylinum
Lasix® → Furosemidum
L-Asparaginase → Asparaginase
Leandin® (Sanabo)
Ledercort® → Triamcinolonum
Lederkyn® → Sulfamethoxypyridazinum
Ledermycin® → Demecyclinum
Lente-Insulin → Suspensio Insulini cum Zinco composita
Levarterenol → Noradrenalinum
Levaxin® → Laevothyroxinum
Levomepromazinum (DCI) 340
– Nozinan® (Specia)
– Librium® → Chlordiazepoxydum
Lidocainum (DCI) 106, 119, 121
– Xylocaine® (Astra; Vifor)
Likuden® → Griseofulvinum
Liothyroninum (DCI) 407f
– Trijodthyronin
– Cynomel® (Smith, Kline & French)
– Thybon®
Liquemin® → Heparinum
Litalir® (Squibb) 25
Locaseptil® (Médial) 229
Lomidin® (Specia) 521, 530
Lomudal® → Dinatrii cromoglicinas
L-Thyroxin → Laevothyroxinum
Lucidril® → Meclofenoxatum
Luizym® (Luipold) 77
Luminal® → Phenobarbitalum
Luminaletten® → Phenobarbitalum
Lutocor® → Progesteronum
Lutocyclin® → Progesteronum
Lynoral® → Aethinyloestradiolum
Lysodren® → Mitotane
Lyssaimpfstoff (Seruminstitut, Bern) 549
– Tollwutimpfstoff
– Behringwerke
– Inst. Pasteur

Macrodex® → Dextranum
Madopar® → Dopa
Madribon® → Sulfadimethoxinum
Magnesium-Mandalat® → acidum mandelicum
Malocide® → Pyrimethaminum
Mandelsäure → Acidum mandelicum

Mannitum 92, 303
– Mannitolum
Mannitol hexanitrate® (Squibb) 116
Marboran® → Methisazonum
Marcoumar® → Phenprocoumarolum
Masernimpfstoff → Moraten®
Maxipen® → Phenethicillinum
Mechlorethaminum → Chlorethazinum
Meclastinum (DCI) 283
– Tavegyl® (Sandoz)
Meclofenoxatum (DCI) 161, 341
– Centrophenoxinum
– Lucidril® (Anphar)
– Helfergin® (Helfenberg)
Medomin® → Heptabarbitalum
Medrate® → Methylprednisolonum
Medrol® → Methylprednisolonum
Megaphen® → Chlorpromazinum
Melleretten® → Thioridazinum
Melleril® → Thioridazinum
Melphalanum (DCI) 59, 396, 630
– Alkeran® (Wellcome)
– Sarcoclorin® (Simes)
– Sarcolysin (UdSSR)
Meractinomycinum (DCI) 333
– Actinomycin D® (Merck, Sharp & Dohme)
– Cosmegen® (Merck, Sharp & Dohme)
– Sanamycin® (Bayer) (Actinomycin C)
Mercaptomerinum (DCI) 98
– Thiomerin® (Wyeth)
Mercaptopurinum (DCI) 37, 631
– Ismipur®
– Purinethol® (Wellcome)
Mercazole → Thiamazolum
Mestinon® → Pyridostigminum
Metalcaptase® → Penicillaminum
Metamucil (Searle) 269
Metandienonum (DCI) 378, 386, 393ff
– Methandrostenolonum
– Dianabol® (Ciba)
Metaraminolum (DCI) 152
– Aramine® (Merck, Sharp & Dohme)
Metforminum (BAN) 429
– Glucophage® (Aron)
Methaminodiazepoxydum → Chlordiazepoxydum

Methandrostenolonum → Metandienonum
Methicillinum (DCI) 491
– Belfacillin® (Asta)
– Dimethoxypenicillin
– Celbenin® (Beecham)
– Cinopenil® (Hoechst)
– Staphcillin® (Bristol)
Methisazonum (DCI) 568
– Marboran® (Wellcome)
Methoclopramidum (DCI) 236
– Primpéran® (Delagrange)
– Paspertin® (Kali-Chemie)
Methotrexatum (DCI) **37**, 631
– Methotrexate® (Lederle)
Methyldigoxinum 196
– Lanitop® (Boehringer)
Methyldopa (DCI) 174
– Aldomet® (Merck, Sharp & Dohme)
– Presinol® (M.S.D.)
Methylphenidatum (DCI) 153, 350
– Ritalin® (Ciba)
Methylprednisolonum (DCI) 474
– Medrate® (Upjohn)
– Medrol® (Upjohn)
– Urbason® (Hoechst)
Methyltestosteronum (DCI) 224, 399
– Metandren® (Ciba)
– Perandren® (Ciba) (Linguetten)
Methylthiouracilum (DCI) 403
– Methyocil® (Kwidza)
– Methylthiouracil® (ACO)
– Thiomidil® (Wander)
– Thyreostat® (Herbrand)
Methysergidum (DCI) 256, 352
– Deseril® (Sandoz)
Meticortelone® → Prednisolonum
Meticorten® → Prednisonum
Metopiron® (Ciba) 98
Metronidazolum (DCI) 524
– Clont® (Bayer)
– Flagyl® (Spécia)
Mevolan® → Strychninum
Mexaform® (Ciba) 251
Mexiletine
– Kö 1173® (Boehringer Ingelh.)
Micoren® → Prethcamidum
Microcillin® → Carbenicillinum
Micropenin® → Oxacillinum
Midikel® → Sulfamethoxypyridazinum
Mielucin® → Busulfanum
Millicorten® → Dexamethasonum
Milontin® (Parke Davis) 350

Arzneimittelverzeichnis

Minocin® → Minocyclinum
Minocyclinum 498
– Minocin® (Lederle)
– Klinomycin®
Mintezol® → Thiabendazolum
Mithramycinum **333**, 635
Mitomycin C® 333, 635
Mitotane 417
– Lysodren® (Calbio)
Mixtura antibronchasthmatica 207
Mixtura solvens 206
Molevac® → Pyrvinium
Moloid® (Sudmedica) 115
Monocortin® → Paramethasonum
Moraten® (S.I.Bern) 582
Moranyl® (Specia) 522
Moronal® → Nystatinum
Morphazinum 597
– Piazolina® (Bracco)
Morphinum 247
– Morphinum hydrochloricum
Moruman Berna (Seruminst.) 582
Mucomyst® → Acetylcysteinum
Mustargen® → Chlorethazinum
Mutabase® → Diazoxidum
Muthesia® → Oxetacainum
Myacyne® → Neomycinum
Myambutol® → Ethambutolum
Myasul® → Sulfamethoxypyridazinum
Mycostatin® → Nystatinum
Myelobromol® → Dibrommannitolum
Mylepsine® → Primidonum
Myleran® → Busulfanum
Myochrysine® → Goldpräparate
Myocombin® → Strophanthinum
Mysoline® → Primidonum

Nadisan® → Carbutamidum
Nandrolonum (DCI) **224**, 394
– Nortestosteronum
– Durabolin® (Organon)
– Deca-Durabolin® (Organon)
– Nor-Durandron® (Ferring)
Natrii fluoridum 60, 394
– Natriumfluorid (Siegfried)
Natriopolystyreni sulfonas 70
– Natriumkunstharz
– Resonium® (Bayer)
Natriumfluorid 60, 394
Natulan® → Procarbazinum
Navidrex® (Ciba) 95
Negatol® (Wild) 229

Negram® → Acidum nalidixicum
Neo-Efrodal® (Siegfried) 212
Neo-Mercazole® → Carbimazolum
Neomycinum (DCI) 508
– Neomycinii sulfas
– Néomycine® (Medial)
– Neomycin-Sulfat® (Upjohn)
– Bykomycin® (Byk-Gulden)
– Myacyne® (OWG-Chemie)
Neostigminum (DCI) 392, 455
– Prostigmin® (Roche)
Neoteben® → Isoniazidum
Neo-Thyrostat® → Carbimazolum
Nepresol® → Dihydralazinum
Neuro butal® (Ferrosan) 604
Netzmittel → Stichwortverzeichnis
Neutrapen® → Penicillasum
Nialamidum 117, 176
– Niamide® (Pfizer)
Nicethamidum 350
– Coramin® (Ciba)
Niclosamidum (DCI) 272
– Yomesan® (Bayer)
Niconacid® → Acidum nicotinicum
Nikotinsäure → Acidum nicotinicum
Nifluril® → Acidum flufenamicum
Nisolone® → Prednisolonum
Nitrangin® (Schweizerhall) 115
Nitrofurantoinum 509
– Fua-Med® (Med. Berlin)
– Furadantin® (Boehringer)
– Furadoine® (Oberval)
– Ituran® (Promonta)
Nitrogen Mustard® → Chlorethazinum
Nitroglycerinum 115ff
– Nitroglyzerin-Kaukapseln (Wander) zu 0,8 mg
– Nitro-Mack Retard® (Mack)
– Nitrangin® (Schweizerhall)
Nitrothiamidazolum 524
– Ambillhar® (Ciba)
Nivaquine® → Chloroquinum
Nogram® → Acidum nalidixicum
Noradrenalinum (DCI) 121, **152**
– Norepinephrin
– Arterenol® (Hoechst)
Nor-Durandron → Nandrolonum
Norepinephrin → Noradrenalinum
Nortestosteronum → Nandrolonum

Nortriptylinum (DCI) 161
– Acetexa® (Lilly)
– Aventyl® (Lilly)
Novadral® (Diwag) 121, **152**
– Depot-Novadral
Novalgin® → Novaminsulfonum
Novaminsulfonum 362, 366, 373, 383, 390
– Novalgin® (Hoechst)
– Sulfonovin® (Ibsa)
Noveril® → Dibenzepinum
Novesin® → Oxybuprocainum
Novobiocinum (DCI) 509
– Albamycin® (Upjohn)
– Cathomycin® (Merck)
– Inamycin® (Hoechst)
Novocaine® → Procainum
Nozinan® → Levomepromazinum
Nutro-Drip® (Wander) 243
Nystatinum (DCI) 510
– Moronal® (Heyden)
– Mycostatin (Squibb)

O, p' DDD (Rohm und Haas; Pharmacolor, Basel) 417
Octapressin® → Felypressinum
Octinum® → Isomeptenum
Oestradiolum benzoylatum (DCI) 394
– Dimenformon® (Organon) (Ampullen)
Oestradiolum dipropionylatum (DCI) 394
– Ovocyclin® (Ciba)
Oestradiolum valerianylatum (NND) 330, 394
– Progynon®-Depot (Schering)
Oferol® (Cilag) 390
Oleandomycinum (DCI) 501
– Cyclamycin® (Pfizer)
– Oleandocyn® (Pfizer)
– Wytrion® (Wyeth)
Oncovin® → Vincristinum
Ondena® → Daunomycinum
Optalidon® (Sandoz) 366
Oracef® → Cefalexinum
Oratren® → Phenoxymethylpenicillinum
Orbenin® → Cloxacillinum
Orciprenalinum 108, 121, 152ff, 212
– Alupent® (Boehringer)
Orinase® → Tolbutamidum
Orisul® → Sulfaphenazolum
Ovocyclin® → Oestradiolum dipropionylatum
Oxacillinum 492
– Cryptocillin®
– Ekvacillin® (Asta)

Oxacillinum
- Mikropenin® (Kabi)
- Prostaphlin® (Bristol)
- Resistopen® (Squibb)
- Stapenor®

Oxazepamum (DCI) 113
- Seresta® (Wyeth)

Oxetacainum (DCI) 232
- Muthesa® (Wyeth)
- Tepilta® (Wyeth)

Oxprenololum (DCI) 116
- Trasicor® (Ciba)

Oxybuprocainum 266
- Novesin® (Wander)

Oxymetholonum 63
- Anadrol® (Synthex)
- Adroyd® (Parke Davis)

Oxyphenbutazonum (DCI) 382, 390, 427
- Tanderil® (Geigy)

Oxyphenonum (DCI) 238
- Antrenyl® (Ciba)

Oxytetracyclinum (DCI) 497
- Terramycin® (Pfizer)
- Terravenös® (Pfizer)

Palfium® → Dextromoramidum
Pallidin® → Sulfadimethoxin
Paludrin® → Proguanilum
Pancreon comp.® (Kalichemie) 148
Pankrotanon® (Hausmann) 148
Pantopon® → Papaveretum
Pantozym® (Wander) 239
Papaveretum 247
- Pantopon® (Roche)

Papaverinum 238
- Papaverinum hydrochloricum (Ph.Helv.)

Paraflex® → Chlorzoxazonum
Parafon® (Cilag) 390
Paramethasonum (DCI) 475
- Haldrone® (Lilly)
- Monocortin® (Grünenthal)

Paraxion® → Chloramphenicolum
Pargylin® (Smith Kline) 176
Parkemed® → Acidum mefenamicum
Paromomycinum (DCI) 510
- Humatin® (Parke Davis)

Pasinid® (Ferrosan) 592
PAS → Acidum paraminosalicylicum
Paspertin® → Methoclopramidum
Penadur L-A® → Benzathinum Penicillinum G
Penbristol → Ampicillinum
Penbritin → Ampicillinum
Penbrock → Ampicillinum
Penplenum® → Hetacillinum

Penicillamin (DCI) 347, 379
- Metalcaptsase® (Heyl)

Penicillaminum 282, 347, 379
- D-Penicillaminum
- Metalcaptase® (Knoll)

Penicillasum 490
- Penicillinase
- Neutrapen® (Schenlaps)

Penicillin V → Phenoxymethylpenicillinum

Penicillinum G procainicum 490
- Benzylpenicillinum procainicum (Ph.Helv.)
- Procaine Penicillin (GBP, USP, BPC)

Pennac® (Guigoz) 75
Pentamidinum 530
- Lomidin®
- Pentamidin®

Perandren® (Ampullen) → Testosteronum propionylatum
Perandren® (Linguetten) → Methyltestosteronum
Percorten® → Desoxycortonum
Peristaltin® (Ciba) 269
Perphenacinum (DCI) 236, 412
- Chlorpiprazinum
- Decentan® (Merck)
- Trilafon® (Schering)

Persantin® → Dipyridamolum
Persedon® → Pyrithyldionum
Pertussis-Impfstoff-Berna® → Antigenum pertussicum
Pethidinum (DCI) **247**, 366, 373
- Dolantin® (Hoechst)
- Petnidon® → Ethosuximidum

Phanodorm® → Cyclobarbitalum
Phenethicillinum 492
- Alpen® (Schering)
- Chemipen® (Squibb)
- Broxil® (Beecham)
- Maxipen® (Pfizer)

Phenforminum (DCI) 431
- DB retard® (Brunnengräber)
- Fenformin® (Vitrum)
- DBT® (US vit.Corp)
- Dibein® (Pharmacia)
- Kataglicina® (Marxer)

Phenhydan® → Phenytoinum
Phenobarbitalum (DCI) 348
- Luminal® (Bayer; Merck)
- Luminaletten® (Merck)

Phenoxymethylpenicillinum (DCI) 491
- Penicillin V
- Beromycin®
- Fenoxypen® (Novo)
- Isocillin® (Hoechst)
- Oratren® (Bayer)
- Pluscillin® (Bayropharm)
- Stabicilline® (Vifor)

Phenprocoumarolum (DCI) 190
- Marcoumar® (Roche)

Phentolaminum (DCI) 121, 419
- Regitin® (Ciba)

Phenylbutazonum (DCI) 350, 375, 384
- Butazolidin® (Geigy)
- Butacote® (Geigy)
- Delta-Butazolidin (Geigy)

Phenylhydrargyri boras (DCI) 425
- Merfen® (Zyma)

Phenytoinum (DCI) 105, 349, 363
- Diphenylhydantoinum
- Phenantoinum
- Antisacer® (Wander)
- Dilantin® (Parke Davis)
- Epanutin® (Parke Davis)
- Phenhydan® (Desitin)
- Zentropil® (Nordmark)

Phosoforme® (Cognac und Morand) 323
Phylloquinonum (DCI) 186
- Vitamin K$_1$
- Phytomenadionum
- Konakion® (Roche)

Physiogel® (Schweiz. Rotes Kreuz) 150
Phytomenadionum → Phylloquinonum
Piazolina® → Morphazinum
Pindololum 116
- Visken® (Sandoz)

Piperazinum (DCI) 271
- Tasnon® (Tropon)
- Uvilon® (Bayer)
- Vermipharmette® (Sauter)

Piton® → Pituitarium posterius
Pitressin® tannate → Vasopressinum
Pituigan® → Pituitarium posterius
Pituitarium posterius 293, 324, 401
- Hypophysenhinterlappenextrakt
- Piton® (Organon)
- Pituigan® (Henning)
- Pituitrin® (Parke Davis)

Plaquenil® → Hydroxychloroquinum
Pluscillin® → Phenoxymethylpenicillinum
Pockenimpfstoff → Antigenum variolicum
Poliomyelitis-Impfstoffe 584
- nach Sabin (oral)
-- Poliomyelitis Vaccine oral (Wellcome) 659
-- Poloral Berna® (Seruminstitut, Bern)

Arzneimittelverzeichnis

Polybion® (Merck) 7
Polycillin → Ampicillinum
Polymyxinum B (DCI) 510
– Aerosporin® (Burroughs Wellcome Ldt.)
– Polymyxin-B-Sulfat (Pfizer)
– Polymyxin-B-Novo® (Novo)
Polyoestradiolum 330, 634
– Estradurin® (Leo)
Ponstan® → Acidum mefenamicum
Practololum **101**, 116, 176
– Eraldin® (ICI)
– Dalzic® (Rhein-Pharma)
Prazine® → Promazinum
Predalon® → Gonadotrophinum chorionicum
Prednisolonum (DCI) 474
– Dacortin® (Merck)
– Hostacortin H® (Hoechst)
– Meticortelone® (Schering)
– Nisolone® (Lepetit)
– Scherisolone® (Schering)
– Solu-Dacortin® (Merck)
– Ultracorten H® (Ciba)
Prednisolonum tertiobutylacetylatum 474
– Ultracortenol® (Ciba)
Prednisonum (DCI) 474
– Deltasone® (Upjohn)
– Meticorten® (Schering)
– Ultracorten® (Ciba)
Pregnyl® → Gonadotrophinum chorionicum
Presinol® → Methyldopa
Prethcamidum 164
– Micoren® (Geigy)
Primaquinum (DCI) 520
– Primaquine® (Bayer)
Primidonum (DCI) 349f
– Mylepsine® (Imperial)
– Mysoline® (ICI)
Primogonyl® → Gonadotrophinum chorionicum
Primpéran® → Methoclopramidum
Priscophen® (Ciba) 113
Pristinamycinum (DCI) 511
– Pyostacine® (Specia)
Probenecidum (DCI) 453
– Benemid® (Merck, Sharp & Dohme)
– Probenecid® (Merck, Sharp & Dohme)
Procainamidum (DCI) **106**, 393
– Amidoprocainum
– Novocamid® (Hoechst)
– Pronestyl® (Squibb)
Procaine Penicillin G → Penicillinum G procainicum
Procainum (NND) 384, 387

Procainum (NND)
– Novocaine® (Hoechst; Winthrop)
Procarbazinum (DCI) 52, 629
– Natulan® (Roche)
Prochlorperazinum 283
– Stemetil® dimaléate (Spécia)
Progesteronum (DCI) 634
– Lutocor® (Stotzer)
– Lutocyclin® (Ciba)
– Progestin® (Organon)
Progestin® → Progesteronum
Proguanilim (DCI) 519
– Paludrin® (Imperial Chemical)
Progynon®-Depot → Oestradiolum valerianylatum
Progynon M® → Aethinyloestradiolum
Proheparum® (Nordmark) 287
Prolixan® → Azapropazonum 373
Promazinum (DCI) 412
– Prazine® (Wyeth)
– Protactyl® (Wyeth)
– Verophen® (Bayer)
Pronestyl® → Procainamidum
Propranololum (DCI) 101, 116, 176
– Inderal® (Imperial Chemical)
– Dociton® (ICI)
Propylthiouracilum (DCI) 403
– Propycil® (Kali Chemie)
– Propylthiouracil (Lederle; Parke Davis; Lilly)
– Prothiuzil® (Donaupharm.)
– Tiotil® (Pharmacia)
Proscillaridinum 86
– Talusin® (Knoll)
Prostaphlin® → Oxacillinum
Prostigmin® → Neostigminum
Protactyl® → Promazin
Protaminum (DCI) 186
– Protamin® (Roche) (Vitrum)
– Protaminsulfat
Protaminzinkinsulin → Insulinum cum Zinco protaminatum
Protepsin® (Wander) 238
Proternol® → Isoprenalinum
Prothiuzil® → Propylthiouracilum
Proxytox® → Cyclophosphamidum
Purinethol® → Mercaptopurinum
Purostrophan® (Kali-Chemie) 87
Pursennid® (Sandoz) 269
Pyopen® → Carbenicillinum
Pyostacine® → Pristinamycinum

Pyramidon® → Aminophenazonum
Pyrazinamidum (DCI) 597
– Pyrazinamid (Savac)
Pyridostigminum (DCI) **257**, 392
– Mestinon® (Roche)
Pyridoxinum (DCI) 8, 591
– Vitamin B_6
– Benadon® (Roche)
Pyrifer® (Aristopharm) 623f,
– Pyrogene Eiweißstoffe abgetöteter nicht pathogener Bakterien
Pyrimethaminum (DCI) 519
– Daraprim® (Wellcome)
– Malocide® (Spécia)
Pyrithioxinum → Pyritinolum
Pyrithyldionum (DCI) 148
– Persedon® (Roche)
Pyritinolum (DCI) 341
– Pyrithioxinum
– Encephabol® (Merck)
Pyrvinium (DCI) 270
– Molevac® (Parke Davis)

Quantalan® → Cholestyraminum
Quensyl® → Hydroxychloroquinum
Quinidinum **103**, 404
– Chinidinum sulfuricum (Ph. Helv.)
– Kinidin-Duriles® (Astra) [Bisulfat]
Quininum 393
– Chininum sulfuricum

Racedrin® → Ephedrinum
Rapitard-Insulin® (Novo) 434
Rastinon® → Tolbutamidum
Reazide® (Lab. OM, Genf) 116, 598
Recordil® 116
Redoxon® → Acidum ascorbicum
Refobacin® → Gentamycinum
Regelan® → Clofibratum
Regitin® → Phentolaminum
Reserpinum (DCI) 79, 172 (Rauwolfia-Alkaloid)
– Sedaraupin® (Boehringer)
– Serpasil® (Ciba)
Resistopen® → Oxacillinum
Resochin® → Chloroquinum
Resonium® → Natriopolystyreni sulfonas
Resyl® plus (Ciba) 205
Reverin® → Rolitetracyclinum
Rheomacrodex® → Dextranum

Rhesogam® → Anti-D-Gamma-
  globulin
Rifampicinum (DCI) 512, 595
– Rimactan® (Ciba)
– Rifoldin® (Lepetit)
Rifamycinum (DCI) 512
– Rifocin® (Lepetit)
Rifocin® → Rifamycinum
Rifoldin® → Rifampicinum
Rimactan® → Rifampicinum
Rimifon® → Isoniazidum
Ripason® (Robapharm) 274
Ristocetinum 512
– Spontin® (Abbott)
Ritalin® → Methylphenidatum
Rolitetracyclinum (DCI) 497
– Pyrrolidinomethyltetracycli-
  num
– Reverin® (Hoechst)
Ronicol® → Alcohol nicotinicus
Rovamycin® → Spiramycinum
Rubidomycin → Daunomycin
Rytmil® → Bisacodylum

Salazopyrin® → Salazosul-
  fapyridinum
Salazosulfapyridinum (DCI) 262
– Salicylazosulfapyridinum
– Azulfidine® (Pharmacia)
– Salazopyrin® (Pharmacia)
Salicylazosulfapyridinum
  → Salazosulfapyridinum
Salitin® (Sauter) 371
Salvysatum® (Brügger) 604
Sanalepsi® (Sapos) 412
Sanamycin® → Actinomy-
  cinum C 333
Sandomigran® (Sandoz) 353
Sandosten®-*Calcium* (Sandoz)
  254
Sanocrysin® → Goldpräparate
Sarcoclorin® → Melphalanum
Sarkolysin → Melphalanum
Saventrine® → Isoprenalinum
Scherisolone® → Prednisolo-
  num
Scherofluron® → Fludrocorti-
  sonum
Scolaudol® (Knoll) 247
Scophedal® (Merck) 247
Scopolaminum 298
– Scopyl® (Pharmacia)
Sedaraupin® → Reserpinum
Semilente-Insulin → Suspensio
  Insulinicum Zinco amorphi
Sendoxan® → Cyclophospha-
  midum
Seresta® → Oxazepamun
Serpasil® → Reserpinum
Serum antidiphthericum 540
– Diphtherieserum

Serum antitetanicum (Ph.I.)
– Hyper-Tet® (Cutter)
– Tetagan® (Behringwerke)
– Tetuman® (S.I. Bern)
– Tetanusserum (Seruminstitut.
  Bern)
Serum antivibriosepticum 563
– Gasbrandserum (Serum-
  institut, Bern)
Sigmamycin® (Pfizer) 502
Silubin® → Buforminum
Sina-Salz® (Nordmark) 75
Sintrom® → Acenocoumarolum
Sodener Koma Briefe (Much)
  447
Solu-Cortef® → Hydrocorti-
  sonum succinylatum
  natricum
Solu-Dacortin® → Prednoso-
  lonum
Soludactone® → Spirolactonum
Somnifen® (Roche) 348, 412
Sotradecol® (Wallace) 195
Spasmo-Cibalgin® (Ciba) 236
Spiramycinum (DCI) 513
– Rovamycin® (Specia)
Spirolactonum 98
– Spironolacton
– Aldactone® A (Searle)
– Soludactone® (Searle)
Spontin® → Ristocetinum
Stabicilline® → Phenoxy-
  methylpenicillinum
Stapenor® → Oxacillinum
Staphobristol® → Cloxacilli-
  num
Staphylomycinum 512
– Staphylomycin® (R.I.T.)
Stemetil® → Prochlorperazi-
  num
Stibocaptat-Na (DCI) 526
– Astiban® (Roche)
Stickstofflost → Chlorethazi-
  num
Stilbamidin® (May u. Baker)
  530
Stilbestrol® → Diaethylstil-
  boestrolum
Streptase® → Streptokinasum
Streptokinasum + *Strepto-
  dornasum* **191**, 201, 605
– Varidase® (Lederle)
– Kabikinase® (Kabi)
– Streptase® (Behringwerke)
Streptomycinum (DCI) 494, 592
Streptothenat® (Grünenthal)
  494
Strophanthinum 87
– K-Strophanthosidum
– Kombetin® (Boehringer)
– Myocombin® (Boehringer)

Strophanthinum
– Strophosid® (Sandoz)
Strychninum 363
– Strychninum nitricum
  (Ph. Helv.)
– Mevolan® (Asta)
Sulfabutin® → Busulfanum
Sulfadimethoxinum (DCI) 487
– Madribon® (Roche)
Sulfadimidinum (DCI) **487**
– Sulfamethazine® (Savac)
– Sulphix® (Protina)
Sulfaguanidinum (DCI) 252
– Guanicil® (Cilag)
Sulfamethazine® → Sulfadimi-
  dinum
Sulfamethoxazolum (DCI) 487
– Gantanol® (Roche)
Sulfamethoxydiazinum 487
– Bayrena® (Bayer)
– Durenat® (Schering)
– Kiron® (Schering)
Sulfamethoxypyridazinum
  (DCI) 374, **487**
– Lederkyn® (Lederle)
– Myasul® (Parke Davis)
– Davosin® (Parke Davis)
– Midikel® (Parke Davis)
– Sulfurence® (Specia)
Sulfaphenazolum (DCI) 487
– Orisil® (Ciba)
Sulfaproxylinum (DCI) 487
– Dosulfin® (Geigy) (Bestand-
  teil)
Sulfinpyrazonum (DCI) 454
– Anturan® (Geigy)
Sulfisoxazolum 486
– Gantrisin® (Roche)
Sulfonovin® → Novaminsulfon
Sulfurene® → Sulfamethoxy-
  phyridazinum
Sulmycin® → Gentamycinum
Sulphix® → Sulfapyrimidinum
Sultanol® (Glaxo) 212
*Suspensio Insulini cum Zinco
  amorphi* (DCI) 433
– Semilente-Insulin (Novo)
– Insulin semilente
*Suspensio Insulini cum Zinco
  composita* (DCI) 433
– Lente-Insulin (Novo)
– Insulin lente
*Suspensio Insulini cum Zinco
  cristallisati* (DCI) 433
– Ultralente-Insulin (Novo)
– Insulin ultralente
Suxinitin® → Ethosuccinimi-
  dum
Symmetrel® → Amantadinum
Synacthen® → Corticotrophi-
  num

Arzneimittelverzeichnis

Synacthen® Depot → Corticotrophinum

Tacholiquin® (Benend) 206, 577
Talusin® → Proscillaridinum
Tanderil® → Oxyphenbutazonum
Tapazol® → Thiamazolum
Tardocillin® → Benzathinum Penicillinum G
Targesin® (Goedecke) 236
Tasnon® → Piperazinum
Tavegyl® → Meclastinum
TeAnatoxal® → Antigenum tetanicum praecipitatum
Tebafen® (Geigy) 592
Tegretol® → Carbamazepinum
TEM® Tretamin
TEPA® (Lederle) 396
Tepilta® → Oxetacainum
Terramycin® → Oxytetracyclinum
Terravenös® → Oxytetracyclinum
Tessalon® → Benzonatatum
Testosteronpropionat → Testosteronum propionylatum
Testosteronum propionylantum (NNR) 332, 399, 634
– Perandren® (Ciba) (Ampullen)
– Testosteronpropionat (Abbott)
• Testoviron® → Methyltestosteronum (Tabletten) und Testosteronum propionylatum (Ampullen)
Tetagan® → Serum antitetanicum
Tetanol® → Antigenum tetanicum
Tetanusimpfstoff → Antigenum tetanicum
Tetanusserum → Serum antitetanicum
Tetracyclinum (DCI) 495, 497
– Achromycin® (Lederle)
– Hostacyclin® (Hoechst)
Tetuman® → Serumantitetanicum
Thabaconum (DCI) 193
– Acedicon® (Boehringer)
Theophyllin-Aethylendiaminum → Aminophyllinum
Tiabendazolum (DCI) **271**, 527
– Thiabendazolum
– Mintezol® (Merck, Sharp & Dohme)
Thiamazolum (DCI) 404
– Tapazol® (Lilly)
– Favistan® (Asta)

Thiaminum (DCI) 342, 363
– Aneurinum hydrochloricum
– Vitamin B$_1$
– Benerva® (Roche)
– Betabion® (Merck)
– Betaxin® (Bayer)
Thiamphenicolum (DCI) 499
– Urfamycine® (Inpharzam)
Thiocarlidum (DCI) 598
– DAT® (Wander)
– Isoxyl® (Continental Pharma)
Thiomerin® → Mercaptomerinum
Thiomidil® → Methylthiourazilum
Thiotepa (DCI) 345, 396, **628**
– Thio-TEPA® (Lederle)
– Tifosyl® (Asta)
Thrombinum (NNR) 19
– Topostasin® (Roche)
Thybon® → Liothyronium
Thyreoidea siccata 407
Thyreostat® → Methylthiouryzilum
Thyroxinum 407
Ticarda® (Hoechst) 198
Tifosyl® → Thiotepa
Tinctura Opii (Ph. Helv.) 251
Tiotil® → Prophylthiouracilum
Tofranil® → Imipraminum
Tolbutamidum (DCI) 430
– Artosin® (Boehringer)
– Orinase® (Upjohn)
– Rastinon (Hoechst)
Tollwutimpfstoff → Lyssaimpfstoff
Topostasin® → Thrombinum
Trancopal® (Winthrop) 390
Trasicor® → Oxprenololum
Trasylol® (Bayer) 152, 298
Traubenzucker → Glycosum
Trécator® → Ethionamidum
Trenimon® (Bayer) 24, 630
Trescatyl® → Ethionamidum
Treupel® (Treupha) 362, 427
Tretamin 28, 627
– TœM® (Hoechst, Lederle, Simes)
– Triamelin® (Imp. chem.)
Triacetyloleandomycinum (DCI) 501
– Oleandocyn® (Pfizer)
– Wytrion® (Wyeth)
Triadenyl® → Triphosadeninum
Triamcinolonum (DCI) 378, **475**
– Adcortyl® (Squibb)
– Delphicort® (Grünenthal)
– Kenacort® (Squibb)
– Ledercort® (Lederle)
– Volon® (Squibb, Heyden)

Triamelin® → Tretamin
Triamterenum (DCI) 100
– Dyrenium® (Smith, Kline, French)
Triaziquonum 24, 630
– Trenimon® (Bayer)
Trihexyphenidylum (DCI) 346, 355
– Artane® (Lederle)
Trijodthyronin → Liothyroninum
Trilafon® → Perphenacinum
Triolandren® (Ciba) 224
Triphosadeninum (DCI) 162
– Acidum adenosin-triphosphorylatum
– Adenosintriphosphorsäure
– Atriphos® (Biochemica)
– Triadenyl® (Henning)
Tritoqualinum (DCI) 283
– Hypostamine® (Medichemie)
Tromexan® → Aethylium biscoumacetylatum
Tryparsamid® (M + B, Specia) 522
Trypsinum cristallisatum 577
– Trypure® (Novo)
Tubarin® (Wellcome) 561
Tubocurarin® (Abbott) 561
Tyrothricinum (DCI) 514
– Tyrosolvin® (Lundbeck)
– Tyrothricin (Merck; Lundbeck)

Ultracorten® → Prednisonum
Ultracorten H® → Prednisolonum
Ultracortenol® → Prednisolonum tertiobutylacetylatum
Ultralente-Insulin → Suspensio Insulini cum Zinco cristallisati
Uralyt® (Madaus) 453
Urbason® → Methylprednisolonum
Urfamycine® → Thiamphenicolum
Uricovac® (Labaz) 453
Uvilon® → Piperazinum

Vaccine Antigen → Antigenum Variolicum
Vacuman Berna (S.I., Bern) 567
Valium® → Diazepamum
Vancomycinum (DCI) 514
– Vancocin® (Lilly)
Varidase® → Streptokinasum + Streptodornasum
Vasopressinum (DCI) 233, **400**f
– Pitressin® tannate (Parke Davis)

Vasopressinum (DCI)
– Vasopressin-Sandoz® (Sandoz)
Vasoverin® (Banyu) 161, 341
Vasperdil® (Tripharma) 161
V-cillin® → Phenoxymethylpenicillinum
Velbe® → Vinblastinum
Venoruton P4® (Zyma) 367
Ventolin® (Glaxo) 212
Verapamilum 102, 176
– Isoptin® (Knoll)
Vermipharmette® → Piperazinum
Verophen® → Promazinum
Viasept® (Hoechst) 271
Vibazine® → Buclizinum
Vibramycin® → Doxycyclinum
Vibravenös® → Doxycyclinum
Vi-De 3® → Cholecalciferolum

Vigantanol-D$_3$® → Cholecalciferolum
Vinblastinum (DCI) 53, 633
– Velbe® (Lilly)
Vincristinum (DCI) 52, 633
– Oncovin® (Lilly)
Viocin® → Viomycinum
Vioform® → Chloroidoquinum
Viomycinum (DCI) 596
– Vionactan® (Ciba)
– Viocin® (Pfizer)
– Viothenat® (Grünenthal)
Virofral® → Amantadium
Visken® (Sandoz) → Pindololum 116
Vitamin A 7
– Arovit® (Roche)
– Axerol® (Wander)
– Vogan® (Bayer-Merck)
Vitamin B$_1$ → Thiaminum

Vitamin B$_6$ → Pyridoxinum
Vitamin B$_{12}$ → Cyanocobalaminum
Vitamin C → Acidum ascirbicum
Vitamin D$_3$ → Cholecalciferolum
Vivactil® → Protriptylinum
Vogan® → Vitamin A
Volon® → Triamcinolonum
Wytrion® → Trioleandomycinum

Xal® (Vifor) 75
Xylocaine® → Lidacainum

Yomesan® → Niclosamidum

Zentropil® → Phenytoinum
Zyloprim® → Allopurinolum
Zyloric® → Allopurinolum

Sachverzeichnis

Kursiv gesetzte Stichwörter weisen auf besonders wichtige Begriffe hin; **halbfette** Seitenzahlen beziehen sich auf die wesentliche Darstellung des Stichwortes.

Abbinden des Haarbodens **52**, 634
aberrierendes Nierengefäß 327
Abführmittel s. Obstipation
Abmagerung s. Diät, Magersucht
Abpunktieren s. Entlastungspunktion
Abschirmung mit Antibiotika **485**
– Agranulozytose 21
– Antikörpermangelsyndrom 30
– Blastenleukämie 44
– Bronchiektasen 208
– Bronchiolitis 207
– Bronchitis chron. 207
– Colitis ulcerosa 259, 262
– Coma addisonicum 417
– Coma diabeticum 440
– Gangrän 162f
– Glomerulonephritis 302
– Hämoptoe 218
– Herdnephritis 316
– Ileitis terminalis 255
– Hirninsult 340
– Ileus paralyt. 257
– Immunsuppression 640
– interstitielle Nephritis 321, 314
– Leukopenie **21**, 32
– Lungenembolie 193
– Lungenödem 136f
– Myasthenie 393
– nephrotisches Syndrom 319
– Pankreatitis 298
– Schock 155
Absenzen 350
Abszeß
– Gehirn 342
– Leber 295
– Lunge 201
– subphrenischer 296
Abt-Letterer-Siwe 396
Ac s. a. Az oder Ak
Achalasie 230
Achylie 1f, 13
Achillessehnentendinitis 381
Acidose s. Azidose

ACTH **459**ff, 398
– Äquivalenztabelle 477
– Dosierung 474
– Indikationen 477ff
– Kontraindikationen 464
– Nebenwirkungen 462, 464ff
– Vorsichtsmaßnahmen 463
– Wirkung 459f
Adams-Stokes-Anfall **107**, 128
Addison, Morbus 69, 155, **414**
Addisonismus, chron. 415
– akute Addisonkrise 416
– sekundärer 154, 398, 467
Adenokarzinome, Therapie 632
Adenom der Hypophyse 400, 417
– Parathyreoidea 413f
– Schilddrüse 402, **407**
Aderlaß bei Hämochromatose 457
– Lungenemphysem 209
– Lungenödem 135
– – unblutiger 135
– Polyzythämie 34
ADH s. Adiuretin
Adipositas 444
– Abmagerungsdiäten 445ff
– Ätiologie 445
– Biguanide 447
– Choriongonadotrpin 447, 449
– Cortisoneffekt 462f, **465**
Adipositas
– Fettleber 284
– Hyperlipidämien 158ff
– O-Kalorien 449
– Risikofaktor 112
Adiuretin 67, **400**
Adrenalektomie 225, 417
adrenogenitales Syndrom 418
Aerobacter aerogenes 320, 322, 505
Aerophagie 248
Agammaglobulinämie s. Antikörpermangel
Agranulozytose **21**ff, 62, 403, 431, 484, 488f
AHG (Faktor VIII) 19
Akromegalie **400**, 423
Aktinomykose 529

Akustikusgifte 494, 593, 596
Albuminmangel 317ff
Aldosteronhemmer 92, **98**, 169, 319, 418
Aldosteronismus 67, 165f, 288, 319, **417**
aleukämische lymphatische Leukosen 30
Alkalinisierung
– Gentamicin 323, 505
– Gichtmittel 453
– Kalziumoxalatsteine 327
– Karboanhydrasehemmer 93
– Porphyrie 455
– Uratsteine 326
– Zystinsteine 327
Alkalose, metabolische 71, 279, 418
– respiratorische 72
Alkoholintoleranz 349
Alkoholismus
– Fettleber 284
– Gastritis 237
– Hyperlipämie 158
– Kardiopathie 78, 89
– Leberzirrhose 286
– Wernicke-Enzephalopathie 342
– Zieve-Syndrom 342
Alkylierende Substanzen **627**, 638
Allergie,
– Asthma bronchiale 211
– Colitis ulcerosa 259
– Colon irritabile 258
– Enzephalitis 342
– Filariose 526
– Nahrungsmittel 254
– Penicilline 489, 490
– Schock 254
Alpha-Rezeptor-Blockierung 121, 419
Alpha-Rezeptor-Stimulation 121, **152**
Alopezie s. Haarausfall
Altersdiabetes 426
Altinsulin 432
alveoläre Proteinose 220
Amara 237

Amaurose 337, 344
amaurotische Idiotie 347
AML 39ff
Ammoniakvergiftung
- Diät 273
- Karboanhydrasehemmer 93, 234
- Leberkoma 278f
- Neomycin 508
- Ösophagusvarizenblutung 234
- Saluretika 94, 97, 234
Amöbenruhr 523
Amöbiasis 295, 513, **523**
Amputation 162f
Amyloidniere 99, **317**
Amyloidose bei Bronchiektasen 209
amyotrophische Lateralsklerose 358
Anabolika s. Hormontherapie
Anaerobier 228
Analfissur 266
Analgetika s. Schmerzbekämpfung
Anämien 1ff
- aplastische **62**, 66, 403, 457, 499
- Eisenmangel **1**, 256
- Erythroblastose 48
- hämolytische 8
-- chronische lymphatische Leukämie 26
-- Hämoglobinopathien 9, 457
-- Hypersplenie **13**, 65
-- immunologische **11**, 645
-- Mononucleose 64
-- Mycoplasma 204
-- nächtliche Hämoglobinurie 10, 65, 457
-- Sichelzell- 9, 65
-- Sphärozytose **8**, 65, 457
-- Thalassämie **10**, 65 457
-- toxische 11
-- Zieve-Syndrom 284
- hypothyreotische 13
- makrozytäre 2
-- Sprue 4
-- perniziöse 2, 357
-- toxische 7
- pseudoaplastische 30
- renale 305, 307
- Schwangerschafts- 4
- sideroachrestische **8**, 457
- sideropenische **1**, 256
Anaphylaxie s. Allergie, Schock
Androgene s. Hormontherapie
Aneurysma 162
- dissecans 162
- Gehirn- 341

Aneurysma, Lungen- 217
- Mesaortitis 182
Angina 64, 104, 146, 163, **552**
Angina pectoris 113
- antianginöse Mittel 115
- Dauerantikoagulation 183
- im Anfall 117
- im Intervall 113
- Koronarographie 114
- Pseudoangina pectoris 249
- Risikofaktoren 112
Angiopathie, diabetische 421, 438
Anilinderivate 11
Ankylosen 380
Ankylostoma duodenale 271
Anorchie 332
Anorexia mentalis 450, **451**
Ansäuerung
- Hg-Diuretika 97
- Urininfekt 321, **323**
- Phosphatsteine 325
Antagonismus (AB) 482
Antazida
- Cortisontherapie 469
- Gastritis 238
- Magenblutung 244
- Refluxösophagitis 232
Antesystolie 107
Anthrax 557
antianginöse Mittel 115
Antibiogramm 482
Antibiotika und Chemotherapeutika 481ff
- Abschirmung, s. dort
- allg. Regeln 481
- Antagonismus/Synergismus 482
- Kombinationstherapie 482
- Nebenwirkungen 483
- Präparate 486
- Resistenzen 482
- Virostatika 568, 572
- Zytostatika 635
Antidiabetika, orale 427, 430
Antiemetika 236, 246, 305
Antiepileptika s. Antikonvulsiva
antihämophiles Globulin 18f
Antikoagulation 182ff
- Absetzen der AK 189
- Blutung 186, 191f, 237
- Dauerantikoagulation 183
- Dicumarole 184
- Fibrinolyse 191
- Heparin 190
- Indikationen 183f, 190f
-- arterielle Verschlußkrankheit 162, 193
-- Arteriitis temporalis 344
-- Bürger 163

Antikoagulation, Indikationen
-- bei Diuretikatherapie 95
-- Herzinfarkt 122, 184
-- Hirninsult 339
-- Koronarsklerose 117, 183
-- Lungenembolie 193
-- Marchiafava 10
-- Moschcowitz 14
-- Null-Kaloriendiät 449
-- Periarteritis nodosa 195
-- Thrombosen s. dort
-- Verbrauchskoagulopathie 20, 41, **151**
-- Streckbett 184, **366**
-- Wochenbett 184
- Kontraindikationen 184f
- Menstruation 182
- Thrombozytenaggregationshemmung 192
- Toleranz, erhöhte/erniedrigte 185
Antikonzeption s. Ovulationshemmer
Antikonvulsiva
- Antikoagulantientoleranz 185
- Epilepsie 348ff
- Nebenwirkungen 349
- Perniziosa 7
- Tetanus 561
Antikörpermangelsyndrom **30**, 201, 485, 639
Antilymphozytenserum 638, 641
Antimetaboliten 630, 638
Antiphlogistika **370**ff, **375**ff, 390, 452
- Antikoagulantientoleranz 185
- erosive Gastritis 237
- Ulkus 240
Antipyretika s. Fieber
Antirheumatika s. Antiphlogistika
Antistreptolysintiter 302, 369, 374
Antoine-Diät 447
Anurie 66f, **303**, 306
Aorteninsuffizienz 74, 79, 81, **88**, 90, 134
- bei Morbus Bechterew 381
Aortenisthmusstenose 89, 165f
Aortenstenose 81, **88**f, 134
Aphthen 229
aplastische Anämie **62**, 65, 403, 499
Apnoe bei Herzstillstand 131
- bei Schock 154
Apoplexie s. Hirninsult
Appendizitis 265, 295f
appetitanregende Mittel 246, **450**

665

Sachverzeichnis

Appetitzügler 445
Äquivalenztabelle (Steroide) 477
Arachnitis opticochiasmatica 619
Arrhythmie s. Rhythmusstörungen
Arsenvergiftung, chronische 450
Arsenwasserstoff 11
Arteriitis temporalis 344
Arteriosklerose 157
– Antikoagulantien 185
– art. Verschlußkrankheit 183, **193**
– Depressionen 161
– Endangiitis oblit. 163
– Hirninsult 337
– Hyperlipämien 158ff
– Hypertonie 160, **165**
– Parkinsonismus 345
– Periarteriitis nodosa 195
– periphere Zirkulationsstörungen **161**, 193
– Prophylaxe 157
– Sedierung 160
– Thymoleptika 161
– Vasodilatantien 161f
Arthritis, gonorrhoica 382
– Behçet 580
– hämophile 20
– INH 592
– psoriatica 375, 376 (Abb.), 377
– Reiter 581
– Schönlein-Henoch 18
Arthronosis deformans 20, **383**
Ascites s. Aszites
Askariden 271
– eosinophiles Lungeninfiltrat 220
Aspergillose 529
Aspiration 197, 201, 218
Asthenie 450
Asthma bronchiale 211
– akuter Anfall 212
– chronisches 214
– Desensibilisierung 211
– Grippeimpfung 577
– Netzmittel 206
– Status asthmaticus 213
Asthma cardiale 76, 134
Asystolie 128, **132**
Aszites, Diuretika 98
– Herzinsuffizienz 78
– Leberzirrhose 288
– Peritonitis carcinomatosa 222
– Punktion 78, 289
Ataxie, Friedreichsche und Mariesche 347

Atemgymnastik 210, 215
Atemregulation, gestörte 210
Atemstillstand s. Apnoe
Atemstimulation 210
Aethylikerherz 78
Aethylismus s. Alkoholismus
Athyreose, kongenitale 410
atrioventrikulärer Block s. AV-Block
a*typische Pneumonie* **204**, 564f
Audiogramm 495, 593, 618
Aufbrauchperniziosa 3
Austauschtransfusionen 11, 279
Australia-Antigen **275**, 280, 285
Autoimmunerkrankungen 638ff
– Behçet 579
– Chorea minor 342
– chronisch aggressive Hepatitis 280
– Colitis ulcerosa 259
– Crohn 254
– Glomerulonephritis 302, 317
– Goodpasture 220
– immunhämolytische Anämien 11
– Kollagenosen s. dort
– Lungenhämosiderose, idiopathische 220, 643
– Multiple Sklerose 354
– Myasthenie 392
– Pemphigus 441, 643
– primär biliäre Zirrhose 285
– primär chronische Polyarthritis 375
– Purpura Waldenström 646
– rheumatisches Fieber 369
– Schönlein-Henoch 18
– Still-Syndrom 645
– Thyreoiditis Hashimoto 408
– Wegener 643
– Werlhof 14
Autotransfusion bei Schock 150
AV-Block I u. II 106, **107**, 122
– III (totaler Block) 107, **110**, 122
Azetonurie 432, 437
Azidose 70
– Herzinfarkt 133
– Ketoazidose 439ff
– Kreislaufstillstand 133
– metabolische **70**, 307
– Milchsäure **70**, **287**, 313, 430f
– respiratorische **71**, 210
Azotämie s. Niereninsuffizienz

Bacillus fusiformis 228
Badekuren 374
bakterielle Meningitiden 542
Bandwürmer 272
Bang, Morbus 13, 297, 332, **550**

Barbiturate, Lebermitochondrienstimulation 185, 473
Barr-Virus s. Epstein-Barr
Bartonellosis 558
Basalganglien 347
Basedow, Morbus 402
Basisbedarf (H20, Elektrolyte) 66
BCG-Impfung s. Impfungen
Beatmung, künstliche 129, 135
Bechtrew, Morbus 381
Beckenvenenthrombose s. Thrombose
Begleitpankreatitis 290, 578
Behçet, Morbus 579
Benzolvergiftung 13, 21
Bestrahlung s. Röntgentherapie
Betalipoproteine 159ff
Beta-Rezeptor-Blocker 101f, **116**, 169f, 176, 180, 210, 250, 352, 404, 406, 419
Beta-Rezeptor-Stimulatoren **121**, **153**, 193
Bettruhe bei Colitis ulcerosa 259
– Diskushernie 365
– Gallekolik 291
– Gastroenteritis 251
– Glomerulonephritis 302
– Hämoptoe 217
– Hepatitis 276
– Herzinfarkt 124
– Herzinsuffizienz 74, 90
– Hyperthyreose 404
– Infekte 516
– Leberzirrhose 286
– Magenblutung 244
– Multiple Sklerose 354
– Myelitis acuta 354
– Nierenkolik 324
– Perikarderguß 138
– Pneumonie 198
– Pneumothorax 221
– rheumatisches Fieber 370
– Tiefenvenenthrombose 183
– Ulcus ventriculi/duodeni 241
– Tuberkulose 602
Bewegungstherapie s. physikalische Therapie
Bigeminie bei Digitalisüberbehandlung 82, **106**
Biguanide 430ff
– Adipositas 445, **447**
– Cortisontherapie 465
– Diabetes mellitus 430
Bilharziosis 526
Bird-Respirator 210, 215
Blasenblutungen 18
Blasengifte 628
Blasenkarzinom 327
Blasenkatheter 155, 329f, 356

Sachverzeichnis

Blasenlähmung bei Multipler Sklerose 355
- Neurolues 357

Blasenpunktion 320, 329, 338
Blasenspülungen 323, 355
Blastomykose 529
Bleiileus 256
Bleivergiftung 360
Blind-Loop 3
Blutdruckapparat 167
Blutersatz s. Expander
Blutkrankheiten 1
Blutsenkung, sehr hohe
- Hodgkin 48
- Hypernephrom 327
- Kollagenosen s. dort
- Lymphosarkom 54
- Myelom 57, 60

Blutspender 276
Blutstrommassage 162ff
Bluttransfusionen
- aplastische Anämie 62
- Autotransfusion 150
- Blutungsschock 150, 244
- Colitis ulcerosa 210
- Erythroblastose 48
- Exchange-Transfusion 11, 279
- hämolytische Anämien (cave!) 12
- Hämoptoe 217
- Leukämien 45
- Marchiafava (gewaschene Ec) 10
- Multiple Sklerose 354
- Osteomylosklerose 63
- renale Anämie 305, 315
- Sprue 6
- Transfusionszwischenfall 11
- Thrombopenie (frische Plastik-Vollbluttransfusionen) 14
- Waldenström 56

Blutungen
- Antikoagulantien 184, 186, 191f
- Bronchiektasen 209
- Colitis ulcerosa 263
- Darmkarzinome 256
- Gastritis erosiva 237
- Gelenk- 20
- Goodpasture (Lunge) 220
- Goldkur 379
- Hämophilie 18ff
- Hämorrhoiden 266
- Harnblase 18
- Haut s. Purpura
- Hirnblutung 336ff
- Hypernephrom 327
- hypertensive Krise 180
- Leukosen 45

Blutungen
- Menses 18
- Mononucleose 64
- Nephrolithiase 324
- Nierentuberkulose 611
- Osler 196
- Ösophagusvarizen 233, 279
- Osteomyelosklerose 64
- Prostata 18, 331
- Typhus abdominalis 534
- Verbrauchskoagulopathie 151
- Waldenström 56
- Waterhouse-Fridrichsen 545
- Zahnextraktionen 19, 56

Blutstillung s. Hämostyptika
Blutungsanämie 1ff
Boeck, Morbus 218
- Grippe-Impfung 577
- Hyperkalzämie 72
- Hypersplenie 13

Bornholm, Morbus 570
Bothriozephalus 272
- Perniziosa 3

Botulismus 536
Brachialgia paraesthetica nocturna 365
Bradykardie
- Catapresan (Clonidin) 175
- Glomerulonephritis 305
- Herzglykoside 82
- Herzinfarkt 122
- Karotis-Sinus-Syndrom 111
- Kreislaufstillstand 128, 132
- Sinusbradykardie 100

Brechreiz s. Antiemetika, Nausea
Breslau (Paratyphus) 535
Bridenileus, chronischer 257
Brill-Symmers, Morbus 55
Bromsulfaleinprobe 273
Bronchialfistel 200
Bronchiektasen 208, 217, 337
Bronchiolitis, akute 206
- bei Grippe 574
- bei Masern 582

Bronchitis 205
- acuta 205
- asthmoide 205f, **209**
- chronische 207
- Emphysem- 207
- fibrinosa 208
- Netzmittel 206
- Stauungsbronchitis 74, 205

Bronchographie 208, 217
Bronchoskopie
- Absaugen 203, 220
- diagnost. 208, 216f

Bronchopneumonie 197
Bronchusadenom 209, 217
Bronchuskarzinom 205, **216**f, 368, 392

Bronchustuberkulose 609
Bronzediabetes s. Hämochromatose
Brucellosen 13, 297, 332, 505, **550**
Brustwickel 205, 517
Bubonenpest 550
Budd-Chiari-Syndrom 296
Buelau-Drainage 200, 221
Bulbusdruck 101
Bürger, Morbus **163**, 183
Burkitt-Virus (Leukämie) 42
Bursitis subdeltoidea 387
By-pass 162f

C s. a. Z oder K
Candida albicans s. Moniliasis
Caeruloplasmin 347
Chagas-Krankheit 258, **522**
Charcot 358
Chemoresistenz
- Antibiotika 482
- Leukosen 25, 36, 40
- Tuberkulostatika 587ff, 600
- Zytostatika 636

Chemotherapeutika s. Antibiotika
Cheyne-Stokessche Atmung 76
Chinin/Chinidin-Thrombopenie 13
Chloratvergiftung 11
Chloride 66
- Basisbedarf 66
- Hg-Diuretika 97
- Hypochlorämie 71, 252, **304**, 307, 536

Chlorochin-Hämolyse 11
Chlorpromazin-Thrombopenie 13
Cholangiographie 289
Cholangitis 289, 295, 297
cholangitische Zirrhose 285
Cholecyst. s. Cholezyst.
Choledochojejunostomie 295
Choledochussteine 294
Choledochusstenose 294
Cholelithiasis 291
- Choledochussteine 294
- Diät 292
- Extrasystolie 104
- Gallekolik 291
- Gallengangsdyskinesie 294
- Intervalltherapie 293
- Verschlußikterus 294
- Zystikusverschlußstein 295

Cholera asiatica 536
Choleretika 287, 293
Cholesterin
- Diät 157
- Hypercholesterinämie 157f
- Risikofaktor (koronar) 112, 159

667

Sachverzeichnis

Cholezystektomie-Indikationen 290
Cholezystitis 289
cholostatische Hepatose 282
- Cholangitis 290
- chronische aggressive Hepatitis 280
- Zieve-Syndrom 285
Chorea Huntington 347
- minor **342**, 369
Chorioendotheliom **333**, 631, 633, 635
Choriongonadotropine 333
- s.a. Hormontherapie
Christmas disease 18
Chrommarkierung der Ec. 9, 13
Chylomikronen 159f
Clinistix-Methode 423, 425, 504
Clostridien 558, 562
Clq-Komponente 254, 259
COAP-Schema 39
Cocktail lytique 156, 340, 561
Cochlearisgifte 596
Cohnsche Fraktion 19
Coli s. Escherichia coli
Colica mucosa 258
Colitis regionalis 254
Colitis ulcerosa 259, 645
- mittlere und leichte Fälle 262
- schwere Fälle 259
Colon irritabile 258
Coma addisonicum 416
- basedowicum 406
- diabeticum 69, **439**
- hepaticum 71, 93, **279**
- hypercalcaemicum 226, 414
- hypercapnicum 210
- hyperosmolare 442
- hypoglycaemicum 436
- Myxodem 408
Conn-Syndrom s. Aldosteronismus
Cooley, Morbus 10
Coombs-Test 11, 13
Cor pulmonale 79, 81, **88**, 91, 93, 221
Cortison s. Kortikosteroide
Cortisonsucht 471
Corynebacterium minutissimum 267
CO-Vergiftung, Hibernation 155
- Parkinsonismus 345
Coxarthrose 383
Coxsackie-Virus 146, 552, **570**
Crohnsche Krankheit 254
Cryptococcosis s. Torulose
Cumarinnekrose s. Dicumarolnekrose
Curarisierung 561
Cushing, Morbus 165f, **417**, 445

Cushingoid 423, 462ff
Cystin s. Zystin
Cystitis s. Zystopyelitis

Darmatonie 256
Darmblutung 256, 534
Darminfarkt 264
Darmkarzinome 256, 632
Darmparasiten, Amöben 523
- Lamblien 525
- Vermes 270
Darmperforation
- Colitis ulcerosa 263
- subphrenischer Abszeß 296
- Typhus abdominalis 534
Darmsterilisation, präoperativ 509
- Verhütung der Ammoniakvergiftung 278f, 509
Darmtuberkulose 613
Dauerantikoagulation 183
Dauerausscheider
- Amöben 525
- Cholera 536
- Salmonellen 534
Dauerkatheter s. Blasenkatheter
Defibrillation, externe 131
- interne 132
Defibrinierungssyndrom s. Verbrauchskoagulopathie
Dehydradation s. Wasserhaushalt
Dekubitusprophylaxe 517
Depot-Insulin 433
Depressionen
- arteriosklerotische 161
- DOPA 174
- Klimakterium virile 419
- Multiple Sklerose 355
De Quervain-Thyreoiditis 409
Dercum-Disease 445
Dermatitis exfoliativa 471
Dermatitis pluriorificialis 204, 578
Dermatomykosen 531
Dermatomyositis 375, **391**, 643
Desensibilisierung bei Asthma bronchiale 211
Diabetes insipidus 400
- zentraler 400
- renaler 400
Diabetes mellitus 420
- Angiopathie 421, **438**
- Antikoagulantien 185
- Coma hyperosmolare 442
- Coma diabeticum ketoacidoticum 439
- Coma hypoglycaemicum 436
- Diät 424ff
- Entgleisung **435**, 438

Diabetes mellitus
- Erwachsenendiabetes 422, **426**
- Fettleber 284
- Glomerulosklerose 315, 421, 438
- Gravidität 437
- Hyperlipämie 157ff, 421
- Infekt 429, 437
- juveniler 422, **431**
- kindlicher 435
- Komplikationen 436
- Neuropathie 366
- pankreatischer 421, 423
- renaler 444
- Retinopathie 438
- sekundärer 94, 423, 435, **438**, 463, **465**
Diabetiker-Literatur 458
Dialyse s. Peritonealdialyse
diastolische Drucksenkung 167
Diät, Abmagerungs- 77, 114, 284, **445**ff
- Antoinediät 447
- Ammoniakvergiftung 273
- Arteriosklerose 157
- Cholelithiasis 292
- Colitis ulcerosa 261
- Diabetes 423ff
-- bei Kindern 435ff
-- Koma 442
- Diarrhoe 69, **251**, 256
- Disaccharidase-Mangel 257
- Dumping 250
- Gallenschon- 292
- Gastritis acuta 235
- Gastritis chronica 237, **239**
- Gastroenteritis acuta 250ff
- Gastroenteritis chronica 252
- Gicht 454
- Giovanetti 307
- Glomerulonephritis 303
- glutenfreie 6
- Herzinfarkt 124
- Herzinsuffizienz 75
- Hiatushernie 232f
- Hyperlipämie 157
- Hypertonie 170
- Infekte 518
- Karell 75, 90
- Kluthe 307
- Koronarsklerose 114
- Leberkoma 280
- Leberschondiät 273, **277**
- Leberzirrhose 286, **288**
- Magenschondiät 239, 242, 648
- Meteorismus 267
- Nephrolithiasis 325ff
- nephrotisches Syndrom 319
- Niereninsuffizienz 307
- Opstipation 268

Sachverzeichnis

Diät
- Pankreasinsuffizienz 299
- salzarme 170
- Schwedendiät 448
- Sippy (Ulkuskur) 648
- Sprue 5
- Ulkus 241 ff, **648**

Diathermie s. phys. Thp.
Dicumarolnekrose 189
Dicumaroltherapie s. Antikoagulation
Digitalis s. Herzglykoside
Digitalisintoxikation 82, 106 f
Digitoxin-Thrombopenie 13
Di Guglielmo 48
Diphtherie 540
- Bazillenträger 541
- Myokarditis 146, 541
- Polyneuritis 362, 541
- Polyradikulitis 360
- Serum 540

Disaccharidase-Mangel 257
Disequilibration-Syndrom 309
Diskushernie 365
Distomum hepaticum 271
Diureseversuch bei Anurie 303
Diuretika 90
- Diabetes insipidus 401
- Kontraindikationen 91
- Niereninsuffizienz 91, 168
- Präparate 92 ff
-- Aldosteronhemmer 98
-- Karboanhydrasehemmer 93
-- osmotische Diuretika 92
-- Saluretika 93
-- Xanthinderivate 92
- Wirkungsmechanismus 91

Divertikulose und Divertikulitis 264
DNS-Synthese-Hemmung 500, 620, 630, 671
Donath-Landsteiner-Hämolysin 12
Doppelkontrastverfahren (Holzknecht) 256
Drepanozytose 8, 9, 65
Drug-Fever 174, 403, 489, 509, 593
Drüsenfieber s. Mononucleosis
Ductus botalli 89
Ductus spermaticus-Ligatur 328 f
Dumping-Syndrom 249
- Frühdumping 249
- Spätdumping 250
Dünndarmkarzinoid 256
Duodenalulkus s. Ulkus
Durchfall s. Diät, Ruhr
Durst s. Wassermangel
Dysenterie s. Ruhr
Dyspepsien 252

Dystrophia adiposogenitalis 445
- musculorum progressiva 391

Eaton-Virus 204
Echinokokkus, Lungen 221
- Leber 295
Ectodermosis pluriorificialis 204, 578
Effort-Syndrom 147
Einflußstauung, obere 139
Einlauf
- hypertonischer 257
- Kamillen usw. 257 f, 264, 305, 324
Eisblase 244, 289, 298
Eisen s. Serumeisen
Eisenausschwemmittel (Desferrioxamin) 457
- Aderlässe 557
- Hämochromatose, primär und sekundär 457
-Marchiafava 11
- Thalassämie 10 ff
Eisenmangelanämien 1 ff, 4
Eisenstoffwechselstörung s. Hämochromatose 456
Eiswassertrunk 101
Eiweiß 67, 99, 149, 151, 235, 260, 287, **317 f**, 413, 443
Eklampsie, hypertonische Krisen 178
- Urämie 305, 412
Ektoderm 396
Ekthyma 263
Elektroenzephalogramm 337, 348, 616
Elektrokonversion 102 f, 132
Elektrolunge 210
Elektrolytstörungen 66
Elektromyographie 365
Elektrounfall 129
Embolektomie 161
Embolie 193
- Gehirnembolie 123, **336 f**
- Lungenembolie 188, 190 f, **193**
- Vorhofflimmern 103
- Herzinfarkt 123
embryonales Teratom 333
EMG 365
Emphysem, Lunge 209
Emphysembronchitis, asthmoide 209
- chronische 207, 209
- Netzmittel 206
Emphysemherz s. Cor pulmonale 88
Empyem
- Gallenblase 290
- Pleura 199, 577
-- tuberkulöses 605
Encephalitis s. Enzephalitis

Encephalopathie, portosystemische 279
Encephalorrhagie s. Hirnblutung
Endangiitis obliterans 163, 388
Endarteriektomie 162 f, 183
Endokarditis, Bang 551
- Hirnembolie 337
- septica **140**, 554
-- Enterokokken 142
-- Staphylokokken 143
-- Streptococcus viridans 141
- Libman-Sacks 143
- rheumatica 137, 369
endokrines System 398
Endotoxinschock 20, **151**, 555 f
Entamoeba histolytica 523
Enteritis regionalis 254
Enterobius vermicularis 270
Enterokokken, Endokarditis 140, **142**
- Meningitis 546
- Pyelonephritis 320, 322
Entlastungspunktion
- Aszites 78, 288 f
- Empyem 200
- Herztamponade 139
- Hirndruck 306, **339**
- Pleuritis exsudativa 605
- Pneumothorax 221
- Stauungsergüsse 78
Enuresis 331
Entzündungsbestrahlung s. Röntgentherapie
Enzephalitis 341
- Bang 551
- chronische Tbc-Enzephalitis 619
- Cryptococcus 531
- epidemische 342
- Herpes simplex 342
- Hibernation 155
- Hirninsult 337
- Impfenzephalitis (Pocken) 567
- lethargica 345
- Lungenödem 134, **136**
- Masern 582
- Mumps 578
- Röteln 538
- symptomatische Epilepsie 348
- Varizellen 568, 571 (Abb.)
- Zecken 342
- Zoster 359
Enzephalomalazien 337
Enzephalopathie, hepatische 279
Enzephalorrhagie s. Hirnblutung
eosinophiles Granulom 395
eosinophiles Lungeninfiltrat 220

669

Sachverzeichnis

Eosinophilie
- Hodgkin 49
- extramedulläres Plasmozytom 60
- Parasitosen 271
Epididymitis 334
Epiduralhämatom 337
Epilepsie 347
- Absenzen 350
- allg. Maßnahmen 349
- genuine 348
- Grand Mal 348
- Petit Mal 350
- sekundäre 209, **348**, 526, 561, 618
- Status epilepticus 348
Epstein-Barr-Virus
- Leukosen 42
- Mononucleose 64
- Polyradiculitis 359
Erb (Muskeldystrophie) 391
Ergometer 125
Erhaltungstherapie
- Herzglykoside 81
- Hodgkin 53
- Leukosen 36, 40f
Erntefieber 556
erosive Gastritis 237
Ersatzblase (Urinal) 355
Ertrinkungsunfälle 129
E-Ruhr 539
Erwachsenendiabetes s. Diabetes
Erysipel 553
Erythema, anulare 369
- exsudativum multiforme 204, **578**
- nodosum 218, 263
Erythrasma inguinale 267
Erythroblastose, akute 48
Erythropoietin 33
Erythrozyten, gewaschene s. Bluttransfusionen
- Chrommarkierung 9, 13
Escherichia coli
- Cholezystitis, Cholangitis 289
- Meningitis 548
- Mittel 322, 493, 505, 509
- Prostatitis 328
- Pyelonephritis 321f
- Sepsis 555
- Zystopyelitis 320
essentielle Hypertonie s. Hypertonie
Essigwickel 517
Euthyreose 409
Exchange-Transfusion 11, 279
Exophthalmus, maligner 405
Expander 150
Expektorantien s. Netzmittel
Exsikkose s. Wasserhaushalt

Extrakorporale Bestrahlung 28
- Perfusion (Zytostat.) 397
Extrasystolen, supraventrikuläre 104
- ventrikuläre 104, 106, 122
-- nach Adams-Stokes 109
-- bei Digitalistherapie 82, 106
-- gehäufte, Gallavardin 84, 106
-- polytope 106
Extrinsic factor 3
exzitomotorische Herzinsuffizienz **73**, 102

Faktor VIII-Mangel 18ff
Faktor IX-Mangel 18ff
Faktor II, V, VII, VIII, X, XIII-Mangel (Verbrauchskoagulopathie) 20
Fallot, Tetralogie 89
Fango s. physikalische Therapie
Färbe-Index, erhöhter 2, 30
- erniedrigter 1ff, 10
Fäulnisdyspepsie 253
Fazialis-Neuritis 364
Febris recurrens 556
Feldfieber 556
Felty-Syndrom 375
Fettleber, äthylische 284, **383**
Fettsucht s. Adipositas
Fibrinogenmangel 18, **20**, 38, 45
Fibrinogenspaltprodukte 21, 151
Fibrinolyse-Syndrom s. Verbrauchskoagulopathie
Fibrinolyse-Therapie 123, 161, **191**, 193f, 331
Fieber 517
- Cholangitis lenta 290
- Endocarditis lenta 140
- Hodgkin 49
- Hypernephrom 327
- hypertone Dehydratation 69
- Therapie 155, 517
- Wasserbedarf, zusätzlicher 66
Filariosis 525
Fissura ani 266
Fisteln, Bronchus 200
- Darm 254
fixierte Hypertonie 170, 174
Flapping-Tremor 279
Flatulenz 77, 148, **267**
Fleckfieber 563
Flexner-Ruhr 538
Fluorid-Therapie 60, 394
Fluorvergiftung (Osteoklerose) 63
Flush 256
Flüssigkeitsbedarf bei
- Aszites 288
- Basisbedarf 66

Flüssigkeitsbedarf bei
- chron. Niereninsuffizienz 307
- Glomerulonephritis 302
- Herzinsuffizienz 75, 90
- nephrot. Syndrom 319
- Schock 121, 154
Fokussanierung
- Abschirmung 485
- Bürger 163
- Endokarditis 142
- Hirnabszeß 343
- Meningokokkenmeningitis 546
- Myokarditis 104, 147
- Nephritis 302, 305f, 316, 320
- Polyarthritis 373
- Polyneuritis 362
- Staphylokokkensepsis 554
- Trigeminusneuralgie 363
Folsäure-Antagonisten 631
Folsäure-Mangel 2ff
Forcierte Diurese 455
Frambösie 556
Fredrickson, Hyperlipämietypen 158ff
Friedel-Pick-Syndrom 81, 91
Friedländer-Bazillen 197, 548
Friedreichsche Ataxie 347
FSH 398
Fungizide s. Mykosen
funikuläre Myelose 3, 7, **357**

Galaktosebelastung 273
Gallavardin, Extrasystolie in Salven 84, **106**
Gallenblasenempyem 290
Gallenblasenkarzinom 295
Gallengangsdyskinesien 294
Gallensteine 291
Gammaglobulin s. Antikörpermangelsyndrom
- Anti-D-Gammaglobulin (Rhesusinkompatibilität) 12
Ganglienblocker 177
Gangrän
- Arteriosklerose 162
- Bürger 163
- Diabetes 438
- Periarteriitis nodosa 195
Ganzpackungen 517
GAPDH 118 (Fußnote)
Gargarismen 229
Gärtner (Paratyphus) 535
Gärungsdyspepsie 252
Gasbrand 562
Gastrektomie s. Gastroenterostomie
Gastrische Krisen 357
Gastritis, acuta 235
- chronica 237

670

Gastritis, acuta 235
- erosiva 237
- hypazide 238
- hyperazide 238
Gastroenteritis, acuta **250**, 531, 534, 593
- chronica 252
Gastroenterostomie 1, 246
Gastrokardialer Symptomenkomplex 249
Gastroskopie 237
Gaucher, Morbus 13, 65
Geburt (Verbrauchskoagulopathie) 20
Gefäßerkrankungen 149 ff
Gefäßerweiternde Mittel
- intraarterielle Therapie 161
- Koronarsklerose 115
- Menière 351
- Migräne 352
- peripher 161
- zentral 161, 341
Gehirn s. Hirn
Gelenkrheumatismus s. Polyarthritis
Gelenktuberkulose 611
Genitaltuberkulose 328, 334, **613**
Geotrichosis 531
Gerinnungsstörungen 13, **18**, 184
Gesamteiweiß s. Eiweiß
Gestagene s. Mormontherapie
Gewaschene Ec s. Bluttransfusionen
Gicht 452
- Saluretika 94
Giovanetti-Diät 307
Glaukom 93, 115, 472
Gliadin 6
Glioblastom 344
Globus pallidus (Elektrokoag.) 347
Glomerulonephritis
- akute membranöse 317, 645
- chronische 306
- Goodpasture 220
- Herdnephritis 316
- nephrotisches Syndrom 317
- postakute N. + nephrot. S. 320
- proliferative 302
- Schönlein 18
- Weil 557
Glomerulosklerose, diabetische 315, 317, **438**
Glossitis 229, 484, 485
Glucosebelastung 427 (Abb.)
Glucose-6-Phosphatdehydrogenase-Mangel 11
Glukokortikoide Wirkung 465
Gluten 6, 259

Glykogenspeicherkrankheiten 420
Glykoside s. Herzglykoside
Goldkur 378
Gold-Leukopenie 21
Gold-Thrombopenie 13
Gonarthrose 383
Gonokokken
- Arthritis 382
- Endokarditis 140
- Meningitis 546
- Prostatitis 328
Goodpasture-Syndrom **220**, 643
Gramnegative Sepsis s. Sepsis, Endotoxinschock
Grand Mal 348
Granulom, eosinophiles 395
Granulozytenzahl, kritische 21
Granulozytopenien 21 ff
Gravidität
- Anämie 3, 4
- Antikoagulantien 184
- Diabetes 424, **437**
- Extrasystolie 104
- Hyperlipämie 158
- Hyperthyreose 406
- Immunsuppressiva 642
- Leukämien 32
- Listeriose 539
- Multiple Sklerose 354
- Rubeolen 583
- Tetrazykline 496
- Toxoplasmose 523
- Tuberkulose 609
- Verbrauchskoagulopathie 20
- Zytostatika 625
Gray-Syndrom 500
Grippe 571
- Bronchiolitis 206, **574**
- Impfung 572
- Lungenabszeß 201, 577
- Lungenödem 134
Guillain-Barré 355, **359**, 646
Gurgeln s. Gargarismen
Gürtelrose s. Zoster 359

Haarausfall
- Heparin 191
- Hyperparathyreoidismus 410
- Kortikosteroide 463
- Myxödem 398
- Thiamphenicol 499
- Zytostatika 625, 52 (Prophylaxe)
Hafter-Pulver 268
Hakenwurm 271
Halbwertzeiten 485
Hämarthros 20
Hämatokrit 76, 149, 152, 443

Hämaturie s. Blutungen u. Nierenkap. 302 ff
Hamman-Rich-Syndrom 221
Hämoblastosen (Einteilung) 23
Hämochromatose 456
- Bronze-Diabetes 423
- Leberzirrhose 286
- Pankreaszirrhose 299
- primäre, hereditäre 456
- sekundäre (Hämosiderose) 10, 22, 62, 63, 220, 456
Hämodialyse 308
Hämodynamische Herzinsuffizienz 73
Hämoglobinelektrophorese 9
Hämoglobinopathien 8, **9**
Hämoglobinurie Marchiafava 8, **10**
-Kältehämoglobinurie 12
Hämolysegifte 11
Hämolytische Anämien **8**, 27, 64, 204, 284, 457, 645
Hämophilie 18
Hämophilus influenzae **208**, 484, 493, **547**
Hämoptoe 209, **217**, 220
Hämorrhagische Diathese s. Blutungen, Gerinnungsstörungen
Hämorrhoiden 265
Hämorrhagische Gastritis 237
Hämosiderose s. Hämochromatose, sek.
Hämostyptika
- Gerinnungsstörungen 19
- Hämoptoe 217
- Magenblutung 244
Hand-Schüller-Christian, Morbus 395
Harnsäureausscheidung, Stimulation 453
Harnsäuresynthese, Hemmung 326, **453**, 625
Harnverhaltung, akute 329
Hashimoto-Struma 408
Hautmykosen 531
Hauttest (Crasnitin) 38
Hautulzerationen (Behçet) 580
HbE = HbA$_2$ 10
HbF 10
Hegglin, polyphile Reifungsstörung (Thc) 13
Heinzsche Innenkörper 11
Hellersche Operation 231
Heparintherapie 190
- Antidot 191
- Indikationen 190
- Low dose 191
- Marchiafava 10
- Moschcowitz 14
- Nebenwirkungen 191

671

Sachverzeichnis

Heparintherapie
- Stoßtherapie 191
- Verbrauchskoagulopathie 20, **152**

Hepatikussteine 290, **294**

Hepatitis
- akute A u. B 275
- anikterische 276
- chronische aggressive (lupoide) 280
-- persistierende 280
- Leberdystrophie 277
- medikamentöse „Hepatitis" 283
- Mykoplasma 204
- Prophylaxe 275
- Weil 557

Hepatom 632

Hepatorenales Syndrom 297

Hepatose, cholostatische u. toxische 282

Herdinfekte s. Fokussanierung

Herdnephritis 306, **316**

Herpangina 552

Herpes, corneae 228, 471
- labialis 228
- Leukosen 42
- simplex Enzephalitis 342
- Zoster 568, **359**

Herxheimer-Reaktion 470
- Mesaortitis luica 182
- Tabo-Paralyse 356
- Typhus 532

Herzbeschwerden, nervöse 147

Herzblock s. AV-Block

Herzgifte 38, 635

Herzglykoside 78
- Asthma bronchiale 215
- AV-Block 107
- Erhaltungsdosis 81
- Herzinfarkt 124
- Hirninsult 339
- Hypokaliämie 79f
- Kardinalwirkungen 84
- Lungenödem 135
- Mitralstenose 135
- Nebenerscheinungen 82
- Niereninsuffizienz 79
- Notfallinjektion (intraglossal) 81
- Perikarditis 139
- Peritonealdialyse 79
- Pneumonie 197
- Präparate 84ff
-- Digitalis 84
-- Scilla 86
-- Strophanthin 87
- Resistenz 81, 90
- Resorption 81, 196
- Sättigung 80
- Schock 155

Herzglykoside
- Stauungsgastritis 86, 196
- Vergiftung **82**, 106f
- Vorsichtsmaßnahmen 79

Herzinfarkt 118
- Antikoagulantien 122f, 183
- Asystolie 132
- Azidose 133
- Behandlung in d. Klinik 120
-- in d. Praxis 119
- Beta-Blocker 102
- Diät 124
- Embolie 123, 193
- Fibrinolysetherapie 123
- Herzglykoside 124
- Hyperlipämie 158
- Hypertonietherapie 124
- Kammerflimmern 131
- kardiogener Schock 120
- Kardiomobil 119
- Koronardilatantien 126
- Kortikosteroide 124
- Mobilisierung 124ff
- Prognose 119
- Rhythmusstörungen **121**, 106
- Reanimation 128ff
- Rehabilitation 124ff
- Schmerzbekämpfung 120
- Weak-Action 132

Herzinsuffizienz 73
- Beta-Blocker (cave) 116
- bradykarde 79, 107
- exzitomorische 73
- Glukagontherapie 90
- hämodynamische 73
- Hyperhydration 69
- Hyperthyreose 404
- Linksinsuffizienz 73, 79, 134
- Lungenödem 134
- Meteorismus 267
- Rechtsinsuffizienz 74, 79, 215
- resistente 90
- Rhythmusstörungen 100ff
- spezielle Formen 88
- tachykarde 78

Herzmassage 129ff
- externe 130
- interne 132

Herzneurose 147

Herzrhythmusstörungen s. Rhythmusstörungen

Herzstillstand (Asystolie) 128ff, **132**, 111

Herztamponade 139

Herzvitien **88**, 73, 78f, 134
- Dauerantikoagulation 183
- Operation 89

Hg-Diuretika 97

Hiatushernie 104, 147, **231**

Hibernation **155**, 561

Hiluskaverne 609

Hirnabszeß 209, 337, **342**, 348

Hirnaneurysma 341

Hirnblutung
- Antikoagulantien 184
- hypertensive Krise 180
- subarachnoidale 341
- zerebromeningeale 336f

Hirndruck
- Blutung **339**, 336
- Entlastungspunktion 339
- Meningosis leucamemica 45
- symptomatische Epilepsie 348
- Tbc-Meningitis 618

Hirnembolie 336, 337

Hirninsult
- Ätiologie 336
- Blutung 336, 341
- Hypoglykämie 436
- intermittierende Ischämie 336f, **339**
- Ischämie 336, **337**
- Lungenödem 134, **136**
- Rehabilitation 340
- Therapie 338

Hirnkrämpfe s. Epilepsie

Hirnmetastasen 345

Hirnödem
- hypertensive Krise 180
- Insult 338
- Migräne 342
- Therapie **338**, 339, **343**

Hirnthrombose 183, 336, **337**

Hirntumor 344
- Hibernation 155
- „Hirninsult" 337
- intraarterielle Zytostatika 628
- Lungenödem 134, **136**
- symptomatische Epilepsie 348
- Tuberkulom 619

Hirschsprung, Morbus 258

Histamintest 166

Histoplasmose 529

Hitzschlag 155

Hodenbiopsie 195, 362

Hodenretention 332

Hodentorsion 334

Hodentumoren 333

Hodgkin, *Morbus* 12, **48**, 628ff, 633f

Holzknecht 256

Hormontherapie 398ff, 459ff, 634 (Nebenwirkungen: 224, 226, 329, 462ff)
- *Anabolika*
-- Anorexie 450
-- bei Cortisontherapie 27, 215, 378, 465
-- Hand-Schüler-Christian 395

Sachverzeichnis

Hormontherapie
- *Anabolika*
-- Muskelatrophie, spinale 358
-- Muskeldystrophie 391
-- Osteoporose 394
-- Scheuermann 386
- *Androgene*
-- aplastische Anämie 62
-- chronische lymphatische Leukämie 30
-- Hypopituitarismus 399
-- Klimakterium virile 419
-- Mammakarzinom **223**, 226, 634
-- Osteomyelosklerose 63
-- Prostatahyperplasie 328
- *Choriogonadotropine*
-- Abmagerungskur **447**, 449
-- Hypopituitarismus 399
-- Kryptorchismus 332
- *Gestagene*
-- Mammakarzinom 226
-- Prostatahyperplasie 328
-- Uteruskarzinom 634
- *Insulin* 432
-- Diabetes mellitus 431 ff
-- Mastkur 450, 451
- *Kortikosteroide, ACTH* 459 ff
-- Äquivalenztabelle 477
-- Dosierung 474
-- Indikationen 477 ff
-- IST 640
-- Kombination mit Zytostatika 634
- *Östrogene*
-- Mammakarzinom 224, **226**, 634
-- Myelom **59**, 634
-- Orchitis 578
-- Prostatakarzinom 329, 634
- *Parathormon*
-- Hypoparathyreoidismus 411
- *Thyreoideahormone*
-- endemischer Kropf 409
-- Hand-Schüller-Christian 395
-- Hypopituitarismus 399
-- Hypothyreose 407 f
-- Struma maligna 410, 635
-- bei Thyreostatikatherapie 403, 406
- *Vasopressin*
-- Diabetes insipidus 400
-- Ösophagusvarizen 233
-- Steinabtreibungsversuche 293, 324
Howell-Jolly-Körperchen 4
Hundeseuche 557
Hungerkur völlige 449

Hustentherapie **198**, 221, **538**
Hydantoin, Lebermitochondrienstimulation 185, 473
- Anaemia perniciosa 7
Hydronephrose 323, 327
Hydrozephalus 618 f
Hypazidität 238
Hyperaldosteronismus s. Aldosteronismus
Hyperazidität 238
Hypercholesterinämie s. Cholesterin
Hyperfibrinolyse s. Verbrauchskoagulopathie
Hyperhydratation 69
Hyperinsulinismus 420
Hyperkaliämie s. Kalium
Hyperkalzämie s. Kalzium
Hyperkapnie 210
Hyperkoagulolabilität 152
Hyperlipämie 157 ff
- Diät 157
- koronarer Risikofaktor 112
- nephrotisches Syndrom 317
- Typen n. Fredrickson 158 ff
- Ursachen 158
- Xanthomatosis tuberosa 396
- Zieve-Syndrom 284
Hypernatriämie s. Natrium
Hypernephrom 324, **327**
- Polyglobulie 33
Hyperosmolares coma diabeticum 442
Hyperparathyreoidismus 72, 166, 323, **413**
Hyperphosphatämie s. Phosphat
Hypersequestration
- Anämie 13
- Thrombopenie 14
Hyperspleniesyndrom 13, 65, 220, 297
- Splenektomieindikationen 65
Hypertensive Krise 168, 419
Hyperthermie s. Fieber
- Hibernation 155
- Hirninsult 340
- Hyperparathyreoidismus 414
- Tetanus 561
Hyperthyreose 402
- Diabetes, sek. 423
- Exophthalmus 405
- Herzinsuffizienz 78, 81
- Hyperkalzämie 72
- Operation (Strumektomie) **404**, 407
- Radiojodbehandlung 405
- Schwangerschaft 406
- toxisches Adenom 406
- Thyreostatika 403
Hypertonie 165

Hypertonie
- Antikoagulation 184 f
- Arteriosklerose 160
- Hämoptoe 217
- Herzinfarkt 124
- Herzinsuffizienz 74, 77, 79, 89, 134, 136
- Hirninsult 336, **340**
- Hyperlipämie 157
- hypertensive Krisen 178, 419
- Koronarsklerose 112
- Magenblutung 245
- Mesaortitis luica 182
- Orthostase 155
- Phäochromozytom 419
- portale Hypertension **233**, 235, 288
- pulmonale Hypertonie **88**, 100
- Steroid-Hypertonie 462, 463
- Therapie 166
-- allg. Therapiegrundsätze 166
-- Antihypertensiva 168
-- Schema 171
-- Schweregrade 170 ff
-- Ursachen 165
-- Aortenisthmusstenose 166
-- arteriosklerotische 168
-- Conn 166, 417
-- Cushing 166, 417
-- essentielle 165
-- Hyperparathyreoidismus 166, 413
-- Phäochromozytom 166, 419
-- Polyzythämie 33, 165
-- renal 165, 305 ff
Hypertonische Krisen 178, 419
Hypertriglyzeridämie s. Triglyzeride
Hyperventilation 72, 411
Hypochlorämie s. Chloride
Hypochrom/Hyperchrom s. Färbe-Index
Hypoglykämie 420, 436
- Addison 417
- Glykogenspeicher-Krankheiten 420
- Insulom 420
- Koma 436
- Spätdumping 250
Hypogonadismus 419, 445
- Hypophyseninsuffizienz 398
Hypokaliämie s. Kalium
Hypokalzämie s. Kalzium, Tetanie
Hypomagnesiämie s. Magnesium
Hypoparathyreoidismus 410
Hypophysektomie
- Mammakarzinom 224 f

673

Sachverzeichnis

Hypophysektomie
- Melanom 397
- Retinopathia diabetica 438

Hypophyseninsuffizienz 398ff, 414
- Adenophypophyse 398
- Neurohypophyse 400

Hypophysentumor 400, 417
Hypoproteinämie 4, 7, 317f
Hypoprothrombinämien 21, 186
Hypotensiva 168ff
Hypothyreose 157, 398f, **407**f, 445
Hypothyreotische Anämie 13
Hypotonie 117, 164
Hypoventilation s. resp. Insuffizienz
Hypovolämischer Schock 150

ICSH 398
Ikterus, Verschlußikterus 294
Ileitis terminalis 254
Ileosakralgelenk-Arthritis (Bechterew) 381
Ileus 70, **256**
Immunagranulozytose 21
immunhämolytische Anämien 11
Immunsuppression 638ff
- Autoimmunerkrankungen s. dort
- Indikationen 643
- Kontraindikationen 642
- Organtransplantation 643
- Vorsichtsmaßnahmen 640

Immunsuppressiva 638ff
- alkylierende Stoffe 638
- Antilymphozytenserum 638, 641
- Antimetaboliten 638
- Dosierung 641
- Kombination mit Kortikosteroiden 640
- Komplikationen 639, 642
- Ribosomen-Hemmer (Thiamphenicol) 499, 638

Immunthrombozytopenien 13
Impfkalender 585
Impfungen
- Cholera 536
- Diphtherie 540
- Grippe 572, 577
- Masern 581
- Parotitis 578
- Pertussis 537
- Pocken 12, 30, 229, 360, **567**
- Poliomyelitis 584
- Rubeolen 583
- Tetanus 360, **558**f
- Tollwut 360, **549**
- Tuberkulose 397, **601**

Impfungen
- Typhus 532
- Vaccinia-Antigen 359

Impotenz 117, 168
Indikanprobe 256
Induratio penis plastica 331
Infarkt s. Herzinfarkt, Lungeninfarkt
Infektarthritis 369, 382, 583
Infektionskrankheiten **516**, 642
Influenza s. Grippe
Infusionstherapie (Richtlinien) 66
Injektionen s. intraarterielle, intraglossale, intrathekale Therapie usw.
Inselzellgifte (Streptozozin) 420
Inselzelltumoren 420
Insuffizienz s. Aorten-, Herz- usw.
Insulin 432ff
- Altinsuline 432
- Depotinsuline 433
- Mangel 420
- Mastkur 450f
- Monokomponent-Insuline 434f
- Rapitard-Insuline 434
- Resistenz 284
- Sensibilisierung 433, **434**

Insulom 420
Insult s. Hirninsult
intermittierende Hirnischämie 336f, 339
interstitielle Nephritis 306, **314**
- Pyelonephritis 321
intraarterielle Therapie
- Vasodilatantien 161
- Zytostatika 345, 397, 621, 628
intraartikuläre Therapie
- Antibiotika 384, **471**, **491**
- Steroide **384**,387,471
intraglossale Therapie (Herzglykoside) 81
intraperikardiale Therapie
- Antibiotika 139
- Steroide 139
- Zytostatika 222, 628
intraperitoneale Therapie
- Antibiotika 312, 542
- Peritonealdialyse 308
- Zytostatika 222, 627ff, 636
intrapleurale Therapie
- Antibiotika 199, 542, 605
- Steroide 605
- Zytostatika 222, 627f, 636
intrathekale Therapie
- Antibiotika 489, 506f, 511, 531, **543**, 614
- Steroide 44, 46, 366, 616
- Zytostatika **44**, 46

intravasale Gerinnung, generalisierte 151
Intrinsic factor 3
Iridozyklitis, Bechterew 381
- Behçet 580
Ischias-Syndrom 365
Isolierung (Infekte) 516
Isotopen-Renogramm 323
Isotopen-Therapie 327, 400, 636
IST s. Immunsuppression
Isthmustenose 89, 165f

Jackson-Anfälle 348, 350
Jod 131, **405**, 410
Jodprophylaxe 409
Jodtracer 402
Jodvergiftung (Broncholytika) 207
Jodvorbehandlung (Plummern) 404
Juckreiz s. Pruritus
juveniler Diabetes 422, 431

K s. a. C
Kala-Azar 521
Kalium
- Basisbedarf 66
- Hyperkaliämie **70**, 133, 303, 413, 415
- Hypokaliämie **69**, 71, 79, 82, 93f, 155, **171**, 252, 259, 279, 417f, 440, **442**, 463, **536**, 596

O-Kaloriendiät 449
Kälteagglutinine 646
- Mykoplasma-Pneumonie 204
- Viruspneumonie 12, **205**
Kältehämoglobinurie, paroxysmale 12
Kalzium
- Hyperkalzämie **72**, 176, 223, **226**, **414**
- Hypokalzämie 3, 71, 223, 297, 307, **410**ff, 596
kalziumausfällende Gifte 412
Kalziumoxalatsteine 325
Kammerextrasystolen 104, 106, 122
Kammerflattern und -flimmern 108, 122, 128, **131**
Kammerstillstand 128, 132
Kammertachykardie 106
- Elektrokonversion 132
Kampfwickel 205
Karboanhydrasehemmer 93, 210, 350
Kardiomobil 119
Kardiospasmus 230
Kardioversion s. Elektrokonversion 132
Karellkur 75
Karies 593

Sachverzeichnis

Karotis interna-Stenose 336, **337**
Karotisangiographie 337
Karotisdruck 101
Karotis-Thrombose s. Thrombose
Karpaltunnelsyndrom 365
Karzinoid 180, 256
Karzinom-Therapie
- Adenokarzinom 632
- Plattenepithelkarzinom 635
- solide Karzinome 637
Kastration 419
- bei Mammakarzinom 23
- bei Porphyrie 456
- bei Prostatakarzinom 329
Katarakt 410, 472
Katecholamine 166, 168, 419
Katheter s. Blasenkatheter
Kationenaustauscher 92
Kausalgie 367
kavernöse Tbc 608f
Kayser-Fleischer-Kornealring 347
Keimzahl im Urin 320
Ketoazidose, diabetische 70, 421, 439
Keuchhusten s. Pertussis 537
Kimmelstiel-Wilson 421, 438
Klebsiellen 505
Klimakterium 148
- virile 419
Klitorisexstirpation 418
Kluthe-Diät 307
Knochenmark s. Sternalpunktion
Knochenmarkfunktionstest 623f
Knochenmarkgifte
- aplastische Anämie 13, 21, **62**, 499, 620ff
- Perniziosa 7
Knochenmarktransfusionen 46, 63, 621
Knochentuberkulose 611
Koagulopathien 13, 18
Kohlenhydratregel 436
Kohlenhydrat-Resorptionsstörung 257
Kokzidioidomykose 530
Kolektomie, totale 263
Koliken s. Spasmolytika
Kollagenosen
- Arteriitis temporalis 344
- Dermatomyositis 375, **391**, 643
- Lupus erythematodes **143**, 643
- Periarteriitis nodosa **195**, 362, 375, 488f, 643
- Polyarthritis, primär chronische **374**, 646

Kollagenosen
- Sklerodermie 164, 375, 643, 644 (Abb.)
Kollaps s. Schock
Kolon, irritables 258
Kolonkarzinom **256**, 259, 267
Kolpitis 525
Koma s. Coma
Kombinationstherapie
- Antibiotika 482f
- Bronchuskarzinom 217
- Hodentumoren 333
- Hodgkin (MOPP) 52
- Immunsuppressiva 640
- Leukosen 35ff, 39 (COAP), 41 (VAP)
- Mammakarzinom 227
- Melanom 397
- Myelom 60 (MP)
- Prostata 330
- solide Tumoren 637
- Tuberkulose 589
- Zytostatika 622, 636f
Kontrakturen 380
Konversion s. Elektrokonversion
Kopfschmerzen
- antianginöse Mittel 115
- Hirntumor 344
- Meningosis leucaemica 45
Koronararteriitis 111
koronarerweiternde Mittel **115**, 126
Koronarinsuffizienz 111
Koronarographie 114
Koronarsklerose **111**, 183, 438
- Risikofaktoren 112
- s. a. Angina pectoris
Kortikosteroide 459ff, s. a. Hormontherapie
- Äquivalenztabelle 477
- Dosierung 474
- Indikationen 477ff
- IST 640
- Kombination mit Zytostatika 634
- Komplikationen 464ff
- Kontraindikationen 464
- Nebenwirkungen 463f
- Präparate 474
- Vorsichtsmaßnahmen 463
- Wirkungen 459f, 461
Koxarthrose 383
Krampfzustände
- epileptische 347ff
- Hibernation 155
- tetanische 410ff
- Tetanus 558ff
- urämische 307
Kreislaufgrößen 149

Kreislaufstillstand 107, 111, 128ff
Kretinismus 410
kritische Leukozytenzahl 21, 624
Kropf s. Struma
Krupp 541, 574
kruppöse Pneumonie 197
Kryptokokkose s. Tolurose
Kryptorchismus 331
Kumarin s. Dicumarol
künstliche Beatmung 129
künstliche Niere s. Hämo-, Peritonealdialyse
Kupferstoffwechselstörung 347
Kurarisierung 561
Kurzzeitdialyse 308

Lactobacillus bifidus 279
Laennec-Zirrhose 286
Laktazidose s. Azidose
Laktose-Intoleranz 257
Lambliasis 525
Lanatoside s. Herzglykoside
Landry-Paralyse 359
Langzeitdialyse 308
Laparoskopie 281, 285, 289, 294
Laryngo-Tracheo-Bronchiolitis (Grippe) 574
Lateralsklerose, amyotrophische 358
Latex-Test 280, 358, 369, 374
LATS-Faktor 402
Laurence-Moon-Biedl 445
Lawinenunfälle 129
Laxantien s. Obstipation
Laxantienabusus 69
Leberabszeß **295**, 296
- Amöbiasis 523
Leberbiopsie 280, 285, 289
Leberdystrophie 277
Lebererkrankungen 273
Leberextraktpräparate 45, 54, 274, 287
Lebergifte s. Leberzellgifte
Leberkarzinom 295
Leberkoma 279
Lebermetastasen 295
Leberschonkost 277
Leberstauung 74
Lebervenenthrombose 183
Leberzellgifte 269, 274, 277, **282**f, 507, 591, 593, 597, 632
Leberzellmitochondrien (Stimulation) 185, 473
Leberzirrhose 184, **285**
- Ammoniakvergiftung s. dort
- Blutungsneigung 18
- Diuretika-Therapie 91, 93f, 97
- hypotone Hyperhydration 69

Sachverzeichnis

Leberzirrhose
- Ösophagusvarizenblutung 233
- Speicherperniziosa 3

Leishmaniosen 521
Leiner, Erythema anulare 369
Leinsamen 268
Lepra 537
Leptospirosen 556
Letterer-Siwe, Morbus 396
Leube-Diät 241
Leukämien 23ff
- *akute*, myeloische AML **39**, 631, 635
-- lymphatische ALL **41**, 631, 635
-- monozytäre 47
-- plasmazelluläre 60, 57
-- promyelozytäre **41**, 26
- *chronische*, lymphatische 26
-- myeloische **23**, 630
-- Retikulose des KM 20
- Erhaltungstherapie 36, 40 (AML), 41 (ALL)
- Kombinations-Therapie 35
- Komplikationen 12, 18, 20, 484
- Meningosis leucaemica 44, 45ff
- *myeloproliferatives Syndrom* (Osteomyelosklerose) 63
- Reinduktions-Therapie 36, 40 (AML), 42, (ALL)
- symptomat. Therapie 44
- Zytostatika-Tabelle 37
Leukopenien 21ff
- aleukämische Leukosen 36
- aplastische Anämie **62**, 174, 499, 509
- Erythroblastose 48
- Hypersplenie 13, 65
- Knochenmarkfunktionstest 623f
- Lupus erythematodes 1-43
- Retikulosen 30, 55
- Zytostatika-Therapie **624**, 639

Leukozytenagglutinine 21
Leukozytenphosphatase, alkalische
- Polycythaemia vera 33
- Hodgkin 49
- Osteomyelosklerose 63

LE-Zellen 16, 143, 375
LH 398
Libman-Sacks, Endokarditis 143
Ligatur Ductus spermaticus 328f
Linksinsuffizienz s. Herzinsuffizienz

Linksschenkelblock 111
Lipidelektrophorese 157ff
Lipidstatus 157ff
Lipoidnephrose 413, **317**
Lipolyse 421
Liquor cerebrospinalis
- eitrige Meningitis 542
- Hirninsult 336
- Meningitis tuberculosa 614
- Meningosis leucaemica 44f
- Virusmeningitis **351**, 583

Liquorgängigkeit 487, 593
Listeriose 539
Low-dose-Heparin 191
Lues 556
- Mesaortitis 182
- Neurolues 356
- Penicillinkur 182, 357
- Taboparalyse 356

Luftschlucken 248
Lugoltherapie (Hyperthyreose) 406
Lumbago 389
Lumbalpunktion s. Entlastungspkt., Probepkt.
Lungenabszeß **201**, 209, 217, 577
Lungenaktinomykose 529
Lungenblutungen 209, **217**, 220
Lungenechinokokkus 221
Lungenembolie 188, 190f, **193**
Lungenemphysem 209
- Cor pulmonale 88
- Grippeimpfung 577
- pulmonale Hypertonie 88
- respiratorische Insuffizienz 210
- Spontanpneumothorax 221
- Sauerstofftherapie 210

Lungenentzündung 197ff
Lungenfibrose **221**, 629
Lungengifte 134, **136**, 209
Lungenhämosiderose **220**, 643
Lungeninfarkt 193
- Abszeß 201
- Hämoptoe 217
- Pneumonie 197

Lungeninfiltrat, eosinophiles 220
Lungenkarzinom s. Bronchuskarzinom 216
Lungenmetastasen 327
Lungenödem 79, **134**
- kardiogenes **134**, 198
- toxisches 136
- zentralbedingtes 136

Lungenoperation (Verbrauchskoag.) 20
Lungenpest 550
Lungenproteinose 220
Lungensoor 484, 528 (Abb.)

Lungentuberkulose 205, 217, **602**
- Chemotherapie 603
- Empyem 605
- Kaverne 608
- bei Kindern 590
- Kuren 602, 605
- Pleuritis exsudativa 605
- Pneumothorax, therapeut. 603
- Primo-Tbc. 605
- Operation 603, 609

Lungentumoren 205, 217
Lupoide Hepatitis 280
Lupus erythematodes disseminatus **143**, 643
- Endokarditis 143
- Leukopenie 21
- Myokarditis 146
- Nephritis 143
- Pneumonitis 143
- Polyarthritis 143, 375
- Thrombopenie 16, 143
- Wassermann 182

Lymphadenektomie
- Hodenkarzinom 333
- Hodgkin 49
- Mammakarzinon 222
- Tuberkulose 610

Lymphangiographie 51, 333
lymphatische Leukämie, akute 41
- aleukämische 30
- chronische 12, **26**
- Meningosis leucaemica 44f

Lymphknotentuberkulose 610
Lymphoblastoma Brill-Symmers **55**, 628
Lymphocytosis infectiosa 65
Lymphographie s. Lymphangiographie
Lymphogranulom
- Hodgkin 48ff
- inguinale 499

Lymphosarkom **54**, 628f, 633f, 637
Lyssa 549

Madurafuß 528
Magenballonsonde 234
Magenblutung 243
- Operationsindikationen 241, **245**

Magenkarzinom 4, **246**
Magenneurose 247
Magenperforation 243, 296
Magenresktion (Anämie) 2
Magensaft (Achylie) 1, 238
Magenschondiät 239, 242, 648
Magensenkung 248
Magensonde s. Nährsonde

Magenstenose 245
Magentetanie 412
Magenulkus 240
Magersucht 77, **450**
Magnesium (Hypomagnesämie) 413
Makroglobulinämie Waldenström 55, 628
makrozytäre Anämien s.a. Anämien 2
Malaria 519
- Hypersplenie 13
- Prophylaxe 519
- Quartana 519
- Tertiana 519
- Tropica 519
- Wassermann (pos.) 182
maligne Hypertonie 174
maligne Retikulose 30, 54
Malignom, Adenokarzinomtherapie 632
- Eisenmangelanämie 1
- Phlegmasie 192
- Plattenepithelkarzinom-Therapie **635**, 637
- Sarkomtherapie 38f, 635, 637
- Thrombophlebitis migrans 192
Malleomyces mallei 558
Maltafieber 550
Malum coxae senilis 383
Mammakarzinom **222**, 631f
- Frühfälle 222
- mit Metastasen 223
- ab 5 Jahre nach Menopause 226
- vor und bis 5 Jahre nach Menopause 223
Mangelernährung 1ff, 450
Mangold 185
Mannitol-Diurese 303
Mantoux-Probe 601
MAO-Blocker 117, **169**, 176
marantische Parotitis 230
Marchiafava-Hämoglobinurie **10**, 66, 457
Mariesche Ataxie 347
Masern 206, 341, 353, **581**
- chronische Masern 353
- Komplikationen 582
- Nachkrankheiten 582
- Polyradikulitis 360
- Schutzimpfung 581
Massage s. physikalische Therapie
Mediastinoskopie 216
mechanischer Ileus 256
Megakolon 258
- Hrischsprung 258
- idiopathisches 258
Megalozyten 2, 7

Melanom, metastasierendes **396**, 628
Menière 350
Meningitis
- *bakterielle* 542
-- Coli 548
-- Enterokokken 546
-- Friedländer 548
-- Gonokokken 546
-- Hämophilus influenzae 547
-- Listerien 539
-- Menigokokken (epidemica) 543
-- Pneumokokken 543
-- Proteus 548
-- Pyozyanues 548
-- Staphylokokken 546
- *serosa* 351
- *tuberculosa* 613
-- Arachnitis opticochiasmatica 619
-- chronica 619
-- Komplikationen 618
-- Prophylaxe 613
-- Tuberkulom 619
- *virale* 351
-- Coxsackie 570
-- Poliomyelitis 584
-- Varizellen 568
Meningo-Enzephalitis
- chron. Meningitis tuberculosa 619
- Boeck 218
- Cryptococcus 531
- Listeriose 539
- Mycoplasma 204
- Varizellen 568
Meningokokken
- Endokarditis 141
- Meningitis (epidemica) 543
Meningiosis leucaemica 44ff
Mensesblutungen
- Eisenmangelanämie 1
- Antikoagulatien 182
Mesaortitis luica 182
- rheumatica (Bechterew) 381
Mesenterialinfarkt 264
Messenger-RNA-Hemmung 500, 638
Metaldehydvergiftung 155
metapneumonische Pleuritis 198
Metastasenleber 295
Meteorismus 77, 148, **267**, 293, 299
Methämoglobin 11
Metopirontest 398, 417
Meulengrachtdiät 242
Migräne **351**
mikrozytäre Anämien 10
Miktionsstörungen 117, 355, 357

Milchregel 436
Milchsäureazidose s. Azidose
Miliartuberkulose 590, **613**
Miller-Abbott-Sonde 257
Milzaneurysma 65
Milzatrophie 4
Milzbrand 557
Milzexstirpation s. Splenektomie
Milzruptur 64, 65
Milztuberkulose 65
Milzvenenthrombose 65, 233, **297**
Milzvergrößerung
- extramedulläres Plasmozytom 60
- hämolytische Anämien 8ff
- Hypersplenismus 13
- Kala-Azar 521
- Leukosen 23ff
- Malaria 13
- Osteomyeloklerose 63
- Splenektomieindikationen 65
mineralokortikoide Wirkung 465f
Mischinfekte 200, 289, 323, 493, 555, 595
Mißbildungen
- Rubeolen 583
- Toxoplasmose 522
- Zytostatika 625
Mitochondrien-Stimulation 185, 473
Mitosegifte 633
Mitralinsuffizienz 79, **88**, 90f, 134, 183, 193
Mitralstenose 79, **88**, 91, 183, 193, **337**
Monaldidrainage 609
Monaghan-Respirator 210
Monarthritis
- gonorrhoica 382
- Infektarthritis 369
- Periarthritis humeroscapularis 387
- Reiter-Syndrom 581
- Schulter-Hand-Syndrom 375, **388**
Moniliasis 530
- Fungizide 507
- bei Leukosen 45, 528 (Abb.)
- Pneumonie 528 (Abb.)
- Superinfekt bei AB-Therapie 484
Monokomponent-Insuline 434
Mononucleosis-Syndrom 64
- Hämolyse 12
- Myelitis 353
- Myokarditis 146
- Listeriose 539
- PAS 593

677

Sachverzeichnis

Mononucleosis-Syndrom
- Polyradiculitis 360
- Wassermann (positiv) 182

Monozytenleukämie 47
MOPP-Schema 51
Morbilli s. Masern
Morbus s. Eigennamen
Morbus haemolyticus neonatorum 12
Moroprobe 601
Morphium s. Opiate
Moschcowitz, Morbus 14
Mottenkugeln (Hämolyse) 11
Mousseau-Tubus 230
MP-Schema (Myelom) 60
Mucoviscidosis 205
Multiple Sklerose **353**, 355f, 382, 646
Mumps s. Parotitis 578
Mundpflege 517
Mundsoor 484
Mundtrockenheit 175
Mund-zu-Mund-Beatmung 131
Mund-zu-Nase-Beatmung 131
Murines Fleckfieber 563
Muskelatrophie, spinale progressive 358
Muskelbiopsie 195, 362
Muskeldystrophie, progressive 391
Muskelkontrakturen 380
Myalgie 389, **390**, 570
Myasthenia gravis 392
myatrophische Lateralsklerose 358
Mycoplasma pneumoniae 146, **204**, 578
Myelitis acuta 353
Myeloblastenschub, terminaler 26
Myelofibrose 63
Myelographie 365
myeloische Leukämie, akute **39**, 631
- chronische **23**, 33, 63, 630

Myelom 12, **57**, 629
Myelomalazie 619
Myelomniere 60
Myelose, funikuläre 3, 7, **357**
Myelosklerose 63
Mykoplasma s. Mycoplasma
Mykosen 527ff
- bei Antibiotikatherapie 484, 496
- bei Cortisontherapie 471
- Fungizide 507, 527
- bei Leukämie 45
- bei Zytostatikatherapie 624
- Pneumonie 484, 528 (Abb.)

Myleranresistenz 24
Myodegeneratio-Herz 89

Myokard s. Herz
Myokarditis 146f
- AV-Block 107
- Coxsackie 570
- Diphtherie 541
- Extrasystolie 104, 108
- Fokussanierung 104, 147
- Grippe 577
- Lupus erythematodes 145
- Mycoplasma 204
- Periarteriitis nod. 146
- rheumatica **137**, 146, 369
- Schenkelblock 111
- Sinustachykardie 100
- Toxoplasmose 523

Myotonia congenita Thomsen 393
Myxödem 407
- Anämie 13
- Hypophyseninsuffizienz 398
- Ileus 256
- Koma 408
- Ödeme, refraktäre 100
- nach Radiojodtherapie 405
- nach Thyreoiditis 407, **409**

Nachbestrahlung s. Röntgentherapie
Nährsonde 243
Nahrungsmittelallergie 254
Nahrungsmittelvergiftung (Botulismus) 536
Naphthalin 11
Natrium
- Basisbedarf 66
- Mangel **67**, 307
- Überschuß 67, 71, 418

Natrium/Kalium-Quotient 288
Nausea
- Digitalis-Intoxikation 82
- Hyperkalzämie 226
- Menière 350
- Migräne 351
- Postpunktions-Syndrom 353

Nebenmilzen 9
Nebennieren, Atrophie 460, 467
- Apoplexie 151
- Hyperplasie **417**, 460
- Insuffizienz 69, 155, **414**
- Tbc 416
- Tumoren 417ff

Nebenwirkungen
- Antibiotika 484
- Kortikosteroide 462, 464ff
- Zytostatika 622ff

Neisserien 493
Nelson-Test 182
Neoplasie s. Malignom
Neoplasma cerebri 344
Nephrektomie (Tbc) 611

Nephritis
- chronische Niereninsuffizienz 306
- Glomerulonephritis **302**, 306, **317**, 320, **557**
- Herdnephritis 316
- interstitielle 306, **314**, 321
- nephrotisches Syndrom 317

nephrogene Hypertonie s. Hypertonie
Nephrokalzinose 226, 414
Nephrolithiase 323
- Gicht 452
- Hyperparathyreoidismus 414
- Intervalltherapie 325
- Kalziumoxalatsteine 326, 414
- Koliktherapie 324
- Operationsindikationen 325
- Phosphatsteine 325
- Steinabtreibung 324
- Uratsteine 326, 625
- Zystinsteine 327
- Zytostatika 45, 625

Nephrose 317
- Myelom 60
- nephrotisches Syndrom 317
- Salmonella Gärtner 535
- toxische 315
- +Ulkus (Hyperparathyreoid.) 240
- Weil 557

Nephrosklerose 315
nephrotisches Syndrom 317
- Amyloidose 100
- diabetische Glomerulosklerose 421, 438
- Glomerulonephritis, proliferative 302
- -- membranöse 317
- -- postakute 320
- Hyperlipämie 158
- Lupus erythematodes 143
- Ödeme, refraktäre 100
- Tetanie (hypoproteinämische) 413
- Vergiftungen 316f

Nervensystem 336
- peripheres 362
- Rückenmark 353
- zentrales 336

Nervengifte
- Alkohol, Nikotin 365f
- Nitrofurantoin 509
- Vincristin 634

nervöse Herzbeschwerden 147
Netzmittel 206, 212, 577
Neugeborenen-Tetanie 412
Neuralgien 363
- Grippe 573
- Okzipital- 364
- Trigeminus 363

Sachverzeichnis

Neuritis, fazialis 364
- ischiadica 365
- nervi optici 377, 580, 595, 618f
- paraneoplastische 368
- Polyneuritis 362, 195, 438, 541, 591, 634
- toxische 366, 438
Neuroblastoma malignum 367, 635
neurogene Tetanie 412
Neurolues 356
Neuropathie
- alkoholische 366
- diabetische 366, 438
- paraneoplastische 368
Niere, künstliche, s. Hämo-, Peritonealdialyse
Nierenarterienstenose 165
Nierenblutung 324, 611
Nierendurchblutung, Steigerung durch
- DOPA 168
- Phthalazinderivate 168
- Xanthinderivate 91
Nierengifte 596
Niereninsuffizienz 306
- Antibiotika 485, 486, 488, 495, 499f, 503, 506, 509f, 514f, 596
- Dialyse 308
- Diät 307
- Diuretika 91, 93, 168
- Eklampsie 178, 305, 412
- Goodpasture 220
- Herzglykoside 79
- hepatorenales Syndrom 297
- Hypertonie 178
- Perikarderguß 138
- Salmonella Gärtner 535
Nierensteine 323
Nierentransplantation 306
Nierentuberkulose 320, 324, 611
Nierentumoren 33
Nierenvenenthrombose 317
Nikotin
- Bronchuskarzinom 216
- Bürger 163
- Koronarsklerose 112
- Lungenemphysem 209
- Rauchverbot 114, 163f, 238, 241
Nitrithämolyse 11
Nitrobenzol-Hämolyse 11
Nitrobenzol-Thrombopenie 13
Nocardiose 529
Null-Kaloriendiät 449

Obstipation, chronische 267
- Diät 267

Obstipation
- medikamentöse Therapie 238, 264, 269, 455
Ödeme 90
- Diuretika 92ff
- hypoproteinämische 90, 93, 100, 317
- kardiale 90
- Myxödem 100, 407
- renale 302ff, 317
Okzipitalneuralgie 364
Oligurie 66ff, 303
Ommaya-Reservoir 46, 531
Opiate
- Angina pectoris 118
- Herzinfarkt 120
- Herzinsuffizienz 76, 135
- Malignom 247
Optikus-Atrophie s. a. Neuritis
- Behçet 579
- Meningitis tbc 618
- Myambutol 595
- Resochin 377
Orchitis 332, 578
Orientbeule 521
Organtransplantation 643
Ornithose 182, 204, 565
Oroya-Fieber 558
OrthopädischeTherapie 381f, 384
Orthostase 117, 155, 176f, 181 (Abb.)
Osler, Morbus 196
Ösophagitis 231, 484
Ösophagusdivertikel 230
Ösophaguskarzinom 230
Ösophagus-Pacemaker 109, 132
Ösophagusvarizen 184, 233
Osteomalazie 393
Osteomyelitis typhosa 534
Osteomyelofibrose 30, 33, 65
Osteomyelosklerose 63, 65
Osteoporose 393
- Cortisonosteoporose 215, 378, 463, 465
Ostitis fibrosa cystica 414
Östrogene s. Hormontherapie
Otitis media 337, 342, 552, 582
Ovarektomie 223, 226
Ovarialkarzinom 222, 368, 629
Ovarialzyste 267
Ovulationshemmer 158, 296, 423, 456
Oxalatsteine 326
Oxyuriasis 270

P^{32} 34, 636
Pacemaker, definitiver 109
- endovenöser 109, 132
- externer 109
- Ösophagus-Schrittmacher 109, 132

Pachymeningosis haemorrhagica interna 337
Paget, Morbus 395
Panhypopituitarismus 398
Pankarditis, rheumatische 137, 369
Pankreaserkrankungen 297
Pankreasinsuffizienz 299
Pankreaskarzinom 300, 632
Pankreasnekrose 297
Pankreasstein 300
Pankreaszirrhose 456
Pankreaszyste 300
Pankreatitis, akute 72, 297
- Begleitpankreatitis 290, 578
- chronische 67, 299
Panzerherz 139
Panzytopenie s. aplastische Anämie, Hypersplenie
Paracolobactrum 555
Paraerythroblasten 48
Paralysis agitans 345
paralytischer Ileus 257
Paraösophagealhernie 231
Paraneoplastische Syndrome 368
- Cushingoid 417
- Hyperparathyreoidismus 414
- Myasthenie 392
- Neuropathien 368
Paraplegie 355
Paraproteine
- chronische lymphatische Leukämie 30
- hämolytische Anämien 12
- Hodgkin 49
- Lymphosarkom 54f
- Myelom 57ff
- Waldenström 55f
Parasiten, intestinale 270
Parathormon s. Hormontherapie
Parathyreoideaadenom 413f
Parathyreoprive Tetanie 410
Paratyphus 534
Parkinson, Morbus 345
Parkinsonismus 342, 345
Parotitis epidemica 297, 332, 578
- marantische 230
paroxysmale Hämoglobinurie, nächtliche 8, 10
paroxysmale Kältehämoglobinurie 12
paroxysmale Tachykardie, supraventrikuläre 101
- ventrikuläre 106
PAS-Infusionen 594, 599
Pasteurella pestis 550
- tularense 558
Pasteurellosis 549

679

Sachverzeichnis

PCP 374
Peitschenwurm 271
Pemphigus 471, 643
Penicillinase-Resistenz 492
Penicillinkur
– Mesaortitis 182
– Neurolues 356
– rheumatisches Fieber 370
Perchlorate, aplastische Anämie 403
Periarteriitis nodosa 195, 362, 375, 488f, 643
Perarthritis humeroscapularis 387
Perikardektomie 139
Perikarditis
– Begleitperikarditis 138
– carcinomatosa 221, 628
– constrictiva 81, 91, 99, **139**
– Coxsackie 570
– exsudativa, nicht rheumatische 138
– Herztamponade 139
– Panzerherz 139
– rheumatica **137**, 139
– Seldinger-Katheter 138
– sicca 139
– tbc 139, 590
– uraemica 138
peripheres Nervensystem 362
periphere Zirkulationsstörungen 157, **161**, 193
Peritonealdialyse 308
– akute Nephritis 306, 315
– Chromoproteinniere (ak. Hämolyse) 11
– chronische Niereninsuffizienz **308**, 315
– diabetische Ketoazidose 439ff
– Herzglykoside 79
– Hyperkaliämie 70
– Indikationen 310
– Komplikationen 313
– Schockniere 315
– Technik 308ff
Peritonitis, akute 264
– carcinomatosa 221, 628
– paralyt. Ileus 257
– bei Peritonealdialyse 314
Perniziöse Anömie 2, 4, 7, 357
Pertussis 537
– Enzephalitis 341, **538**
– Impfung 537
Pest 550
Petit Mal 350
Pfortaderthrombose 296
Phäochromozytom 165, **166**, 180, **419**
Phenacetin-Hämolyse 11
– Niere 314

Phenol-Hämolyse 11
Phenylbutazon-Leukopenie 21
Phenylhydrazin-Hämolyse 11
Phlebothrombose s. Thrombose
Phlegmasia caerulea dolens 192
Phosphat
– Hyperphosphatämie **410**, 412
– Hypophosphatämie **151**, 414
Phosphatbinder 411f, 414
Phosphatsteine 325
Photomotogramm 402
Physical-Work-Capacity (PWC) 125
physikalische Therapie 205, 354, 357, 363, 365, **380**, 382ff, 385ff, 390
Pickwick-Syndrom 33
Piece-Male-Nekrosen 280
Pigmentzirrhose 286, 456f
Pilzaffektion s. Mykosen
Pinselungen (Zunge) 229
Pinta 556
Pitressin-Test 400
Plasmaverlust, akuter 151
Plasmodien 519
Plasmozytom, lymphatisches extrameduläres 60
Plastik-Vollbluttransfusionen 14, 45
Plattenepithelkarzinom-Therapie 635
Plaut-Vincent, Angina 64, 552
Plazenta-Lösung (Verbrauchskoagulapathie) 20, 151
Pleuraempyem **199**, 577
Pleuritis, carcinomatosa 221, 628
– exsudativa 590
–– rheumatica 605
–– tuberculosa 605
– metapneumonische 198
Pleurodynie 570
Plummern 405
Pneumokokken
– Bronchiektasen 268
– Endokarditis 141
– Meningitis 543
– Pneumonie 197
Pneumonie 197
– atypische 204, 564, 565
– Bang 551
– Broncho- **197**, 209
– Grippe 575
– Komplikationen 198, **575**
–– Empyem 199
–– Lungenabszeß 201
–– Lungenödem 198
–– Pleuritis 198
– kruppöse 197
– Masern 582

Pneumonie
– Mycoplasma 204
– Rubeola 583
– Soor 484, 528 (Abb.)
– Staphylokokken 203, 575
– Varizellen 568
– Virus- 204
Pneumonitis bei LE 143
Pocken 567
– Vakzination 12, 30, 229, **567**
Podagra 452
Poliomyelitis acuta 353, 555, **583**
Polyarteriitis nodosa s. Periarteriitis
Polyarthritis
– akute rheumatische 137, 143, 146, **369**
– Behçet 580
– Colitis ulcerosa 263
– Felty-Syndrom 375
– Lupus erythematodes 143
– primär chronische (PCP) **374**, 646
– Psoriasis 375, 376, (Abb.), 377
– Reiter 581
– Schönlein 18
– sekundär chronische 369
Polycythaemia vera **33**, 165
Polydipsie 226
polyensäurefreie PS-Kost 157
Polyglobulien 33
Polyneuritis **362**, 591
– diabetica 438, 509
– Periarteriitis nodosa 195
– s. a. Neuritis
Polyradiculitis Guillain-Barré 355, **359**, 646
Polyurie 226, 304, 317, 443
Porphyrie, akute 454
– cutanea tarda 456
– Ileus 256
– Variegata 454
portale Hypertension 233, 235, 288
Postgastrektomie-Syndrome 249
– Dumping-Syndrom 249f
– S. der zuführenden Schlinge 250
– Ulcus pepticum jejuni 250
– Vitaminmangel 2
Postpunktions-Syndrom 353
Potenzstörungen s. Impotenz
Präbeta-Lipoproteine 159
Prader-Labhart-Willy 445
Präpubertätsadipositas 449
Priapismus 331
Primär atypische Pneumonie 204
Primär biliäre Zirrhose **285**, 645

Sachverzeichnis

Primär chronische Polyarthritis 374, 646
Primo-Tuberkulose 605
Probepunktion, Aszites 289
– Empyem 200
– Liquor 336, **339**, **542**, 584, **614**
– Perikard 139
– Pleura 198, 605
Progestativa s. Hormontherapie
Prolactin 398
Promyelozytenleukämie 41
– terminaler Myeloblastenschub 26
– Verbrauchskoagulopathie 20, 151
Prostatahypertrophie 320, **328**, 334
Prostatakarzinom 20, 151, **329**
Prostatamassage 382
Prostatitis 104, 146, 163, **328**, 362
Proteinose, alveoläre 220
Proteus Spezies
– Antibiotika 323, 493, 505, 509, 515
– Meningitis 548
– Pyelonephritis 320, **323**
– Sepsis 555
Prothrombin-Mangel 20, 189, 278
Prothrombinzeit 189, 278f
Prothromboplastin-Mangel 18
Protozoen 519
Pruritus, ani 265, **266**
– bei Cholostase 283
Pseudoangina pectoris 249
pseudoaplastische Anämie 30
Pseudoarthritis-INH 392
Pseudoenzephalitis Wernicke 342
Pseudo-Fröhlich-Syndrom 449
Pseudohypoparathyreoidismus 411
Pseudomonas s. Pyozyaneus
Psittakose 182, 204, **565**
Psoriasis 375, 376 (Abb.), 377
Psychotherapie
– Aerophagie 249
– Angina pectoris 113
– Anorexia mentalis 451
– Asthma bronchiale 212, 215
– Colitis ulcerosa 263
– Enuresis 331
– Herzneurose 148
– Hypertonie 170
– Hyperventilationstetanie 412
– Hypotonie 164
– Magenneurose 248
– PCP 381
– Porphyrie 455

Psychotherapie
– Pseudo-Fröhlich 449
– Ulkus-Krankheit 241
PTA-Mangel 18ff
PTC-Mangel 18ff
Puerperalsepsis 554
pulmonale Hypertonie
– Cor pulmonale 88
– Pulmonalsklerose 100
Pulmonalstenose 89
Pulsus paradoxus 139
Punktion s. Probe-, Entstungs-, Sternal- usw.
Purinantagonisten 631
Purpura s. a. Blutungen
– Goldkur 379
– Mononucleose 64
– Moschcowitz 14
– Rickettsiosen 563
– Schönlein-Henoch 18
– Thrombopenie 13ff
– Thrombozythämie 14
– Virusinfekte 14
– Waldenström 646
– Waterhouse-Friedrichsen 546
– Werlhof 14
PWC 125
Pyelitis 320
Pyelographie 323
Pyelonephritis s. interstitielle Nephritis
Pyknolepsie 350
Pylephlebitis 295, **296**
Pylorusstenose 71, **245**
Pyozyaneusinfekte 542
– Antibiotika 323, 493, 504f, 510, 515
– Meningitis 548
– Pyelonephritis 320, **323**, 484
– Sepsis 555
– Superinfektion 484
Pyramidenstrang-Resektion 347
Pyramidon-Aggranulozytose 21
Pyridoxin-Mangel 8, 591
Pyrifer-Test 623f
Pyrimidinantagonisten 37 (Ara-C), **632**

Q-Fieber 204, 332, **563**
Querschnitt-Syndrom 353, **355**
De Quervain-Thyreoiditis 409
Quick 20, **189**, 278
Quincken 203, 209

Rabies 549
Rachenabstrich 543
Rachitis 393, 411
rachitogene Tetanie 411
Radiogold-Therapie 221, 327, 636

Radiojod-Therapie 405
Radiophosphor-Therapie **34**, 636
Radioyttrium-Therapie **400**, 636
Rapitard-Insuline 434
Rappel-Injektion 559, 585
Rauchverbot s. Nikotin
Rauwolfia 168, 172
Raynaud, Morbus **164**, 388
Reanimation 129ff
– Azidosebekämpfung 133
– außerhalb des Spitals 133
– Beatmung 129
– Herzstimulation 131
– Herzmassage 129
– Indikationen/Kontraindikationen 129, 134
Rechtsinsuffizienz s. Herzinsuffizienz
Rechtsschenkelblock 111
Refluxösophagitis 231
Regitin-Test 166
Rehabilitierung
– Herzinfarkt 124
– Hirninsult 340f
– Paraplegie 556
Reinduktions-Therapie 36, 634
– Hodgkin 51, 53
– Leukämie **36**, 40, 42
Reiter-Syndrom 375, **581**
Rektoskopie 265
Rektumkarzinom 265, 368
renale Hypertonie s. Hypertonie
Reninämie 166, 169f, 176, 418
Resorptionsstörung
– Disaccharidasemangel 257
– Sprue 3f
Resistenz s. Chemoresistenz
Respirationsorgane 197ff
respiratorische Insuffizienz 71, 210
respiratorische Azidose 71
Respiratoren 210
Restharn 327f
Retikulose, maligne
– generalisierte 54, 630
– chronische des Knochenmarks 30
Retikulozyten
– Eisenmangel 1ff
– Hämolyse 8ff, 28
– Krise 3, 5
Retinopathia diabetica 438
Retroperitonealfibrose 352 (Deseril)
Retropneumoperitoneum 417
Rhagaden 485
Rhesusinkompatibilität 12
Rheumafaktor 374

681

Rheumaknoten 374
rheumatische Pankarditis **137**, 143, 146
rheumatische Polyarthritis
- akute 137, **369**
- Felty 375
- primär chronische 374
- sekundär chronische 369
rheumatisches Fieber 369
Rhythmusstörungen 100ff
- *supraventrikuläre* 100
-- Extrasystolen 104
-- Karotissinus-Syndrom 111
-- paroxysmale Tachykardie **101**, 404
-- Sinusstörungen 100, 122
-- Vorhofflimmern/flattern **102**, 122, 193
- *Überleitungsstörungen* 107
-- Adams-Stokes 107ff
-- Antesystolie (VPV) 101, **107**
-- AV-Block I und II **107**, 122
-- Schenkelblock 111
-- totaler AV-Block 107f, **110**, 122
- *ventrikuläre* 104
-- Asystolie 128, **132**
-- Extrasystolen 104, **106**, **122**, 147
-- Kammerflimmern 108, 122, 128, **131**
-- Kammertachykardie 106, 132
-- R auf T **121**, 147
-- Weakaction 128, **132**
Ribosomenhemmer 499, 638
Rickettsiosen **563**
- Antibiotika 495, 499
- Fleckfieber 563
- Q-Fieber 563
- Rocky-Mountain-Fieber 563
- Therapie 565
- Tsutsugamushi-Fieber 563
Riedel-Struma 409
Riesenzellen-Thyreoiditis 409
Rinderbandwurm 272
Risikofaktoren, koronare 112
RNA-Hemmung 499, 638
Rocky-Mountain-Spotted-Fever 563
Roemheld-Syndrom 249
Rollkur 236
Röntgentherapie
- Arthritis 384
- Bechterew 382
- Bronchuskarzinom 216
- Hodgkin 53
- bei Lebermetastasen 295
- Leukämie 46
- Lymphosarkom 55

Röntgentherapie
- Mammakarzinom 222
- marantische Parotitis 230
- Myelom 57
- Ösophaguskarzinom 230
- Paget 395
- Periarthritis humero-scapularis 387
- Seminom 333
- Struma maligna 410
- Syringomyelie 358
- Thymom 393
- mit Zytostatikatherapie 636
Röteln s. Rubeola
Rotz 558
Rubeola 12, 341, **582**
Rückenmarkserkrankungen 353
Rückenmarkstumoren 355, 359
Rückfallfieber 556
Ruhr, Amöben 523
- Shigellosis 538

Sacroileitis 381
Salazopyrin-Hämolyse 11
Salivation 82
Salmonellosen **531**ff, 534
Salt-Loosing-Nephritis 67, 69, 307, 315
Saluretika 93
- Diabetes insipidus 401
- Hypertonie 168, 170
- Hypokaliämie 171
- Nebenwirkungen 93
- Ödeme 90
- Vorsichtsmaßnahmen 95
Salzverlust-Nephropathie 67, 69, 307, 315
Sarkomtherapie 635, 637, 38f
- Adriamycin 38f, 635
- Kombinationstherapie 637
Sauerstofftherapie
- Angina pectoris 113
- Bronchiolitis 206
- Herzinfarkt 121
- Herzinsuffizienz 76
- Hämoptoe 217
- Hirninsult ($+CO_2$) 338
- Lungenemphysem 210
- Lungenödem 135
- Pneumonie 198, 577
- Schock 154
Sauerstoff-Überdrucktherapie
- Gasbrand 563
- Tetanus 562
Säure-Basenhaushalt 70
- metabolische Alkalose 71
- metabolische Azidose 70
- respiratorische Alkalose 72
- respiratorische Azidose 71

Scalenus-anticus-Syndrom 388
Scharlach 552
Schaukeltherapie (Tbc) 588
Schenkelblock 106, **111**
Scheuermann, Morbus 586
Schießscheibenzellen 4, 10
Schilling-Test 3
Schirmbildkontrollen 602
Schistosomiasis s. Bilharziosis 526
Schizophrenie 450
Schlafkrankheit 521
Schlafmittelvergiftung 129, 155, 210
Schleimhautgifte
- Antibiotika 484, 496
- Zytostatika 625, 631
Schmerzbekämpfung **247**, **518**
- Angina pectoris 117
- Arthrose 383f
- Blasentenesmen 321
- Diskushernie 366
- Gallekolik 291
- Gastritis 236
- Gichtanfall 452
- Herzinfarkt 120
- Hirntumor 344
- Magenkarzinom 247
- Meningitis serosa 351
- Migräne 352
- Nierenkolik 324
- Pankreatitis 299
- Perikarditis 139
- periphere Zirkulationsstörungen 162
- Periarthritis humero-scapularis 388
- Peritonealdialyse 313
- Polyarthritis 362
- Polyneuritis 362
- Porphyrie 455
- Schock 154
- spastische Obstipation 208
- Stomatitis 228f
- tabische Krisen 357
- Trigeminusneuralgie 364
- Ulkus 241
Schocklunge 151
Schockniere 315
Schock und Kollaps 149
- Addisonismus 154, 477
- allgemeine Schockmaßnahmen 154
- *anaphylaktischer* **254**, 489, **490**, 540
- Cholera 536
- diabetische Ketoazidose 439f
- *Endotoxinschock* 151
- *kardiogener* 120
- *hypovolämischer* 150
- Lungenembolie 193

Schock und Kollaps
- *orthostatischer* 155, 181 (Abb.), 176f
- Pankreatitis 298
- Pneumonie, toxische 198, 576
- Schocklunge 151
- Schockniere 315
- *septischer* 151
- Ursachen 149
- Vasopressoren 152
- Verbrauchskoagulopathie 151
- Waterhouse-Friedrichsen 545
Schönlein-Henoch, Vasculitis 18, 646
Schottmüller (Paratyphus) 535
Schriftprobe 278f
Schrittmacher s. Pacemaker
Schulter-Hand-Syndrom 388
Schüpbach (Hypoparathyreoidismus) 412
Schwächenanfälle (Vagotonie) 164
Schwangerschaft s. Gravidität
Schwedendiät 448
Schweinebandwurm 272
Schweinebang des Menschen 550
Schweinehüterkrankheit 557
Schweineleberperfusion 279
Schwerhörigkeit (Ethacrinsäure) 97, s. a. Akustikus
Schwindel s. Nausea
Schwitzkuren 517
Scillapräparate 86
Sedierung
- Asthma bronchiale 213
- arteriosklerotisches Delir 160
- Colitis ulcerosa 263
- Hämoptoe 217
- Gastritis 238
- Herzinfarkt 123
- Herzinsuffizienz 76
- Herzneurose 148
- Hirninsult 340
- Hyperthyreose 405f
- Magenblutung 244
- Pneumonie 198
- Porphyrie 455
- Varizenblutung 235
Sedormid-Thrombopenie 13
Seifendyspepsie 253
Sekret-Verflüssigung 201, 208
sekundär chronische rheumatische Polyarthritis 369
Seldinger-Technik (Perikardkatheter) 138
Sella turcica 400
Seminom 333
Senfwickel 206

Sengstaken-Blakemore-Ballonsonde 234
Sepsis 554
- Endotoxinschock 151, 545
- grampositive 554
- gramnegative 20, 72, **151**, 545, **555**
- Landouzy 590
- lenta **140**, 289f, 297
- Verbrauchskoagulopathie 20, **151**, 545
Senkung s. Blutsenkung
septische Pest 500
septischer Abort 151
septische Thrombophlebitis 554
Septumdefekte 89
Sequestration 13f, 65
Serotoninantagonisten 256
Serumeisen
- erhöht 2, 8f, 278, 285, 456
- erniedrigt 1ff, 49
Serumkrankheit 540
Serumschock 540
SH s. Sulfonylharnstoff 426ff
Sheehan, Morbus **398**, 414
Shiga-Kruse-Ruhr 538
Shigellosen 538
Shunt-Operation (portocaval, splenorenal) 233, **235**, 289, 296
Sichelzellanämie 8, **9**
Sideroachrestische Anämie **8**, 457
Sideroblasten 8
Sideropenische Anämie 1ff
Silikonisierte Bluttransfusionen 14, 45
Silikose 577
Simmonds, Morbus 398
Singultus 231
Sinusbradykardie **100**, 122
Sinus-cavernosus-Thrombose 337, 344
Sinusitis 104, 146, 163, 362
Sinustachykardie s. Rhythmusstörungen 100
Sinusthrombose 337
Sippy-Kur 241, **648**
Sklerodermie 164, 375, 643, 644 (Abb.)
Skotome 351
Sommerruhr 539
Sondenernährung 69, 72, 451
Soor s. Moniliasis 530
Sorbitol-Diurese **303**
Spasmolytica s. Schmerzbekämpfung 236, 268
Spastische Spinalparalyse 358
Spätsplenektomie 14
Speicherkrankheiten 395
- Splenektomie 65

Speicherperniziosa 3
Sphärozytose 8
Spinale progressive Muskelatrophie 358
Spinalis-anterior-Syndrom 355
Spinalparalyse, spastische 358
Spinat (Antikoagulantien) 185
Spindelgifte 633
Spirochaeta refringens 228
- pallida 556
Spirochaetosen 556
Spironolactone 92, **98**, 169, 319, 418
Splenektomieindikationen 9, 13f, 23, 63, **65**
Splenomegalie s. Milzvergrößerung
Spondylarthritis ankylopoetica 381
Spondylarthrosis deformans 385
Spondylitis
- Bang 551
- tuberculosa 367, **610**
- typhosa 534
Spondylolisthesis 386
Spontanpneumothorax 221
Sporotrichose 530
Sprue **3**, 253
Spulwürmer 220, **271**
Staphylokokken
- Antibiotika 492, 503f, 513f, **546**
- Chemoresistenz 482, 488, 492
- Cholangitis 289
- Endokarditis 140, **143**
- Enteritis 484
- Grippekomplikationen 573ff
- Lungenabszeß 202
- Meningitis 546
- Pleuraempyem 201
- Pneumonie 197, 203, **575**
- Prostatitis 328
- Pyelonephritis 323
- Sepsis 21, 546, **554**
- Superinfektion 471, 484, **573**
Status anginosus 118
- asthmaticus 213
- epilepticus 348
Stauungsbronchitis 74, 205, **207**
Stauungsgastritis 86, 196
Stauungspapillen s. Hirndruck
Stauungszirrhose 285
Steinabtreibungsversuch
- Cholelithiase 293
- Nephrolithiase 324
Stellatum-Blockade 339, 389
Stenokardie 111
Sternalpunktion
- Bronchuskarzinom 216
- Eisenmangel 1

683

Sachverzeichnis

Sternalpunktion
- Erythroblastose 48
- Hämoblastosen 23ff
- Hämochromatose 456
- Hämolyse 9f
- Osteomyelosklerose 63
- Perniziosa 2
- sideroachrestistische Anämie 8
- Sprue 4

Stenvers-Aufnahmen 342
stereotaktische Operation 346
Steroiddiabetes 463, **465**
Steroidmyopathie 472
Steroid-Nebenwirkungen 463ff
Stevens-Johnson-Syndrom 486
STH 398, 400
Still-Syndrom 645
Stomatitis
- aphthosa 228
- Pyozyaneus 484
- Vitaminmangel 485
- ulcerosa 228
- Soor 45, 484
- Zytostatika 45, 625

Streckbehandlung (Diskushernie) 365, 390
Streptokokken
- Angina 552
- Endokarditis 140f
- Erysipel 553
- Glomerulonephritis 302, 317
- Meningitis 546
- PCP 374
- Pneumonie 197, 203
- Prostatitis 328
- rheumatisches Fieber 369

Strongyloidosis 271
Struma
- basedowificata 402
- Blutung 407
- endemica 409
- lymphoide, Hashimoto 408
- maligna 409f
- Operationsindikation 404
- PAS-Struma 593
- Riedel 409
- substernale 403f

Strumektomie
- Hypoparathyreoidismus 410
- Indikationen 404, 410
- unblutige (Herzinsuffizienz) 77

Stützkorsett 366, 386
Subarachnoidalblutung 336, **341**
Subduralhämatom 337
Subkzipitalpunktion s. Probe-, Entlastungspunktion
subphrenischer Abszeß 296
Sudeck-Syndrom 394

Sulfit-Hämolyse 11
Sulfonamide 486ff
Sulfone, Agranulozytose 21
Sulfonylharnstoffe 402, **426**ff
- Diabetes insipidus 402
- — mellitus 426
- Hypoglykämien 437
- Nebenwirkungen 427
- Potenzierung durch andere Medikamente 426
- Steroiddiabetes 465f

Supraspinatus-Tendinitis 387
supraventrikuläre Rhythmusstörungen s. Rhythmusstörungen
Superinfektionen
- bei Antikörpermangelsyndrom 30
- bei Cortisontherapie 471
- bei IST 639
- bei Zytostatikatherapie 44, 624
- gramnegative 492
- Staphylokokken 471, 484

Suspensorium 332, 335
Sympathektomie 162f, 164, 178
Sympathikolytika
- Alpha-Blocker 121, 419
- Beta-Blocker 101f, **116**, 169f, 176, 180, 210, 250, 352, 404, 406, 419

Sympathikomimetika 152
- Alpha-Stimulation 121, **152**
- Beta-Stimulation 121, **153**, 193

Sympathikus-Blocker, elektive 169, 176
Sympathikusblockade (Procain) 164
Syncardon 162ff
Syncretio pericardii 139
Syndrom s. Eigennamen
- der zuführenden Schlinge 250
Synergismus/Antibiotika 482f
Synkardiale Massage 162f, 164
Synkardon-Apparat 162ff
Synovektomie 381
Syphilis 556
Syringomyelie 358
systolische BD-Senkung 168
Szintigraphie, Schilddrüse 402, 409

Tabische Krisen 357
Tabo-Paralyse 356
Tachykardien, paroxysmale 100f, 106
- supraventrikuläre 100f, 226, 404
- ventrikuläre 106
- Theophyllin 92

Taenia saginata 272
- solium 272
Target-Zellen 4, **10**
Teleangiektasie 196
Tendinitis
- Achillessehne (Bechterew) 381
- INH 592
- supraspinatus 387
Tendoperiostitis 389
Tenesmen
- Darm 251
- Harnblase 321
Teratom, embryonales 333
Tes-Tape-Methode 504
Testosteronderivate s. Hormontherapie
Tetanie 410
- parathyreoprive 410
- übrige Formen 411
Tetanus 558
- aktive Impfung 558f
- Hibernation 155, 561
- Human-Antitetanus-Globulin 559
- Kurarisierung 561
Tetracycline 495
- Zahnstörungen 496
Thalassaemia major u. minor 8, **10**, 65, 457
Thallium-Vergiftung, chronische 450
Theophyllinderivate 92
Thorakotomie (Reanimation) 132
Thorn-Test 398, 415
Thrombangiitis obliterans **163**, 388
Thrombinzeit 152, 192
Thrombolyse s. Fibrinolyse
Thrombopenie s. Thrombozytopenie
Thrombophlebitis 183
- migrans 183, **192**
- oberflächliche/tiefe 183
- Phlegamsie 192
- septica 554
- Lungenembolie 193
Thromboplastin-Mangel 18ff
Thrombose, arterielle 193
- Antikoagulation 184ff
- Dauer- 183
- — Dicumarole 184
- — Heparin 190
- Endarteriektomie 162f
- Fibrinolysetherapie 123, 161, **191**
- general. intravasale Gerinnung 151
- Herzthromben 103, 123
- Hirnarterien 336, **337**, 619

Sachverzeichnis

Thrombose, arterielle
- Karotis 336, **337**
- Koronarien 111, 118
- Nierenarterien 165
- Periarteriitis nodosa 195
- Spinalis anterior 355
- synkardiale Massage 162ff
- Thrombozytenaggregationshemmung 192
- Vasodilatantien 115, 161
- Vertebralis 336

Thrombose, venöse 182
- Antikoagulation 183ff
- – Dauer- 183
- – Dicumarole 184
- – Heparin 190
- Beckenvenen 183
- Fibrinolysetherapie 183, **191**
- Lebervenen 183
- Milzvene 233, **297**
- oberflächliche/tiefe 183
- Pfortader 296
- Prophylaxe 182
- Sinus cavernosus-Thrombose 337
- Steroid-Thrombose 463
- Thrombektomie 183
- Thromboseneigung 94, **183**, 463
- Thrombozytenaggregationshemmung 192
- Varikosis 195

Thrombozyten-Aggregation 13, **192**
- Hemmung 116, 185, **192**

Thrombozytenkonserven 15, 45
Thrombozythämie, hämorrhagische 14
Thrombozytopathien 13
Thrombozytopenien 13
- allergische 13f
- aplastische Anämie 62
- Erythroblastose 48
- Hypersplenie 14
- Immunsuppressiva 639f
- Leukämie 45
- Lupus erythematodes 143
- Magenblutung 245
- Osteomyelosklerose 64
- Retikulosen 55
- Splenektomieindikationen 65
- Thiamphenicol 499
- toxische 13
- Werlhof 14, 645
- Zytostatika 624

Thymom 632
- aplastische Anämie 62
- Myasthenia gravis 392f

Thyreoidea-Karzinom 409
Thyreoidea-Hormone s. Hormontherapie

Thyreoiditis 408
- Hashimoto 408
- Riesenzellen 409
- suppurativa 408

Thyreostatika 185, **403**
- Kontraindikationen 403

thyreotoxische Krise 406
Tibialis anterior-Syndrom 391
Tidal-Drainage 356
Tiefenvenenthrombose s. Thrombose
Tolbutamid-Test 423
Tollwut 549
Tonsillitis 104, 146, 163, **552**
Tophus 452
Torulosis 507, **531**
Tourniquet-Methode 621
toxische Hepatose 282
- Nephropathie 315
- Polyneuritis s. Nervengifte
Toxisches Adenom 402, **407**
- Lungenödem 136
Toxoplasmose 64, 146, **522**
Tracheobronchitis 205
Tracheotomie 559, 577
Training, körperliches **112**, 114, **125**ff, 248, 446
Transaminasen 38, 64, 275, 259f, 290
Transfusionen s. Bluttransfusionen
Transfusionszwischenfälle 11
Transplantationen 643
Tremor-Therapie 345f, 355
Treponemen 556
Trichinose 271, **526**
Trichomonaden 525
Trichozephalon dispar 271
Trichuriasis 271
Trigeminusneuralgie 363
Triglyzeride 157ff
Trijodthyroninsynthese-Hemmung 403
Trikuspidal-Endokarditis 256
Trocath®-Dialyse-Katheter 309
Trousseau-Syndrom 605
Trypanosomiasis 521
Trypsininhalation 577
TSH 398, 403, 406f
Tsutusugamushifieber 563
Tuberkulinprobe 601
Tuberkulom 619
Tuberkulose 601
- Aktivierung des Cortison 471
- Augentuberkulose 590
- BCG-Impfung 601
- Darmtuberkulose 613
- Gelenktuberkulose 611
- Perikarditistuberkulose 590
- Pleuritistuberkulose 590, 605

Tuberkulose
- Genitaltuberkulose 328, 334, **613**
- und Gravidität 609
- Knochentuberkulose 611
- Lungentuberkulose 590, **602**
- Lymphknotentuberkulose 610
- Masernkomplikation 582
- Meningitistuberkulose 613
- Miliaristuberkulose 590, **613**
- Nebennierentuberkulose 416
- Nierentuberkulose 320, 324, **611**
- Resistenzprüfung 600
- Sepsis Landouzy 590
- Spondylitistuberkulose 367, **610**
- Tuberkulom 619

Tuberkulostatika 586ff
- Grundlagen der Therapie 586
- Infusionstherapie (PAS) 594, 599
- Kombinationstherapie 589, 599
- Präparate 496, **590**
- Resistenzverzögerung 587
- Schaukeltherapie 588
- Therapieschema 599

Tubulopathien 67, 69, **315**, 347, 400
Tularämie 558
Typhus abdominalis **531**
- Dauerausscheider 534
- Impfung 532
- Komplikationen 533
- Myokarditis 146
- Polyneuritis 362

Typhus exanthematicus (Rickettsiose) 563

Überdigitalisierung 82, 106f
Überdruckbeatmung (Lungenödem) 135
Übergewicht s. Adipositas
Überleitungsstörungen 107
Ulcus ventriculi et duodeni 240
- Komplikationen 243
- konservative Therapie 241
- Narbenbulbus 245
- Operationsindikationen 241, 245
- Steroidulkus 463, **468**
- ulcus pepticum jejuni 250
- Ulcus penetrans (Pankreas) 297
Ulkuskur (Sippy) **648**, 241
Ultraschallbehandlung s. physikalische Therapie
Unterkühlung
- akzidentell 129
- therapeutisch 155

Sachverzeichnis

Urämie s. Niereninsuffizienz
Uratniere s. Uratsteine
Uratsteine 326
- Gicht 452
- bei Zytostatikatherapie 45, 625

Ureterenkatheter 323
Urethritis
- Bechterew 381
- Reiter 581
- Trichomonaden 525

Urikosurika s. Harnsäureausscheidung
Urininkontinenz s. Blasenlähmung
Urogenitale 302ff
Uteruskarzinom 368
Uveitis
- Behçet 580
- Reiter 581

Vaginitis 484, 525, 625
Vagotonie 82, 100, 155, 164, 211, 420
Vakzination s. Impfung
Valsalva-Preßversuch 101
Vanil-Mandelsäure 166, 419
VAP-Schema 41
Variola s. Pocken 567
Varizellen 568
- Enzephalitis 341
- Hämolyse 12
- Myelitis 353
- Zoster 359

Varizen
- Beinvarikose 195
- Ösophagus- 233
- Thromboseprophylaxe 182

Vaskulitis, allerg. **18**, 646
Vasodilatantien s. gefäßerweiternde Mittel u. Sympathikolytika
Vasopressin s. Hormontherapie
Vasopressoren s. Sympathikomimetika
Venenstripping 196
Venenthrombose s. Thrombose
Ventrikelseptumdefekt 89
ventrikuläre Rhythmusstörungen s. Rhythmusstörungen
Verbrauchskoagulopathie 20, 41 **151**, 329
Verdauungstrakt 228ff
Vermes 270
Verödungstherapie
- Hämorrhoiden 265
- Varizen 195

Verschlußikterus 294
Vertebralis-Stenose 336

Vertigo s. Nausea
Virilisierung 224, 418
Viruserkrankungen 563ff
- Angina 552
- Chemotherapie 568, 572
- Enzephalitis 341, 584
- Erythema exsudativum multiforme 578
- Hämolyse 11 f
- Leukämie 42
- Lymphocytosis infectiosa 65
- Meningitis 351, 568, 570, 584
- Mononucleosis infectiosa 64
- Multiple Sklerose 353
- Myokarditis 146
- Pneumonie 204
- Purpura 14, 18

Vitaminmangel
- bei Antibiotikatherapie 485, 591
-- Herzinsuffizienz **78**, 89
-- INH-Therapie 591
-- Perniziosa 2f
-- Postgastrektomie-Syndrom 2
-- Rachitis 394
-- sideroachrestische Anämie 8
-- Sprue 4f
- Folsäure 2, 4, 485
- Vitamin B_1 2, 78, 485
-- B_2 2, 485
-- B_6 2, 8, 485, 591
-- B_{12} 2, 4, 485
-- C 4

Vorbestrahlung s. Röntgentherapie
Vorhofflimmern/flattern **102**, 122, 193, 337
Vorhof-Extrasystolen s. Rhythmusstörungen
Vorhofseptumdefekt 89
Vorhofthromben 103
Vulvitis 484

Wadenkrämpfe 367
Wadenwickel 517
Waldenström, Makroglobulinämie 12, 55
- Purpura 646

Waaler-Rose-Test 369, **374**
Wasserhaushalt 66
- Basisbedarf **66**, 302
- Wasserüberschuß **68**, 462
- Wassermangel **68**, 414, **439**f, 536

Wassermann-Reaktion 182
Waterhouse-Fridrichsen-Syndrom 151, **545**
Weak-Action 128, **132**
Wegener, Granulomatose 643

Weil, Morbus 557
Weitsichtigkeit 435
Werlhof, Morbus **14**, 65, 645
Wernicke, Pseudoenzephalitis 342
Wiederbelebung s. Reanimation 129ff
Wiederauffrischungsimpfung 559
Willebrand-Jürgens, Thrombopathie 13
Wilson, Morbus 347
- Zirrhose 286

Windpocken s. Varizellen 568
Wolf-Parkinson-White-Syndrom 101, **107**
Wolhynisches Fieber 563
Würmer 270

Xanthinderivate 92
Xanthomatosis **158**ff, 396

Z. s. a. C.
Zahnextraktion (Hämophilie) 19
Zahngifte 496
Zahngranulome 104, 142, 146, 163
Zahnsanierung s. Fokussanierung 362
Zecken-Enzephalitis 342
Zentralnervensystem 336ff
Zentralvenendruck 149, **150**, 121
Zervixkarzinom 368
Zerebral- u. Zerebro- s. Hirn
Ziegenmilch-Anämie 3
Zieve-Syndrom 284
Zirkulationsstörungen, arterielle
- koronare 111
- periphere **161**, **193**, 157
- zerebrale 157, 161,

Zirrhosen
- Leber 285
- Pankreas 456

Zöliakie 4
Zollinger-Ellison-Syndrom 240
Zoster, Herpes 359
ZVD s. Zentralvenendruck 121, 149, **150**
Zyanose s. Sauerstofftherapie
Zystenniere 315
Zystikusverschluß-Steine 295
Zystinsteine 327
Zystoskopie 323
Zystopyelitis **320**, 334
Zytomegalie 64, 360
Zytopenien
- aplastische Anämie 62
- Leukopenie 21ff
- Thrombopenie 13ff

Zytostatika 620ff
- extrakorporale Perfusion 397
- Gravidität 635
- *Indikationen* 626
- intrarterielle Therapie 345, 397, 621, 628
- intracavitäre Therapie 222, 627ff, 636
- Knochenmarkstransfusionen 621
- *Kombinationstherapie* 622, **636**
-- Bronchuskarzinom 217

Zytostatika
- *Kombinationstherapie*
-- COAP 39
-- Hodenkarzinom 333
-- Mammakarzinom 227
-- Melanom 397
-- MOPP 52
-- MP 60
-- Prostata 330
-- solide Tumoren 637
-- VAP 41
- *Reinduktionstherapie* 36ff, 634

Zytostatika
- *Substanzen* 627
-- alkylierende 627
-- Antibiotika 635
-- Antimetaboliten 630
-- Enzyme 636
-- Hormone 634, s. a. Hormontherapie
-- Mitosegifte 633
-- Radioisotope 636
-- Vitamine 635
- Tourniquet-Methode 621
- Vorsichtsmaßnahmen 622

Innere Medizin in Praxis und Klinik

Herausgegeben von
Prof. Dr. H. HORNBOSTEL, Hamburg
Prof. Dr. W. KAUFMANN, Köln
Prof. Dr. W. SIEGENTHALER, Zürich

Wissenschaftlicher Beirat:
M. Alexander, H. Dieckmann, G. Forschbach,
W. Gerok, W. Hartl, H. Hess, S. Heyden,
H. Jesserer, M. Mumenthaler, G. A. Neuhaus,
P. Schölmerich, F. Trendelenburg, H. Valentin,
H. D. Waller, M. Werner
Unter Mitarbeit von Fachgelehrten

Serienpreis bei Abnahme des Gesamtwerkes DM 510,—
Jeder Band ist auch einzeln zum Ladenpreis käuflich

Band I:
Herz; Gefäße; Atmungsorgane; Endokrines System
1973. XXIX, 691 S., 139 Abb., 107 Tab.,
Format 18,5 x 27 cm, Ganzleinen DM 148,—
ISBN 3 13 **4911**01 9

Band II:
Niere; Wasser-, Elektrolyt- und Säure-Basen-Haushalt; Nervensystem; Muskeln; Knochen; Gelenke
1973. XXX, 664 S., 112 Abb., 79 Tab.,
Format 18,5 x 27 cm, Ganzleinen DM 148,—
ISBN 3 13 **4912**01 5

Band III:
Blut und blutbildende Organe; Immunologie; Infektionen; Physikalische Einwirkungen
1973. XXVIII, 680 S., 100 Abb., 105 Tab.,
Format 18,5 x 27 cm, Ganzleinen DM 158,—
ISBN 3 13 **4913**01 1

Band IV:
Verdauungstrakt; Ernährungsstörungen; Stoffwechsel; Vergiftungen
1973. XXIV, 596 S., 160 Abb., 82 Tab.,
Format 18,5 x 27 cm, Ganzleinen DM 146,—
ISBN 3 13 **4914**01 8

Georg Thieme Verlag Stuttgart